病気がわかる事典

家庭の医学

[監修]
山川達郎 帝京大学医学部名誉教授
林田康男 順天堂大学医学部客員教授

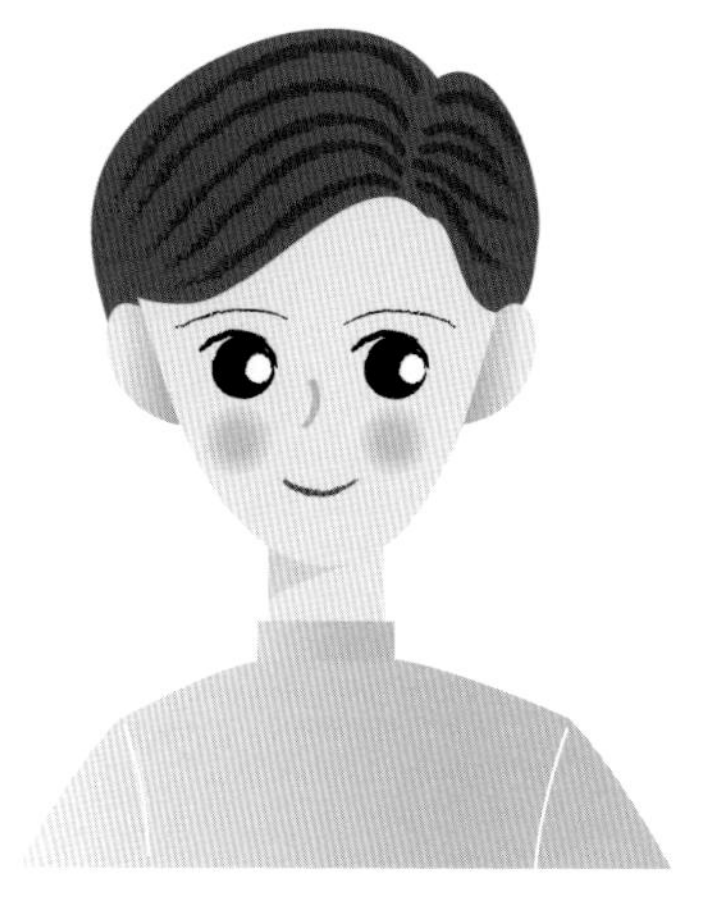

成美堂出版

はじめに —— 読者の皆さまへ

私たちのからだは実に精妙に一点の無駄もなく、すべての部位が見事に関連づけられて生命を維持しています。この事実は「体の構造と働き」をご覧くだされば、皆さまもきっとご理解されると思います。私たち人間はこうした類まれな遺伝子を受け継ぎ、医学の発達とともに平均寿命と健康寿命を延ばしながら、日々の暮らしを営んでいます。

しかし、人間は生まれついた時から病気、感染症や怪我と隣り合わせで生きてきたのも事実です。病気、感染症や怪我と無縁に一生を全うする人はほとんどいないといっても過言ではありません。

現在では健康診断の重要性が認識され、勤め先や自治体では積極的に健康診断を促進し、人間ドックの活用などによって、思わぬ症状が早期発見され、大事に至らずに命を取りとめることができるケースが増えてきました。今後さらに検査の簡便化と精確さが私たちの寿命を延ばすことに貢献するでしょうが、細心の注意をはらって生活しても病気そのものから逃れるのはきわめて難しく、年齢とともに病院との付き合いはより深くなっていくのもやむを得ないことです。また、昨今のコロナウイルス感染症では多くの方が生活の中に共存する感染症について考えるようになりました。ご自身の生活習慣を変えた方も多くいらっしゃるのではないでしょうか。

一方、「自分の体は自分で守る」という心構えは大切です。それには病気の「原因」と「症状」そして「治療法」を知ることです。私たち医師は患者さんの

出沢　　明（整形外科）
中山比登志（脳神経科）
難波　克彦（眼科）
布施　養滋（産科婦人科）
三浦　令子（看護）
三木　　浩（整形外科）
水口　國男（病理）
宮内佳代子（ソーシャルワーカー）
宮島　伸宜（外科）
村川　祐二（内科）
村田　宣夫（外科）
吉田　　稔（内科）
山川　達郎（外科）
吉本有稀子（リハビリテーション科）

■京浜総合病院
武山　明子（内科）
永井　孝三（内科）
二村　育実（内科）
丸野　　要（外科）
脇坂　季繁（内科）

訴え（主訴）、症状を聞きながら慎重に原因を探り有効な治療方針を決定します。患者さんからお話いただく情報がなにより大切であり、患者さんが笑顔を取り戻すようになることは、『総合診療医』としての大切な役割であると日々感じております。

この本は皆さまと医師をつなぐいわば「家庭内の総合診療科」を目指しています。発熱の場合でも、高熱が出たのか、微熱が続くのかによって疑われる病気が異なります。頭痛や腹痛の場合も同様に症状によって異なりますから、読者の皆さまは第1章の「症状と病気」の表からご自身の疑われる病気を予測し、第2章「病気の基本知識・治療法」に当たってください。この章ではそれぞれの専門医がわかりやすく解説しています。また巻頭のグラビアでは怪我への応急手当を多岐にわたって紹介しています。家庭内で診る病気の対応について確認していただけると幸いです。

改訂に際してはつねに新しい情報の記載につとめていますので、体の異常に気が付いた場合や病気になった場合は、この本をひもといていただければ、ご自分のおかれている健康状態をより的確に知ることが出来るかと思います。記述もできるかぎり平易に理解されやすく心がけました。この本が皆さまの健康維持にお役に立てることを心より念じます。

最後に本書初版刊行に際し、帝京大学医学部名誉教授、山川達郎先生のもとでご協力くださった帝京大学附属溝の口病院の諸先生方に感謝申し上げます。

監修統括
順天堂大学医学部総合診療科学講座教授　内藤俊夫

ご協力をいただいた先生たち（50音順）

■順天堂大学医学部付属順天堂医院

〈構成〉齋田　瑞恵（総合診療科）
〈監修統括〉内藤　俊夫（総合診療科）
加藤　俊介（腫瘍内科）
小西　博応（循環器科）
楠木　総司（産婦人科）
東海林宏道（小児科）
波多野　琢（脳神経内科）
吉野　耕平（食道胃外科）

■帝京大学附属溝口病院（執筆当時）

安藤　巌夫（皮膚科）
石黒　精（小児科）
石塚　洋一（耳鼻咽喉科）
石橋みゆき（内科）
沖永恵津子（産科婦人科）
大村　昭人（麻酔科）
柿沼　三郎（産科婦人科）
大村　昭人（麻酔科）
河野　博充（薬剤部）
桑子　賢司（内科）
佐藤　昌志（内科）
酒井　滋（外科）
謝　宗安（麻酔科）
新保　敏和（小児科）
関根　英明（泌尿器科）
張　賢徳（精神神経科）
築根　吉彦（放射線科）

体の構造と働き

人間の体の構造は精緻で、そのメカニズムはたいへん複雑。しかしその基本的知識を身につけることで、健康管理や病気への理解は確実に深まる

骨格

200あまりの骨の連結が体を支え、内蔵を守るとともに、骨髄は造血器官であり、カルシウムの貯蔵庫でもある

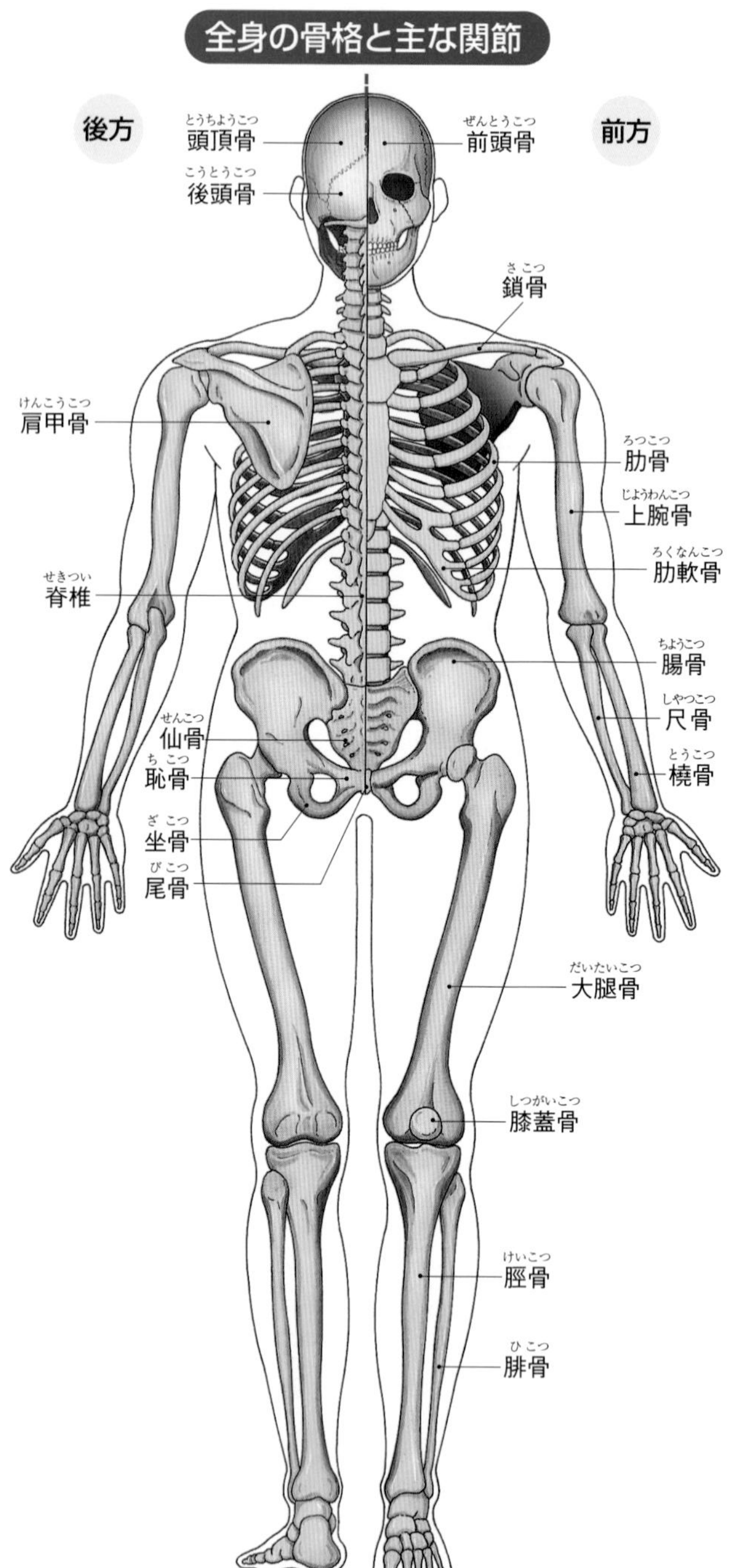

脊柱の構成

頸椎
胸椎
腰椎
脊椎
仙骨
尾骨

骨格の中軸となって体を支えているのが、26個の骨からなる脊柱。その中には、脳と全身を結ぶ神経の連絡路、脊髄が貫通している

骨の基本構造

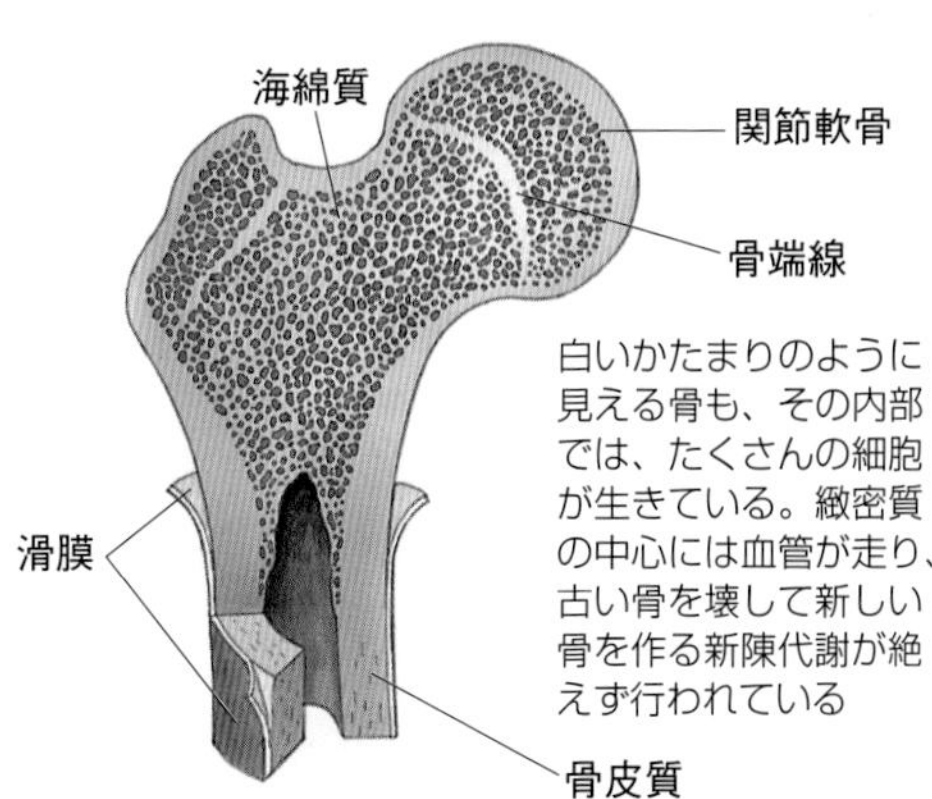

白いかたまりのように見える骨も、その内部では、たくさんの細胞が生きている。緻密質の中心には血管が走り、古い骨を壊して新しい骨を作る新陳代謝が絶えず行われている

関節の基本構造

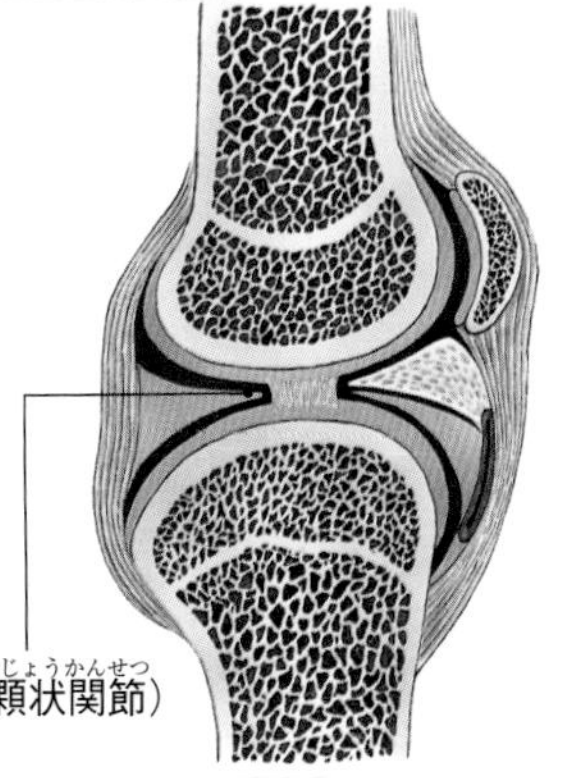

関節を包み込む関節包の中には、滑膜から分泌される滑液が満たされている。この液体が潤滑油となり、骨と骨はすり減ることなく、なめらかに動く

骨の構造と働き

人間の体の基盤となる骨は、普通、全部で206個からなります。形も大きさもさまざまな骨が連結し、組み合わさって全身の骨格を形成しています。

体を支えたり動かしたりすること以外に、外部の衝撃から大切な臓器を保護するのも骨格の重要な役割のひとつ。たとえば脳は頭蓋によって、心臓、肺、肝臓などは鎖骨、胸骨、肋骨、肩甲骨などによって守られています。

骨が硬いのは、そこにタンパク質の一種のコラーゲン線維が多く含まれ、線維の間にカルシウムやリンなどのミネラルが詰まっているためです。軽く柔軟で、折れにくい構造になっています。

頭蓋骨、胸骨、脊椎骨などの中心部には骨髄が詰まっており、そこでは赤血球や白血球が生産されます。

体を自由に動かすことができるのは、骨と骨が関節で連結されているためです。神経からの指令により筋肉が収縮すると、筋肉に付着した骨が関節を軸に動きます。

筋肉

自在に体を動かすことだけが筋肉の役目ではない。臓器を作り、心臓を休みなく拍動させる筋肉のしくみ

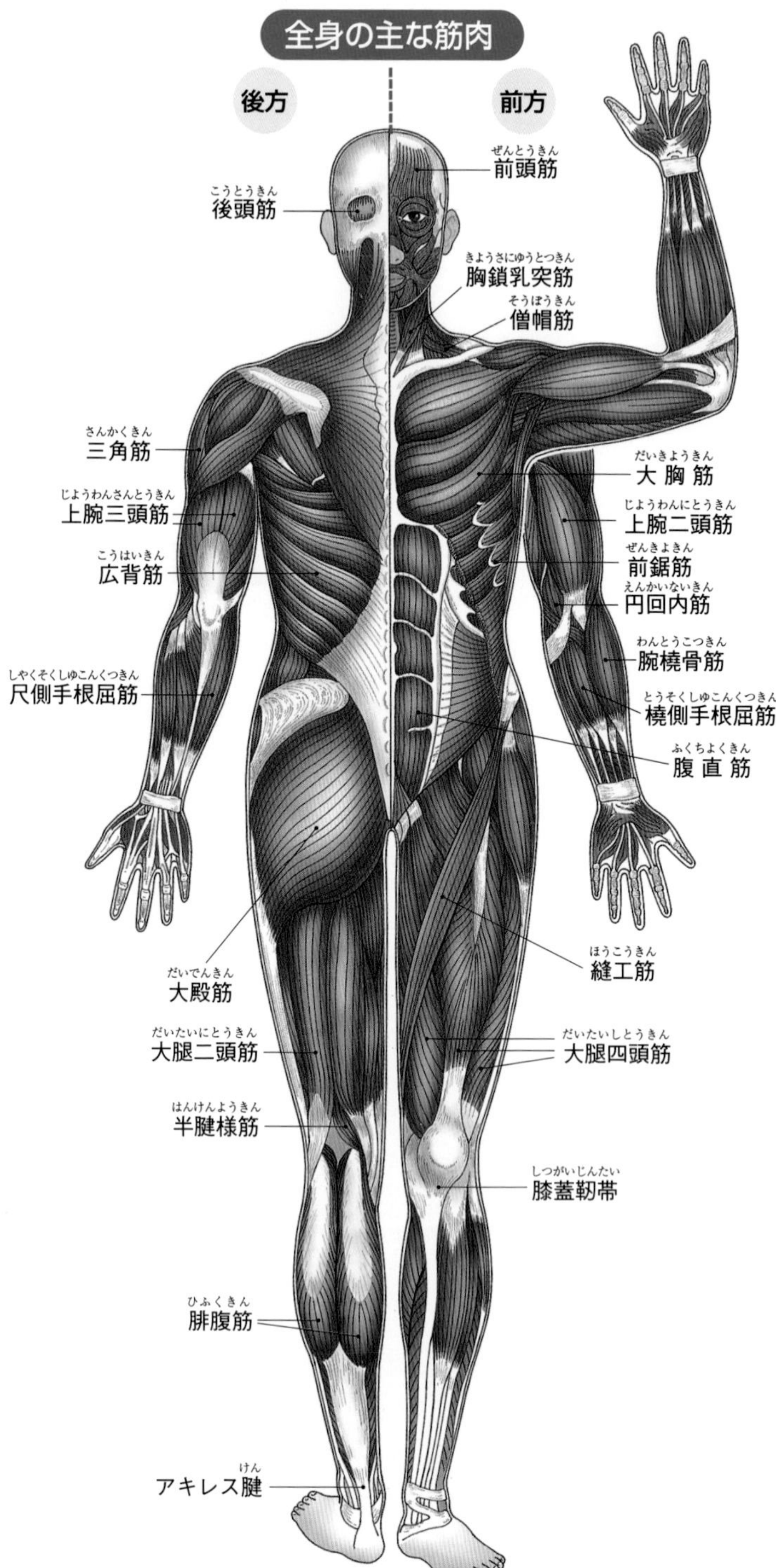

平滑筋の構造

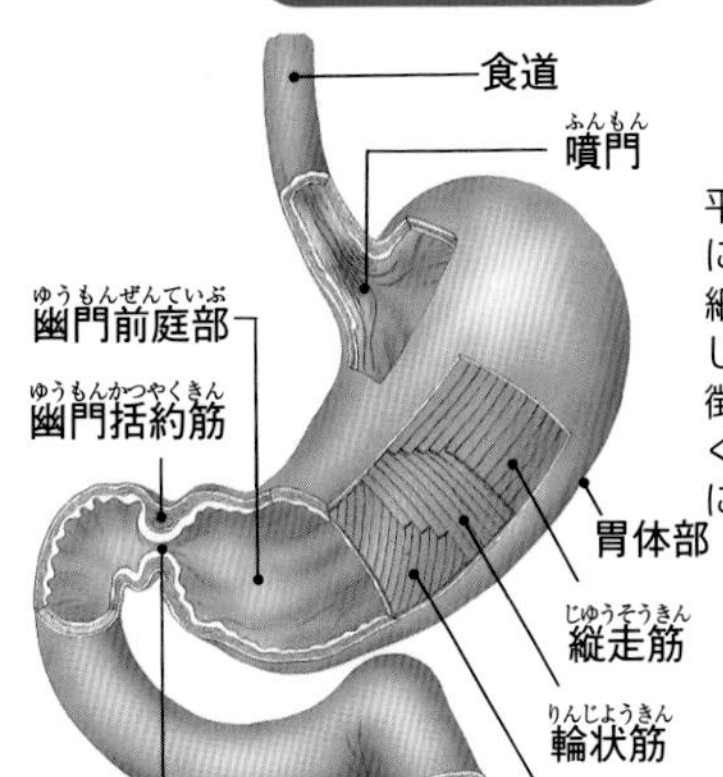

平滑筋の筋細胞には横紋がなく、細長い紡錘形をしているのが特徴。疲労しにくく、リズミカルに収縮する

心筋の構造

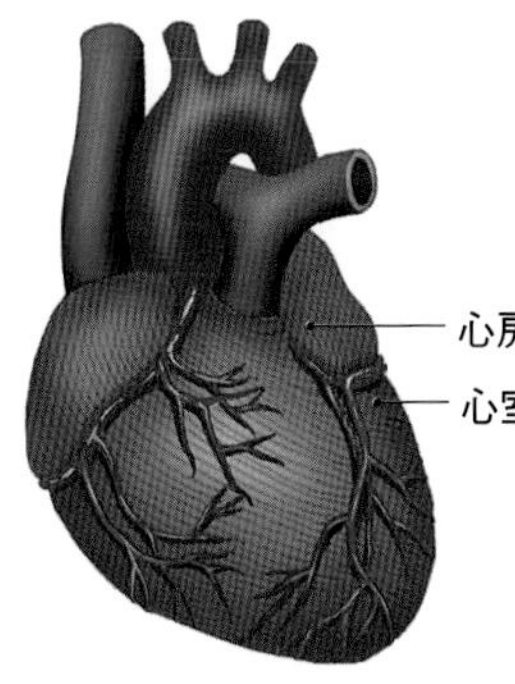

心筋の筋細胞には、骨格筋と同じく横紋があり、2つに枝分かれししているのが特徴。分岐した筋細胞同士は互いに結合し、連続した立体的な網目を作って、収縮の刺激を心筋全体に伝える

骨格筋の構造

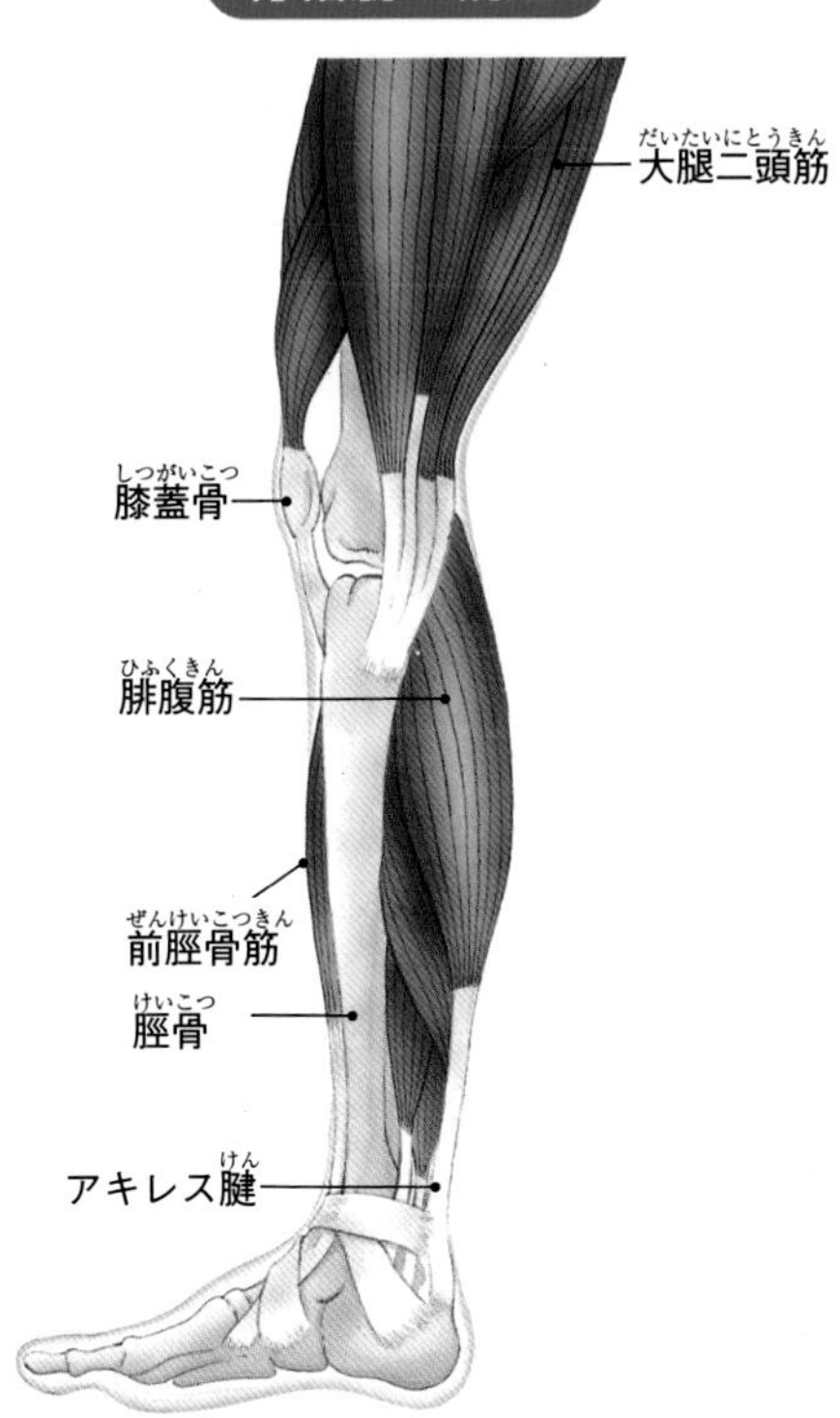

横紋を持つ細長い円柱状の筋細胞（筋線維）が集まって束をなし、その束がさらにいくつも並んで構成される骨格筋。運動神経線維を通ってきた興奮が神経と筋線維の接合部に達し、一定レベルになると、横紋筋に収縮がおこる

筋肉の構造と働き

体にあらゆる動きを作り出す筋肉には、骨格筋、平滑筋、心筋の3種類があります。骨格筋は自分の意思で運動がコントロールできる随意筋、平滑筋と心筋は意思では運動がコントロールできない不随意筋です。

【骨格筋】 文字通り、骨格に沿って分布する筋肉で、横紋を持つため横紋筋ともよばれます。体重の約50％を占めるこの筋肉は、骨とともに姿勢を作り、体を動かしますが、手足の力強い運動から指先の繊細な動きまで、その働きは多様です。

【平滑筋】 心臓以外の内臓や、血管などの壁を作っている筋肉で、内臓筋ともよばれます。消化物を先へ送る蠕動運動も平滑筋の働きによるもの。自律神経やホルモンにコントロールされ、ゆっくりとした運動を持続的に行います。

【心筋】 心臓に固有の筋肉で、全身の筋肉の中で最も丈夫な組織を形成しています。骨格筋と平滑筋の特徴を併せ持ち、律動的な収縮を休みなく行います。

血液循環

全身に酸素を送り、不要物を回収しながら休みなく体内をめぐる、血液の循環システム

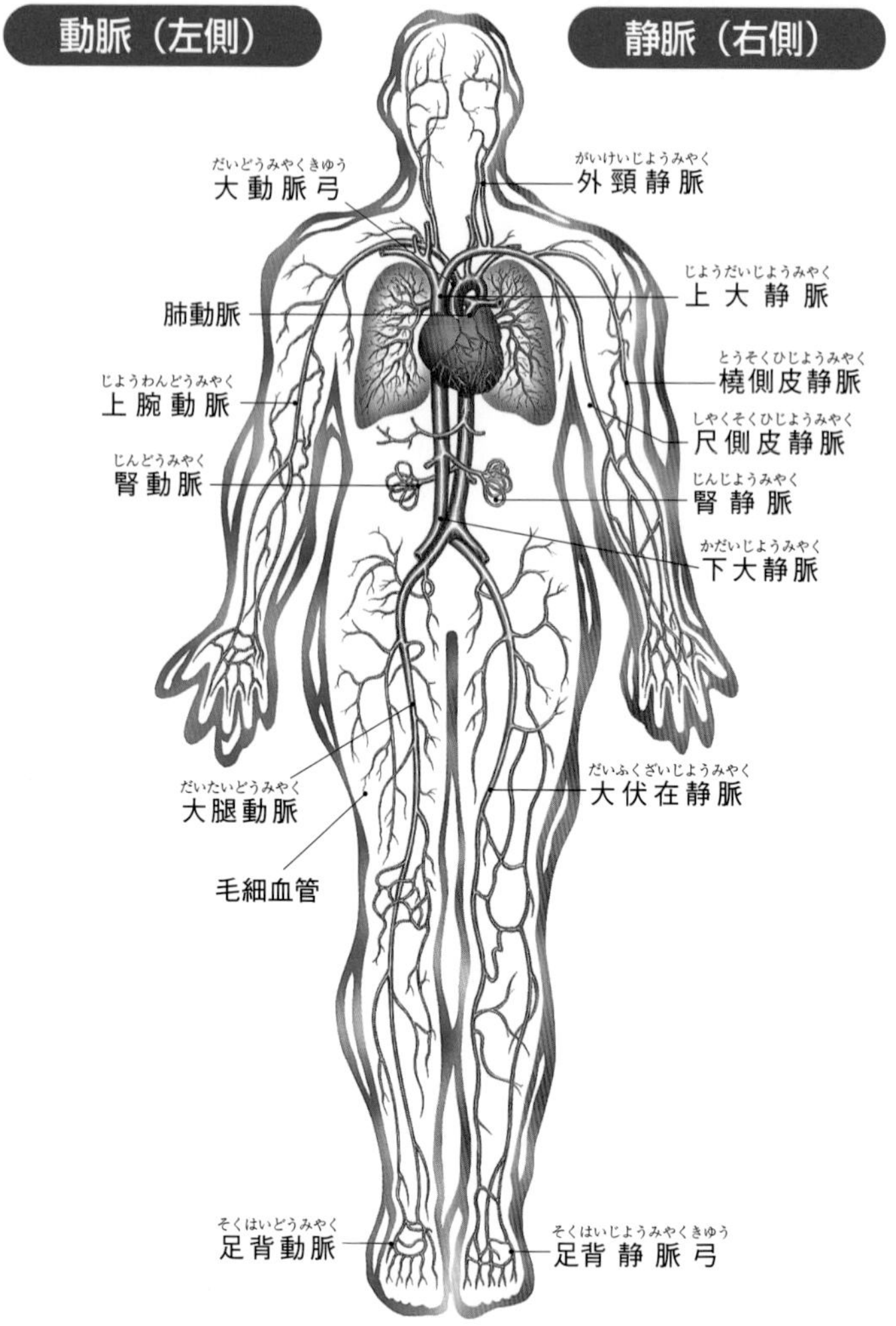

動脈（左側）
静脈（右側）
大動脈弓（だいどうみゃくきゅう）
肺動脈
上腕動脈（じょうわんどうみゃく）
腎動脈（じんどうみゃく）
大腿動脈（だいたいどうみゃく）
毛細血管
足背動脈（そくはいどうみゃく）
外頸静脈（がいけいじょうみゃく）
上大静脈（じょうだいじょうみゃく）
橈側皮静脈（とうそくひじょうみゃく）
尺側皮静脈（しゃくそくひじょうみゃく）
腎静脈（じんじょうみゃく）
下大静脈（かだいじょうみゃく）
大伏在静脈（だいふくざいじょうみゃく）
足背静脈弓（そくはいじょうみゃくきゅう）

静脈の構造

断面
外膜
中膜
内膜
静脈弁

手足の静脈の内腔には、半円形の弁が2枚、対になってついている。これは血液の逆流を防ぐためのもの。内腔の断面は楕円形

動脈の構造

断面
内膜
中膜
外膜

心臓からの強い圧力により拍出される血液が通る動脈の壁は、静脈に比べて厚く、弾力性がある。断面はきれいな円形をしている

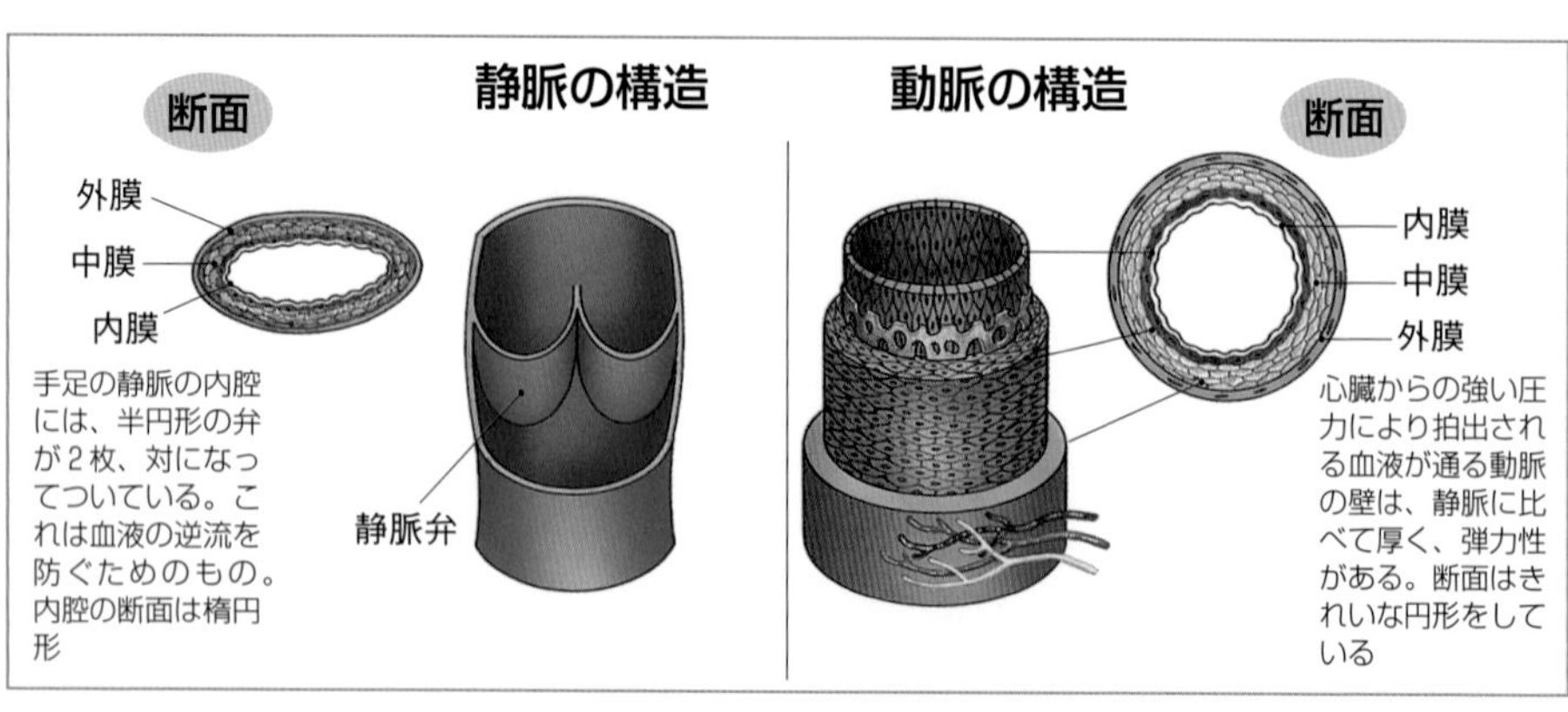

酸素や栄養分を全身へ運ぶ体循環と血液に新鮮な酸素を供給する肺循環

心臓の左心室から大動脈に送り出された血液は、脳、肝臓、膵臓、腸、腎臓、筋肉などの小動脈に運ばれ、さらに毛細血管を介して全身の隅々にまで酸素や栄養分を送り届けます。

各臓器や組織では、この酸素や栄養分をもとに生命維持のための活動を行い、二酸化炭素や老廃物などの不要物質を血液中に排出します。

不要物質が溶け込んだ血液は、毛細血管から小静脈、大静脈を経て右心房に戻され、今度は右心室から肺動脈を経て左右の肺に送られます。

肺に送られた静脈血は、そこで二酸化炭素が除かれ、代わりに新鮮な酸素を受け取って肺静脈を経て左心房に入り、動脈血となって再び左心室から全身へと送り出されます。

この左心室→大動脈から小動脈→毛細血管→小静脈から大静脈→右心房といったルートを体循環、右心室→肺動脈→肺→肺静脈→左心房といったルートを肺循環とよびます。

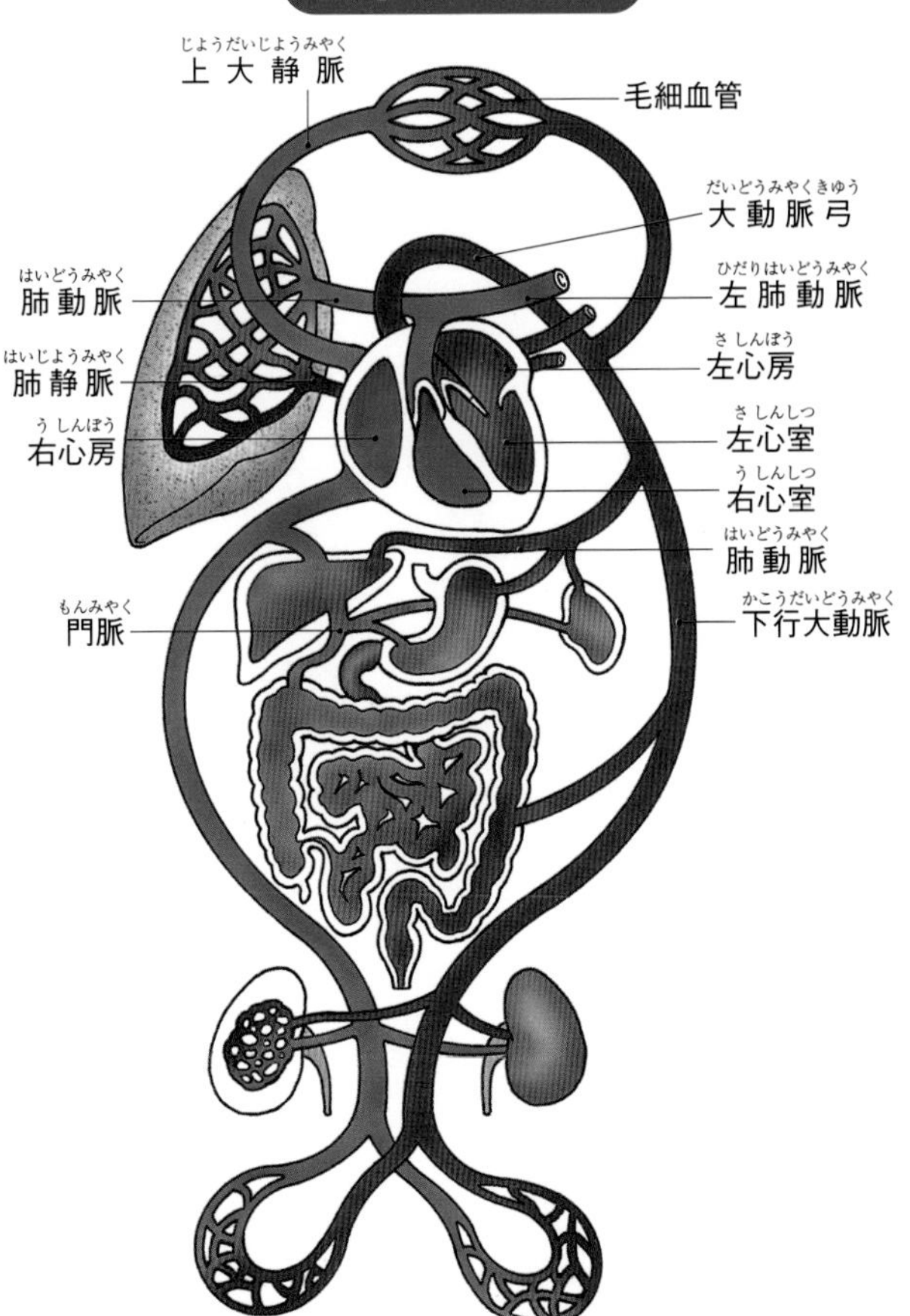

動脈の構造と働き

動脈とは、肺で新鮮な酸素を受け取り心臓に戻ってきた血液を全身に運ぶための血管です。心臓から腹部まで延びる太い血管は大動脈とよばれ、頭部や上半身、下半身などに向かうさまざまな動脈に枝分かれしたあと、さらに小動脈、毛細血管へと細かく分岐していきます。

心臓のポンプ作用によって全身に送られる動脈の壁は、静脈に比べて弾力性に富んでいるのが特徴です。血液を受け取ると膨らみ、次の瞬間には縮んで血液を先へ先へと進ませます。

静脈の構造と働き

静脈とは、二酸化炭素や老廃物を回収した血液を心臓に戻す血管です。静脈の壁は動脈に比べて弾力性に乏しく、収縮・拡張運動によって血液を先へ送る機能もありません。心臓より上の血液は重力の作用で、心臓より下の血液は静脈弁の作用により、腕や足の筋肉が動いた時に心臓に向かって戻されます。

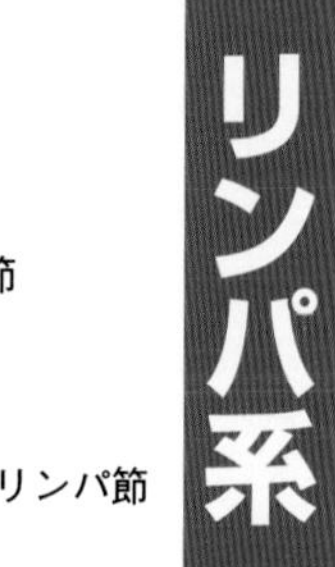

リンパ系

病原体などの感染から体を守り、老廃物を運び去る、全身の防御システム

リンパ節の構造

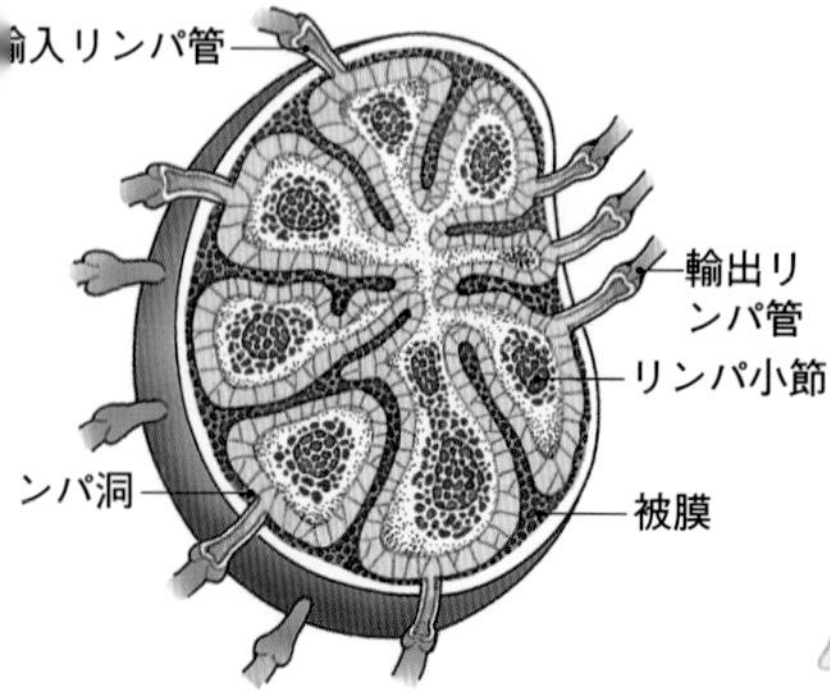

全身に約800個もあるリンパ節は、場所により大きさも形もいろいろある。リンパ節が腫れるのは、リンパ管内に侵入した病原菌をリンパ節がとりおさえ、反応している証拠

全身のリンパ系

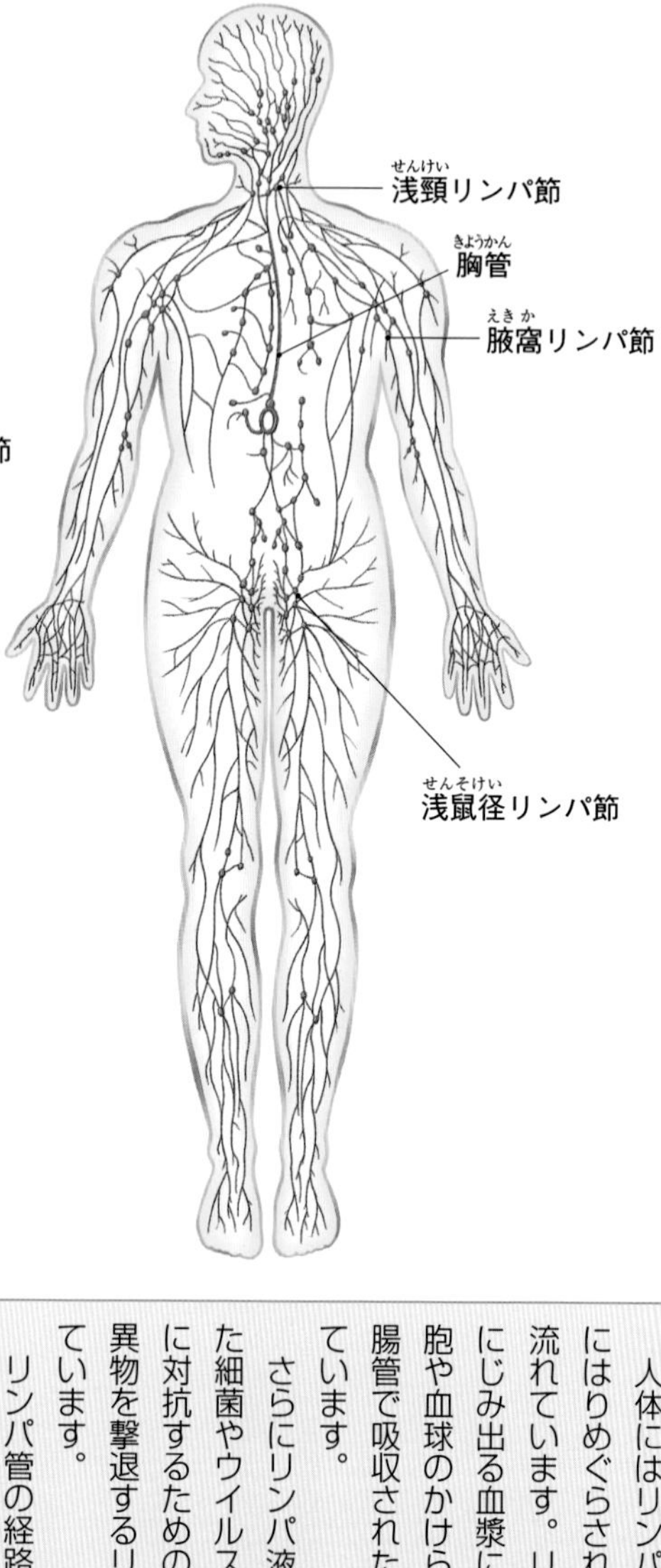

リンパ系の構造と働き

人体にはリンパ管という細い管が全身にはりめぐらされ、その中をリンパ液が流れています。リンパ液は毛細血管からにじみ出る血漿に似た組織液で、古い細胞や血球のかけらなどの老廃物、それに腸管で吸収された脂肪を運ぶ役割を持っています。

さらにリンパ液には、外部から侵入した細菌やウイルスなどを感知し、それらに対抗するための物質（抗体）を作って異物を撃退するリンパ球が豊富に含まれています。

リンパ管の経路の各所には、リンパ管が合流するリンパ節とよばれる球状の組織がありますが、ここはリンパ球の生産・貯蔵庫であるとともに、流れてきたリンパ液をろ過し、異物や老廃物を取り除く場所でもあります。

リンパ管は静脈にほぼ寄り添うように全身に分布し、リンパ節を通過するごとに太くなりながら、本幹である胸管となって首の付け根で静脈に注ぎます。

内分泌系

体内の恒常性を保つ内分泌器官と、ホルモンによる情報伝達のしくみ

全身の主な内分泌器官

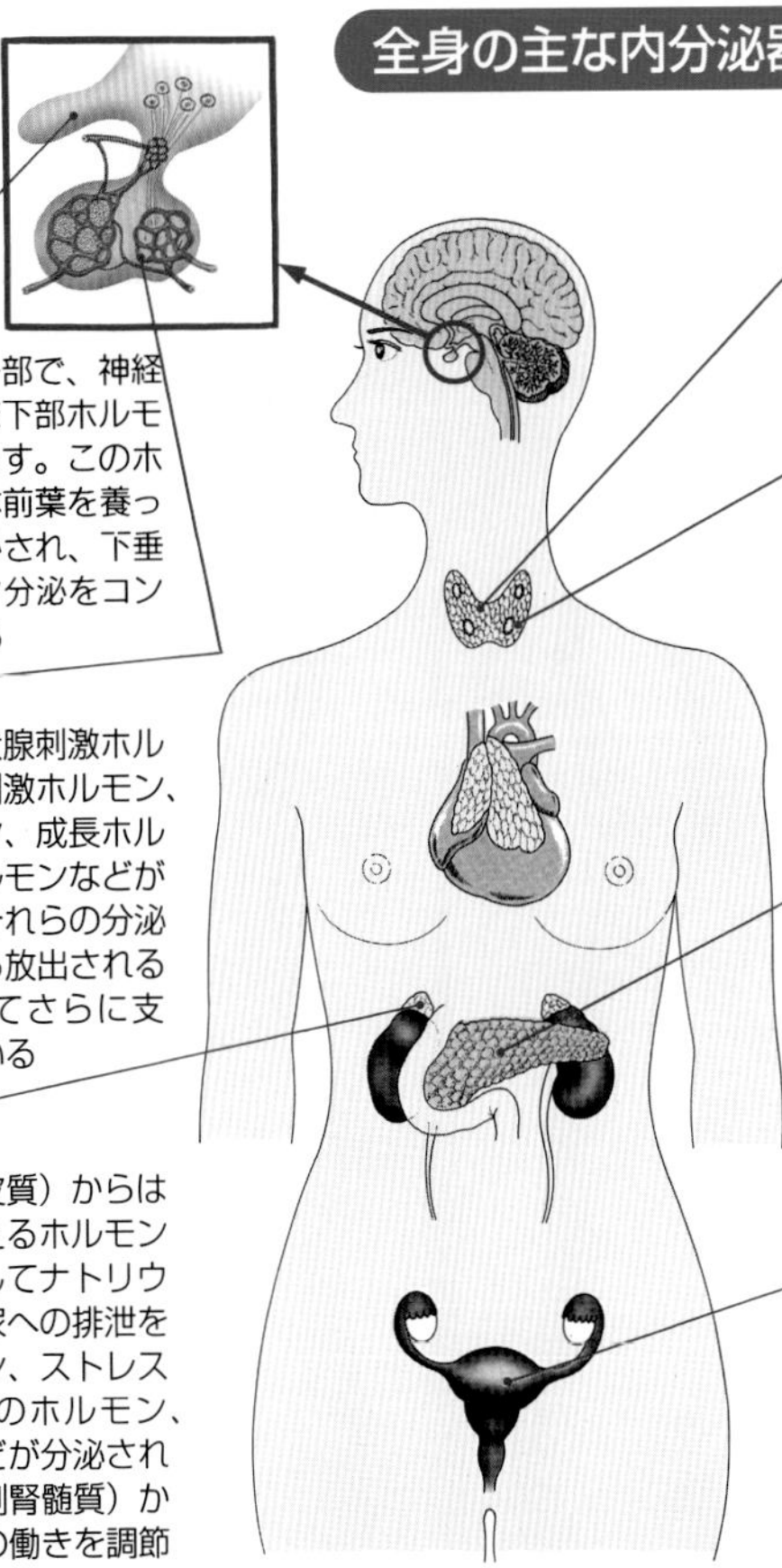

視床下部
視床下部は脳の一部で、神経細胞によって視床下部ホルモンが作られています。このホルモンは、下垂体前葉を養っている血管に分泌され、下垂体細胞のホルモン分泌をコントロールしている

下垂体
下垂体からは甲状腺刺激ホルモン、副甲状腺刺激ホルモン、性腺刺激ホルモン、成長ホルモン、抗利尿ホルモンなどが分泌されるが、それらの分泌は、視床下部から放出されるホルモンによってさらに支配・調整されている

副腎
外側の層（副腎皮質）からはアレルギーを抑えるホルモンや、腎臓に作用してナトリウム・カリウムの尿への排泄を調整するホルモン、ストレスに対抗するためのホルモン、男性ホルモンなどが分泌される。内側の層（副腎髄質）からは心臓や血圧の働きを調節するホルモンが分泌される

甲状腺
各組織の新陳代謝を促したり、発育や成長に関わるホルモンを分泌する

副甲状腺
甲状腺の裏側に米粒状のものが通常数個あり、血液中のカルシウム濃度を調節するホルモンを分泌する

膵臓
代表的なのが、ランゲルハンス島とよばれる部分から分泌されるインスリン。糖の代謝を左右するホルモン

生殖器
卵巣からは卵胞ホルモンや黄体ホルモンなどの女性ホルモンが、睾丸（精巣）からは男性ホルモンが分泌され、性徴を整えたり、生殖のための働きを調整する

内分泌系の構造と働き

内分泌系とは体内の環境を調整し、常に一定の状態に保つためのシステムです。

脳の下垂体、甲状腺、副甲状腺、膵臓、副腎皮質、副腎髄質、睾丸、卵巣などには内分泌腺があり、ここからは体の働きをコントロールするさまざまな情報が出されます。この情報を目標の臓器や組織に伝える物質がホルモンです。

内分泌腺から分泌されたホルモンは、血液や体液に混じって全身をめぐり、目標の臓器に達します。臓器の細胞には、ホルモンの受け皿ともいえる受容体があり、一定のホルモンを捕らえて、その機能を発揮させます。

そしてこれら内分泌器官の活動を支配しているのが、脳の視床下部とよばれるところです。

体内に指令を送るルートには、内分泌系のほかに、電気信号によって情報を伝える神経系がありますが、両者は互いに影響し合い、連携して体の恒常性を保つよう働いています。

神経

電気信号による情報や指令が行き交う神経回路の一大ネットワーク

ニューロンの構造

神経の基本単位、ニューロンを構成するのは神経細胞体、神経線維、樹状突起の3つ。ニューロンとニューロンの接合部（シナプス）で電気信号は化学物質の情報に変えられ、ほかの神経細胞や筋肉などに伝えられる

全身の神経網

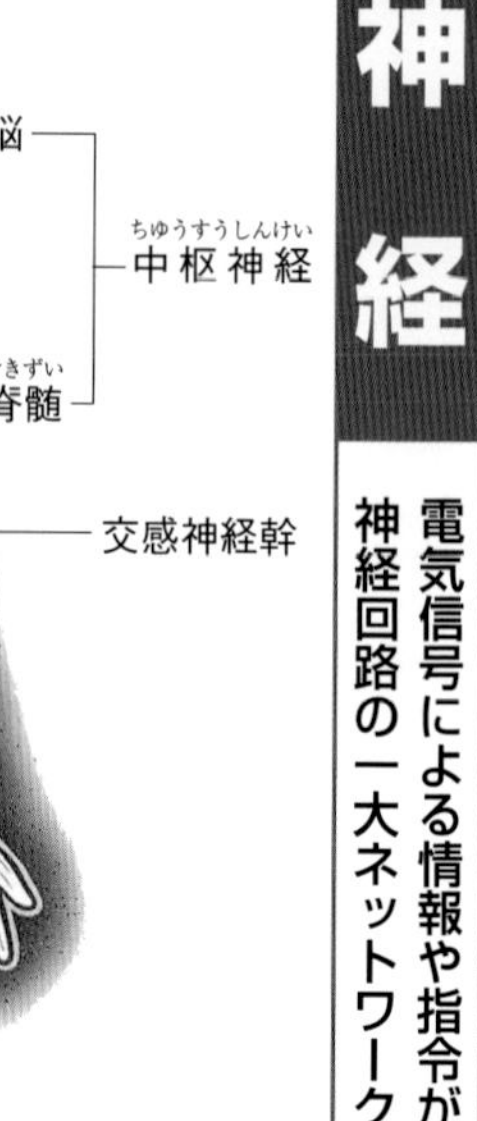

神経の構造と働き

まわりの環境から受け取るさまざまな情報を伝えて行動をおこさせたり、あらゆる臓器や組織からの情報を伝えて体内の機能を調整するのが神経の役割です。

全身にはりめぐらされた神経のネットワークは、長い線維をもつ神経細胞の無数のつながりからなり、すべての情報は、電気や化学物質の信号に変えられて、神経細胞から神経細胞へと伝えられます。

神経系は大きく中枢神経と末梢神経に分けられます。中枢神経とは脳と脊髄で、脳や脊髄と体の各部分を結ぶ連絡路が末梢神経です。末梢神経は働きの性質から、知覚神経、運動神経、自律神経に分けられます。知覚神経とは体の末梢からの情報を中枢に伝える神経で、運動神経とは中枢からの指令を末梢に伝えて骨格筋を動かす神経です。また自律神経は内臓や血管などの働きを統制する神経です。

自律神経には拮抗して働く交感神経と副交感神経があり、両者の絶妙なバランスにより、体内は調和が保たれます。

脳神経の種類と働き

脳神経は脳に出入りする12対の末梢神経で、主に頭部の感覚器や胸・腹部の働きを支配している。視覚、聴覚、嗅覚、味覚などの感覚器がキャッチした情報は、知覚神経を経由して脳に伝えられ、解析・認知される

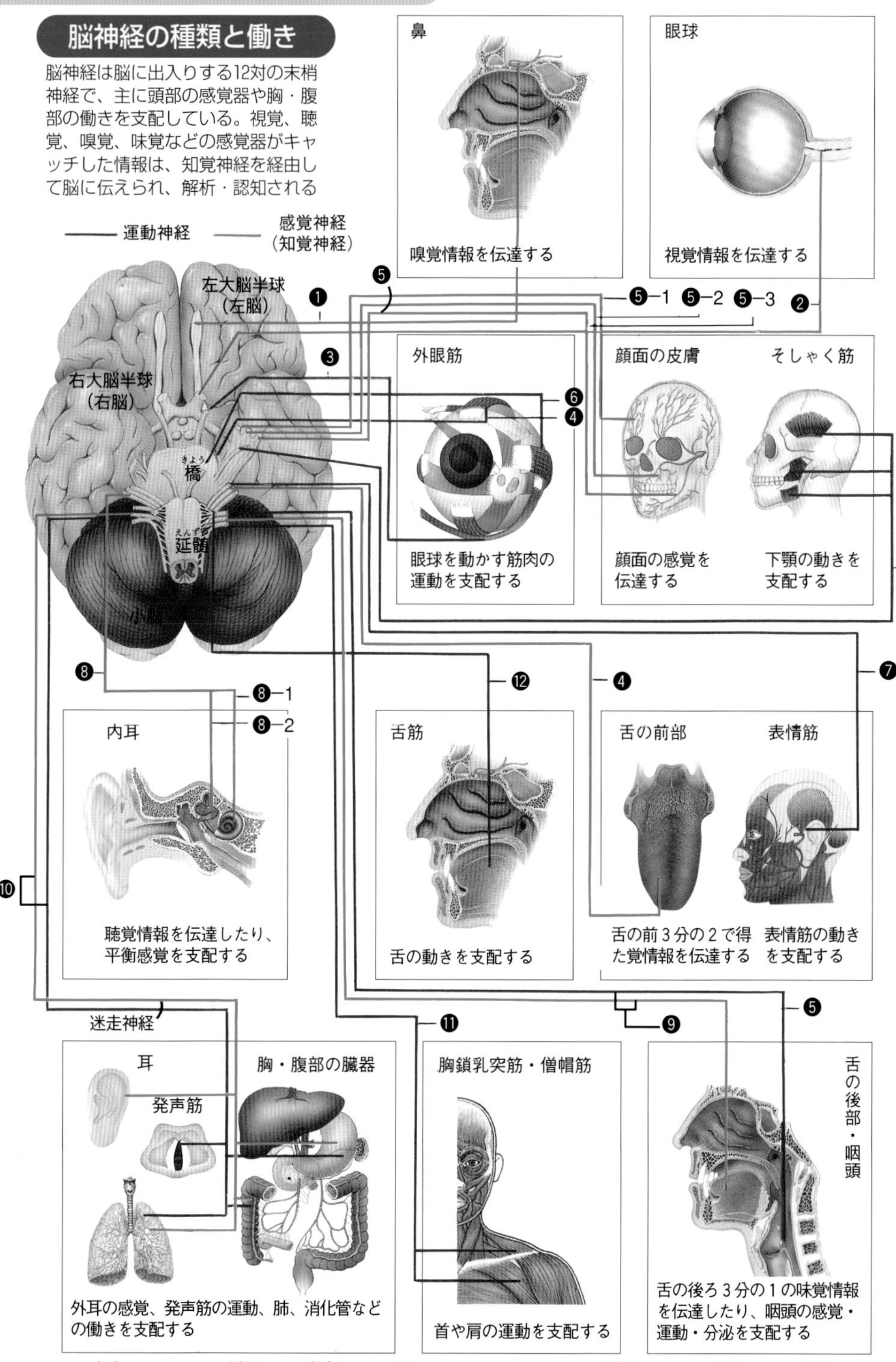

❶嗅神経❷視神経❸動眼神経❹滑車神経❺三叉神経（❺—1眼神経❺—2上顎神経❺—3下顎神経）❻外転神経❼顔面神経❽内耳神経（❽—1前庭神経❽—2蝸牛神経）❾舌咽神経❿迷走神経⓫副神経（延髄根、脊髄根）⓬舌下神経

脊髄の構造

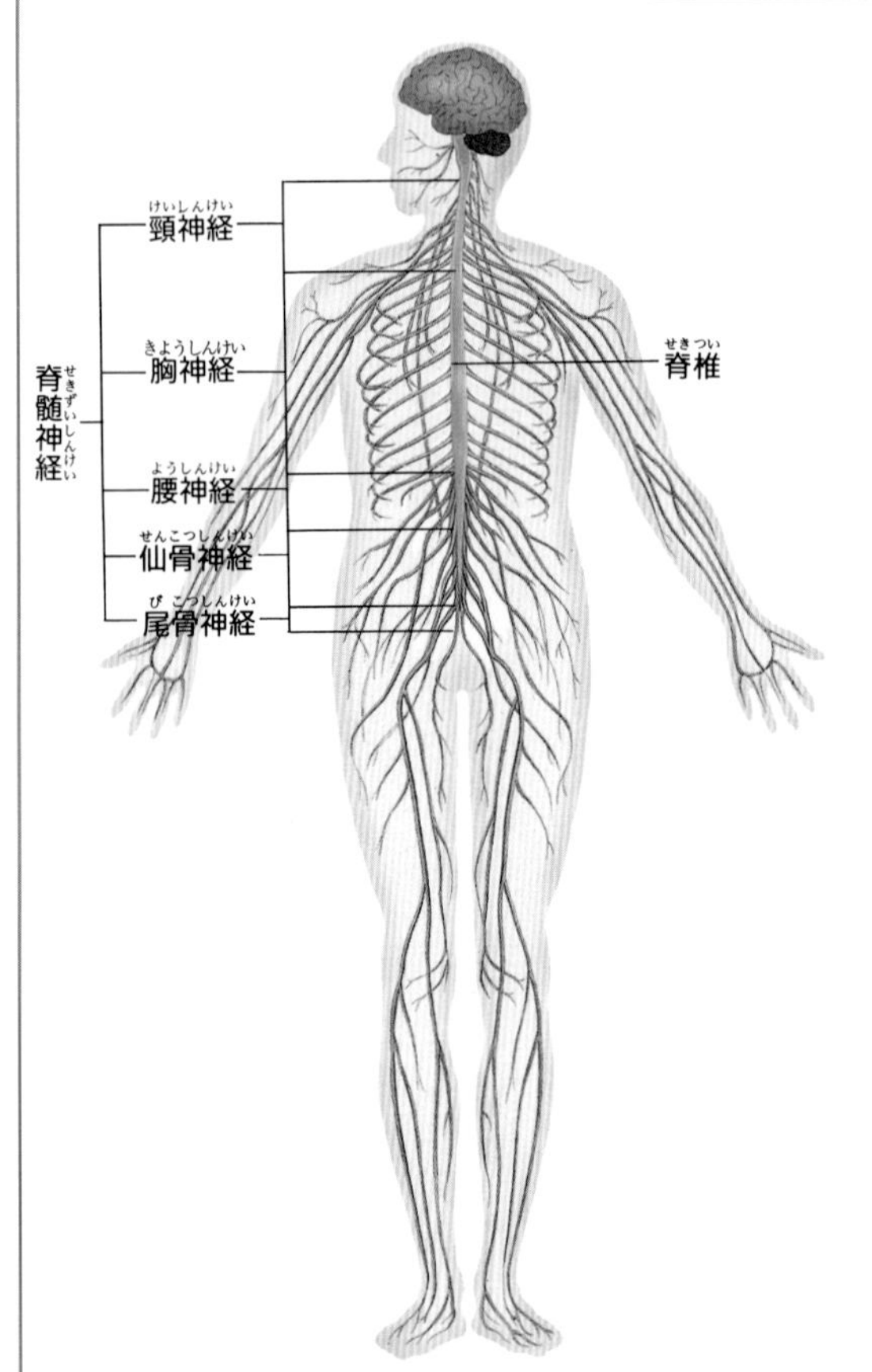

脊髄神経の種類

脊髄は頸椎から腰椎にかけて延びる神経線維の束で、全身からの情報は脊髄の後方（背中側）を通って脳へ、脳からの運動指令は脊髄の前方（腹側）を通って体の各部位へ送られます。

脊髄に出入りする脊髄神経には頸神経（８対)、胸神経（12対)、腰神経（５対)、仙骨神経（５対)、尾骨神経（１対）があり、それぞれが体の左右に１対ずつ延びています。

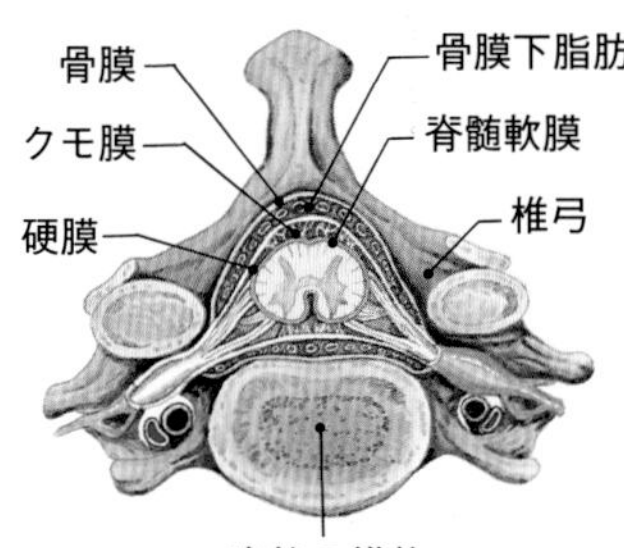

体の中で最も重要な器官のひとつである脊髄の保護システムは万全で、脳と同じく軟膜、クモ膜、硬膜の３層に包まれ、脂肪層と骨膜におおわれて、椎体と椎弓の管の中におさまっています。

◎情報伝達のしくみ

脳に続いて延びる脊髄は、体の各部と脳を結ぶ神経の連絡路です。

皮膚など神経の末端にある知覚受容器が受け取った情報は、脊髄を通って脳に伝えられ、それに対応するための指令も、また脳から脊髄を経由して体の各部へ送られます。

ただし神経の連絡路である脊髄も、脳に代わって中枢としての役割を果たすことがあります。それは身に迫った危険から緊急に避難しなければならない場合などです。

たとえば、熱いものに触れた瞬間に手をひっこめる動作がこれです。脳に熱さという情報が届く前に、脊髄が刺激を察知し、脳への連絡を省略して、自ら筋肉に運動指令を下すわけです。この運動を反射運動といいます。

さらに、体の内部環境を整える自律神経も脊髄神経の一部であり、脊髄は無意識のうちに内臓や血管などの働きをコントロールする働きも担っています。

自律神経の働き

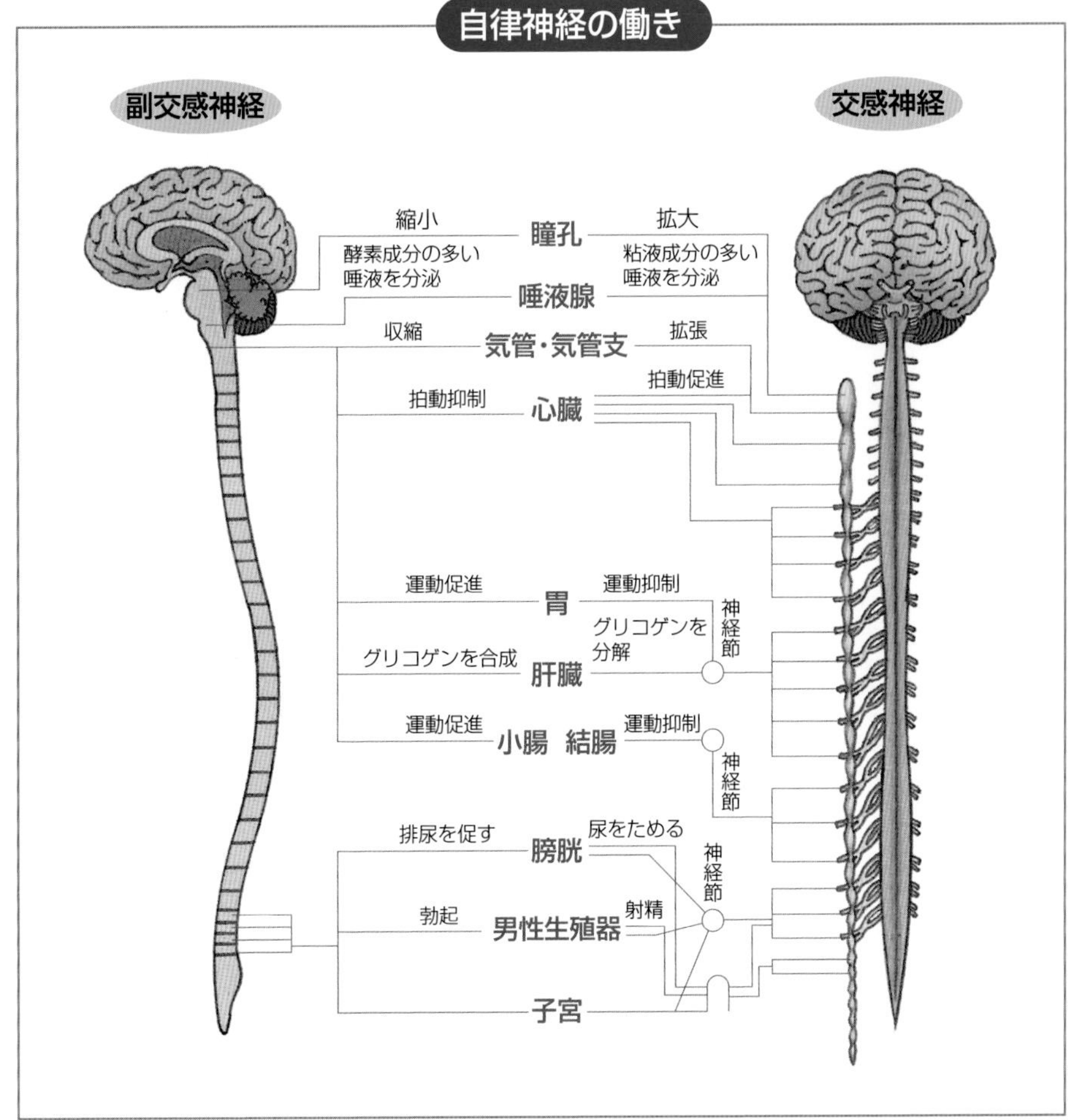

◎臓器をコントロールする神経

視覚、聴覚、嗅覚、味覚、皮膚感覚などの情報を脳に伝える感覚神経（知覚神経）や、脳からの運動指令を伝えて骨格筋を動かす運動神経と違い、内臓の活動は意思によるコントロールができません。

これをコントロールしているのが自律神経で、心臓や全身の血管、汗腺、内臓の腺組織、平滑筋などの働きは、すべて自律神経により、無意識のうちに調整されます。

自律神経には交感神経と副交感神経があり、交感神経の緊張が高まれば心臓の拍動が促進され、血管が収縮し、胃腸の運動が抑制されるのに対し、副交感神経の緊張が高まれば、心臓の拍動は抑えられ、血管は拡張し、胃腸の運動は活発になるといったように、両者はほぼ反対の働きを示します。

体内の多くの器官が交感神経と副交感神経の支配を受けており、この互いに逆方向に作用する2つの神経系によって、体の各機能はバランスが保たれます。

頭蓋の構造

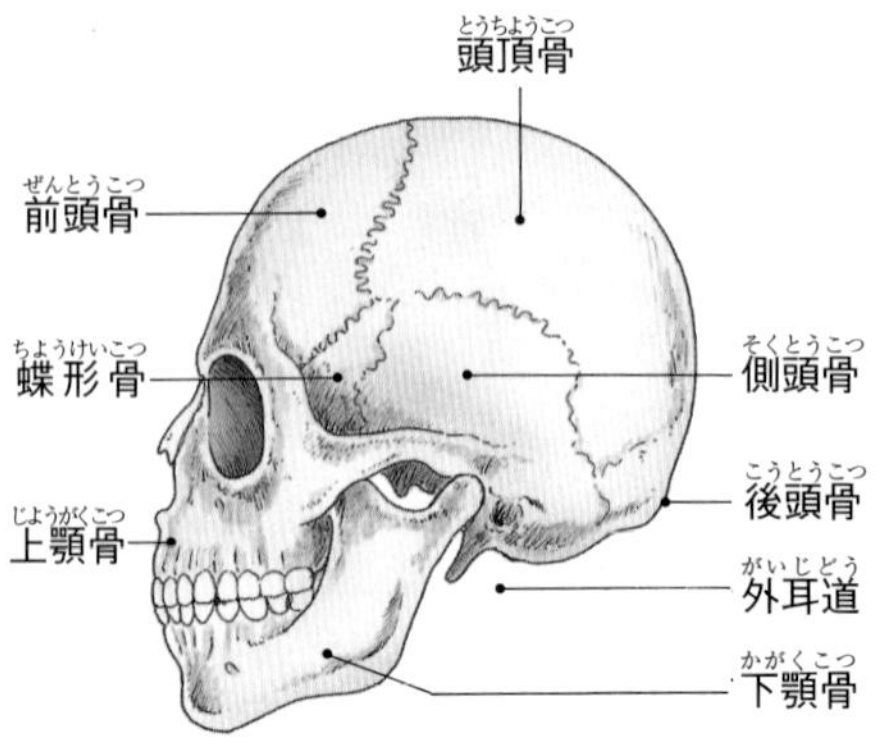

中枢神経系や感覚器を守る頭蓋の骨の組み合わせ

体の中枢器官である脳や、目、耳、鼻といった重要な感覚器は、脳頭蓋と顔面頭蓋からなる頭蓋で保護されています。

脳頭蓋はひとつずつの前頭骨、後頭骨、蝶形骨、篩骨と、左右2つずつの側頭骨、頭頂骨からなり、それらは縫合線とよばれる波形の線で結合されています。

この縫合線のジグザグ模様は、男性より女性の方が緻密です。胎児は縫合線の部分に弾力性があるため、産道を出るとき、頭蓋が圧縮されて一時的に小さくなります。

頭部の主な動脈と静脈

頭蓋の外側や重要な脳組織に血液を供給する動脈のルート

心臓から出た血液を頭部へ送る左右2本の総頸動脈は、下顎骨のあたりで外頸動脈と内頸動脈に分かれます。

外頸動脈は主に頭蓋の外側の組織に、内頸動脈は脳底動脈と合流した後、枝分かれして頭蓋内の中枢神経組織に血液を供給します。

体のほかの部分では、近隣の動脈と動脈が相互の連絡路を持つのに対し、脳組織の中にはこれを持たないものがあります。これを終動脈といいますが、終動脈は単独で血液供給の責任を担うことになります。

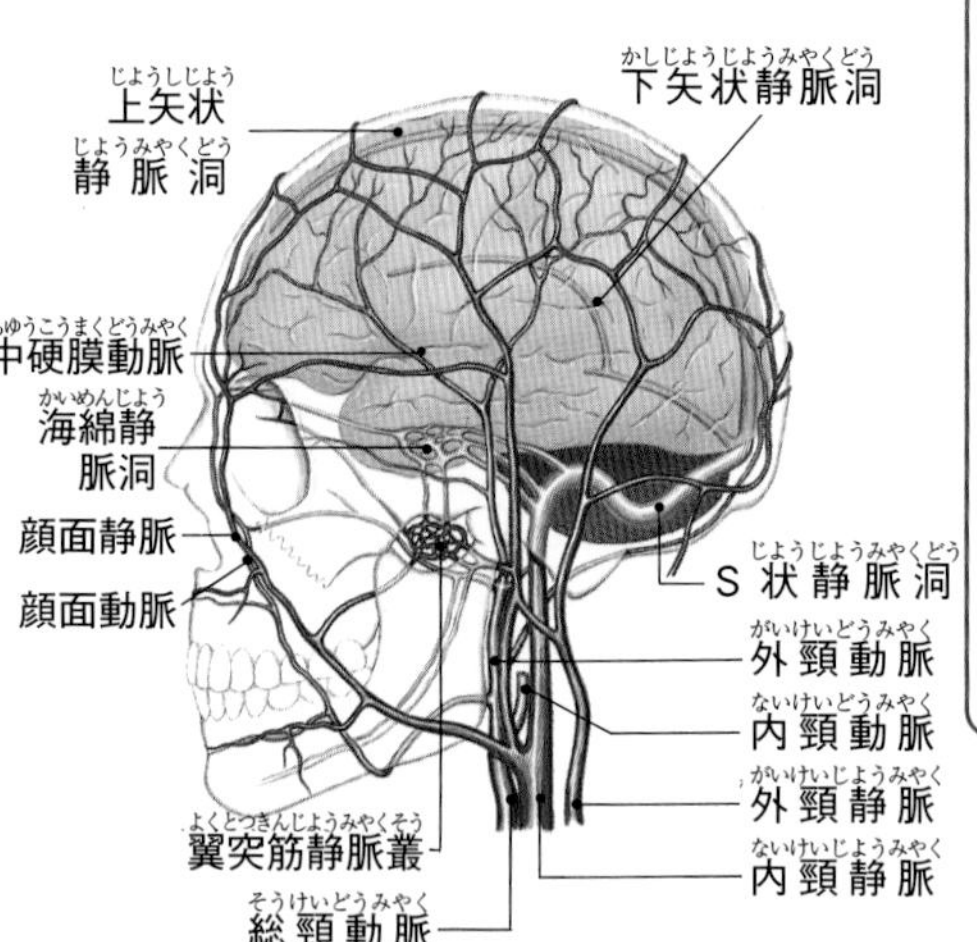

脳と精神活動

全身をコントロールする総指令室である脳は、人間らしい心の働きを担う場でもあり、ひとりひとりの個性的な能力を生み出すみなもとでもあります。

人類の進化の頂点ともいえる脳の全貌はまだ明らかにされていませんが、この未知なる器官へのアプローチは、現在、急速に進んでいます。

たとえば大脳の新皮質とよばれる部分には、運動野、感覚野、言語野、視覚野、聴覚野などのパートがあり、場所ごとに違った働きを持っていることが臨床的に確かめられています。

また2つの大脳半球のうち、左脳は言葉や文字などの情報を処理して理論的・分析的な働きを担うことが、また右脳は音やリズム、色彩といったイメージ情報を処理することが分かっています。

各パートはそれぞれに連絡をとりながら複雑で多様な機能を果たしますが、心の状態は、体の状態にも無意識のうちに微妙な影響を与えます。

大脳は高度な精神活動の場

脳は大脳、小脳および脳幹から構成されます。左右２つの半球に分かれる大脳は、内側の髄質と、それをおおう皮質からなり、ここには莫大な数の神経細胞や神経線維が詰まっています。

大脳皮質は発生の順番から旧皮質と新皮質に分けられますが、高度に発達した新皮質を持つのはヒトやサルなどの霊長類だけです。旧皮質が食欲、性欲といった本能的な活動や、感情、記憶などをつかさどる場であるのに対し、新皮質では論理的な思考を行ったり、言葉を話したりと、高度な知能活動が営まれます。

脳幹は基本的生命活動の中枢

大脳半球と脊髄を結ぶ間脳、中脳、橋、延髄までを脳幹といい、ここには人間の基本的な生命現象を維持する神経線維が集まっています。

まず間脳は旧皮質とともに本能的な行動や感情をつかさどる場であり、自律神経の働きにも深く関わっています。睡眠と覚醒のリズムをコントロールしたり、体温調節を行うのも間脳の役割です。視床下部・下垂体は内分泌器系の中枢です。

中脳、橋、延髄は神経細胞による情報伝達の中継点であるとともに、呼吸や心臓、血管の運動中枢でもあります。

体の動きを統括する小脳

小脳は体の平衡感覚を保ち、運動神経をつかさどる器官です。大脳から送られる運動指令は小脳で細かく調整され、素早く筋肉群に伝えられます。

人間の複雑で微妙な体の動きは、この高性能な情報処理能力から生まれるものです。脳全体の10%程度の重さしかない小脳には、全身に分布する神経細胞の半分以上が集中しています。

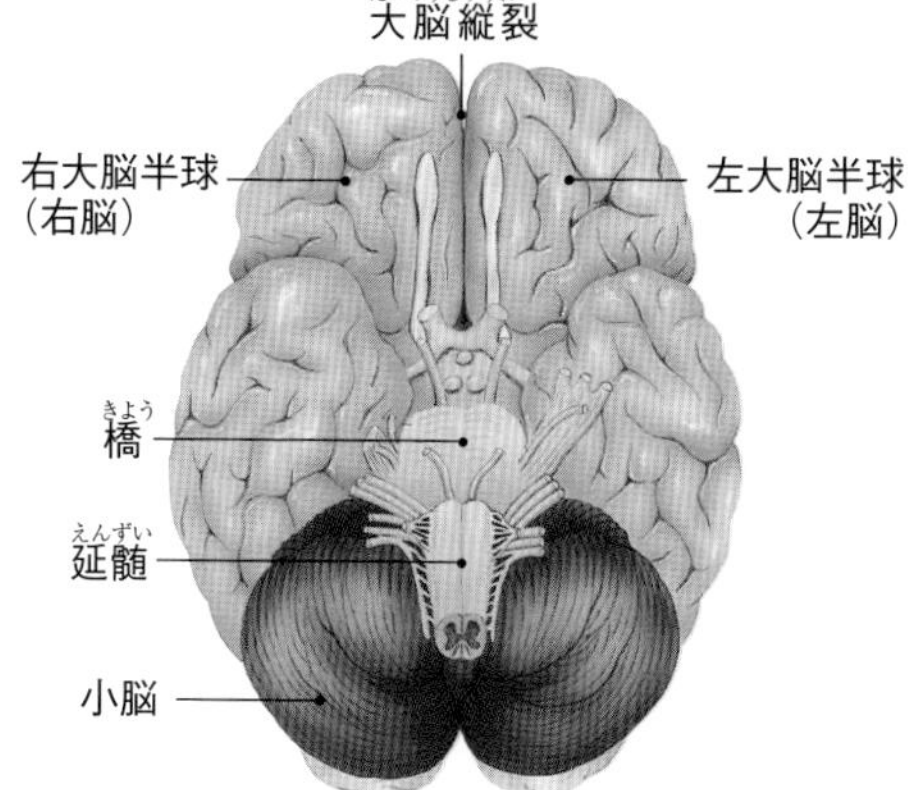

脳の構造

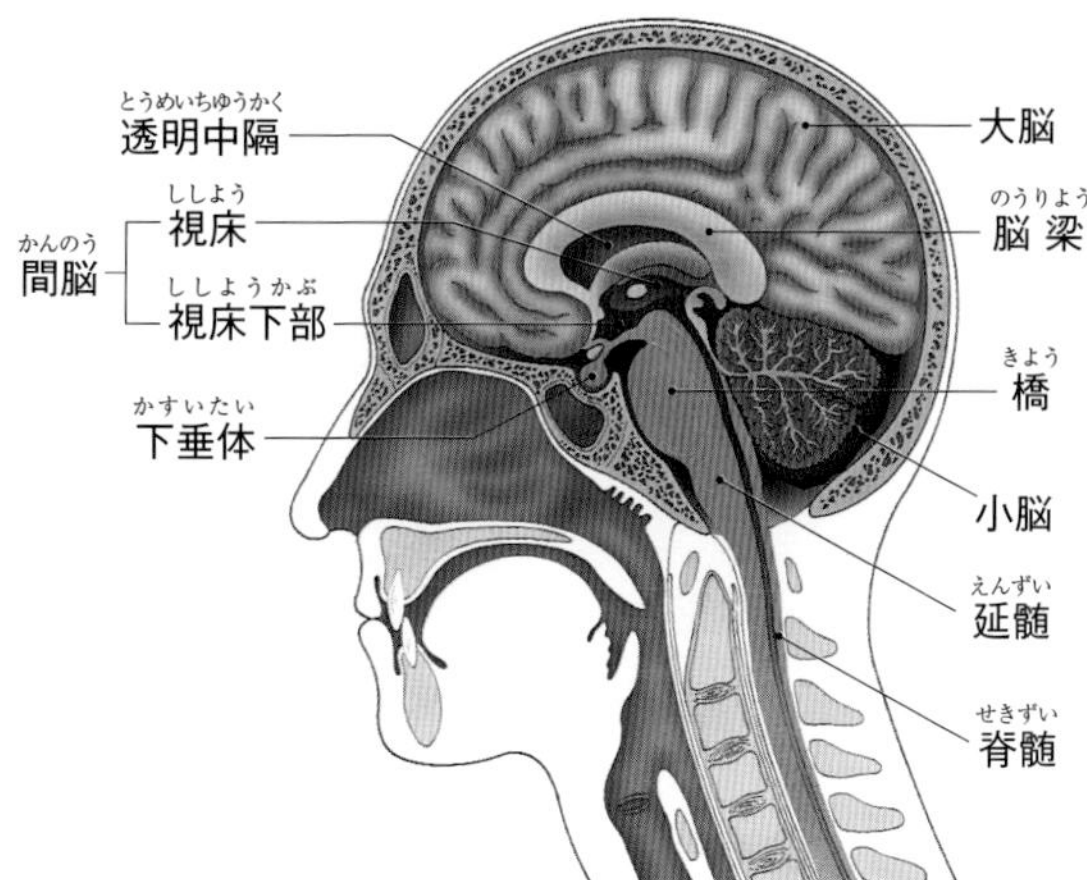

大脳の機能分布

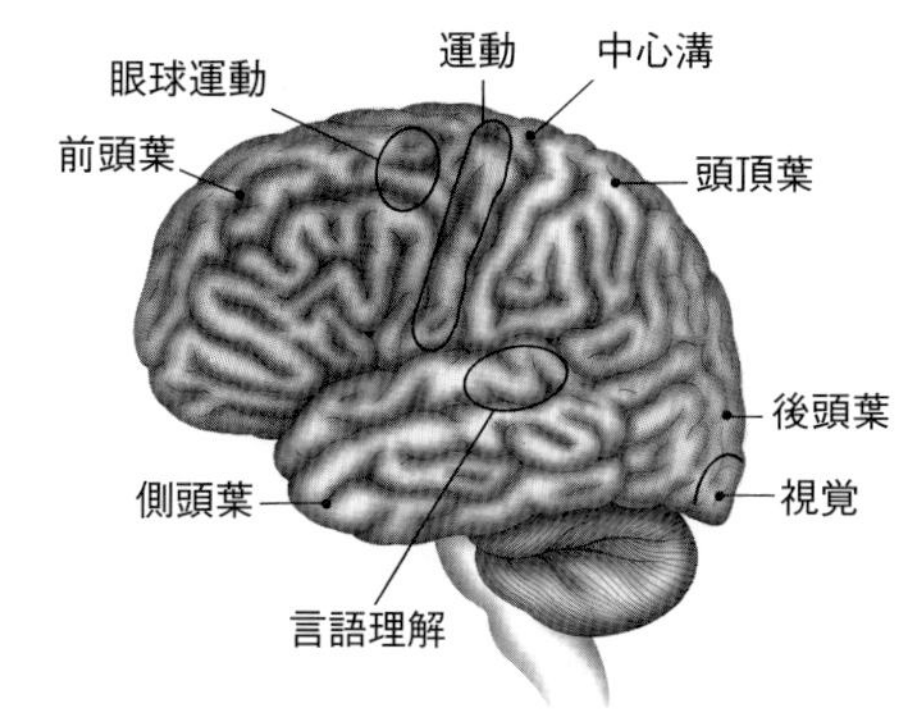

右脳と左脳

右脳と左脳の役割分担

大脳は大脳縦裂により左右２つの半球に分かれ、２つの半球を連絡する神経線維の束、脳梁でつながっています。全身への運動指令は、右脳と左脳のどちらからも送られますが、脳から出る２本の大きな神経が延髄の部分で左右に交差するため、右脳からの命令は左半身へ、左脳からの命令は右半身へ伝わります。

また右脳と左脳には対照的な役割があり、右脳は主に感覚的な思考を、左脳は主に論理的な思考を担います。

内臓

連携をとりながらそれぞれの役割を果たす、体内の各臓器の位置としくみ

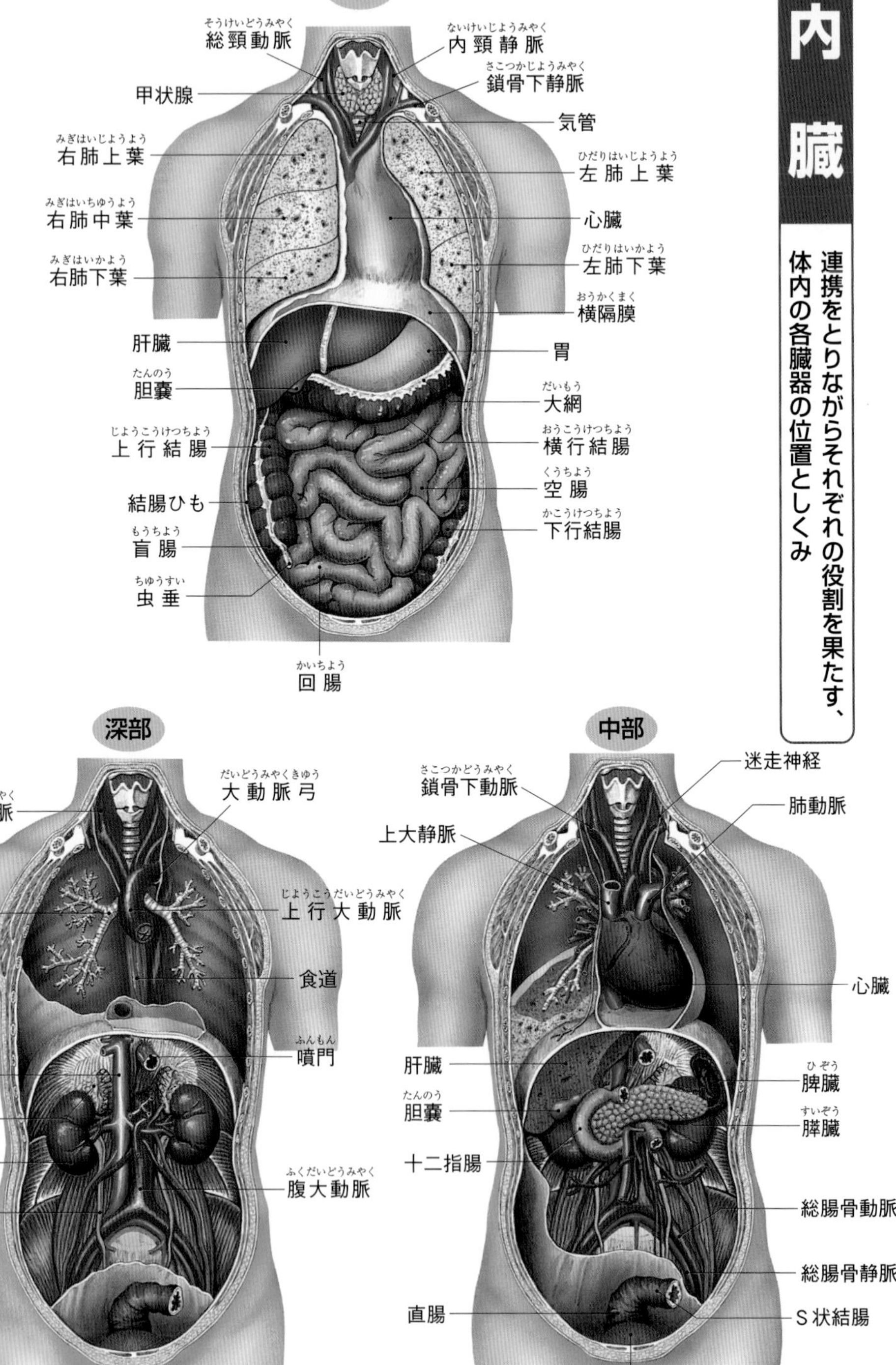

生殖器

卵管膨大部
卵管峡部
卵管間質部
子宮腔
子宮底
子宮広間膜
卵管間膜
卵管
卵管采
固有卵巣索
子宮体
内子宮口
頸管
外子宮口
膣
子宮頸
モルガニー小胞
卵巣

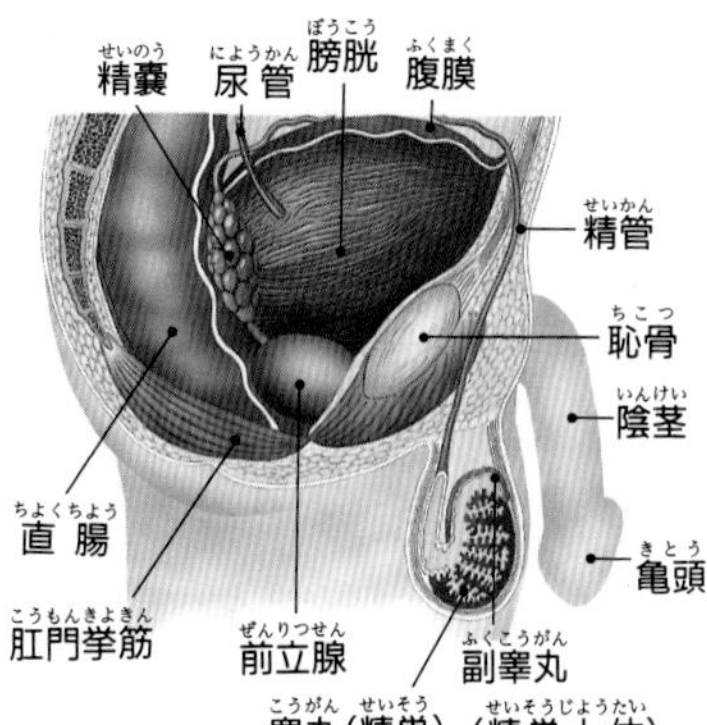

胸部は呼吸器系、循環器系の起点。腹部はさまざまな臓器の収納スペース

人間の体は横隔膜により、胸部と腹部に分けられます。胸部で特に大きなスペースをとる肺は、心臓から送られてくる血液のガス交換を行う場です。胸部のほぼ中心に位置する心臓は、酸素と栄養分を含んだ血液を全身に送り出す器官です。

腹部にある臓器は消化器、泌尿器、生殖器などです。消化器とは取り込んだ食物を消化・吸収・排泄するための、口から食道、胃、腸、肛門にいたる消化管と、いろいろな消化液を分泌する唾液腺、膵臓、肝臓、胆嚢、胆管などです。

泌尿器は体内に生じた老廃物や分解物を濾過して尿を作る腎臓と、それを排泄する尿管、膀胱、尿道などからなっています。

生殖器は次世代の生命を誕生させる器官で、内性器の違い（男性では睾丸、女性では卵巣）が男女の性を決定します。

遺伝子のしくみと構造

生命に関する全情報が記録され、受け継がれていく遺伝子の謎

顔の形や体つき、さらにあらゆる器官の機能など、個人の人体に関する基本的な特徴は、遺伝子により規定され、さらに、さまざまな環境的な因子が関与して決定づけられます。

人間の体は数十億という膨大な数の細胞から成り立っていますが、ひとつひとつの細胞の核の中には46本の染色体があり、それぞれの染色体には、数千個におよぶ遺伝子がDNAとよばれる化学物質のかたちで収められています。このDNAには、人間が生命を営むうえで必要なありとあらゆる情報が組み込まれているのです。

DNAの構造

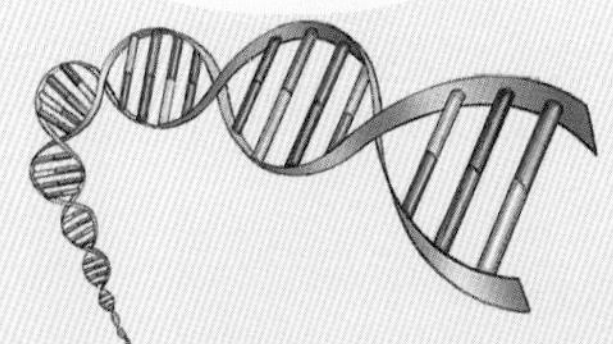

生命の設計図ともいえるDNAは、はしごのような二重らせん構造になっています。はしごの踏み板に相当する部分には4種類の塩基とよばれる化学物質が2つずつ、対になって並んでおり、この配列が、アミノ酸の組み合わせの暗号となります。アミノ酸はいろいろなタンパク質のもととなる物質です。タンパク質は体の構成要素であると同時に、体内でおこるさまざまな化学反応に必要な、酵素やホルモンなどの原料にもなります。

細胞は細胞分裂により新しい細胞を作り出しますが、この時、DNAは自己複製を行い、遺伝情報をそのまま新しい細胞へと伝えます。つまり体中の細胞には、すべて同じ遺伝子が組み込まれていることになり、さらに親から子へ、子から孫へと受け継がれていきます。

遺伝子には30億もの遺伝情報が並んでいるといわれていますが、このうち解明された暗号はまだごくわずかです。しかしヒト遺伝子の解読は世界中で進められており、21世紀の早い時期にはその全容が明らかになりました。

クオリティー・オブ・ライフの維持・向上を目指す

検査法・治療法の最前線

科学技術のめざましい発展は、医療の分野にも大きく貢献しています。近代医療のキーワードである「クオリティー・オブ・ライフ（生活の質）」の維持・向上」を目指した先端医療の一部を紹介しましょう。

検査法

医療機器の発達は検査の確実性と時間の短縮をもたらしている

PET検査

PET検査とは、最新のがんの検査法のひとつ。微小ながんの早期発見が可能で、一度の撮影でほぼ全身の状態を診ることができ、転移や再発の発見も容易になった。痛みは薬剤注入時の注射だけ。

頭頸部がん、甲状腺がん、肺がん、乳がん、食道がん、大腸がんなどが、見つけやすいが、胃がん、胆道がん、脳や心臓、腎臓や前立腺は見つかりにくいと言われている。

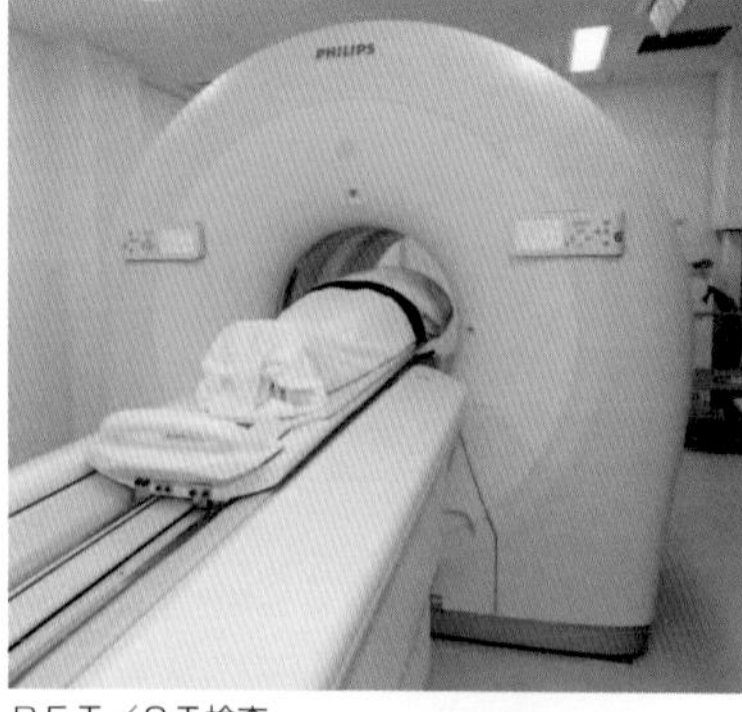

ＰＥＴ／ＣＴ検査

PET／CTホスト

シャープな画像が写し出される

20〜30分のPETカメラ撮影を行う

血管造影（ANGYO）

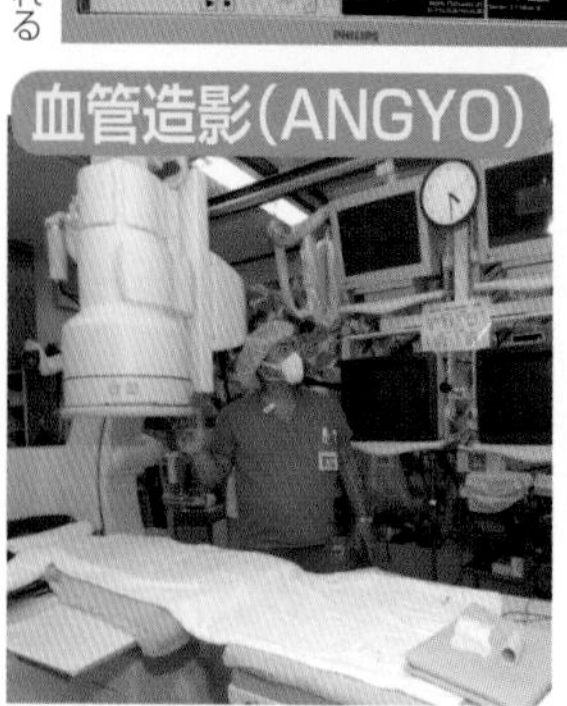

動脈硬化による動脈の狭窄や閉塞、出血部位の診断やがんの有無、大きさ、広がりを検査する。また同じ手法で狭窄部の拡張や出血部位を閉塞するなどの治療も可能である

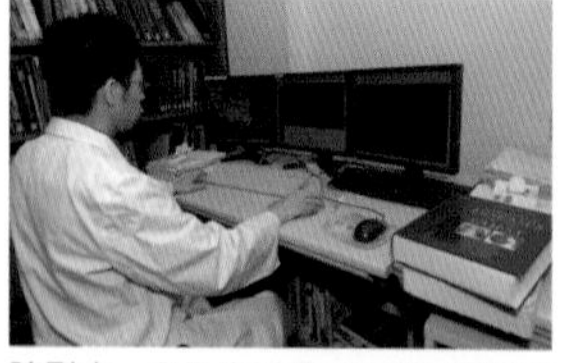

読影室。ＣＴやＭＲＩなどで撮影されたフィルムを放射線医が詳しく評価し、診断に供される。

CT検査

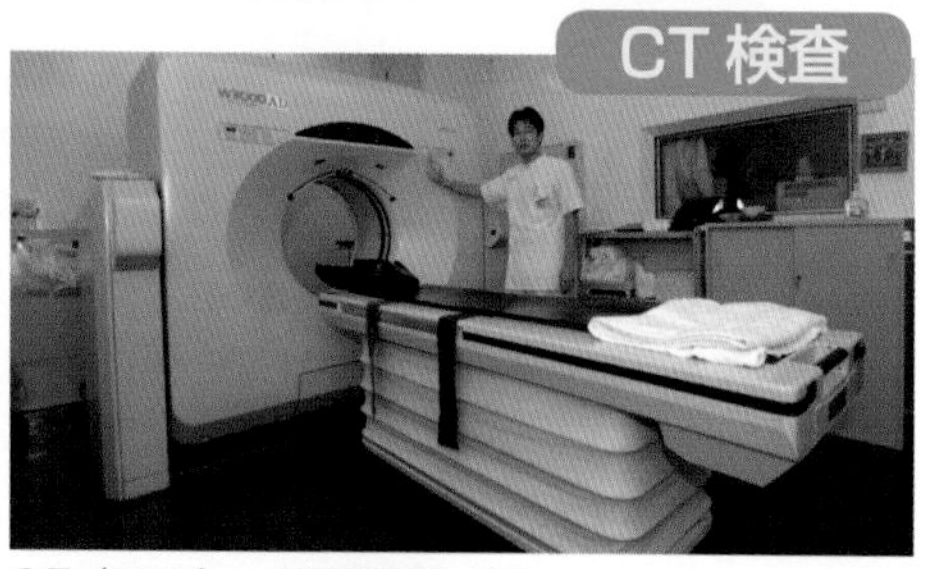

ＣＴ（コンピュータ断層撮影）検査

MRI検査

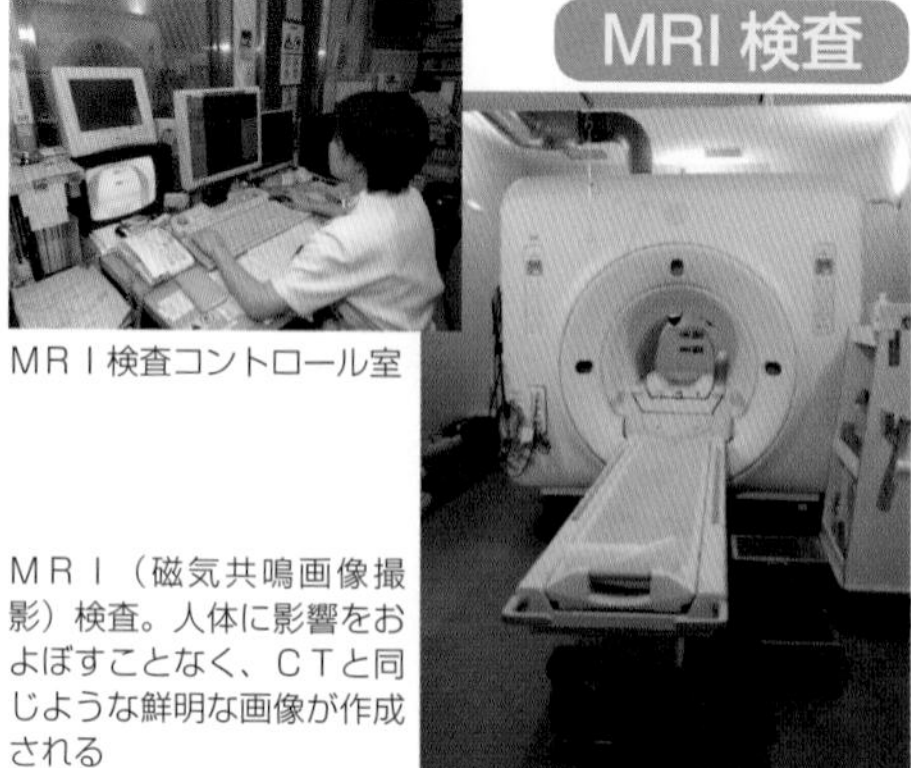

ＭＲＩ検査コントロール室

ＭＲＩ（磁気共鳴画像撮影）検査。人体に影響をおよぼすことなく、ＣＴと同じような鮮明な画像が作成される

治療法

インフォームドコンセントの活用により、内視鏡手術か開腹手術かを医師とともに決定する

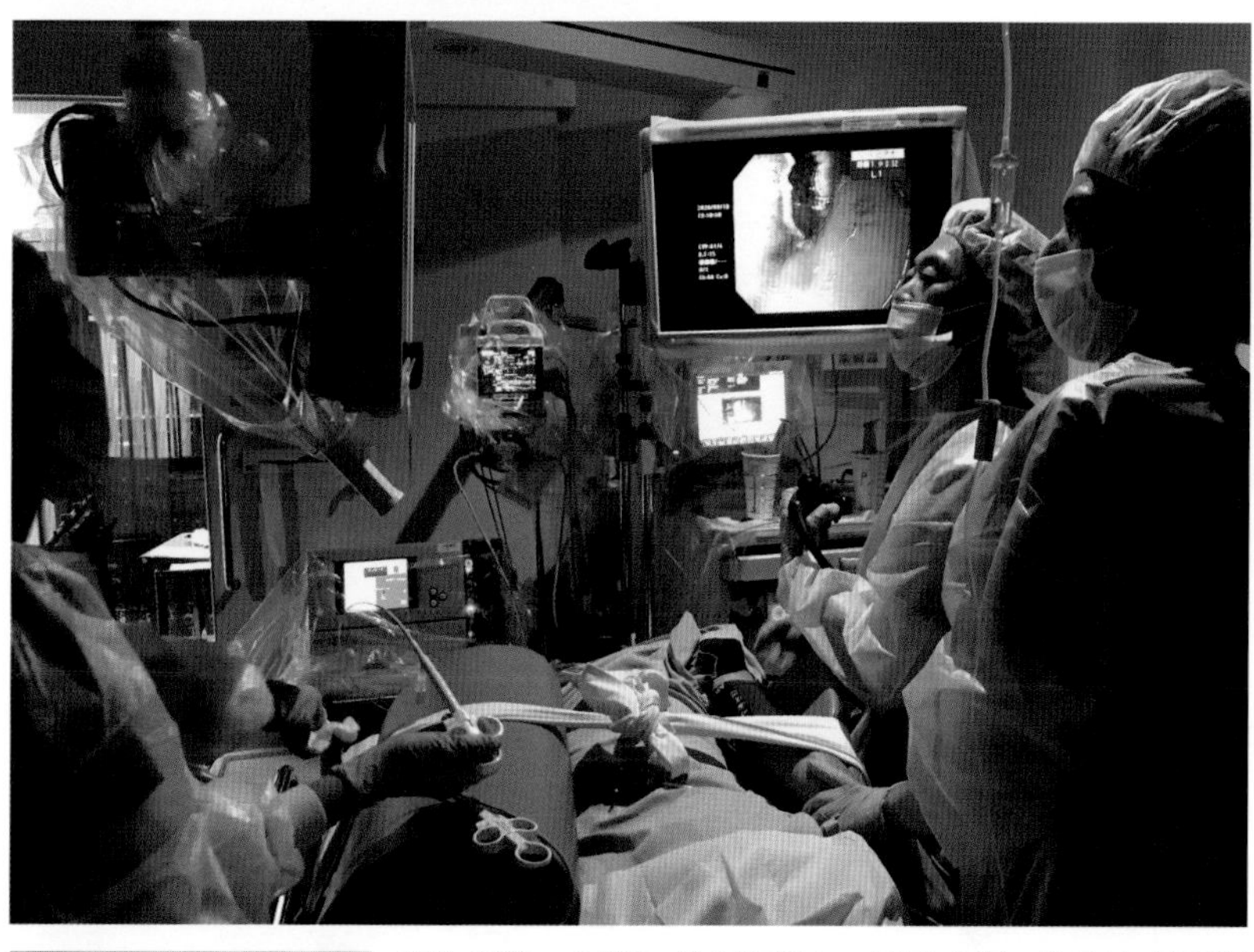

内視鏡手術

肺や食道、心臓などの胸腔と、胃や大腸、胆嚢などの腹腔に適応する内視鏡手術は急速な進歩とともに、胃がんや大腸がんなどの手術の主流となっている。

開腹手術

病気の進行度により、従来からの開腹手術も大切な治療法の一つである

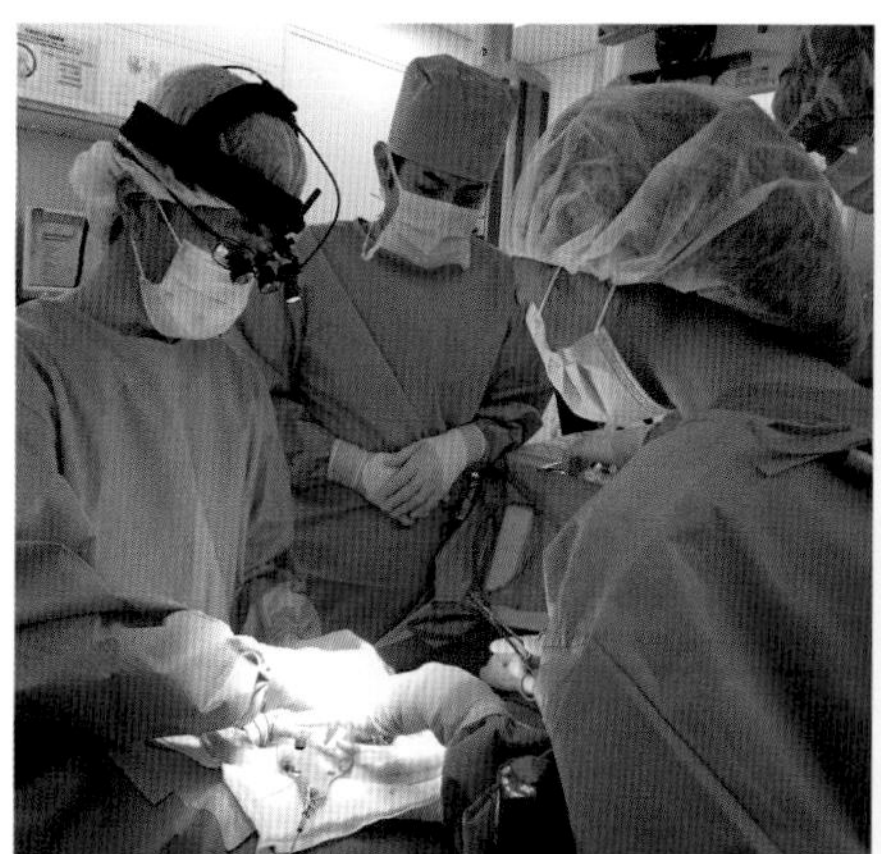

医療技術を駆使し、術者を中心にスタッフは万全の態勢で手術に臨む。

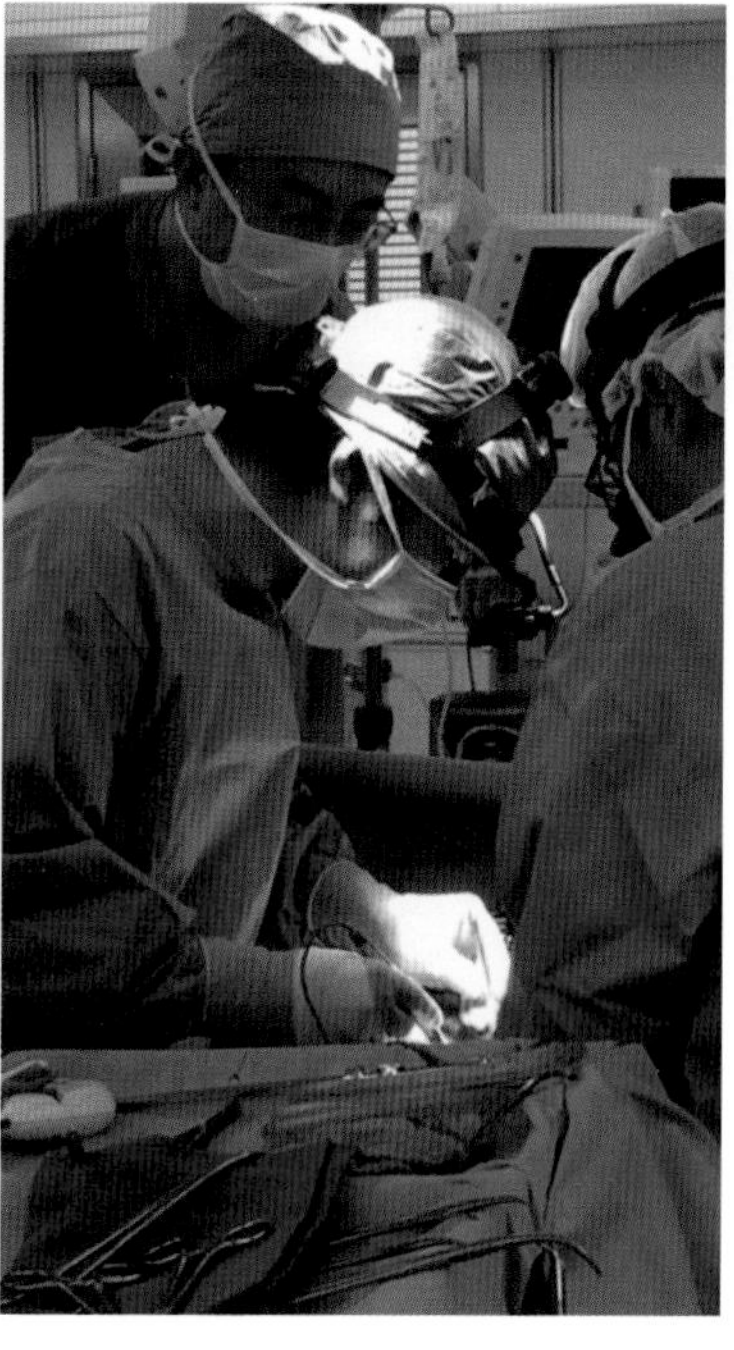

開腹手術は患部を直接目視できることから、がん患部の取り残しを防ぎ、手術の際の出血にも素早く対応できる利点がある。

胸腔鏡手術

全身麻酔を行ってから、胸腔内にビデオカメラや手術機器を挿入し、モニターを見ながら肺がんなどの手術を行う

手術の短縮化をはかるための手術のセットアップを行う（左からスコピスト、術者、助手）

腹腔鏡手術

腹腔鏡を用いた鏡視下手術が主流となりつつあるが、その適応とならないような進行がんや、複数回の手術歴がある場合は開腹手術が行われることがある

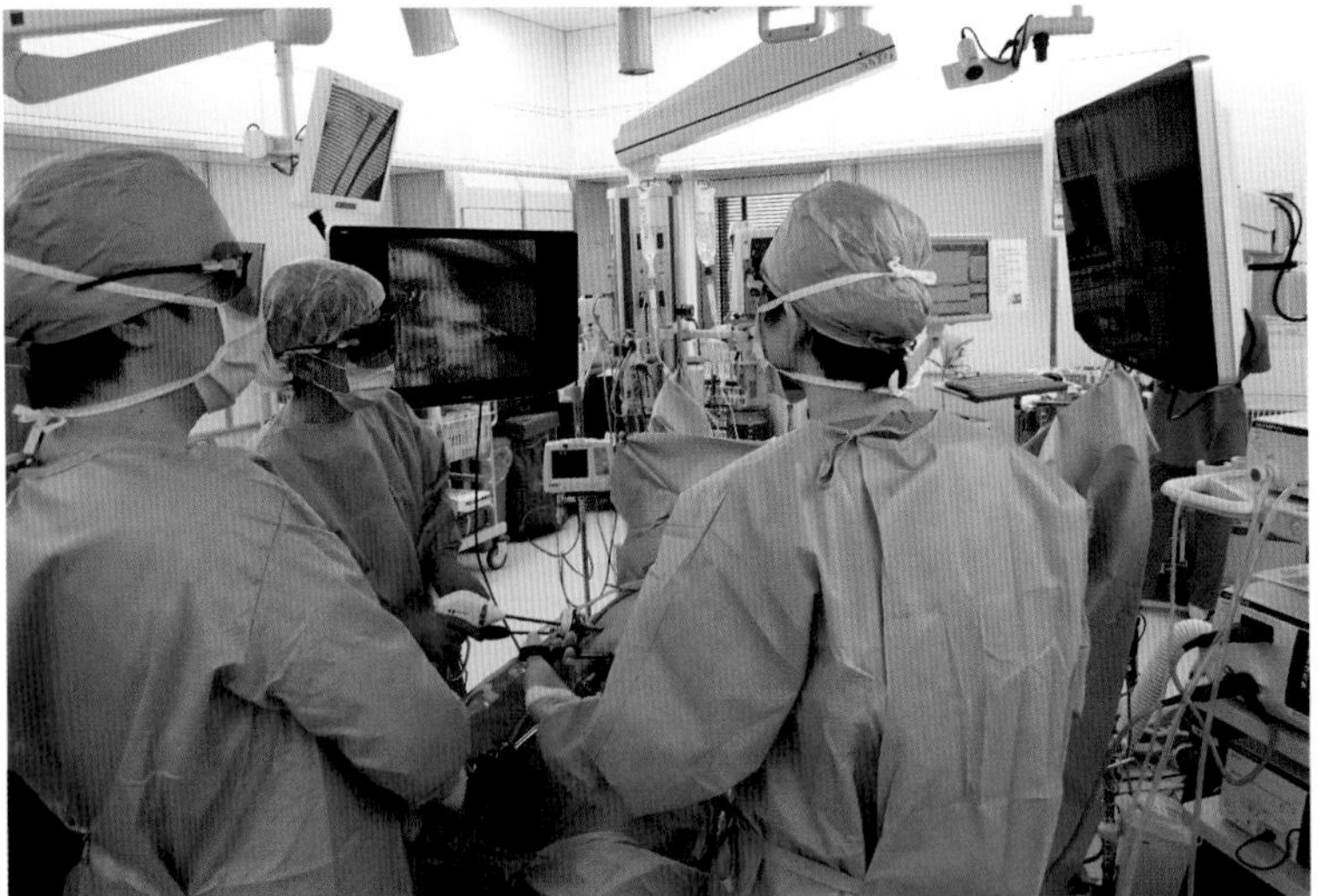

腹部を４ヵ所小さく切開して器具を挿入する

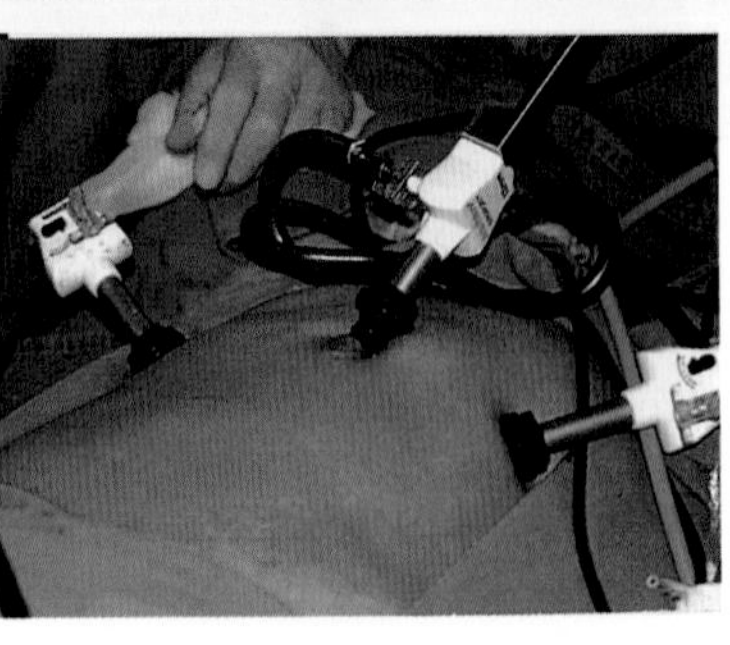

腹部に開けた小さな穴に器具を差し込み、開腹せずに大腸がんを切除する腹腔鏡下手術は、術後の痛みが少なく回復も早い

肝臓病

肝機能検査から画像診断法まで肝臓病の検査法はいろいろ

肝臓病の原因は多岐にわたるため、検査法もさまざまです。血液や尿を調べて病気の疑いが濃くなれば、超音波、CT、血管撮影、腹腔鏡、生検などが行われます

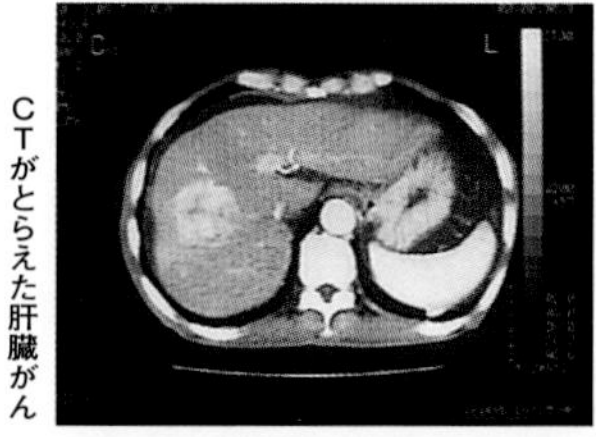
CTがとらえた肝臓がん

CT検査

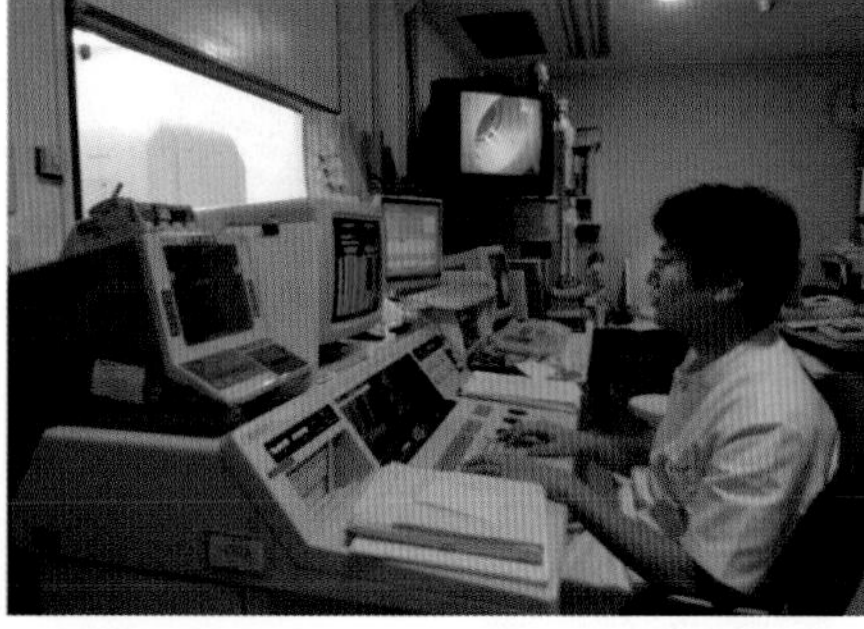

マイクロウェーブ治療

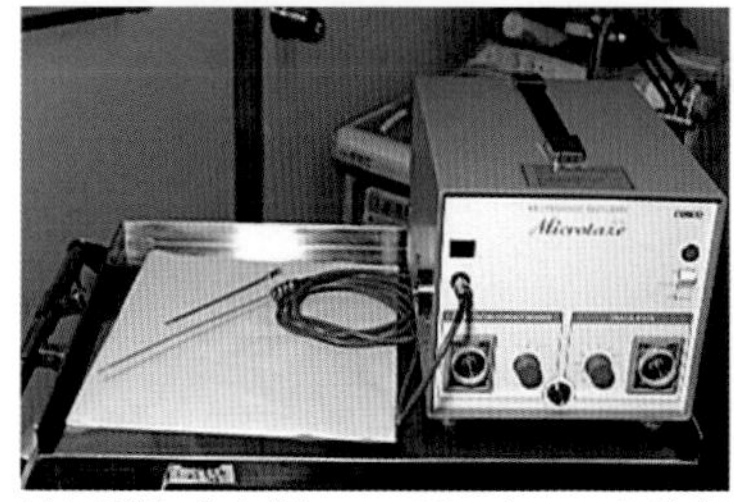

がん組織に針を刺し、マイクロウェーブ（超短波）を照射してがん組織を壊死させる

MRI検査

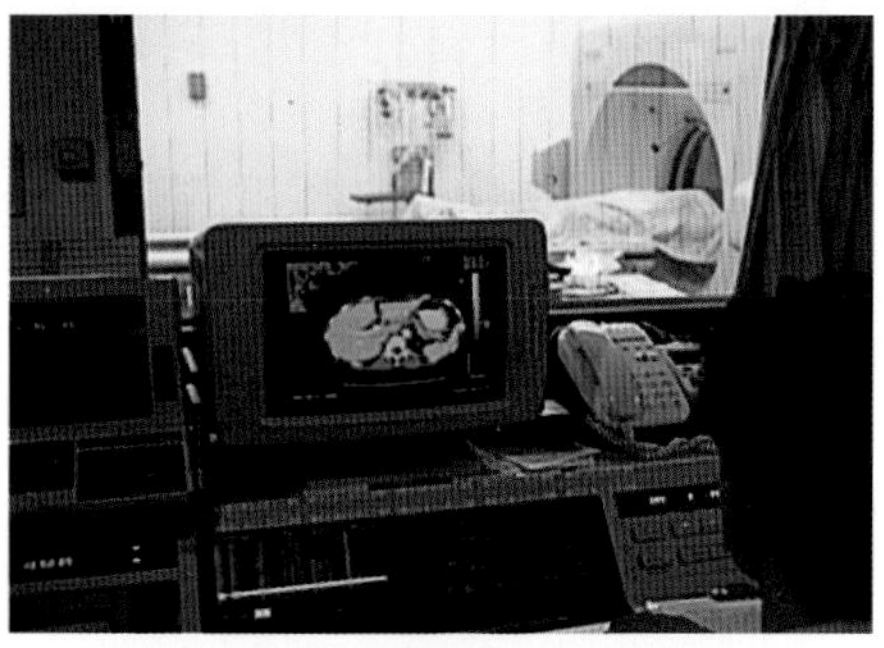

エタノール注入法

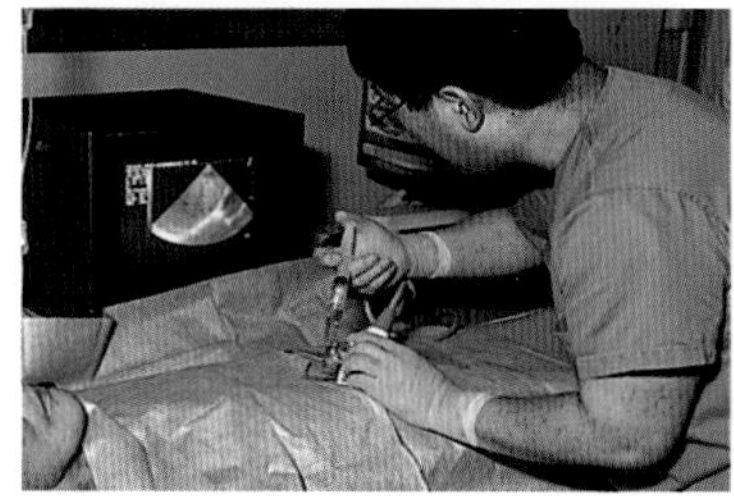
超音波下で細い穿刺針をがん組織に刺し、濃度99%のアルコール（エタノール）を注入してがん組織を凝固・壊死させる

腹腔鏡による診断

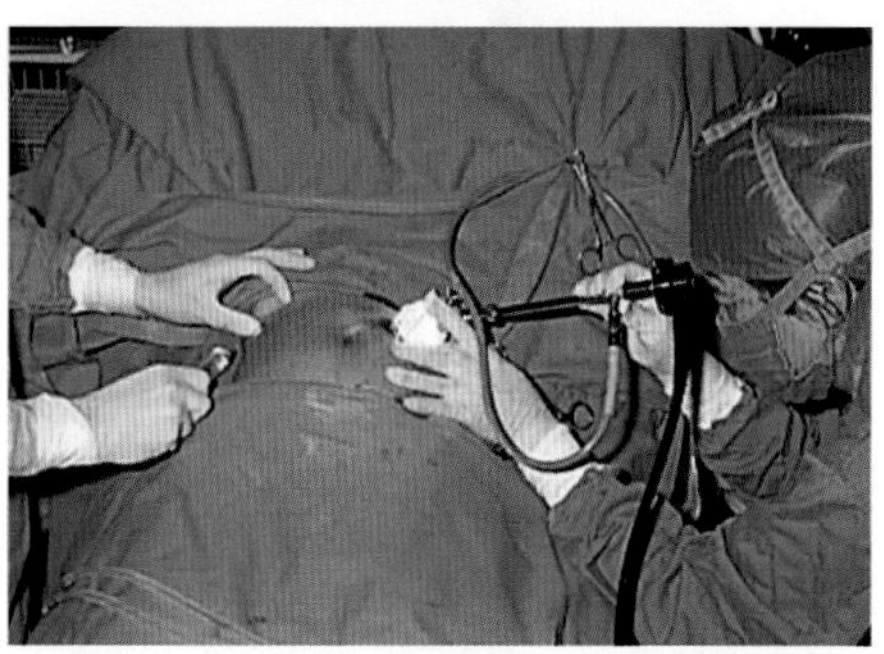

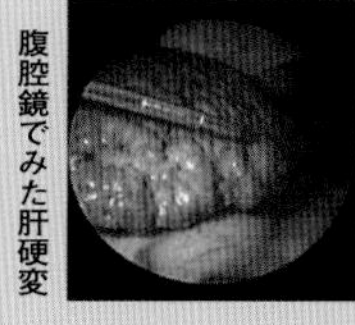
腹腔鏡でみた肝硬変

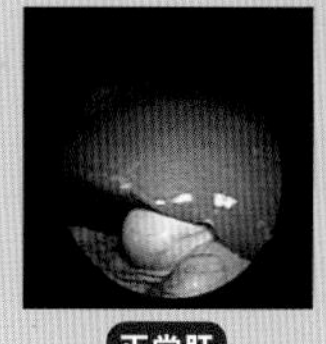
正常肝

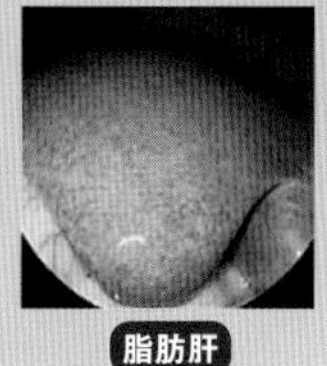
脂肪肝

腹腔鏡でみた肝臓。健康な状態ではレンガ色だが、中性脂肪が異常に蓄積した脂肪肝は黄色味が強い

泌尿器科疾患―前立腺肥大症

レーザー治療（VLAP）

レザー光線の照射装置が付いた細い管を、内視鏡を通して前立腺部まで挿入し、肥大部にレーザー光線を照射。照射された部分は炭化し、自然に脱落して尿とともに排泄される

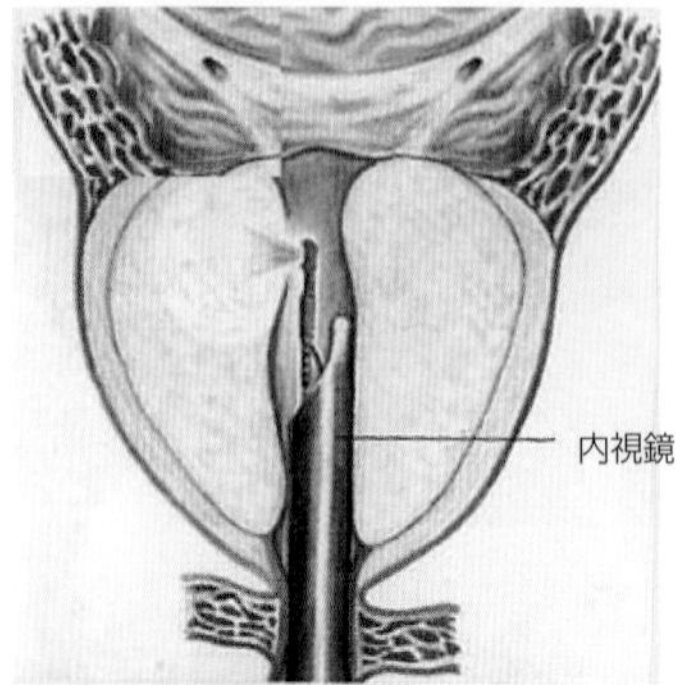

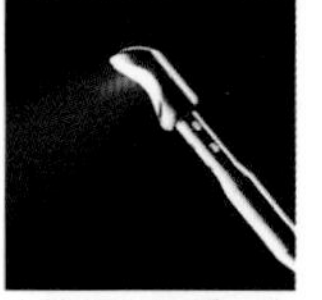
先端部のレザー光線照射装置

排尿障害の原因となっていた前立腺の切片

TURP（経尿道的前立腺切除術）

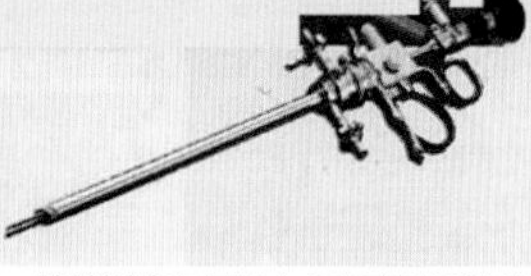
TURPの前立腺切除鏡。先端がループ状の電気メスになっている。尿道から内視鏡を入れ、患部をみながら内視鏡の先に取り付けた電気メスで肥大した前立腺を次々と削っていく。手術後の痛みがなく、出血も少ない。膀胱腫瘍も同じような方法で治療が可能である

婦人病

最新の検査技術で乳がん、子宮がんを早期発見

サーモグラフィー（乳房温度測定）

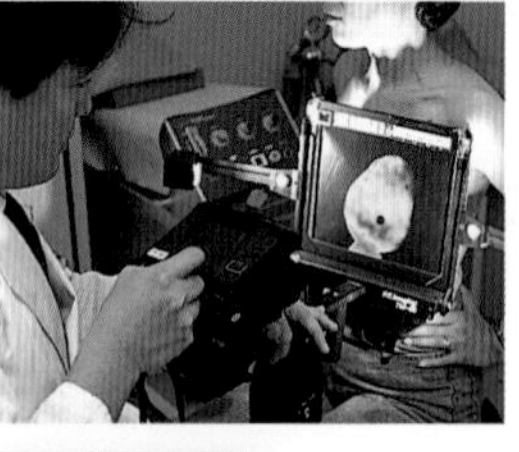
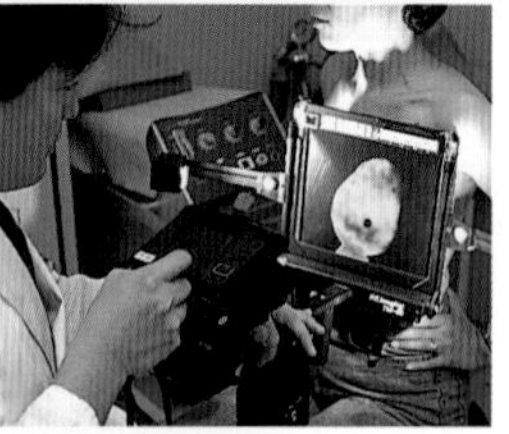
液晶プレートを乳房に押しつけて乳房全体の温度を測定する乳がん発見のハイテク検査機器。がんの多くは血管が発達しているため、血流が増えて温度が高くなる

マンモグラフィー（乳房X線撮影）

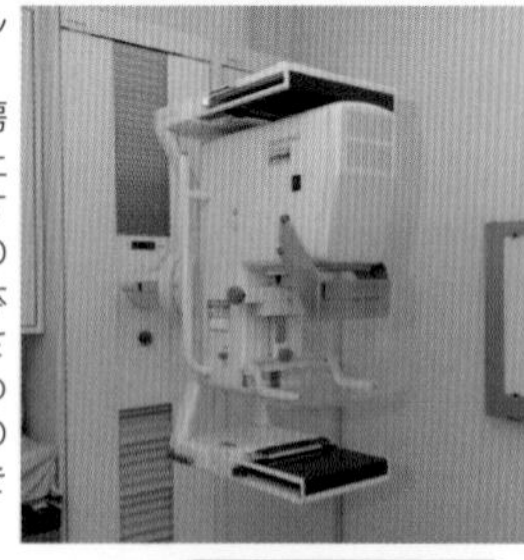
乳房撮影用のレントゲン装置。２枚の板で乳房をはさみ、真上と横から透視する。縦横２枚の画像に乳房全体の情報が網羅され、触診ではわからない初期の腫瘍も発見できる

乳房温存手術

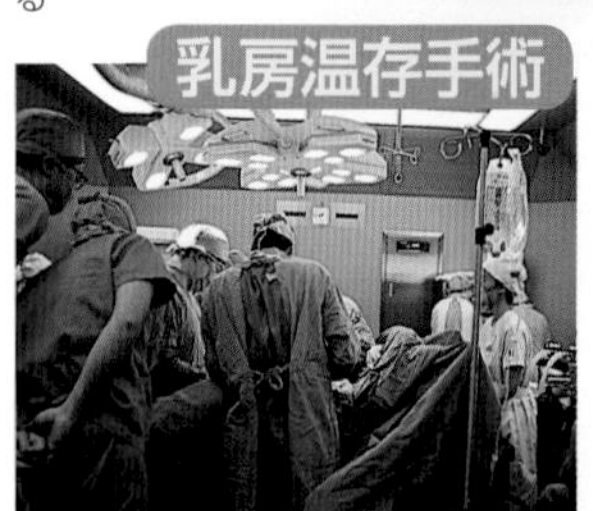
早期に発見された乳がんに対しては、しこりだけを取り除く乳房温存手術も行われるようになった。欧米では、従来の手術に匹敵する成績もあげている

コルポスコープ

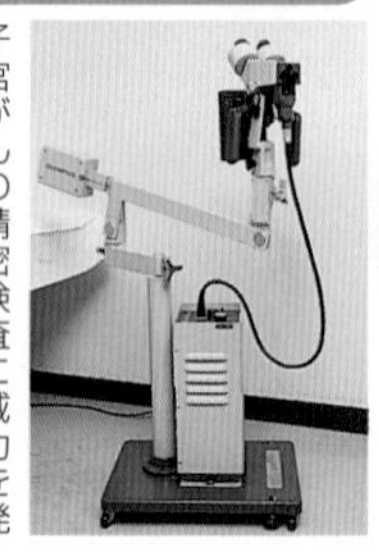
子宮がんの精密検査に威力を発揮。粘膜を10～40倍に拡大する

超音波検査

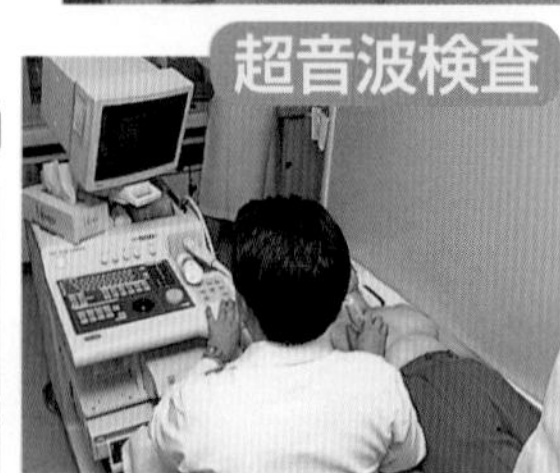
超音波で乳房、子宮、卵巣などの異常をチェック。CT（コンピュータ断層撮影）やMRI（磁気共鳴画像撮影）のような鮮明な画像は得られないが、X線の被曝の心配がなく、検査も簡単

脂質異常症

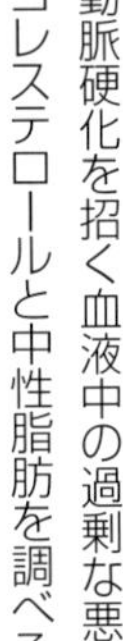

動脈硬化を招く血液中の過剰な悪玉コレステロールと中性脂肪を調べる

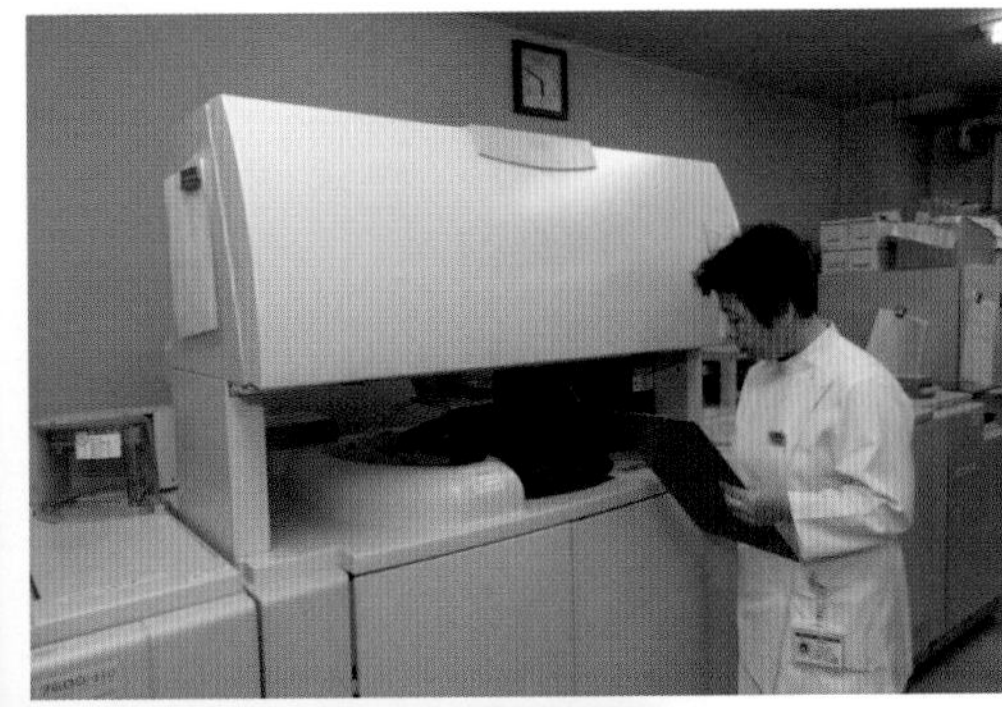

コレステロール値を調べる装置。血液を27項目・300成分にわたって測定し、コンピュータに記録する

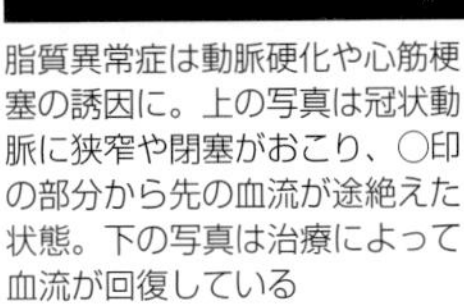

脂質異常症は動脈硬化や心筋梗塞の誘因に。上の写真は冠状動脈に狭窄や閉塞がおこり、○印の部分から先の血流が途絶えた状態。下の写真は治療によって血流が回復している

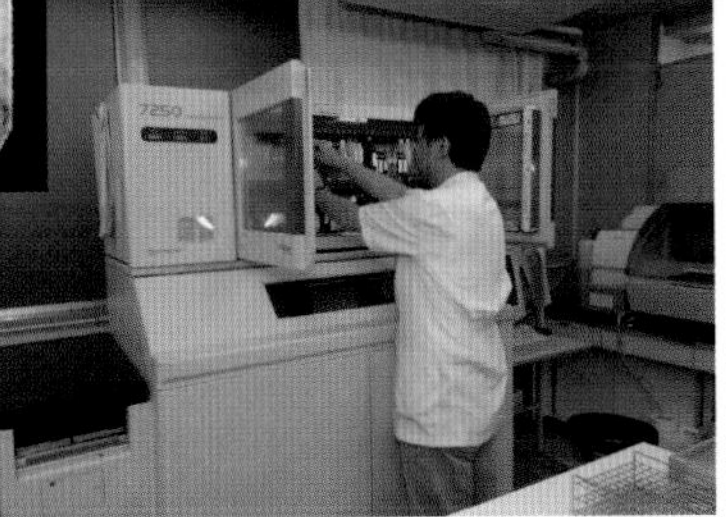

コレステロール、トリグラセイドなど、脂質異常症に関する生化学検査

高齢者の介護

介護者の負担を軽くする医療器具の開発と優しい言動が求められる

脳梗塞で起居が不自由になった患者へ励ましの言葉をかける

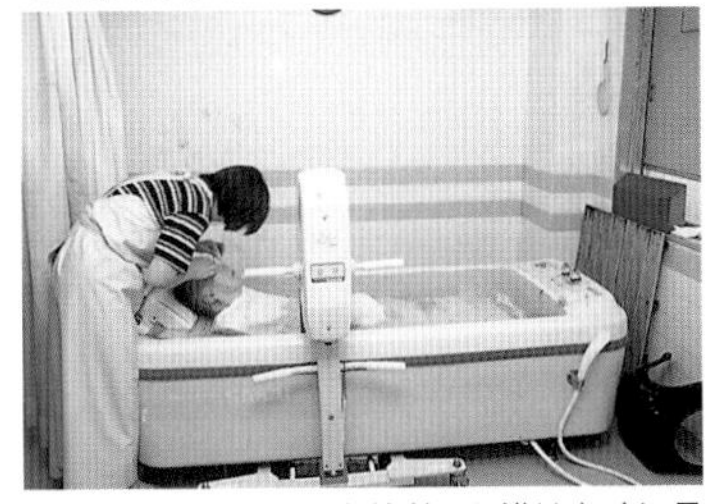

体が不自由になった高齢者の入浴はとくに丹念に行う

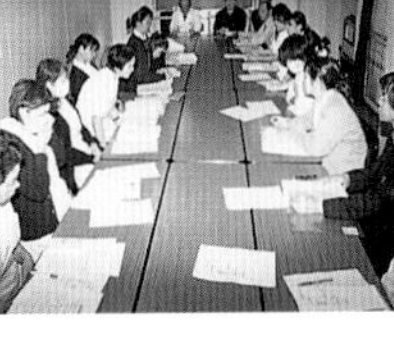

在宅介護の報告をふくめ、資格審査など各セクションの責任者が活発な意見を交わす全体会議

糖尿病

静かに進行する糖尿病には定期的な検診が不可欠

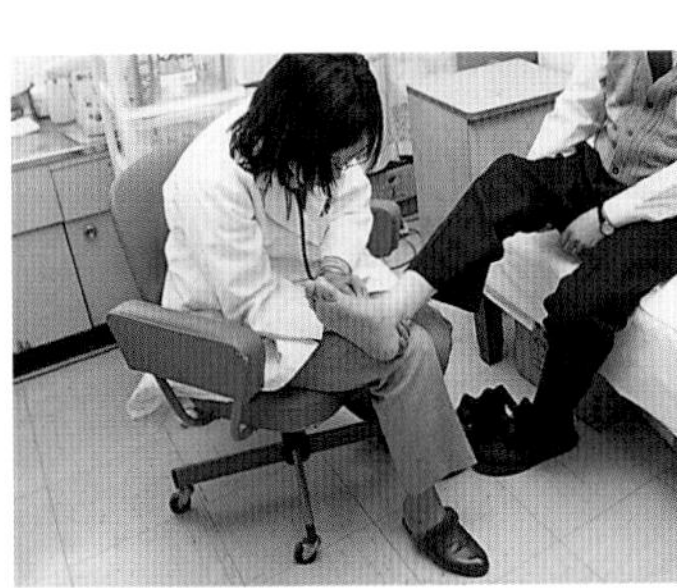

神経障害のレベルを調べるため、膝やアキレス腱を軽く叩いてその反射具合を診る

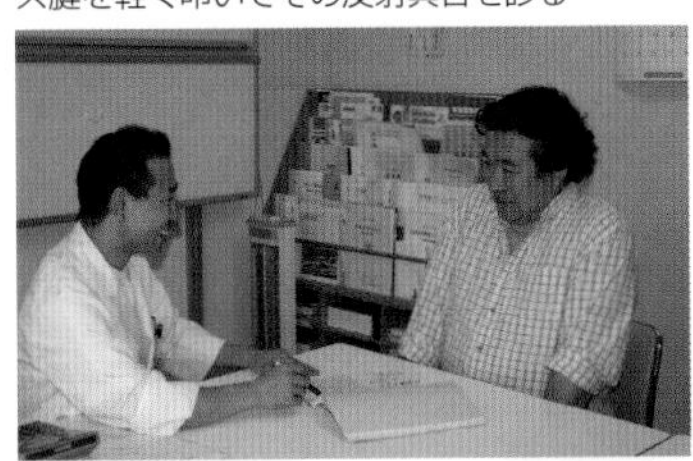

栄養指導を受けるのは糖尿病患者にとって重要である

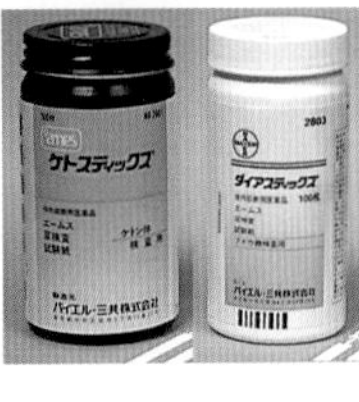

尿糖の試験紙（右）と尿ケトン体の試験紙（左）。容器にとった尿に試験紙を浸す簡単な検査法

応急手当ての手順とポイント

緊急を要する事故や病気には、冷静かつ適切な対応が命をつなぐ鍵となります。しかし応急手当ては、あくまでも医師にかかるまでの処置であることを忘れずに

救命処置の基本――①

救急患者の状態をすばやく把握する

倒れている人をみつけたら、まず、それが一刻を争う事態かそうでないかをすばやく見極める必要があります。

チェックポイントはいくつかあります。意識の状態、呼吸の状態、脈の状態はバイタルサイン（生命徴候）と呼ばれ、これに大出血やショックを加えて、ひとつでも異常があれば、ただちに救急車を呼ぶ必要があります。

1 意識はあるか

意識がなかったり、意識がはっきりしていないのは、生命が危機に瀕している証拠です。救命処置の手順は、そのため意識の有無を確認することから始まります。

まず倒れている人の耳もとで声をかけたり、頬（ほお）や肩を軽くたたいてみたりしても、また呼びかけにまったく応えない場合は、胸か太ももをつねって反応をみます。

このとき、傷病者はむやみに動かさないのが原則です。体を揺すったり起こしたりすると、症状を悪化させることがあります。

2 呼吸をしているか

意識がない場合は、すみやかに呼吸のチェックを行います。傷病者の鼻と口に手や耳を近づけ、吐く息が感じられるか、空気の出入りする音が聞えるか、胸が上下しているかなどを調べます。

呼吸が止まっていたり、呼吸していても空気の流れがないときは、一刻も早く気道の確保（↓P．28）や人工呼吸（↓P．29）を行う必要があります。

3 脈はあるか

心臓が動いているかどうかは、脈をみることでわかります。脈は基本的に手首で計りますが、手首で計れなければ、頸（けい）動脈（どうみゃく）や大腿動脈（だいたいどうみゃく）に触れてみましょう。

脈があっても異常に速かったり、弱かったり、乱れていたりするようであれば危険な状態です。脈がなければただちに心臓マッサージ（↓P．30）を開始しなければなりません。

4 全身の状態

顔に血の気がない、唇が紫色、手足が冷たい、冷や汗をかいている、体がふるえている、吐き気を訴えるなどの症状は、傷病者がショック状態にあることを意味します。また脳や心臓の異常は瞳孔（どうこう）に現れます。手足の運動が麻痺している場合は、脳や脊髄の異常が考えられます。

意識を確認する

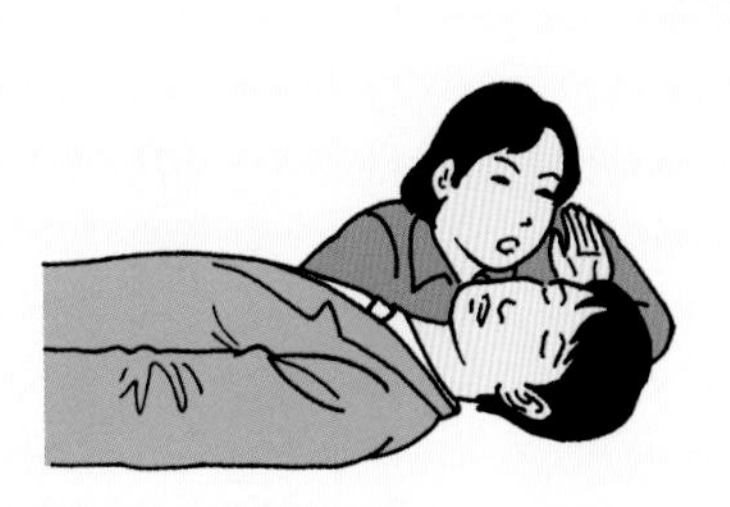

呼びかけに声を出して応えたら、氏名、年齢、電話番号、その日の年月日などを尋ねてみる。質問に応えられなかったり、的はずれなことを言うようであれば、意識は正常とはいえない

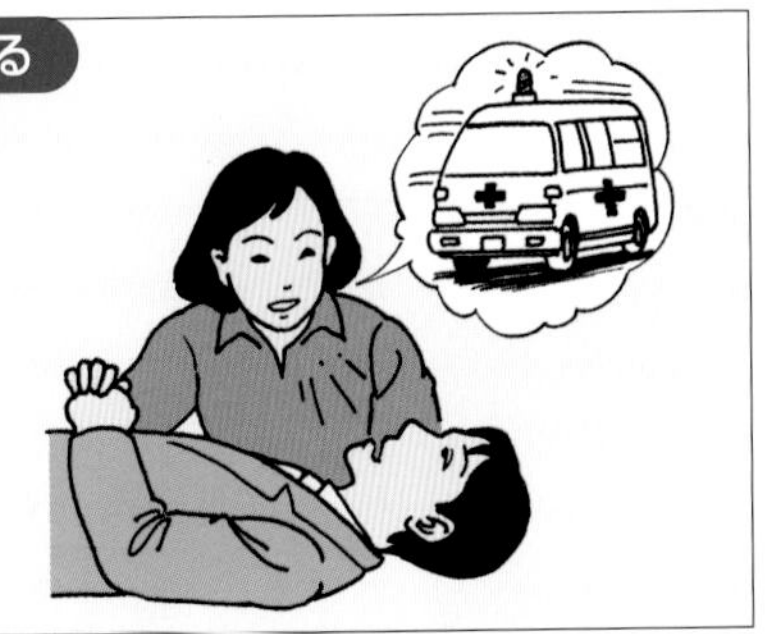

意識が回復したら「すぐに救急車が来ますから大丈夫ですよ」などと言葉をかけて励ます。再び意識不明になることもあるので、救急車が到着するまでは患者に付き添っている。

呼吸を確認する

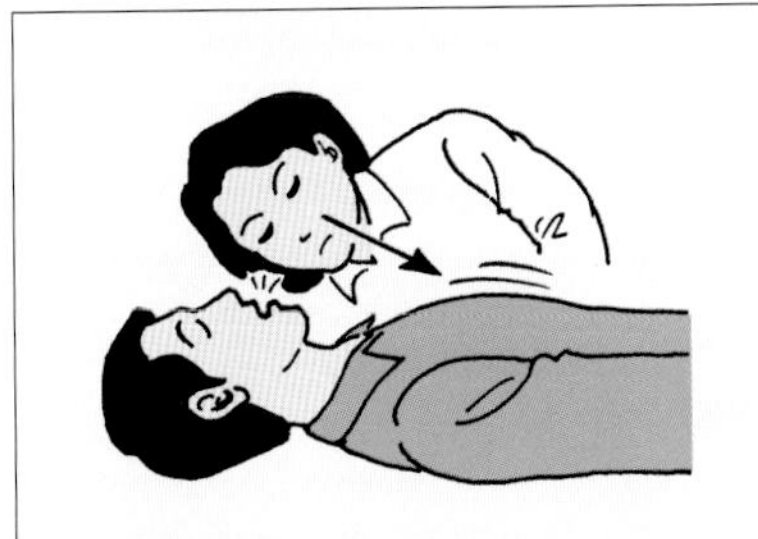

鼻や口に自分の頬（ほお）を近づけたり、胸の動きを観察して呼吸の状態を調べる。正常な呼吸は１分間に大人で15〜20回、子供で20〜25回

瞳孔の状態と障害の目安

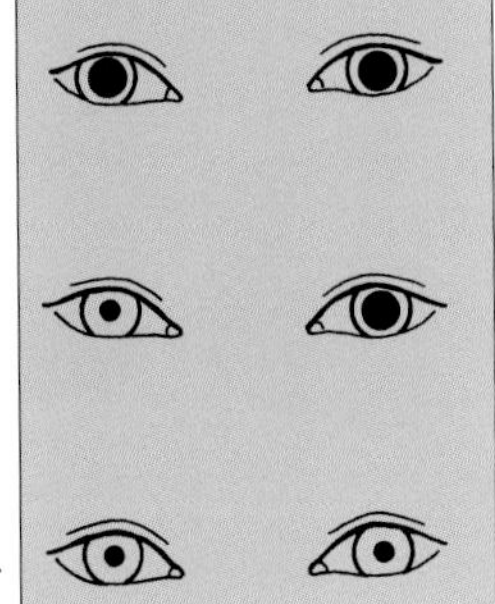

明るいところでも両方の瞳孔が開いたままなら、脳の異常や心臓停止の可能性もある

左右の瞳孔の開き具合に差があるときも、脳の異常が考えられる

両方の瞳孔が縮んだままであれば、脳内出血や薬物中毒の可能性がある

脈を確認する

（大人の場合）

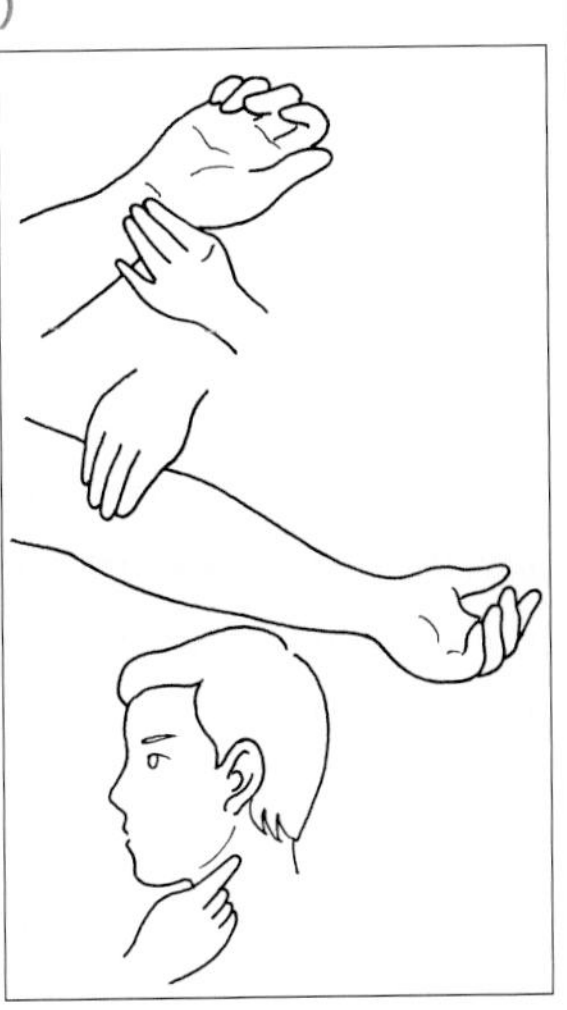

正常な脈拍は１分間に60〜80回。傷病者の手首の親指側に、人差し指と中指をあてて調べる

人差し指、中指、薬指の３本を肘の上腕骨動脈にあてて調べる。手首で脈が触れなくても、頸動脈では触れることがある

（乳幼児の場合）

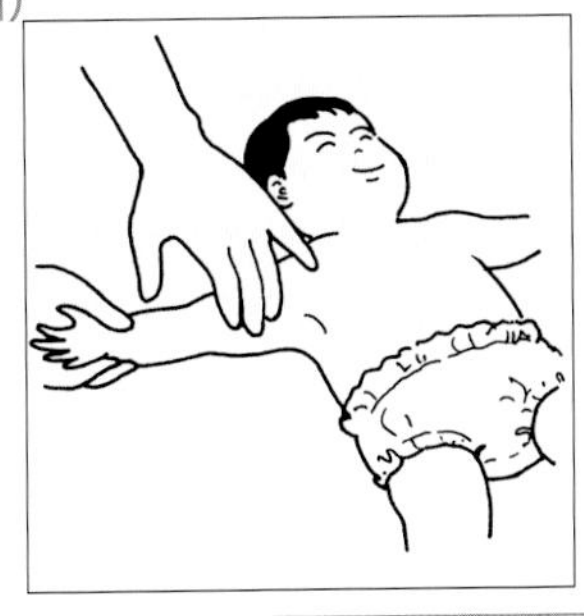

乳幼児は手首では脈が確かめにくいので、上腕動脈（肩と肘の中間）か大腿動脈（太ももの付け根）に人差し指、中指、薬指の３本をあてて調べる

救命処置のABCと止血法

冷静に素早く容態を見極め、当人に意識がなければ「気道の確保」を、呼吸が止まっていたなら「人工呼吸」を、脈が触れていなければ「心臓マッサージ」を行います。同時に周囲の人に１１９番通報とＡＥＤ（自動体外式除細動器）の確保を依頼してください。

A 気道の確保

意識を失うと、舌根がのどの奥に落ち込んで、気道（空気の通り道）をふさいでしまう危険性があります。気道を水平に保って、窒息を防ぎます。

まず、傷病者の首の損傷を確認します。損傷がない場合は頭部後屈法かおとがい部挙上法で、損傷がある場合は下顎挙上法を行って気道を確保します。口の中やのどに吐物や異物が詰まっていたら、すぐに指でかき出します（→P.52）。

気道確保の方法

舌根沈下

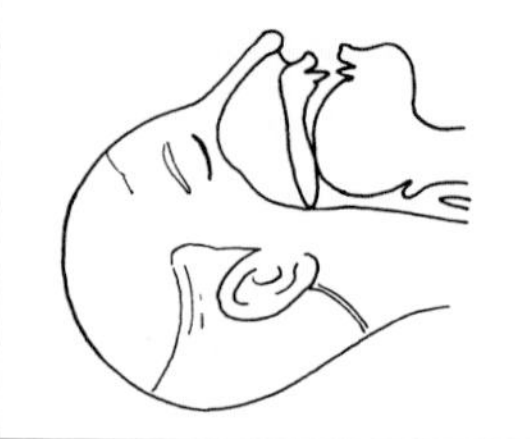

意識がなくなると、舌、下顎、首などの力が抜けて舌の後方がのどに落ち込み、気道を狭めたり気道をふさいでしまう

頭部後屈法

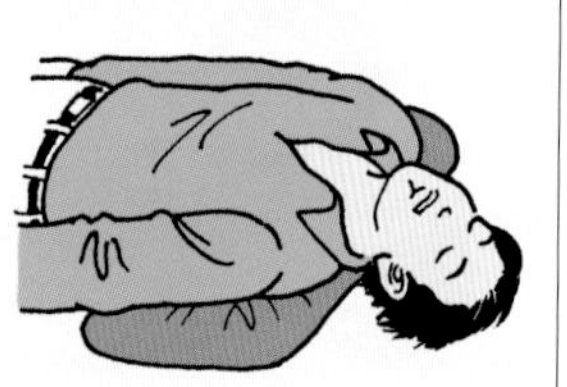

一方の手を首の後ろに入れて首を軽く持ち上げると同時に、もう一方の手のひらを額にあてて頭を押し下げる

肩の下にクッションなどを入れれば頭部後屈法の形になり、短時間であればその場を離れることもできる

おとがい部挙上法

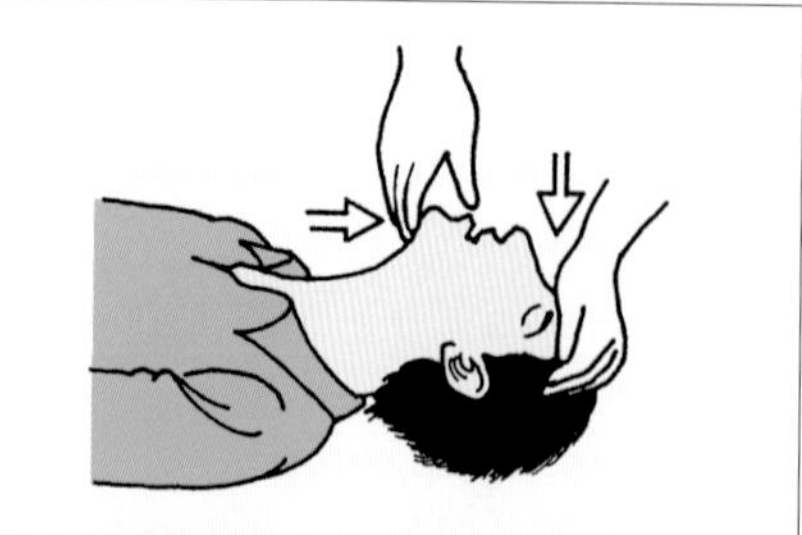

一方の手を額にあてて頭を後ろに反らすと同時に、もう一方の手の人差し指と中指で、歯と歯が噛み合うくらいまで（口は閉じない）おとがい（あご）を持ち上げる

下顎挙上法

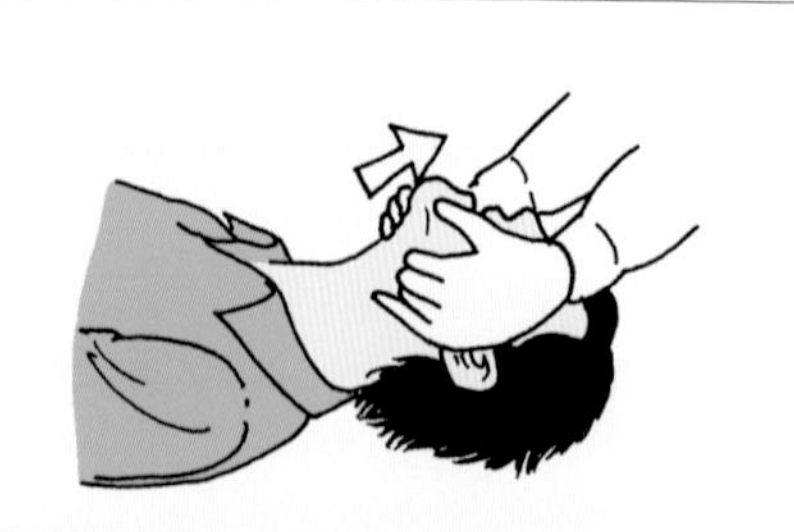

両手の人差し指、中指、薬指を下顎の両わきの骨の部分におき、両親指で軽く口を開けさせながら、下の歯が上の歯よりわずかに突き出るくらいまで下顎を前に引き出す

B 人工呼吸

呼吸が止まっている場合や、気道を確保しても呼吸を始めない場合、あるいは呼吸していてもチアノーゼ（指や唇が紫色になる）がみられる場合は、すぐに人工呼吸を開始します。

人工呼吸には救助者の吐く息を傷病者の口に吹き込む方法と、鼻に吹き込む方法があります。基本は口対口方式ですが、それがうまくいかないときや、傷病者の口が開かないときは口対鼻で行います。口対口に抵抗があれば、傷病者の口にハンカチをあてて息を吹き込みます。乳児には口と鼻の両方に息を吹き込む口対口・鼻方式が適切です。

息を吹き込むごとに相手の胸が軽く膨らめば、人工呼吸はうまくいっています。息がもれていたり、気道が確保されていなければ胸は膨らみません。また胸でなく上腹部が膨らんでしまうのは、吹き込んだ空気が肺ではなく、胃に送り込まれている証拠です。

人工呼吸の方法

■口対口

①気道を確保しながら、額にあてた手の指で傷病者の鼻をつまんで空気がもれないようにし(下顎挙上法の場合は両手の親指で鼻をはさむ)、救助者は大きく息を吸い込む
②まわりから息がもれないよう口で傷病者の口を完全に覆い、1～1.5秒かけて大きく息を吹き込む
③息を吹き込みながら傷病者の胸が軽く膨らむのを確認する
④吹き込みが終わったら、口と、鼻をつまんでいた指を離す。人工呼吸がうまくいっていれば、膨らんでいた胸は自然に沈んで息が吐き出されるので、それを耳で聞き、手で感じる
⑤胸が沈んだら再び息を吹き込む。傷病者が大人なら5秒に1回、子供なら4秒に1回の割合でこれを繰り返す

（頭部後屈法の場合）

（おとがい部挙上法の場合）

（下顎挙上法の場合）

■乳幼児への人工呼吸

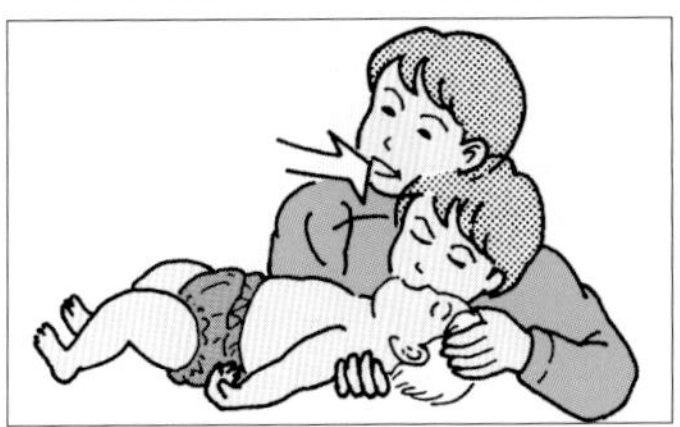

おとがい部挙上法で気道を確保しながら、口と鼻の両方に口をかぶせ、一度、吸い込んだ空気を何回かに分けて吹き込む

■口対鼻

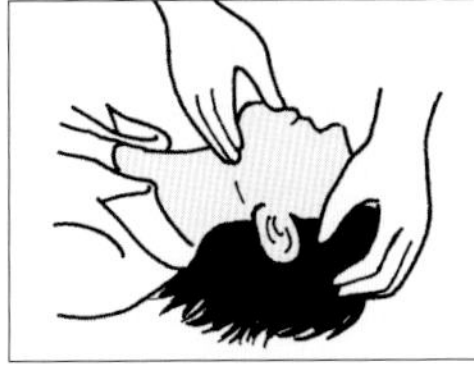

気道を確保しながら下顎を前に押し出して口を閉じさせ、口から空気がもれないようにする

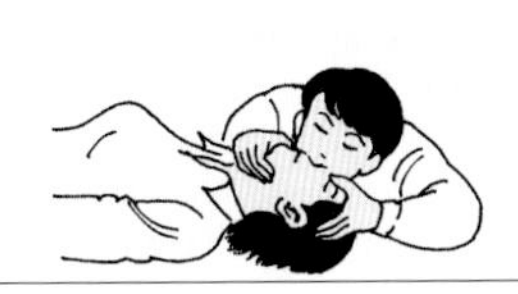

大きく息を吸い込んだら、傷病者の鼻を口で完全におおい、息を吹き込んで胸が膨らむのを確認する

C 心臓マッサージとAEDの活用

酸素を含んだ血液を全身へ送り出す役目を担う心臓が止まり、それが3分以上におよべば、脳は酸素不足に陥り、回復後も神経障害が残ったり、脳死の危険さえ招きます。そこで心臓を手で押して強制的に血液を全身に送り出すのが心臓マッサージです。頸動脈（けいどうみゃく）で脈が触れなければ、ただちに下図の方法で心臓マッサージを開始します。

ＡＥＤの普及はかなり進み、公共施設以外にも銀行、コンビニなどでも設置されています。救急車を待つ間（通報から到着まで平均7分といわれます）、当人に意識がなく、呼吸がない場合、医療知識がなくても音声で使用方法を伝えるこの器具の活用は大いに効力を発揮します。スイッチ・オンとともに自動的に心電図の解析がはじまり、電気ショック（徐細動）が必要と判断された場合はスイッチを入れる指示がでます。その必要がない（徐細動が成功した場合やＡＥＤでは治せない場合）もメッセージがでます。

心臓マッサージの方法

乳幼児の場合

心肺蘇生法

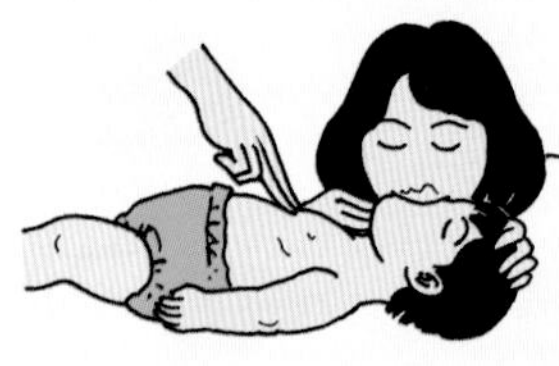

救助者が１人の場合も２人の場合も、成人と同じ。気道確保の時は子どもの首は柔らかいので後方に傾けすぎない。肺容量も少ないので、子どもの胸が上がる程度にする

AEDの場合

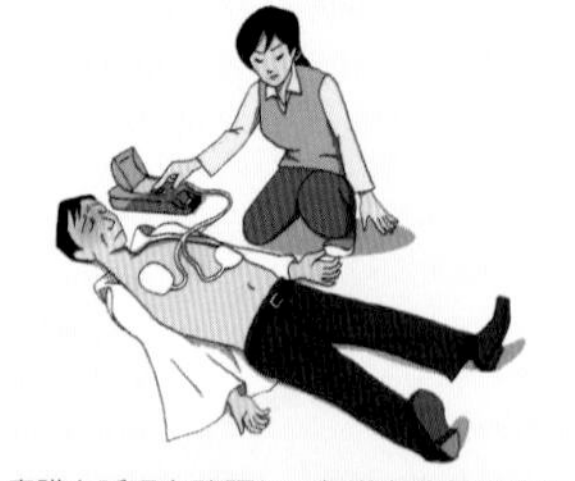

意識と呼吸を確認し、気道を確保すると同時に、周囲の人に救急車を要請し、衣類を外してAEDの作動にかかります。スイッチを入れ、離れて容態を見ます

大人の場合

❶圧迫する場所

人差し指と中指を一番下の肋骨に沿って胸の中央に移動させ、胸骨と交わる位置の少し上

❷圧迫のしかた

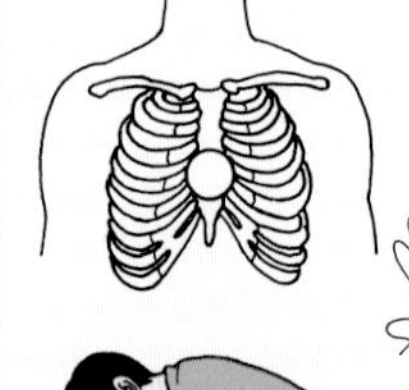

圧迫する位置に片手（利き手）を置き、その上にもう片方の手を乗せてしっかり組む。指には力を入れず、指が胸に触れないように

肘を曲げずに、胸が５㎝沈む程度に圧迫。１分間あたり、少なくとも100回のテンポで、強く速く絶え間なく行う

❸心肺蘇生法

救助者が１人の場合は、人工呼吸２回、胸骨圧迫を30回を交互に繰り返す

救助者が２人の場合は、傷病者をはさんで両側にひざまずき、まず１人が胸部圧迫を30回、次にもう１人が人工呼吸を２回（１回約１秒間かけて）行う。２分間（５サイクル）を目やすに交代し絶え間なく続ける

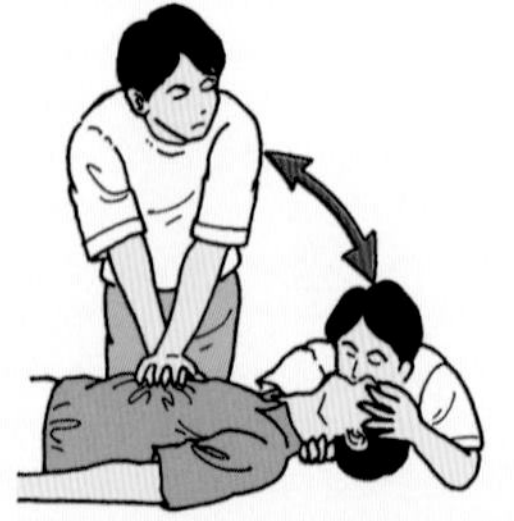

止血

血を見てもあわてずに、出血の状態をチェックします。血液がジワッとにじみ出る程度なら小血管からの出血、やや黒ずんだ血液が流れ出るようなら静脈からの出血、鮮紅色の血液があふれ出る場合は動脈からの出血です。

軽い出血であれば、体が本来持っている止血作用で自然に止まりますが、大出血となるとこの止血作用が追いつかず、命が危険にさらされることになります。

止血法には傷口を直接圧迫する直接圧迫法と、傷口より心臓に近いところの動脈の止血点を手や指で押さえる間接圧迫法、そして傷口より心臓に近い部分を布などできつく縛る緊縛法があります。

止血の基本は直接圧迫法ですが、直接圧迫法で止まらなければ間接圧迫法を併用します。手足の大出血や、救急車の到着までに時間がかかる場合などは緊縛法をとります。止血の処置とともに、傷口から病原菌が入らないよう注意します。

止血の方法

止血点

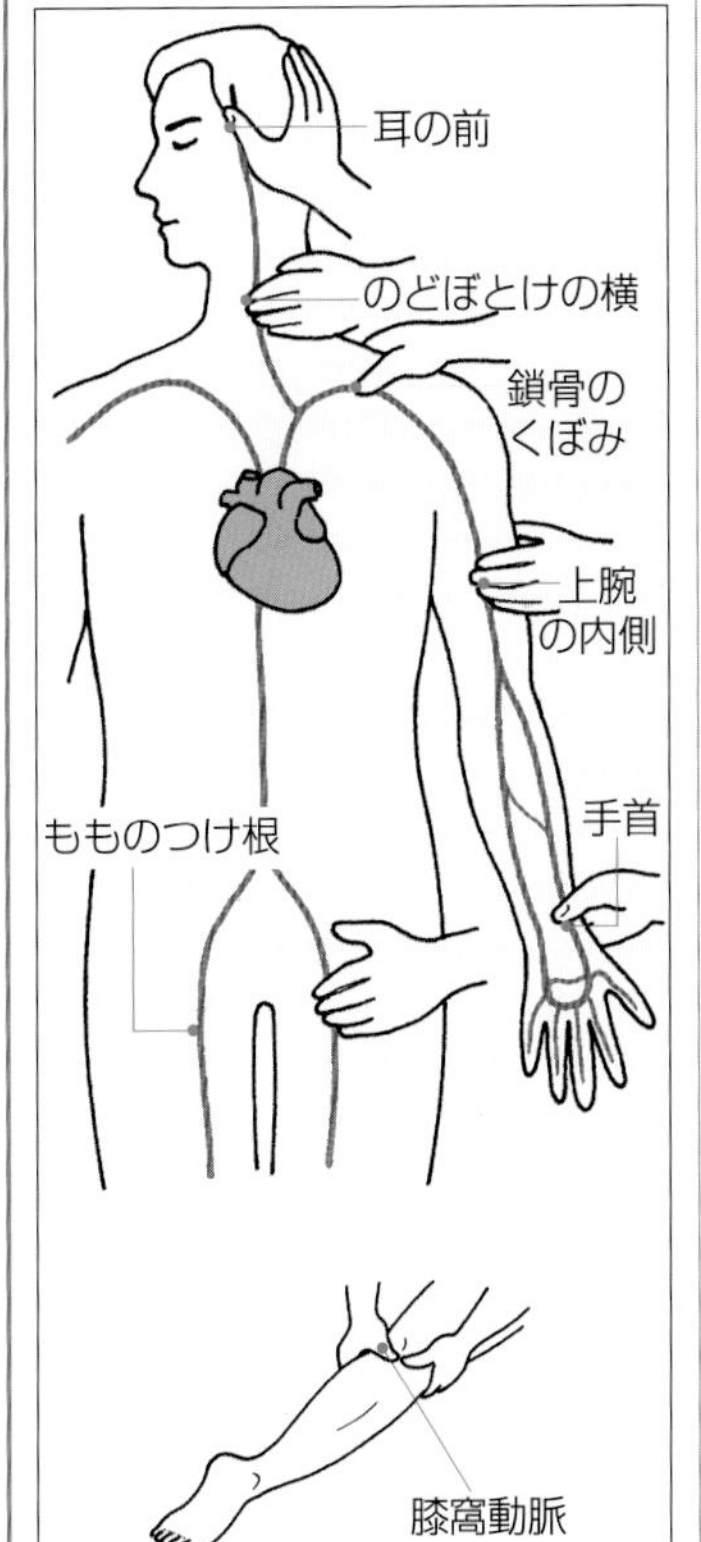

間接圧迫法

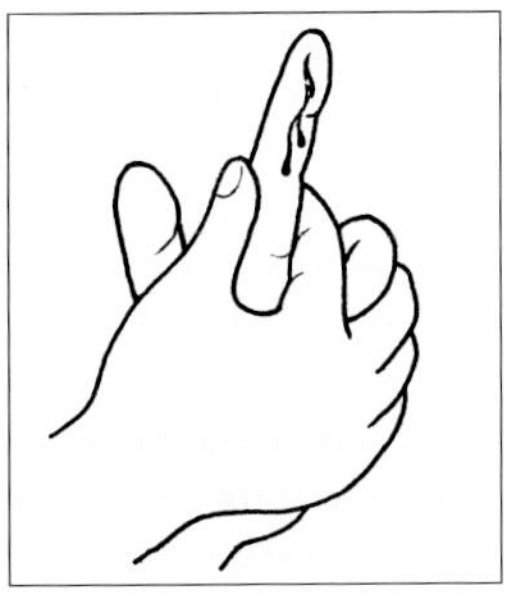

出血部位を直接圧迫しながら、傷口より心臓に近い動脈の止血点を手や指で強く押さえる

直接圧迫法

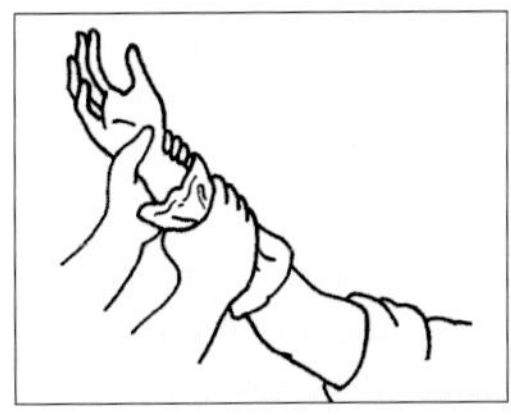

出血部位に清潔なガーゼやハンカチをあてて強く圧迫し、傷口を心臓より高い位置に上げる。出血が止まったらガーゼの上に包帯やネクタイなどでしっかり巻く。ガーゼやハンカチがなければ、手や指で直接押さえる

緊縛法（止血帯）

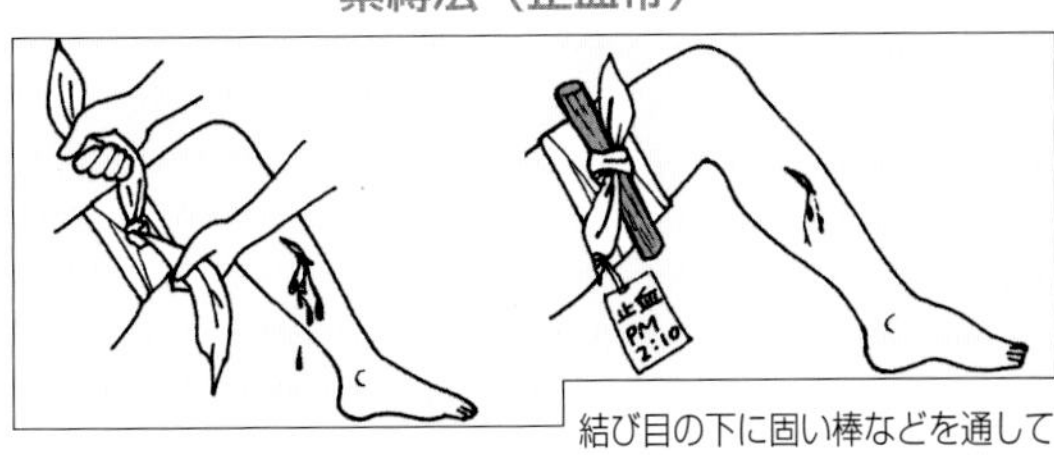

出血部位より心臓に近いところに幅の広い布を強く巻きつけ、しっかり結ぶ。ヒモなど細いものは、組織や神経を傷つけるので使用不可。また膝より下、肘から先は縛らないこと

結び目の下に固い棒などを通して棒をねじれば、さらに強く縛れる。ただし1時間以上縛り続けると、神経の麻痺や組織の壊死がおこるので、30分に1回は必ず布をゆるめる。緊縛法は最終的な止血手段と考えておく

意識のない人の手当て

呼吸、脈、出血の状態をすばやく観察する。

呼びかけに応えず、胸や太ももをつねってもまったく反応しないのは意識がない状態です。呼びかけには応えても、質問にはっきり答えられなかったり、返事はするもののすぐ眠ってしまうようであれば、意識が異常な状態です。近くの人に協力を求めて救急車を要請するとともに、次の点に注意しながらすみやかに応急処置を行います。

❶傷病者を安全な場所に移す

救命処置はその場で行うのが原則です。しかしそこが交通量の多い道路や火災現場、手当てのできない浴室やトイレなどであれば、移動もやむをえません。体を曲げたりねじったりしないよう注意しながら静かに運び（↓P．33）、手当てができるよう、あお向けに寝かせます。

❷呼吸をチェックする

呼吸がない場合や呼吸が異常な場合は気道の確保（↓P．28）と人工呼吸（↓P．29）を開始し、口の中やのどに異物があれば取り除きます。（↓P．52）。

呼吸がある場合や呼吸が戻った場合は昏睡体位（↓P．33）をとらせて救急車の到着を待ちますが、この間も呼吸や脈のチェックを忘れてはなりません。

❸脈をチェックする

頸動脈で脈に触れなければ、人工呼吸（↓P．29）とともに心臓マッサージ（↓P．30）を開始します。心肺蘇生法は、救急車が到着するまであきらめずに根気よく続けます。

❹外傷の有無をチェック

出血がひどいとき、とくに動脈からの活動性の出血の場合は、止血（↓P．31）を優先させます。

❺全身をチェックする

けいれんの有無（↓P．62）や、瞳孔の様子（↓P．27）などを観察して全身の状態を把握します。傷病者が失禁しているときは無理のないように下着を脱がせ、毛布などにくるんで保温します。

救急車を呼ぶときは？

救急車を呼ぶべきだと判断したら、局番なしの119番へダイヤルし、次の手順で要点をはっきりと伝えます。救急車はいつでもどこへでも、早ければ3分以内に、遅くても10分程度で到着します。

●電話がつながったら

❶「救急です」と告げてから、来てほしい場所の住所と道順を落ち着いて明確に伝える。屋外であれば道路名や交差点名を、また目標物があればそれも伝える。

❷傷病者の容態、性別、年齢、人数など。

❸今、行っている応急処置を伝え、何をしたらよいか指示を受ける。

❹通報者の氏名、電話番号を伝える。

●救急車を待つ間に

❶必要な応急処置を行う。

❷健康保険証とお金を用意する。

❸人手に余裕があれば、案内人が目立つところに立って救急車を誘導する。

●救急車が到着したら

容態、応急処置の内容、持病、既往歴、かかりつけの病院などを伝える。

倒れた人の運びかた

危険回避などの理由から倒れた人を移動させなければならないときは、次の点に注意して下さい。

●1人で運ぼうとせず、必ずまわりの人に応援を求める（傷病者を静かに安全に移動させるには、2〜3人の人手が必要）。

●傷病者の体をまっすぐにして運ぶ。曲げたり、ねじったり、ひっぱったりすると、症状を悪化させることがある。

●体を締めつけているネクタイやボタンをはずし、ベルトをゆるめる（刺激や圧迫は出血を促したり、呼吸をしにくくするので注意）。

●外傷がある場合は、傷口に触れたり、傷口から細菌が侵入しないよう注意。

●運んでいる間も傷病者の意識、呼吸、顔色などに気を配る。

●意識がはっきりしていても、けががひどければ同じ方法で運搬。意識が戻ったばかりの人にも同様の注意が必要。1人で歩かせないこと。

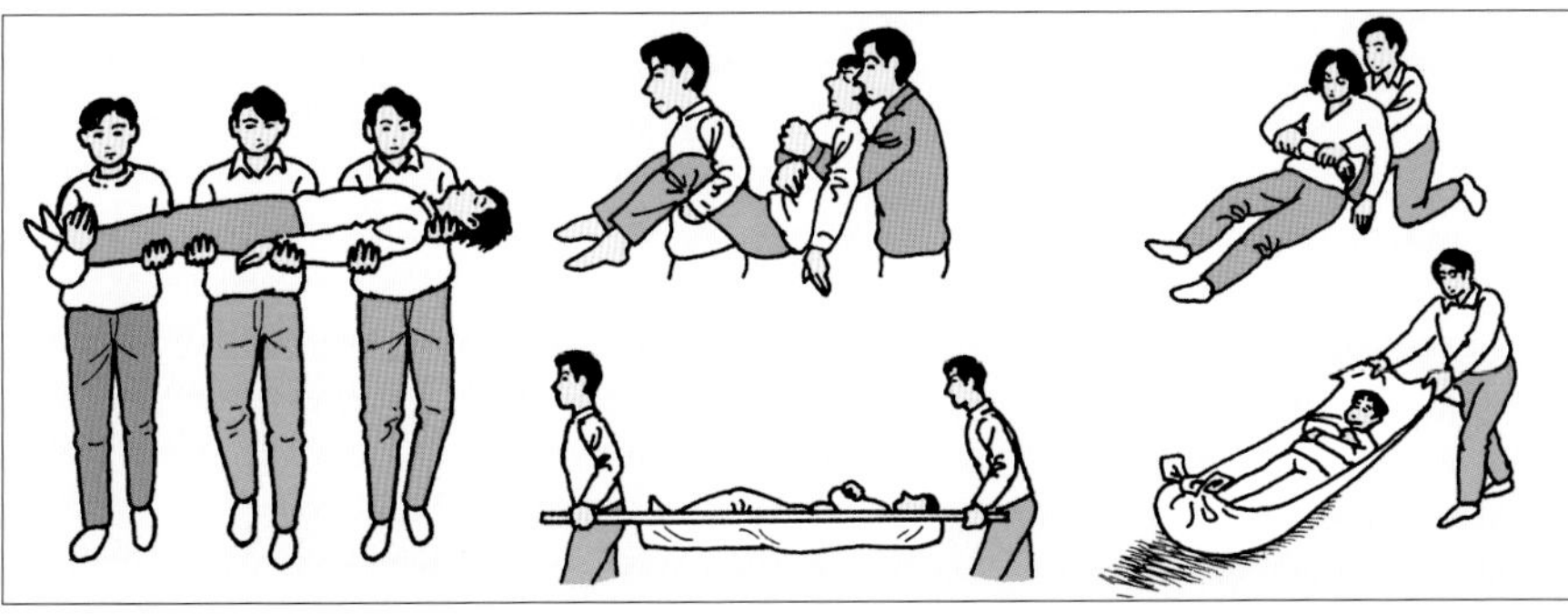

1人で運ぶ場合

傷病者の後ろにまわって両わきから腕を入れ、片方の腕をしっかりつかんで運ぶ。毛布やシーツがあれば、それに乗せて引きずる方法もある

2人で運ぶ場合

1人は後ろから抱え、もう1人は両足を重ねて持って同時に立ち上がる。できれば担架や、その代用になる戸板などに乗せて運搬する

3人で運ぶ場合

頭、首、腰、膝、手が下がったり曲がったりしないよう、それらの下に腕を入れてしっかり支えながら運ぶ

昏睡体位のとらせかた

昏睡体位（コーマ体位）は、舌が気道に落ち込んだり、吐物がのどにつまったりして窒息するのを防ぐための寝かせかたです。この姿勢で救急車の到着を待ちますが、無理に昏睡体位をとらせる必要はありません。

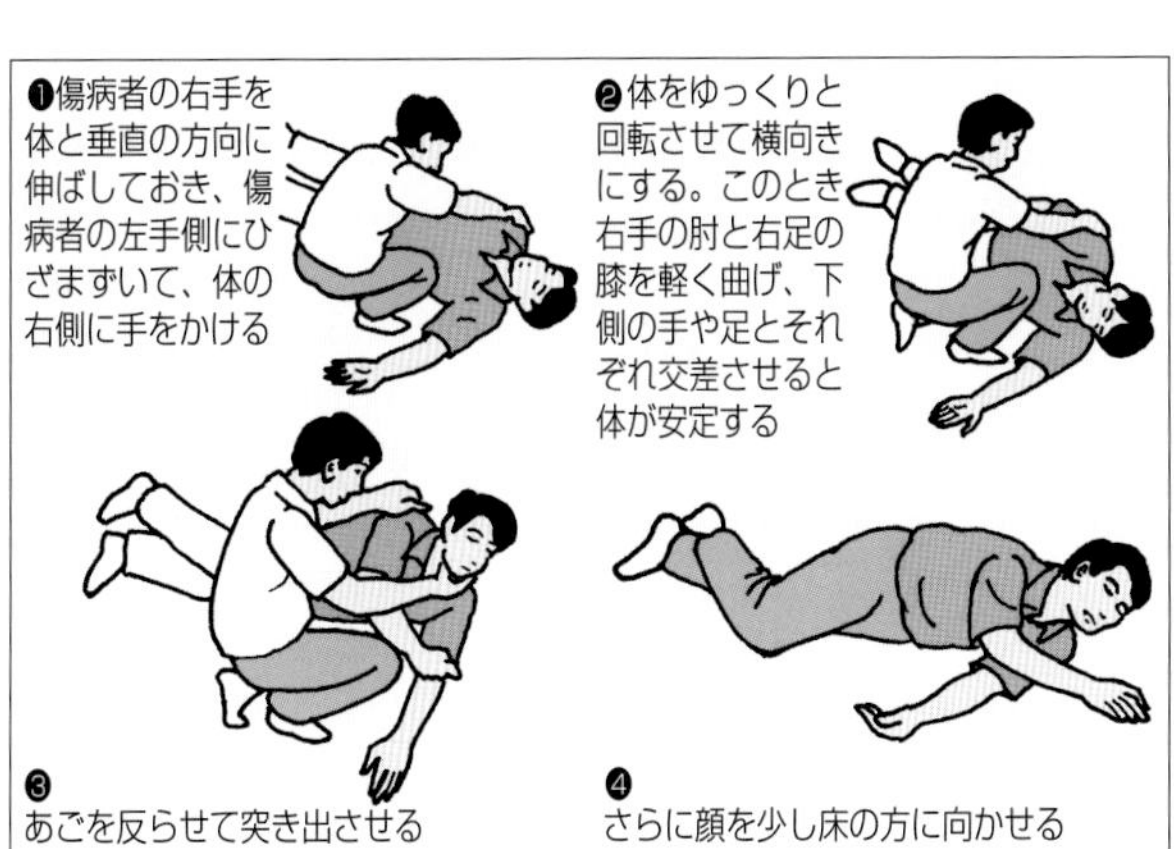

❶傷病者の右手を体と垂直の方向に伸ばしておき、傷病者の左手側にひざまずいて、体の右側に手をかける

❷体をゆっくりと回転させて横向きにする。このとき右手の肘と右足の膝を軽く曲げ、下側の手や足とそれぞれ交差させると体が安定する

❸あごを反らせて突き出させる

❹さらに顔を少し床の方に向かせる

意識のある人の手当て

傷病者を安心させ、止血など適切な処置を。

呼びかけに返事をし、質問にもはっきり答えられるなら意識は正常です。傷病者の状態をよく観察して救急車を手配するなり、医師に連絡をとるなりします。

ただし意識がはっきりしていても、救急車が到着するまでは必ず付き添っていることです。突然の負傷や急病は精神的ショックが大きいことを忘れずに、「大丈夫ですよ」などと声をかけて傷病者の不安を取り除くように努めます。意識が戻ったばかりの人には「意識のない人の手当て」(→P.32)と同様の処置が必要です。

骨折などがない場合は、肩を貸して静かにゆっくりと歩かせるか、抱えて運ぶ

骨折している場合は骨折箇所に負担をかけないよう注意して、2人以上で運ぶ

●外傷がある場合

けがをしていたら、手早く傷の手当て(→P.36)や止血(→P.31)を行います。傷病者にショックを与えないよう、患部はできるだけ見せないようにします。

傷病者を移動させるときは、肩を貸して歩行を助けます。骨折が疑われる場合は、負傷箇所が動いたり曲がったりしないよう、布や添え木などでしっかり固定してから(→P.43)静かに運びます。

●心臓発作が疑われる場合(→P.57)

狭心症や心筋梗塞の発作で、激しい胸の痛みや呼吸困難を訴えている場合は、応急処置とともにすみやかに救急車を要請します。横になるのが苦しいようであれば、半座位やうつ伏せなど、患者にとって一番楽な姿勢をとらせ、衣服をゆるめて下さい。寒気があるときは毛布などをかけて保温します。

ショック症状のあらわれかたと応急手当ての方法

ショックとは血圧が異常に低下し、各臓器に十分な血液が供給されなくなった状態で、大出血、大やけどや急性の中毒などにみられる。

特徴的な症状は、顔や手のひらに冷や汗をかき、体が冷たい、目がうつろ、血の気がない、呼吸が浅く速い、脈が弱く速い、体がふるえているなど。処置が遅れると命にかかわることもあるので、すみやかに救急車を手配する。

●出血していれば止血する。
●足を高くして寝かせ、衣服をゆるめる。
●体が温まる程度に毛布などで保温し、ショックをやわらげる言葉をかける。

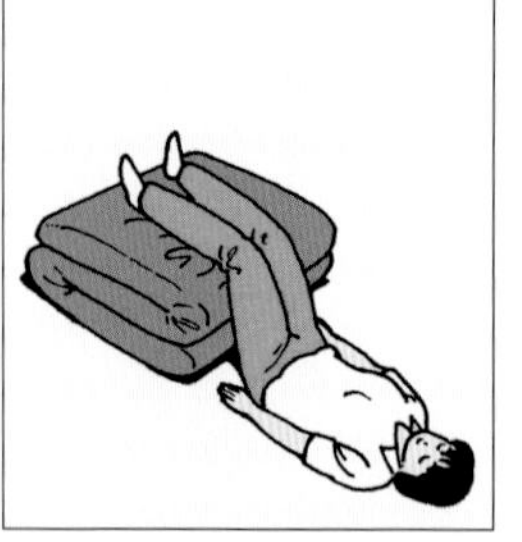

ショック状態のときは、足を30㎝ほど高くして血液が心臓に戻るのを助ける。吐いたときは昏睡体位(→P.33)をとって窒息を防ぐ

子供の不慮の事故に注意！

子供に事故が多いのは、注意力や判断力が大人に比べて劣っているためです。まわりの大人が常に気を配っていれば、事故の多くは防げます。危険な物や危険な場所がないか、家の内外の環境をもう一度チェックしてみましょう。高齢者のいる家庭でも、同様の注意が必要です。

誤飲・中毒

たばこ、化粧品、洗剤、殺虫剤、おもちゃ、文具などの誤飲や、薬物の誤用に注意。危険な物は子供の手の届かない場所に保管し、普段から整理整頓をこころがける。高齢者の服薬には、家族の配慮が必要

やけど

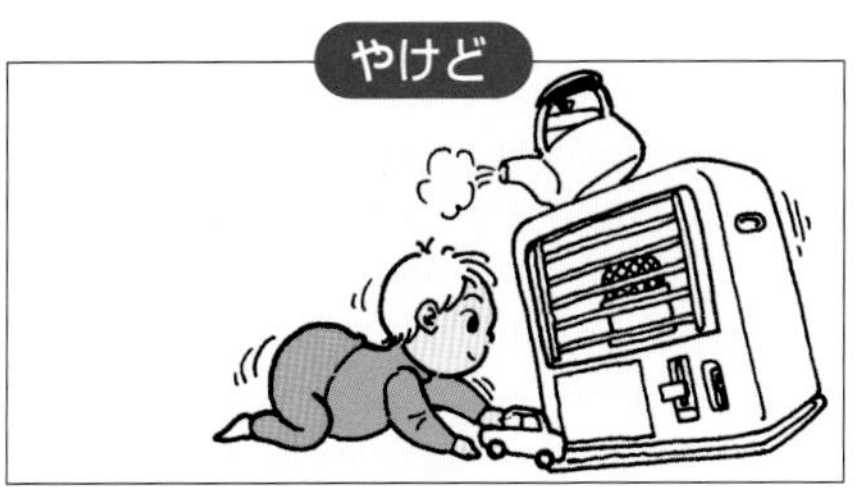

やかん、ホットプレート、アイロン、ストーブなどに触れた、やかんやポットの熱湯がかかった、火遊びをした、熱湯の浴槽に転落したなど、子供のやけどはたいへん多い。急いで冷やすのが手当ての基本

窒息

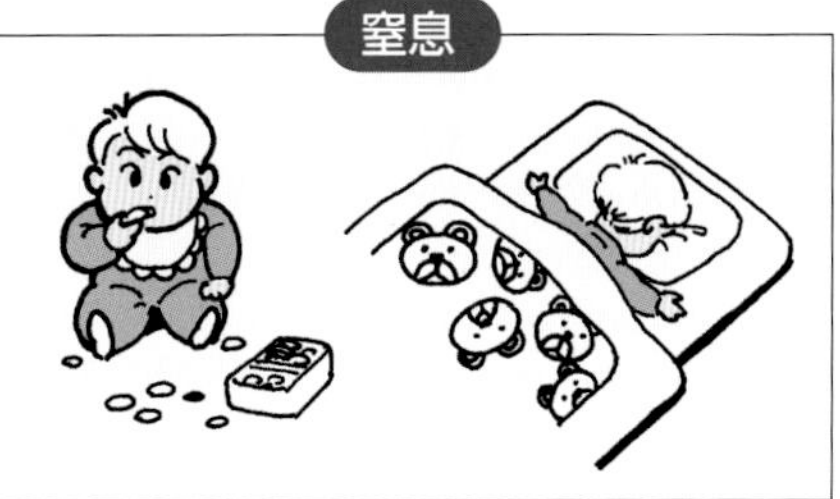

のどにコインやボタンなどを詰まらせた、ビニール袋をかぶって遊んだなどの窒息事故に注意。乳児では吐乳や布団による窒息が多い

転倒・転落

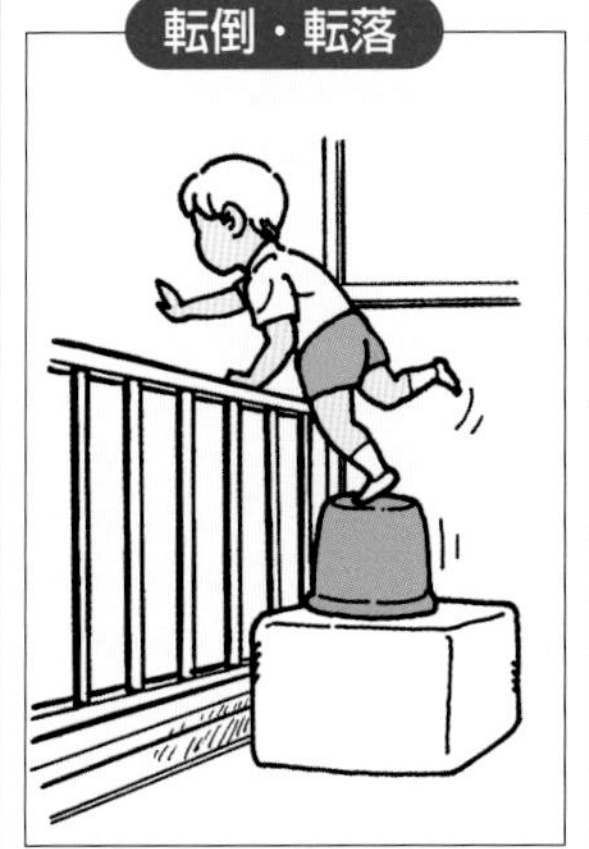

階段やベランダなど、危険な場所や高いところでは遊ばせないしつけが大切。すべりやすい廊下、照明の暗い階段、たるんだ靴下、ほどけた靴ヒモなども事故につながる

交通事故

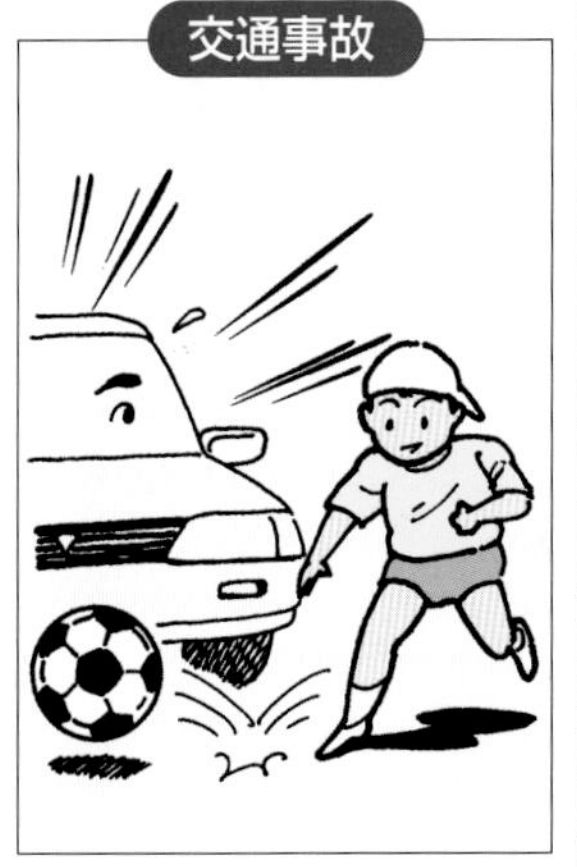

外傷が見当たらず、意識がはっきりしていても、交通事故に遭ったら必ず医師の診察を受けるのが原則。またたとえ小さな事故でも、警察へ通報する

水の事故

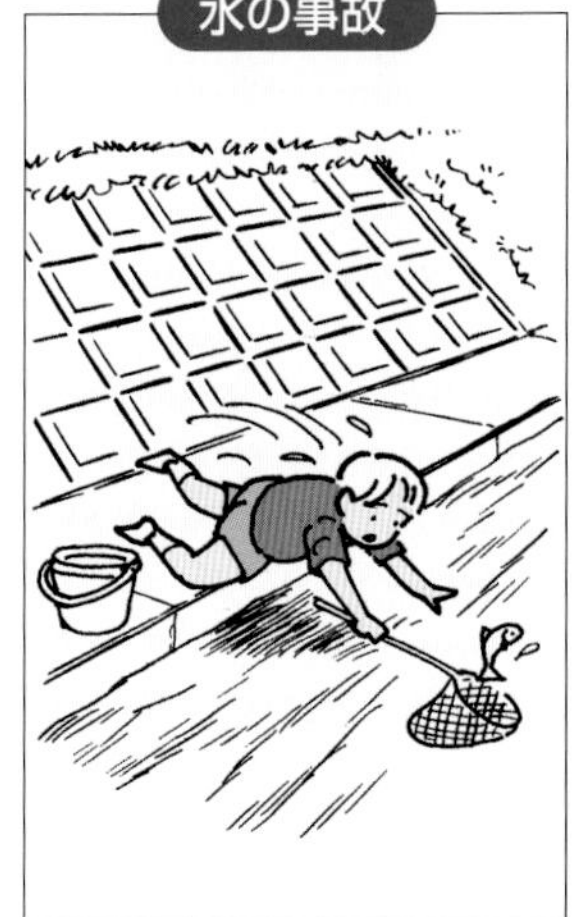

海、川、プールはもちろん、小さな子供は浴槽や洗濯機に落ちても溺れることがある

事故別

応急手当ての手順とポイント

けがをした

けがの程度を見極め、あわてずに適切な処置を。

切り傷

小さな切り傷は消毒をして絆創膏を貼るか、滅菌ガーゼをあてて包帯をします。止血の処置をしても出血が止まらない場合や、傷が深い場合、傷口が大きい場合、化膿が心配な場合などは必ず外科を受診するべきです。

❶傷に触れないよう注意しながら流水で洗います。少量の出血であれば、そのまま洗い流しても大丈夫ですが、泥などが付いていればとくに念入りに洗い流します。

❷出血している場合は直接圧迫法で止血しますが、止まらなければ間接圧迫法や緊縛法を行います。（↓P．31）

❸出血が止まったら消毒薬などで消毒し、絆創膏を貼るか、滅菌ガーゼをあてて包帯を巻きます。

すり傷・かすり傷

軽い傷や出血の少ない傷でも、まずは傷口を流水でよく洗い、傷口に付いた異物や細菌を取り除いて細菌の感染を防ぎます。汚れがひどいときは石鹸を泡立ててしっかり洗います。それでも取れない砂などの異物は、綿棒で丹念に取り除きます。

ひどいすり傷やかすり傷は、念のため、応急手当て後、外科の診察を受けたほうが安全です。

❶傷口を流水でよく洗い、清潔なガーゼなどで水分を拭き取ります。

❷市販の消毒薬（消毒薬など）で消毒します。

❸絆創膏を貼るか、必要であれば滅菌ガーゼをあてて包帯を巻きます。

指や手足を切断したら

救急車を要請するとともに、傷口に清潔なガーゼやタオルなどを厚めに巻き、直接圧迫法（↓P．31）で止血する。手のひらより上を切断した場合は肘より上に、膝より下を切断した場合は太ももに止血帯（↓P．31）をきつく巻く。

切断された指や手足は、手術で元通りにつなぐこともできるので、清潔なガーゼなどに包んでビニール袋に密封し、さらにそれを氷を詰めたビニール袋やレジャー用クーラーボックスなどに入れて救急隊員に渡す。

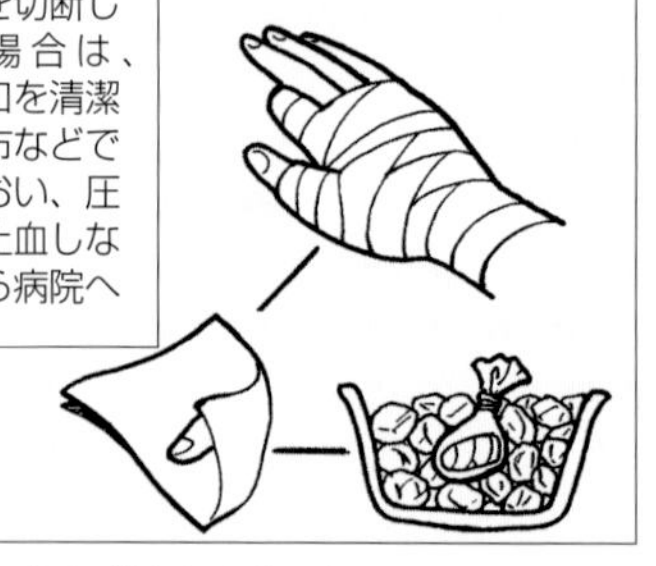

切り離された指は汚れていても決して洗わないこと。清潔なガーゼなどに包み、ビニール袋に氷詰めにして患者とともに病院へ

刺し傷

刺し傷は、傷口が小さくても奥が深いのが特徴です。細菌が侵入して化膿したり、破傷風になる危険性もあるので、錆びたクギなど汚れたものが刺さった場合は、応急手当て後、早めに外科で診察を受けます。また、刺さったものを抜いたあとは、折れた異物などが傷口に残っていないかよく確認します。

体に刃物が刺さった場合は、触らずにただちに救急車を呼ぶべきです。刃物を抜くと傷を大きくしたり、出血がひどくなることがあります。

とげが刺さった

❶指でまわりを押さえてとげの頭を出し、とげ抜きかピンセットではさんで抜きます。

❷抜けたら、皮膚の中に折れたとげが残っていないか確認します。

❸傷口の周囲を押して血を少し絞り出します（細菌を取り除くため）。

❹消毒して絆創膏を貼ります。

釣り針が刺さった

❶針先が皮膚の外に出ている場合は、根元か針先をペンチなどで切り落とし、切り落としたほうを皮膚の中にくぐらせて引き抜きます。ただし、釣り針やかぎ針のようにかえしのあるものは、刺さったままの状態で傷口を清潔なガーゼやハンカチなどでおおって病院に行ったほうが安全です。

❷抜けたら傷口を流水でよく洗い、消毒薬などで消毒します。

❸滅菌ガーゼをあてて包帯を巻き、医師の手当てを受けます。

クギを踏み抜いた

❶クギを抜き取ったら流水でよく洗い、消毒薬などで消毒します。

❷滅菌ガーゼをあてて包帯を巻き、医師の手当てを受けます。

ガラス片が刺さった

❶刺さったガラス片をピンセットなどで丹念に取り除きます。

❷流水でよく洗い、消毒薬などで消毒します。

❸滅菌ガーゼをあてて包帯を巻き、医師の手当てを受けます。

（とげが刺さった）

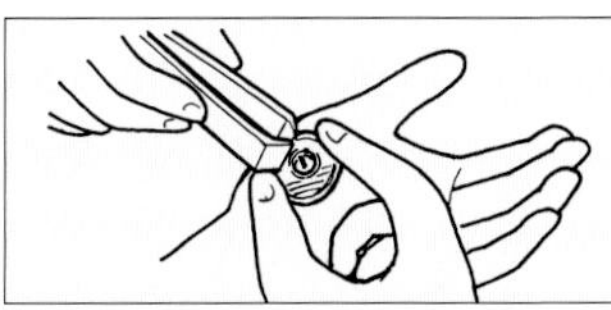

穴の開いた硬貨をあてて周囲を圧迫すると、とげが浮き出て抜きやすい。それでも抜けなければ、下手にいじらず病院へ

（釣り針が刺さった）

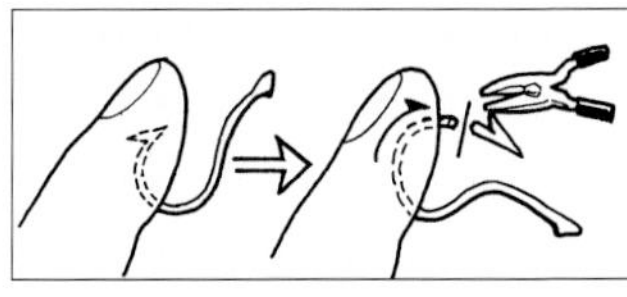

針先を皮膚の外に押し出し、根元か針先を切断して引き抜く。傷が深い場合や抜けない場合は、無理せず病院へ

（ガラス片が刺さった）

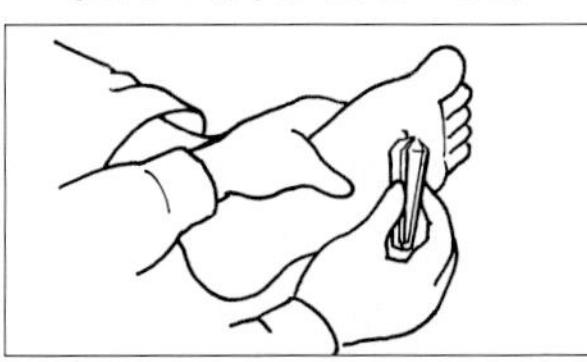

すべて抜き取ったつもりでも、小さな破片が残っていることがあるので、必ず医師の診察を受ける

ひっかき傷

爪、金属、木片などによるひっかき傷は、軽症でも流水でよく洗い手当てします。

動物によるひっかき傷は、市販の薬では効かない細菌感染のおそれもあるので、傷が深い場合は、念のため外科で診察を受けたほうが安全です。

❶傷口を流水でよく洗います。
❷消毒薬などで消毒し絆創膏を貼るか、滅菌ガーゼの上に包帯を巻きます。
❸化膿の心配があるときは外科を受診します。

軽い傷でも流水でよく洗い流し、消毒する

指をはさんだ

腫れや痛みがひどいときや、患部が熱をもっているときは、冷やすのが基本です。骨折の心配のあるときは、患部が動かないようしっかり固定し、外科で診察を受けます。

❶傷があって汚れている場合は、患部を流水できれいに洗います。
❷氷のうや冷湿布をあてて十分に冷やします。
❸内出血していたり腫れがひどい場合は骨折のおそれもあるので、ボール紙などで固定して病院へ行きます。

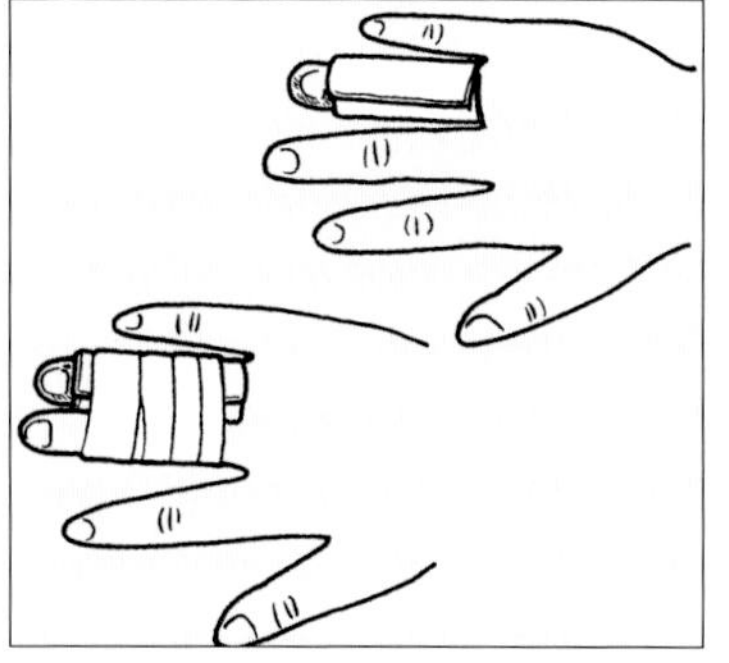

骨折のおそれのあるときは、患部にボール紙などを巻き、さらに隣の指と一緒に包帯を巻いて固定し、病院へ

なま爪をはがした

はがれそうな爪は無理に取り除こうとせず、元の位置に乗せて包帯で固定します。手当て後、自然に爪がくっつくかは医師の判断に委ねます。はがれても新しい爪が生えてきます。痛みもなければ心配ありません。痛みが続く場合は、早めに外科を受診します。

❶傷口が汚れている場合は、流水で洗い流して消毒薬などで消毒します。
❷はがれた爪を元の位置に置き、滅菌ガーゼをあてて包帯で固定します。

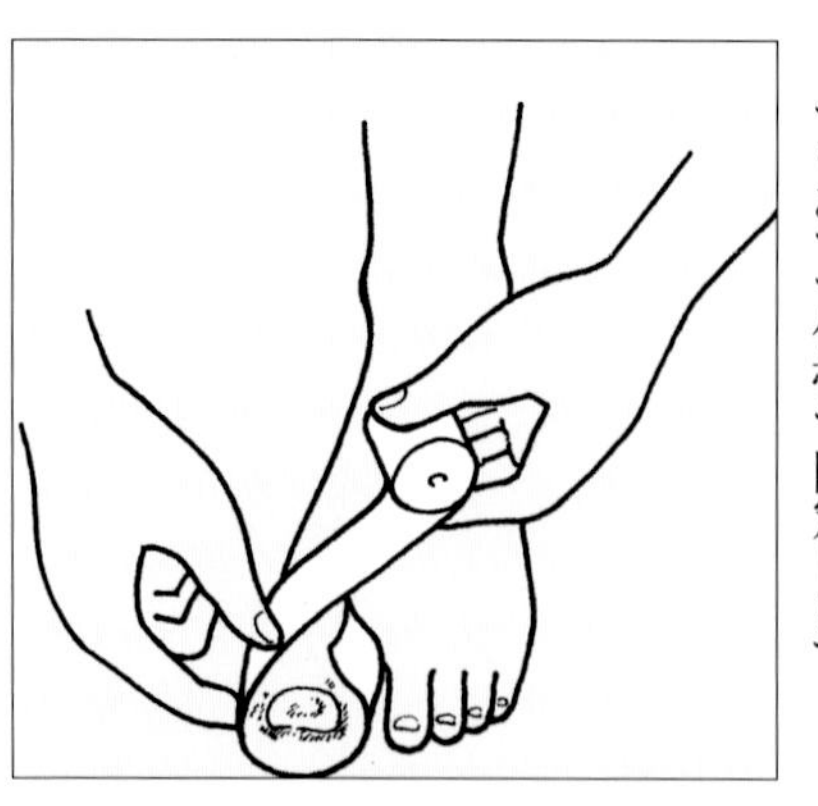

はがれた爪は元の位置に戻して包帯で固定

包帯の巻きかた

包帯は、きつすぎず、ゆるすぎずガーゼがずれない程度にとどめ、血行が悪くなるほど締めつけない。いざという時のために、部位別の正しい巻きかたを覚えておくべきです。

（腕・足など、太さの変わる部位）

❶同じ位置で2～3回重ね巻きしたら、腕または足の細いほうから太いほうへと包帯を傾斜させながらひと巻き
❷途中で包帯を斜めに折り返し、表裏を逆にしてひと巻き
❸巻く位置をずらしながらこれを繰り返し、最後は同じ位置で2～3回重ね巻きして止める

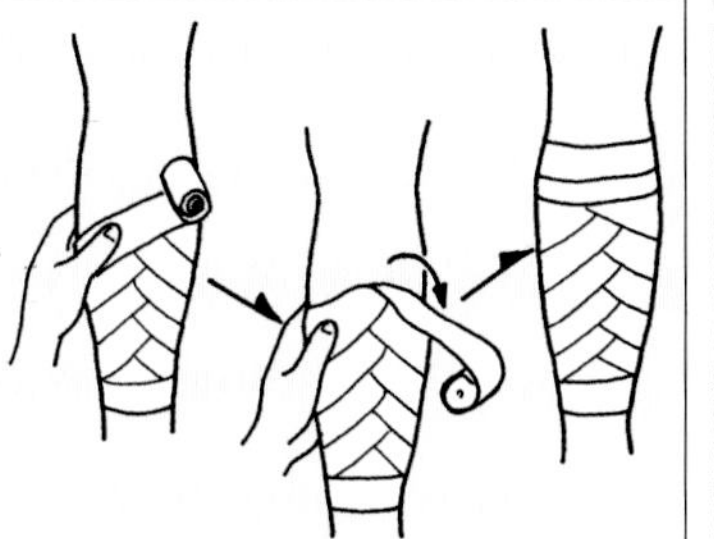

（足の裏や甲）

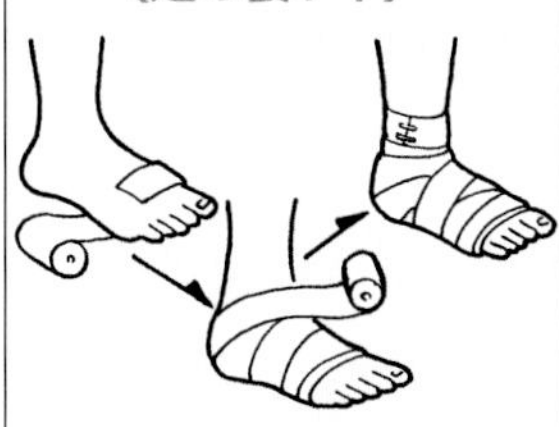

❶下に巻いた包帯の半分ほどが重なるようにずらしながら巻いていく
❷足首の前でいったん交差させ、もう一度甲をひと巻き
❸足首を2～3回重ね巻きして止める

（手のひらや甲）

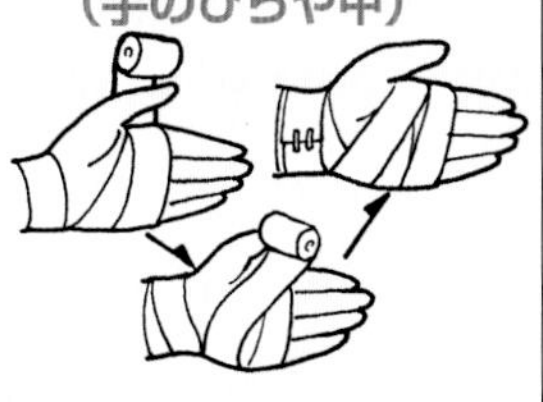

❶4本の指をまとめて2～3回巻いたら包帯を親指の付け根にまわしてひと巻き
❷再び4本の指をまとめてひと巻きしたら、親指の付け根にまわしてひと巻き
❸巻く位置をずらしながらこれを繰り返し、最後は手首で重ね巻きして止める

（肘・膝など関節部分）

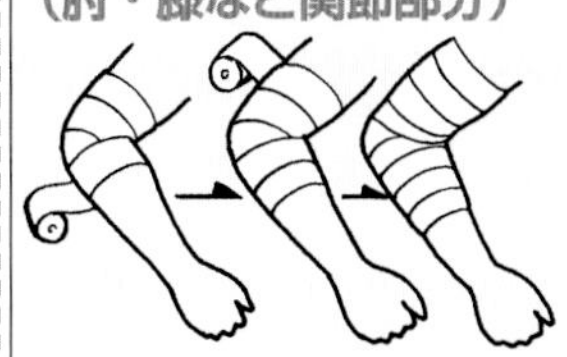

❶関節部分をひと巻きしたら、包帯を上のほうにずらしてひと巻きし、下のほうへ持っていく
❷下のほうをひと巻きしたら、再び上のほうへ持っていく
❸巻く位置をずらしながらこれを繰り返し、止める

三角巾の使いかた

ねんざ、脱臼、骨折などで腕や足を固定するときや、頭部または手足をすっぽりと包み込むときなど三角布が威力を発揮します。一辺が1mほどの正方形の白布を、対角線で半分に折るか切ったものを用意しておくと便利ですが、ふろしき、シーツ、バンダナなどでも代用できます。

（頭部を包む）

❶三角巾の底辺を折る
❷折った部分を額にあてて頭部を包む
❸三角巾の両端を後頭部で交差させる
❹交差させた両端を前にまわし、額のところで結ぶ
❺垂れ下がっている部分を半分に折って巻き込む

（胸を包む）

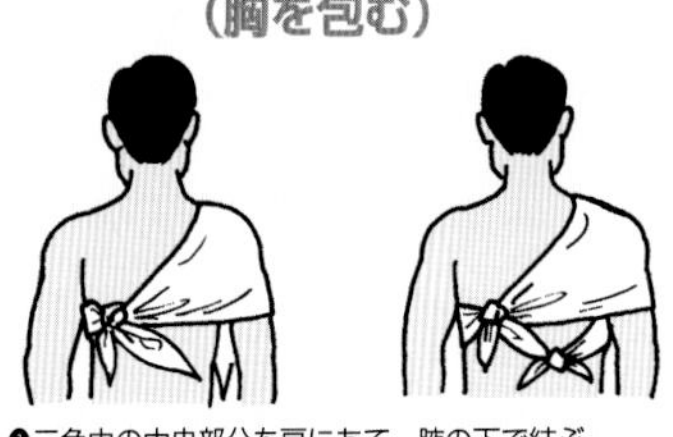

❶三角巾の中央部分を肩にあて、腋の下で結ぶ
❷結び目から延びる端と、残った端とを結ぶ

（腕を吊る）

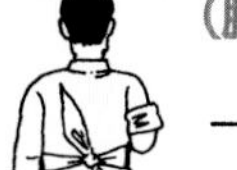

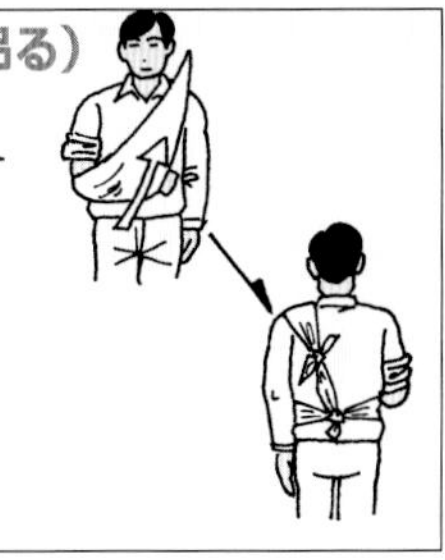

❶三角巾の底辺の両端を胴にまわし、後ろで結ぶ
❷腕を包み込みながら、垂れ下がった部分を肩から背中にまわす
❸背中にまわした三角巾の頂点と、背中の結び目から延びている端の部分とを結ぶ

打撲

打撲は単純な力や物によって体に加わった傷で、手足の打撲は、傷があればその手当てをしてから氷のうなどで冷やします。痛みが強い場合や腫れが引かない場合は、整形外科か外科を受診するべきです。

頭、首、胸、腹、背中などの打撲は、程度や外傷の有無にかかわらず、必ず医師の診察を受けることです。異常がないように思えても、あとで障害が現れたり、命にかかわる事態を招くこともあります。

（頭部の打撲）

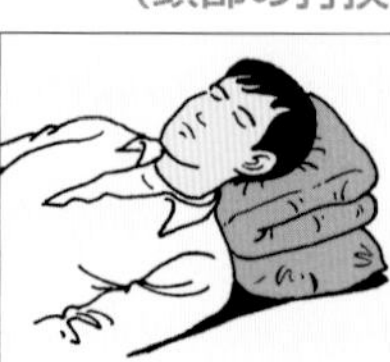

頭を強打したときは、頭を動かさないよう注意しながら頭を高くして寝かせる。意識障害や吐き気があるときは昏睡体位(→P.33)をとらせる

（胸部の打撲）

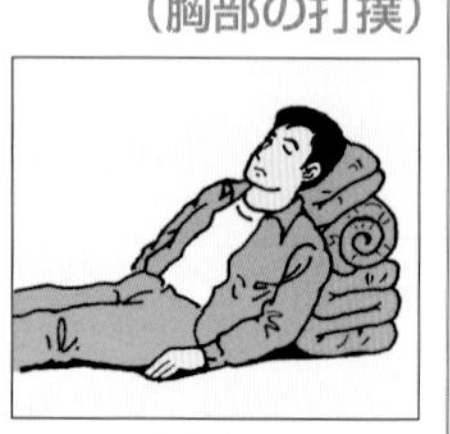

上半身を45度くらい起こした姿勢をとらせると呼吸しやすい。ソファーや重ねた毛布などで体をしっかり支える

（腹部の打撲）

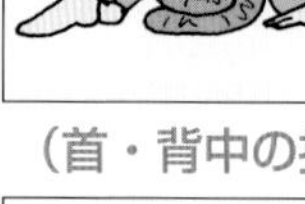

膝の下に座布団や毛布などを入れ、膝を高くして腹部に力が入らないような姿勢をとらせる。吐き気があるときは顔を横向きに

（首・背中の打撲）

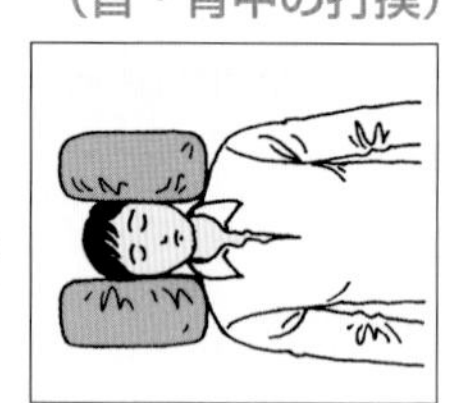

首や体が動かないよう、両側を毛布などでしっかり固定

頭部の打撲

意識の異常、瞳孔（どうこう）の異常、両腕や両足を反らせるような姿勢、半身の動きの異常、麻痺、けいれん、耳や鼻からの出血、徐々に強くなる頭痛、吐き気・嘔吐などの症状があれば、ただちに救急車を要請します。

また、たとえ意識がはっきりしていても、しばらくしてから意識状態が悪くなったり、けいれんや麻痺をおこすことがあるので、必ず医師の診察を受け、数日間は意識の状態を慎重に観察する必要があります。高齢者は数週間から数ヶ月後に意識障害をおこすこともあります。

頭にこぶができているときは、氷のうで冷やすと痛みがやわらぎます。

胸部・腹部の打撲

胸を強打すれば呼吸が苦しくなりますが、息苦しさがなかなかおさまらない場合や呼吸するたびに胸が痛む場合は、肋骨骨折も考えられます。肺や心臓などが障害を受けていることもあるので、すぐに医師の診察を受けるべきです。

腹部は胸部のように骨格による保護がないため、強打すると胃や腸、肝臓、脾臓などに損傷を受けやすくなります。腹痛が激しい、時間とともに痛みが強くなる、腹部が張ってきた、吐き気や嘔吐がある、顔色が悪い、冷や汗が出る、血尿や血便が出るといった症状がみられる場合はただちに救急車を要請します。

首・背中の打撲

呼吸障害や手足の麻痺がみられる場合は、延髄や脊髄が傷ついたおそれがあります。体を動かさないよう毛布などで固定し、すぐに救急車を手配すべきです。

ねんざ・脱臼・つき指

関節に強い力が加わり、関節の運動を制限している靭帯や、関節を包んでいる組織が損傷を受けた状態がねんざであり、関節がずれたり、はずれてしまった状態が脱臼です。つき指もねんざの一種で、指先の伸筋腱が断裂した状態です。

ねんざも脱臼も手当てのポイントは患部を冷やすことと、動かないよう固定することです。ただし脱臼は骨折をともなうケースも多く、悪化させると関節を元に戻すための手術を要することもあるので、手当て後は必ず整形外科か外科を受診すべきです。ねんざも、腫れや痛みが引かない場合は早めに病院へ行くべきです。

ねんざ・脱臼

❶患部を冷水につけるか、タオルをあてた上に氷のうを置き30分ほど冷やします。

❷冷湿布をし、伸縮包帯、テープ、三角巾などで巻いて固定します。

❸脱臼は応急手当てをしたのち、病院へ。ねんざも、腫れや痛みが続くようなら病院へ行くべきです。

つき指

❶ガーゼの上から氷のうなどで20～30分冷やします。

❷ボール紙を巻き、隣の指と一緒に包帯で巻いて固定します。

❸腫れや痛みがおさまらない場合や指が動かない場合は骨折の疑いもあるので、早めに病院へ行き診察を受けます。

ぎっくり腰

ぎっくり腰は腰椎(ようつい)のねんざで、重いものを持ち上げたり、急に腰をひねったときなどにおこります。

体を動かすと痛みがひどくなるため、安静にして症状が軽くなるのを待ちますが、腰痛の原因が椎間板(ついかんばん)ヘルニアなどの病気によることもあるので、痛みが続いたり、足のしびれや痛みがある場合は早めに整形外科を受診します。

❶4～5日は立ったり歩いたりせず、一番楽な姿勢で安静を保ちます。

❷冷湿布または温湿布を、本人の気持ちのよい方を選んで貼ります。

❸痛みがやわらいだら病院へ行き診察を受けます。

（足首の固定法）

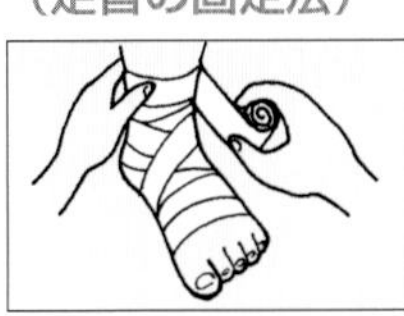

ねんざ・脱臼した部位を十分に冷やしてから包帯、テープ、三角巾などで固定

（肩・肘・手の関節の固定法）

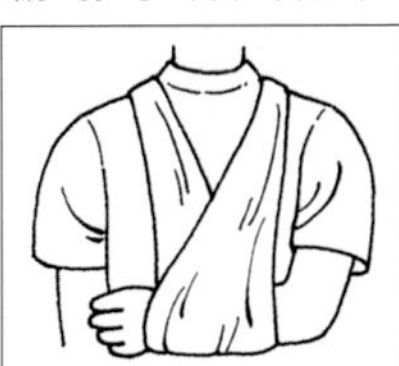

関節が動かないよう三角巾で吊って固定

（つき指の固定法）

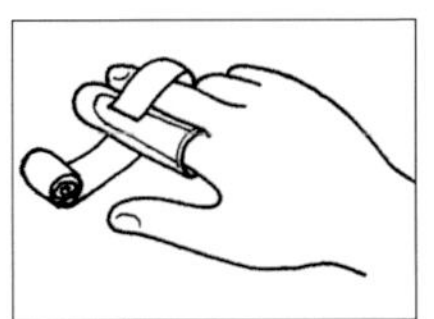

患部を十分冷やしてからボール紙などを巻き、さらに隣の指と一緒に包帯で巻いて固定

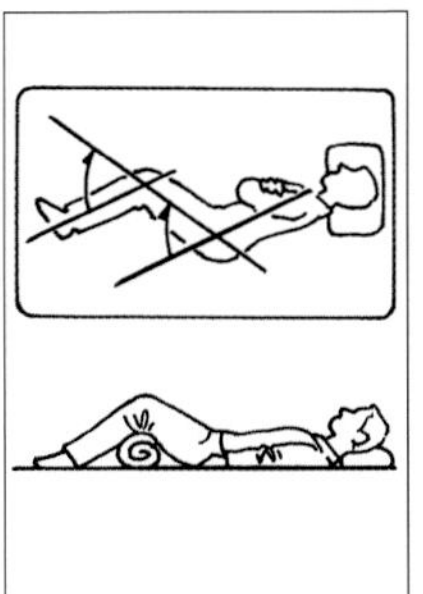

膝と股関節を60度ほど曲げた横向きの姿勢や、膝の下に枕や毛布などを入れたあお向けの姿勢をとると腰に負担がかからない

こむらがえり

こむらがえりは下腿（かたい）の筋肉が収縮してけいれんをおこした状態で、スポーツ中や睡眠中、妊娠中などにおこります。

こむらがえりがおこったら、つっている足の親指を持ってすねのほうに伸ばし、しばらく安静を保ちます。足をお湯につけて温めたり、マッサージをして血行をよくするのも効果的です。

こむらがえりがしばしばおこるようなら、糖尿病、ホルモンの病気、腎臓の病気も疑われます。その場合は医師の診察を受けるべきです。

泳いでいるときにこむらがえりがおこったら、すぐに水から上がり、同じ要領で筋肉を伸ばします。

親指を持ってすねのほうにひっぱり、ふくらはぎを伸ばす

人に伸ばしてもらってもよい

肉ばなれ

筋肉が強い力で引き伸ばされたために、筋肉を包んでいる筋膜が破れたり、筋線維が切れてしまった状態が肉ばなれです。激しい痛みをともない、腫れや内出血がみられることもあります。

足に肉ばなれをおこしたときは歩かないのが鉄則です。自分が肉ばなれをおこした場合は、必ずまわりの人に応援を求めます。

❶伸縮包帯を巻くか、サポーターをして、患部が動かないよう固定します。

❷包帯やサポーターの上に氷のうやぬれタオルなどをあて、冷やしながら整形外科か外科を受診します。

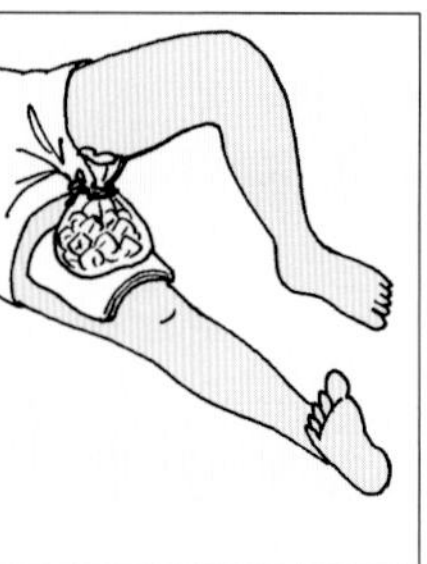

包帯やサポーターの上から30分ほど冷やす。痛みが激しい場合は、冷やしながら病院へ運ぶ

アキレス腱断裂

ふくらはぎから延びる筋肉が腱となってかかとの骨に連結する部分がアキレス腱で、スポーツなどでこの部分に急激に無理な力が加わると、腱が断裂することがあります。断裂時に「プツッ」と音をたてることもあり、激痛が走って歩けなくなります。手当て後は整形外科か外科を受診すべきです。

❶足の甲を伸ばした状態で腹ばいに寝かせます。

❷段ボールなどをあてて、つま先から太ももまでを固定し、そのままの状態で病院へ送ります。

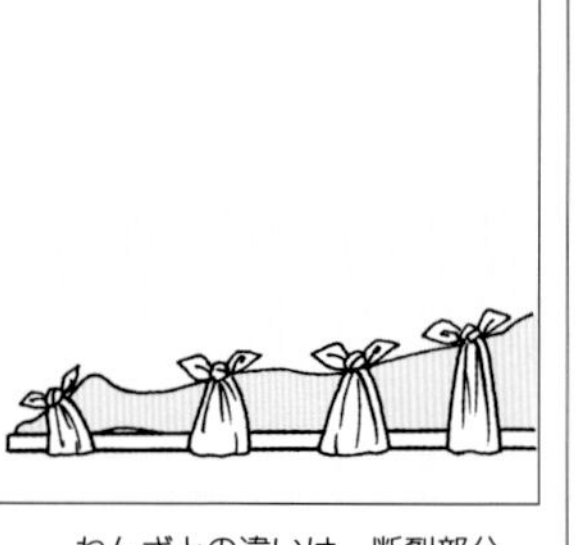

ねんざとの違いは、断裂部分が不自然にくぼみ、つま先立ちができなくなること。アキレス腱部の筋肉をゆるめるような形で固定して病院へ

骨折

骨折には、骨折端が皮膚内で露出していない骨折（閉鎖骨折）と、折れた骨が皮膚を突き破る骨折（開放骨折）があります。

傷口から骨が見えるときはもちろん、ボキッと折れる音がした、激しい痛みがある、変形している、腫れが引かないなどの症状がある場合も骨折の疑いがあります。以下のポイントに注意しながら、すみやかに整形外科か外科へ運びます。

首、背骨、腰の骨折は、手当てを間違えると重い後遺症を残すこともあります。むやみに動かしたりせず、すぐに救急車を手配します。

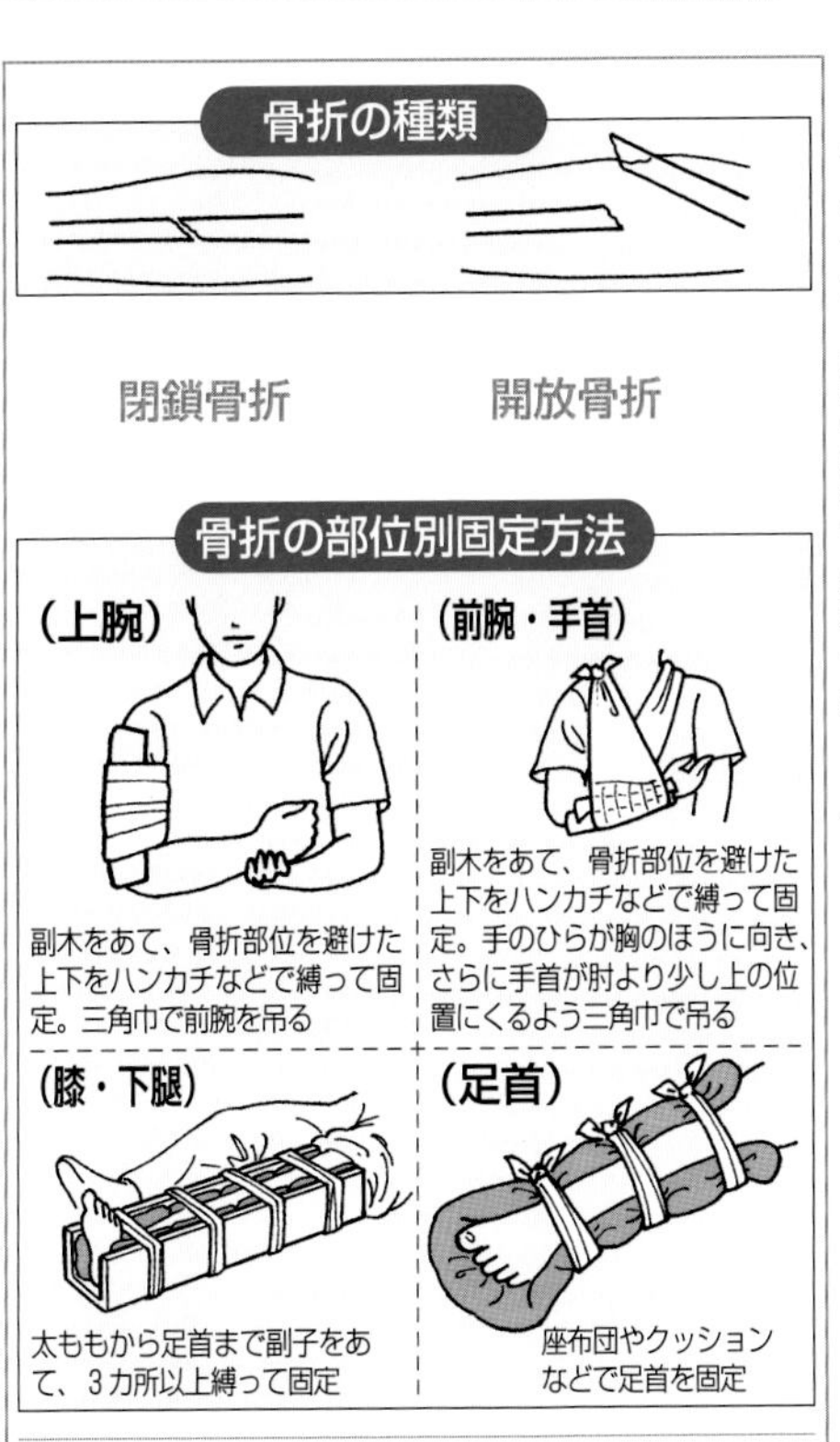

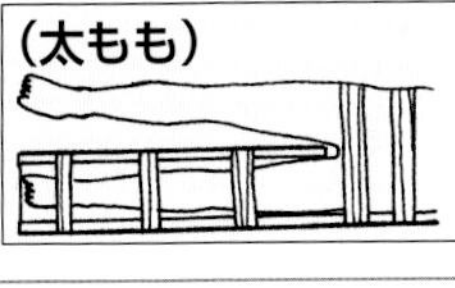

足の側面は腋の下からかかとまで、内側は太ももの付け根からかかとまで副木をあて、さらに両足の間に毛布などをはさんで、両足を一緒に縛る

❶止血の処置

出血している場合は、まず止血の処置から始めます。骨が突き出ているときは、清潔なガーゼなどを厚めにあてて傷口を保護します。骨が突き出ていなければ、清潔なガーゼなどをあて、包帯を巻いて圧迫止血します。傷口から細菌が侵入すると、骨髄炎などをおこす可能性もあるので注意が必要です。

❷骨折部位の固定

傷口の手当てが済んだら、骨折部位とその上下の関節を、副木（添え木）を用いてしっかりと固定します。骨折部位が変形していてもそのまま固定します。無理に動かすと、痛みが強くなるばかりでなく、折れた骨がまわりの筋肉や神経、血管を傷つけるおそれがあります。

副木はできるだけ固くまっすぐで、一定の幅と長さのあるものが理想的です。板や棒をはじめ、つえ、ステッキ、傘、物差し、段ボール、新聞紙、週刊誌、座布団なども利用できます。

❸ショック症状に注意

背骨、骨盤、大腿骨などの大きな骨を骨折すると、大量の内出血によってショック状態におちいることがあります（→P.34）。骨折以外の身体の異変にも十分注意を払う必要があります。

やけどをした

すぐに水で冷やして病院へ。広範囲のやけどは救急車を。

やけどを負ったときに家庭でできる処置は、ただちに水で冷やすことだけです。その後の手当ては医師に任せなければいけません。たとえ軽いやけどでも、素人療法は絶対禁物です。症状を悪化させたり、跡を残す結果を招くことにもなりかねません。その後の治療の妨げとなります。自己判断で薬を塗るのも禁物です。

やけどの広さと深さ

すぐに患部を冷やすとともに、やけどの面積や症状から、重症度をおおまかに判断します。片手の手のひらの大きさを全身の表面積の1％とし、大人で20％以上、子供や高齢者で10％以上のやけどは生命の危機を意味します。やけどの深さは軽症のⅠ度から重症のⅢ度まで、三段階に分けられます。

（Ⅰ度） 表皮のやけど。皮膚が赤くなり、ひりひり痛みます。

（Ⅱ度） 真皮におよぶやけど。水ぶくれができ、強い痛みをともないます。

（Ⅲ度） 皮下組織に達するやけど。痛みはほとんどなく、皮膚が白っぽくなるか、焦げて黒くなります。

患部の冷やしかた

（手足のやけど） 流水を直接患部にあてると刺激が強いので、流しっぱなしにした水道の下に洗面器を置き、その中に患部をつけます。衣服の上からやけどをした場合は、そのままの状態で冷やすことが大切です。あわてて無理に脱がすと、癒着した皮膚が一緒にむけてしまうことがあります。

（顔・頭のやけど） 水につけたままにできない顔や頭などのやけどは、冷たくしぼった清潔なガーゼやタオルをあて、その上からさらに氷のうなどで冷やします。

（広範囲のやけど） バスタオルやシーツなどをあてた上からシャワーやホースで流水をかけますが、冬季は冷やしすぎに注意。体温が下がりすぎると、心臓麻痺の危険があります。また全身にやけどを負うとショック状態（→P. 34）をおこすことがあるので、応急手当てを行う一方で、ただちに救急車を要請すべきです。

やけどの面積の目安

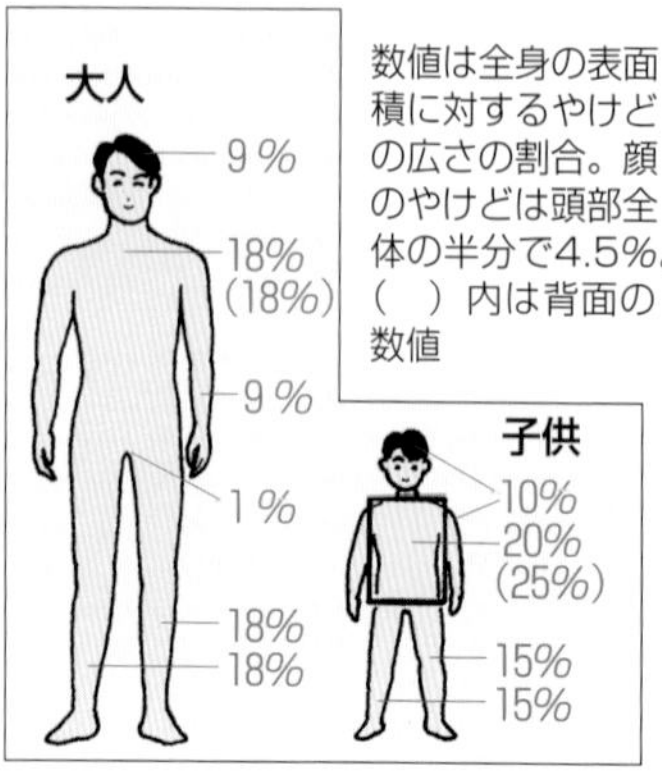

数値は全身の表面積に対するやけどの広さの割合。顔のやけどは頭部全体の半分で4.5％。（　）内は背面の数値

やけどの深さと処置の方法

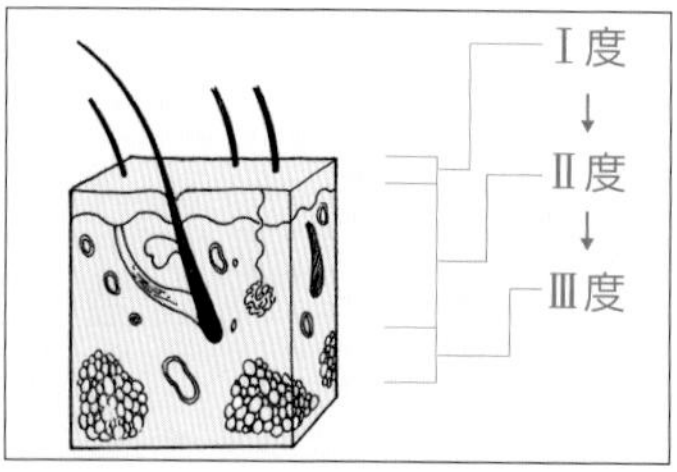

Ⅰ度のやけどはよく冷やした後、患部に清潔なガーゼなどをそっとあてて保護。Ⅱや Ⅲ度のやけどは、たとえ小さくても医師の手当てが必要。よく冷やした後、清潔なガーゼなどで患部をふわっと包んで病院へ。水ぶくれはつぶさない

凍傷になった

患部をお湯に浸して温め、体全体を保温する。

凍傷は皮膚が長時間寒冷にさらされることでおこります。凍傷になりやすいのは手と足の指先、鼻、耳など血液循環の悪い末梢部分です。損傷が深部にまでおよんで指先などが壊死するとと切断もやむを得ないことがあります。また全身におよぶ場合は生命の危機です。一刻も早く医師の手当てを受けなければなりません。

凍傷の深さ

応急手当てを行いながら、損傷の程度をチェックします。Ⅱ度までは表在性で、跡を残さず治ります。Ⅲ度以上は深部に達する凍傷です。

（Ⅰ度） むくんで感覚がなくなる。患部は真っ赤か赤紫を呈し、かゆみをともなうことがあります。

（Ⅱ度） 水ぶくれができて痛みます。

（Ⅲ度） ただれて潰瘍ができ、激しく痛む。患部は暗紫色から白色となり、損傷は骨まで達することもあります。

（Ⅳ度） 壊死により患部は黒くなる。壊死部分が崩れて脱落することもあります。

患部の温めかた

凍傷の手当ての基本は温めることです。手足などの末梢部分の場合は、38～40度のお湯にゆっくり浸します。お湯を準備する間は、腋の下や太ももに患部をはさんでおくようにします。温かい飲み物を与えて体を温めることも大切です。体が温まると痛みがやわらぎます。少量ならアルコールを飲ませてもかまいません。

腫れや水ぶくれがあるときは、処置後、患部を清潔なガーゼなどで軽く包み皮膚科か外科へ送ります。患部をこすったり、水ぶくれをつぶしたりしてはいけません。

凍傷が全身におよぶ場合は、温かい場所に移動し、衣類をゆるめて毛布で体を包みます。また手をたたくなどして患者が眠らないようにし、呼吸や脈にも注意を払って下さい（→P.26）。

手当ての注意点

直接火にかざさない

熱いお湯に浸さない

患部をこすらない（足に凍傷を負ったときは歩かない）

水ぶくれをつぶさない

凍傷の手当て

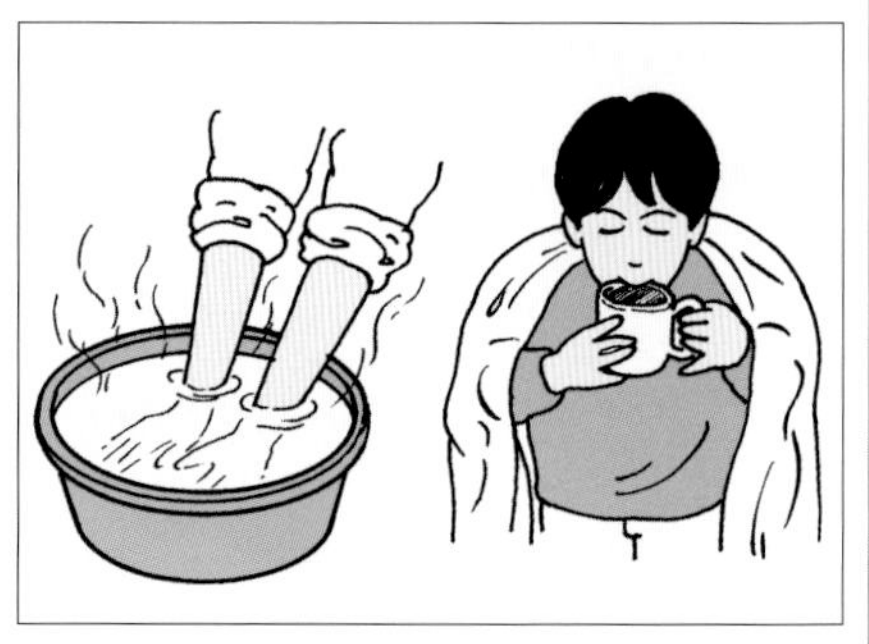

患部をぬるま湯に20～30分浸して温める。お茶やスープなどを与えて体も温める

おぼれた

しがみつかれないように救助し、すぐに意識、呼吸、脈の確認を。

冷水や潜水といった特別の環境下では、不測の事態がおこりやすいものです。とくに海や川などでは、ちょっとした不注意が大きな事故を招きます。おぼれるのは泳げない人だけではありません。幼児は浴槽や洗濯機に落ちておぼれることもあります。

●水中からの引き上げかた

おぼれている人をみつけたら、1人で助けようとせず、すぐに大声で近くの人に応援を求めるべきです。

岸から近い場合は、バスタオル、ベルト、棒、木の枝などを差し出してつかまらせたり、ロープをくくりつけた浮き輪を投げて引き寄せます。

泳いで助けに行く場合には、しがみつかれないように後方から近づくのが原則です。

●水中から引き上げたら

おぼれている人を助け上げたら、意識、呼吸、脈の状態を素早く確認します（→P. 26）。呼吸が止まっていたらただちに人工呼吸をします（→P. 29）。脈が触れなければ人工呼吸とともに心臓マッサージを開始します（→P. 30）。

処置中に水を吐いたら、顔を横に向かせて水が気道に入るのを防ぎます。口の中に泥などがつまっていたら、指でかき出します。

意識がしっかりしている場合は、バスタオルや毛布などにくるんで体を温め、吐き気があるようなら吐かせて落ち着かせます。

肺炎をおこしたりして、時間がたってから突然死亡することもあるので、手当て後は必ず医師の診察を受けるべきです。

おぼれている人の救助法

（物につかまらせて助ける場合）

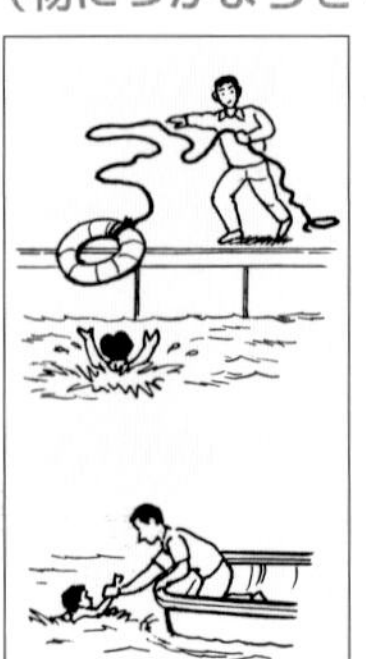

岸から近いときは、手や足、棒、釣りざおなどを差し出したり、ロープを結んだ浮き輪を投げてそれらにつかまらせ、引き寄せる

ボートで助けに行くときは、オールか救助者の手につかまらせ、転覆を防ぐため船首か船尾から引き上げる

（泳いで助けに行く場合）

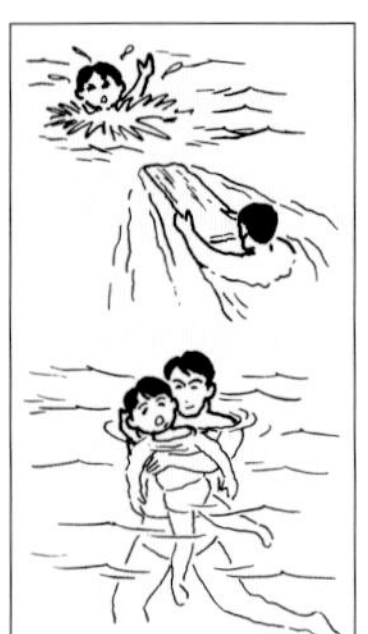

岸から離れているときは、長い板などにつかまらせ、岸まで引き寄せる

もがいているときは後ろから接近し、片手を腋の下から胸にまわして抱く

（水中での気道確保と人工呼吸）

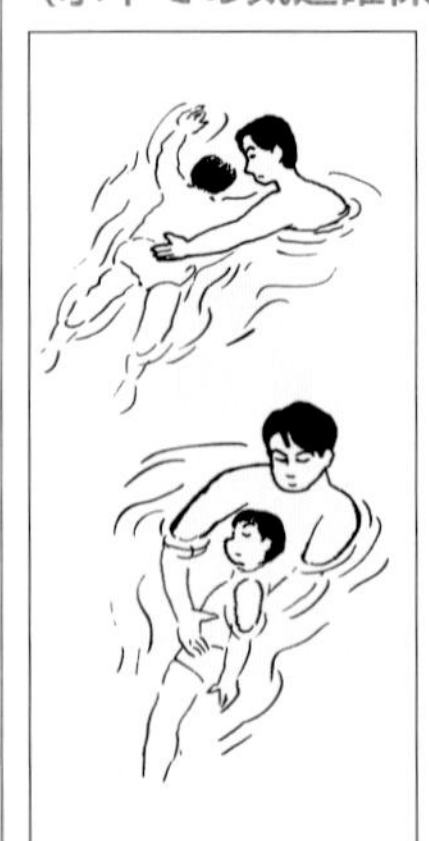

陸から距離のある場所でおぼれ、うつむきになっているときは、頭、首、胴体を両手で支えながらあお向けに

首をひねらないよう注意しながら頭を反らせて気道を確保

足が届く深さまで来たら人工呼吸を開始

日射病・熱中症で倒れた

涼しい日陰に移して寝かせ、冷たいタオルで体を冷やす。

真夏の直射日光を長時間浴びておこるのが日射病。炎天下での激しい運動や作業、あるいは閉め切った高温多湿の場所に長時間いて、熱産生が熱放散を上回って体内に熱がこもり、倒れてしまうのが熱中症です。日射病も熱中症も症状はほぼ同じで、顔が真っ赤になる、体温が高い、皮膚が乾いている、意識がもうろうとしているなど。頭痛やめまい、吐き気を訴えることもあります。

どちらも体温を下げるための処置を最優先に行い、意識状態が悪いときやけいれんをおこしているときは、すぐに救急車で病院へ運びます。

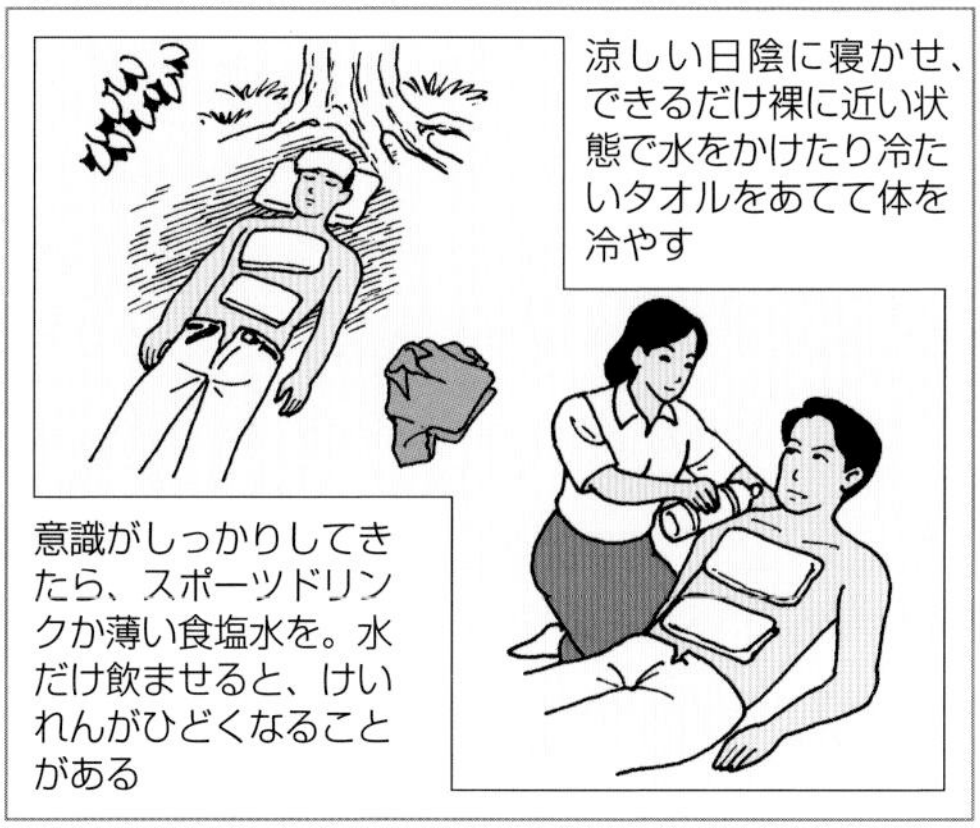

涼しい日陰に寝かせ、できるだけ裸に近い状態で水をかけたり冷たいタオルをあてて体を冷やす

意識がしっかりしてきたら、スポーツドリンクか薄い食塩水を。水だけ飲ませると、けいれんがひどくなることがある

意識がある場合

❶涼しい場所に寝かせる

風通しのよい涼しい日陰に運び、足を少し高くして寝かせます。衣服はゆるめるか、できれば脱がせます。

❷全身を冷やす

冷水に浸したタオルを体にあてながら、うちわなどで風を送ります。室内であれば、クーラーや扇風機を使うのもよい方法です。アルコールに浸したタオルで全身を拭くと、アルコールの揮発が熱の放散を促します。体温が38度くらいまで下がったら冷やすのをやめて様子を観察し、再び体温が上がるようなら冷やします。

❸冷たい飲み物を飲ませる

体温が下がり、意識もはっきりしてきたら、スポーツドリンクか、冷たい水に少量の食塩を混ぜたものを少しずつ飲ませます。手当て後は、できるだけ早く医師の診察を受けさせます。

意識状態が悪い場合

体温がかなり高く、意識もはっきりしないときは、昏睡（こんすい）体位（→P.33）で寝かせて窒息を防ぎます。

日射病や熱中症と同じ状況で倒れるものに熱疲労と呼ばれるものがありますが、これは激しい発汗による脱水と、体内にこもった熱による一種のショック状態です。症状は日射病や熱中症と違い、顔は青白く、皮膚はしっとりとしています。

意識があるときは風通しのよい涼しい場所に足を高くして寝かせますが、意識が薄れ、皮膚が冷たくなっているようなら重症のサインです。救急車を要請するとともに、ショックの手当て（→P.34）を行います。

感電・落雷事故

救助者の安全を確保してから心肺蘇生法や、やけどの処置を。

感電や落雷による事故は、体内に電気が走るため、意識の喪失、呼吸や心臓の停止、大やけどといった生命に危険な状態をひきおこします。さらに落雷に遭ったときは、高電圧による爆発現象で吹き飛ばされ、大けがを負うこともあります。

感電した人をみつけたら、救急車を要請するとともに、周囲の状況をよく確かめ、救助者の安定を確保した上で救命のための処置を行います。

また、たとえ負傷者の意識がはっきりしていても、不整脈をおこしたり、体の内部にやけどを負っていることもあるので、手当て後は必ず医師の診察を受けるべきです。

❶電源を切る

電気器具による感電の場合は、まずその電源のコンセントを抜くか、ブレーカーをＯＦＦにします。これは救助者の感電を防ぐとともに、負傷者へのダメージをそこでくい止めるためです。

電源やブレーカーがみつからないときや、屋外で電線に触れて感電した場合は、電気を通しにくい乾いた木の棒を使ってコードや電線を負傷者から離します。一番安全な方法は、ゴム手袋とゴム長靴の着用。床や地面が濡れているときはとくに注意しなくてはなりません。

❷意識、呼吸、脈を確認する

安全な場所で意識、呼吸、脈の順にバイタルサインを調べます。（→P．26）。意識があれば昏睡体位（→P．33）を、また意識がなければ気道を確保し、呼吸が止まっていたら人工呼吸（→P．29、脈が触れなければ人工呼吸とともに心臓マッサージ（→P．30）を開始します。

❸外傷の手当てを行う

やけどを負っていたらその手当てをします（→P．44）。感電や落雷の衝撃で吹き飛ばされたり高所から転落した場合は止血（→P．31）、打撲（→P．40）、骨折（→P．43）などの手当てを行います。

コードや電線の取り除きかた

（電気器具による感電）

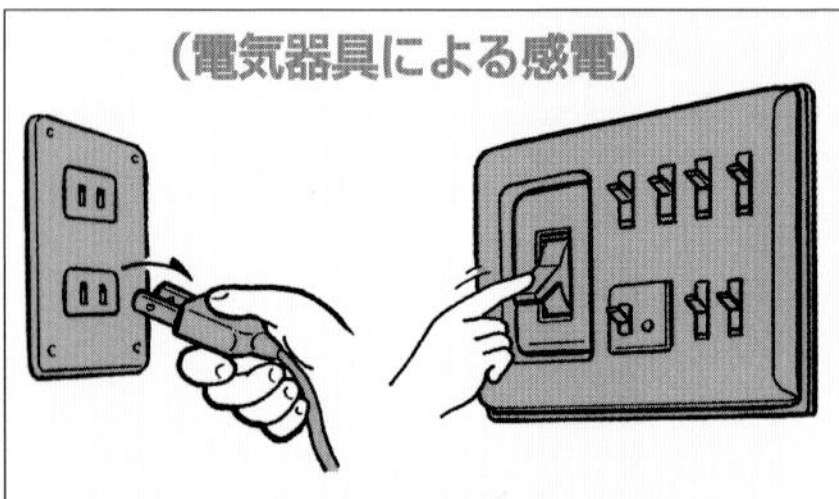

まず電源のコンセントを抜くか、ブレーカーを切る。あわてて負傷者に触れるのは危険

（電線による感電）

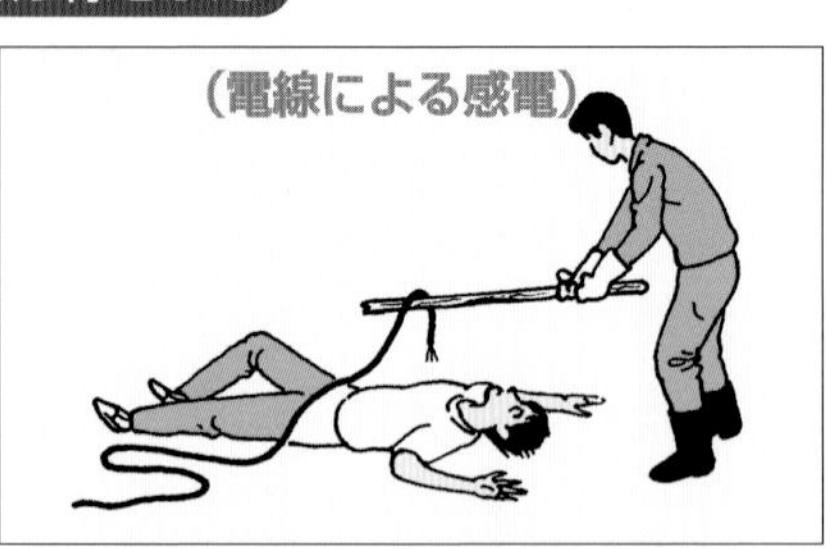

電源が切れないときや、電線に触れて感電したときは、ゴム手袋とゴム長靴を着用するか、乾いた木の板やダンボールに乗って木の棒で取り除く

ガス中毒・酸素欠乏で倒れた

ガス中毒は二重事故に注意。患者は新鮮な空気のある場所へ。

石油や木炭などの不完全燃焼による一酸化炭素中毒や、都市ガス、プロパンガスなどのガス漏れによる中毒は、倒れた人の救助とともに、二次災害の発生を防ぐことがなにより重要です。ガスの充満した部屋にあわてて飛び込んで、引火による爆発や火災を引きおこさないよう、十分注意する必要があります。

酸素欠乏は、閉めきった部屋で長時間、点火式の暖房器具を使ったときにおこりやすくなります。ガス中毒同様、頭痛、吐き気、意識障害、呼吸障害などをおこし、最悪の場合は心臓が停止することもあるので、迅速な処置が必要です。

❶ガスの元栓を閉め、窓を開ける

ガスの元栓を閉め、すべての窓やドアを開けます。ガスは火災の際の煙とは違い、タオルで口と鼻をおおっても、呼吸のたびに体内に入ります。救助者にも危険がともなうことを忘れてはなりません。

また、室内ではもちろん火気は厳禁です。換気扇や電灯なども、スイッチを入れると火花が引火して、ガス爆発をおこすことがあります。

❷新鮮な空気のある場所へ運ぶ

患者を新鮮な空気のある場所へ移動し、意識、呼吸、脈を確認します（↓P.26）。意識がある場合は毛布などで保温し、昏睡体位（↓P.33）をとらせて救急車の到着を待ちます。

意識がなければ気道を確保し、呼吸が止まっていたら人工呼吸（↓P.29）を、脈が触れなければ人工呼吸とともに心臓マッサージ（↓P.30）を開始します。

自殺が疑われる場合は、アルコールや薬を飲んでいたり、手首を切っているおそれもあるので、それらに対応する手当ても必要です。

浴室やトイレの洗浄剤による塩素ガスで気分が悪くなった場合も、時間がたってから呼吸困難などの症状が現れることがあるので、必ず医師の診察が必要です。

日常おこりやすいガス中毒と酸素欠乏

閉めきった部屋で、ガスストーブや石油ストーブを長時間使用しておこる酸素欠乏や、不完全燃焼による一酸化炭素中毒。一酸化炭素は臭いや色がないため、大事に至りやすい

都市ガスやプロパンガスのガス漏れによる中毒。都市ガスは軽いので部屋の上のほうに、プロパンガスは重いので部屋の下のほうにたまる

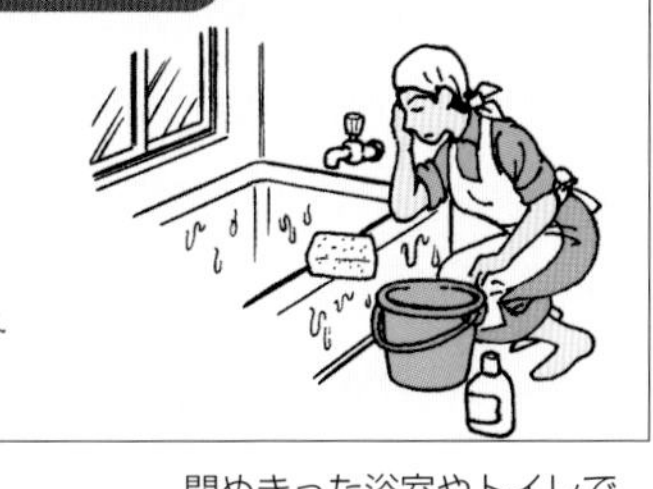

閉めきった浴室やトイレで、酸性の洗浄剤と塩素系の漂白剤、脱臭剤、カビ取り剤を同時に使用しておこる塩素ガス中毒。薬物は注意書きを読んで正しく使おう

毒物・薬物を飲んだ・食べた

飲んだ（食べた）ものを確かめ、すぐに吐かせて病院へ。

誤って洗剤や農薬を口にしてしまった、タバコの吸いがらの入ったジュースを飲んでしまった、防虫剤を食べてしまったなどの誤飲・誤食事故は、被害者の8割が5歳以下の乳幼児です。

事故のおこりやすい時間帯は、母親が家事に追われている午前9～10時と午後6～9時です。事故の原因となるのは、タバコ、石鹸、洗剤、化粧品、殺虫剤、文具といったごく身のまわりの物が多く、高齢者では医薬品の誤飲がこれに続きます。

事故のほとんどは大人の不注意が引きおこすものです。あと始末や管理の徹底をこころがけることが大切です。

●何を、どれくらい飲んだか（食べたか）

誤飲・誤食事故の応急処置の基本は、すぐに吐かせることです。しかし吐かせてはいけないものもあるので、何をどれくらい飲んだか（食べたか）をまず知る必要があります。容器、飲み残し、食べ残し、口の臭いなどから冷静に判断して下さい。これらの情報はまた、治療の際にも重要な手がかりとなります。

●吐かせてはいけないもの

＊漂白剤、トイレ用洗浄剤など強い酸性または強いアルカリ性のものは、吐かせることで胃や食道の粘膜をさらに傷つけるおそれがあります。

＊シンナー、ベンジン、ガソリン、灯油など揮発性の強い石油製品は、気管や肺に入りやすく、肺に入ると出血性肺炎をおこす可能性があります。

＊鋭い固形物も、嘔吐運動が胃や食道を傷つけます。

＊嘔吐反射が未熟な6カ月未満の乳児や、意識がはっきりしていない人、けいれんがみられる人、呼吸が弱くなっている人も無理に吐かせてはいけません。

●上手な吐かせかた

❶まず水か牛乳を、体重1キロ当たり10ミリリットルほど飲ませます。これは飲み込んだものの毒性を薄めたり、食道や胃の粘膜を保護するためです。

誤飲・誤食を防ぐには

- ●あと始末や掃除はこまめに。
- ●タバコや灰皿を放置しない。飲みかけのジュースの缶などを灰皿にしない。
- ●薬、洗剤、農薬などを飲食物の容器に移し換えない。
- ●危険物は子供の手の届かない所に保管。
- ●高齢者の服薬は家族が十分に注意する。

吐かせかた

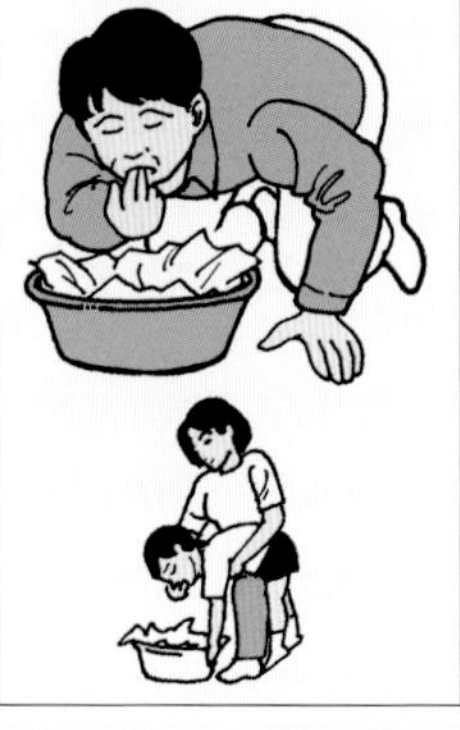

頭を低くし、指やスプーンの柄で舌のつけ根を刺激して吐き出させる

小さな子供の場合は、太ももの上にうつ伏せの状態で乗せ、頭を低くしてのどの奥に指を入れる

吐かせてよいもの・悪いものと、処置の目安

吐かせてよいもの	吐かせてはいけないもの	少量なら中毒の心配のないもの
●水か牛乳を飲ませ、吐かせて病院へ タバコ　石鹸　入浴剤　ヘアシャンプー・リンス　台所用合成洗剤　洗濯用合成洗剤　浴室用洗剤　洗濯糊　廃油処理剤（固めるタイプ）　芳香消臭剤　除湿剤　乾燥剤　化粧水　香水　整髪剤　洗口剤　日焼け止め化粧品　殺虫剤(ヒドラメチルノン・ほう酸）　虫よけ剤　猫いらず　殺鼠剤　水彩絵の具　墨汁　朱肉　チョーク　染料　不凍液　肥料　花火　使い捨てカイロ　アルコール剤 **●水を飲ませ(牛乳はダメ)、吐かせて病院へ** ナフタリン　油絵の具	**●水か牛乳を飲ませ、吐かせず病院へ** 台所用洗剤　クレンザー　排水パイプ用洗剤　トイレ用洗浄剤　トイレ用脱臭剤・消臭剤　換気扇・レンジ用洗剤　ガラス用洗剤　洗濯用洗剤　柔軟仕上げ剤　漂白剤　かび取り剤　さび取り剤　染毛剤　修正液　印刷用インキ **●水を飲ませ（牛乳はダメ）、吐かせず病院へ** 靴クリーム　しょうのう **●何も飲ませず、吐かせず病院へ** 灯油　ガソリン　シンナー　ベンジン　接着剤　ニス　ワックス類　油性塗料　ラッカー　しみ抜き剤　さび止め剤　マニキュア　マニキュア除光剤　ライターオイル　エンジンオイル　ろうそく　殺虫剤（ピレスロイド系）液体電気蚊とり　白アリ駆除剤	ファンデーション　口紅　乳液　ベビーパウダー・ローション　鉛筆の芯　クレヨン　クレパス　ポスターカラー　消しゴム　粘土　鮮度保存剤　冷蔵庫用脱臭剤　蚊とり線香　蚊とりマット　コンタクトレンズ用洗浄液・保存液・装着液　線香　マッチ　植物活力剤

＊飲んだ量（なめた程度か大量に飲んだか）や、成分によっても危険度や処置の方法は異なるので、詳しくは「中毒110番」か医師に相談しましょう。
＊あまり中毒の心配のいらないものも、しばらくは様子を観察し、異常があればすぐに医師にみせてください。
＊電池類、金属類、プラスチック類、クレヨンなどの固形物を飲み込んだ場合も、必ず病院で検査を受けてください。

ただし、ナフタリン、油絵の具などは、牛乳の脂肪分が毒性の吸収を早めてしまうので、この場合は、牛乳ではなく水を飲ませます。

❷吐かせてよい場合は、のどの奥に指やスプーンの柄などを入れ、舌のつけ根を押して刺激します。吐かせてはいけない場合は、水か牛乳を飲ませてただちに病院へ運んで下さい。

❸吐き終えたら毛布などで保温し、すぐに医師の診察を受けます。飲み残しの容器や吐物は必ず医師にみせるようにしてください。

■困ったときは「中毒110番」へ

応急処置や、その後の対応がわからない場合は、中毒情報センターに電話で相談してください。家庭用品、医薬品、工業用品などによる中毒の症状や対処のしかたを教えてくれます。

（つくば中毒110番）
TEL 029-852-9999
（大阪中毒110番）
TEL 072-727-2499

のどに異物が詰まった

咳をさせるのが一番。だめなら、背中を強くたたいて吐き出させる。

餅、肉のかたまり、せんべい、パンをはじめ、子供ではコイン、ボタン、おもちゃといった意外なものをのどに詰まらせて窒息することがあります。

突然咳込む、のどをゼイゼイいわせて苦しむ、のどに手をあてて助けを求めるしぐさをするなどは、のどに異物が詰まったサインです。また咳ができない、話せない、呼吸ができないなどは緊急を要するサインです。しばらくすると顔色が悪くなり、意識を失ってしまうので、応急処置を行う一方で、すぐに救急車を呼ぶ必要があります。

呼吸ができる場合

のどに異物が詰まっても呼吸ができれば、咳をさせて吐き出させるのが一番よい方法です。手当てをする人は、無理に異物を取り出そうとせず、励ましながら咳を続けさせることが大切です。ただし、激しく咳込む場合は、異物が気管や気管支に入っているおそれもあるので、救急車で病院へ運びます。

呼吸ができない場合

咳をしても吐き出せない場合、咳ができない場合、呼吸ができない場合はただちに異物を取り出す処置を行わなければなりません。異物が見えるようなら指交差法でかき出しますが、見えないときは背部叩打法を、それでもだめならハイムリック法（用手圧迫法）を行います。

❶**指交差法**…利き手ではないほうの親指と人差し指を交差させて口を開かせ、利き手を口の中に入れて異物をかき出します。

❷**背部叩打法**…胸を支えてうつ向かせ、背中の肩甲骨の間を4〜5回強くたたきます。

❸**ハイムリック法**…患者の後ろにまわり、腋（わき）の下から両手をまわして右手こぶしを上腹部にあて、その上に左手を重ねて胸を手前上方にグッと強く引き上げます。

異物の吐き出させかた

（異物が見える場合）
利き手でないほうの親指と人差し指を交差させて口を開かせ、もう一方の手の人差し指をのどの奥に入れて異物をかき出す

（背部叩打法）

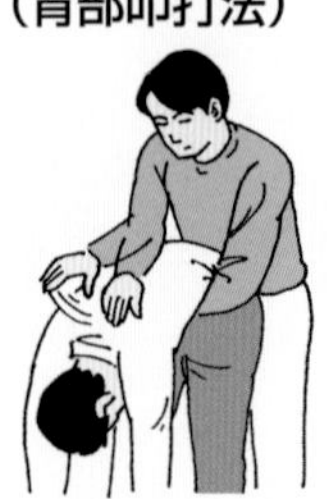

斜め後ろに立ち、片手で胸を支えてうつ向かせて、もう片方の手で肩甲骨の間を４〜５回続けて強くたたく

子供の場合は片手で腹部をかかえて頭を下げさせ、もう片方の手で肩甲骨の間を４〜５回たたく。乳児の場合は前腕の上にうつ伏せにし、頭を下に向けて下あごを支えながら、もう片方の手で背中を４〜５回たたく

（ハイムリック法）
脇の下から両手をまわして上腹部に右手こぶしをあて、その上に左手を重ねて側胸部を手前上方に強くしめ上げる。その際内臓破裂の危険があるので、腹部は絶対に圧迫しないように

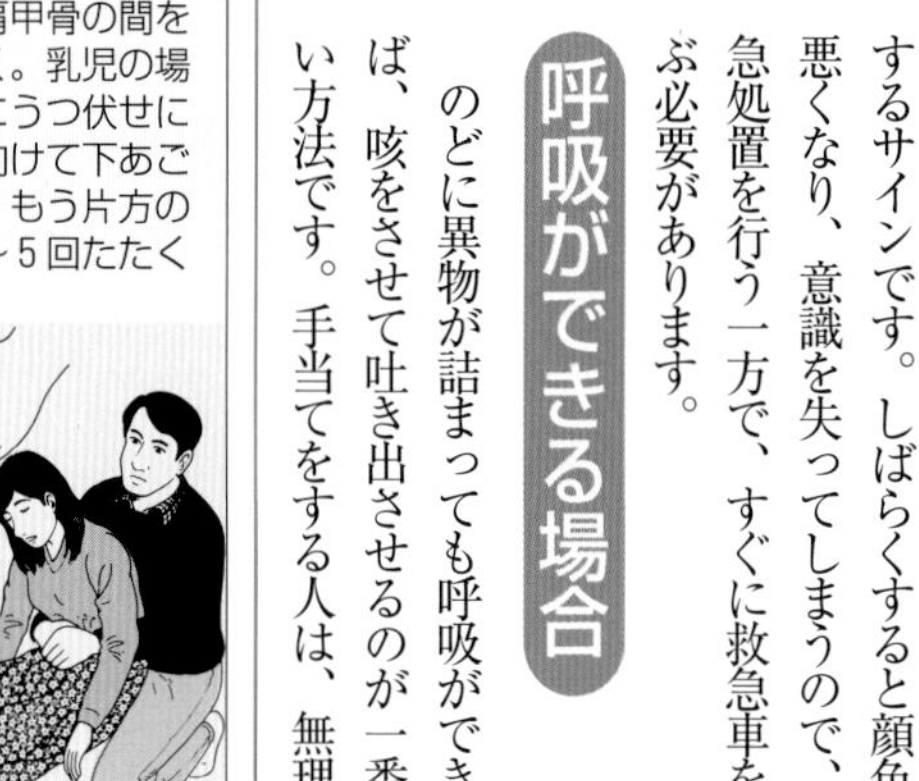

鼻に異物が詰まった

勢いよく鼻息とともに出す。だめなら無理せず耳鼻科へ。

鼻に入った異物は、鼻息で出すのが最良の方法です。異物が入っていないほうの鼻孔を指で押さえ、口を閉じ、鼻をかむ要領で勢いよく鼻から息を吹き出させます。

指やピンセットで取り出そうとすると、かえって異物を押し込んだり、鼻を傷つけるおそれがあります。取り出せない場合は、無理せず耳鼻科を受診すべきです。

また小さな異物は気管に入り込むこともあるので、急に咳込んだり息苦しくなったときは、すぐに医師の手当てを受けるべきです。

異物が入っていないほうの鼻孔を押さえてふさぎ、口を閉じて、フン！　と勢いよく鼻から息を吹き出す

目に異物が入った

手でこするのは厳禁。涙や水で洗い流す。

目に入った異物は、涙や清潔な水で洗い流すのが最も安全です。目をこすると、角膜や結膜を傷つけるおそれがあります。綿棒やティッシュペーパーで取り除く場合も、目を傷つけないよう慎重にします。取れないとき、異物が刺さっているときは無理せず眼科医に診てもらうべきです。

●清潔な水を張った洗面器に顔をつけ、数回まばたきをするか、横向きに寝かせて、やかんから目に静かに水を注ぎます。

●下まぶたや上まぶたの内側に異物がみつかれば、湿らせた綿棒でそっとぬぐい取ります。黒目の上に異物がある場合は、数回まばたきをして異物を下まぶたに移動させてからぬぐい取ります。

●化学薬品などの液体が入ったときは、流水で10分以上洗い流してから眼科を受診します。

耳に異物が入った

耳を下に向けて片足跳びを。ピンセットや耳かきは使わない。

耳に入った異物は、ピンセットか耳かきで無理に取り出そうとしてはいけません。異物をかえって奥へ押し込んでしまったり、鼓膜を傷つけて中耳炎をおこすおそれもあります。以下の方法で取れなければ、耳鼻科を受診すべきです。

●**豆などが入った…**異物の入ったほうの耳を下に向け、片足で跳ねます。

●**虫が入った…**耳孔に懐中電灯をあてるか、耳孔を太陽や電灯のほうに向けて、光で虫を誘い出します。または耳たぶを軽く引っ張り、耳の中にタバコの煙をふき込むか、耳の中にオリーブ油を1滴垂らして耳孔を下に向けます。

●**水が入った…**水の入ったほうの耳を下に向け、片足でトントン跳ねます。または、こより状に細くしたティッシュペーパーを耳孔に静かに入れ、水を吸わせます。

動物に咬まれた

傷口を十分に洗浄・消毒し、処置後は必ず病院へ。

犬、猫などに咬まれた

犬、猫、ネズミなどの動物に咬まれたときは、止血の前の洗浄・消毒が重要です。咬み傷は見た目以上に深く、さらに破傷風などの感染症を引きおこすおそれもあります。破傷風の予防接種を受けていない人は、とくに慎重な対応が必要です。手当て後は必ず外科を受診します。

❶傷口を石鹸でよく洗い、細菌を十分に洗い落とします。

❷消毒薬などで消毒し、ガーゼをあてた上に包帯を巻いて病院へ行きます。

❸出血がひどい場合や傷が大きい場合は、清潔なガーゼやハンカチで圧迫止血（↓P．31）しながら病院へ行きます。

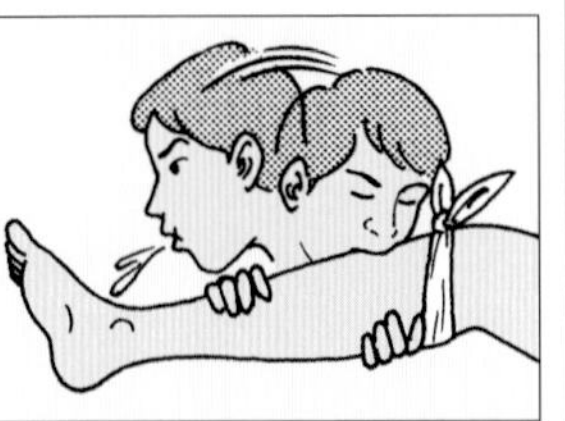

咬まれた部位より心臓に近いところを縛り（静脈が少し浮き出る程度にとどめ、強く縛りすぎないこと）、毒液を排除する目的で創部から滲出液や血液を圧出する。体を動かすと毒が全身にまわりやすいので、負傷者は安静に

毒ヘビに咬まれた

マムシやハブなどの毒ヘビと、毒のないヘビの大まかな見わけかたは、ヘビの顔の形と、咬まれたあとの症状によります。ヘビの頭が三角形であれば毒ヘビ、腫れや痛みが広がってきたり、吐き気、嘔吐、頭痛、腹痛、脱力感などがみられる場合も毒ヘビの可能性が大です。手当てが遅れると死に至ることもあるので、処置後はすぐに外科を受診すべきです。

❶毒が全身にまわらないよう、傷口より心臓に近い部分をタオル、ベルト、ネクタイなどで縛ります。

❷傷口から毒液を排除する目的で創部から滲出液や血液を圧出します（口の中にけがをしている人は行わない）。

❸傷口にぬれタオルや氷のうをあてて冷やし、心臓より高くして病院へ。抗毒素血清療法を受けます。

虫に刺された

毒針や毒毛は取り除き、患部をよく洗って重曹水で湿布。

ハチ・アブ・ムカデ・毒魚に刺された

ハチやムカデに刺され、ショックをおこしたり意識を失ったときは、救命処置（↓P．28）を行う一方で救急車を手配します。腫れや痛みがおさまらない場合、口の乾きなどの異常がみられる場合はすぐに医師の手当てを受ける必要があります。

❶患部をよく観察し、毒針が残っていたら毛抜きかピンセットで抜き取ります。

❷刺された部位を指でつまみ、血液とともに毒を押し出すようにします。

❸傷口をこすらないよう石鹸でよく洗い、アンモニア水か重曹水で湿布します。

毛虫・クモ・毒蛾に触れた

❶強くこすらずに石鹸でよく洗い、皮膚についている毒毛を洗い落とします。

❷重曹水で湿布します。

食中毒をおこした

何度も吐かせてすぐに医師の手当てを。

細菌性食中毒

体に有害な細菌や化学物質、あるいは動植物に含まれる自然毒を食べたり飲んだりしておこるのが食中毒ですが、大半を占めるのが、細菌による中毒です。

細菌性食中毒には、食品や腸の中で細菌が増殖しておこる感染型と、食品中の細菌が出す毒素による毒素型とがあり、どちらも主な症状は吐き気、嘔吐、下痢、腹痛などです。感染型は12～36時間で、毒素型は30分～数時間で症状が現れます。

食中毒の応急処置のポイントは、胃が空になるまで何度も吐かせること。体内から毒素を出すことが大切なので、安易に止痢薬や整腸剤を服用しないことです。

❶食後あまり時間がたっていなければ、腹ばいまたは横向きにして、指やスプーンの柄でのどの奥（舌のつけ根）を刺激し、吐かせます。食塩水を大量に飲ませると吐きやすいといわれています。

食後、時間がたっている場合や、吐かない場合は、ただちに病院へ行きます。

❷吐かせたら毛布などで保温して安静を保ち、医師の診察を受けます。

❸脱水、ショック状態がみられる場合は、その処置（→P．34）とともに救急車の手配をします。

自然毒による中毒

毒キノコ、毒草、山菜、フグ、貝類をはじめ、じゃがいもの新芽や緑色の部分に含まれるソラニン、青梅やぎんなんの青酸化合物などでも中毒をおこすことがあります。

いずれも家庭でできる処置は吐かせることぐらいで、異常がみられたらすぐに医師の手当てを受けなければなりません。

●キノコ中毒

国内では、ツキヨタケ、イッポンシメジ、タマゴテングタケをはじめ、20種類以上の毒キノコが知られています。潜伏期間は数十分～数日です。症状はキノコの種類によって異なりますが、激しい下痢、嘔吐、腹痛をともない、場合によっては死に至るケースもあります。

●毒草による中毒

水仙、バイケイソウ、トリカブトなどを食用の草と間違えて食べてしまう事故が少なくありません。吐き気、嘔吐、下痢、腹痛、めまい、しびれをはじめ、知覚麻痺、運動障害、意識障害、呼吸障害などをひきおこす大変危険な毒草もあります。

●フグ中毒

中毒の原因となるのは、フグの卵巣や肝臓に多く含まれるテトロドトキシンという毒物。食後30分～数時間で唇、舌、指先のしびれや、手足の麻痺、呼吸筋の麻痺をおこします。テトロドトキシンは熱に強いため、フグ鍋料理などでも中毒がみられます。

●貝類による中毒

中毒をおこしやすいのは牡蠣、アサリ、ホタテ、ムラサキイガイなどで、食後30分～数時間で下痢、腹痛、吐き気や、唇・舌・顔・手足のしびれや麻痺が現れます。

症状別

応急手当ての手順とポイント

脳卒中が疑われるとき

動かさずに救急車を手配し、意識、呼吸、脈の確認を。

脳卒中とは

脳卒中とは、脳の血管の異常によって突然いろいろな症状が現れるもので、脳出血（脳溢血）、脳梗塞、くも膜下出血の3つに大別されます。

脳出血は脳動脈が破れて脳内に出血がおこるものです。脳梗塞は脳動脈がつまり、そこから先の血流が途絶えて脳の一部に損傷がおこるもので、くも膜下出血は脳動脈の一部が膨らんでできた動脈瘤が破裂したり、脳血管の生まれつきの異常によって脳を包んでいるくも膜と軟膜の間に出血がおこるものです。

脳卒中が疑われる症状

脳卒中は40代以上の中高年に発症しやすく、とくに動脈硬化、高血圧、糖尿病、高脂血症は脳卒中をひきおこす四大危険因子といわれています。

脳卒中の発作は、軽症でろれつがまわらない、言葉が喋れない、半身に力が入らない、まっすぐ歩けない、ものが二重に見える、ものがうまく飲み込めない、しびれ、めまいなどです。激烈な頭痛、激しい嘔吐、39度以上の体温、意識喪失、けいれんなどの症状は、生命に危機が迫っていることを意味します。

なんらかの異常を感じ、たとえそれが短時間で消失したとしても、異常は大発作の警告と考え、早めに医師の診察を受けることが大切です。倒れたら、すみやかに病院へ運ぶのが原則です。

救急車が到着するまでの処置

●安静が第一。体をゆすったりしない

患者は動かさないのが原則ですが、路上、トイレ、浴室などで倒れた場合は、安全な場所へ運んで（→P.33）寝かせ、衣服やベルトなど体を締めつけるものをゆるめます。大声で呼びかけたり、体をゆすったり、頭や首をひねったりしてはいけません。

●嘔吐を繰り返している場合

意識障害がみられ、嘔吐を繰り返しているとき、いびきをかいているときは、昏睡体位（→P.33）をとり、吐物は指にガーゼやハンカチを巻いてかき出します。

●呼吸や脈に異常がある場合

意識がないときや、呼吸が荒くあえいでいるときは、あお向けにして、まず気道を確保します（→P.28）。呼吸がなければ人工呼吸（→P.29）を、脈にも触れなければ人工呼吸とともに心臓マッサージ（→P.30）を開始します。

●けいれんがある場合

けいれんは自然におさまることも多いので、あわてないことです。けがをさせないよう周囲の危険物を片づけ（→P.62）、呼吸や脈の状態を観察します。

心臓発作が疑われるとき

一番楽な姿勢で休ませ、呼吸や脈を観察する。

狭心症と心筋梗塞

胸が締めつけられるような、または押さえつけられるような痛みが数分～数十分続き、安静にしていればおさまる場合は狭心症が、激烈な胸痛が数十分～数時間続き、あぶら汗をかいたり、顔面蒼白になるようなら心筋梗塞が疑われます。

狭心症は動脈硬化や冠状動脈のけいれんによって冠状動脈の内腔が狭くなり、心筋に十分な血液が供給されなくなった状態です。血栓などによって冠状動脈が詰まり、そこから先の血流が途絶え心筋の一部に壊死が生じるのが心筋梗塞です。

心筋梗塞では、ショック状態や呼吸困難から致命的な事態を招くことも多いので、救急車を手配し、ただちにCCU（心疾患集中治療室）のある病院へ運ばなければなりません。

狭心症や心筋梗塞以外では、神経症、自然気胸、肺梗塞、解離性大動脈瘤でも突然の胸の痛みや呼吸困難がおこります。

楽に呼吸できる姿勢を

横になると苦しい場合は、机に枕やクッションを乗せ、その上に上体を預けるような姿勢でうつ伏せになると楽

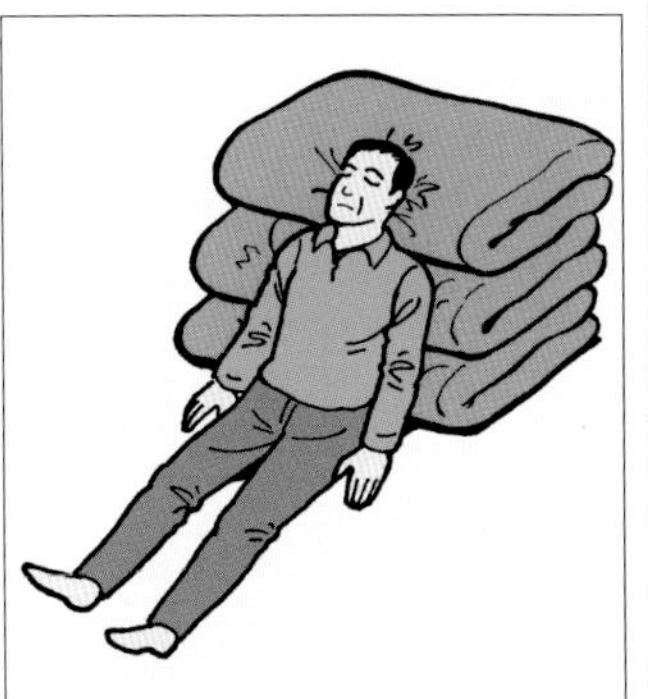

呼吸が困難なときは、積み上げた布団に上半身を寄りかからせる姿勢をとるとよい

発作がおこったら

❶楽な姿勢をとらせて安静に

枕やクッションを抱えて机にうつ伏せに体を預けたり、布団を積み上げてそこに寄りかかったりと、とにかく患者がもっとも楽な姿勢をとらせます。

体を締めつけている衣服やベルトなどをゆるめ、ニトログリセリン錠が処方されていれば舌下に含ませます。

❷全身状態をよく観察する

呼吸や脈の状態をよく観察し、寒がっているときは毛布などで保温します。

激しい胸痛が続き、ショック状態がおこったり意識不明になった場合は、すぐに救急車を手配します。急いで気道を確保し（→P.28）、呼吸が止まっていれば人工呼吸（→P.29）を、脈にも触れなければ人工呼吸とともに心臓マッサージ（→P.30）を開始して下さい。

❸患者の不安を取り除く

突然の胸痛により、患者は強い不安感や死への恐怖感に襲われます。精神的緊張は症状を悪化させるので、手当てする人はオロオロしたり、むやみに騒ぎ立てたりしないよう心がけ、患者を安心させる言葉をかけるように努めます。

脳貧血がおこった

頭を低くしてしばらく安静に。意識が戻らなければ早く病院へ。

脳貧血とは

脳貧血とは、脳への血液が一時的に少なくなった状態で、長時間立っていたり、湯ぶねから急に立ち上がったときなどにおこります。学童や若い女性にしばしばみられますが、失神しても意識はごく短時間で回復し、後遺症もありません。

前兆は生あくび、生つば、吐き気、冷や汗などです。気分が悪くなって顔が青ざめ、目の前が真っ暗になって倒れます。

脳貧血は一過性のものですが、急に立ち上がったときに立ちくらみやめまいをおこす病気に起立性低血圧があり、これには神経疾患や糖尿病などが関係していることもあります。症状がたびたび現れるようであれば、やはり一度医師の診察を受けたほうがいいです。

倒れそうになったら

フラフラしたり、気分が悪くなってきたら、頭を低くした姿勢をとって脳への血流を促します。床にひざまずいて上体を倒したり、イスに腰かけ、足の間に頭を入れる姿勢をとると倒れずにすみます。

倒れたときの手当

❶頭を低くして休ませる

枕をあてずに頭を低くするか、足の下に枕などを置いて足を少し高くした状態で寝かせ、衣服をゆるめます。寒いときは毛布などで保温、暑いときは窓を開けて風通しをよくして下さい。

意識が回復してもしばらくは安静を保ち、温かい飲み物を与えて休ませます。

❷意識が回復しなければ病院へ

なかなか意識が戻らない場合は、ほかの病気の疑いもあります。また、倒れたときに頭を強打している可能性もあるので、数分たっても意識が回復しないときや、意識が回復しても様子がおかしいときは、すぐに病院へ運ぶべきです。

脳貧血がおこったときの休ませかた

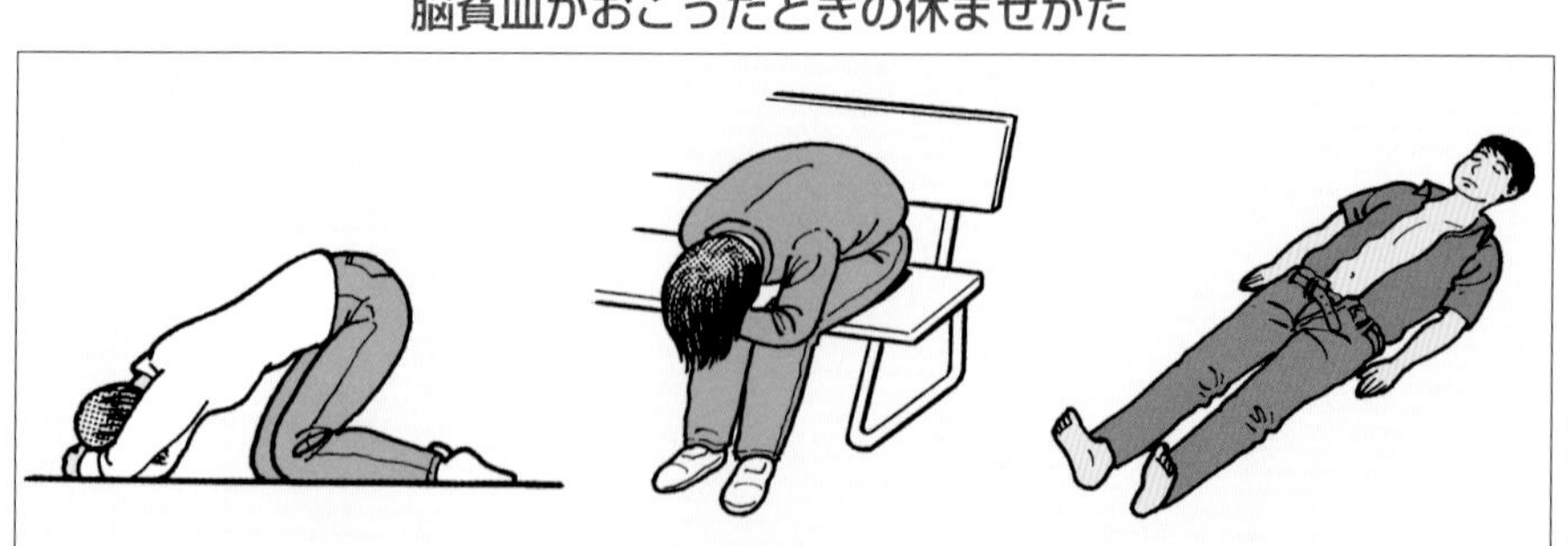

気分が悪くなったら、我慢せずに上体を前に倒して頭を低くした姿勢をとり、しばらく安静に

倒れた場合は、頭を低くした姿勢で寝かせ、体を締めつけている衣服やベルトをゆるめる

高熱が出た

安静、保温、水分補給がポイント。発熱以外の症状にも注意を。

平熱には個人差がありますが、一般に38度未満を微熱、38度以上を高熱といいます。高熱が出ても、意識に異常がなく、悪寒やふるえ、軽い頭痛を訴える程度なら、緊急に病院へ運ぶ必要はなく、まずは家庭で手当てを行いながら、症状や経過を観察します。発熱しても、翌朝には解熱しているケースが多いからです。

しかし発熱をおこす病気は多岐にわたり、陰に重大な病気が潜んでいることもあります。容態が落ち着いたら、必ず医師の診察を受けましょう。とくに徐々に発熱して長期にわたる場合や、微熱が続く場合は、早めに病院でその原因を調べてもらう必要があります。

糖尿病などの病気を持っている人、過去に大きな病気をした人、ステロイド剤などの薬を服用している人、手術後の人、海外旅行から戻ったばかりの人、高齢者なども早めに医師に相談することが大切です。高熱にともなって意識障害、激しい頭痛、けいれん、出血、呼吸困難などがみられる場合は、ただちに医師の手当てが必要です。

氷枕を使うときは、肩や首を冷やさないよう注意。検温は少なくとも朝夕の２回は行い、記録を。受診の際に役立つ

処置のポイント

意識、呼吸、脈の状態や、体の痛み、頭痛、めまい、発疹、脱水症状、尿や便の状態など、発熱以外の症状にも注意が必要です。

発熱が突然で短期間の場合は、その多くがかぜなどの急性の感染症ですが、かぜ以外の病気の可能性もあるので、むやみに解熱剤を連用しないことです。病気の発見を遅らせることになります。

❶温かくして休ませる

悪寒やふるえがあるときは、電気あんかを入れたり、布団を多めにかけるなどして、保温します。部屋も温かくします。

❷氷枕や氷のうで冷やす

頭痛や熱感があるときは、氷枕や氷のうで頭を冷やします。ただし嫌がる場合は、無理に冷やしてはいけません。

❸汗をかいたら手早く拭く

汗をかいたらタオルで拭き、湿った下着、パジャマ、シーツは取り替えます。ひどく汗をかくときは、背中、胸、腋（わき）、太ももの内側などに直接タオルをあて、タオルだけ交換すると、患者の負担が少なくなります。

❹十分な水分補給を

熱が出たときは水分補給が大切です。温かいお茶、ホットミルク、果汁など、患者の望むものを飲ませます。

食欲があるときは、消化がよく、少量でもエネルギーとなる栄養価の高いものを食べさせるのが理想的ですが、基本的には患者の好みに合わせます。

頭痛が激しい

頭を冷やして安静に。突然の激痛はすぐに病院へ。

頭痛はすべての年齢層を通じ、3人に1人は自覚しているといわれるほどよくみられる症状です。しかしその原因は心因性のものから命にかかわる重大な病気まで多彩で、痛みの現れかたや痛みの程度、部位、頻度もさまざまです。

頭痛の多くは軽症で、実際のところ、綿密な検査を行っても、脳にこれといった異常はみられないケースが少なくありません。しかし痛みは体が不調を訴えているサインです。いわゆる頭痛持ちの人も、一度はかかりつけの医師にきちんと相談すべきです。

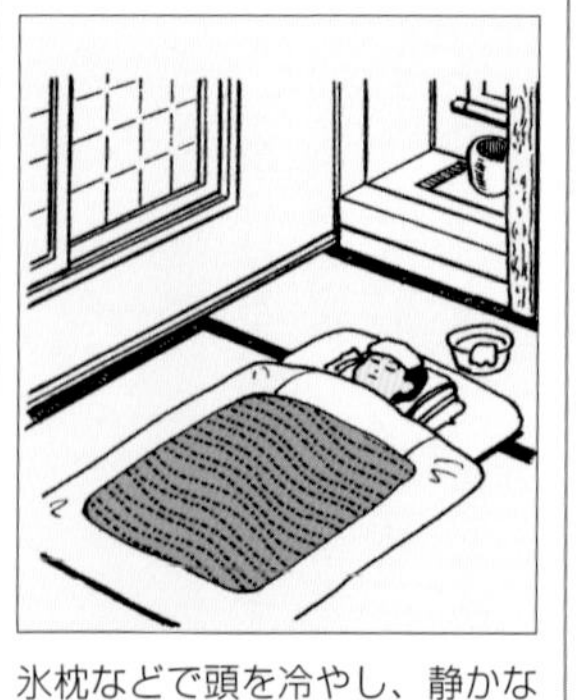

氷枕などで頭を冷やし、静かな部屋で休ませる。鎮痛剤は病気の発見を遅らせることもあるので、連用しないこと

観察のポイント

頭痛の原因は内科系のものがもっとも多く、次いで目、鼻、耳、歯、脳や神経に関係するものと続きます。大切なのは、痛みのおこりかたや程度、部位、痛みにともなう症状などを正しくとらえ、頭痛の原因を明らかにし、医学的処置を必要とする病気や、緊急の手当てを要する病気を見逃さないことです。

●痛みのおこりかたは？ 痛みはいつおこったか、何をしているときにおこったか、突発的か徐々に始まったか、持続するか、たびたびおこるかなどに注意します。

●どのような痛み？ 頭が重い、チクチクする、頭が締めつけられるよう、ズキンズキンと脈打つ感じ、ガンガン割れそう、突然殴られた感じなどに注意します。

●頭のどの部分が痛む？ 頭全体、前頭部、後頭部、側頭部、みけんのあたり、目の奥などを医師に話します。また痛む場所が決まっているか、痛む場所が変化するかなどにも注意します。

●頭痛にともなう症状は？ 発熱、吐き気、めまい、耳鳴り、手足のしびれ、肩こり、動悸、視力障害、不眠などの有無についても医師に訴えるべきです。

処置のポイント

頭痛の一般的な手当ては、頭を冷やして静かに休ませることですが、突然の激烈な頭痛、高熱をともなう激しい頭痛、頭を打ったあとの頭痛や、意識障害、呼吸や脈の異常、けいれん、嘔吐、ろれつがまわらない、手足の自由がきかないなどの症状の場合は、ただちに病院へ運ぶ必要があります。高血圧や、動脈硬化のある人、頭痛持ちでもいつもと違う痛みの人も早めに医師の診察を受けるべきです。

❶頭に氷枕や氷のうをあて、体は温かくして寝かせます。肩や首を冷やさないよう注意します。

❷部屋は暗く静かにし換気をよくします。

❸肩や首がこっている場合は、マッサージや温湿布で手当てをします。

めまいがする

楽な姿勢でしばらく安静に。頻繁におこる場合は病院へ。

真性めまいと仮性めまい

めまいには、真性めまいと仮性めまいがあります。

真性めまいは天井や壁など、まわりのものがグルグル回ったり、自分自身が上下左右に動く感じのするもので、内耳や前庭神経、あるいは脳幹や小脳など中枢神経系の病気によくみられるタイプです。

仮性めまいは体がフワフワ宙に浮く感じがしたり、ふらふらしたり、目の前が急に暗くなったりするもので、心身の疲労から、中枢神経系、心臓や血管系の病気まで、原因になる疾患はさまざまです。

回転性のめまいで頻繁にみられるものに、良性発作性頭位めまい症と呼ばれるものがありますが、これは起床時や、急に上を見上げたり頭を下げたりしたときなどにおこる一時的な良性のめまいです。耳鳴り、難聴、しびれなどをともなわないのが特徴で、多くは原因不明といわれていますが、命にかかわるものではありません。

また、回転性のめまいをひきおこす病気としてメニエール病がよく知られていますが、これは突発的なめまいが繰り返しおこり、耳鳴り、難聴、耳の圧迫感などをともなうのが特徴です。実際はそれほど頻度の高い病気ではありません。

吐き気があるときは頭を横向きに。めまいと吐き気があるときにはマクラをして横向きにするなど症状がやわらぐ姿勢で寝かせ、光、音、振動などの刺激を与えない配慮を

観察のポイント

めまいがおこったときには、それがどのようなタイプのものかをまず冷静に判断することが治療への近道になります。

しかし、真性のめまいと仮性めまいが混合している疾患もあり、さらにめまいの種類や程度と病気の重症度は、必ずしも一致するものではありません。

いずれにせよ、たびたびめまいを感じたり、随伴症状がみられる場合は、早めに医師の診察を受けることが大切です。意識がなくなる、手足が麻痺する、歩けない、頭痛・嘔吐・耳鳴りなどが激しいといった場合は重症の可能性もあります。

処置のポイント

急なめまいは患者を不安にさせますが、体を動かすと、吐き気や嘔吐を促したり、症状を悪化させてしまうので、手当ては安静が第一です。

激しいめまいも、たいていはしばらくすればおさまるものです。緊急を要する状態でなければ、症状が落ち着くのを待って専門の病院を受診すべきです。

❶衣服をゆるめ、楽な姿勢で寝かせます。

❷部屋はカーテンなどを引いて薄暗くし、静かにします。

❸吐き気や嘔吐をともなうときは、吐物が気管に詰まらないよう顔を横向きにします。

けいれん・ひきつけをおこした

まわりの危険物を取り除き、おさまったらすみやかに病院へ。

大人のけいれん

けいれんとは、意思に関係なく筋肉が発作的に収縮をおこす状態です。てんかんをはじめ、頭部外傷、脳炎、髄膜炎、脳血栓、脳腫瘍など脳の病気や内科的な病気、さらに一酸化炭素中毒、薬物中毒といった中毒症や心理的な要因も、けいれんをひきおこす原因になります。

発作がおこっても、その多くは数分でおさまり、けいれん自体は直接、命にかかわるものではありません。しかし長く続くと脳障害を生じる危険があるので、すぐに病院へ運ばなければなりません。

子供のひきつけ

子供のひきつける原因となる病気はさまざまですが、なかでもよくみられるのが、高熱にともなう「熱性けいれん」です。生後6カ月から6歳までの乳幼児に特有の症状で、発作はたいてい2～5分、長くても10分以内にはおさまります。

一般に、乳幼児は大人の10倍以上の頻度でけいれん（ひきつけ）をおこすといわれています。これは乳幼児の脳が未発達で、わずかな刺激にも反応してしまい、それをコントロールする機能もまだ完全ではないためです。

観察のポイント

けいれんやひきつけがおこったら、処置を行いながら、次の点を正しく観察してください。これらの情報は、病気の診断やその後のケアに大変参考になります。

●発作の状態…全身的か部分的か、強直性（緊張が一定時間持続する）か間代性（短時間に緊張と弛緩を繰り返す）かといったことです。また持続時間、意識障害の有無、目の状態、尿失禁の有無などに注意します。

●発作前の状態…いつ・どこで・どんなときにおこったか、自覚症状や前駆症状はあったかなども医師に報告します。

●発作後の状態…回復のしかた、睡眠の有無、麻痺の有無、記憶の有無などについても注意が必要です。

処置のポイント

❶周囲の危険物を片づける

けがややけどをさせないよう、まわりの危険物を取り除きます。

❷口の中に割り箸などは入れない

けいれんやひきつけをおこしたときは、舌を噛まないよう割り箸やハンカチをくわえさせる、という常識がありましたが、現在では、発作中に舌を噛む危険性はほとんどないことが明らかにされています。口の中にあわてて異物を挿入するのは、かえって危険です。

❸発作がおさまったら

発作がおさまったら意識、呼吸、脈を確認します。発作はほとんどの場合、数分以内でおさまりますが、長く続く場合はただちに救急車を手配します。数分でおさまった場合も、油断せず、すみやかに医師の診察を受けます。

息苦しい・息切れが激しい

楽に呼吸できる姿勢で休ませ、落ち着いたら病院で検査を。

息苦しさや息切れは、鼻、咽頭(いんとう)、喉頭(こうとう)、気管、気管支、肺など呼吸器系の病気や心臓の病気をはじめ、貧血、腎臓病など全身の病気、さらに過換気症候群など心因性の疾患や、肋骨骨折、胸部の筋肉痛、疲労、脱力時などにもみられます。

また肥満の人は、横隔膜の運動が制限されるため、普通の人より息切れしやすい傾向にあります。

息苦しさや息切れを感じた場合は、それが心身の疲労からくるものなのか、胸の圧迫感か鈍痛なのか、あるいは本当に呼吸するのが難しい状態なのかを冷静に判断することが大切です。少し動いただけでも息切れや息苦しさが続く場合は、早めに病院で検査をするべきです。

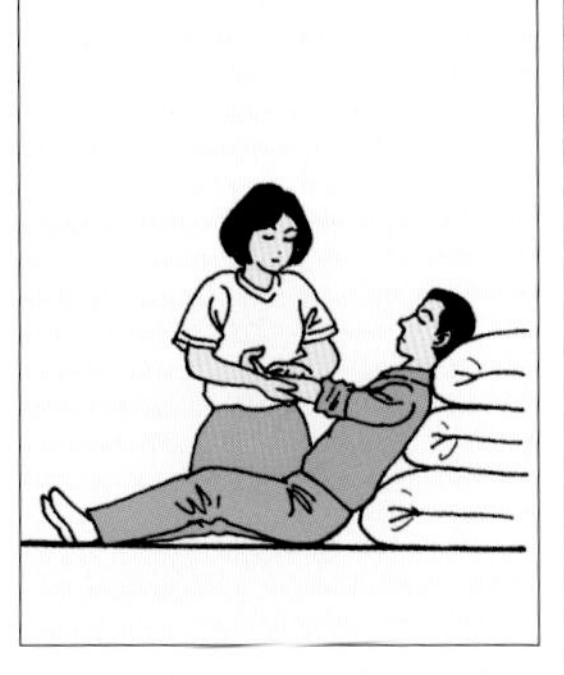

意識、呼吸、脈の状態を観察し、異常がみられる場合はすぐに救命処置（→P.28）を

安静時に突然、呼吸困難や、気道に異物が詰まって取れないとき、呼吸困難にともなって意識障害やけいれん、チアノーゼがみられる場合などは、応急処置とともにただちに病院へ運ぶ必要があります。

観察のポイント

息苦しさ・息切れの程度やその現れかた、その他の症状、生活環境、精神状態の変化などを受診の際に報告して下さい。

●どのくらいの息苦しさか

軽度…平地での歩行はとくに問題ないが、階段や坂道の上り下りは、健康時に比べて苦しい。

中等度…自分のペースでならゆっくりと歩けるが、人と同じ速さでは苦しい。

高度…平地でも、休み休みでなければ歩けない。

極めて高度…会話や着替えなど、身の回りのことをするだけでも息切れがする。

●症状の現れかたは

突然現れたか徐々に現れたか、呼気と吸気の深さや間隔、呼吸する時の雑音の有無などに注意します。

●どんな症状をともなうか

咳、痰、動悸、胸の痛み、発熱、手足の腫れ、声の変化などの有無や精神状態についても注意します。

●生活環境

住宅地周辺の大気汚染の程度、喫煙量、仕事の内容といった生活環境や、転職、引っ越しによる環境の変化の有無なども要因となります。

処置のポイント

❶症状を悪化させないよう患者の気分を落ち着かせ、楽に呼吸ができる姿勢で休ませます（→P.57）。

❷衣服やベルトなど体を締めつけるものをはずし、全身をゆったりさせます。

❸新鮮な空気が吸えるよう、部屋の換気に気を配ります。

腹痛が激しい

激しい痛みや突発的な痛みは危険のサイン。ただちに病院へ。

腹部には消化器系、泌尿器系、生殖器系などの臓器が集まっているため、腹痛の原因となる病気にはさまざまなものがあります。さらに心筋梗塞、腹部大動脈瘤の破裂、脊柱の異常や、ストレスによる過敏性腸症候群なども腹痛をひきおこすことがあります。

急激な腹痛のなかには、緊急に手術を行わなければならないものもあるので注意しなければいけません。痛みが激しい場合は救急車などでただちに病院へ運びます。痛みが続く場合や、下痢、嘔吐、発熱、血尿などをともなう場合も、すぐに医師の診察を受けて下さい。

観察のポイント

まずは緊急を要する事態かそうでないかを判断することが大切です。強い痛みでも、排便して落ち着くようであれば、しばらく安静にして様子をみます。便の状態は受診の際、医師に報告して下さい。

痛みのある部位や痛みかた、食事との時間的関係、腹痛以外の症状なども、病気の診断に大きく役立ちます。

痛みと部位と病気の目安

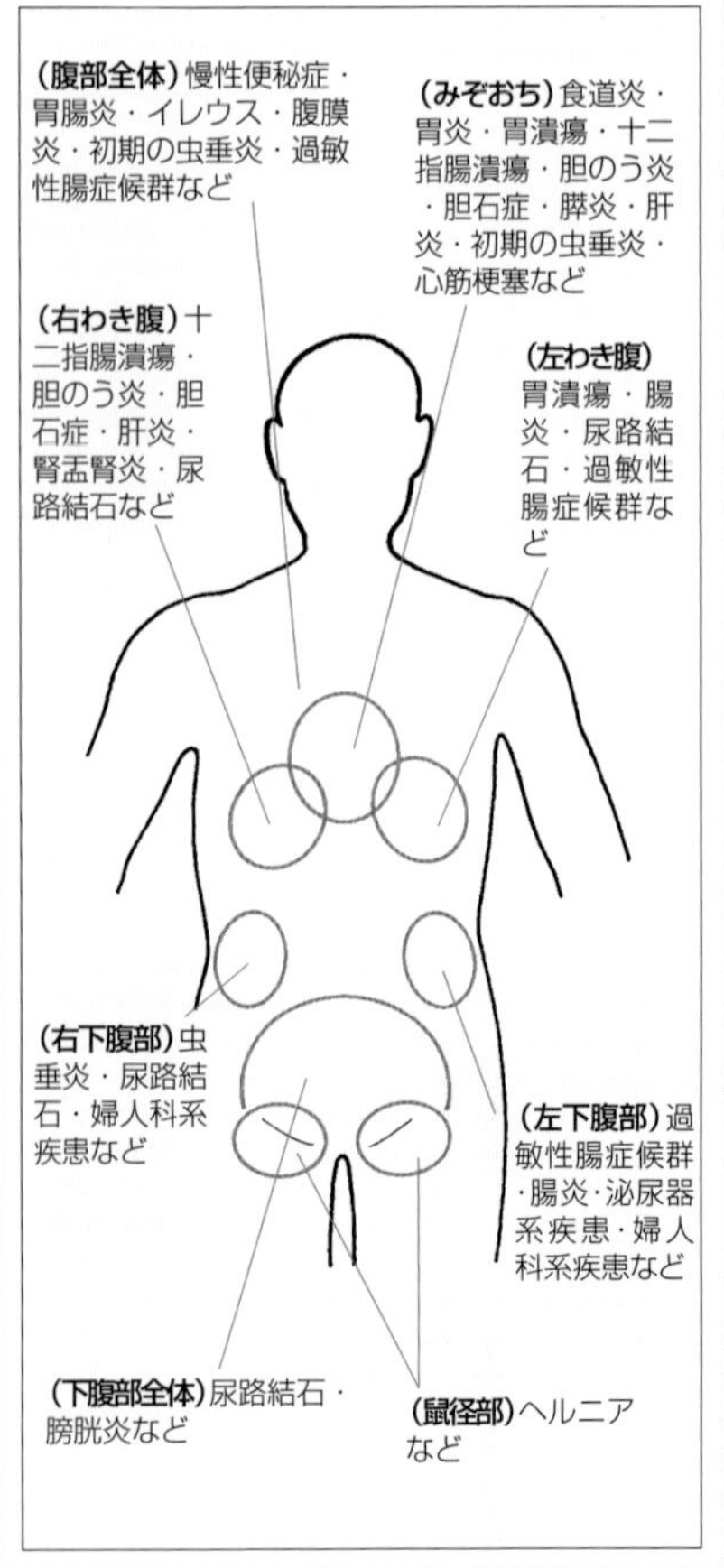

(腹部全体) 慢性便秘症・胃腸炎・イレウス・腹膜炎・初期の虫垂炎・過敏性腸症候群など

(みぞおち) 食道炎・胃炎・胃潰瘍・十二指腸潰瘍・胆のう炎・胆石症・膵炎・肝炎・初期の虫垂炎・心筋梗塞など

(右わき腹) 十二指腸潰瘍・胆のう炎・胆石症・肝炎・腎盂腎炎・尿路結石など

(左わき腹) 胃潰瘍・腸炎・尿路結石・過敏性腸症候群など

(右下腹部) 虫垂炎・尿路結石・婦人科系疾患など

(左下腹部) 過敏性腸症候群・腸炎・泌尿器系疾患・婦人科系疾患など

(下腹部全体) 尿路結石・膀胱炎など

(鼠径部) ヘルニアなど

処置のポイント

❶腹部に負担をかけない姿勢を

膝の下に二つ折りにした座布団や枕などを入れて休ませます。体を締めつける衣服やベルトはゆるめ、吐き気をともなうときは顔を横向きにします。

❷患部を温めたり冷やしたりしない

腹部を温めると痛みがやわらぐ病気もありますが、温めることで逆に症状を悪化させる病気もあるので、素人判断で患部を温めたり冷やしたりしてはいけません。

❸飲食はさける

開腹手術を要する場合もあるので、診察を受けるまでは食べ物も飲み物も禁止です。痛みがおさまっても、しばらくは食事を控えて様子をみたほうがよいでしょう。むやみに下剤や整腸剤を使用するのも好ましくありません。

目次

第2章 病気の基本知識・治療法

呼吸器の病気 190

血液の病気 308

ホルモン・代謝の病気 318

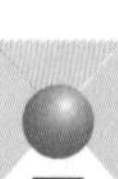

アレルギー・膠原病・免疫の病気 336

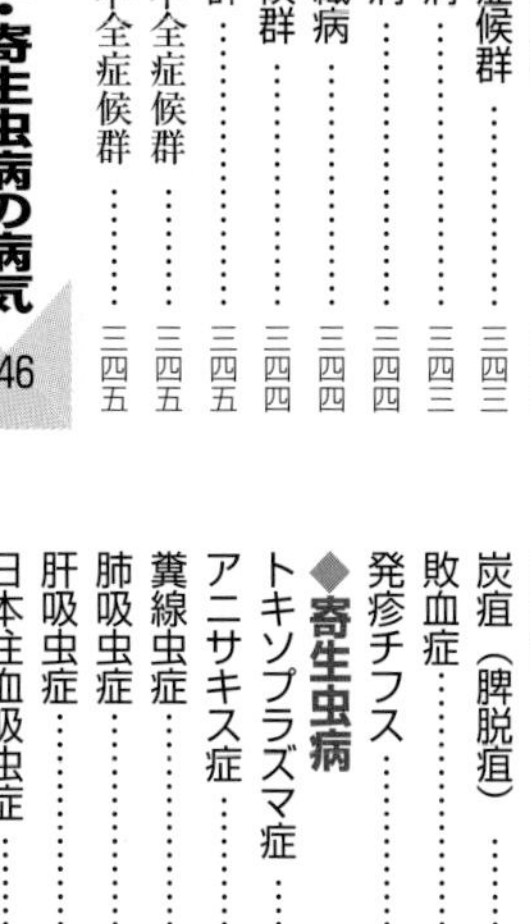
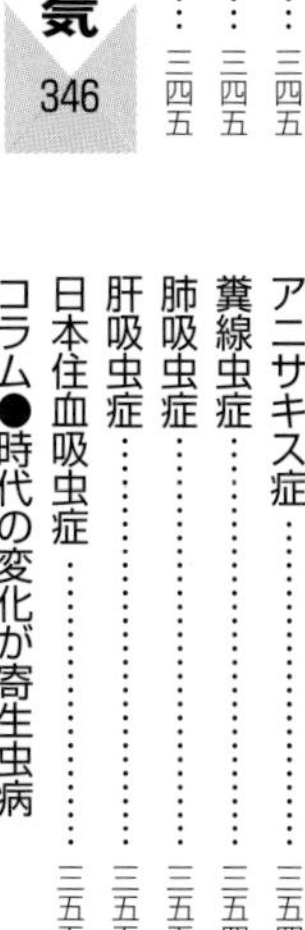

感染症・寄生虫病の病気 346

食中毒 362

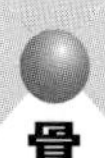

骨・関節・筋肉の病気 366

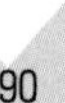

皮膚の病気 390

目の病気

422

耳の病気 440

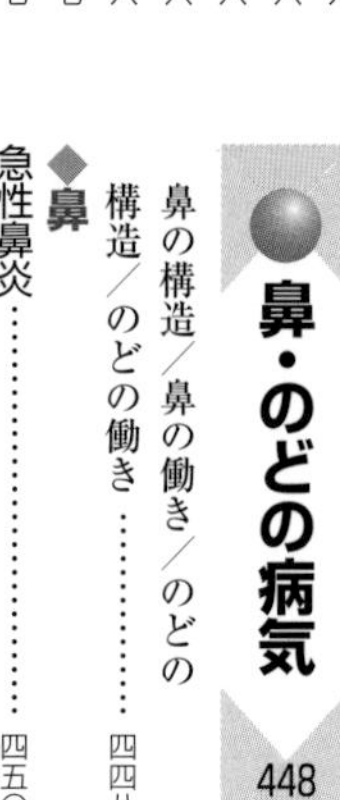
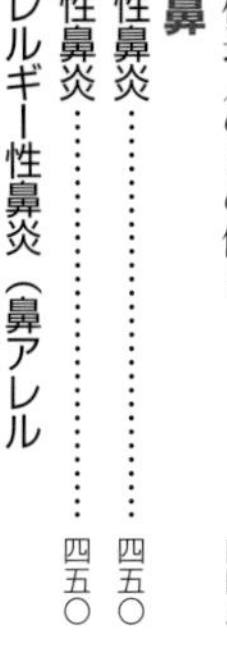

鼻・のどの病気 448

口腔・歯・あごの病気 460

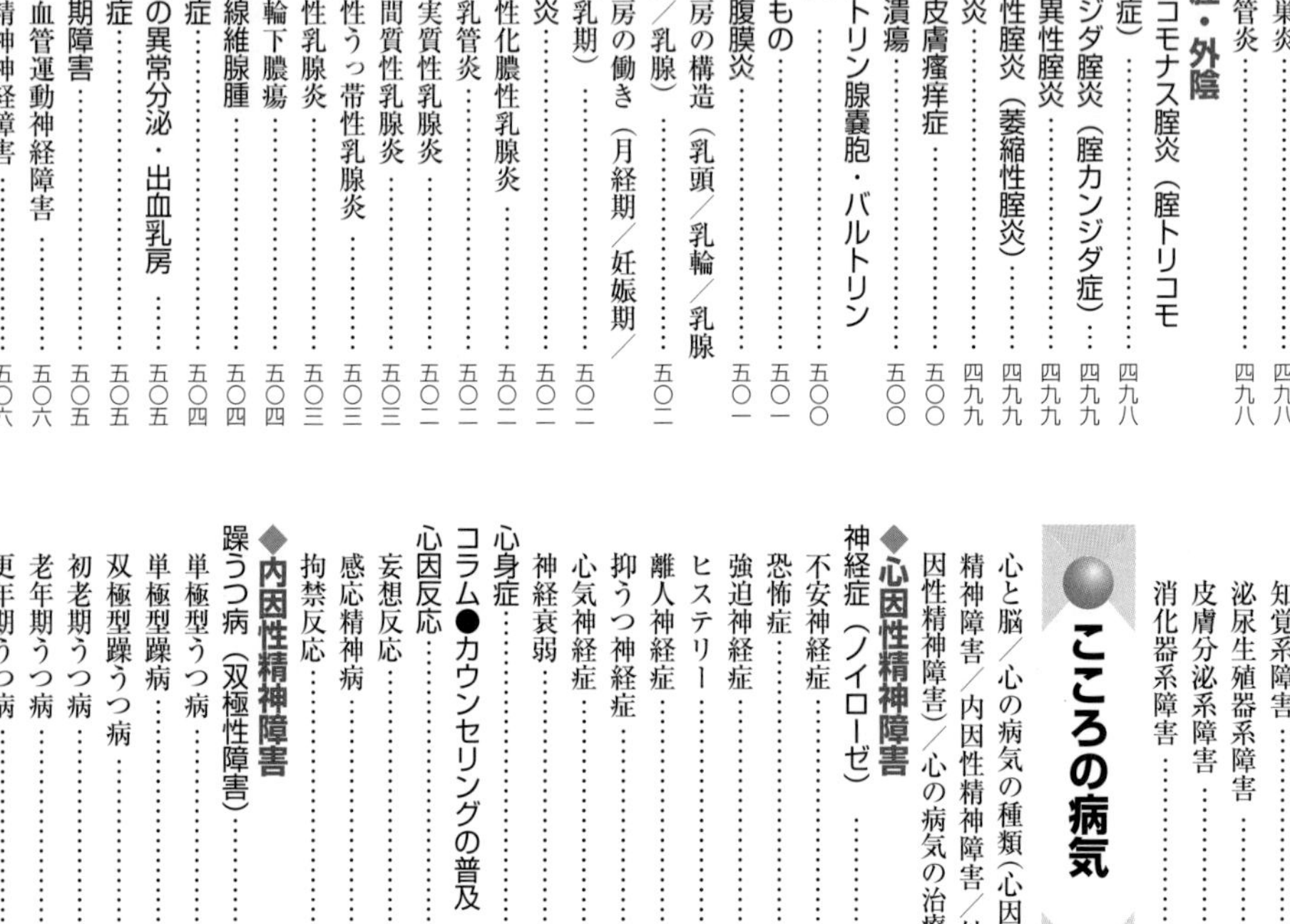

こころの病気 508

子供・赤ちゃんの病気 524

◆子供によくみられる症状

◆子供によくみられる病気

◆子供の感染症

第3章 生活習慣病の知識と予防法

◆主な生活習慣病とその予防法

第4章 食事療法の基礎知識

◆病気別・食事療法

◆症状別・食事療法

第5章 妊娠・出産・子育て

◆妊娠

第6章 医者のかかり方と薬の知識

第7章 病院で受ける検査と結果の見方

第10章 高齢者の健康と在宅介護

第11章 健康を守る暮らしの基本

第12章 東洋医学と漢方薬の知識

第1章

症状と病気

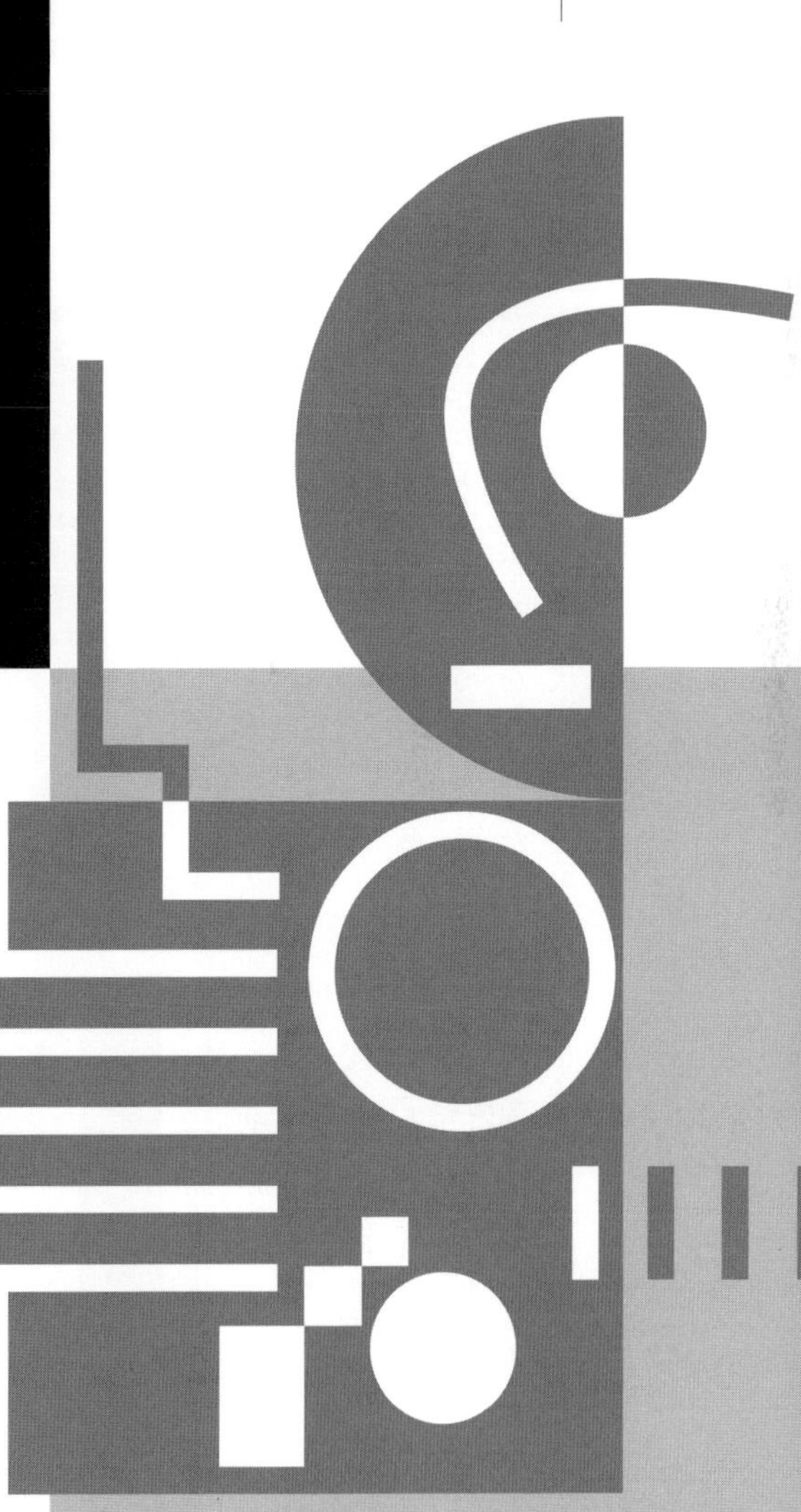

表の活用のしかた

表の流れと見方

本書の90頁から188頁では、日常生活でおこりうる主な症状と、疑われる病名の原因・症状・治療法を一覧表にまとめてあります。

症状の並べ方は、①発熱、頭痛、腹痛という誰もが経験したことのある症状から始まり、②全身症状、③局部症状、④男女別の特有の症状、最後が⑤子供に多い症状、という流れになっています。

あくまでも参考程度に

この表を使うにあたって、理解していただきたいことがあります。それは、ここでの目的は「症状から疑われる原因をおおまかにつかんでもらう」ことであり、病気の見当をつけることではない、ということです。

症状だけを見て、これだけ広い範囲にわたる病名の中から一つの病気を特定するには専門的知識が必要で、実践を重ねた医師でもむずかしいことです。ですから、医師は段階を追って診察し、それぞれの結果を総合して慎重に診断します。

まして知識も経験もない一般の人が、症状から病気を正確に判別することは不可能であり、自己診断をして勝手に治療するのはたいへん危険なことです。

このことから、この表だけで自分の病気を決めつけないようにしてください。

医師の診断材料の一つとして

ただ、医師に自分の症状を伝えるときに、主な症状だけでなく、ほかにどんな症状をともなっているかを伝えることができれば、医師の診断材料の一つとして大きく役に立ちます。

そこで、この表では一つの症状を多角的に見ることができるようにしています。たとえば、吐き気・嘔吐をもよおしたときに、それにともなう症状を頭痛、めまい、腹痛…と分類し、さらにそれぞれ考えられる具体的な症状を解説しています。

事前にこの表で症状を見ておくことで、診察を受けるときに自分の症状を的確に伝えることができ、医師の診断もスムーズに進むでしょう。

また、いざ症状がおこって病院に行くときに、何科を受診すればよいのか迷うことがしばしばあります。そのようなときに、この表からわかる症状を組み合わせれば、受診する科の目安がつくことと思います。

自己判断で病気を特定しない

一般的に、局所症状よりも、全身症状のほうが病状が重いととらえがちですが、必ずしもそうではありません。熱感、発赤、変形などの局所症状だけでも、重大な病気であることも多いのです。

いずれにしても、症状がおこったら自分だけの判断で原因を特定しないようにしましょう。この表をあくまで目安として活用し、重大な結果を招かないよう病院で診察を受けてください。

症状の判断のしかた

症状について

「病気」と「症状」は混同されがちですが、「症状」はあくまで病気ではなく、からだの一部に異常が生じたことを伝える「サイレン=警報」です。

つまり、からだになんらかの症状が現れたときは、からだに異常がおこっているということになります。

ただし、症状が強くても異常は大したことがない場合や、からだのある部分が一時的に狂っただけで病気とはいえない場合など、症状だけから異常を判断するのはやさしいことではありません。

たとえば、現れた症状が必ずある部位の異常を表しているとはいえないことです。自覚症状には人それぞれ個人差があり、同じ胸痛でも、人によっては背中の痛みに感じるなどがあります。

また症状は軽くても、それが重大な異常を知らせるサイレンの場合もあります。

こうしたことから、症状とひとくちにいっても、異常=病気だと判断するのは、医師でもむずかしいことが少なくありません。

症状の判断基準

症状が現れたときに、その異常が軽いものなのか、重いものなのかはひじょうに気になるところです。

自己判断で病気を限定せず、まずは医師の診断に頼るのが不安を解消する最善策ですが、ある程度の判断をつけるには次のようなことがあげられます。

・比較的軽い症状

①時間の経過とともに症状が緩和する
②症状があっても食欲があり、よく眠ることができる

・注意したほうがよい症状

①症状が時間の経過とともに悪化する
②あきらかに重症と思われる症状…けいれん、意識障害、黄疸など
③よくある症状（頭痛、腹痛など）がいつもと違うとき
④食欲不振や、食べたものをすぐ吐いてしまうとき

子供の症状の判断基準

子供の場合は、大人とくらべて判断のしかたがかなり異なってきます。

・比較的軽い症状

①機嫌がよく、顔色がよい
②食欲不振でも、お菓子や甘いものなどのおやつは食べる

・注意したほうがよい症状

①顔やくちびるの色が特に悪い
②機嫌が悪く、ぐったりしている
③呼吸が不自然で息苦しそうにしている
④目に力がなく、顔つきがうつろ
⑤食欲不振で、食べたものをすぐ吐く

高齢者の症状の判断基準

高齢者の場合も症状の現われ方が異なり、からだの反応が鈍くなっているために症状の現われ方が弱いことがあります。

また、高齢者はふだんからなんらかの症状を抱えていることが多く、そのため周囲の人も軽く考えがちです。

いままで目立たなかった症状が突発的に起こることもありますから、本人にとっては軽い症状でも、医師の診察を受けるほうが賢明です。

発　熱

高熱が出る

チェックポイント	疑われる病気	主な症状	頁
くしゃみ　鼻水 鼻づまり　頭痛	かぜ症候群	発熱、悪寒、くしゃみ、鼻水、鼻づまり、声がれ、咳、痰、頭痛、だるさなどがみられる。	192 604 619 637
	インフルエンザ	39度前後の急な発熱と悪寒で発病。だるさ、頭痛、腰痛、筋肉痛、関節痛など全身症状が強いのが特徴。	192
	急性鼻炎	鼻や喉に乾燥感や刺激を感じ、鼻水、鼻づまり、微熱などがみられる。鼻水はしだいに粘り気をおびて黄色や青緑色に。	450
	急性副鼻腔炎	鼻水、鼻づまりのほか副鼻腔の炎症部分に痛みがおきるのが特徴。長引くと鼻水は粘り気をおびて黄色や青緑色に。	451
咳・痰　喉の痛み	急性咽頭炎	喉が赤く腫れてひりひりし、異物感や乾燥感を感じる。ものを飲み込むと痛み、発熱、だるさなどをともなうこともある。	454
	急性喉頭炎	喉に乾燥感、痛み、かゆみなどがあり、発熱して咳が出る。声がかれて出なくなることもある。	454
	急性扁桃炎	38度以上の発熱と悪寒に加え、喉が赤く腫れて痛み、ものを飲み込めなくなることもある。	455
	急性気管支炎	38度前後の発熱と乾いた咳で発病。咳はしだいに湿り気をおび、痰が出てくる。強い咳のため胸や腹筋が痛むこともある。	194
	扁桃周囲炎	高熱と喉の激しい痛みが特徴で、唾液を飲み込むだけで耳に痛みが走る。進行すると膿がたまり、喉が赤く腫れ上がる。	455
	肺炎	38～39度の発熱、悪寒、咳、痰、胸痛などがみられる。高齢者や慢性病患者では症状が現れにくく、発熱しないこともある。	196 605
胸痛	胸膜炎（肋膜炎）	胸痛、胸部圧迫感、呼吸困難、発熱などがみられる。咳、痰、血痰、体重の減少などがみられることもある。	209
	急性心膜炎	胸痛、動悸、息苦しさなどがみられる。胸痛は通常、胸骨の裏側から左前胸部にかけておこり、刺すような鋭い痛みや鈍い痛みが続く。	228
	肺梗塞症	息切れ、呼吸困難、咳、刺すような胸痛、血痰などがみられる。低酸素血症となる。	207 794

高熱が出る

症状	病名	特徴	ページ
耳の痛み 耳の下の腫れ	急性中耳炎	耳の強い痛みと発熱で始まり、耳がつまった感じがして難聴がおきる。	444
	おたふくかぜ（流行性耳下腺炎）	37～38度の発熱に続いて耳の下に痛みがおこり、耳下腺が腫れる。口を開けたり触ったりすると痛む。	542
腹痛　吐き気・嘔吐	急性胃腸炎	腹痛、下痢、嘔吐、吐き気などがみられる。腹痛はみぞおちが痛むものや下痢の前に腹部全体または下腹部が痛むものなどさまざま。	539
	急性腹膜炎	突然激しい腹痛がおこり、吐き気、嘔吐、喉の渇き、ふるえ、38度以上の発熱、頻脈などをともなう。	261
	虫垂炎（盲腸炎）	右下腹部痛がしだいに強くなり、吐き気や嘔吐がおきる。へその周囲痛、下痢、発熱などの前兆がみられる。	256
	急性肝炎	発熱、だるさ、食欲不振などがおこり、数日後に黄疸が現れる。	609
	急性胆嚢炎	発熱、悪寒、ふるえ、吐き気、嘔吐などをともない、みぞおちや右上腹部に痛みを感じる。	278
	急性胆管炎	発熱、悪寒、ふるえ、吐き気、右上腹部痛など。黄疸が現れやすい。	279
	急性膵炎	上腹部の激しい痛みとともに吐き気、嘔吐、発熱などがおこる。痛みは背中や肩におよぶこともある。	280 611
腰痛	急性腎盂腎炎	悪寒をともなう発熱と腰背部の鈍痛が特徴。熱は上がり下がりが激しく、頻尿、排尿痛、尿の濁りなどがおきることもある。	480
排尿痛	膀胱炎	排尿痛、頻尿、尿の濁り、下腹部痛が主症状。排尿痛は排尿が終わるころに強く、尿に血が混じることもある。	480
発疹	薬物アレルギー	治療に使った薬物が原因となるもので、発熱、関節痛、湿疹をはじめ症状の現れ方は人によってさまざま。	338
	風疹（三日はしか）	38～39度の発熱、頭痛とともに赤い発疹が顔、頭、首、腕などに現れる。耳の後ろや後頭部のリンパ節が腫れるのが特徴。	542 637
	はしか（麻疹）	発熱、鼻水、咳、目の充血などに続いて口の中の内側に白い小さな斑点が出る。その後、再度、発熱して発疹が全身に広がる。	542

発　熱

チェックポイント		疑われる病気	主な症状	頁
高熱が出る	発疹	水痘瘡（水痘（すいとう））	発熱とともに全身に小さく盛り上がった水疱が現れる。水疱は2～3日でかさぶたになるが、次々に新しい水疱ができる。	543
		発疹チフス	高熱、発疹、頭痛などがみられる。うわごとや幻覚などの精神神経症状をともなうこともある。	354
		ツツガムシ病	ダニに刺された部分が赤く腫れ、その後、水疱をつくる。急激な発熱、頭痛、悪寒、リンパ節の腫れなどがみられる。	352
	意識障害　頭痛	ウイルス性脳炎・髄膜炎	発熱、激しい頭痛、吐き気、嘔吐、けいれん、意識障害などがみられる。髄膜炎では首の後ろが硬く張り、前に曲げようとすると抵抗があるのが特徴。	284
		脳膿瘍	頭痛、吐き気、発熱、運動失調、言語障害、けいれんなどがみられる。	298 549 570
		破傷風	外傷後、全身のだるさや食後のあごのだるさなどがおこり、口や胴体・手足の筋肉のこわばり、不安感、不眠、微熱などが生じて全身にけいれんがみられる。	349 546
	長時間炎天下にいた　高温の環境にいた	日射病	日光の直射を長く受けたあと、頭痛、吐き気、発汗などがみられる。	47
		熱中症	高温・多湿の条件下に長くいたあと、頭痛、吐き気、脱水などがみられる。	47
	咳・痰	慢性気管支炎	咳と痰が長期間続く。痰は黄色っぽい膿状のもので、起床時や洗面時に咳とともに持続して出るのが特徴。喫煙者に多い。肺機能が障害されると低酸素血症となる。	194 794
		気管支拡張症	慢性的な咳と痰が主症状。痰は膿状でしばしば血痰をともなう。咳は午前中に多く、発熱や胸痛がみられることもある。肺機能が障害されると低酸素血症となる。	195 539 794
		肺結核	初期はほとんどが無症状。進行すると咳、痰、胸痛、血痰、発熱、寝汗、息切れ、呼吸困難などがみられる。重症になると低酸素血症となる。	201 794
	動悸・息切れ	感染性心内膜炎	微熱が続く、だるい、むくむ、動悸、息切れなどがみられる。手足、胸部、腹部に点状の出血や紫色の盛り上がったしこりが現れることもある。	229
		心筋炎	発熱、喉の痛み、頭痛、倦怠感、吐き気、下痢などかぜの症状で始まり、数日後に動悸、胸痛、脈の乱れ、むくみなどがおきる。	229

微熱が続く

症状	病名	主な症状	ページ
	バセドウ病	食欲が増進するにもかかわらず体重が減少し、脈が速くなって動悸を感じる。汗ばむ、疲れやすい、指のふるえ、甲状腺の腫れ、眼球の突出などの症状が現れる。	330
腹痛	急性ウイルス肝炎	全身倦怠感、脱力感、吐き気、発熱などが典型的な症状。上腹部に鈍痛があり、数日後に黄疸が現れる。	268
	肝膿瘍	発熱、みぞおちの右側あたりの痛み、全身倦怠感、発汗、食欲不振などがみられる。	273
	胆嚢炎	右上腹部の痛み、吐き気、腹部膨満感、下痢、便秘など。疲労や過食によって症状が悪化し、発熱することもある。	278 611
下痢	各種の寄生虫病	寄生虫に汚染された飲食物を摂取して、消化器症状、皮膚の異常、呼吸器症状、貧血などがみられる。	354
	腸チフス	40度前後の高熱がしばらく続き、下痢、咳、頭痛、発疹などがおこる。海外で感染することが多い。	349
腰痛	慢性腎盂腎炎	食欲不振、全身倦怠感、微熱、腰痛、尿が出ない、残尿感などが特徴的な症状。高血圧の合併がみられることもある。	480
首の痛み・腫れ	伝染性単核症	発熱、全身のリンパ節の腫れ、喉の炎症などがみられる。発熱は微熱が続くこともあれば40度前後の高熱が出ることもある。	315
	亜急性甲状腺炎	かぜの症状で始まり、高熱、甲状腺の腫れや痛み、倦怠感、筋肉痛などをともなう。疲れやすく、汗をかきやすい。	332
関節痛	関節リウマチ	朝、手や手指の関節がこわばるのが典型的な症状。微熱、全身疲労感、体重の減少などで始まり、やがて特定の関節の腫れや痛みが現れてほかの関節にも広がっていく。	340 617
	全身性エリテマトーデス	全身の倦怠感や体重の減少などがみられ、微熱が続いたり高熱が出ることも。顔、手足、胸などに紅斑が出ることもあり、寒い時には手指が青白くなる。	340 637
顔色が悪い	貧血	疲れやすい、めまい、動悸、息切れ、微熱、足のしびれ、顔面蒼白、口の中の荒れ、下まぶたの粘膜が白くなるなどがみられる。	614 637
やせる 衰弱する	各種のがん	肺がん、大腸がん、直腸がん、白血病、骨肉腫などでも微熱が続くことがある。	556 586
	敗血症	高熱が続き、1日のうちでの熱の上がり下がりが激しい。	353

チェックポイント		疑われる病気	主な症状	頁
微熱が続く	やせる衰弱する	白血病	出血、貧血、発熱が三大症状。全身倦怠感、リンパ節の腫れ、神経症状などが現れることもある。	548 571
		悪性リンパ腫	首、腕、足のつけ根などに痛みのないぐりぐりが現れ、進行するとリンパ管の腫れ、発熱、体重の減少、寝汗などがみられる。	549 572
	女性の微熱	妊娠中	それまで順調にあった生理が遅れる、あるいは生理があっても出血量が極端に少ないような場合は妊娠の可能性も。	626
		月経前	月経前の2週間前後に微熱がみられることもある。	494
周期的に発熱する	海外旅行をした	マラリア	筋肉痛、頭痛、微熱などが続いた後、突然40度前後の高熱が出て、その後も発熱と解熱を繰り返す。	350
		新型コロナウイルス	発熱と共に咳、味覚障害、嗅覚障害が出て、脳硬塞や下肢静脈血栓症をおこすことがある。	351
		デング熱	悪寒、発熱、体の痛み、発疹、リンパ節の腫れなどがみられる。熱は5～6日目に引く。	350
発熱をともなう頭痛	意識障害がある	ウイルス性脳炎・髄膜炎	発熱、頭痛、吐き気、意識障害、けいれん、麻痺などがみられる。髄膜炎では首の後ろが硬く張り、前に曲げようとすると抵抗があるのが特徴。	284
		脳膿瘍	全身疲労、貧血、眠気などがおこり、進行すると頭痛、めまい、ものが二重に見える、けいれん、意識障害などをみることもある。	298
	意識障害はない	かぜ症候群	発熱、悪寒、くしゃみ、鼻水、鼻づまり、咳、痰、喉の痛みなどがみられる。	192 604 619 637
		インフルエンザ	高熱、悪寒、筋肉痛、関節痛、手足の痛みなどがみられる。頭痛は鈍く、うずくような感じで頭全体が痛む。	192
		急性扁桃炎（へんとう）	喉が赤く腫れて痛み、全身倦怠感、悪寒、関節痛などをともなう。高熱が出ると頭痛がおこり、頭全体が痛む。	455

頭痛

分類		病名	症状	ページ
突然の激しい頭痛		急性中耳炎	耳の強い痛みと発熱が特徴。耳がつまった感じ、難聴、耳だれ、耳鳴り、めまい、頭痛、頭重などをともなう。	444
突然の激しい頭痛		急性副鼻腔炎(ふくびくう)	副鼻腔の炎症部分に痛みがあり、鼻水、鼻づまり、発熱、頭痛、頭重などをともなう。	451
突然の激しい頭痛	意識障害がある	くも膜下出血	頭を殴られたような激烈な頭痛が突然おこり、続いて吐き気、嘔吐(おうと)、意識障害などがみられる。重症でなければ数分から30分のあいだに意識は回復するが、その後も頭痛と嘔吐が続く。	300
突然の激しい頭痛	意識障害がある	脳卒中	突然左右どちらかの手足の動きが悪くなり、頭痛、めまい、嘔吐がおこったり、大きないびきをかいて眠る。ろれつがまわらない、麻痺、意識障害などがおこる。	592
突然の激しい頭痛	意識障害がある	脳血栓(けっせん)・脳塞栓(そくせん)	脳血栓は半身の運動麻痺や感覚障害、言語障害などで時間が経つにつれて麻痺が進むことが多い。脳塞栓ではこれらの症状が突然現れ、意識を失うこともある。	301 594
突然の激しい頭痛	意識障害がある	高血圧性脳症	急激に血圧が上昇し、頭痛、耳鳴り、手足のしびれなどがおこる。頭痛は顔から後頭部にかけて、あるいは頭全体におよび、ずきんずきんと脈打つような感じ。	301
突然の激しい頭痛	意識障害はない	緑内障(りょくないしょう)	急に視力が悪くなって目が痛み、頭痛、吐き気、嘔吐などがおこる。	435
繰り返す頭痛		片頭痛(へんずつう)	目がちかちかする、視野が狭くなる、肩がこるなどの前ぶれ症状のあと、ずきんずきんと脈打つような頭痛がおきる。吐き気や嘔吐をともなうこともある。	306
繰り返す頭痛		群発頭痛(ぐんぱつ)	片頭痛型血管性頭痛の一型。片側性拍動性頭痛で、発汗、鼻水などをともなう。男性に多い。アルコール・ヒスタミンなどが増悪因子となる。	306
繰り返す頭痛		三叉(さんさ)神経痛	顔面に突然激痛がおきる。発作は数秒から数分続いておさまり、少しおいて再び現れる。会話、食事、あくび、洗面などが引き金となる。	293
繰り返す頭痛		舌咽(ぜついん)神経痛	舌の奥、耳の内部、咽頭などに激痛がおきる。発作は数分でおさまるが、少しおいて再び繰り返す。冷たいものを飲んだ時や咳、くしゃみ、会話などが引き金となる。	293
繰り返す頭痛		褐色細胞腫(しゅ)	脈と一致したずきずきする頭痛をともなって血圧が上昇し、動悸、指先のふるえ、汗をかきやすいなどの症状が現れる。	335
慢性的な頭痛		血管性頭痛	頭蓋内外の血管の拡張によって頭痛がおきるもの。	306
慢性的な頭痛		緊張性頭痛	後頭部、こめかみ、額などを中心にしめつけられるような頭痛がおこり、肩や首がこる。精神的ストレス・肉体的な緊張が続いた時におこりやすい。	306

頭痛

チェックポイント	疑われる病気	主な症状	頁
慢性的な頭痛	高血圧（症）	血圧が上昇した時に頭重、頭痛、めまい、肩こり、動悸、吐き気、手足のしびれなどがみられる。頭痛は朝方に多い。	214 547 588 605
	低血圧（症）	頭重感、頭痛、めまい、肩こり、立ちくらみ、疲れやすいなどの症状が現れる。特に朝、調子が悪い。	216 606
	高次脳機能障害	頭部に外傷を受けたあと、頭痛、手足の麻痺、知能障害などがみられる。	297
	脳卒中後遺症	痛み、しびれ、けいれん、半身麻痺、失語症などがおきる。	302
	脳動脈硬化症	めまい、頭痛、頭重感、手足のしびれ、耳鳴り、のぼせ、物忘れがひどいなどの症状が現れる。	302
	変形性頸椎症（頸部脊椎症）	後頭部痛、肩関節痛、背中の痛み、腕の痛みやしびれ感などがみられる。進行すると手に力が入らない、歩きにくい、足がつるなどの症状が現れることもある。	375
	慢性硬膜下血腫	脳と中枢神経を包む3枚の髄膜の内、最も外側にある強い膜（硬膜）とその内側のくも膜との間の出血による頭痛、吐き気、嘔吐、麻痺、物忘れなどを訴える。壮年から老年の男性に多い。	282 794
	脳腫瘍	頭痛、吐き気、嘔吐が主症状で、腫瘍の発生部位によって手足のしびれ、麻痺、意識障害、運動障害などがおきることもある。頭痛は眠りから覚めた時に感じ、起きて体を動かしているうちに楽になる。	298 549 570
	低酸素血症	チアノーゼ、頻脈、不安、言語障害などの症状が現れる。	794
	慢性中耳炎	耳だれと難聴が主症状。悪化すると耳痛や頭痛を感じることもある。	445
	慢性副鼻腔炎（蓄膿症）	ほほ、鼻根部、側頭部などの痛み、粘り気のある膿状の鼻水、鼻づまり、嗅覚異常、注意力散漫などの症状がみられる。	451
	むし歯・歯肉炎	むし歯や歯肉炎を放置しておくと頭痛や頭重感がおこることもある。	464 465
	緑内障	頭重感、頭痛、目のかすみ、電灯のまわりに虹が見える、視野が狭くなるなどの症状を訴える。放置すると失明のおそれもある。	435

チェックポイント	疑われる病気	主な症状	頁
	近視・遠視・乱視	目の疲れや頭痛などがみられる。	424
	眼精疲労	目を使う仕事をすると目が疲れる、目が痛い、目がかすむ、まぶしい、充血する、涙が出る、肩こり、頭痛、吐き気などの症状がある。	426
	眼鏡の不適合	眼鏡が合っていないと目の疲れ、頭痛、肩こり、吐き気などがおこることもある。	427
	薬剤の服用	大部分の薬剤で時に頭痛や頭重がおこるが、血管拡張剤（降圧剤、片頭痛治療薬、ニトロ製剤など）、経口避妊薬に多いとされている。	

胸痛

チェックポイント		疑われる病気	主な症状	頁
胸の表面が痛む	熱がある	胸膜炎・膿胸	38～39度の発熱とともに胸や上腹部の筋肉に突然刺すような鋭い痛みがおきる。痛みは数秒から数分でおさまるが、また再発する。	209
		肺炎・肺化膿症	発熱、悪寒、咳、痰などがみられる。胸痛は発熱後に刺すような痛みが現れ、深呼吸や咳をすると痛みが強まる。重症になると低酸素血症をみる。	196 197 605 794
		急性気管支炎	38度前後の発熱と乾いた咳で発病。咳はしだいに湿り気をおび、痰が出る。鼻水、喉の痛み、声がれなどをともない、ひどくなると強い咳のために胸や腹筋が痛む。	194
		インフルエンザ	39度前後の発熱、頭痛、筋肉痛、関節痛、喉の痛み、咳などがみられる。	192
		急性心膜炎	発熱と胸痛。胸痛は首、左肩、腕などに放散し、深呼吸すると痛む。炎症が進むと動悸、息切れ、咳などもおきる。	228
		心筋炎	発熱、喉の痛み、頭痛、倦怠感、動悸、胸痛、脈の乱れなどがみられる。	229
		食道炎	胸やけがしたり、食物を飲み込む時に胸骨の後ろが痛む。	236
		肋間神経痛	肋骨に沿って電気が走るような激しい痛みがおきる。深呼吸や咳などで痛みが誘発される。	370
		心臓神経症	動悸、頻脈、胸痛、呼吸困難などがみられる。胸痛はちくちくする感じで、痛む部位や痛み方が一定しないのが特徴。	228

胸　痛

チェックポイント		疑われる病気	主な症状	頁
胸の表面が痛む		胸部挫傷（打撲）	胸部に痛みをみるが、肋骨骨折・出血などの損傷の有無を確認する必要がある。	384
		肋骨骨折	外傷性のほかに疲労性腫瘍・炎症・骨粗鬆症などでみる。肋骨が折れると限局的な鋭い痛みがおきる。	382
		帯状疱疹（たいじょうほうしん）	体の片側に虫刺されのような紅斑が帯状に密集して現れ、やがて水ぶくれができる。神経痛をともなうのが特徴。	410
胸の奥がしめつけられるように痛む	15分以内	狭心症	階段を上ったとき、激しい運動をしたあと、精神的に興奮したあと、食後などに左胸から中央にかけてしめつけられるような痛みがおこり、安静にするとおさまる。	57 224 590
		狭心症	眠っている時に胸痛で目が覚めたり、洗面時などに胸がしめつけられるような痛みがおこる。	57 224 590
		狭心症	特に就寝中から明け方にかけて、胸痛が周期的に繰り返しおきる。	57 224 590
	30分以上続く	心筋梗塞（こうそく）	胸の中央からやや左よりに、しめつけられるようなあるいは押しつぶされるような激しい痛みがおきる。高血圧症、高脂血症、糖尿病、肥満、喫煙者などに多い。	57 225 590
	痛みの部位が移動	解離（かいり）性大動脈瘤（りゅう）	胸を中心にみぞおち、背中、腹、腰などに放散する痛みが移動する。発汗、嘔吐、不安感などをともない、ショック状態になることが多い。	217
深呼吸や咳をすると痛む		胸膜炎	胸痛、胸部圧迫感、咳、呼吸困難、発熱など。深呼吸や咳をすると痛みが増し、痛いほうの胸を下にして横になると楽になる。	209
呼吸困難をともなう		自然気胸	胸部に突然刺すような鋭い痛みがおこり、息切れ、呼吸困難、乾いた咳、動悸などをともなう。	208 794
		肺梗塞症	呼吸困難、咳、胸痛、血痰などが主症状で、ショック症状をともなうこともある。	207 794
		肺血栓塞栓症（そくせんしょう）	急激な呼吸困難、胸痛、咳、血痰、頻脈、不整脈などがみられる。肥満、高齢、長期間病床に伏せている人に多い。低酸素血症をきたす。	207 794
		縦隔腫瘍	腫瘍が大きくなり、心臓などを圧迫しはじめると呼吸困難、動悸、胸痛が現れる。低酸素血症をきたす。	210 794

腹　痛

チェックポイント	疑われる病気	主な症状	頁
上腹部中央（みぞおち）が痛む	食道炎	胸やけがして、食物を飲み込む時に痛みがある。	236
	食道裂孔ヘルニア	胸やけ、胸痛、げっぷ、食物が飲み込みにくいなどの症状が現れる。症状は食後におこりやすく、起き上がって歩くと軽減する。	239
	食道潰瘍	ものを食べた時のつかえ、胸やけ、差し込むような痛み、嘔吐などの症状を訴える。服用したカプセル薬剤が喉にとどまり、食道の粘膜を痛めておこることが多い。	237
	急性胃炎・慢性胃炎	急性胃炎ではみぞおちの痛み、吐き気、嘔吐などの症状が現れ、一般におこりかたが急激。慢性胃炎は上腹部のもたれや胃の不快感などがあり、空腹時や食後に胃痛や吐き気がみられる。	240 242 607
	胃潰瘍	みぞおちの痛み、出血（吐血、下血）、胸やけ、げっぷなどがみられる。痛みは食後におこりやすい。	243 599
	十二指腸潰瘍	みぞおちの痛み、胸やけ、出血、吐き気などで、痛みは空腹時や夜間におこることが多い。	243 599
	急性膵炎・慢性膵炎	上腹部や背中に強い痛みがおこり、痛みのため体を折り曲げるような姿勢をとる。アルコールを飲み過ぎたあとに突然おこるのは急性、3カ月以上鈍痛が続く場合は慢性。	280 281
	虫垂炎の初期	痛みはみぞおちやへその部分から始まり、しだいに右下腹部へと移動していくのが特徴。吐き気、嘔吐、発熱をともなう。	256
	胃がん	胃痛、上腹部の鈍痛、胸やけ、食欲不振、体重減少などがみられる。特有の自覚症状はなく、早期ではまったく症状が出ないことも多い。	565
右上腹部が痛む	急性ウイルス肝炎	全身倦怠感、食欲不振、吐き気、発熱、右上腹部の鈍痛や膨満感などが1～2週間続いたのち黄疸が現れる。	268
	アルコール性肝炎	全身倦怠感、みぞおちのあたりの不快感、吐き気、食欲不振、体重減少などがみられる。	271
	肝硬変	全身倦怠感、微熱、食欲不振、腹痛などがおきる。指先や指の付け根に紅斑が現れたり、首、肩、胸などにクモの手足のような毛細血管の広がりがおきる。	270 610
	胆嚢炎	悪寒、ふるえ、吐き気、発熱、みぞおちや右上腹部の痛みなどの症状が現れる。急性症状が消えたあとでもしばしば同様の症状を繰り返し、慢性に経過することもある。	279 611

腹痛

チェックポイント	疑われる病気	主な症状	頁
上腹部中央（みぞおち）が痛む	胆石症	みぞおちから上腹部にかけて突然激しい痛みがおきる。痛みは背中や肩まで広がり、吐き気、悪寒、ふるえをともなうこともある。脂肪の多い食事をしたあとにおこりやすい。	278 610
	肝臓がん	だるい、腹痛、衰弱、黄疸、貧血、吐き気、嘔吐などがみられるが、かなり進行するまで症状はあまり出ない。	568
左上腹部が痛む	膵臓がん	腹痛、黄疸、腰痛、全身倦怠感、嘔吐、体重減少などがみられる。	569
	直腸がん	黒色便あるいは鮮血の付着した便、下痢と便秘を繰り返す、便通が不規則になる、腹痛、発熱などだが、早期ではまったく症状がないのがほとんど。	566
左右どちらかの上腹部が痛む	腎結石	わき腹、背中、腰に強い痛みを感じ、血尿、冷や汗、嘔吐などをともなうこともある。	481
	尿管結石	わき腹、腰、下腹部などに強い痛みを感じ、血尿、頻尿、残尿感などが現れることもある。	481
下腹部全体が痛む	膀胱（ぼうこう）炎	排尿時の痛み、頻尿、尿が濁るの3つが特徴的な症状。排尿痛は排尿が終わるころに強い。	480
	尿道結石	腰、背中、わき腹の突発的な痛み、血尿、冷や汗、嘔吐などがおきる。	482
	卵巣炎・卵管炎	発熱、下腹部の激しい痛み、おりものの増加、吐き気などがみられる。片側の場合は左右どちらかの下腹部が痛む。	498
	骨盤腹膜炎	女性特有の腹膜炎で下腹部の激痛、発熱、吐き気、嘔吐などの症状がおきる。虫垂炎や開腹手術に続発することが多い。	501
	子宮内膜症	月経開始数日前から月経2日目にわたる持続性の月経痛（下腹部痛、腰痛など）。痛みのピークは月経1日目。	495
	月経困難症	下腹部痛、腰痛、頭痛、吐き気、いらいらなど月経にともなう症状が病的に強く、日常生活が困難。	494
	子宮外妊娠	月経が遅れ、急な下腹部痛と少量の出血が典型的な症状。	634

チェックポイント	疑われる病気	主な症状	頁
右下腹部が痛む	虫垂炎（盲腸炎）	急激な腹痛、軽い発熱、吐き気、嘔吐などがみられる。痛みはみぞおちやへそのあたりから始まり、しだいに右下腹部へと移動していくのが特徴。	256
	移動盲腸	右下腹部の鈍痛や便秘などがみられる。発熱することもある。従来、虫垂炎と鑑別すべきものとして考えられていたが、この病気の存在の有無が問題となっている。虫垂炎であるのかも知れない。	256 794
左下腹部が痛む	過敏性腸症候群	下痢と便秘を交互に繰り返し、腹痛、腹部不快感、腹鳴などをともなう。頭痛、めまい、動悸、疲労感などの自律神経失調症状や精神神経症状もみられる。	249 608
	腸炎	腹痛、下痢、吐き気、嘔吐、発熱などの症状が現れる。差し込むような痛みや鈍痛をへそのあたりに感じることが多い。	252
	潰瘍性大腸炎	血便、腹痛、しぶり腹などで、1日に何度も便意がおこる。重症になると発熱、頻脈、貧血、体重減少などをともなうこともある。	253 608
腹部全体が痛む	急性腹膜炎	激しい腹痛、冷や汗、吐き気、嘔吐などがみられる。	261
	腸閉塞（イレウス）	突然あるいはしだいに激しくなる腹痛、嘔吐、排便・排ガスの停止が三大症状。脱水症状やショック症状がみられることもある。	249 258
	急性腸炎	腹痛、下痢、嘔吐などがみられる。腹痛は差し込むような痛みや鈍痛をへそのまわりに感じることが多く、発熱をともなうこともある。	252
	慢性腹膜炎	結核やがんなどの慢性疾患にともなって腹膜炎が徐々に進行したもので、微熱、腹痛、腹部膨満感、吐き気、衰弱など。	261
痛む部位がはっきりしない	かぜ症候群	発熱、悪寒、くしゃみ、鼻水、鼻づまり、咳、痰などのほか、下痢や腹痛をともなうこともある。	192 604 619 637
	慢性便秘	便秘にともなって腹痛、腹部膨満感、ガス貯留などがみられる。便通があれば腹痛もおさまる。	250
腰痛	ぎっくり腰（急性腰痛症）	急に体の向きを変えた時や重い物を持ち上げた時などに腰に激痛がおこり、寝返りや歩行ができなくなる。	41 368
	腰椎椎間板（ようついついかんばん）ヘルニア	腰痛、片側の坐骨神経痛が主な症状。膝から足の親指にかけてしびれや痛みがおこり、力が入らなくなることもある。	369

腰痛・背中の異常

腰痛

分類	疑われる病気	主な症状	頁
急性の痛み	帯状疱疹	体の片側に神経痛のような痛みやかゆみがおこり、しばらくして虫刺されのような発疹が帯状に広がり、水ぶくれができる。	410
急性の痛み	胆石症	腹部に激しい痛みがおこり、痛みは背中、肩、腰などに広がることもある。脂肪の多い食事をしたあとに痛み、発作がおこりやすい。	278 610
急性の痛み	急性腎盂腎炎	頻尿や排尿痛で始まり、発熱、悪寒、ふるえ、腰や背中の鈍痛、尿の濁りなどがみられる。	480
急性の痛み	腎結石	背中、腰、わき腹の痛みや血尿などがおきる。体を動かすと痛みが強まる。	481
急性の痛み	脊髄癆	手足の電撃的な痛みやしびれ感、胸部圧迫感などがみられる。瞳孔の大きさが左右で異なり、足関節に変形がみられることもある。	286
急性の痛み	多発性神経炎	手足にしびれ感や痛みがおこり、手足の力が低下してだらんとする。障害は手足の先端ほど顕著。	286
急性の痛み	ギラン・バレー症候群	手足の麻痺、しびれ感、痛みなどがみられる。胴体に近い筋肉の症状が重く、進行すると首や顔の筋肉にも麻痺が出る。	286
急性の痛み	脊髄血管腫	背中や腰の痛み、足のしびれなどが初期症状。次いで筋力の低下、麻痺、知覚障害などがみられる。	290
急性の痛み	女性の腰痛	月経困難症、子宮内膜症、子宮筋腫、子宮内膜炎、子宮付属器炎、子宮外妊娠など婦人科の病気で腰痛がおこることがある。	368
慢性の痛み	変形性腰椎症	腰痛と足の痛みが主な症状で、おしりからももの後ろ、ふくらはぎまで痛みが広がることもある。	375
慢性の痛み	脊柱管狭窄症	腰痛、下肢の痛みやしびれ感などがみられる。歩くと痛み、しびれ感や脱力感が強くなる。	371
慢性の痛み	骨粗鬆症	腰や背中に慢性的な痛みがあり、軽い外傷でも急性の腰痛や背部痛がおこったり骨折しやすい。	377 617 700
慢性の痛み	骨軟化症	腰痛、背中の痛み、関節痛、筋力の低下などがみられる。	378

チェックポイント	疑われる病気	主な症状	頁
	脊椎分離症・脊椎すべり症	同じ姿勢を続けた時や後屈時などに腰痛があり、太ももの後ろや下肢に痛みやしびれをともなうこともある。運動や労働によって症状が悪化する。	370
	脊髄腫瘍	片側の手足の痛みやしびれ感、首や背中の痛みが初期症状。次いで運動障害、感覚障害、排尿困難、失禁など。	570
	内臓の疾患	腎臓炎、腎結石、尿管結石、胃潰瘍、膵炎、胆石症、胆嚢炎、虫垂炎などで腰に鈍痛をともなうことがある。	243 256 279 481
	多発性硬化症	視力障害、運動麻痺、知覚障害などの初期症状に続いて腕のふるえ、歩行時のふるえ、言語障害、手足の麻痺など。	289
背中が痛い	肋間神経痛	肋骨に沿って激しい痛みがおこり、深呼吸や咳をすると痛みが強まる。	370
	頸椎後縦靭帯骨化症	手足や胴体の感覚が鈍くなり、手指の運動障害、歩行障害、排尿障害、便秘など。進行すると手足に麻痺がおこる。	372
	内臓の疾患	胃潰瘍、十二指腸潰瘍、胆石症、慢性膵炎、胸膜炎、心筋梗塞、狭心症、腹部大動脈瘤などで背中に痛みがおきることがある。	224 279
	脊髄腫瘍	片側の手足の痛みやしびれ感、首や背中の痛みが初期症状。次いで運動障害、感覚障害、排尿困難、失禁など。	570
背中が曲がる	脊柱側彎症	背骨がS字状に曲がるもので、小学校高学年から中学生にかけて多くみられる。	370
肩がこる	肩の筋肉の疲労	重い物を背負った、慣れない道具を使った、運動をしたなど筋肉の使いすぎによる。また長時間不良姿勢で仕事をした時にもみる慢性腰痛も成因は同じ。	372
	むち打損傷	衝撃をうけてから数時間して頭重、肩こり、腕のしびれなどがおきる。	385
	眼精疲労	長時間目を使う仕事をしたあとに目の痛み、目の疲れ、目の充血、頭痛、肩こり、吐き気などがおきる。	426
	高血圧（症）・動脈硬化（症）	動悸、息切れ、頭重感、肩や首のこり、手足のしびれ、不眠などの症状が現れる。	214 547 588 605 607

肩こり・肩の痛み

チェックポイント	疑われる病気	主な症状	頁
肩がこる	低血圧（症）	疲れやすい、めまい、耳鳴り、寝覚めが悪い、立ちくらみなどの症状を訴える。	216 606
	内臓の疾患	狭心症、心筋梗塞、胆石症、肝炎、膵臓疾患、腎臓病、糖尿病、ビタミン欠乏症などで肩や首がこることがある。	224 268 278 320 476
	神経症（ノイローゼ）	身体的になんら異常が見当たらないのに、精神的原因によって精神や身体にさまざまな障害がおきる。	509
	更年期障害	閉経期前後に動悸、めまい、のぼせ、頭痛、不眠症、発汗、疲れやすい、肩こりなどの症状がみられる。	505
肩が痛い	五十肩（肩関節周囲炎）	肩の痛みや不快感。痛みは夜間におきるのが特徴で、慢性化すると腕を上げたり回したりすることができなくなる。	372
	頸肩腕症候群	筋肉痛、冷感、めまい、肩の痛み、肩こりなどがみられる。	372
	変形性頸椎症	肩や首が痛み、手指にしびれ感や知覚異常をともなうこともある。ある角度に首を曲げると症状が悪化する。	375
	頸椎椎間板ヘルニア	首や背中の痛み、上肢の痛み、しびれ、脱力感などにともなって肩にこりや痛みがおこることもある。	369
	棘上筋腱炎	肩の回旋腱板である棘上筋腱が障害をおこしたもので、スポーツによる肩の障害中最も多い。腱鞘炎の一種。	381 794
	胸郭出口症候群	腕の脱力感、しびれ、冷感が主な症状。首や肩が痛んだり、くすり指や小指に知覚異常をともなうこともある。	373
	肩関節の脱臼・捻挫	脱臼や捻挫によって肩が痛んだり動かなくなったりする。	383 384
	寝ちがい	長時間、不自然な姿勢で寝たような場合、起床時に首や肩が痛んだり、首が回らなかったりする。肩下がり、変形性頸椎症の人に多い。局所には炎症をみる。捻挫の一種。	384

首の異常

チェックポイント	疑われる病気	主な症状	頁
首が痛い	頸椎椎間板ヘルニア	首や背中の痛み、上肢の痛み、しびれ、麻痺などの症状がみられる。	369
	変形性頸椎症	後頭部、肩関節、背中、腕などが痛み、腕や手にしびれ感をともなうこともある。	375
	頸椎後縦靭帯（けいついこうじゅうじんたい）骨化症	手足や胴体の感覚が鈍くなり、手指の運動障害、歩行障害、排尿障害、便秘などを訴える。進行すると手足に麻痺がおきる。	372
	筋収縮性頭痛	ベルトで締めたような圧迫感のある頭痛にともなって、肩や首筋のこりなどがみられる。頭蓋から頸部の筋肉の持続的収縮による肉体的な緊張が続いたときにおこりやすい。	305 778 794
	頸肩腕症候群	筋肉痛、冷感、めまい、肩の痛み、肩こりなどの症状が現れる。	372
	むち打ち損傷	首・肩・背中の痛み、頭痛、首や肩が動かしにくい、腕の痛みやしびれ、めまい、難聴などがみられる。	385
	寝ちがい	長時間、不自然な姿勢で寝たような場合、起床時に首や肩が痛んだり、首が回らなかったりする。肩下がり、変形性頸椎症の人に多い。局所には炎症をみる。捻挫の一種。	384
	胸郭出口症候群	腕の脱力感、しびれ、冷感が主な症状。首や肩が痛んだり、くすり指や小指に知覚異常をともなうこともある。	373
	ウイルス性髄膜炎	激しい頭痛、全身倦怠感、悪寒、発熱、嘔吐などにともなって首の後ろが硬く張り、前に曲げると痛む。	284
	多発性硬化症	視力障害、運動麻痺、知覚障害などの初期症状に続いて腕のふるえ、歩行時のふるえ、言語障害、手足の麻痺などがみられる。	289
	パーキンソン病	動作が緩慢になり、しだいに手や足のふるえ、筋肉のこわばり、無表情、前屈姿勢、小刻み歩行などがおきる。	287 721
	脊髄（せきずい）腫瘍	片側の手足の痛みやしびれ感、首や背中の痛みが初期症状。次いで運動障害、感覚障害、排尿困難、失禁などがおきる。	570
	慢性甲状腺炎（橋本病）	甲状腺の腫れ、喉の圧迫感や異物感、声がれ、むくみ、脱毛などがみられる。	331

首の異常

首が腫れる

疑われる病気	主な症状	頁
甲状腺良性腫瘍	甲状腺の腫れ。腫瘍の大きさはさまざまで、かなり大きくなっても呼吸が苦しくなったりものが飲み込めなくなるようなことはない。	332
亜急性甲状腺炎	かぜのような症状で始まり、発熱、倦怠感、筋肉痛などがみられる。首の前が腫れ、押したりものを飲み込んだりすると痛む。	332
甲状腺がん	甲状腺にしこりができ、進行すると息苦しい、声がかれる、ものが飲み込みにくいなど。	573
おたふくかぜ（流行性耳下腺炎）	37～38度の発熱のあと耳の下の耳下腺が腫れ、口を開いたり触ったりすると痛む。	542
バセドウ病	食欲が増進するにもかかわらず体重が減少し、甲状腺の腫れ、動悸、汗が多い、息切れ、手指や足のふるえ、微熱、眼球突出などの症状が現れる。	330
結核性リンパ節炎	首の側面が腫れる。痛みはない。	221
リンパ節炎	発熱をともなって首の側面が腫れ、押すと痛む。	221
がんのリンパ節転移	首の側面が硬く腫れ、体重減少、全身倦怠感などをともなう。	213 556
悪性リンパ腫	首の側面がゴム状に腫れ、喉の圧迫感、呼吸がしにくい、ものが飲み込みにくい、発熱、体重減少など。	549 572

疑われる病気	主な症状	頁
急性中耳炎	耳の強い痛みと発熱が特徴。耳がつまった感じ、難聴、耳だれなどをともなう。	444
乳様突起炎	発熱、頭痛、めまい、膿の混じった耳だれなどの症状がみられる。中耳炎の一型。	444 794
高次脳機能障害	一過性の意識消失、健忘、頭痛、吐き気、めまいなどの症状が現れる。	297

めまい

分類		病名	症状	参照ページ
耳鳴りや難聴をともなう		突発性難聴	片側の耳に突然難聴がおこり、めまいをともなう。耳鳴りがしたり耳がつまるような感じがすることもある。	442
		薬剤性難聴	薬剤を服用して難聴、めまい、耳鳴りがおこることがある。結核治療剤、利尿剤、リウマチ治療剤、抗がん剤など。	442
		メニエール病	突然めまいがおこり、吐き気、嘔吐、難聴、耳鳴りなどをともなう。めまいは自分や周囲がぐるぐる回転する感じのものが多い。	447
		内耳炎	片側の耳の難聴、耳鳴り、耳がつまった感じ、めまい、吐き気、嘔吐などがみられる。	445
		帯状疱疹（たいじょうほうしん）	発熱や悪寒とともに耳の周囲に帯状に赤い水疱が発生して痛む。聴神経がおかされると難聴やめまいがおこることもある。	410
		聴神経腫瘍	神経鞘腫でゆっくり発育する。良性腫瘍。初期症状は軽い難聴や耳鳴り。進行するとめまいや顔にしびれなどが現れる。	282 794
		外耳道異物（がいじどういぶつ）	外耳道に虫や砂などの異物が入って難聴や耳痛がおこる。	536
耳鳴りや難聴はない	ぐるぐる回るようなめまい	小脳出血	小脳に出血がおきると急で激しい嘔吐、頭痛、めまい、手足の麻痺、言語障害などの症状がみられる。原因は高血圧が大半を占める。	300 794
		くも膜下出血	頭を殴られたような激烈な頭痛が突然おこり、続いて吐き気、嘔吐、けいれん、意識喪失などがみられる。	300
		良性発作性頭位眩暈症	頭の位置や体位を変えた時に強いめまいを感じるもので、内耳迷路の血流障害による低血圧、頸性めまい、メニエール病の発作間欠期にみる。	440 447 794
		前庭神経炎	内耳道内を走る内耳神経を形成する前庭神経に炎症がおよぶと突発的にめまいがおこり、体を動かしたり歩いたりするとふらふらする。めまいは長時間続くが、反復することはない。	794
	ふらふら揺れるようなめまい	二日酔い	アルコールの飲用で頭痛、吐き気、嘔吐、めまいなどをおこすもので、非片頭痛型血管性頭痛。	306
		乗り物酔い	乗り物の揺れを不快に感じ、胸がむかむかしてひどい場合は嘔吐する。顔面蒼白、生つば、冷や汗、頭痛、めまいなどをともなうこともある。	535
		視力障害	乱視や眼精疲労でめまいを感じることがある。	424 426

めまい

チェックポイント		疑われる病気	主な症状	頁
耳鳴りや難聴はない	ふらふら揺れるようなめまい	不安神経症	漠然とした不安から死への恐怖や苦しみがおこり、激しい動悸や息切れ、冷や汗、手足のしびれ、めまいなどがおこる。	509
		眼筋麻痺	ものがふたつに見え、両目を開けているとめまいがする。	426
		むち打ち損傷	首・肩・背中の痛み、頭痛、首や肩が動かしにくい、腕の痛みやしびれ、めまい、難聴などがおきる。	385
		低血糖症	異常な空腹感、脱力感、手足のふるえ、動悸、いらいらなどの症状が現れる。	322
		更年期障害	熱感、動悸、頭痛、めまい、不眠、抑うつ、腰痛、肩こりなど症状はさまざま。	505
		ガス中毒・酸欠	顔のほてり、頭痛、吐き気、嘔吐、めまい、意識障害などがみられる。	49
		心因性のめまい	精神的なショックを受けた時にめまいを感じることがある。	61 447
		薬剤の服用	抗ヒスタミン剤、精神安定剤、催眠剤、自律神経遮断剤、アルコール、シンナーなどでめまいがおこることがある。	
	ぐるぐるまたはふらふらするめまい	片頭痛（へんずつう）	視野が狭くなる、目の前にちかちかした光が見えるなどの前ぶれ症状に続いて頭痛、吐き気、嘔吐、めまい、肩こりなどがおきる。	306
		貧血	動悸、めまい、頭痛、疲れやすい、食欲不振、微熱、顔面蒼白、下まぶたの粘膜が白っぽいなどの症状が現れる。	614 637
		高血圧（症）	頭痛、頭重感、動悸、息切れ、肩こり、めまいなどがみられる。降圧剤を服用したあとにだるさやめまいを感じることもある。	214 547 588 605
		不整脈	動悸、息苦しさ、胸が苦しいなどと訴える。	226 532
		脳内出血	半身の手足の動きが突然悪くなり、頭痛やめまいがおこる。大きないびきをかいて眠るようになり、半身不随や歩行困難などをきたす。	300

耳鳴りや難聴はない

分類	病名	症状	ページ
ぐるぐるまたはふらふらするめまい	脳梗塞（こうそく）	半身の運動麻痺、感覚障害、言語障害、視野障害などがみられる。	300 592
ぐるぐるまたはふらふらするめまい	脳動脈硬化症	めまい、頭痛、耳鳴り、手足のしびれ、のぼせ、立ちくらみ、脱力感などが断続的に現れ、理解力が低下したり、物忘れがひどくなることもある。	302
ぐるぐるまたはふらふらするめまい	一過性脳虚血発作	手足のしびれや運動麻痺、しゃべりにくい、言葉が出てこない、書いてあることが理解できないといった症状が数分から十数分続く。	301
ぐるぐるまたはふらふらするめまい	てんかん	突然の発作で気を失い、けいれんをおこす。発作以外に精神病に似た症状や知能障害、性格の変化といった慢性症状をともなうこともある。	306 307
ぐるぐるまたはふらふらするめまい	高次脳機能障害	手足の麻痺、知能障害、外傷後てんかんなどがみられる。めまいは頑固に続くことが多い。	297
ぐるぐるまたはふらふらするめまい	脊髄（せきずい）腫瘍	片側の手足の痛みやしびれ感、首や背中の痛みが初期症状。次いで運動障害、感覚障害、排尿困難、失禁などがみられる。	570
ぐるぐるまたはふらふらするめまい	脊髄小脳変性症	徐々に歩行障害がおこり、字がうまく書けなくなる、なめらかに話せなくなる、目がちらつく、無表情になるなどの症状を示す。	289
ぐるぐるまたはふらふらするめまい	ウイルス性脳炎・髄膜炎	発熱、頭痛、めまい、腹痛、嘔吐などがみられる。髄膜炎では首の後ろが硬く張って前に曲げると痛む。	284
ぐるぐるまたはふらふらするめまい	脳腫瘍	頭痛、吐き気、嘔吐、視力の低下などの症状が現れる。腫瘍の発生場所によってものが二重に見える、めまい、耳鳴り、意識障害、半身の運動障害などがおこることもある。	298 549 570
立ちくらみ	起立性調節障害 起立性低血圧症	急に立ち上がった時や長時間立ち続けた時にめまいや立ちくらみがおこり、倦怠感、頭痛、腹痛などをともなう。学童・思春期に原因がなく認められるタイプ。	216 699
立ちくらみ	シャイ・ドレーガー症候群	中年以降に発症する。初期にはひどい立ちくらみや失神がおきる。	288
立ちくらみ	心臓神経症	心臓に特に異常がないのに動悸、息切れ、頻脈、胸痛、不安などの症状がみられる。	228
立ちくらみ	アダムス・ストークス症候群	徐脈となって脳への血流が減少するために、時に失神したりけいれんをおこしたりする。	227
立ちくらみ	薬の服用	降圧剤の服用などによりおこる。	

だるい

チェックポイント	疑われる病気	主な症状	頁
発熱している	かぜ症候群	くしゃみ、鼻水、鼻づまり、咳、痰、発熱、だるさなどの症状を訴える。	192 604 619 637
	インフルエンザ	39度前後の高熱とともに悪寒、頭痛、筋肉痛、だるさなどの症状がでる。	192
顔色が悪い	貧血	疲れやすい、だるい、めまい、動悸、息切れ、下まぶたの粘膜が白くなる、顔面や皮膚が青白くなるなどの症状が現れる。	614 637
	急性ウイルス肝炎	全身倦怠感、吐き気、嘔吐、発熱、上腹部の鈍痛などの症状が1週間ほど続いたのち黄疸が現れる。	268
	膠原病	発熱、全身のだるさ、疲れやすい、関節痛、筋肉痛、ほほが赤い、発疹などがみられる。	337 341
むくみがある	心不全	走ったり階段を上がったりした時に息切れや動悸がおこるのが初期症状。むくみ、疲労感、倦怠感などが現れ、進行すると安静時でも呼吸困難がおこる。	227
	腎臓病	急性腎炎、慢性腎炎、ネフローゼ症候群、腎不全ではむくみ、だるさ、血尿、高血圧などが主な症状。	636
	ビタミンB_1欠乏症（脚気）	だるさ、足のむくみ、疲れやすい、気力がわかないなどと訴える。	326 749
	甲状腺機能低下症	だるさ、脱力感、汗をかきにくい、皮膚が乾燥する、皮膚が冷たい、寒がり、貧血、手足や顔がむくむなどの症状をみる。	331 541
ふらつく	高血圧（症）	頭重感、頭痛、動悸、息切れ、めまい、だるさなどの症状が現れる。	214 547 588 605
	低血圧（症）	疲れやすい、めまい、立ちくらみ、耳鳴り、食欲不振などの症状を訴える。寝覚めが悪く、特に午前中に元気が出ない。	216 606
色素沈着がある	副甲状腺機能亢進症	腹痛、口の渇き、血尿、食欲不振、体重の減少、疲労感などがみられる。	333
	副腎皮質機能低下症	食欲不振、吐き気、嘔吐、疲労感、体重減少、低血糖などがおこり、全身に赤褐色の色素沈着がみられることが多い。	334

チェックポイント	疑われる病気	主な症状	頁
	クッシング症候群	手足は細くなるのに胴体や顔が肥満するのが特徴的な症状。腹部・腕・太ももなどの皮膚に赤紫色の亀裂が生じ、筋力の低下、精神不安定、性欲減退、月経異常などがみられることもある。	334
咳や息切れがある	気管支拡張症	咳と痰が主な症状。痰は膿状で血痰をともなうこともある。ほかに呼吸のたびに喉がゼーゼー鳴る、呼吸困難、全身倦怠感などがみられる。	195 539
	肺結核	食欲不振、だるい、微熱、寝汗をかきやすい、肩こりなどが初期に出やすい症状だが、かなり進行するまではほとんど無症状のことが多い。	201
	感染性心内膜炎	持続性の発熱、全身倦怠感、食欲不振、体重減少、むくみ、動悸、息切れ、呼吸困難などの症状がでる。	229
体重が減少する	糖尿病	多尿、喉の渇き、体重減少、疲れやすいなどの症状がみられる。放置すると神経障害や視力障害がおこることもある。	25 320 596 614 636
	白血病	腹痛、左上腹部の圧迫感や不快感、だるさ、疲れやすい、体重減少、寝汗をかきやすいなどの症状をみる。	548 571
	悪性腫瘍（がん）	進行すると発熱、息切れ、だるさ、体重減少、痛みなどを訴える。	556 586
意欲が低下している	自律神経失調症	疲労感、根気がない、ふるえ、頭痛、めまい、息切れ、動悸、胃部膨満感、腹痛、肩こり、手足の冷え、異常発汗など症状はさまざま。	295
	躁うつ病	気分が落ち込む、意欲がわかない、考えがまとまらないなどの精神症状をはじめ、全身疲労感、頭痛、便秘、肩こり、不眠などの症状がでる。	513
	心身症	その発症や経過に心理的なものが密接にかかわっておこる病気。気管支喘息、消化性潰瘍、本態性高血圧症、過敏性腸症候群などが代表。	511
	神経症（ノイローゼ）	身体的になんら異常が見当たらないのに、精神的原因によって精神や身体にさまざまな障害がおこる。	509
息切れ 呼吸困難	うっ血性心不全	呼吸困難、全身のむくみ、嘔吐、腹部膨満感、倦怠感などを訴える。むくみは夕方に強くなる。	606
	急性心膜炎	発熱と胸痛が主な症状で、痛みは首や左肩に放散することもある。炎症が進むと息切れ、動悸、咳などもおこる。	228

むくみ

全身がむくんでいる

チェックポイント	疑われる病気	主な症状	頁
息切れ 呼吸困難	感染性心内膜炎	持続性の発熱、全身倦怠感、食欲不振、体重減少、むくみ、動悸、息切れ、呼吸困難などの症状がでる。	229
息切れ 呼吸困難	肺水腫	脈拍増加、血圧上昇、胸部圧迫感、不安感などの前ぶれ症状に続いて呼吸困難、泡沫状の大量の痰、喀血などをみる。重症は低酸素血症をきたす。	208 794
血尿	急性糸球体腎炎	むくみ、血尿、高血圧の3つが特徴的な症状。むくみは顔面と、特にまぶたに現れ、青白く見える。むくみが足や腰におよぶと倦怠感や脱力感をともなう。	472
おなかが張る	肝硬変	全身倦怠感、疲れやすい、微熱、おなかが張る、腹痛、肌の色が浅黒く、手のひらが赤みを帯びてくるなどの症状が現れる。	270 610
おなかが張る	ネフローゼ症候群	顔面や足のむくみ、吐き気、だるさ、疲れやすい、おなかが張る、腹痛、冷や汗、頻脈、尿量の減少などの症状が現れる。	472 613
おなかが張る	腎不全	急性腎不全は乏尿または無尿になり、顔面や足のむくみ、吐き気、頭痛、紫斑などの症状が急激に現れる。慢性腎不全はこれらの症状が数カ月から数年をかけてゆっくりと現れる。	613
おなかが張る	特発性浮腫	血管性、リンパ管性、炎症、外傷性、心性、腎性、肝性、内分泌性、栄養失調性、薬物性などを除く原因不明のむくみ。女性に多い。	213 220 229 255 270 331 472 635
おなかが張る	甲状腺機能低下症	だるさ、脱力感、汗をかきにくい、皮膚が乾燥する、皮膚が冷たい、寒がり、貧血、手足や顔がむくむなどの症状がでる。	331 541
おなかが張る	妊娠高血圧症候群（妊娠中毒症）	足・顔面・手指にむくみが現れ、体重が1週間に500g以上増えて血圧が上がる。進行すると頭痛、目の前の閃光、胃痛、けいれん、呼吸困難などが現れる。	635
	吸収不良症候群	下痢、貧血、体重減少、手足の末端のむくみ、倦怠感などがみられる。	255
	タンパク漏出性胃腸症	むくみ、下痢、貧血などの症状がでる。	256
	ビタミンB_1欠乏症（脚気）	だるさ、疲れやすい、下肢のむくみなどがみられる。	326 749 796
	上大静脈症候群	上大静脈が圧迫され、閉塞して心臓への静脈還流が障害された状態。顔や腕が赤く腫れ、頭痛、めまい、失神発作などがおこる。	794

チェックポイント	疑われる病気	主な症状	頁
	重症の貧血	だるさ、動悸、めまい、顔面蒼白、微熱、無気力、むくみなどがおきる。	614 637
	女性のむくみ	月経前緊張症、更年期、妊娠などでむくみがおこることがある。	494
	薬剤の服用	抗炎症剤、血管拡張剤、ステロイド剤、降圧剤などを服用すると足などにむくみが現れることがある。	
体の一部がむくんでいる	炎症による浮腫	湿疹、皮膚炎、日焼け、せつ、よう、などひどくなると病変周囲がむくむ。皮膚の病気参照。	390
	血栓性静脈炎	足全体あるいは太もも、ふくらはぎなどに痛みを感じ、ひどい場合はむくみやチアノーゼをともなう。	220
	静脈瘤	足のだるさ、むくみ、疲れやすさ、つっぱり感、痛み、かゆみなどで、進行すると足の一部に色素沈着がおこることもある。長時間立ったままの仕事をしている人におこりやすい。	220
	血管神経性浮腫（クインケ浮腫）	まぶた、ほほ、口唇、舌、手足などに突然円形のむくみができる。	296
	リンパ節腫脹	やや硬い腫れができ、感染症などでは押さえると痛む。悪性リンパ腫やがんのリンパ節転移では腫れが大きく硬くなる。	213 556

けいれん

チェックポイント		疑われる病気	主な症状	頁
意識がある	全身のけいれん	ヒステリー	手足のふるえ、全身のけいれん、歩けない、立てない、目が見えない、耳が聞こえない、頭がもうろうとするなどの症状が現れる。	510
		過換気症候群	動悸、顔面や手足のしびれ、視力障害、頭痛などがおこって不安感がつのり、浅い呼吸を過度に繰り返すうちにますます息苦しくなって症状が悪化する。	205
		低カルシウム血症（副甲状腺機能低下症）	手足の筋肉が痛みをともなってけいれんし、ひどい時はけいれんが全身におよぶことも。抑うつ、情緒不安定、脱毛、皮膚の乾燥などもみられる。	326
		破傷風	外傷部分に痛みや違和感を感じてだるさや不眠などがおこり、口が開けづらい、つっぱるような頭痛などの症状に続いて体をのけぞらせてひきつる発作がおきる。	349 546

けいれん

チェックポイント		疑われる病気	主な症状	頁
意識がある	局所の筋肉のけいれん	こむらがえり	ふくらはぎの筋肉が硬く緊張して痛むもので、いわゆる足がつった状態。過労、水泳中、妊娠後期などにおこりやすい。	42
		チック症	顔や手足の筋肉がピクピク動く、顔をしかめる、口を開ける、首を振る、体をよじるなど特定の筋肉が無意識に動く。睡眠中はおこらない。	552
意識がない		真性てんかん	声を上げて倒れ、はじめは手足を伸ばしたけいれん、続いて手足を曲げたり伸ばしたりするけいれんがおこり、おさまると眠りにつく。発作中は口から泡をふき、白目をむいている。	306 307
		脳梗塞（こうそく）	半身の麻痺や感覚障害、言語障害、視野障害、けいれんなどがみられる。	300 592
		低血糖症	糖尿病でインスリンや経口血糖降下剤を使用中に異常な空腹感、脱力感、手足のふるえなどが現れ、進むと意識がもうろうとしたり、けいれんがおこったりする。	322
		アダムス・ストークス症候群	突然目の前が真っ暗になり、手足の力が抜ける。失神して倒れ、けいれんをおこすこともある。	227
		尿毒症	頭痛、貧血、体重減少、全身倦怠感、吐き気、色素沈着、呼吸困難、けいれんなどの症状がおきる。	476
		各種の中毒	アルコール中毒、一酸化炭素中毒、きのこ中毒などでけいれんがおこることがある。	362
		子癇（しかん）（妊娠高血圧症候群）	重症の妊娠高血圧症候群で、全身にけいれんがおこることがある。	635
	けいれんをおこす前に発熱や頭痛	高次脳機能障害	障害の程度がひどいと意識消失、手足の麻痺、けいれんなどがおこることがある。	297
		ウイルス性脳炎・髄膜炎	激しい頭痛、発熱、吐き気、嘔吐、けいれん、意識障害など。髄膜炎では首の後ろが硬く張り、前に曲げると痛む。	284
		脳膿瘍	全身疲労、貧血、眠気などがおこり、進行すると頭痛、めまい、嘔吐、物が二重に見える、けいれん、麻痺などがみられる。	298
		脳静脈洞血栓症	頭痛、発熱、吐き気、嘔吐、意識障害、手足の麻痺、けいれんなどの症状が現れる。	298

チェックポイント	疑われる病気	主な症状	頁
	脳内出血	突然手足の動きが悪くなり、激しい頭痛がしてしだいに大きないびきをかいて眠るなどの症状をみる。	592
	もやもや病	短時間に呼吸を繰り返した時に突然片方の手足が麻痺したり意識障害、けいれんなどがおこる。子供では激しく泣いた時、熱い食べ物をフーフーとふいて冷まそうとした時などに発作的に発症する。	307
	脳腫瘍	頭痛、吐き気、嘔吐をはじめ、腫瘍の発生部位によって物が二重に見える、めまい、耳鳴り、てんかん発作、意識障害、運動障害などの症状が現れる。	298 549 570
	脳動静脈奇形	突然の頭痛、嘔吐、手足が動かしにくいなどの症状を訴える。	307

ほてり

チェックポイント	疑われる病気	主な症状	頁
慢性的なほてり	自律神経失調症	疲労感、根気がない、頭痛、めまい、動悸、息切れ、便秘、下痢、異常発汗、肩こり、手足の冷感・熱感など症状はさまざま。	295
	心身症	その発症や経過に心理的なものが密接にかかわっておこる病気。気管支喘息、消化性潰瘍、本態性高血圧症、過敏性腸症候群などが代表。	511
	更年期障害	発汗、熱感、冷え性、動悸、頭痛、めまい、不眠、抑うつ、気力の減退、腰痛、肩こり、関節痛などの多彩な症状を示す。	505
	上大静脈症候群	上大静脈が圧迫され閉塞して心臓への静脈還流が障害された状態。顔面や腕が赤く腫れ、頭痛、めまい、失神発作などがみられる。	794
	バセドウ病	食欲が増進するにもかかわらず体重が減少し、動悸、息切れ、手指のふるえ、脱力感、微熱、いらいら、口の渇きなどがおこる。	330
	アルコール依存症	アルコールを飲まないと手のふるえ、不眠、いらいら、発汗、幻覚などの禁断症状が現れる。	518
	赤血球増多症	赤ら顔、目の充血、皮膚のかゆみ、頭痛、めまい、倦怠感など。中年の男性に多い。	314
	カルチノイド症候群	顔のほてり、低血圧、咳、腹痛、下痢などがみられる。	260
	妊娠	月経が止まり、37度前後の微熱が続く。	624

ほてり

チェックポイント	疑われる病気	主な症状	頁
一時的なほてり	精神的なほてり	興奮、羞恥、怒りなどで体や顔がほてる、発汗などの症状を訴える。病的なものではない。	508
	日射病	日光の直射を長時間受け、頭痛、吐き気、発汗などがみられる。	47
	熱中症	高温・多湿の環境に長時間いて頭痛、吐き気などがみられる。	47
	薬剤の使用	カルシウム拮抗剤などの血管拡張剤、その他の高血圧治療剤などを服用してほてりを感じることがある。	

冷え

チェックポイント	疑われる病気	主な症状	頁
全身の寒気・冷え	甲状腺機能低下症	体が冷えて夏でも寒く感じる、だるい、むくむ、汗をかきにくい、皮膚が乾燥する、動作が緩慢になる、髪の毛が細く抜けやすくなるなどの症状がみられる。	331 541
	副腎皮質機能低下症	疲れやすい、吐き気、嘔吐、体重減少、低血糖などがおこり、全身に赤褐色の色素沈着がみられることもある。	334
	心不全	脈が遅い、動悸、息切れ、呼吸困難、むくみ、倦怠感、腹部膨満感などを訴える。	227
手足の冷え	低血圧（症）	疲れやすい、めまい、耳鳴り、動悸など。寝覚めが悪く、特に午前中に元気が出ない。	216 606
	貧血	疲れやすい、めまい、動悸、頭痛、顔面蒼白、まぶたの裏の粘膜が白くなるなどの症状がみられる。	614 637
	自律神経失調症	疲労感、根気がない、頭痛、めまい、動悸、息切れ、便秘、下痢、異常発汗、肩こり、手足の冷感・熱感など症状はさまざま。	295
	更年期障害	発汗、熱感、冷え性、動悸、頭痛、めまい、不眠、抑うつ、気力の減退、腰痛、肩こり、関節痛などがみられる。	505
	レイノー病	指先や全身を冷やした時などに20~30分も指先が蒼白になり、冷感や痛みがおきる。	220

動悸・息切れ

チェックポイント	疑われる病気	主な症状	頁
手足の冷え	膠原病	関節痛、皮膚の発疹、寒い時に指先が紫色になる、抗生物質を服用しても熱が下がらないなどの症状が現れる。	337 341
	バージャー病	足先が冷たく白っぽくなり、歩く時に足にしびれるような痛みを感じる。喫煙者に多い。	219
	大動脈炎症候群	脈なし病ともよばれ、手首の脈が触れなくなる。脈拍や血圧が左右で差があったり、発熱、倦怠感、めまい、頭痛、耳鳴りなどがみられる。	218
脈が速い	先天性心疾患	心房中隔欠損症、心室中隔欠損症、動脈管開存症などで動悸、チアノーゼなどがみられる。	230 551
	うっ血性心不全	息苦しさ、呼吸困難、足のむくみ、上腹部の重苦しさ、胃のもたれなどの症状がでる。	208 227 606
	狭心症	胸が締めつけられるような、押さえつけられるような痛みを訴える。	57 224 590
	心臓弁膜症	脈が速くなって動悸を感じることがあるが、無症状のことも多い。	232
	発作性頻拍	突然脈が速くなって激しい動悸、息苦しさ、胸痛などがおこり、ひどくなると意識を失うこともある。	226
	ＷＰＷ症候群	副伝導路を介して心房から心室に早期に興奮が伝わるため突然脈が速くなる。失神、突然死もある。30歳以下の男性に多く、発作がおこる時以外は健康体。	794
	急性心膜炎	胸痛、発熱、動悸、息切れ、咳などの症状がでる。	228
	心筋炎	かぜの症状や腹痛、下痢などで始まり、動悸、胸痛、呼吸困難など。急激に悪化するとショック状態におちいることもある。	229
	肺気腫	階段や坂道を上る時に息切れを感じ、進行すると口をすぼめて呼吸するようになる。	204
	肺線維症	階段や坂道を上る時に動悸、息切れを感じ、咳、痰、発熱をともなうこともある。進行すると呼吸困難、チアノーゼ、むくみ、胸痛などがみられる。	200

動悸・息切れ

チェックポイント	疑われる病気	主な症状	頁
脈が速い	貧血	疲れやすい、めまい、動悸、息切れ、顔や皮膚が青白くなる、まぶたの裏の粘膜が白い、頭痛などがみられる。	614 637
	ビタミンB_1欠乏症（脚気）	だるさ、食欲不振、手足の先のしびれ、動悸、息切れなど。特に足がだるく、疲れやすいなどの症状がでる。	749 796
	低血糖症	異常な空腹感、脱力感、動悸、手足のふるえ、いらいら、寝汗、頭痛、けいれんなどがみられる。	322
	甲状腺機能亢進症	食欲が増進するにもかかわらず体重が減る、脈が速くなって乱れ、安静にしていても動悸を感じる。汗をかきやすい、疲れやすい、手指のふるえ、微熱、眼球突出などの症状が現れる。	330 636
	褐色細胞腫	ずきずきする頭痛にともなって血圧が上がり、脈が速くなって動悸を感じる。汗が出るのに手足が冷たい、指先がふるえる、体重が減るなどと訴える。	335
	肺血栓塞栓症	急激な呼吸困難、胸痛、咳、血痰、頻脈、不整脈、冷や汗、発熱などがみられる。自覚症状がない場合もある。	207
	不安神経症	漠然とした不安から死への恐怖感がおこり、激しい動悸や息苦しさにおそわれる。	509
	心気神経症	ちょっとした体の不調を異常に気にして重大な病気ではないかと深刻に悩む。	510
脈が遅い	房室ブロック	脈が遅くなり、動悸、だるさ、めまいなどがおきる。階段や坂道を上った時に息切れや疲労がおこりやすい。	226
	洞不全症候群	脈が遅くなり、目の前が暗くなったり、めまいがおこったりする。	226
脈が速い時も遅い時もある	自律神経失調症	疲労感、根気がない、頭痛、めまい、動悸、息切れ、便秘、下痢、異常発汗、肩こり、手足の冷感・熱感など症状は多彩。	295
	低血圧（症）	疲れやすい、めまい、耳鳴り、動悸など。寝覚めが悪く、特に午前中に元気が出ない。	216 606
	高血圧（症）	血圧が急に上がった時に脈の乱れ、動悸、息切れ、胸の圧迫感、頭痛、めまい、肩こりなどがみられる。	214 547 588 605

症状	病名	主な症状	ページ
	心身症	その発症や経過に心理的なものが密接にかかわっておこる病気。気管支喘息、消化性潰瘍、本態性高血圧症、過敏性腸症候群などが代表。	511
	心臓神経症	動悸、頻脈、胸痛、窒息感、不安感などを訴える。	228
	薬剤の使用	中枢神経興奮剤、交感神経興奮剤、迷走神経遮断剤などの薬剤やアルコール、コーヒー、たばこなどで動悸や息切れがおこることがある。	
脈が乱れている	期外収縮	脈がとぎれて動悸を感じたり、なんとなく息が吸い込みにくい感じがする。	226
	心房細動	脈が乱れて動悸や胸苦しさを感じる。脈が増えるタイプが多く、発作後数分から数時間で突然正常な脈に戻る。	226
	起立性低血圧（症）	立ち上がった時に立ちくらみ、動悸、脈の乱れ、吐き気などがおきる。	216 699
	心筋梗塞（こうそく）	押しつぶされるような激しい胸痛がおこり、冷や汗、吐き気、呼吸困難などをともなうこともある。脈は非常に速くなったり遅くなったり不規則になったりする。	57 225 590
咳が出る	慢性気管支炎	痰をともなう咳、喉がゼーゼー鳴る、息切れがするなど。喫煙者に多い。	194
	肺炎	38～39度の発熱、悪寒、咳、痰、刺すような胸痛などがみられる。	196 538 605
	塵肺（じんぱい）	進行すると咳、痰、胸痛、息切れ、呼吸困難などがみられる。	200
	肺結核	微熱、寝汗、喀血が典型的だが、ほとんどは無症状でかなり進行しなければ特徴的な症状は現れない。	201
女性の動悸・息切れ	月経前緊張症	月経の始まる3～10日前ごろからいらいら、怒りっぽい、興奮しやすい、ゆううつ、乳房の張り、下腹部の不快感、頭痛、肩こり、肌荒れなどがおこる。	494
	月経困難症	下腹部の痛み、腰痛、頭痛、吐き気、頭痛など月経の症状が病的に強く、日常生活が困難。	494
	妊娠	月経が止まる、微熱が続く、つわりが始まるなどの症状が現れる。	624

動悸・息切れ

チェックポイント	疑われる病気	主な症状	頁
	更年期障害	発汗、熱感、冷え性、動悸、頭痛、めまい、不眠、抑うつ、気力の減退、腰痛、肩こり、関節痛など多彩な症状がみられる。	505

チェックポイント	疑われる病気	主な症状	頁
乾いた咳（痰はあまり出ない）	かぜ症候群	くしゃみ、鼻水、鼻づまり、喉の痛み、発熱、悪寒、咳、頭痛など。初期にはさらさらした痰をともなう咳が出ることが多い。	192 604 619 637
	インフルエンザ	39度前後の高熱とともに頭痛、関節痛、腰の痛み、手足の痛みやだるさ、喉の痛み、咳、鼻水などが現れる。	192
	急性咽頭炎	喉が赤く腫れ、異物感、痛み、乾燥感などをともなう。発熱したり全身にだるさを感じることもある。	454
	急性喉頭炎	喉に乾燥感、かゆみ、痛みなどを感じ、咳、声がれ、発熱などをともなう。	454
	急性扁桃炎	発熱してぞくぞくする悪寒を感じ、喉が赤く腫れてものを飲み込む時に痛む。	455
	急性気管支炎	38度前後の発熱と乾いた咳で発病。しばらくして痰をともなう湿り気のある咳が出るようになり、鼻水、鼻づまり、喉の痛み、だるさ、頭痛などがおきる。	194
	大動脈瘤	腹痛、腰痛、発熱、咳、呼吸困難、血痰、ものが飲み込みにくいなどの症状がでる。	216
	間質性肺炎	咳、呼吸困難、微熱、倦怠感などで、慢性化すると痰をともなうこともある。重症になると低酸素血症をきたす。	198 794
	肺線維症	階段や坂道を上るときに動悸や息切れがおこり、乾いた咳や痰が出て倦怠感や発熱をともなうこともある。進行すると呼吸困難、チアノーゼ、胸痛、むくみなど。重症になると低酸素血症をきたす。	200 794
	肺がん	咳、痰、血痰、胸の痛み、発熱、倦怠感、呼吸困難などを訴える。重症になると低酸素血症をきたす。	564 794
	胸膜炎	胸部の痛みや圧迫感、咳、痰、発熱、呼吸困難などがみられる。重症になると低酸素血症をきたす。	209 794

咳・痰

分類		病名	症状	参照
		百日ぜき	かぜと同じ症状が現れ、徐々に咳が増える。咳は特に夜間に激しく、爆発的な咳が連続しておこるため苦しい。乳幼児や小児におこる。	544
		物理的な刺激による咳	冷たい空気、たばこの煙、車の排気ガスなどで咳が誘発される。	457
湿った咳（痰が出る）	さらさらした痰	かぜ症候群	くしゃみ、鼻水、鼻づまり、喉の痛み、発熱、悪寒、咳、頭痛などがみられる。初期にはさらさらした痰をともなう咳が出ることが多い。	192 604 619 637
		肺水腫・肺うっ血	呼吸困難とともにピンク色をした泡沫状または血性の痰が出る。横になって寝ていると苦しく、呼吸困難は特に睡眠中に発症しやすい。低酸素血症をきたす。	208 794
		心臓喘息	突然呼吸困難がおこり、咳、痰、顔のむくみがおこったり、手や口唇が紫色になる。肺循環のうっ滞や肺高血圧症を有する患者に発症する。重症になると低酸素血症をきたす。	208 794
	粘り気のある痰	かぜ症候群	くしゃみ、鼻水、鼻づまり、喉の痛み、発熱、悪寒、咳、頭痛などがみられる。	192 604 619 637
		インフルエンザ	39度前後の高熱とともに頭痛、関節痛、腰の痛み、手足の痛みやだるさ、喉の痛み、咳、鼻水などが現れる。	192
		慢性気管支炎	初期は主に冬季に、進行すると一年中痰をともなう咳が出る。痰は黄色っぽい膿状で起床時や洗面時に出やすい。喫煙者に多い。重症になると低酸素血症をきたす。	194 794
		気管支喘息	呼吸するたびに喉がゼーゼー鳴り、呼吸困難、咳、痰をともなう。痰は透明で粘り気が強く、吐き出しにくい。発作は夜中から明け方にかけておこりやすい。発作時に低酸素血症をきたす。	193 604 637
		気管支拡張症	起床時に大量の痰をともなって咳が出る。痰は膿状で血痰をともない、喀血することもある。ほかに発熱、胸痛、全身倦怠感などがみられる。肺機能が悪化すると低酸素血症をきたす。	195 539 794
		肺気腫	呼吸困難とともにピンク色をした泡沫状または血性の痰が出る。横になって寝ていると苦しく、呼吸困難は特に睡眠中に発症しやすい。肺機能が悪化すると低酸素血症をきたす。	204 799
		ウイルス性肺炎	鼻水、鼻づまり、喉の痛み、かすれ声、咳、痰、胸痛、呼吸困難などの症状がでる。重症になると低酸素血症をきたす。	196 794
		細菌性肺炎	悪寒、発熱、咳、痰、胸痛、呼吸困難などの症状が現れる。重症になると低酸素血症をきたす。	196 794
		肺化膿症	悪寒、発熱、咳、息苦しさ、喀血などがみられる。痰は膿性で悪臭をともなう。重症になると低酸素血症をきたす。	197 794

咳・痰

チェックポイント	疑われる病気	主な症状	頁
湿った咳（痰が出る） 粘り気のある痰	肺結核	初期はほとんどが無症状。進行すると咳、痰、胸痛、血痰、発熱などがみられる。重症になると低酸素血症をきたす。	201 794
	膿胸（のうきょう）	胸部の痛みや圧迫感、咳、痰、発熱、呼吸困難などの症状が現れる。肺機能が悪化すると低酸素血症をきたす。	209 794
	びまん性汎細気管支炎（はんさいきかんし）	黄色または黄緑色がかった膿状の痰やねばねばした粘液性の痰が長年続く。重症になると低酸素血症をきたす。	778 794
	肺血栓塞栓症	急激な呼吸困難、胸痛、咳、血痰、頻脈、不整脈、冷や汗、発熱など。自覚症状がない場合もある。重症になると低酸素血症をきたす。	207 794

喉の渇き・口の渇き

疑われる病気	主な症状	頁
糖尿病	異常な口の渇き、多尿、体重減少、疲れやすいなどの症状がでる。	25 320 596 614 636
慢性腎不全	初期は貧血や夜間の多尿など。進行するとむくみ、疲れやすい、だるさ、食欲低下などが現れる。	475
各種の口内炎や食道、胃腸疾患	口内炎や食道がん、食道狭窄、胃炎、胃潰瘍、胃がん、腸炎などで食事摂取不能、嘔吐、下痢などにより、喉や口の渇きをおぼえることがある。	238 243 468
尿崩症	喉の渇き、多尿、多飲、皮膚の乾燥、全身倦怠感などが現れる。	330
やけど	皮膚面から水分を喪失して脱水をきたす。	44 412
急性腹膜炎、膵炎	重症になると高熱と体液の喪失により脱水をきたす。	261 280
シェーグレン症候群	涙や唾液が不足し、目の異物感、目のかすみ、目の痛み、喉の渇きや痛み、食べ物の味が変わる、ものが飲み込みにくいなどの症状がでる。	343
薬剤の服用	利尿剤、胃腸薬、鎮痛剤、抗ヒスタミン剤、抗うつ剤などを服用して喉が渇くことがある。	

胸やけ・げっぷ・胃のもたれ

疑われる病気	主な症状	頁
食道炎	胸やけ、ものが飲み込みにくい、肋骨の下からみぞおちにかけて焼けるような痛みをともなうなどの症状を示す。これらの症状は上体をおこしたり食事をすると軽くなる。	236
慢性胃炎	上腹部のもたれ、食後の胃痛や胸やけ、吐き気、嘔吐などがみられる。	242
胃潰瘍	上腹部痛、吐血、下血、胸やけ、げっぷなどがみられる。痛みは食後におこりやすく、食欲不振もしばしばみられる。	243 600
十二指腸潰瘍	上腹部痛、吐血、下血、胸やけ、げっぷなどがみられる。痛みは空腹時や夜間におこりやすく、軽食をとったり牛乳を飲んだりすると軽快する傾向にある。	243 600
胃酸過多症	胃のもたれ、胸やけ、げっぷ、胃からすっぱい液がこみ上げてくるなどの症状を示す。	244
食道裂孔ヘルニア	胸やけ、胸痛、げっぷ、ものが飲み込みにくいなどの症状を示す。これらの症状は食後におこりやすく、上体をおこしたり歩いたりすると軽くなる傾向がある。	239
胆石症	みぞおちから右上腹部にかけて激しい痛みがおこり、ふるえ、一時的な黄疸、白い糞便、発熱などをともなうこともある。	278 610
胆嚢炎	右上腹部の痛みや圧迫感、げっぷ、吐き気、下痢、便秘などの症状を示す。	611
空気嚥下症	おなかが張って苦しく、げっぷが出たり腹痛をともなうこともある。食べ物をよくかまずに飲み込んだり唾液を飲み込む癖のある人にみられる。	245
神経症（ノイローゼ）	身体的になんら異常が見当たらないのに、精神的原因によって精神や身体にさまざまな障害がおこる。	509
摂食障害	やせ願望から極度に節食し、体重が減る。ほとんど食べていないのに胸やけ、胃のもたれ、げっぷなどがおこり、なにも食べられなくなる。	520
食道がん	早期は無症状。進行するとものが飲み込みにくい、飲み込む時にしみたり痛んだりする、食欲不振、吐き気などがみられる。	565
胃がん	早期は無症状。進行するとみぞおちの痛み、胃部膨満感、食欲不振、胸やけ、げっぷなどの症状がみられる。	565

吐き気・嘔吐

疑われる病気	主な症状	頁
妊娠	妊娠5～6週ごろからつわりが始まるとむかむかする、胃がもたれる、吐き気、嘔吐、胸やけ、げっぷなどがみられる。	624

チェックポイント		疑われる病気	主な症状	頁
頭痛をともなう	発熱している	かぜ症候群	くしゃみ、鼻水、鼻づまり、喉の痛み、発熱、悪寒、咳、頭痛などがみられる。	192 604 619 637
		インフルエンザ	39度前後の高熱とともに頭痛、関節痛、腰の痛み、手足の痛みやだるさ、喉の痛み、咳、鼻水などが現れる。	192
		ウイルス性脳炎・髄膜炎	激しい頭痛、発熱、吐き気、嘔吐、けいれん、意識障害などがみられる。髄膜炎では首の後ろが硬く張り、前に曲げると痛む。	284
	発熱していない	緊張性頭痛	ベルトで締めたような、あるいは帽子をかぶったような圧迫感のある頭痛にともなって、肩や首筋のこり、吐き気、嘔吐、めまいなどを訴える。	305
		片頭痛（へんずつう）	視野が狭くなる、目の前にちかちかした光が見えるなどの前ぶれ症状に続いて頭痛、吐き気、嘔吐、めまい、肩こりなどがみられる。	306
		眼鏡不適合	眼鏡やコンタクトレンズの度が合わないためにおこる目の疲れ、頭痛、吐き気、肩こりなどの症状がみられる。	427
		高次脳機能障害	頭痛、吐き気、一過性の意識障害などがみられる。障害の程度がひどいと意識消失、手足の麻痺、けいれんがおこることもある。	297
		脳卒中	突然手足の動きが悪くなり、激しい頭痛がしてしだいに大きないびきをかいて眠るなどの症状がみられる。	592
		脳梗塞（こうそく）	半身の麻痺や感覚障害、言語障害、視野障害、けいれんなどがみられる。	300 592
		くも膜下出血	頭を殴られたような激烈な頭痛が突然おこり、続いて吐き気、嘔吐、けいれん、意識喪失などの症状が現れる。	282 300
		慢性硬膜下血腫	脳と中枢神経を包む3枚の髄膜のうち、最も外側にある強い膜（硬膜）とその内側のくも膜との間の出血による。	282 794

分類	病名	症状	参照ページ
頭痛をともなう 発熱していない	緑内障	視力が低下する、視野が狭くなる、目がかすむ、電灯のまわりに虹が見えるなど。急性の場合は目の痛みにともなって頭痛、吐き気、嘔吐などがおこることもある。	435
	高血圧性脳症	急激に血圧が上昇し、頭痛、耳鳴り、手足のしびれ、吐き気などを示す。	301
	脳腫瘍	頭痛、吐き気、嘔吐をはじめ、腫瘍の発生部位によってものが二重に見える、めまい、耳鳴り、てんかん発作、意識障害、運動障害などがみられる。	298 549 570
めまいをともなう	乗り物酔い	乗り物の揺れを不快に感じ、胸がむかむかしてひどい場合は嘔吐する。顔面蒼白、生つば、冷や汗、頭痛、めまいなどをともなうこともある。	535
	急性中毒	薬物、食品、大気などにある毒性物質により、人体が急に機能障害をおこすことをいう。アルコール中毒や農薬による中毒などで吐き気や嘔吐がおこることがある。	49 362
	内耳炎	耳鳴りや難聴にともなってめまい、吐き気、嘔吐などがみられる。	445
	メニエール病	頭を動かすと自分や周囲がぐるぐるまわるようなめまいがおこり、耳鳴り、難聴、吐き気、嘔吐をともなう。	447
	起立性調節障害・起立性低血圧症（脳貧血）	生あくびや冷や汗が出て吐き気がおこり、目の前が暗くなって倒れる。	58 216 532
	慢性脳循環不全	脳卒中のような発作や麻痺は現れないが、耳鳴り、頭痛、めまいなどをみる動脈硬化による脳への血流障害が原因。	302
	小脳出血	激しい嘔吐に頭痛やめまいをともなう。	282
	突発性難聴	片方の耳に突然難聴がおこり、耳鳴りや耳の閉塞感をともなうこともある。	442
	急性腹膜炎	突然激しい腹痛がおこり、吐き気、嘔吐、喉の渇き、ふるえ、38度以上の発熱、頻脈などをともなう。	261
	虫垂炎（盲腸炎）	右下腹部痛がしだいに強くなり、吐き気や嘔吐がおこる。へその周囲痛、下痢、発熱などの前兆がみられる。	256
	食中毒	嘔吐、腹痛、下痢、発熱などが急激におきる。	55 362

吐き気・嘔吐

チェックポイント	疑われる病気	主な症状	頁
腹痛をともなう	食道裂孔(れっこう)症ヘルニア	食後や就寝中に胸やけ、げっぷ、嘔吐、腹痛が現れる。	239
	食道炎	ものが飲み込みにくい、胸や首の痛み、腹部の不快感や痛み、しわがれ声、口臭異常などがみられる。	236
	急性胃炎	みぞおちの痛み、吐き気、嘔吐などがみられる。暴飲暴食やストレスが原因となることが多い。	240
	胃潰瘍	上腹部痛、吐血、下血、胸やけ、げっぷなどがみられる。痛みは空腹時におこりやすく、軽食をとったり牛乳を飲んだりすると軽快する傾向にある。	243 599
	十二指腸潰瘍	上腹部痛、吐血、下血、胸やけ、げっぷなどがみられる。痛みは空腹時や夜間におこりやすく、軽食をとったり牛乳を飲んだりすると軽快する傾向にある。	243 599
	胆石症	みぞおちから右上腹部にかけて激しい痛みがおこり、ふるえ、一時的な黄疸、白い糞便、発熱などをともなうこともある。	278 610
	胆嚢(のう)炎	右上腹部の痛みや圧迫感、げっぷ、吐き気、下痢、便秘などを訴える。	611
	急性膵炎	上腹部の激しい痛みとともに吐き気、嘔吐、発熱などがおこる。痛みは背中や肩におよぶこともある。	280 611
	腸閉塞（イレウス）	突然あるいはしだいに激しくなる腹痛、嘔吐、排便・排ガスの停止が三大症状。脱水症状やショック症状がみられることもある。	249 258
	急性ウイルス肝炎	全身倦怠感、脱力感、吐き気、嘔吐、発熱などの症状が続いたのちに黄疸が現れる。	268
	月経困難症	下腹部の痛み、腰痛、頭痛、吐き気、頭痛など月経の症状が病的に強く、日常生活が困難。	494
	妊娠	妊娠5～6週ごろからつわりが始まるとむかむかする、胃がもたれる、吐き気、嘔吐、胸やけ、げっぷなどがみられる。	624
	子宮外妊娠	出血や突然の下腹部痛に続いてめまい、冷や汗、吐き気、嘔吐などがおこり、ショック状態におちいることもある。	634

疑われる病気	主な症状	頁
心筋梗塞（こうそく）	押しつぶされるような激しい胸痛がおこり、冷や汗、吐き気、呼吸困難などをともなうこともある。	57 225 590
ケトアシドーシス	飢餓、糖尿病など組織での糖利用障害のある場合、血中にケトン体が増量して血液は酸性（アシドーシス）となる。そのため多尿、喉の渇き、吐き気、嘔吐、腹痛などがおこり、意識障害が現れることもある。	320 322
日射病	日光の直射を長時間受け、頭痛、吐き気、発汗などの症状を示す。	47
熱中症	高温・多湿の環境に長時間いて頭痛、吐き気などがみられる。	47
急性副腎皮質機能不全（副腎クリーゼ）	全身倦怠感、脱力感、発熱、吐き気、嘔吐、腹痛、脱水、血圧低下、不安感、意欲の低下などを示す。	334
ヒステリー	人前で突然倒れたり、歩けなくなる、見えなくなる、聞こえなくなる、けいれんがおこる、ものが思い出せなくなるなど多彩な症状を示す。	510
薬剤の服用	解熱鎮痛剤、抗生物質、強心剤などの服用によって胃の粘膜が刺激され、吐き気や嘔吐をともなうことがある。	

血を吐く

チェックポイント	疑われる病気	主な症状	頁
吐血（吐き気をともなう）	食道炎	胸やけがして、ものを飲み込む時に胸骨の後ろあたりが痛んだり、食道の上部がつまった感じがする。	236
	食道潰瘍	ものが飲み込みにくい、胸やけ、嘔吐、差し込むような痛みなどを示す。服用したカプセル薬剤が喉にとどまり、食道の粘膜を傷つけておこることが多い。	237
	食道静脈瘤（りゅう）	食道粘膜にできた静脈瘤が硬い食物や咳などの刺激で破裂すると、大出血して大量に吐血する。	239
	急性胃炎	みぞおちの痛み、吐き気、嘔吐などがみられる。暴飲暴食やストレスが原因となることが多い。	240
	慢性胃炎	上腹部のもたれや不快感、胸やけ、食欲不振などを訴える。	242
	胃潰瘍	上腹部痛、吐血、下血、胸やけ、げっぷなどがみられる。痛みは空腹時におこりやすく、軽食をとったり牛乳を飲んだりすると軽快する傾向にある。	243 599

血を吐く

チェックポイント	疑われる病気	主な症状	頁
	十二指腸潰瘍	上腹部痛、吐血、下血、胸やけ、げっぷなどがみられる。痛みは空腹時や夜間におこりやすく、軽食をとったり牛乳を飲んだりすると軽快する傾向にある。	243 599
	胃がん	早期は無症状。進行するとみぞおちの痛み、胃部膨満感、食欲不振、胸やけ、げっぷなどを訴える。	565
	マロリー・ワイス症候群	激しい嘔吐を繰り返したあとに多量の鮮血を吐血する。アルコールを大量に飲んだあとにおこることが多い。	238
喀血（咳をともなう） 咳・痰・呼吸困難	気管支拡張症	起床時に大量の痰をともなって咳が出る。痰は膿状で血痰をともない、喀血することもある。ほかに発熱、胸痛、全身倦怠感などを訴える。悪化すると低酸素血症をきたす。	195 539 794
	急性肺水腫（すいしゅ）	喘息発作がおこり、ピンク色の泡沫（ほうまつ）状の痰が大量に出たり喀血したりする。低酸素血症をきたす。	208 794
	肺血栓塞栓症	急激な呼吸困難、胸痛、咳、血痰、頻脈、不整脈、冷や汗、発熱などがみられる。低酸素血症をきたす。	207 794
	肺動静脈瘻	脳と同様、肺でも動脈と静脈との間にバイパスができることがあり、それにより静脈内圧が高まり、血痰、喀血をみる。呼吸困難をともなう。	307 795
	肺がん	長期間続く咳、痰、血痰、声がれ、胸痛、呼吸困難、発熱、倦怠感などの症状がみられる。呼吸機能が悪化すると低酸素血症をきたす。	564
	肺炎	発熱、悪寒、咳、痰、胸痛など。重症になると呼吸困難やチアノーゼが現れることもある。重症では低酸素血症をきたす。	196 538 605 794
	肺化膿症	悪寒、発熱、咳、息苦しさ、喀血など。痰は膿性で悪臭をともなう。重症では低酸素血症をきたす。	197 794
	肺結核	初期はほとんどが無症状。進行すると咳、痰、胸痛、血痰、発熱などがみられる。悪化すると低酸素血症をきたす。	201 794
	グッドパスチャー症候群	肺出血をともなった糸球体腎炎、肺は出血を伴った間質性炎で腎病炎は進行性。血痰、喀血、息切れ、貧血などがみられる。30歳代の男性に多い。低酸素血症をきたす。	795

疑われる病気	主な症状	頁
紫斑	皮膚の紫斑、歯ぐきや鼻からの出血、リンパ節の腫れなどがみられる。	400 615
血友病	ちょっとしたことで出血しやすく、なかなか血が止まらないなどの症状を示す。	317 551
白血病	出血（皮下、鼻、歯ぐき、女性の性器など）、貧血、発熱、めまい、倦怠感などの症状がみられる。	548 571

肥満

疑われる病気	主な症状	頁
肥満	栄養のとりすぎと運動不足によって脂肪が基準以上に増加した状態。肥満の95%を占める。	318 546 615
糖尿病	異常な喉の渇き、多尿、頻尿、だるさなどがみられる。進行すると食欲が増進するにもかかわらず体重が減少してくる。	25 320 596 614 636
甲状腺機能低下症	体が冷えて夏でも寒く感じる、だるい、むくむ、汗をかきにくい、皮膚が乾燥する、動作が緩慢になる、髪の毛が細く抜けやすくなるなどの症状がみられる。	331 541
クッシング症候群	顔が満月のように丸くなり（ムーンフェイス）、血圧が高くなって女性は生理が止まる。首や胴体が太くなり、手足が細く見える。	334
インスリノーマ	低血糖となり、異常な空腹感、ふらふらする、脱力感などの症状を示す。	323
肥満	ステロイド剤、精神安定剤、経口避妊薬などの服用によって太ることがある。	318 546 615

やせ

チェックポイント	疑われる病気	主な症状	頁
食欲不振	各種の消化器疾患	胃炎、胃潰瘍、十二指腸潰瘍などでやせることがある。	243
	摂食障害	やせ願望から極度に節食し、体重が減る。ほとんど食べていないのに胸やけ、胃のもたれ、げっぷなどがおこり、なにも食べられなくなる。	520
	副腎皮質機能低下症	疲れやすい、吐き気、嘔吐、体重減少、低血圧などがおこり、全身に赤褐色の色素沈着がみられることもある。	333

やせ

チェックポイント	疑われる病気	主な症状	頁
食欲不振	副甲状腺機能亢進(こうしん)症	腹痛、口の渇き、血尿、食欲不振、体重減少、疲労感などを訴える。	333
	がん	食道がん、胃がん、肺がん、腸がん、肝臓がん、膵臓がんなど食欲不振に加え各疾患特有の症状を示す。	556 586
食欲不振なし	吸収不良症候群	下痢、貧血、体重減少、手足の末端のむくみ、倦怠感などを訴える。	255
	糖尿病	異常な喉の渇き、多尿、頻尿、だるさなどがみられる。進行すると食欲が増進するにもかかわらず体重が減少してくる。	25 320 596 614 636
	バセドウ病	食欲が増進するにもかかわらず体重が減少し、動悸、息切れ、手指のふるえ、脱力感、微熱、いらいら、口の渇きなどがおこる。	330
	褐色細胞腫	ずきずきする頭痛にともなって血圧が上がり、脈が速くなって動悸を感じる。汗が出るのに手足が冷たい、指先がふるえる、体重が減るなどの症状を示す。	335
食欲がない	急性胃炎	みぞおちの痛み、吐き気、嘔吐など。暴飲暴食やストレスが原因となることが多い。	240
	慢性胃炎	上腹部のもたれや不快感、胸やけ、食欲不振などがみられる。	242
	胃潰瘍	上腹部痛、吐血、下血、胸やけ、げっぷなどがみられる。痛みは空腹時におこりやすく、軽食をとったり牛乳を飲んだりすると軽快する傾向にある。	243 599
	十二指腸潰瘍	上腹部痛、吐血、下血、胸やけ、げっぷなどがみられる。痛みは空腹時や夜間におこりやすく、軽食をとったり牛乳を飲んだりすると軽快する傾向にある。	243 599
	腸炎	腹痛、下痢、吐き気、嘔吐、発熱など。差し込むような痛みや鈍痛をへそのあたりに感じることが多い。	252
	潰瘍性大腸炎	血便、腹痛、しぶり腹などが生じ、1日に何度も便意がおきる。重症になると発熱、頻脈、貧血、体重減少などをともなうこともある。	253 608

食欲の異常

食欲がない		
虫垂炎（盲腸炎）	急激な腹痛、軽い発熱、吐き気、嘔吐などを示す。痛みはみぞおちやへそのあたりから始まり、しだいに右下腹部へと移動していくのが特徴。	256
急性ウイルス肝炎	全身倦怠感、脱力感、吐き気、嘔吐、発熱などの症状が続いたのちに黄疸が現れる。	268
慢性ウイルス肝炎	全身倦怠感、みぞおち周辺の不快感、吐き気、嘔吐、食欲不振、体重減少などがみられる。	269
肝硬変	全身倦怠感、疲れやすい、微熱、おなかが張る、腹痛、肌の色が浅黒く、手のひらが赤みを帯びてくるなどの症状を示す。	270 610
胆嚢炎	右上腹部の痛みや圧迫感、げっぷ、吐き気、下痢、便秘などがみられる。	278
胆石症	みぞおちから右上腹部にかけて激しい痛みがおこり、ふるえ、一時的な黄疸、白い糞便、発熱などをともなうこともある。	278 610
慢性膵炎	みぞおち周辺の痛みや消化吸収障害による体重減少などがみられる。	281 611
慢性糸球体腎炎	血尿、発熱、吐き気などがみられる。	472
ネフローゼ症候群	顔や足のむくみ、全身倦怠感、疲れやすいなどの症状を訴える。吐き気、嘔吐、腹痛、呼吸困難をともなうこともある。	472 613
甲状腺機能低下症	体が冷えて夏でも寒く感じる、だるい、むくむ、汗をかきにくい、皮膚が乾燥する、動作が緩慢になる、髪の毛が細く抜けやすくなるなどの症状を示す。	331 541
副腎皮質機能低下症	疲れやすい、吐き気、嘔吐、体重減少、低血圧などがおこり、全身に赤褐色の色素沈着がみられることもある。	334
副甲状腺機能亢進症	腹痛、口の渇き、血尿、食欲不振、体重減少、疲労感などを訴える。	333
うっ血性心不全	心臓の機能がおちて肺静脈に血液がうっ滞した状態。息苦しさ、呼吸困難、足のむくみ、尿量の減少などがみられる。	208 227 606
尿毒症	頭痛、貧血、体重減少、全身倦怠感、吐き気、色素沈着、呼吸困難、けいれんなどがみられる。	476

食欲の異常

チェックポイント	疑われる病気	主な症状	頁
食欲がない	摂食障害	やせ願望から極度に節食し、体重が減る。ほとんど食べていないのに胸やけ、胃のもたれ、げっぷなどがおこり、なにも食べられなくなる。	520
	躁うつ病	気分の落ち込み、意欲の低下、頭が働かない、疲労感、食欲不振、性欲減退、不眠などを訴える。	513
	各種の悪性腫瘍	胃がん、肝臓がん、膵臓がんなどは食欲不振に加え各疾患特有の症状を示す。	556 586
	妊娠	妊娠すると食欲が低下したり、食べ物の好みが変わることがある。	624
	薬剤の使用や嗜好品による食欲不振	解熱鎮痛剤や抗生物質などの服用、アルコールの摂取や喫煙などで食欲が低下することがある。	272 518
食欲がありすぎる	糖尿病	異常な喉の渇き、多尿、頻尿、だるさなど。進行すると食欲が増進するにもかかわらず体重が減少してくる。	25 320 596 614 636
	バセドウ病	食欲が増進するにもかかわらず体重が減る、汗をかきやすい、疲れやすい、手指のふるえ、微熱、動悸、脱力感、眼球突出などがみられる。	330
	アルツハイマー型認知症	少し前に食事をしたばかりなのに、忘れてまた食べようとするなどの記憶障害がおきる。	304 517

チェックポイント	疑われる病気	主な症状	頁
発熱している	風疹（三日はしか）	耳の後ろや後頭部のリンパ節が腫れ、発熱に続いて全身にピンク色の斑点状の発疹ができる。頭痛、喉の痛み、鼻炎などをともなうこともある。	542 637
	はしか（麻疹）	かぜの症状が2～3日続き、口の中に小さな白い斑点ができる。その後いったん熱は下がるが、再び発熱して全身に発疹が広がっていく。	542
	水疱瘡（水痘）	発熱とともに全身に小さなぽつぽつができ、中に水がたまってくる（水疱）。水疱は数日でかさぶたになるが、また次々に新しい丘疹が発生し、かゆみをともなう。	543
	猩紅熱	発熱、喉の痛み、頸部のリンパ節の腫れなどに続いて全身に赤い発疹ができ、かゆみをともなう。発疹から2～3日すると舌が腫れ、いちごのようにぶつぶつができるのも特徴。	543

皮膚の発疹・かゆみ

発疹ができる

区分	病名	症状	ページ
発熱している	サルコイドーシス	進行すると息切れ、咳、目のかすみ、発熱などとともに皮膚に赤みをおびた腫れができる。	200
	全身性エリテマトーデス	倦怠感、関節痛、発熱、紅斑などが初期症状。顔にできた紅斑は鼻を中心に両ほほに広がり、蝶の形に見える。	340 637
	多形滲出性紅斑	手、肘、足、膝などに平らに盛り上がった赤い発疹ができる。発疹は2～3週間ほどで消えるが、再発することが多い。	396
	紫斑	皮膚の紫斑、歯ぐきや鼻からの出血、リンパ節の腫れなどがみられる。	400 615
	川崎病	高熱に続いて舌に赤いぶつぶつができ、首のリンパ節が腫れて手のひらや足の裏が赤くなる。次いで全身に発疹ができ、手足がむくむ。	550
	ツツガムシ病	ダニに刺された部分が腫れて化膿し、近くのリンパ節も腫れる。数日して発熱し、頭痛、筋肉痛、目の充血などをともなって全身に発疹ができる。	352
	流行性脳脊髄膜炎	突然の高熱、激しい頭痛、吐き気などにともなって唇に粟粒大の水疱ができることもある。重症になると意識の混濁、うわごと、けいれん、赤い発疹などがみられる。	284
	皮膚筋炎	筋力の低下、脱力、関節痛、ものが飲み込みにくいなどの症状がでる。まぶた、胸部、手足などに赤紫色の紅斑ができる。	342
	結節性多発性動脈炎	発熱、体重減少、筋肉痛、関節痛、手足のしびれやけいれん、頭痛などがおこり、皮膚に盛り上がりのある丘疹やじんま疹、紫斑などができる。	342
	ベーチェット病	口の中や陰部に潰瘍ができ、背中や足に盛り上がった紅斑が現れて痛みをともなう。ものが見えにくい、目が痛い、まぶしいなどの眼症状もおこる。	343
発熱していない	にきび	皮脂の分泌の多いほほ、額、顎、胸、背中などにぶつぶつができ、炎症をおこすと赤くなって膿がたまる。思春期に多い。	405
	尋常性疣贅（じんじょうせいゆうぜい）	手指の甲や足の底にできやすいいぼで、表面はあらく灰白色。しばしば群がって発生し、融合することもある。	410
	あせも（汗疹）	過剰な発汗によって汗の管がつまり、小さな水疱がたくさん発生してかゆみをともなう。	404
	接触性皮膚炎（かぶれ）	動植物、金属、衣類、化粧品、薬品などかぶれをおこす物質と接触した部分に紅斑、丘疹、水疱、腫れ、ただれなどが生じ、かゆみや痛みをともなう。	392

皮膚の発疹・かゆみ

チェックポイント	疑われる病気	主な症状	頁
発疹ができる／発熱していない	じんま疹	境界のはっきりとしたさまざまな形や大きさの赤い発疹が突然生じ、強いかゆみをともなう。掻いたりこすったりすると広がり、ほかの場所にも次々に発生して全身におよぶ。	393
	アトピー性皮膚炎	手足の関節部、額、首などが乾燥してかさかさになり、強いかゆみをともなう。	394 540
	主婦湿疹	水仕事などの外的刺激によって手指、手のひら、手の甲などに乾燥、ひび割れ、紅斑などが生じ、かゆみや刺激感をともなう。	394
	日焼け	日光（紫外線）に当たった部分に湿疹のようなものが生じ、かゆみがおこったり、ひりひりしたりする。	397
	掌蹠膿疱症	手のひらまたは足の裏に小さな膿疱がいくつも発生し、しだいに皮がむけてひび割れてくる。	398
	疥癬	腋の下、肘の内側、下腹部、太もも、陰部、手指などに赤いぶつぶつが発生し、特に夜間に激しいかゆみがおこる。	407
	単純性疱疹（ヘルペス）	口もと、目のまわり、指先、外陰部などに小さな水疱が生じ、かゆみや痛みをともなう。初感染では発熱したり腫れたりすることもあり、何度も再発する。	409
	帯状疱疹	神経痛に似た痛みをともなって体の片側に小さな水疱が帯状に生じ、破れてびらんとなる。	410
	とびひ	膿のたまった水疱が生じ、掻き壊すと化膿菌が体中に飛び火して赤いただれとかさぶたができる。子供にできやすい。	404
	乾癬	頭、肘、膝、外陰部などに銀白色の厚いかさぶたが生じ、しだいに全身に広がっていく。	399
	白癬	米粒大の丘疹や水疱が生じてかゆみをともなうもので、感染部位によって頭部白癬（しらくも）、体部白癬（ぜにたむし）、股部白癬（いんきんたむし）、足白癬（みずむし）、手白癬、爪白癬に分けられる。	408
	伝染性紅斑（りんご病）	最初は両ほほに紅斑が生じ、やがて腕や太ももに網状またはレース模様状の紅斑ができる。小児に多い。	411 543
	扁平苔癬	主に手足の末端や口の中、外陰部に赤紫色の平らに盛り上がった発疹が現れ、かゆみをともなう。	396

大分類	分類	病名	症状	参照ページ
発疹ができる	発熱していない	強皮症（全身性進行性硬化症）	指先の血行が悪くなって、指先のむくみや関節のこわばりがおこり、しだいに皮膚が硬化してロウがはりついたように光沢を帯びる。	341
		アミロイドーシス	主に足や背中に丘疹またはさざ波状に並んだ褐色斑が生じ、強いかゆみをともなう。	328
		梅毒	病原体の侵入部位（主に外陰部）に赤いしこりが生じて付近のリンパ節が腫れ、ついで発熱、頭痛、倦怠感などとともに全身に発疹が発生する。性行為感染症のひとつ。	357 637
		尖圭（せんけい）コンジローマ	陰部や肛門周囲に凹凸のあるざらざらしたいぼが生じ、かゆみや痛みをともなうこともある。性行為感染症のひとつ。	361 488
		薬疹	薬剤の服用によって発疹や皮膚のかゆみがおこることがある。	412
発疹はなく、皮膚がかゆい	全身	皮膚瘙痒（そうよう）症	発疹がないのにかゆみがおこり、強く掻いていると皮膚がごわごわして厚くなり、かさぶたや色素沈着がおきる。	395
		糖尿病	異常な喉の渇き、多尿、体重減少などがみられる。女性では陰部にかゆみがおこることが多い。	25 320 596 614 636
		胆石症	みぞおちから右上腹部にかけての激しい痛み、ふるえ、一時的な黄疸、白い糞便、発熱などのほかにかゆみが続くこともある。	278 610
		肝硬変	全身倦怠感、疲れやすい、微熱、おなかが張る、腹痛、肌の色が浅黒く、手のひらが赤みを帯びてくるなどのほかにかゆみが続くこともある。	270 610
		慢性腎不全	初期は貧血や夜間の多尿などがみられる。進行するとむくみ、疲れやすい、だるさ、食欲低下などが現れ、かゆみが続くこともある。	475
		甲状腺機能低下症	体が冷えて夏でも寒く感じる、だるい、むくむ、汗をかきにくい、動作が緩慢になる、髪の毛が細く抜けやすくなるなどの症状が現れる。皮膚が乾燥してかゆみを感じることもある。	331 541
		神経症（ノイローゼ）	身体的になんら異常が見当たらないのに、精神的原因によって精神や身体にさまざまな障害がおこる。	509
		心身症	精神症状により身体症状が表にでる。	511
		薬物アレルギー	薬剤の服用によってかゆみがおこることがある。	338

チェックポイント	疑われる病気	主な症状	頁
発疹はなく、皮膚がかゆい	がん	体重減少などのほかにかゆみが続くことがある。	556 586
陰部・肛門	カンジダ腟炎（腟カンジダ症）	外陰部やその周辺に激しいかゆみがおこり、カッテージチーズ状のおりものが増える。男性では発疹が出ることもある。	499
	トリコモナス腟炎（腟トリコモナス症）	黄緑色または膿状のおりものが増え、腟やその周辺にかゆみや痛みをともなう。性交時に軽度の出血がみられることもある。	498
	ぎょう虫症	盲腸に寄生したぎょう虫が夜間、肛門にはいだして産卵するため、肛門の周囲や会陰部に強いかゆみがおきる。	356

顔の異常

チェックポイント	疑われる病気	主な症状	頁
顔の半面が痛い	三叉神経痛（さんさしんけい）	顔面に突然激しい痛みがおこり、数秒から数分で消える。発作以外の時は無症状。	293
	群発頭痛	片頭痛型血管性頭痛の一型。片側性拍動性頭痛で、発汗、鼻水をともなう。痛みは数週間にわたって毎日ある程度の時間続く。アルコール、ヒスタミンが増悪因子となる。	306
	帯状疱疹（たいじょうほうしん）	顔面の強い痛みが昼夜にわたって続き、体の片側に帯状に小さな水疱が生じる。	410
	上顎洞（じょうがくどう）がん	進行するとほほの違和感や痛み、目の痛み、鼻づまり、ものが二重に見えるなどの症状がでる。悪臭のある鼻水や血の混じった鼻水が出ることもある。	562
顔の形がおかしい	甲状腺機能低下症	まぶた、額、唇などがむくみ、顔がぽってりと腫れぼったくなる。ほかに手足がむくむ、体が冷えて夏でも寒く感じる、だるい、汗をかきにくい、動作が緩慢になるなどの症状を示す。	331 541
	クッシング症候群	顔が満月のように丸くなり（ムーンフェイス）、手足は細くなるのに胴体は肥満する。ほかに性欲減退、月経異常、女性の男性化症状、高血圧、精神不安定など。	334
	先端巨大症	成長ホルモンを分泌する下垂体腺腫により、鼻、耳、唇が大きく下顎が突き出る、手足が大きくなる、指が太くなる、皮膚が厚くなる、関節痛、筋力の低下、高血圧、糖尿病などの症状が現れる。	283 298 795
	バセドウ病	眼球が突出して首の前の部分が腫れる、食欲が増進するにもかかわらず体重が減る、汗をかきやすい、疲れやすい、手指がふるえる、微熱、動悸、脱力感などの症状を示す。	330

症状		病名	主な症状	ページ
		顔面神経麻痺	顔の半面が麻痺してゆがみ、目を閉じることができない、唇の端がだらりと下がる、うまく喋れない、よだれが出るなどの症状が現れる。	292
顔がむくむ		ネフローゼ症候群	顔や足のむくみ、全身倦怠感、疲れやすいなどを訴える。吐き気、嘔吐、腹痛、呼吸困難をともなうこともある。	472 613
		心不全	息苦しい、呼吸困難、上腹部が重苦しいなどの症状を訴える。むくみは足から始まることが多く、重症になると顔にも現れる。	227
		薬剤の使用	ステロイド剤などの服用によって顔がむくむ（ムーンフェイス）ことがある。	335
顔が腫れる		おたふくかぜ（流行性耳下腺炎）	発熱に続いて片側の耳の下が痛み、腫れてくる。1～3日ほどするともう片側の耳の下も腫れる。	542
		シェーグレン症候群	涙と唾液の分泌が減少し、目や口の中が乾燥して涙が出ない、目がかすむ、目が疲れる、目が痛い、目やにが出る、喉が渇く、ものが飲み込みにくいなどを訴える。	343
顔色が悪い	青白くなる	貧血	疲れやすい、めまい、動悸、息切れ、顔や皮膚が青白くなる、まぶたの裏の粘膜が白い、頭痛などの症状を示す。	614 637
		裂肛・痔核	痔核や裂肛などで出血が続くと貧血状態になって顔が青白くなることがある。	264
		寄生虫病	肺吸虫症、鉤虫症、マラリアなどで二次的に貧血をおこすと顔が青白くなることがある。	354
	黄色くなる	急性ウイルス肝炎	全身倦怠感、脱力感、吐き気、嘔吐、発熱などの症状が続いたのちに黄疸が現れ、皮膚や目の結膜が黄色になる。	268
		肝硬変	全身倦怠感、疲れやすい、微熱、おなかが張る、腹痛、肌の色が浅黒く、手のひらが赤みを帯びてくるなど。進行すると黄疸やむくみが現れる。	270 610
		胆石症	みぞおちから右上腹部にかけての激しい痛み、ふるえ、一時的な黄疸、白い糞便、発熱などがみられる。	278 610
		ワイル病	発熱、黄疸、出血、目の充血、手足の筋肉痛などを訴える。	274
		肝臓がん	だるさ、腹痛、おなかが張る、黄疸、衰弱、吐き気、嘔吐、貧血などがみられる。進行するまで自覚症状はない。	568

目の異常

チェックポイント	疑われる病気	主な症状	頁
	胆管がん・胆嚢がん	強度の黄疸が現れ、上腹部の痛み、吐き気、食欲不振などをともなう。	568 569

チェックポイント		疑われる病気	主な症状	頁
目が痛い	まぶたが痛い	麦粒腫（ものもらい）	まつ毛のそばのまぶたが赤く腫れて痛み、目がごろごろするなどの症状を示す。	428
		帯状疱疹（たいじょうほうしん）	顔面の強い痛みが昼夜にわたって続き、体の片側に帯状に小さな水疱が生じる。	410
		涙嚢炎（のう）	涙や目やにが出て、目がしらを押すと膿が流れ出てくる。	429
		涙腺炎	涙腺が腫れて痛む。	429 795
	表面が痛い・ごろごろする	表層角膜炎	ゴミやコンタクトレンズなどによって目がごろごろしたり痛んだりして涙が出る。	431
		霰粒腫（さんりゅうしゅ）	まぶたにしこりができて、押さえるところころとした固まりに触れる。	428
		角膜ヘルペス	目が痛くて涙が止まらず、まぶしく感じたり目が充血したりする。	431
		睫毛内反（しょうもう）（さかさまつげ）	まつげが内側に向かって生えているため、眼球を刺激して異物感を感じたり涙が出たりする。	428
		細菌性角膜潰瘍	目に異物感がある、目が痛む、涙が出る、まぶしい、目が充血するなどの症状がみられる。	431
		表層角膜炎	涙が出る、まぶしいなど。視力が低下することもある。	431
		強膜炎	目が充血する、押すとごろごろしたり痛んだりする、まぶしい、涙が出るなどの症状がみられる。	432

症状		病名	主な症状	ページ
目が痛い		雪眼炎・電気性眼炎	紫外線や強い光によって目が傷つき、目の痛み、目の充血、まぶたのけいれんなどがおこる。	432
	全体が痛い	ぶどう膜炎	目が腫れて充血し、ものがかすんで見える、まぶしいなどと訴える。	432
		緑内障	急に視力が低下して目が痛み、頭痛、吐き気、嘔吐などをともなうこともある。	435
		全眼球炎	目の充血、まぶたの腫れ、頭痛などがみられる。	434
		虹彩毛様体炎	目の充血、目のかすみや痛み、まぶしい、涙が出る、視力が低下するなどの症状が現れる。	423 795
	目の奥が痛い	眼精疲労	角膜のまわりの白目を使う仕事をすると目が疲れる、目が痛む、目がかすむ、目が充血する、まぶしい、頭が痛む、肩がこるなどと訴える。	426
		眼鏡不適合	眼鏡やコンタクトレンズが合わないと目が疲れたり目が痛んだりする。	427
		三叉神経痛	片側のまぶたから額にかけて突然激しい痛みがおこり、数秒から数分で消える。発作以外の時は無症状。	293
		眼窩蜂巣炎	まぶたが赤く腫れて痛み、眼球が突出する。発熱、悪寒、戦慄などをともなうこともある。	439
目がかゆい		アレルギー性結膜炎	目がかゆい、目が充血する、涙や目やにが出るなどの症状がみられる。春季に多い。	430
目が赤い・目やにが出る		流行性角結膜炎	目が充血してまぶたが腫れ、目にごみが入っているような異物感を感じる。	430
涙が出る		鼻涙管閉塞	たえず目がうるみ、涙が出る。	429
視力が低下した		近視	近くのものはよく見えるが、遠いところはぼやけて見える。	424
		老眼	近いものが見えにくく、細かい仕事をすると目が疲れる。	425 722

目の異常

チェックポイント	疑われる病気	主な症状	頁
視力が低下した	白内障	徐々に視力が悪くなる。	433
	緑内障	急性は急に視力が低下して目の痛み、頭痛、吐き気、嘔吐などをともなう。慢性では徐々に視力が低下して視野も狭くなる。	435
	硝子体出血	大量に出血すると突然視力が低下したり、目の前が真っ暗になったりする。	434
	視神経炎	急激に視力が低下し、眼球を動かすと圧迫感や痛みを感じる。	436
	網膜中心動脈閉塞症	明暗がわからないほど、突然視力が著しく低下する。	437
	網膜中心静脈閉塞症	視力が低下し、視野に見えないところがある。	437
	網膜黄斑変性症	視野の中心部が見えにくくなる。	438
	網膜剥離（はくり）	最初は、目の前に小さな虫が飛んでいるように見える、目をつぶっていてもチラチラした光が見えるなど。放置すると視力が低下し、視野が欠けてくる。	439
	糖尿病性網膜症	最初は無症状だが、進行すると視力が低下し、失明することもある。	321 439
夜になると見えにくい	網膜色素変性症	暗いところでものが見えにくくなり、進行すると徐々に視野が欠けていく。	438
二重に見える	乱視	近いところも遠いところも見えにくく、目が疲れる、ものが二重に見えるなどの症状がでる。	424
	眼筋麻痺	ものが二重に見え、両目を開けているとめまいがする。	426
	糖尿病	異常な喉の渇き、多尿、頻尿、だるさ、体重減少などがみられる。	25 320 596 614 636

チェックポイント	疑われる病気	主な症状	頁
ゆがんで見える	中心性網脈絡膜症	突然視野の中心や見たいところがぼやけて見える、ゆがんで見える、小さく見える、暗いなどと訴える。30～40歳代の男性に多い。	438
目がちらちらする	片頭痛	頭痛、吐き気、嘔吐など。頭痛がおこる前に目の前がちらちらする、目が見えなくなる、肩がこるなどの前兆がおこることもある。	306
	光視症	網膜剥離のほか、中枢神経の循環障害にみる（閃輝暗点）。光が当たっていないのにちらちらと光る感じがする。	427 439 795
	硝子体混濁	目の前に小さな虫が飛んでいるような感じがする（飛蚊症）。	434
色の区別がつかない	色覚異常	赤と緑が識別しにくい赤緑色覚異常などがみられる。	427
眼球が動く	眼球振盪症（眼振）	健常人に特殊条件下でみる生理的眼振と内耳、目、小脳、大脳の障害にみる病的眼振がある。眼球が無意識のうちに水平または垂直方向に揺れたり回転したりする。	795
眼球が飛び出る	バセドウ病	首の前の部分が腫れる、食欲が増進するにもかかわらず体重が減る、汗をかきやすい、疲れやすい、手指がふるえる、微熱、動悸、脱力感、眼球突出などの症状を示す。	330
	眼窩腫瘍	眼球の周囲や後方に腫瘍はできるが、それにより視力は低下し、複視や片目が飛び出るなどの症状を発現する。	795

耳の異常

チェックポイント	疑われる病気	主な症状	頁
耳が痛い	限局性外耳道炎	外耳道の入り口が赤く腫れ、化膿して痛む。	444
	びまん性外耳道炎	外耳道が赤く腫れ、痛みやかゆみをともなう。慢性化するとただれや分泌物がみられる。	444
	急性中耳炎	耳の強い痛み、発熱、耳がつまった感じ、難聴、耳だれなどがみられる。	444
	おたふくかぜ（流行性耳下腺炎）	発熱に続いて片側の耳の下が痛み、腫れてくる。1～3日ほどするともう片側の耳の下も腫れる。	542
	鼓膜裂傷	耳の強い痛み、難聴、耳鳴りなど。耳から出血することもある。	446

耳の異常

チェックポイント		疑われる病気	主な症状	頁
耳が痛い		外耳道炎	耳鳴り、難聴などがみられる。	444
		むし歯	歯の痛みがみられる。	464
		三叉（さんさ）神経痛	顔面に突然激しい痛みがおこり、数秒から数分で消える。発作以外の時は無症状。	293
		顎（がく）関節症	口を大きく開けたりものを噛む時などに顎がうまく動かず、顎の関節やその付近に痛みを感じる。	462
		乳様突起炎	発熱、頭痛、多量の耳だれなどがみられる。中耳炎に続いておこることが多い。中耳炎の一型。	444 794
		帯状疱疹（たいじょうほうしん）	顔面の強い痛みが昼夜にわたって続き、体の片側に帯状に小さな水疱が生じる。	410
耳鳴りがする	難聴あり	慢性中耳炎	耳だれ、難聴、耳鳴りなどを訴える。	445
		内耳炎	耳鳴り、難聴、めまいなどがみられる。	445
		突発性難聴	突然片耳が聞こえなくなり、耳鳴り、耳がつまった感じ、めまい、ふらつきなどをともなうこともある。	442
		薬剤性難聴	結核治療剤、利尿剤、抗がん剤などを服用して耳鳴りや難聴がおこることがある。	442
		外傷性難聴（騒音性難聴）	騒音や爆発音など、一定以上の強さの音をいつも聞くことによって内耳の感覚細胞が破壊され、難聴や耳鳴りがおこる。	443
		老人性難聴	加齢とともに聴覚路が老化し、会話が聞きとりにくくなる。	443 722
		鼓膜裂傷	耳の痛み、耳鳴り、難聴が現れる。	446

チェックポイント		疑われる病気	主な症状	頁
耳鳴りがする	難聴あり	メニエール病	自分や周囲がぐるぐる回るような回転性のめまいがおこり、耳鳴り、難聴、吐き気、冷や汗などをともなうこともある。	447
		耳垢栓塞(じこうせんそく)	耳垢がたまって外耳道がふさがれ、耳がつまった感じ、難聴、耳の痛みなどがおこる。	443
		耳管狭窄症(きょうさく)	耳管が狭くなって空気が通りにくくなる病気。耳がつまった感じ、軽い難聴などを訴える。	795
		耳硬化症	耳小骨と内耳が接している部分が硬くなって、耳小骨が振動しなくなる。耳鳴り、難聴がみられる。	441 795
		多発性硬化症	視力障害、手足・顔のしびれや麻痺、知覚障害、排尿障害などが現れる。	289
		聴神経腫瘍	神経鞘腫でゆっくり発育する良性腫瘍。難聴や耳鳴り。進行すると顔のしびれなどがみられる。	282 794
	難聴なし	高血圧（症）	頭痛、めまい、肩こりなどを訴える。	214 547 588 605
		低血圧（症）	疲れやすい、めまい、耳鳴り、動悸などがみられる。寝覚めが悪く、特に午前中に元気が出ない。	216 606
		貧血	疲れやすい、めまい、動悸、息切れ、顔や皮膚が青白くなる、まぶたの裏の粘膜が白い、頭痛などの症状が現れる。	614 637
		自律神経失調症	疲労感、根気がない、頭痛、めまい、動悸、息切れ、便秘、下痢、異常発汗、肩こり、手足の冷感・熱感など症状はさまざま。	295
		脳動脈硬化症	めまい、頭痛、手足のしびれ、耳鳴り、のぼせ、立ちくらみなどがみられる。	302
鼻がつまる	両側がつまる	かぜ症候群	くしゃみ、鼻水、鼻づまり、喉の痛み、発熱、悪寒、咳、頭痛などの症状を示す。	192 604 619 637
		急性鼻炎	鼻や喉に乾燥感や刺激感があり、その後くしゃみ、鼻水、鼻づまりなど。鼻水は透明のさらさらしたものからしだいに膿性となって黄色や青緑色になる。	450

鼻の異常

チェックポイント		疑われる病気	主な症状	頁
鼻がつまる	両側がつまる	血管運動性鼻炎	自律神経の異常によりおきる。ちり、ほこり、冷たい空気などが原因。くしゃみ、鼻水、鼻づまりなどがみられる。	296 450 795
		慢性単純性鼻炎	鼻水、鼻づまりなどがみられる。	450
		アレルギー性鼻炎（鼻アレルギー）	たてつづけにおこるくしゃみ、多量の鼻水、鼻づまりが三大症状。目のかゆみ、涙、頭痛などをともなうこともある。	450
		慢性肥厚性鼻炎	鼻づまり、鼻水、頭痛、嗅覚異常などを訴える。	450 795
		慢性萎縮性鼻炎	鼻づまり、膿性の鼻水、鼻や喉の乾燥感など。鼻腔壁にかさぶたができる。	450 795
		急性副鼻腔炎	鼻水や鼻づまりがあり、副鼻腔の炎症部分に痛みをともなう。炎症がひどいと発熱することもある。	451
		アデノイド	鼻がつまっているため、いつも口を開けて呼吸したり、いびきをかく。中耳炎や難聴になりやすい。	456
		花粉症	くしゃみ、鼻水、鼻づまり、嗅覚異常などをみる。	451
		上顎洞の炎症	ほほや鼻根部など炎症をおこしている部分の痛み、膿性の鼻水、鼻づまり、発熱などがみられる。	451
		上咽頭がん	喉の異常感、膿性の鼻水などがみられる。	562
	片側がつまる	慢性副鼻腔炎（蓄膿症）	膿性の鼻水、鼻づまり、いびき、頭痛など。注意力が散漫になり、根気がなくなる。	451
		鼻腔異物	子供のいたずらや事故による。	537
		鼻中隔彎曲症	鼻づまり、鼻水、頭痛などがみられる。	453

症状	区分	病名	説明	参照ページ
		鼻茸（はなたけ）	鼻粘膜がポリープ状に腫れて鼻の中がふさがれ、鼻がつまる。	452
鼻血が出る	子供	外傷	鼻をほったりぶつけたりして傷つけたもので、鼻を圧迫すればすぐに止血する。（鼻出血参照）	452
		紫斑	皮膚の紫斑、鼻や歯ぐきからの出血、リンパ節の腫れなどがみられる。	400 615
		血友病	ちょっとしたことで出血しやすく、なかなか血が止まらない。	317 551
		白血病	出血（皮下、鼻、歯ぐき、女性の性器など）、貧血、発熱、めまい、倦怠感などがみられる。	548 571
	女性	代償性月経	月経が予定の期日に来ないで、代わりに鼻出血がおきる。	491
	40歳前後～老年期	高血圧（症）	頭痛、めまい、肩こりなどを訴える。鼻咽頭の血管がもろくなっているため、血管が破れて鼻血が出やすい。	214 547 588 605
		動脈硬化	鼻咽頭の血管がもろくなっているため、血管が破れて鼻血が出やすい。	594
		鼻の腫瘍	鼻をかんだ時、血が混じる程度の出血がしつこく続く。	452
嗅覚の異常		呼吸性嗅覚障害	鼻づまり、鼻茸、鼻中隔彎曲症などで吸い込んだ空気がうまく流れないと、臭いが正常に感じられなくなる。	450 452
		中枢性嗅覚障害	頭部のけがなどで嗅細胞から脳への道筋に障害がおこると、臭いが正常に感じられなくなる。	452
		末梢神経性嗅覚障害	鼻の炎症や刺激性ガスなどの刺激によって末梢神経に障害がおこると、臭いが正常に感じられなくなる。（嗅覚障害参照）	452
		新型コロナウイルス	発熱と共に咳、味覚障害、嗅覚障害が出て、脳硬塞や下肢静脈血栓症をおこすことがある。	351
		月経・妊娠	嗅覚が敏感になることがある。	494 624

口・歯・あごの異常

チェックポイント	疑われる病気	主な症状	頁
口の中の荒れ・腫れ・痛み	口内炎	口腔粘膜の炎症。局所的な原因と全身病変の一徴候として認められる。白っぽい膜でおおわれた小さな潰瘍（アフタ）ができ、痛んだりしみたりする。再発する。	460 468 796
	舌炎	舌が赤く腫れて痛む。やけど、抗生物質やトローチなどの薬剤、ビタミンB_{12}の欠乏、義歯の刺激などでおきる。	462
	唾液腺炎	顎下腺炎では下あごの下、舌下腺炎では舌の裏が腫れる。	460 796
	唾石症	食事の時に強い痛みをともなう。	462
	梅毒	全身の皮膚や粘膜に発疹が発生し、発熱、頭痛、倦怠感などをともなう。	357 637
	プランマー・ビンソン症候群	鉄欠乏性貧血で、ものが飲み込みにくい、舌炎、口内炎などの症状をともなう。	310 796
	舌がん	舌の一部に潰瘍や腫瘤があって痛み、舌が動かしにくい、ものが飲み込みにくい、喋りにくいなど。	562
口が臭う	むし歯・歯周病	歯痛、歯ぐきの腫れ、歯ぐきからの出血などを示す。	464
	鼻の病気	鼻水、鼻づまりなどがみられる。	448
	喉の病気	喉の異常感、声がれなどがみられる。	448
	食道・胃の病気	げっぷ、胸やけ、吐き気などを訴える。	236 240
	気管支拡張症	咳、泡沫状の痰、血痰、発熱、息切れなどがみられる。	195 539
	肺化膿症	悪寒、発熱、咳、息切れ、胸痛などがおこり、悪臭をともなう痰が大量に出る。	197

症状	病名	特徴	ページ
口が臭う	糖尿病性昏睡	頻尿、喉の渇き、体重減少、吐き気、嘔吐、腹痛、意識障害などがみられる。	322
	尿毒症	疲れやすい、体重減少、頭痛、眠気、吐き気、嘔吐、むくみなどがみられる。	476
	劇症肝炎	全身倦怠感、発熱、黄疸、吐き気、腹痛、眠気など。黄疸が出ると症状が増強する。	272
	自臭症	実際は臭くないのに臭いと思い込んでしまう心因性のもの。	512 796
歯と歯ぐきの痛み・腫れ・出血	むし歯	冷たいものや甘いものがしみる、痛む、歯が浮いた感じがするなどの症状を示す。	464
	歯髄(ずい)炎	歯が浮いた感じがし、痛くてものが噛めない。炎症が強いと顎の下のリンパ節が腫れたり発熱をともなうこともある。	465
	歯肉炎	歯ぐきが赤く腫れ、触ると痛む。食事や歯磨きで出血することもある。	465
	歯周病（歯槽膿漏）	食物が歯の間にはさまりやすくなり、進行すると歯ぐきを押した時に血や膿が出たり口臭がひどくなって、歯がぐらついてくる。	466
	歯肉膿瘍	歯ぐきが腫れ、押さえると痛む。	466
	智歯周囲炎	親知らずのまわりの歯ぐきが赤く腫れて痛み、進行すると口が開けられなくなって顔面痛、耳痛、発熱などをともなうこともある。	467
	歯根膜炎	歯ぐきが赤く腫れて痛み、歯が浮いた感じがする。	465
	ビタミンB_1欠乏症	舌や歯ぐきが腫れて出血する、倦怠感、食欲不振など。	326 462 796
	糖尿病	多尿、頻尿、異常な喉の渇き、体重減少、だるさなど。すえたような口臭とともに歯ぐきから出血することもある。	25 320 596 614 636
	紫斑病	皮膚の紫斑、鼻や歯ぐきからの出血、リンパ節の腫れなどがみられる。	316 400 615

口・歯・顎(あご)の異常

チェックポイント	疑われる病気	主な症状	頁
歯と歯ぐきの痛み・腫れ・出血	血友病	ちょっとしたことで出血しやすく、なかなか出血が止まらない。	317 551
	白血病	出血（皮下、鼻、歯ぐき、女性の性器など）、貧血、発熱、めまい、倦怠感などを訴える。	548 571
	壊血病	ビタミンCの欠乏による。出血性歯肉炎などの出血傾向があり、無気力、脱力感などをともなう。	326 796
舌の色の異常	巨赤芽球性貧血	全身倦怠感、息切れ、めまい、顔色が悪い、足のしびれやかゆみなど。舌が荒れたり、舌の表面が赤くつるつるしてくる。	310
	川崎病	高熱に続いて舌に赤いぶつぶつができ、首のリンパ節が腫れて手のひらや足の裏が赤くなる。次いで全身に発疹ができ、手足がむくむ。	550
	猩紅熱(しょうこうねつ)	発熱に続いて全身に赤い発疹が広がり、舌にも赤いぶつぶつができる。喉の痛みやリンパ節の腫れをともなう。	543
	副腎皮質機能低下症	吐き気、嘔吐、疲労感、体重減少、低血糖などがみられる。全身の皮膚や粘膜に色素沈着がおこることが多い。	334
	毛舌(もうぜつ)	舌の上の乳頭が伸びて角化し、黒くなる。	463
舌がもつれる	脳卒中	激しい頭痛がする、突然手足の動きが悪くなる、大きないびきをかくようになるなど。	592
	脳梗塞	半身の運動麻痺、感覚障害、言語障害、視野障害などがみられる。	300 592
	脳腫瘍	頭痛、吐き気、嘔吐が三大症状。腫瘍の発生場所によってものが二重に見える、耳鳴り、めまい、運動障害、神経症状などもみられることがある。	298 549 570
	パーキンソン病	手や足のふるえ、筋肉のこわばり、動作を始めるのに時間がかかる、前屈姿勢、小刻み歩行、無表情などの症状がみられる。	287
	口部ジスキネジー	意志に関係なく舌を出し入れしたり、唇を不規則に動かしたりする。	287

分類	病名	症状	ページ
舌がもつれる	ミオパチー	筋力が低下し、動いたりするのが困難になる。甲状腺機能亢進症、副甲状腺機能亢進症、クッシング症候群、アルコール、その他に先天性のものをみる。	294 333 334
	進行性球麻痺	舌が萎縮して小刻みにふるえる、言語障害、ものが飲み込みにくいなどの症状が現れる。	291
	重症筋無力症	まぶたが垂れ下がる、あごがだるくてものが噛めない、手足の疲れがひどいなどが初期症状。徐々に筋肉が萎縮して呼吸困難になる。	295 637
	小脳失調症	起立や歩行の維持が困難、静止しているとふるえる、ろれつがまわらないなどの症状がみられる。	282 796
	筋萎縮性側索硬化症	初期症状は手や足の脱力や運動障害など。進行すると舌が萎縮してしゃべったりものを飲み込んだりするのが困難になり、手足全体が萎縮する。	290
	多発性筋炎	初期症状は発熱、発疹、関節痛、筋肉痛などを訴える。進行すると座れなくなり、しゃべったりものを飲み込んだりするのが困難になる。	295 342
	ハンチントン（舞踏）病	顔をゆがめ、手足を奇妙に振り、体をよじりながら踊るように動き、自分では止めることができない。認知症、抑うつ、興奮などをともなう。	288
唾液の異常	シェーグレン症候群	涙と唾液の分泌が減少し、目や口の中が乾燥して涙が出ない、目がかすむ、目が疲れる、目が痛い、目やにが出る、喉が渇く、ものが飲み込みにくいなど。	343
唇の腫れ・発疹	口角炎	唇の端にただれや亀裂が生じて痛む。原因は不明であるが細菌感染、ステロイドや抗生物質の長期投与、ビタミンB群欠乏をきたす疾患が誘因となる。	796
	口唇ヘルペス	ヘルペスウイルスの口唇への感染。高熱が出たあとなどに唇にかゆみや異物感がおこり、しばらくすると赤く腫れて水ぶくれができる。	796
	クインケ浮腫（ふしゅ）	体のさまざまな部位に数センチほどの大きさのむくみが突然現れる。	296
顎（あご）の異常	顎（がく）関節症	口を大きく開けた時やものを噛む時に顎がうまく動かず、顎の関節やその付近に痛みを感じる。	462
	顎関節脱臼	急に口を大きく開けた時などに顎の関節がはずれ、噛み合わせができなくなる。	462
	おたふくかぜ（流行性耳下腺炎）	発熱に続いて片側の耳の下が痛み、腫れてくる。1～3日ほどするともう片側の耳の下も腫れる。	542

喉の異常

チェックポイント	疑われる病気	主な症状	頁
顎（あご）の異常	三叉（さんさ）神経痛	顔面に突然激しい痛みがおこり、数秒から数分で消える。発作以外の時は無症状。	293
	リンパ節炎	耳の下にぐりぐりとしたしこりがあり、触ると痛む。進行すると悪寒、ふるえ、発熱などがみられる。	221

チェックポイント	疑われる病気	主な症状	頁
喉が痛い	かぜ症候群	くしゃみ、鼻水、鼻づまり、喉の痛み、発熱、悪寒、咳、頭痛などがみられる。	192 604 619 637
	インフルエンザ	39度前後の高熱とともに頭痛、関節痛、腰の痛み、手足の痛みやだるさ、喉の痛み、咳、鼻水などが現れる。	192
	急性咽頭（いんとう）炎	喉が赤く腫れ、異物感、痛み、乾燥感などをともなう。発熱したり全身にだるさを感じることもある。	454
	急性喉頭（こうとう）炎	喉に乾燥感、かゆみ、痛みなどを感じ、咳、声がれ、発熱などをともなう。	454
	急性扁桃（へんとう）炎	発熱してぞくぞくする悪寒を感じ、喉が赤く腫れてものを飲み込む時に痛む。	455
	扁桃周囲炎	扁桃が赤く腫れ、発熱と激しい喉の痛みをともなう。唾液を飲むだけでも痛む。	455
	風疹（三日はしか）	耳の後ろや後頭部のリンパ節が腫れ、発熱に続いて全身にピンク色の斑点状の発疹ができる。頭痛、喉の痛み、鼻炎などをともなうこともある。	542 637
	猩紅（しょうこう）熱	発熱に続いて全身に赤い発疹が広がり、舌にも赤いぶつぶつができる。喉の痛みやリンパ節の腫れをともなう。	543
	伝染性単核症	発熱、全身のリンパ節の腫れ、咽頭炎による喉の痛みなどがみられる。	315
	舌咽神経痛	舌の奥、耳の内側、喉などに突然激痛が走り、数分以内でおさまるが、その後また発作を繰り返す。	293

症状	病名	説明	参照ページ
喉に違和感がある	白血病	出血（皮下、鼻、歯ぐき、女性の性器など）、貧血、発熱、めまい、倦怠感など。扁桃が腫れて痛むこともある。	548 571
	鉄欠乏性貧血	疲れやすい、めまい、頭痛、動悸、息切れ、顔や皮膚が青白いなどの症状がある。食道粘膜が萎縮すると喉に異物感が生じたり、ものが飲み込みにくくなる。	310 796
	甲状腺機能の異常	甲状腺機能亢進症や甲状腺機能低下症の症状のひとつで、喉に違和感を感じることがある。	330 331 541
	うつ病・うつ状態	気分の落ち込み、意欲の低下、頭が働かない、頭痛、便秘、肩こり、食欲減退、不眠などがみられる。身体症状のひとつで、喉に異物感を感じることがある。	513 514 515
ものが飲み込みにくい	慢性扁桃炎（へんとう）	喉が乾燥している感じや喉に異物がつかえている感じがして、ものを飲み込む時に異物感や灼熱感がある。	455
	食道炎	胸やけ、ものが飲み込みにくい、肋骨の下からみぞおちにかけて焼けるような痛みがおこるなどの症状がみられる。	236
	食道アカラシア	喉に圧迫感や異物がつかえているような感じがあり、固形物より流動物が飲み込みにくい。	236
	食道アトニー	食道の壁の運動が低下し、ものが飲み込みにくくなる。	236 796
	食道憩室	大腸憩室のように食道壁の一部が本来の食道壁と連続性を保ったまま外側に突出したもの。無症状のものが多いが、進行するとものが飲み込みにくい、胸痛などの症状が現れる。	236 256
	縦隔腫瘍（じゅうかく）	喉の圧迫感や狭窄感、胸痛、ものを飲み込む時の痛み、食欲不振、体重減少、倦怠感などの症状が現れる。肺機能が障害すると低酸素血症をきたす。	210 794
	進行性球麻痺	舌が萎縮して小刻みにふるえる、言語障害、ものが飲み込みにくいなどの症状を示す。	291
	筋萎縮性側索硬化症	初期症状は手や足の脱力や運動障害などである。進行すると舌が萎縮して、しゃべったりものを飲み込んだりするのが困難になり、手足全体が萎縮する。	290
	鉄欠乏性貧血	ものが飲み込みにくい、舌炎、口内炎などの症状をともなう。	310 796
	強皮症（全身性進行性硬化症）	指先の血行が悪くなって、指先のむくみや関節のこわばりがおこり、しだいに皮膚が硬化してロウがはりついたように光沢を帯びる。ものを飲み込む時に痛みをともなうこともある。	341

喉の異常

チェックポイント	疑われる病気	主な症状	頁
ものが飲み込みにくい	シェーグレン症候群	涙と唾液の分泌が減少し、目や口の中が乾燥して涙が出ない、目がかすむ、目が疲れる、目が痛い、目やにが出る、喉が渇く、ものが飲み込みにくいなどの症状が現れる。	343
	食道がん	初期は無症状。進行するとものを飲み込む時にしみる・痛む・つかえる、食道の異物感や圧迫感、胸痛、吐き気などを訴える。	565
	神経症（ノイローゼ）	身体的になんら異常が見当たらないのに、精神的原因によって精神や身体にさまざまな障害がおこる。	509
声がかれる	急性喉頭炎（こうとう）	喉に乾燥感、かゆみ、痛みなどを感じ、咳、声がれ、発熱などをともなう。	454
	慢性喉頭炎	声がかすれ、喉に違和感やかゆみがある。	454
	声帯ポリープ	声がしわがれてかすれ、喉に異物感を感じたり咳ばらいが多くなる。	457 796
	声帯（謡人）結節	声がかすれ、高音が出なくなったり声を出すと疲れやすくなったりする。	457
	甲状腺がん	首の腫れ、声がれ、ものが飲み込みにくいなど。	573
	反回神経麻痺	声帯に障害がおこり、声がかすれる、ものを飲み込んだ時に気管に入ってしまうなど。	459
	喉頭がん	声がれやしわがれ声が続き、声が出にくくなる、喉に異物感がある、ものが飲み込みにくくなるなど。	563
	甲状腺がん	甲状腺にしこりができ、気管や食道が圧迫される。	573
	ヒステリー	人前で突然歩けなくなる、立てなくなる、見えなくなる、聞こえなくなる、けいれんがおこる、頭がもうろうとするなどの身体症状や精神症状がおこる。	510
	仮声帯肥大	声がかれて喉に異物感をおぼえる。	458

手足の異常

チェックポイント	疑われる病気	主な症状	頁
手足が痛い			
関節が痛い	捻挫（ねんざ）・骨折	捻挫は安静にしていれば1～2週間ほどで痛みがとれるのが普通。腫れがひどくて痛みが続く場合や関節ががくがくして不安定な場合は骨折の可能性もある。	41 43 382 384
	スポーツ障害	テニス肘、野球肩などスポーツによる打撲、捻挫、脱臼、骨折。	388
	関節リウマチ	起床時に手や手指の関節がこわばるのが典型的症状。しだいに全身の関節に腫れやうずくような痛みが広がり、進行すると関節が変形して機能障害がおきる。	340 617
	リウマチ熱	発熱、関節の痛み、腹痛などがみられる。体にピンク色の発疹が出たり、皮下に小さなぐりぐりができることもある。	228 544
	痛風	足の親指の付け根に突然激烈な痛みがおこり、熱感をともなって腫れる。進行すると体中の多くの関節が同時に腫れて痛むようになり、その周囲にこぶのような腫れができる。	324 600 616
	変形性関節症	膝、肘、股などの関節に炎症が生じて痛む。	376
	腱鞘炎	指を曲げたり伸ばしたりする時に痛みがあり、動かしにくい。	381
	膝内障	スポーツや事故によって膝関節がダメージを受け、痛む、動かしにくい、水がたまるなどの症状が現れる。精査することにより半月板損傷、靭帯損傷、脱臼などに鑑別される。	366 389
	化膿性関節炎	発熱とともに患部が赤く腫れ上がり、熱をもって激しく痛む。進行すると関節が動かせなくなる。	374
	大腿骨骨頭壊死	股関節から膝関節にかけて痛み、進行すると関節の機能障害がおきる。	378
	強直性脊椎（せきつい）炎	背中のこわばり、腰や背中の痛み、疲労感など。腰痛は安静にしていても軽減せず、むしろ悪化するのが特徴。	342
	関節水腫	関節が腫れて水がたまる。若い女性に多く、月経で悪化する。	366
	関節結核	関節が腫れ上がって痛み、進行すると患部が動かしにくくなったりまわりの筋肉が萎縮する。	374

手足の異常

チェックポイント		疑われる病気	主な症状	頁
手足が痛い	関節が痛い	解離性骨軟骨炎	激しいスポーツなどで関節に力がかかり、軟骨の一部が離れて関節内遊離体となる疾患。野球の投手に多い。	388 796
		強皮症（全身性進行性硬化症）	指先の血行が悪くなって、指先のむくみや関節のこわばりがおこり、しだいに皮膚が硬化してロウがはりついたように光沢を帯びる。	341
		血友病	ちょっとしたことで出血しやすく、なかなか血が止まらない。	317 551
	関節以外が痛い	こむらがえり	ふくらはぎに一時的な強いけいれんがおこり、足がつっぱる。運動中や運動した日の睡眠中におこりやすい。	42
		肉ばなれ	無理な力が加わったことによって筋肉の一部が断裂するもので、重い場合は激痛がおこり、断裂した部分が腫れたり指で触るとへこんでいたりする。	42 386
		坐骨神経痛	体を動かした時や足を曲げた時などにおしりから足の裏側にかけて鋭い痛みが走る。腰痛をともなうことが多い。	282 370
		上腕神経痛	上腕神経が腕を伸ばして後ろ上方に上げた時に刺激されて腕に痛みが走る。	282 370
		大腿部神経痛	色々な原因で大腿部神経が刺激をうけておしりから大腿部にかけて痛む。原因は他の神経痛と同じ。	282 370
		閉塞性動脈硬化症	足が冷たく感じられ、歩くとおしりや太ももの外側などが痛む。動脈硬化が原因。	218 796
		バージャー病	足先が冷たく白っぽくなり、歩くとふくらはぎや足の裏にしびれるような痛みがおこる。そのほかにふくらはぎの皮膚が赤く筋状に腫れる、すね毛が抜ける、爪が変形するなどの症状がみられる。	219
		血栓性静脈炎	静脈に沿って皮膚が赤く腫れて痛む、または足全体が痛むなど。ひどい場合は足がむくんで紫色になる。	220
		レイノー病	指先や全身を冷やした時などに20～30分も指先が蒼白になり、冷感や痛みがおこる。若い女性に多い。	220

分類		病名	症状	ページ
手足が痛い	関節以外が痛い	糖尿病	多尿、頻尿、異常な喉の渇き、体重減少、だるさなどがみられる。ふくらはぎにこむらがえりがおこりやすくなる。	25 320 596 614 636
		多発性筋炎・皮膚筋炎	上腕や太ももの筋力が低下する。そのほかにものが飲み込みにくくなる、呼吸障害がおこる、皮膚に赤紫色の紅斑ができるなどの症状がみられる。	295 342
		急性化膿性筋炎	化膿性関節炎などと同じような原因でおきる。炎症のおこった部位が腫れ、しこりや圧痛がある。悪寒、ふるえ、高熱をともなう。	374 796
		結節性多発性動脈炎	筋肉痛、関節痛、手足の痛み、腹痛、頭痛など不特定の痛みや手足のけいれん・麻痺、皮膚の発疹や紫斑などがみられる。	342
		知覚異常性大腿痛症	大腿外側面の神経痛で、腰部外傷その他知覚過敏、知覚純麻などの症状が現れる。この痛みの原発は腰椎関節症によることが多い。	375
		扁平足	足が疲れると土踏まずに痛みを感じる。	379
		骨の腫瘍	関節の近くなどに持続する痛みが生じ、痛みはしだいに強くなって腫れてくる。	574
手足がしびれる		腰椎椎間板ヘルニア	腰痛、膝下の後ろから足の外側や足の裏にしびれや痛みなどを訴える。	369
		胸椎椎間板ヘルニア	胸部に椎間板ヘルニアがおこった場合は肋間神経痛、足のしびれや痛み、排尿異常、便通異常などが現れる。	369 796
		頸椎椎間板ヘルニア	首や背中の痛み、手のしびれや痛みなどの症状がみられる。	369
		脊柱管狭窄症	腰痛、足のしびれや痛みなど。歩くと症状がひどくなり、休むと楽になるが、再び歩くと同じ症状がおこる。	371
		手根管症候群	親指から中指までのしびれ感が初期症状。進行するとしびれが持続し、ものがうまくつかめなくなる。	380
		糖尿病性神経障害	手足にしびれや痛みを生じ、進行すると触覚・痛覚・温覚などの感覚がなくなる。	321

手足の異常

チェックポイント	疑われる病気	主な症状	頁
手足がしびれる	薬物中毒	ある種の薬剤の本来の作用、副作用により指先に感覚異常が生じる。代表的なものに、有機リン・キノホルムがある。キノホルムによる脊髄・視神経・末梢神経障害をスモンという。	286 287
	脊髄(せきずい)腫瘍	手足のしびれや痛み、首や背中の痛みなどが初期症状。進行すると足の運動障害、感覚障害、排尿困難、失禁などの症状を示す。	570
	妊娠の後期	手にしびれがおこることがある。	633
手足がふるえる	パーキンソン病	手や足のふるえ、筋肉のこわばり、動作を始めるのに時間がかかる、前屈姿勢、小刻み歩行、無表情などの症状が現れる。	287 721
	バセドウ病	首の前の部分が腫れる、食欲が増進するにもかかわらず体重が減る、汗をかきやすい、疲れやすい、手指がふるえる、微熱、動悸、脱力感、眼球突出などの症状がみられる。	330
	尿毒症	疲れやすい、体重減少、頭痛、眠気、吐き気、嘔吐、むくみなどがみられる。ある姿勢を保とうとするとふるえがおこる。	476
	劇症肝炎	全身倦怠感、発熱、黄疸、吐き気、腹痛、眠気などがみられる。両手を水平に上げた時に羽ばたきをするようなふるえがおこる。	272
	脊髄小脳変性症	歩行時にふらつく、指を動かそうとすると不規則にふるえる、なめらかにしゃべれない、目がちらつくなどの症状が現れる。	289
	アルコール依存症	飲酒をやめると手のふるえ、不眠、イライラ、寝汗、吐き気、幻覚などの禁断症状が現れ、アルコールを口にすると症状が消える。	518
手足が麻痺する	脳卒中	ろれつがまわらない、半身に力が入らない、半身のしびれや麻痺、めまい、ふらつき、ものが二重に見える、激しい嘔吐、けいれん、意識障害などの症状がでる。	56 300 592
	慢性硬膜下血腫	脳中枢神経を包む3枚の髄膜のうち、最も外側にある強い膜（硬膜）とその内側のくも膜との間の出血による。	282 794
	脳腫瘍	頭痛、吐き気、嘔吐。腫瘍の発生部位によって視力の低下、めまい、耳鳴り、半身の運動障害、意識障害などがおこることもある。	298 549 570
	周期性四肢(しし)麻痺	手足に突然麻痺や脱力がおこり、運動不能になる。数時間から数日で回復するが、数日から数カ月の間隔で再発する。	295

チェックポイント	疑われる病気	主な症状	頁
手足が麻痺する	多発性硬化症	視力障害、手足や顔のしびれや麻痺、知覚障害、排尿障害などの症状を呈する。	289
	ギラン・バレー症候群	手足の麻痺・しびれ感・痛みなど。胴体に近い筋肉の症状が重く、進行すると首や顔の筋肉にも麻痺が出る。	286
	ポルフィリン症	腹痛、吐き気、手足の脱力、皮膚炎などがみられる。	328
	脊髄炎（せきずい）	炎症をおこした部分から下の運動障害や感覚障害、尿や便が出ないなどの症状がみられる。	299
	脊髄空洞症	手の脱力と筋肉の萎縮がおこり、熱さや痛みが感じにくくなる。進行すると歩行障害が現れ、脊柱や足などが変形することも多い。	290
	筋萎縮性側索硬化症	初期症状は手や足の脱力や運動障害など。進行すると舌が萎縮して、しゃべったりものを飲み込んだりするのが困難になり、手足全体が萎縮する。	290
	重症筋無力症	まぶたが垂れ下がる、顎がだるくてものが噛めない、手足の疲れがひどいなどが初期症状。徐々に筋肉が萎縮して呼吸困難になる。	295 637
	進行性筋ジストロフィー	転びやすい、階段の上り下りがうまくできないなどが初期症状。しだいに筋肉の脱力やふくらはぎの肥大がみられ、歩行不能になる。	294
	筋緊張性ジストロフィー	ものを強くにぎると急に手を開くことができない、スムーズに歩き出せない、無表情、白内障、前頭部の若はげ、言語障害、ものがうまく飲み込めないなどの病状が現れる。	294

排尿の異常

チェックポイント	疑われる病気	主な症状	頁
排尿回数が多い（頻尿） 排尿痛がある	膀胱炎	頻尿、残尿感、排尿痛、尿のにごり、血尿などがみられる。排尿痛は尿が出終わるころに強い。	480
	尿道炎	排尿時に不快感や焼けるような痛みを感じたり、尿道から黄色の膿が出る。	481
	腎盂腎炎（じんう）	頻尿、排尿痛に続いて悪寒、発熱がおこり、腰に鈍痛をともなったり膿の混じった尿が出る。	480 540
	膀胱結石	排尿痛、残尿感、血尿、排尿困難、排尿時に尿が途切れるなどの症状を示す。	482

排尿の異常

チェックポイント		疑われる病気	主な症状	頁
排尿回数が多い（頻尿）	排尿痛がある	前立腺炎	急性の場合は頻尿、排尿痛にともなって発熱や悪寒がおこることもある。進行すると尿道から膿が出ることも。慢性では頻尿、残尿感、不快感などがつきまとう。	486
		膀胱がん	初期は頻尿や排尿痛をともなわない血尿。進行すると排尿障害、排尿痛、膀胱痛、頻尿などをきたす。	575
	尿が出にくい〈排尿困難〉	前立腺肥大症	夜間の頻尿、尿が出始めるまでに時間がかかり、尿線が細く、排尿し終わるのにも時間がかかる、残尿感、血尿などの症状が現れる。	24 486
		膀胱結石	排尿痛、残尿感、血尿、排尿困難、排尿時に尿が途切れるなどの症状がみられる。	482
		尿道狭窄（きょうさく）	なんらかの原因で尿道が細くなり、頻尿、排尿困難、尿の勢いがなくなる、尿線が細くなるなどの症状がみられる。	482
		尿道カルンケル	尿道口に乳頭状のしこりができて異物感や圧痛があり、触れると出血する。更年期以降の女性に多い。	797
		子宮筋腫	月経時に出血量が多く、月経時以外で不正出血がみられたり月経がいつまでも続いたりする。ほかに貧血、息切れ、めまい、便秘、頻尿などの症状が現れる。	494 635
		神経因性膀胱	排尿困難や尿失禁など、思った通りに排尿できなくなる。	482
		糖尿病	多尿、頻尿、異常な喉の渇き、体重減少、だるさなど。放置すると神経に障害がおこって排尿困難になることもある。	25 320 596 614 636
		椎間板ヘルニア	腰痛、神経痛、麻痺などがみられる。	368
		変形性脊椎症	首や腰の痛み・しびれ、運動障害などの症状がみられる。	375 797
		パーキンソン病	手や足のふるえ、筋肉のこわばり、動作を始めるのに時間がかかる、前屈姿勢、小刻み歩行、無表情などの症状を呈する。	287 721
		前立腺がん	初期には自覚症状なし。進行すると尿線が細くなる、頻尿、血尿、腰痛などの症状が現れる。	576

		病名	症状	参照ページ
排尿回数が多い（頻尿）	尿が出にくい〈排尿困難〉	子宮がん	性交時出血、おりものの増加、下腹部痛、排尿困難、排便困難などを訴える。	577
		薬剤の使用	鎮痛剤、鎮痙剤、精神安定剤などの服用によって排尿困難になることがある。	
	尿の量が多い〈多尿〉	糖尿病	多尿、頻尿、異常な喉の渇き、体重減少、だるさなどの症状がでる。放置すると神経に障害がおこって排尿困難になることもある。	25 320 596 614 636
		慢性糸球体腎炎	むくみ、高血圧、動悸、息切れ、疲労感、血尿などがみられる。	472
		慢性腎不全	貧血、夜間の多尿などを訴える。進行すると乏尿、尿毒症によるだるさ、無気力、頭痛、吐き気などをともなう。	475
		尿崩症	喉の渇き、多尿、多飲、皮膚の乾燥、全身倦怠感などの症状が現れる。	330
		神経性頻尿	特に異常が見当たらないのに1日に10回以上、あるいは1晩に2回以上起きてトイレに行く。神経質な人に多い。	482
		膀胱尿管逆流	頻尿、排尿痛、尿の濁りなどがみられ、腎盂炎を併発すると発熱や腰痛がおこる。	483
排尿回数が少ない（乏尿）		急性糸球体腎炎	むくみ、血尿、高血圧など。初期に尿量が減少し、悪化するとほとんど尿が出なくなることもある。	472 613
		ネフローゼ症候群	むくみ、だるさ、吐き気、嘔吐、腹痛、冷や汗、顔面蒼白、頻脈、乏尿などの症状が現れる。	472
		急性腎不全	頭痛、吐き気、嘔吐、むくみ、乏尿、血尿などがみられる。進行するとけいれんや意識障害も現れる。	227
		心不全	動悸、息切れ、呼吸困難、むくみ、倦怠感などを訴える。	483
尿が漏れる		尿失禁	咳やくしゃみをした時、笑った時、重いものを持ち上げた時などに失禁する。中高年の女性に多い。尿意がおこると我慢できず、トイレに行く前に失禁する。高齢者や寝たきりの人に多い。	483
		尿失禁	いつも少しずつ尿がもれていたり、少し体を動かしただけで尿が流れ出してしまう。高齢者や寝たきりの人に多い。	483

排尿の異常

チェックポイント	疑われる病気	主な症状	頁
血尿が出る	神経因性膀胱	排尿困難や尿失禁など、思った通りに排尿できなくなる。	482
	膀胱炎	頻尿、残尿感、排尿痛、尿のにごり、血尿などがみられる。血尿は尿が出終わるころに血の色が濃くなる。	480
	尿道炎	排尿時に不快感や焼けるような痛みを感じたり、尿道から黄色の膿が出る。	481
	特発性腎出血	原因不明の腎からの出血。	479
	急性糸球体腎炎	むくみ、血尿、高血圧などがみられる。初期に尿量が減少し、悪化するとほとんど尿が出なくなることもある。	472
	慢性糸球体腎炎	むくみ、高血圧、動悸、息切れ、疲労感、血尿などが現れる。	472
	ネフローゼ症候群	むくみ、だるさ、吐き気、嘔吐、腹痛、冷や汗、顔面蒼白、頻脈、乏尿などの症状が現れる。	472 613
	腎不全	頭痛、吐き気、嘔吐、むくみ、乏尿、血尿など。進行するとけいれんや意識障害も現れる。	474
	腎盂(じんう)腎炎	頻尿、排尿痛に続いて悪寒、発熱がおこり、腰に鈍痛をともなったり膿の混じった尿が出る。	480
	腎結石	背中・腰・わき腹などの痛みと血尿が現れる。	481
	尿管結石	腰・わき腹・下腹部・外陰部などの痛み、血尿、頻尿、残尿感などがみられる。	481
	膀胱結石	排尿痛、残尿感、血尿、排尿困難、排尿時に尿が途切れるなどの症状を示す。	482
	前立腺肥大症	夜間の頻尿、尿が出始めるまでに時間がかかり、尿線が細く、排尿し終わるのにも時間がかかる、残尿感、血尿などがみられる。	24 486

チェックポイント	疑われる病気	主な症状	頁
血尿が出る	前立腺炎	急性の場合は頻尿、排尿痛にともなって発熱や悪寒がおこることもある。進行すると尿道から膿が出ることも。慢性では頻尿、残尿感、不快感などがつきまとう。	486
	腎静脈血栓症	発症時には、腰痛、発熱、血尿、無尿などがあり、重症の場合は腎不全となる。	478
	腎梗塞	症状が重いと発熱、吐き気、嘔吐、差し込むような腹痛などがみられる。	477
	膀胱がん	初期は頻尿や排尿痛をともなわない血尿。進行すると排尿障害、排尿痛、膀胱痛、頻尿などがみられる。	575
	前立腺がん	初期には自覚症状なし。進行すると尿線が細くなる、頻尿、血尿、腰痛などの症状が現れる。	576
	白血病	出血（皮下、鼻、歯ぐき、女性の性器など）、貧血、発熱、めまい、倦怠感などの症状が現れる。	548 571
	再生不良性貧血	だるい、めまい、動悸、鼻血・歯ぐきからの出血・血尿などがおこりやすく、出血すると血が止まりにくい、皮膚に出血斑ができる、発熱しやすいなどの症状が現れる。	311
	肝硬変	全身倦怠感、疲れやすい、微熱、おなかが張る、腹痛、肌の色が浅黒く、手のひらが赤みを帯びてくるなどの症状がみられる。進行すると黄疸やむくみが現れる。	270 610
	糖尿病性腎症	ネフローゼ症候群、むくみ、高血圧、腎不全などが認められる。	321 474
	関節リウマチ	起床時に手や手指の関節がこわばるのが典型的症状。しだいに全身の関節に腫れやうずくような痛みが広がり、進行すると関節が変形して機能障害がおきる。	340 617
	全身性エリテマトーデス	発熱、皮膚の紅斑、関節痛が初期症状。腎臓に障害が多くみられ、腎炎、ネフローゼ症候群、尿毒症などがおこることもある。	340 637
下痢 急性	食中毒	腹痛、下痢、吐き気、嘔吐、発熱などが急激におきる。	55 362
	赤痢	細菌性とアメーバ赤痢があるが、後者は少ない。発熱、下腹部の強い痛み、下痢、排便後のしぶり腹などがみられる。下痢は泥状から水様便となり、膿や血が混じることもある。	350 795

排便の異常

チェックポイント		疑われる病気	主な症状	頁
下痢	急性	コレラ	米のとぎ汁様の激しい下痢と脱水状態をきたす。多くは海外で感染する。	349
		偽膜性腸炎	激しい下痢とともに吐き気、嘔吐、腹痛、発熱、頻脈などがおこり、進行するとショック状態におちいることもある。	254
		乳糖不耐症	牛乳を飲んだあとにおなかがゴロゴロ鳴ったり、下痢や腹痛がおきる。	251
		食物アレルギー	特定の食べ物を食べたあとに上腹部の差し込むような痛み、吐き気、嘔吐、下痢、じんま疹、喘息などがおきる。	338 617
		薬物アレルギー	抗生物質や解熱鎮痛剤など薬物の服用によって下痢がおきることがある。	338
		心因性の下痢	不安、緊張、ストレスなどで下痢がおきることがある。	251
	慢性	過敏性腸症候群	便通異常（下痢、便秘、下痢と便秘を繰り返す）、腹痛、腹部の不快感・膨満感などに加えて自律神経失調症状や精神神経症状など症状は人によってさまざま。	249 608
		潰瘍性大腸炎	1日に何度も便意がおこり、血のついた下痢便から膿と血の混じった粘血便へ進行する。腹痛やしぶり腹をともない、重症になると発熱、頻脈、貧血などがおきる。	253 608
		虚血性大腸炎	突然の激しい上腹部痛とともに鮮血便が出て、下痢、吐き気、嘔吐、発熱などをともなう。	254
		大腸憩室	腹痛、発熱、嘔吐、腹部膨満感、血便などがみられる。	256
		慢性膵炎	上腹部や背中の痛み、吐き気、腹部膨満感、体重減少などがみられる。消化吸収が悪くなって下痢をおこすこともある。	281 611
		吸収不良症候群	下痢、脂肪便（黄色い斑点があり、水に浮く）、貧血、倦怠感、体重減少などをきたす。	255
		糖尿病	多尿、頻尿、異常な喉の渇き、体重減少、だるさ、夜間の下痢などがみられる。	25 320 596 614 636

症状	区分	病名	主な症状	参照ページ
下痢	慢性	バセドウ病	首の前の部分が腫れる、食欲が増進するにもかかわらず体重が減る、汗をかきやすい、疲れやすい、手指がふるえる、微熱、動悸、脱力感、眼球突出などをきたす。	330
		クローン病	下痢、腹痛、発熱、下血、体重減少、腹部のしこり、関節痛、口内炎、痔瘻などの症状が現れる。	252
		カルチノイド症候群	顔面紅潮、低血圧、咳、下痢などがみられる。	260
		副腎皮質機能低下症	吐き気、嘔吐、疲労感、体重減少、低血糖などをきたす。全身の皮膚や粘膜に色素沈着がおこることが多い。	334
		尿毒症	疲れやすい、体重減少、頭痛、眠気、吐き気、嘔吐、むくみ、手足のふるえなどがみられる。	476
		アジソン病	疲労感、脱力感、食欲不振、体重減少、下痢、脱毛、皮膚や口の中の粘膜が黒ずむなどの症状を示す。ストレスに弱く、体調をくずしやすい。	334
		腸結核	腹痛、下痢、発熱、体重減少、倦怠感などがみられる。下痢は夜間や早朝に多く、血便をともなうこともある。	253
		直腸がん	タール便や鮮血のついた便が出る、下痢と便秘を繰り返す、便が細くなる、便通が不規則になるなどの症状が現れる。腹痛、発熱、貧血をともなうこともある。	566
便秘	急性	急性腹膜炎	突然激しい腹痛がおこり、吐き気、嘔吐、喉の渇き、ふるえ、38度以上の発熱、頻脈などをともなう。	261
		虫垂炎（盲腸炎）	突然激しい腹痛がおこり、軽い発熱、吐き気、嘔吐、便秘などをともなう。痛みはみぞおちからへその周辺におこり、しだいに右下腹部へ移動するのが特徴。	256
		腸閉塞（イレウス）	突然あるいはしだいに激しくなる腹痛、嘔吐、排便・排ガスの停止が三大症状。脱水症状やショック症状がみられることもある。	249 258
	慢性	胃潰瘍	上腹部痛、吐血、下血、胸やけ、げっぷなどがみられる。痛みは空腹時におこりやすく、軽食をとったり牛乳を飲んだりすると軽快する傾向にある。	243 599
		十二指腸潰瘍	上腹部痛、吐血、下血、胸やけ、げっぷなどがみられる。痛みは空腹時や夜間におこりやすく、軽食をとったり牛乳を飲んだりすると軽快する傾向にある。	243 599
		過敏性腸症候群	便通異常（下痢、便秘、下痢と便秘を繰り返す）、腹痛、腹部の不快感・膨満感などに加えて自律神経失調症状や精神神経症状など症状は人によってさまざま。	249 608

排便の異常

チェックポイント	疑われる病気	主な症状	頁
便秘			
慢性			
	胆嚢炎	右上腹部の痛みや圧迫感、げっぷ、吐き気、下痢、便秘などの症状が現れる。	278 611
	胆石症	みぞおちから右上腹部にかけて激しい痛みがおこり、ふるえ、一時的な黄疸、白い糞便、発熱などをともなうこともある。	278 610
	甲状腺機能低下症	体が冷えて夏でも寒く感じる、だるい、むくむ、汗をかきにくい、動作が緩慢になる、髪の毛が細く抜けやすくなるなどの症状が現れる。	331 541
	高カルシウム血症	脱水症状、食欲不振、吐き気、嘔吐、徐脈などの症状がみられる。	327
	低カリウム血症	手足の筋肉の麻痺、腸閉塞、不整脈などの症状を示す。	327
	巨大結腸症	頑固な便秘、腹部膨満感などがある。	260
	うつ病	気分の落ち込み、意欲の減退、頭が働かない、全身の疲労感、頭痛、便秘、肩こり、不眠などの症状を訴える。	513 514 515
	認知症	知的機能の低下、妄想、不安、興奮、性格の変化などを示す。	304
	直腸がん	タール便や鮮血のついた便が出る、下痢と便秘を繰り返す、便が細くなる、便通が不規則など。腹痛、発熱、貧血をともなうこともある。	566
	子宮筋腫	月経時に出血量が多く、月経時以外で不正出血がみられたり月経がいつまでも続いたりする。ほかに貧血、息切れ、めまい、便秘、頻尿などの症状が現れる。	494 635
	卵巣嚢腫	おなかが張る、腹痛、便秘、頻尿、残尿感、月経痛などの症状が現れる。	497
	妊娠	妊娠を維持する黄体ホルモンが腸の働きを抑えるので、便秘がちになる。	624
	薬剤の服用	一部の胃酸薬、降圧剤、利尿剤、抗うつ剤、モルヒネなどの麻薬の服用によって便秘になることがある。	

便が黒い（タール便）・血便・下血

病名	症状	ページ
胃潰瘍	上腹部痛、吐血、下血、胸やけ、げっぷなどの症状を訴える。痛みは空腹時におこりやすく、軽食をとったり牛乳を飲んだりすると軽快する傾向にある。	243 599
十二指腸潰瘍	上腹部痛、吐血、下血、胸やけ、げっぷなどの症状を訴える。痛みは空腹時や夜間におこりやすく、軽食をとったり牛乳を飲んだりすると軽快する傾向にある。	243 599
大腸ポリープ	下血、残尿感、肛門の奥の異物感などの症状を示す。	260 608
急性出血性大腸炎	下痢、下血、差し込むような腹痛などがみられる。ペニシリン系の抗生物質を服用しておこることが多い。	254
潰瘍性大腸炎	1日に何度も便意がおこり、血のついた下痢便から膿と血の混じった粘血便へ進行する。腹痛やしぶり腹をともない、重症になると発熱、頻脈、貧血などがおきる。	253 608
虚血性大腸炎	突然の激しい上腹部痛とともに鮮血便が出て、下痢、吐き気、嘔吐、発熱などをともなう。	254
大腸憩室	腹痛、発熱、嘔吐、腹部膨満感、血便などがみられる。	256
クローン病	下痢、腹痛、発熱、下血、体重減少、腹部のしこり、関節痛、口内炎、痔瘻などの症状が現れる。	252
直腸炎	粘液の混じった血便や軟便が1日に数回出る。	262
食道静脈瘤	静脈瘤の壁が破れると大出血をおこし、大量に吐血したり黒色便を排泄して、冷や汗、顔面蒼白、意識混濁などのショック症状をおこすこともある。	239
内痔核	直腸や肛門付近の静脈がうっ血してふくれあがり、排便時にほとばしるようにあるいはポタポタ落ちるように出血する。	264
裂肛（切れ痔）	肛門の粘膜が切れて排便時に焼けるような痛みと出血をともない、排便後も強い痛みが続く。	264
直腸がん	タール便や鮮血のついた便が出る、下痢と便秘を繰り返す、便が細くなる、便通が不規則になるなどの症状を示す。腹痛、発熱、貧血をともなうこともある。	566
薬剤の服用	アスピリンや鉄剤（貧血の薬）の服用によって便が黒くなることがある。	

肛門の異常

チェックポイント	疑われる病気	主な症状	頁
肛門がかゆい	痔	内痔核、裂肛（切れ痔）、痔瘻（あな痔）などで分泌物が肛門に付くと、湿疹や皮膚炎をおこしてかゆみがおきることがある。	612
	肛門瘙痒（そうよう）症	局部に病変が見当たらないのにかゆくなる。かゆみは特に夜、布団に入って暖まるとひどくなる。	263
肛門が痛い	内痔核	外痔核ではうっ血がひどくなると激しい痛みのために排便や歩行に支障をきたす。内痔核では肛門の外に脱出した時に痛みがおこる。	264
	裂肛（切れ痔）	肛門の粘膜が切れて排便時に焼けるような痛みと出血をともない、排便後も痛みが続く。	264
	痔瘻（じろう）（あな痔）	膿がたまると腫れて座れないほど痛み、発熱をともなう。	264
	肛門周囲膿瘍	肛門の周囲に膿がたまり、腫れて激しい痛みをともなう。炎症をおこすと38～39度の高熱が出る。	264
	直腸狭窄（きょうさく）	直腸がんや他臓器のがん転移などで直腸に狭窄がおきると、排便時痛、血便、しぶり腹などの症状が現れる。	566
肛門から出血する	胃潰瘍	上腹部痛、吐血、下血、胸やけ、げっぷなどがみられる。痛みは空腹時におこりやすく、軽食をとったり牛乳を飲んだりすると軽快する傾向にある。	243 599
	十二指腸潰瘍	上腹部痛、吐血、下血、胸やけ、げっぷなどがみられる。痛みは空腹時や夜間におこりやすく、軽食をとったり牛乳を飲んだりすると軽快する傾向にある。	243 599
	大腸憩室	腹痛、発熱、嘔吐、腹部膨満感、血便などの症状がみられる。	256
	潰瘍性大腸炎	1日に何度も便意がおこり、血のついた下痢便から膿と血の混じった粘血便へ進行する。腹痛やしぶり腹をともない、重症になると発熱、頻脈、貧血などがおきる。	253 608
	虚血性大腸炎	突然の激しい上腹部痛とともに鮮血便が出て、下痢、吐き気、嘔吐、発熱などをともなう。	254
	大腸ポリープ	下血、残尿感、肛門の奥の異物感など。	260 608

男性

チェックポイント	疑われる病気	主な症状	頁
	直腸がん	タール便や鮮血のついた便が出る、下痢と便秘を繰り返す、便が細くなる、便通が不規則になるなどの症状がみられる。腹痛、発熱、貧血をともなうこともある。	566
	内痔核	直腸や肛門付近の静脈がうっ血してふくれあがり、排便時にほとばしるようにあるいはポタポタ落ちるように出血する。	264
	裂肛（切れ痔）	肛門の粘膜が切れて排便時に焼けるような痛みと出血をともない、排便後も強い痛みが続く。	264
	直腸脱	排便時などに直腸が肛門の外に脱出する。脱出の程度が激しいと、脱出時に出血をともなうこともある。	262
陰茎の痛み	亀頭包皮炎	包茎の人で、陰茎の先が赤く腫れて痛む。痛みがひどくなると膿が出ることもある。	488
	性器ヘルペス	亀頭部に小さな水疱ができて激しく痛む。	360
陰嚢の腫れ	副睾丸炎	睾丸の後ろがソーセージ状に腫れ、熱をもって痛む。	486
	陰嚢水瘤	睾丸の周囲に水がたまって腫れる。	487
	睾丸（精巣）腫瘍	睾丸が腫れて大きくなる。痛みはともなわない。	576
性欲の低下 性欲減退	心因性の性欲減退	ストレス、不安、緊張、疲労などがあると性欲がおこらないことが多い。	489
	慢性の消耗性疾患	悪性腫瘍、腎不全、糖尿病、心身症（うつ病）などが原因となることもある。	320 474 556
	甲状腺機能低下症	体が冷えて夏でも寒く感じる、だるい、むくむ、汗をかきにくい、動作が緩慢になる、髪の毛が細く抜けやすくなるなどの症状をともなう。	331 541
	副腎皮質機能低下症	吐き気、嘔吐、疲労感、体重減少、低血糖などの症状が現れる。全身の皮膚や粘膜に色素沈着がおこることが多い。	334

男性

チェックポイント	疑われる病気	主な症状	頁
性欲の低下 性欲減退	下垂体機能低下症	分泌が低下しているホルモンの種類や原因となる病気によって症状はさまざま。性ホルモンのバランスがくずれると性欲の低下がおきる。	329
	クッシング症候群	手足は細くなるのに顔や胴体は肥満し、性欲減退、高血圧、筋力の低下、精神不安定などの症状をともなう。	334
	類宦官症	思春期になっても男性の二次性徴が現れず、性器が発達しない、陰毛や腋毛が生えない、声変わりしないなどの症状のほかに、身長や手足が異常に長い独特の体型になる。稀な疾患。	797
インポテンツ	心因性のインポテンツ	ストレス、不安、緊張、性的無知、性器劣等感、うつ病などが原因でおきる。	489
	生殖器管の疾患	性欲、性交、射精などといった性機能のいずれかに障害がおこる。	485
	糖尿病	多尿、頻尿、異常な喉の渇き、体重減少、だるさなどを訴える。	25 320 596 614 636
	ギラン・バレー症候群	手足の麻痺・しびれ感・痛みなど。胴体に近い筋肉の症状が重く、進行すると首や顔の筋肉にも麻痺が現れる。	286
	多発性硬化症	視力障害、手足・顔のしびれや麻痺、知覚障害、排尿障害などの症状をともなう。	289
	アミロイドーシス	筋萎縮、視力障害、消化吸収障害、皮膚の病変などの症状がみられる。	328
	薬剤の使用	降圧剤、精神安定剤、ホルモン剤などの服用によって性欲が低下したり勃起しなくなることがある。	

チェックポイント	疑われる病気	主な症状	頁
月経周期の異常	月経周期が長い（稀発月経）	月経周期（月経開始日から次の月経開始日まで）が39日以上ある。精神的ストレス、脳の視床下部や下垂体の異常、甲状腺機能の異常、糖尿病などの慢性疾患が原因。	492
	月経周期が短い（頻発月経）	月経周期（月経開始日から次の月経開始日まで）が24日以下。卵胞期短縮症、黄体機能不全症、子宮内膜ポリープ、性器の炎症や腫瘍などが原因。思春期や更年期にもみられる。	492

女性

分類	区分	症状	説明	ページ
月経の異常		月経周期が不規則	初潮がおこって1～2年や更年期に入って2～3年は月経周期が不規則になることが多い。	492
月経の異常	月経量の異常	出血量が多い（過多月経）	月経が8日以上続く、あるいは月経量が多い。無排卵、黄体機能不全、子宮筋腫、子宮内膜症、子宮内膜炎、子宮内膜ポリープ、肝臓病、腎臓病、高血圧症、血液疾患などが原因。	492
月経の異常	月経量の異常	出血量が少ない（過少月経）	月経の持続日数が2日以下、あるいは月経量がきわめて少ない。無排卵、黄体機能不全、子宮発育不全、子宮内膜の異常などが原因。出産後や更年期にもみられる。	493
月経の異常	不快な症状	月経前緊張症	月経の始まる10日～数日前ごろから腰痛、腹痛、乳房痛、食欲不振、頭痛、肩こり、動悸、むくみ、吹き出物、肌あれ、いらいら、憂うつなどがおこり、月経開始とともに症状が消える。	494
月経の異常	不快な症状	月経困難症	下腹部の圧迫感や痛み、腰痛、頭痛、吐き気、嘔吐、胃痛、乳房痛、便秘、下痢、めまい、だるさ、いらいらなどの月経随伴症状が病的に強く、日常生活が困難。	494
月経の異常	無月経	原発性無月経	18歳を過ぎても初潮がみられない。子宮発育不全、子宮内膜の異常、卵巣機能不全、性腺形成不全症、下垂体の異常、視床下部の異常、副腎の異常、甲状腺の異常、糖尿病、腎臓病、肥満、やせすぎなどが原因。	493 797
月経の異常	無月経	続発性無月経	ある時期までは順調にあった月経が突然なくなる。子宮発育不全、子宮内膜の異常、卵巣機能不全、性腺形成不全症、下垂体の異常、視床下部の異常、副腎の異常、甲状腺の異常、糖尿病、腎臓病、肥満、やせすぎなどが原因。	493 797
月経の異常	初潮の異常	初潮が早い（早発月経）	10歳前に初潮がおきる。卵巣の異常、副腎の異常、脳の松果体の異常などが原因。	491
月経の異常	初潮の異常	初潮が遅い（晩発月経）	17歳以降に初潮がおきる。卵巣機能不全、子宮機能不全、栄養不良、心臓病、結核、梅毒などが原因。体質的なものもある。	492
不正性器出血	妊娠していない	機能性子宮出血	性ホルモンの分泌が乱れておきる。性機能の未熟な思春期や性機能が低下する更年期にみられたり、排卵の数日前におきるもの、経口避妊薬の服用によるものなどがある。	493
不正性器出血	妊娠していない	子宮筋腫（きんしゅ）	過多月経、不正性器出血、貧血、めまい、息切れ、頭痛、便秘、頻尿、腰痛、下腹部痛、月経痛などの症状をともなう。不妊症や習慣性流産・早産の原因となる。	494 635
不正性器出血	妊娠していない	子宮頸（けい）管炎	急性では黄色っぽい膿状のおりものが増え、下腹部痛、腰痛、発熱をともなうこともある。慢性化すると水様性または粘液性のおりものが続き、腰痛をともなったり性交時に痛みや少量の出血が生じることもある。	497
不正性器出血	妊娠していない	子宮頸管ポリープ	おりものの増加、少量の出血、性交時出血などがみられる。	497
不正性器出血	妊娠していない	子宮腟部びらん	黄色いねばねばしたおりものが多量に出たり、性交時に出血したりする。炎症が慢性化すると腰痛、排尿障害、性交時の痛みなどを訴える。	496

女性

チェックポイント		疑われる病気	主な症状	頁
不正性器出血	妊娠していない	子宮内膜炎	血性または膿状のおりものが増え、下腹部痛や軽い発熱をともなうこともある。	496
		老人性膣炎	膿を含んだおりものが増え、ひどくなると血が混じることもある。膣粘膜が赤くただれ、かゆみや痛みをともなう。	499
		子宮頸がん	性交時に出血がみられ、膿性・血性・肉汁様などのおりものが増える。進行するとおりものの悪臭が強まり、下腹部痛、排尿困難、排便困難などが生じる。	578
		子宮体がん	出血、おりもの、下腹部痛、貧血などの症状が現れる。	578
		血液疾患	鼻血、歯ぐきからの出血、顔色が悪いなどの症状をともなう。	636
	妊娠している	流産	出血があり、下腹部痛がおこる。痛みは、始めは腹部が張る程度だが、進行とともに強まって陣痛のように周期的になる。	634
		子宮外妊娠	少量の出血が続き、下腹部痛がおこって痛みがしだいに肛門のほうまで広がっていく。進行すると顔面蒼白、めまい、冷や汗、吐き気、嘔吐などを訴える。	634
		胞状奇胎（ほうじょうきたい）	妊娠2～4カ月ごろに暗赤色の出血が断続的におこり、むくみや高血圧など妊娠高血圧症候群のような症状が妊娠初期から現れる。妊娠中の不正性器出血の一原因。	493 797
		早産	妊娠24週以降、37週未満の分娩。陣痛と少量の出血がおこり、その後は普通の分娩と同様に痛みの回数が多く強くなる。	634
		常位胎盤早期剥離（はくり）	突然出血して下腹部に激しい痛みがおこる。血尿、血便、吐血などがみられることもある。	635
		前置胎盤	妊娠後期に痛みをともなわずに突然出血する。出血は繰り返しおこり、しだいに出血量が増えていく。	635
下腹部痛	妊娠していない	月経困難症	下腹部の圧迫感や痛み、腰痛、頭痛、吐き気、嘔吐、胃痛、乳房痛、便秘、下痢、めまい、だるさ、いらいらなどの月経随伴症状が病的に強く、日常生活が困難。	494
		子宮筋腫（きんしゅ）	過多月経、不正性器出血、貧血、めまい、息切れ、頭痛、便秘、頻尿、腰痛、下腹部痛、月経痛などがみられる。不妊症や習慣性流産・早産の原因となる。	494 635

分類		病名	症状	ページ
下腹部痛	妊娠していない	子宮内膜症	下腹部痛や腰痛などの月経痛が激しく、痛みは年齢とともに増悪していく傾向にある。月経時以外でも下腹部痛や腰痛がおこったり、性交時痛や排便痛が生じることもある。	495
		子宮内膜炎	血性または膿状のおりものが増え、下腹部痛や軽い発熱をともなうこともある。	496
		卵巣嚢腫	おなかが張るような感じ、下腹部痛、頻尿、便秘など。嚢腫の茎がねじれる（茎捻転）と急激な痛みや吐き気がおこる。	497
		卵管炎	悪寒とともに39度前後の発熱がおこり、下腹部が激しく痛む。黄色の膿状のおりものが出たり、出血、吐き気、嘔吐をともなうこともある。	498
		骨盤腹膜炎	急性期は悪寒とともに高熱が出て、下腹部の激痛、嘔吐、下痢、便秘などの症状がみられ、慢性期では下腹部がひきつる感じや下腹部の鈍痛、腰痛、月経異常、性交時の痛みなどの症状が現れる。	501
	妊娠している	流産	出血があり、下腹部痛がおこる。痛みは、始めは腹部が張る程度だが、進行とともに強まって陣痛のように周期的になる。	634
		胞状奇胎	妊娠2～4カ月ごろに暗赤色の出血が断続的におこり、むくみや高血圧など妊娠高血圧症候群のような症状が妊娠初期から現れる。妊娠中の不正性器出血の一原因。	493 797
		子宮外妊娠	少量の出血が続き、下腹部痛がおこって痛みがしだいに肛門のほうまで広がっていく。進行すると顔面蒼白、めまい、冷や汗、吐き気、嘔吐などがみられる。	634
		早産	妊娠満22週以降、37週未満の分娩。陣痛と少量の出血がおこり、その後は普通の分娩と同様に痛みの回数が多く強くなる。	634
		常位胎盤早期剥離	突然出血して下腹部に激しい痛みがおこる。血尿、血便、吐血などがみられることもある。	635
		子宮破裂	激しい腹痛と出血がおこり、ショック状態におちいることもある。	641
下腹部のしこり		子宮筋腫	過多月経、不正性器出血、貧血、めまい、息切れ、頭痛、便秘、頻尿、腰痛、下腹部痛、月経痛など。不妊症や習慣性流産・早産の原因となる。	494 635
		卵巣嚢腫	おなかが張るような感じ、下腹部痛、頻尿、便秘などの症状が現れる。	497
		卵巣がん	腫瘍がかなり大きくなるまで無症状。おなかが張る、腹痛、少女の早熟、閉経後の出血などがみられる。	578

チェックポイント	疑われる病気	主な症状	頁
おりものの異常	トリコモナス腟炎（腟トリコモナス症）	黄色みをおびた泡状のおりものが出て悪臭をともなう。外陰部に強いかゆみや痛みがあり、性交時に痛みや出血がみられることもある。	498
	カンジダ腟炎（腟カンジダ症）	カッテージチーズ状またはクリーム状の白いおりものが増え、外陰部や腟に激しいかゆみやひりひりする痛みをともなう。	499
	非特異性腟炎	白色または黄色の悪臭のあるおりものが増え、血が混じることも。外陰部のかゆみ、下腹部痛、排尿痛をともなうこともある。	499
	老人性腟炎	膿を含んだおりものが増え、ひどくなると血が混じることもある。腟粘膜が赤くただれ、かゆみや痛みをともなう。	499
	子宮頸管炎	急性では黄色っぽい膿状のおりものが増え、下腹部痛、腰痛、発熱をともなうこともある。慢性化すると水様性または粘液性のおりものが続き、腰痛をともなったり性交時に痛みや少量の出血が生じることもある。	497
	子宮頸管ポリープ	おりものの増加、少量の出血、性交時出血などの症状をともなう。	497
	子宮内膜炎	血性または膿状のおりものが増え、下腹部痛や軽い発熱をともなうこともある。	496
	卵管炎・卵巣炎	急性期では突然の発熱と下腹部痛、膿性のおりものなど。慢性期に入ると下腹部の鈍痛やひきつるような痛み、腹痛、月経痛などの症状がみられる。	498
	腟がん	早期は無症状。進行すると不正性器出血がみられたりおりものに血が混じるなどがある。	580
	子宮頸がん	性交時に出血がみられ、膿性・血性・肉汁様などのおりものが増える。進行するとおりものの悪臭が強まり、下腹部痛、排尿困難、排便困難などが生じる。	578
	子宮体がん	出血、おりもの、下腹部痛、貧血などがみられる。	578
	妊娠	白色のおりものが増える。	624
	外陰皮膚瘙痒症	外陰部に強いかゆみがおこる。トリコモナス腟炎、カンジダ腟炎などの症候性のものと、原因のはっきりしない神経性のものがある。	500

区分	病名	症状	ページ
外陰部の痛み・かゆみ	外陰萎縮症	大陰唇は萎縮して陰核および小陰唇は消失する。更年期以降に発生することが多い。外陰の皮膚にかゆみや灼熱感が生じ、皮膚が弾力性を失って乾燥してくる。やがて陰毛が抜けたりする。	499
	外陰炎	外陰部が赤く腫れて熱感、かゆみ、痛みをともなう。慢性化すると外陰の皮膚が厚く茶褐色となり、かゆみが続く。	499
	トリコモナス腟炎（腟トリコモナス症）	黄色みをおびた泡状のおりものが出て悪臭をともなう。外陰部に強いかゆみや痛みがあり、性交時に痛みや出血がみられることもある。	498
	カンジダ腟炎（腟カンジダ症）	カッテージチーズ状またはクリーム状の白いおりものが増え、外陰部や腟に激しいかゆみやひりひりする痛みをともなう。	499
	非特異性腟炎	白色または黄色の悪臭のあるおりものが増え、外陰部にかゆみをともなう。	499
	性器ヘルペス	外陰部に軽いかゆみがおこり、その後歩行や排尿が困難になるほど外陰部が痛む。外陰部の左右の同じ部位に水疱が生じ、短時日のうちに破れて潰瘍に。発熱やリンパ節の腫れをともなうこともある。	360
	バルトリン腺炎	腟の入り口が赤く腫れて熱感や激しい痛みをともなう。	500
	毛ジラミ症	陰毛の根元などに寄生して吸血し、かゆみがおこる。	407
	ぎょう虫症	ぎょう虫が夜間肛門外にはいだして肛門のまわりに産卵し、肛門やその周囲に強いかゆみがおこる。	356
	糖尿病	多尿、頻尿、異常な喉の渇き、体重減少、だるさなどの症状がみられる。陰部にかゆみを感じることが多い。	25 320 596 614 636
	ベーチェット病	口の中の粘膜に潰瘍ができる、皮下にしこりのある紅斑ができる、ものが見えにくい、まぶしい、目が痛い、外陰部に潰瘍ができて痛みをともなうなどの症状がみられる。	343
	神経症（ノイローゼ）	身体的になんら異常が見当たらないのに、精神的原因によって精神や身体にさまざまな障害がおきる。	509
乳房の異常 しこりがある	乳腺症	乳房の片側あるいは両側に境目のはっきりしないしこりができ、痛みをともなうこともある。しこりは月経前後に大きくなる。	504
	急性化膿性乳腺炎	悪寒や発熱とともに乳房が腫れ、熱感をともなって痛む。わきの下のリンパ節が腫れて痛むこともある。	502

チェックポイント		疑われる病気	主な症状	頁
乳房の異常	しこりがある	急性うっ滞性乳腺炎	分娩後間もなく乳汁の出が悪くなり、乳房が熱感をともなって赤く腫れ、押すと痛む。	503
		慢性乳腺炎	慢性化したものは乳房が熱感をともなって赤く腫れ、痛みをともなう。軟らかいしこりに触れることもある。授乳に関係なくおきるものは痛みがなく乳房の一部または全体にしこりができるもので、閉経期前後におきる。	503
		乳腺線維腺腫	乳房に境目のはっきりした弾力性のある硬いしこりができる。指先で触れるとよく動き、痛みやわきの下のリンパ節の腫れなどはともなわない。	504
		乳がん	乳腺にしこりができる。乳房にくぼみやゆがみがみられたり、乳頭から分泌物が出たり乳頭がただれることもある。	576
		乳房ページェット病	乳がんのひとつで、乳頭の先がただれ、じくじくと湿って少量の分泌物が出る。	574
	乳汁が漏れる	甲状腺機能低下症	体が冷えて夏でも寒く感じる、だるい、汗をかきにくい、むくむ、動作が緩慢になる、髪の毛が細く抜けやすくなる、月経過多などの症状をともなう。	331 541
		下垂体腺腫	下垂体に発生する腫瘍の多くは腺腫である。視力障害、視野障害、頭痛などの症状をともなう。	283 298 797
		薬剤の使用	経口避妊薬、精神安定剤、抗うつ剤などの服用によって乳汁が漏れることがある。	

チェックポイント		疑われる病気	主な症状	頁
発熱	咳　鼻水　喉の痛み	かぜ症候群	くしゃみ、鼻水、鼻づまり、喉の痛み、咳、痰、発熱、だるさ、食欲不振、吐き気、嘔吐、下痢などの多彩な症状をともなう。	192 604 619 637
		インフルエンザ	39度前後の高熱とともに悪寒、頭痛、関節痛、腰の痛み、手足の痛みやだるさ、喉の痛み、咳、鼻水などが現れる。	192
		急性咽頭炎（いんとう）	喉が赤く腫れてひりひりしたり異物感を感じ、ものを飲み込むと痛む。発熱や全身のだるさをともなうこともある。	454
		急性喉頭炎（こうとう）	喉に乾燥感、かゆみ、痛みなどがおこり、発熱、咳、声がかれなどがおこる。	454

子供

発熱

症状	病名	特徴	ページ
	急性扁桃炎	悪寒とともに38〜40度の高熱が出て、ものが飲み込めなくなるほど喉が痛む。	455
息切れ　呼吸困難	急性気管支炎	38度前後の発熱と乾いた咳で発病し、鼻水、鼻づまり、喉の痛み、声がれ、倦怠感などをともなう。咳はしだいに湿り気をおび、黄色っぽい痰が出る。	194 538
	肺炎	38〜39度の発熱、悪寒、咳、痰、刺すような胸痛などをともなう。進行すると呼吸困難、チアノーゼ、全身倦怠感、脱水症状などが現れる。	196 538 605
	肺化膿症	悪寒、発熱、咳、息苦しさ、胸痛などの症状がみられる。悪臭をともなう痰が大量に出る。	197
	胸膜炎（肋膜炎）	胸痛、胸部圧迫感、呼吸困難、発熱、咳、痰、血痰、体重の減少などの症状がみられる。	209
	膿胸	発熱、咳、胸痛など。症状が出ないこともある。	209
発疹	風疹（三日はしか）	38〜39度の発熱とともに耳の後ろや首のリンパ節が腫れ、全身にピンク色の斑点状の発疹が現れる。鼻炎、頭痛、喉の痛みなどをともなうこともある。	542 637
	はしか（麻疹）	かぜの症状や目の充血が2〜3日続いたあと、口の中に白い小さな斑点ができる。いったん熱が下がるが、その後再び発熱して全身に発疹が広がる。	542
	水疱瘡（水痘）	発熱とともに胴体に発疹（丘疹）が現れ、中に水がたまって水疱となる。水疱は2〜3日でかさぶたになるが、また次々に新しい発疹ができ、胴体に丘疹、水疱、かさぶたが混じる。	543
	単純性疱疹（ヘルペス）	体に小さな水疱がいくつか集まって現れ、痛がゆさをともなう。しばらくすると水疱は破れてかさぶたになり、2週間ほどで治る。	409
	川崎病	39度前後の高熱が5日以上続いたあと、全身の発疹、首のリンパ節の腫れ、目の充血がおこる。手足の甲がぱんぱんに腫れたり、手のひら、足の指先、足の裏などが赤くむくんで爪のところから皮がむけてくる。	550
	突発性発疹	突然高熱が出て発熱が3〜4日続き、熱が下がると同時に体にピンク色の発疹が現れて1〜2日で消える。	542
	じんま疹	皮膚に突然円形状または不規則な地図状の赤く盛り上がった腫れが生じ、強いかゆみをともなう。出没を繰り返し、こすると拡大して全身の皮膚におよぶ。	393
	伝染性紅斑（りんご病）	鼻を中心に両ほほに紅斑が現れ、ほてりやかゆみをともなう。その後腕の外側や太ももの前面にレース状または網目状のやや盛り上がった紅斑ができる。	411 543

子供

発熱

チェックポイント	疑われる病気	主な症状	頁
発疹	猩紅熱（しょうこう）	発熱したあとに全身に鮮紅色の発疹が広がり、かゆみをともなう。舌にもぶつぶつができ、喉が痛んだり頸部のリンパ節が腫れることもある。	543
	手足口病	発熱が数日続いたあと、口の中に痛みをともなう粘膜疹ができ、手足に小さな水疱が現れる。夏におこりやすい。	537
けいれん ひきつけ	熱性けいれん	乳幼児が高熱を出したあとにひきつけをおこすもので、数分でおさまる。	62
	高体温症	感染症、脳血管障害、膠原病、内分泌疾患、悪性腫瘍、薬剤性、肺梗塞、心筋硬塞、熱中症、悪性高熱症などがある。熱中症に熱けいれんは含まれる。悪性高熱症は全身麻酔後にみる。	62 527
	ウイルス性脳炎・髄（ずい）膜炎	38～40度の発熱、悪寒、頭痛、吐き気、嘔吐、腹痛などの症状をともなう。首の後ろが硬く張り、前に曲げると痛む。	284
腹痛　下痢	脳腫瘍	頭痛、吐き気、嘔吐など。腫瘍の発生部位によってものが二重に見える、めまい、耳鳴り、てんかん、意識障害、運動障害、神経症状などが現れることもある。	298 549 570
	急性胃炎	みぞおちの痛みや胃のむかつき、食欲不振、吐き気、嘔吐、下痢、発熱などの症状がみられる。	240
	腸炎	腹痛、下痢、吐き気、嘔吐、発熱など。下痢はしだいに水様便となり、緑色っぽくなることもある。	252
関節痛	腹膜炎	急性の場合は激しい腹痛、冷や汗、吐き気、嘔吐、チアノーゼなどがみられる。慢性の場合は腹水、下腹部痛、微熱、消化障害、吐き気、嘔吐などが現れる。	261
	リウマチ熱	喉に炎症がおこり、2～3週間して発熱、関節痛、腹痛などが現れる。手足が勝手に変な動きをしたり、体にピンク色の発疹が生じることもある。	228 544
目の充血	結膜炎　角膜炎	目やにや涙がでる、若年性関節リウマチや川崎病でも目の充血をみることがある。	340 535 550
耳が痛い	咽頭結膜熱（プール熱）	38～39度の発熱、目の充血、喉やリンパ節の腫れなど。夏におこることが多い。	
	急性中耳炎	発熱、耳の強い痛み、耳が詰まった感じ、難聴、耳だれなどの症状をともなう。	444

発疹			
頻尿　排尿痛	おたふくかぜ（流行性耳下腺炎）	37～38度の発熱が1～2日続いたあと耳の下が痛んで耳下腺が腫れ、数日後にもう片方の耳の下も腫れてくる。	542
頻尿　排尿痛	尿路感染症	発熱、腰痛、排尿時の痛み、残尿感、尿が濁るなどの症状がみられる。	540
頻尿　排尿痛	夏季熱	乳幼児が朝方または夕方から夜半にかけて発熱するもので、夏にみられる。	527
発熱あり／赤い発疹	風疹（三日はしか）	38～39度の発熱とともに耳の後ろや首のリンパ節が腫れ、全身にピンク色の斑点状の発疹が現れる。鼻炎、頭痛、喉の痛みなどをともなうこともある。	542 637
発熱あり／赤い発疹	はしか（麻疹）	かぜの症状や目の充血が2～3日続いたあと、口の中に白い小さな斑点ができる。いったん熱が下がるが、その後再び発熱して全身に発疹が広がる。	542
発熱あり／赤い発疹	猩紅熱（しょうこう）	発熱したあとに全身に鮮紅色の発疹が広がり、かゆみをともなう。舌にもぶつぶつができ、喉が痛んだり頭部のリンパ節が腫れることもある。	543
発熱あり／赤い発疹	伝染性紅斑（りんご病）	鼻を中心に両ほほに紅斑が現れ、ほてりやかゆみをともなう。その後腕の外側や太ももの前面にレース状または網目状のやや盛り上がった紅斑ができる。	411 543
発熱あり／赤い発疹	突発性発疹	突然高熱が出て発熱が3～4日続き、熱が下がると同時に体にピンク色の発疹が現れて1～2日で消える。	542
発熱あり／赤い発疹	夏かぜ発疹症	夏にみる風邪様の疾患は、冬の風邪と違って気道粘膜の炎症症状は少なく、発熱、咽頭発赤、頭痛がみられる。発疹を伴うものもある。	192
発熱あり／赤い発疹	川崎病	39度前後の高熱が5日以上続いたあと、全身の発疹、首のリンパ節の腫れ、目の充血がおこる。手足の甲がぱんぱんに腫れたり、手のひら、足の指先、足の裏などが赤くむくんで爪のところから皮がむけてくる。	550
発熱あり／赤い発疹	伝染性単核症	発熱、全身のリンパ節の腫れ、喉の痛みなどがみられる。初期に倦怠感、食欲不振、悪寒、軽い咳などがおこることもある。	315
発熱あり／赤い発疹	ツツガムシ病	急な発熱で始まり、悪寒、全身倦怠感、関節痛、腰痛、咽頭痛、吐き気、嘔吐、リンパ節の腫れなどがおこる。	352
発熱あり／赤い発疹	ブドウ球菌性熱傷様皮膚症候群	目や口のまわりに突然紅斑が生じ、亀裂やびらんができてやけどの痕のようになる。	540 797
発熱あり／赤い発疹	薬疹	薬剤を服用して発疹が出ることがある。発疹の種類や症状はさまざま。	412

子供

チェックポイント			疑われる病気	主な症状	頁
発疹	発熱あり	水ぶくれ	水疱瘡（水痘）	発熱とともに胴体に発疹（丘疹）が現れ、中に水がたまって水疱となる。水疱は2〜3日でかさぶたになるが、また次々に新しい発疹ができ、胴体に丘疹、水疱、かさぶたが混じる。	543
			単純性疱疹（ヘルペス）	体に小さな水疱がいくつか集まって現れ、痛がゆさをともなう。しばらくすると水疱は破れてかさぶたになり、2週間ほどで治る。	409
			帯状疱疹	体の片側の皮膚に帯状に水疱が生じ、激しい痛みをともなう。	410
			手足口病	発熱が数日続いたあと、口の中に痛みをともなう粘膜疹ができ、手足に小さな水疱が現れる。夏におこりやすい。	537
			水疱性咽頭炎	コクサッキーウイルスによる乳幼児にみる急性熱性伝染性疾患で、夏かぜの代表的なもの。39〜40度の高熱が出て、喉に水疱が生じ、喉が痛む。嘔吐をともなうこともある。	537
		紫斑	敗血症	高熱、倦怠感などがみられる。熱は1日のうちで上がり下がりが激しいのが特徴。	353
			白血病	出血（皮下、鼻、歯ぐき、女性の性器など）、貧血、発熱、めまい、倦怠感などの症状をともなう。	548 571
	発熱なし	赤い発疹	湿疹	刺激によって皮膚が炎症をおこし、紅斑、丘疹、水疱、膿疱などが生じてかゆみをともなう。	392
			じんま疹	皮膚に突然円形状または不規則な地図状の赤く盛り上がった腫れが生じ、強いかゆみをともなう。出没を繰り返し、こすると拡大して全身の皮膚におよぶ。	393
			あせも（汗疹）	高温によって発汗量が多くなり、汗腺がつまって赤いぶつぶつや水疱が生じる。ちくちくするかゆみをともなうこともある。	404 541
			アトピー性皮膚炎	乳幼児では額、あご、首、腕など、幼・小児では主に手足の関節部に赤いぶつぶつが生じ、かゆみをともなう。皮膚がかさかさに乾燥して蒼白に見える。	394 540
			脂漏性皮膚炎	額、眉毛、頭など皮脂の分泌がさかんな場所に黄白色の粉をまぶしたような、あるいは薄いかさぶた状の紅斑ができ、細かく皮がむける。かゆみをともなうこともある。	398
			おむつかぶれ	アンモニアの刺激やおむつの刺激などによって皮膚が赤くかぶれたりじくじくしたりする。	533

大分類	発熱	小分類	病名	症状	ページ
	発熱なし		薬疹	薬剤を服用して発疹が出ることがある。発疹の種類や症状はさまざま。	412
	発熱なし	水ぶくれ	疥癬（かいせん）	わきの下、ひじの内側、手足の指の間、下腹部、おしり、陰部などに赤いぼつぼつや小さな水疱ができて激しいかゆみをともなう。	407
	発熱なし	水ぶくれ	みずむし（足白癬（はくせん））	足の指の間がふやけて白くぶよぶよしたり、足の裏や足のふちなどに水疱ができ、かゆみや痛みをともなうこともある。	408
	発熱なし	水ぶくれ	とびひ	皮膚に水疱ができ、かき破ると化膿菌が飛び火して体中に赤いただれやかさぶたが生じる。夏におこりやすい。	541
	発熱なし	水ぶくれ	小児ストロフルス	手や足にノミに刺されたような発疹ができ、強いかゆみをともなう。かくと水疱が生じ、次々に新しい発疹が現れる。	541
	発熱なし	色素斑	レックリングハウゼン病	神経の腫瘍であるが、皮膚科で扱われる。神経走向にそって軟かい腫瘤が群発する。皮膚のあちこちに茶褐色の色素沈着が現れる。	797
咳・呼吸困難	発熱あり		かぜ症候群	くしゃみ、鼻水、鼻づまり、喉の痛み、咳、痰、発熱、だるさ、食欲不振、吐き気、嘔吐、下痢などをともなう。	192 604 619 637
咳・呼吸困難	発熱あり		インフルエンザ	39度前後の高熱とともに悪寒、頭痛、関節痛、腰の痛み、手足の痛みやだるさ、喉の痛み、咳、鼻水などが現れる。	192
咳・呼吸困難	発熱あり		急性咽頭炎（いんとう）	喉が赤く腫れてひりひりしたり異物感を感じ、ものを飲み込むと痛む。発熱や全身のだるさをともなうこともある。	454
咳・呼吸困難	発熱あり		急性喉頭炎（こうとう）	喉に乾燥感、かゆみ、痛みなどがおこり、発熱、咳、声がれなどがおこる。	454
咳・呼吸困難	発熱あり		急性声門下咽頭炎（仮性クループ）	声門下粘膜の強い浮腫・腫張をきたしたもの。5歳以下の子供に好発する。ウイルス感染が原因。犬が吠えるような咳をしたり、呼吸のたびに喉がゼーゼーと鳴って呼吸困難になる。	528 797
咳・呼吸困難	発熱あり		急性気管支炎	38度前後の発熱と乾いた咳で発病し、鼻水、鼻づまり、喉の痛み、声がれ、倦怠感などをともなう。咳はしだいに湿り気をおび、黄色っぽい痰が出る。	194
咳・呼吸困難	発熱あり		肺炎	38～39度の発熱、悪寒、咳、痰、刺すような胸痛など。進行すると呼吸困難、チアノーゼ、全身倦怠感、脱水症状などが現れる。重症化すると低酸素血症をきたす。	196 538 605 794
咳・呼吸困難	発熱あり		肺化膿症	悪寒、発熱、咳、息苦しさ、胸痛など。悪臭をともなう痰が大量に出る。肺機能が障害されると低酸素血症をきたす。	197 794

子供

	チェックポイント	疑われる病気	主な症状	頁
咳・呼吸困難		胸膜炎（肋膜炎）	胸痛、胸部圧迫感、呼吸困難、発熱、咳、痰、血痰、体重の減少などの症状がある。重症化すると低酸素血症をきたす。	209 794
		膿胸	発熱、咳、胸痛など。症状が出ないこともある。重症化すると低酸素血症をきたす。	209 794
	長期間の咳	慢性気管支炎	咳と痰がほぼ毎日、長期にわたって続く。	194
		小児気管支喘息（ぜんそく）	呼吸のたびに喉がゼーゼー、ヒューヒューと鳴って息苦しくなり、咳や粘りけの強い痰が出る。発作は夜中から明け方にかけておこることが多い。	538
		気管支拡張症	咳、痰、血痰、発熱、胸痛などの症状をともなう。重症化すると低酸素血症をきたす。	195 539 794
		百日ぜき	かぜのような症状が現れた後、咳が増えて粘りけのある痰が出る。咳は夜間に激しくなる。	544
	いびきをかく	アデノイド	鼻がつまって鼻呼吸ができなくなり、鼻声になったりいびきをかいたりする。難聴になることもある。	456
	急に咳込む	気道異物	食べたり飲んだりしている時に突然呼吸困難をおこす。	205 528
吐き気・嘔吐	咳　鼻水　喉の痛み	かぜ症候群	くしゃみ、鼻水、鼻づまり、喉の痛み、咳、痰、発熱、だるさ、食欲不振、吐き気、嘔吐、下痢などをともなう。	192 604 619 637
		インフルエンザ	39度前後の高熱とともに悪寒、頭痛、関節痛、腰の痛み、手足の痛みやだるさ、喉の痛み、咳、鼻水などが現れる。	192
		急性咽頭炎	喉が赤く腫れてひりひりしたり異物感を感じ、ものを飲み込むと痛む。発熱や全身のだるさをともなうこともある。	454
		急性喉頭炎	喉に乾燥感、かゆみ、痛みなどがおこり、発熱、咳、声がれなどがおこる。	454
		片頭痛（へんずつう）	頭痛、吐き気、嘔吐など。頭痛がおこる前に目の前がちらちらする、目が見えなくなる、肩がこるなどの前兆がおこることもある。	306

吐き気・嘔吐

症状	病名	主な症状	参照ページ
頭痛	ウイルス性脳炎・髄膜炎	38～40度の発熱、悪寒、頭痛、吐き気、嘔吐、腹痛などをともなう。首の後ろが硬く張り、前に曲げると痛む。	284
	脳腫瘍	頭痛、吐き気、嘔吐など。腫瘍の発生部位によってものが二重に見える、めまい、耳鳴り、てんかん、意識障害、運動障害、神経症状などが現れることもある。	298 549 570
	脳膿瘍	疲労感や貧血があり、たえず眠気がさす。進行すると頭痛、めまい、嘔吐、けいれん、ものが二重にみえるなどの症状をともなう。	298
腹痛	急性胃炎	みぞおちの痛みや胃のむかつき、食欲不振、吐き気、嘔吐、下痢、発熱などの症状が現れる。	240
	腸炎	腹痛、下痢、吐き気、嘔吐、発熱などの症状が現れる。下痢はしだいに水様便となり、緑色っぽくなることもある。	252
	消化性潰瘍	上腹部痛、吐血、下血、胸やけ、げっぷなどがみられる。痛みは空腹時におこりやすく、軽食をとったり牛乳を飲んだりすると軽快する傾向にある。	242 243 599
	虫垂炎（ちゅうすいえん）	突然激しい腹痛がおこり、軽い発熱、吐き気、嘔吐、便秘などをともなう。痛みはみぞおちからへその周辺におこり、しだいに右下腹部へ移動するのが特徴。	256
	腹膜炎（盲腸炎）	急性の場合は激しい腹痛、冷や汗、吐き気、嘔吐、チアノーゼなどがみられる。慢性の場合は腹水、下腹部痛、微熱、消化障害、吐き気、嘔吐などの症状をともなう。	261
	腸閉塞（イレウス）	突然あるいはしだいに激しくなる腹痛、嘔吐、排便・排ガスの停止が三大症状。脱水症状やショック症状がみられることもある。	249 258
	腸捻転症	腸管膜を軸としてねじれ回転したもので、腸管の血行障害をきたす。腹部の激しい痛み、吐き気、嘔吐などの症状が現れる。	258 797
	食物アレルギー	特定の食べ物を食べたあとに上腹部の差し込むような痛み、吐き気、嘔吐、下痢、じんま疹、喘息などがおこる。	338 617
	食中毒	腹痛、下痢、吐き気、嘔吐、発熱などが急激におこる。	55 362
	自家中毒症	急にぐったりして吐き気や腹痛がおこり、嘔吐を繰り返す。吐く時に独特の臭いがする。	763
	鼠径（そけい）ヘルニア（脱腸）	鼠径部（もものつけ根）が腫れ、鈍痛や不快感をともなう。ヘルニア嚢内に腸が入り込んでもとに戻らなくなると、血液障害がおこって腹痛、吐き気、嘔吐などがおこる。	259 539

子供

チェックポイント		疑われる病気	主な症状	頁
吐き気・嘔吐	腹痛	腸重積症	突然激しい腹痛がおこり、嘔吐、冷や汗、顔面蒼白、血便をともなう。血便は鮮血またはトマトジュースのような粘血便である。	258
		乳糖不耐症	牛乳を飲んだあとにおなかがゴロゴロ鳴ったり、下痢や腹痛がおきる。	251
		食道アカラシア	食物が飲み込みにくい、食道がつかえている感じ、胸痛、胸やけ、嘔吐など。胃液の混じらない固形食を吐く。	236
		食道狭窄	食道が狭くなり、通過障害がおこって胃液の混じらない固形食を吐く。	529 797
		反復性臍疝症	小児にみられる臍周囲の痛みが突然に生じ、自然に軽快することが多い。食前や食事中などに一過性の腹痛がおこる。	797
		心因性嘔吐	不安や緊張などが原因で吐き気や嘔吐がおこる。器質的疾患はない。	512 530
腹痛		急性胃炎	みぞおちの痛みや胃のむかつき、食欲不振、吐き気、嘔吐、下痢、発熱などの症状をともなう。	240
		慢性胃炎	上腹部のもたれや不快感、食後の胃痛、胸やけ、吐き気、嘔吐など。自覚症状がないこともある。	242
		腸炎	腹痛、下痢、吐き気、嘔吐、発熱などの症状がみられる。下痢はしだいに水様便となり、緑色っぽくなることもある。	252
		消化性潰瘍	上腹部痛、吐血、下血、胸やけ、げっぷなどがみられる。痛みは空腹時におこりやすく、軽食をとったり牛乳を飲んだりすると軽快する傾向にある。	242 243 599
		過敏性腸症候群	便通異常（下痢、便秘、下痢と便秘を繰り返す）、腹痛、腹部の不快感・膨満感などに加えて自律神経失調症状や精神神経症状など症状は人によってさまざま。	249 608
		虫垂炎（盲腸炎）	突然激しい腹痛がおこり、軽い発熱、吐き気、嘔吐、便秘などをともなう。痛みはみぞおちからへその周辺におこり、しだいに右下腹部へ移動するのが特徴。	256
		急性腹膜炎	激しい腹痛がおこり、冷や汗、吐き気、嘔吐をともなう。唇・手先・足先のチアノーゼや呼吸困難などのショック症状が現れることもある。	261

症状		病名	主な症状	ページ
腹痛		腸閉塞（イレウス）	突然あるいはしだいに激しくなる腹痛、嘔吐、排便・排ガスの停止が三大症状。脱水症状やショック症状がみられることもある。	249 258
		急性膵炎	みぞおちのあたりに突然激しい痛みがおこり、吐き気、嘔吐、発熱をともなうこともある。	280 611
		急性胆嚢（のう）炎	悪寒、ふるえ、吐き気などをともなってみぞおちや右上腹部に痛みがおこる。	278
		先天性胆道拡張症	上腹部痛、発熱、黄疸などがみられる。おなかにしこりがある。	551
		鼠径ヘルニア（脱腸）	鼠径部（ものつけ根）が腫れ、鈍痛や不快感をともなう。ヘルニア嚢内に腸が入り込んでもとに戻らなくなると、血液障害がおこって腹痛、吐き気、嘔吐などがおきる。	259 539
		尿道結石	腰、背中、わき腹の突発的な痛み、血尿、冷や汗、嘔吐などの症状をともなう。	482
		反復性臍疝（さいせん）症	小児にみられる臍周囲の痛みが突然に生じ、自然に軽快することが多い。食前や食事中などに一過性の腹痛がおきる。	529 797
		心因性腹痛	不安や緊張などによって腹痛がおきる。器質的疾患はない。	296 529
下痢	急性	かぜ症候群	くしゃみ、鼻水、鼻づまり、喉の痛み、咳、痰、発熱、だるさ、食欲不振、吐き気、嘔吐、下痢などの症状をともなう。	192 604 619 637
		インフルエンザ	39度前後の高熱とともに悪寒、頭痛、関節痛、腰の痛み、手足の痛みやだるさ、喉の痛み、咳、鼻水などが現れる。	192
		急性胃炎	みぞおちの痛みや胃のむかつき、食欲不振、吐き気、嘔吐、下痢、発熱などをともなう。	240
		腸炎	腹痛、下痢、吐き気、嘔吐、発熱など。下痢はしだいに水様便となり、緑色っぽくなることもある。	254
		偽膜性腸炎	腹痛、激しい下痢、吐き気、嘔吐、発熱、頻脈などが急激に現れ、進行するとショック状態におちいることもある。	254
		腸重積症	突然激しい腹痛がおこり、嘔吐、冷や汗、顔面蒼白、血便をともなう。血便は鮮血またはトマトジュースのような粘血便。	258

子供

チェックポイント		疑われる病気	主な症状	頁
下痢	急性	食物アレルギー	特定の食べ物を食べたあとに上腹部の差し込むような痛み、吐き気、嘔吐、下痢、じんま疹、喘息などがおきる。	338 617
		サルモネラ食中毒	発熱、腹痛、激しい下痢、血便、吐き気、嘔吐など。肉類、卵、生のうずら卵などで感染しやすい。	362
		カンピロバクター腸炎	発熱、腹痛、下痢、血便、吐き気、嘔吐、頭痛、不快感などをともなう。牛、豚、鶏などの肉やミルクを生または半生状態で食べると感染しやすい。	364
	慢性	過敏性腸症候群	便通異常（下痢、便秘、下痢と便秘を繰り返す）、腹痛、腹部の不快感・膨満感などに加えて自律神経失調症状や精神神経症状など症状は人によってさまざま。	249 608
		乳糖不耐症	牛乳を飲んだあとにおなかがゴロゴロ鳴ったり、下痢や腹痛がおきる。	251
		心因性の下痢	不安や緊張などによって下痢がおきる。	251 529
ひきつけ（けいれん）	発熱あり	熱性けいれん	乳幼児が高熱を出したあとにひきつけをおこすもので、数分でおさまる。	62 527
		ウイルス性脳炎・髄膜炎	38～40度の発熱、悪寒、頭痛、吐き気、嘔吐、腹痛、けいれんなどがみられる。首の後ろが硬く張り、前に曲げると痛む。	284
		急性脳症	脳炎などと異り、髄液に異常を認めないが、脳浮腫をおこして突然高熱を出して意識を失い、けいれんがおきる。呼吸に異常がみられることもある。	283 305 546
		破傷風	外傷を負った側の手や足に緊張感が生じ、全身のだるさ、口が開きにくい、しゃべりにくい、筋肉がこわばる、不安、不眠、微熱などの症状が現れ、やがて全身にけいれんがおきる。	349 546
	発熱なし	憤怒けいれん	乳幼児が怒ったりおびえたり痛みなどによって激しく泣いた時におこすひきつけ。呼吸が止まり、唇が紫色になって体を突っ張るが、普通は十数秒ほどで回復する。	527
		ヒステリー	人前で突然倒れる、歩けなくなる、立てなくなる、見えなくなる、聞こえなくなる、頭がもうろうとする、けいれんがおこるなどの症状をともなう。	510
		てんかん	突然気を失って倒れ、筋肉が硬直してけいれんがおきる。その間呼吸は停止するが、しばらくして呼吸が回復すると今度は眠りはじめ、数分から数十分で目が覚める。	306 307

チェックポイント		疑われる病気	主な症状	頁
ひきつけ（けいれん）	発熱なし	失神	脳虚血にともなう一過性の意識消失をいう。起立、不安、緊張などが誘因となって倒れ、意識を失って顔面が蒼白になる。	301
		チック症	むやみにまばたきをする、顔がぴくぴくする、異常に口を開ける、肩をすくめるなど、自分の意志にかかわらず勝手に筋肉が動く。	552
		ミオクロニー発作	1～4歳の間で全般性・分節性がある。覚醒時に頻繁に2～3回の攣縮がおきる。光強度の変化、閉眼、凝視によって活発される。	528
		低血糖症	異常な空腹感、脱力感、冷や汗、手足のふるえ、いらいら、寝汗、頭痛などの症状をともなう。進行すると意識がもうろうとしたりけいれんがおこることもある。	322
		テタニー	手足にしびれ感がおこったり、手足がこわばってけいれんする。	379
		もやもや病	激しく泣く、熱い食べ物をフーフーふく、風船をふくなど短時間に呼吸を繰り返した時に突然手や足が動かなくなったりけいれんがおきたり、意識障害が現れたりする。	307
		亜急性硬化性全脳炎	はしか（麻疹）に感染して数年後に性格変化、行動異常、学力低下、運動能力低下などがおこり、その後けいれん発作が現れて無表情、無言となり、知能障害や運動障害が進行する。	542 797
		一酸化炭素中毒	都市ガス、火災、石油ストーブの不完全燃焼などによる。一酸化炭素は血液中のヘモクロビンと結合して酸素の運搬を障害する。	49 362
気分がめいる・不安		躁（そう）うつ病（双極性障害）	うつ状態と躁状態を合わせ持つ。うつ状態の時は気分が落ちこむ、意欲がわかない、頭が働かない、不眠、食欲減退、性欲減退、自殺願望などの症状が現れる。	513
		うつ病	うつ状態を周期的に繰り返す。気分が落ち込む、意欲がわかない、頭が働かない、不眠、食欲減退、性欲減退、自殺願望などのほかに頭痛、肩こり、便秘、疲労感など多彩な身体症状もおきる。	513 515
		初老期うつ病	40～60歳代に初めてうつ状態がおこる。不安感、焦燥感、被害妄想、睡眠障害などのほか疲労感、食欲不振、便秘などの身体症状も多い。	514
		仮面うつ病	抑うつ感よりも、不眠、全身倦怠感、疲労感、体の痛み（頭痛、腹痛、腰痛など）、めまい、動悸などの身体症状のほうが強い。	515
		不安神経症（心因性精神障害）	漠然とした不安から死への恐怖や苦しみがおこり、激しい動悸や息苦しさにおそわれて生活が円滑に営めなくなる。	509

チェックポイント	疑われる病気	主な症状	頁
気分がめいる・不安	恐怖症（心因性精神障害）	特定の対象に、実際とは不釣り合いな強い恐怖感を抱いてしまう。対人恐怖、刃物恐怖、尖鋭（せん）恐怖、高所恐怖、広場恐怖、閉所恐怖、乗り物恐怖、不潔恐怖、がん恐怖などの症状を示す。	509
	強迫神経症（心因性精神障害）	無意味と知りながらも不必要な考えや行動にとらわれ、ある行為を何度も繰り返さないと安心できなくなる。	509
	抑うつ神経症	環境の変化や性格などが影響しておこるうつ状態で、気分が落ち込む、悲観的になる、意欲がわかない、集中力が散漫になる、不眠、食欲不振、便秘など。うつ病よりは症状は軽い。	510
	ヒステリー	人前で突然倒れる、立てなくなる、歩けなくなる、頭がもうろうとする、動悸が激しくなる、けいれんがおきるなどの症状がみられる。	510
	神経衰弱	疲れやすくなる、集中力が散漫になる、物おぼえが悪くなる、無気力になる、刺激を受けやすくなるなど精神的な疲労感が顕著に現れる。不安、抑うつ、頭痛、ふるえ、呼吸困難などもおきる。	511
	心気神経症	ちょっとした体の不調が異常に気になり、重大な病気ではないかと深刻に悩み続ける。	510
	統合失調症	自閉、幻覚、妄想、異常行動などの症状をともなう。	516
	自律神経失調症	全身倦怠感、疲れやすい、頭が重い、動悸、息切れ、胃のもたれ、腹部の不快感、肩こり、足のだるさ、手足のしびれなど症状は多彩。	295
	外因性精神障害	脳卒中、脳炎、髄膜炎など脳の疾患によっておきる精神障害をともなう。	508
	心身症	精神的あるいは心理的なものが原因となって自律神経系の臓器に病気が現れるもの。	511
	薬剤の使用	降圧剤、ステロイド剤、抗潰瘍剤、経口避妊薬などの服用によってうつ状態がおこることがある。	
	環境による不眠	騒音、明るさ、暑さ、寒さなど、睡眠にとって不都合な環境が原因となることがある。	521 620 757
	精神的ショックによる不眠	近親者の重病や死去、失業、失恋などが原因となることもある。	521 620 757

症状	病名	特徴	参照ページ
よく眠れない	身体の不調による不眠	痛み、かゆみ、咳、頻尿などの症状をともなう。	518 620 757
	時差による不眠	海外に出かけた時に、時差によって睡眠と覚醒のリズムが崩れる。	521 620 757
	高齢者の不眠	高齢者の眠りは浅く、目覚めやすい。	521 620 757
	神経質性不眠症（不眠恐怖症）	不眠の原因がないのに「眠れるだろうか」と心配し、緊張が高まってますます眠れなくなる。	509 521 757
	神経症（ノイローゼ）	身体的になんら異常が見当たらないのに、精神的原因によって精神や身体にさまざまな障害がおきる。	509
	躁うつ病（双極性障害）	うつ状態と躁状態を併せ持つ。	513
	統合失調症	自閉、幻覚、妄想、異常行動などの症状をともなう。	516 757
	睡眠時無呼吸症候群	睡眠中に20～60秒ほど続く無呼吸状態が繰り返しおこり、無呼吸が終わるたびに目覚めて不眠になる。激しいいびきをかくことが多い。	206 522
	薬物の使用	鎮咳剤、ステロイド剤、覚醒剤、お茶やコーヒーに含まれるカフェインなどで不眠がおこることがある。睡眠薬やアルコールなどの禁断症状でも眠れなくなることがある。	
はしゃいで調子が高い	単極型躁（そう）病	自信や希望に満ちあふれて上機嫌、動きまわって落ち着きがない、大声でしゃべり続ける、あまり眠っていないのに疲労を感じない、次々と考えが浮かんですぐに行動に移そうとする、意志にそぐわないことがあると怒りを爆発させるなどの症状がある。	513 514
	統合失調症	自閉、幻覚、妄想、異常行動などの症状をともなう。	516 757
	双極型躁うつ病	躁状態とうつ状態が入れ換わり起きる。	514
	薬物による躁状態	ステロイド剤や抗パーキンソン病薬などの服用によって躁状態になることがある。	
	アルツハイマー型認知症	物忘れがひどい、記憶が混乱する、自分のいる場所がわからない、人や物が認識できない、被害妄想、歩行障害、失語などの症状がみられる。	304 517

心と意識

チェックポイント	疑われる病気	主な症状	頁
物忘れがひどい	脳血管性認知症	脳の器質的な障害によって知能の低下がおきる。認知症状があっても、人格は比較的保たれているのが特徴。	304 517
	アルツハイマー型認知症	65歳以上の人で、物忘れが始まり、昔のことが思い出せなくなる、自分のいる場所がわからない、人や物が認識できないなどの症状をともなう。	517
	ピック病	人格が大きく変化する、注意力が散漫になるなどの異常がみられる。	518
	初老期うつ病	40～60歳代に初めてうつ状態がおこる。不安感、焦燥感、被害妄想、睡眠障害などのほか疲労感、食欲不振、便秘などの身体症状も多い。	514
	甲状腺機能低下症	記憶の機能をはじめとする精神活動が全般的に不活発になり、体が冷えて夏でも寒く感じる、だるい、むくむ、動作が緩慢になるなどの症状をともなう。	331 541
	慢性硬膜下血腫	記憶障害、性格の変化、頭痛、頭重感、嘔吐、麻痺などの症状をともなう。	282 794
	アルコール依存症	飲酒をやめると手のふるえ、不眠、イライラ、寝汗、吐き気、幻覚などの禁断症状が現れ、アルコールを口にすると症状が消える。	518
	薬物の服用	降圧剤、糖尿病治療剤、精神安定剤、睡眠薬、抗うつ剤、抗てんかん剤などの服用によって記憶障害がおこることがある。	
幻想や妄想がある	統合失調症	自閉、幻覚、妄想、異常行動などを示す。	516
	アルコール依存症	飲酒をやめると手のふるえ、不眠、イライラ、寝汗、吐き気、幻覚などの禁断症状が現れ、アルコールを口にすると症状が消える。	518
	薬物依存症	アヘン、コカイン、覚醒剤、睡眠薬などでおきる。無気力状態になり、使用を中止すると幻聴など禁断症状が現れる。	519
	薬物の使用	覚醒剤や麻薬による中毒、シンナーの使用などが原因となることがある。	

第2章

病気の基本知識・治療法

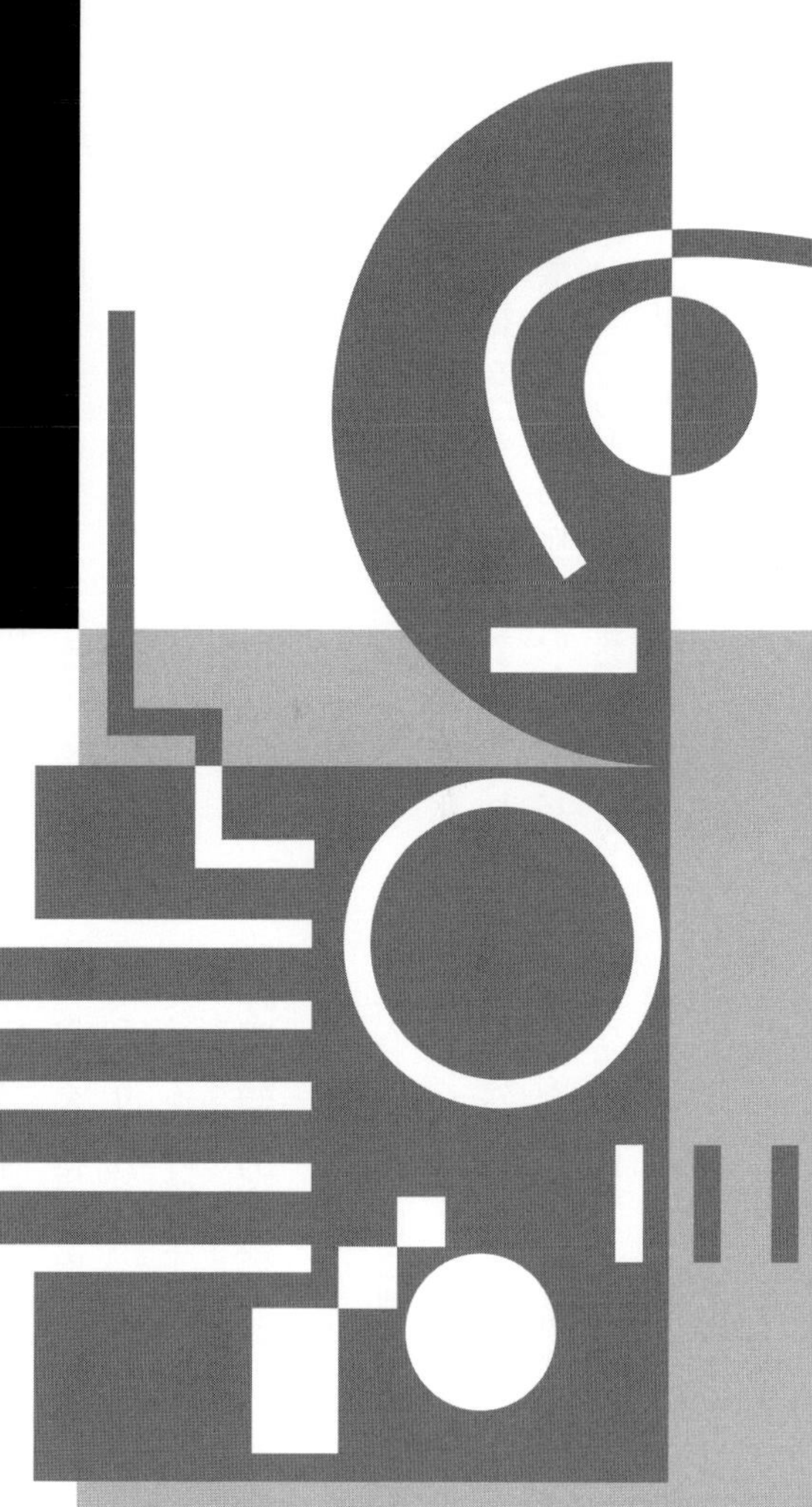

呼吸器の病気

呼吸器の構造

呼吸をするのに必要な臓器を呼吸器といいます。呼吸器は外気と直接つながっている、鼻から肺までの器官のことで、外界から近い順に大きく分けて気道、肺、胸郭の3つの部分から構成されています。

気道は、鼻からのどの部分である上気道と、のどから下へ向かう気管が肺の中で枝分かれして終末細気管支になるまでの下気道の2つに分かれます。

肺は左右にひとつずつあります。右の肺は上から上葉、中葉、下葉の3つに分かれていますが、左の肺は上葉と下葉の2つだけです。

肺の中は気管支からさらに細かく枝分かれした気管支と、数億個にもおよぶ肺胞や、さらに多くの血管で占められています。

左右の肺はそれぞれ心臓と2本ずつの血管で結ばれており、それが右肺動脈と右肺静脈、そして左肺動脈と左肺静脈です。

この動脈と静脈は肺の中で細かく枝分かれし、先端では肺胞の表面をおおう毛細血管となっています。この毛細血管は、肺胞の膜を通して肺胞に二酸化炭素を送ったり、逆に酸素を受け取ったりしています。

胸郭は肺を保護し、収納するための骨格で、肋骨、脊柱、胸骨と肋間筋、胸膜などから構成されています。

呼吸器の働き

人間が活動したり、新陳代謝を行うためには、摂取した糖分、脂肪、タンパク質などを酸化させ、エネルギーに変える必要があります。

エネルギーを発生させるための酸化が行われるためには、外気から取り入れた酸素と結びついた血液中のヘモグロビンが、全身の血管を通って組織や細胞に送られなければなりません。

送られてきたヘモグロビンは、組織や細胞で酸化によってエネルギーが発生し、その結果、二酸化炭素（炭酸ガス）が発生します。この二酸化炭素は再び血液中に取り込まれ、静脈を通って心臓に運ばれてから肺に送り込まれ、呼気として体外に排出されます。

ひとことで呼吸といっても、実際には2つあります。

それは、体内の組織や細胞が酸素と二酸化炭素を交換する内呼吸と、呼吸器で酸素を取り入れたり、二酸化炭素を排出したりする外呼吸です。

呼吸器系の感染防御のしくみ

気道を通って送り込まれてきた空気は肺に入り、また気道を通って外へ出ていきます。

気道は外から入る空気を暖めたり、湿度を与えたり、あるいは異物を排除するという重要な働きをしています。

空気を暖めたり湿度を与えたりするのは主に鼻腔やのどなどからなる上気道の

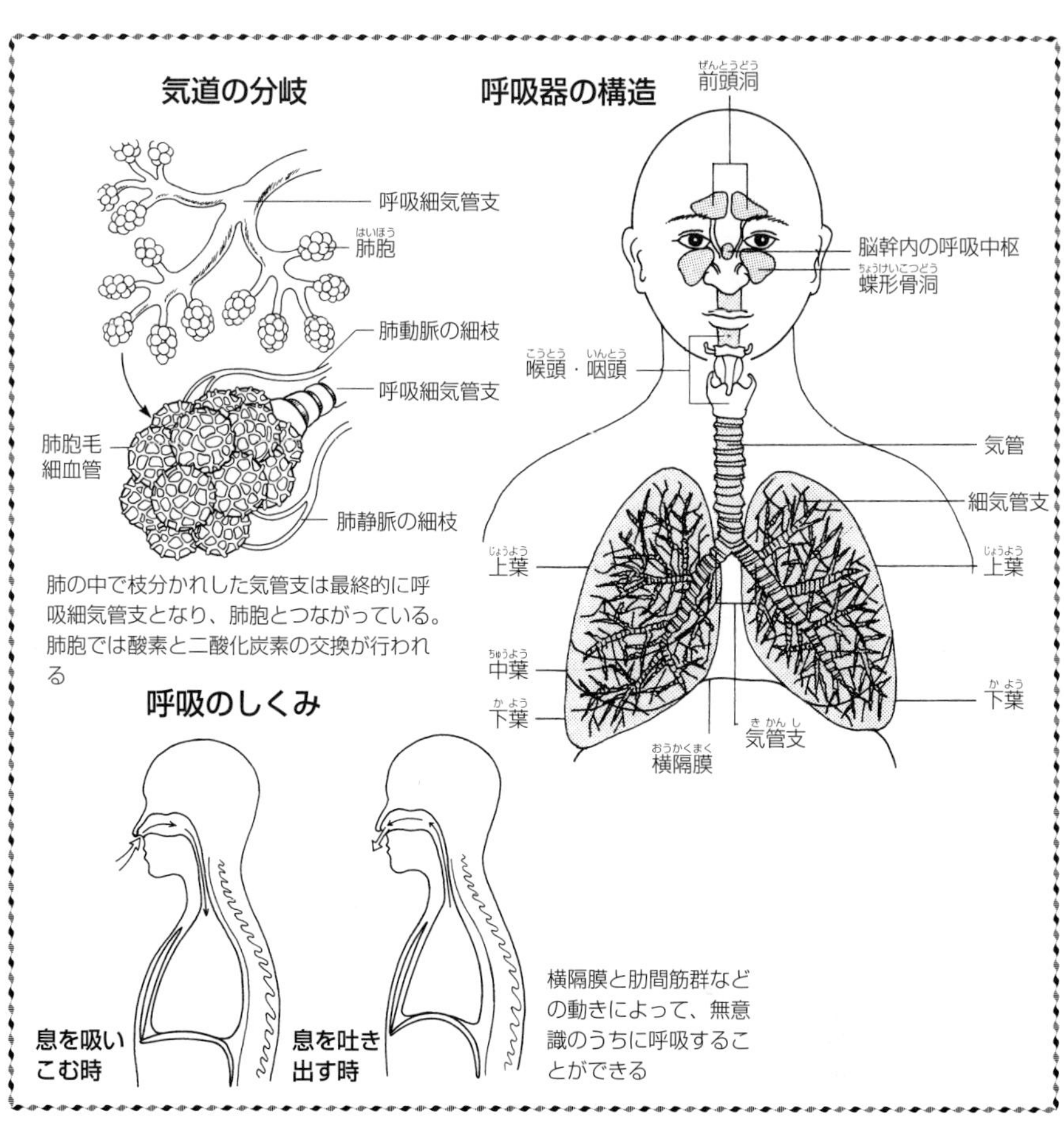

役割で、暖められるのはほぼ体温のレベルまでです。湿度はほぼ100%となります。

異物を排除するのは、主に下気道である気管と気管支の役目です。外から入ってきた異物は、鼻毛や上気道の粘膜でも取り除かれますが、そこを通過したものは、気管や気管支の粘膜にとらえられます。

さらにその異物は粘膜の表面をすきまなくカバーしている線毛の働きによって上気道の方へ運ばれ、のどへと送られていきます。

のどへ送られた異物が多い場合は痰となります。一度にたくさん運ばれた場合は、身体からすぐに排出するために咳やくしゃみといった反応をおこします。

咳は身体にとって、痰や異物を排出するための大事な運動です。

また、気道の粘膜や線毛は、身体から異物を排除するために欠かせないものなのです。

一言メモ 〈横隔膜〉胸腔と腹腔を区切る筋板。呼吸の仕組みにも関与し、横隔膜や呼吸筋の働きで胸郭が拡張・収縮すると、それにともなって肺が拡張・収縮し、呼気と吸気が生じる。

かぜ症候群

かぜは、そのほとんどがウイルスや細菌などの感染によるものです。誰もがよくかかる病気であり、1人が1年間に平均して5、6回はかかるという統計もあります。

ひとくちにかぜといってもいろいろな種類がありますが、くしゃみや鼻水、のどの痛み、咳、発熱など共通する症状が多いので「かぜ症候群」という呼び方でまとめています。「かぜ症候群」の代表は普通感冒とインフルエンザです。

普通感冒

受診科／内科・呼吸器内科

【原因】 そのほとんどはウイルス感染で、中でもライノウイルスが最も多くなっています。数種類のウイルスが重複している場合もあります。

【症状】 まず、鼻粘膜の炎症による症状が現れます。鼻粘膜の違和感からくしゃみが始まり、薄い鼻水が出てくるようになります。やがて薄かった鼻水が粘性になり、鼻も詰まるようになります。

鼻以外ではのどの痛みや咳などのほか、発熱や頭痛をともなう場合もありますが、インフルエンザと比較すると症状は軽いものが多く、たいていは1週間程度で治ります。

また、ウイルスがコクサッキーウイルスの場合は、上気道だけでなく腹部が痛くなる症状が現れたり、胃や腸の粘膜に影響するウイルスであれば、下痢をおこします。

【治療】 ウイルスに有効な抗ウイルス剤はまだなく、根本的に治療できる薬剤もありません。そのため治療は、それぞれの症状を抑える対症療法が中心になります。

市販の薬を利用する場合は、何種類もの薬剤が処方されている総合感冒薬もありますが、症状がはっきりしているようなら鎮痛・解熱を目的としたもの、咳止めを目的としたものなど、症状に合わせた薬を選んでください。

また、対症療法とともに、安静、保温、水分補給、十分な栄養の補給といった一般療法も大切になります。

インフルエンザ

受診科／呼吸器内科・小児科

【原因】 約２００種類もあるかぜのウイルスの中の一種「インフルエンザウイルス」の感染でおこります。

インフルエンザウイルスにはA、B、Cの3種類があり、A型はさらに5つのタイプに分かれています。流行するのはA型とB型ですが、どちらかというとA型の方が流行の範囲や規模が大きく、短い期間で流行を繰り返します。

【症状】 ほかのかぜと違い、全身の症状が強いのが特徴です。突然39度前後の高熱が出てから、寒気がして頭痛や関節の痛みがあり、同時に腰や手足の筋肉痛やだるさなどの全身的な症状も出てきます。

そしてほぼ同時にのどが痛み、咳が出て、声がれや鼻水が出るなどの呼吸器症状が強くなります。

このような症状が3、4日続くと熱が下がり始めて、苦しかった全身症状や呼吸器症状も軽くなっていきます。順調なら1週間から10日ほどでよくなります。

　インフルエンザで最も心配なのは、続いておきる二次感染で、特に高齢者は体力も抵抗力も衰えているため、二次感染の危険度が高くなります。小児や妊産婦、心臓病や糖尿病をもった人も注意が必要です。

【治療】発症から48時間以内にインフルエンザと診断されると、抗インフルエンザ薬が処方されます。この薬は発症から48時間以内に服用しないと効果がのぞめないので、症状が出たら、できるだけ早く受診しましょう。特に高齢者や小児、妊婦、体力がひどく低下している人などはすぐに病院に行くべきです。48時間以上たってしまった場合は、普通感冒と同じ様に薬で症状を抑え、苦痛を和らげる対症療法と安静などの一般療法をとります。

　15歳未満の子どもが発症した時に、アスピリン含有の解熱剤を使用すると、インフルエンザ脳症を引きおこす危険性があるので気をつけましょう。

気管支喘息

受診科／呼吸器内科・アレルギー科

【原因】気管支喘息のおきる人の気管支は過敏になっており、ちょっとした刺激にも反応してしまいます。

　刺激された気管支は収縮をおこして気管支粘膜が腫れ、粘膜から粘液が分泌されますが、このような過程を経て気管支の内径が狭くなっていきます。喘鳴や呼吸困難は、このようにして空気が通りにくくなる結果おこります。

　気管支喘息の誘因（発作のきっかけになる刺激）はさまざまです。ほこりや花粉などの異物、かぜ症候群や気管支炎などの呼吸器感染症のほか、急激な気温の変化や種々のストレスもこの病気の誘因となります。

　また、気管支を過敏にする原因についても、アレルギー説、ウイルスや細菌の感染説、自律神経失調症、内分泌説などが考えられています。

【症状】気管支喘息の発作は、ある日、何の前ぶれもなく突然おこります。多くの人は夜中から明け方にかけて発症します。

　最初は、のどや胸が詰まる感じがして目が覚めます。やがてのどが鳴って喘息がおき、呼吸が苦しくなります。さらに呼吸困難がひどくなると、起きあがって座り込まなければ呼吸できない状態になり、咳や痰が出てきます。発作がおさまってくると咳も軽くなり、痰の粘り気も少なくなって呼吸困難もおさまります。

【治療】発作を止めるための対症療法と、発作をおこさなくするために根本から治す原因療法の2つがあります。

　喘息の発作を抑える対症療法は薬剤が中心になります。この治療では基本的に、気管支拡張剤や鎮咳剤（咳止め）、去痰剤といった薬剤を使用します。特にひどい発作の場合はステロイド剤を使います。

　また原因療法としては、特異的減感作療法（免疫療法）と非特異的変調療法が行われます。

一言メモ　〈気管支拡張剤〉気管支筋のけいれんを抑え、気管支を広げて空気の通りをよくする薬。その働きから交感神経刺激剤、副交感神経遮断剤（抗コリン剤）、キサンチン誘導体に大別される。

気管支炎

気管支炎とは気管支粘膜の炎症で、急性と慢性があります。症状としては咳や痰が多く出ます。

急性気管支炎

受診科／内科・呼吸器内科・外科

【原因】 ほとんどの場合、かぜのウイルスなどの感染で上気道炎にかかり、弱った気道にウイルスや細菌などが二次感染して発生します。また、タバコの吸いすぎや排気ガスなどの大気汚染、低温、低湿なども発病の誘因となることがあります。

【症状】 ふつう、咳と38度前後の発熱をともなって発病します。咳は最初は乾いた感じですが、やがて湿って黄色い痰が出るようになります。こうなると、かぜが急性気管支炎になった証拠です。冷気やほこりなどを吸い込むとその刺激で急に咳込みます。

咳や痰以外の症状としては、鼻水や鼻づまり、のどの痛み、声がれ、全身の倦怠感、頭痛などがあります。症状はかぜ症候群と同じようなものですが、悪化すると肺炎だけでなく喘息のような呼吸困難になったり、胸痛をともなう場合もあります。

【治療】 ほとんどの原因がウイルスによるものですが、有効な抗ウイルス剤はまだありません。このため解熱剤、去痰剤、鎮咳剤（咳止め）などを用いる対症療法が中心となります。

乾いた咳のあとに痰が出てき始めたときに鎮咳剤を用い、ネブライザー（薬剤をエアゾル状にする機器）による吸入で気道を加湿します。

こういった治療でふつう1カ月以内には治りますが、時には細菌の感染で肺炎を合併したり、化膿性炎症などに進むこともあります。

慢性気管支炎

受診科／内科・呼吸器内科・外科

【原因】 健康な気管支の粘膜には細かな線毛があり、粘膜から分泌される液とともに気管支に入ってくるほこりや病原菌などの異物をのどの方へ送って排除する運動をします。この働きがいろいろな原因で妨げられ、気管支に分泌物がたまることで痰が増えてしまいます。

原因は身体内部によるもの（体力の衰え、老化、遺伝的体質など）と外部によるもの（タバコや大気汚染など）に分かれます。

【症状】 主な症状は咳と痰で、息切れや喘鳴はあまりありません。初めのうちは急に冷たい空気を吸ったときに出ますが、病気が進むと一年中咳や痰が出るようになり、特に朝起きたときや午前中に咳や痰が多くなります。

【治療】 現状では根本的な治療法はありません。しかし、適切な治療で悪化を防ぐことは可能です。そのためには考えられる原因を取り除くようにすることが大切です。

たとえば喫煙の習慣がある人の場合、咳と痰だけの慢性気管支炎であれば、タバコをやめるだけでも症状はよくなります。

気管支拡張症

受診科／呼吸器内科・外科

【原因】 気管支の一部が広がってしまう病気ですが、原因についてははっきり解明されていないこともかなりあります。

気管支拡張症は病気のおこり方から先天性のものと後天性のものに分けられます。さらに後天性のものは特発性気管支拡張症と続発性気管支拡張症の２つのタイプに分かれますが、単に気管支拡張症といえば、特発性気管支拡張症のことを指します。また、副鼻腔炎をともなうこともあります。

先天性気管支拡張症

気管支内壁の組織に先天的な異常があるために発症した気管支拡張症で、慢性的にじわじわと拡張しやすいものです。

特発性気管支拡張症

気管支拡張症をおこした直接の原因がわからないものにつけられる病名です。生まれつきのものと、生後に発生したものとがあります。

続発性気管支拡張症

成人に多くおこる症状で、肺結核、肺炎、肺がんなどの病気や、肺結核の手術で胸郭成形を行ったあとにおこったものをいいます。

【症状】 気管支拡張症の主な症状は、慢性的に続く咳と痰です。夜間に痰がたまり、朝起きると咳とともに痰が出てきます。一日のうちでも痰の出る量は午前中に多く、午後になるとだんだん減っていきます。

拡張部分に細菌が感染すると、痰が粘液性から膿性に変わり、量が多くなって悪臭をともなうこともあります。また発熱や、ときに胸痛もあります。

【治療】 まず細菌感染のもとになる痰を除去することから始めます。感染原因の病原体は痰の検査でわかりますから、病原体がはっきりしたら抗生物質の投与を行います。血痰や喀血がある場合は止血剤を投与します。

現在では薬品の進歩により、手術をしなくても日常生活にあまり支障をきたさなくなりました。

喀血の対処法

①まず、呼吸器からの出血（喀血または血痰）か、口や喉、鼻からの出血であるかを調べる。咳嗽や胸痛を伴う場合は喀血の可能性があると判断する。
②喀血の多くは突発的なので、あわてずに気道閉塞と出血性ショックの有無を調べる。気道閉塞は生命の危険を伴うから素早い対処が必要である。
③凝血塊による気道閉塞を防ぐには、自己喀血を促すために指を喉に入れ、背中を叩いてもらって凝血塊を取り除く。
④気道内から血液が流出している場合は、顔を横に向け、口から吐き出させる。出血場所が分かれば、そこを下にして側臥位をとらせる。
⑤出血量が多く呼吸が安定しない場合は気管にチューブを入れて呼吸を助ける気管挿管を行う。

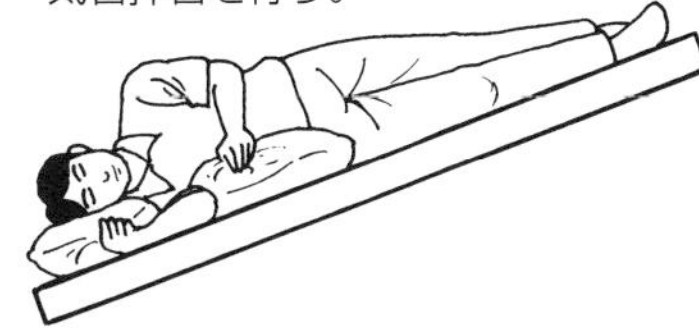

気道内から血液が流出している場合の応急処置（側臥位）

一言メモ 〈喀血〉気管支や肺など呼吸器からの鮮紅色の出血で、気管支や肺の病気、外力による肺の損傷などにみられる主症状のひとつ。出血がごく少量の場合は血痰と呼ばれる。

肺炎

病原体の感染で肺が炎症をおこす病気です。病気の程度は、軽いものから生命にかかわるものまでさまざまです。

ウイルス性肺炎

受診科／内科・呼吸器内科・外科

【原因】 ほとんどのウイルス性肺炎は呼吸器系ウイルスによっておこります。ウイルス性肺炎は細菌性肺炎などと比べると比較的軽いものですが、ウイルスによって弱っている患部は細菌感染をおこしやすくなっています。

【症状】 感染したウイルスによって違います。

【治療】 ウイルスが外因性（外部から肺の中へウイルスが侵入しておこる場合）か、内因性（初めから体内に持っているウイルスが肺の中で増殖しておこる場合）かということや、症状によっても違ってきますが、ウイルスそのものに対する治療法はなく、そのため対症療法が中心となります。

マイコプラズマ肺炎

受診科／内科・呼吸器内科・外科

【原因】 肺炎マイコプラズマという、細菌によく似た微生物病原体の感染によって発病します。

患者の咳とともに空気中に飛び散って感染していきます。

【症状】 熱とともに、夜になると眠れないほどの強い咳が長期間続きますが、痰はそれほど出ません。

発熱も一定ではなく、38～40度くらいまで出ることもあれば、微熱程度とか、あるいは熱がまるで出ないこともあります。

また、咽頭炎や気管支炎を併発することもあります。

【治療】 テトラサイクリン系やマクロライド系抗生物質の投与が有効です。

クラミジア肺炎

受診科／内科・呼吸器内科

【原因】 クラミジアは細菌とウイルスとの中間といえる微生物病原菌です。クラミジアには2つの種類があって、それぞれからおこる肺炎として、オウム病とクラミジア・トラコマチス肺炎とがあります。

オウム病

オウムなど、飼っている鳥の病気の原因となる鳥型クラミジアが人に感染しておこる肺炎です。

クラミジア・トラコマチス肺炎

結膜炎の一種であるトラコーマの原因となるクラミジア・トラコマチスの感染によっておこる肺炎です。

【症状】 咳、痰、呼吸困難など細菌性肺炎によく似た症状が現れます。

【治療】 テトラサイクリン系の抗生物質の投与が有効です。

細菌性肺炎

受診科／内科・呼吸器内科・外科

【原因】 細菌が感染しておこった肺炎の総称で、肺炎の多くはこの細菌性肺炎です。

肺炎球菌によるものが最も多く、イン

フルエンザ菌や黄色ブドウ球菌などによるものもあります。

【症状】咳、膿性の痰、発熱などがみられます。高熱や強度の呼吸困難、あるいはゼーゼーといった強い喘鳴、唇が紫色になるチアノーゼや意識混濁などの症状がひとつでも現れたらかなり危険な状態なので、医師の診察を受けなければなりません。

【治療】抗生物質のほか、炎症を抑えるための抗炎症剤を使用します。

重症になると脱水をともなうこともあるので、輸液が必要になる場合もあります。

誤嚥性肺炎

受診科／内科・呼吸器内科・外科

【原因】飲食物などが誤って気管や気管支の方へ入った場合や、胃液が逆流して気管や気管支へ入ってしまった場合におこる肺炎です。

誤って気管や気管支へ入った飲食物とともに口腔内の細菌も入り込み、本来無菌であるべき気道が炎症をおこして、それが肺に広がり、肺炎になります。高齢者にとっては老人性肺炎の重大な原因のひとつになります。

【症状】膿性の黄色い痰の量が増え、その痰が悪臭を放ち、吐く息も悪臭をともないます。

【治療】抗生物質を投与します。

肺化膿症

病原菌の感染によって肺が化膿性の炎症をおこし、肺の組織が壊死する強度の肺炎です。

肺化膿症は発症のしかたから、肺に原因となる病気がない原発性肺化膿症と、肺に病気があっておこる続発性肺化膿症に大別されます。

原発性肺化膿症

受診科／内科・呼吸器内科・外科

【原因】多くは気管支を通じて細菌が感染するものです。のどの麻酔や泥酔、脳卒中、睡眠薬中毒などで意識不明の状態になっているときに、吐いたものや口の中に残っていたものが誤って気管に入り、それがもとで肺に細菌が感染しておこります。

【症状】悪寒、発熱、全身倦怠感、頭痛などのほか、咳、痰、胸痛など呼吸器特有の症状が出ます。

【治療】強力な抗生物質で治療することが中心となるため、入院が必要になります。

続発性肺化膿症

受診科／内科・呼吸器内科・外科

【原因】肺がんや気管支拡張症などの肺の病気からおこります。

【症状】悪寒、発熱、全身倦怠感、頭痛などのほか、咳、痰、胸痛など呼吸器特有の症状が出ます。

【治療】原因となる肺疾患の治療とともに、原発性肺化膿症と同じく、強力な抗生物質での治療が中心となります。

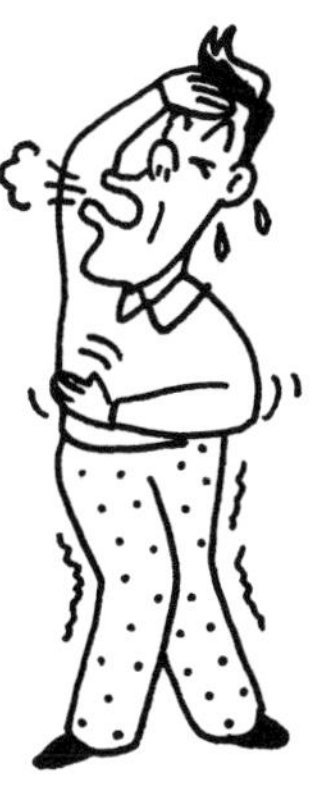

一言メモ　〈喀痰〉肺胞や気管支から分泌される粘液（痰）が、咳によって吐き出されたもの。疾患の種類や程度、感染細菌の種類などによってその色、量、状態が異なる。

間質性肺炎

受診科／内科・呼吸器内科

【原因】 肺に送られてきた酸素と血液中の二酸化炭素を交換する肺胞の壁を間質といいます。

肺胞に炎症をおこす病気が肺炎であるのに対し、肺胞の壁の間質が結合した組織に炎症がおこるのが間質性肺炎です。発生年齢は、50～60歳代に集中しています。

原因は放射線性肺炎、薬剤性肺炎、ニューモシスチス・カリニ肺炎のほか、膠原病の合併症としておこる肺炎などいろいろですが、原因不明のものも少なくありません。

間質性肺炎とは間質の炎症を指す言葉であり、ひとつの病名のことではありません。

次ページにある農夫肺症などの肺炎も間質性のものですが、アレルギーでおこるため、これは過敏性肺炎と呼ばれています。

間質性肺炎は進行状態によって、間質の結合組織が線維化し、間質が硬くなって、弾性を失います。

また、ガス交換の機能が極端に低下する肺線維症という病気に陥るものもあります。

【症状】 呼吸困難、咳、微熱、全身の倦怠感などがおこり、発症のしかたによっては急速に呼吸不全に移行することもあります。

【治療】 酸素を投与しますが、薬剤ではステロイド剤を用いることが多く、長期間使用します。

膠原病性間質性肺炎

受診科／内科・呼吸器内科

【原因】 関節、筋、皮膚などの組織に広範囲に病気がおこるのが膠原病ですが、肺に合併症をおこすものが少なくありません。

特に関節リウマチや多発性筋炎などで多くみられます。

【症状】 痰の出ない咳や息切れで、女性に多くみられます。年齢としては、20歳から50歳と成人がほとんどです。

慢性になると、肺全体が線維化してガス交換機能が大きく低下する肺線維症をおこします。

【治療】 ステロイド剤の投与が中心ですが、症状によっては免疫抑制剤を用いることもあります。

薬剤性肺炎

受診科／内科・呼吸器内科

【原因】 さまざまな臓器の病気を治療する目的で投与された薬剤によってかかる肺炎です。抗がん剤や抗生物質、血圧降下剤など、原因となる薬剤は数多くあります。

特に高齢者は抗がん剤でこの病気にかかることが多くなっています。薬剤使用後、どれぐらいで肺炎がおこるかは一定していません。

【症状】 痰の出ない咳や呼吸困難、軽い発熱などがあります。急性の場合は、悪寒がおこり、高熱や全身倦怠などの症状も現れます。また、アレルギー性からくる場合は、発疹が見られることもあります。

【治療】原因となる薬剤の使用を中止します。また、ステロイド剤の投与も有効です。

過敏性肺炎（外因性アレルギー性胞隔炎）

受診科／内科・呼吸器内科

【原因】カビや小鳥のフン中の血清などの、有機性のチリを長い間吸い込んだためにおこる肺炎です。アレルギー性のもので、主に肺の間質に炎症が広がります。肺炎が病原体の感染でおこるのに対し、過敏性肺炎は免疫反応によっておこるものです。

「農夫肺症」や「鳥飼病・愛鳥家病」、「空調病」など、原因となるものにちなんだ名前がつけられて分類されているものもあります。

農夫肺症

農作業に従事する人がかかる過敏性肺炎です。

農作業では、作業中、周囲にカビが繁殖することが多く、これを日常的に長期間吸い込むことによって発病します。

農夫肺症には農作業の内容に応じて、干し草が原因となるものや砂糖きびが原因となるもの、きのこが原因となるものなど、さまざまなものがあります。

鳥飼病・愛鳥家病

ハトやインコやオウム、鶏など鳥の飼育を職業や趣味にしている人に発病しやすい過敏性肺炎です。

こういった種類のトリのフンに含まれる血清などを長期間にわたって吸い続けていることで発病します。この病気にかかったら鳥を飼うのをやめない限り、治ってもまた再発します。

空調病・加湿器病

冷暖房の空調装置や加湿器内部の水に繁殖したカビなどを吸い込んでおこる過敏性肺炎です。

農夫肺症や鳥飼病・愛鳥家病に比べると、症状はおだやかです。

夏型過敏性肺炎

日本における過敏性肺炎の半分はこの病気が占めると考えられています。発症が夏に集中することからこの名がつけられていますが、日本特有の、カビが発生しやすい夏の高温多湿の気候が発症に深いかかわりを持っているようです。

古くなった木造家屋の材木や畳に、梅雨から夏にかけてトリコポロンというカビが急激に繁殖することが、発病を増やす原因となっています。女性に多く発症します。

【症状】悪寒、発熱、倦怠感などがあり、咳や呼吸困難などの症状が現れます。さらに悪化すると、チアノーゼや血痰、胸痛などの症状が出てきます。肺のX線写真を撮影すると、粒状になった陰が映ります。

【治療】対症療法としては、ステロイド剤の投与が効果的です。

しかし大事なのは、原因となるものを排除するか、それから遠ざかることで、それによって症状はよくなり、再発の危険もなくなります。

一言メモ　〈カリニ肺炎〉ニューモシスチス・カリニという原虫の感染による肺炎。免疫抑制療法中の白血病患者や臓器移植患者、免疫不全状態の悪性腫瘍患者やエイズ患者などに好発する。

好酸球性肺炎（PIE症候群）

受診科／内科・呼吸器内科

【原因】 原因は不明であることが多い病気ですが、一般的には、カビ、寄生虫などが関係したアレルギー性の肺疾患だと考えられています。

【症状】 呼吸器に軽い症状が認められるケースから、激しい喘息発作をともなうものまで、いろいろな症状があります。

【治療】 急性の場合は、ステロイド剤の投与が効果的です。重症時は、酸素吸入や利尿剤などを用いた治療も行われます。

塵肺

受診科／内科・呼吸器内科

【原因】 いろいろなものの粉塵が肺に蓄積されておこる肺の疾患です。少量の蓄積では肺の機能で体外に排出されますが、何年にもわたって多量の粉塵を吸っていると、肺組織が線維化し、ガス交換に異常をきたします。

【症状】 粉塵を吸い始めてから発症まで、早くても数年はかかります。最初は自覚症状がありませんが、咳や痰が出始めるころにはかなり病気が進行し、続いて息切れや呼吸困難が現れます。

【治療】 ベリリウムによるものはステロイド剤が有効ですが、そのほかのものは根本的な治療方法はありません。

気管支拡張剤を使ったり、肺内の分泌物を排出する粘液溶解剤などで気道を清潔にして呼吸しやすくすることぐらいですが、粉塵を吸わない環境に移動しなければ完治は期待できません。

サルコイドーシス

受診科／内科・呼吸器内科

【原因】 肉芽腫が全身の臓器のあちこちにできる病気です。松の花粉説、結核菌説、真菌説などいろいろな説がありますが、原因は不明です。

【症状】 自覚症状はなく、健康診断のX線写真からみつかることがあります。また視力低下などで眼科を受診をした際に異変が発見され、その後、呼吸器内科で詳しい診断が行われるケースも多くなっています。

病気が進むと、息切れ、咳、目のかすみ、白内障などの症状が現れます。

【治療】 原則として、ステロイド剤の使用は最小限に抑えられます。無症状でみつかったものは経過が良好で、発病後5年以内に治るケースが全体の7割を占めています。心臓や眼など、肺以外の病気の進行に注意する必要があります。

肺線維症

受診科／内科・呼吸器内科

【原因】 肺の病気が進行すると、肺に線維化がおこってきます。肺線維症を引きおこす病気には、特発性間質性肺炎、塵肺、過敏性肺炎、膠原病、サルコイドーシスなど、数多くのものが考えられます。

【症状】 肺線維症にかかると肺が硬く縮

むため、ガス交換が不十分になって呼吸が困難になります。そのため息切れ、動悸などの症状が現れ、乾いた咳や痰が出るようになります。

【治療】 ステロイド剤による治療が一般的です。病気が進行して呼吸困難が現れたときは酸素吸入が行われ、痰の状態によっては抗生物質も用いられます。

肺結核

受診科／内科・呼吸器内科・外科

【原因】 結核菌による感染でおこる肺炎です。結核そのものは肺だけでなく、ほかの臓器などに感染するものがあり、それらは肺外結核といわれます。現在では青年層の感染率は低くなりましたが、通常の肺炎治療で改善がみられない場合は注意が必要です。高齢者や、ほかの病気で抵抗力が弱まっているときに発症することもあります。

【症状】 結核菌に感染しても、ほぼ7割が無自覚のまま免疫を獲得しますが、肺結核として発症すると、微熱、咳、痰、喀血、胸痛などの症状がみられるようになります。

【治療】 病気の状態に応じた標準的な抗結核剤の投与方法が確立されています。そのため外科的治療を必要とするものは少なくなりました。

非定型抗酸菌症

受診科／内科・呼吸器内科・外科

【原因】 結核菌を除く抗酸菌を非定型抗酸菌と呼び、この菌による病気を非定型抗酸菌症といいます。過去に肺炎などの肺疾患にかかったことがある場合や、ステロイド剤による免疫力の低下などで発病します。魚を扱う職種の人に多く発症する傾向があり、結核とは違い、人から人への感染はおこらないと考えられています。

【症状】 咳、痰、微熱などの症状が出ます。

【治療】 抗結核剤による化学療法が中心です。慢性化した場合は、肺切除などの外科療法が用いられます。

ツベルクリン反応とBCG接種

肺結核の発見のために健康診断を受けましょう。結核菌に感染しているか否かはツベルクリン反応でわかります。検査の際は皮膚にツベルクリン（結核菌の培養液から菌を除き、加熱・濃縮したもの）を注射し、2日後に反応を調べます。

注射した部分の赤い腫れの直径が4ミリまでなら陰性と判断され肺結核の心配はありませんが、もしも直径が5～9ミリなら疑陽性、10ミリ以上なら陽性の診断となり、結核菌感染の可能性が考えられます。

日本では現在、肺結核の発病を防ぐ目的で、生後6歳未満までの児童に公費でBCGの予防接種を実施しています。

結核感染者がBCGの予防接種を受けると局所が炎症をおこすコッホ現象とよばれる反応が出る場合があるため、かつてはツベルクリン反応の結果、陰性の人にのみBCG接種を行っていました。しかし、陽性の乳児がほとんどいなくなったため、法改正により乳幼児へのツベルクリン反応検査は廃止されました。

一言メモ 〈減感作療法〉花粉症や気管支喘息の治療法のひとつで、アレルゲンに少しずつ慣らすことで抗原抗体反応がおこらないようにするもの。アレルゲン成分を微量ずつ繰り返し注射する。

肺真菌症

受診科／内科・呼吸器内科・外科

【原因】 真菌（カビの一種）が肺に感染する病気です。ただし、同じカビが原因でも、過敏性肺炎では感染症状がないのに対し、この病気では感染症状があります。

真菌は口腔やのどなどに常に生息していますが、もともと力が弱いため、健康な人が発病するケースは多くありません。発病の原因となるカビの種類はカンジダ、アスペルギルスなど約20種類ほどあります。

肺カンジダ症

カンジダ菌は、健康な人でも口腔内や咽頭などに保持していますが、抗がん剤やステロイド剤などで重い病気の治療を受けている人が発病しやすい傾向にあります。

肺クリプトコッカス症

クリプトコッカスは、排泄物などで汚染された粉塵を吸い込むことで感染しますが、ほとんどの場合は、自然治癒します。

肺アスペルギルス症

真菌球性アスペルギルス症、侵入性アスペルギルス症、アスペルギルス過敏症肺疾患の3つがあり、症状はさまざまです。

肺放線菌症

重症時の肺炎によく似た症状を持つ病気で、口腔内などに生息している放線菌が原因となります。

肺ノカルジア症

ノカルジアも放線菌の一種で、土中などに生息し、これを吸入することで発病します。

【症状】 発熱、咳、痰、呼吸困難などの症状が主なものですが、真菌の種類によって症状が特徴的なものになります。

気をつけたいのは、急性型の肺真菌症です。最初からの重症の病気に加え、真菌症が合併することで悪化が早まり、呼吸困難やチアノーゼが現れ髄膜炎を併発することもあります。

急性でなくても、悪化してくると肺が線維化して硬くなり、呼吸困難などをおこします。

【治療】 細菌による肺炎と真菌による肺炎では使用する薬剤が異なります。もとになっている病気の治療を行いながら抗真菌剤を投与しますが、手術などの外科療法を行うこともあります。

肺寄生虫症

受診科／内科・呼吸器内科

【原因】 寄生虫などが肺で繁殖し、ほかの臓器にも広がっていくことが多い病気です。

病原体には、アメーバやトキソプラズマ、ジストマ、ダニなどがあります。

肺アメーバ症

大腸で赤痢を発症させたアメーバが原因で発病することが多い病気です。熱帯地方によくみられる病気で、日本ではあまりみられません。

症状としては痰や発熱などのほか、体重減少、肝臓の腫大などがあります。潜伏期間が長いので（20年以上）、アメーバ赤痢を患った後は長期にわたる注意が必要になります。

肺トキソプラズマ症

トキソプラズマは猫などの家畜やネズミに寄生しています。感染経路は不明ですが、感染するとインフルエンザによく似た症状が現れます。

ペットに口移しで物を与えたり、生肉を食べたりしないことで病気は予防できます。

肺吸虫症（肺ジストマ症）

肺寄生虫症の中で最も多い疾患で、ザリガニなどから感染します。感染して肺の中に嚢胞ができると、咳、痰、喀血などの症状が現れます。

ニューモシスチス・カリニ肺炎

エイズ患者の60％以上がかかるといわれている病気です。関節リウマチなど、免疫抑制剤を使っている人にも多くみられます。

病原体は健康な人の体内にもいるニューモシスチス・カリニという原虫なのですが、免疫機能の低下が発症の条件となるので、健康な人が発病することはありません。

症状は、咳、発熱、呼吸困難などで、予後はよくありません。

肺住血吸虫症

最近ではあまりみられなくなった病気です。ミヤイリガイに寄生する吸虫の幼虫が体内に侵入し、肺で増殖することによっておこります。

症状はすぐに現れない場合が多く、咳、痰、微熱などがゆっくりとみられるようになります。

肺包虫症

国内の一部の地域（北海道、四国など）でわずかにみられる病気で、犬などに寄生している包虫が病原体です。肺に病巣が作られると、肺結核に似た症状や喀血がみられるようになります。

肺ダニ症

肺に入り込んだダニが繁殖することによって発病する珍しい病気です。

肺で繁殖すると、咳、痰などの症状が現れます。

【症状】 病原虫によって異なります。

【治療】 多くは、投薬治療で完治します。

抗生物質と耐性菌

放線菌などの微生物が他の細菌に影響をおよぼし、それらを殺したり増殖を抑えたりする効果があることがわかって以来、これら微生物から作られた薬が細菌感染症の治療薬として使われるようになりました。このような、カビなどの微生物から作られた薬が抗生物質です。

抗生物質の代表的なものにはペニシリンとストレプトマイシンがあります。

ペニシリンは、青カビの一種から発見された抗生物質で、肺病や淋病など、多くの細菌性疾患に効果を発揮します。ストレプトマイシンは、放線菌の一種ストレプトマイセス属から分離された抗生物質で、結核や細菌性下痢の治療に有効です。

また天然の抗生物質のほかに、化学合成によって作られ、抗生物質と同様の働きをする薬もあります。これらは、合成抗菌薬（抗菌薬）と呼ばれます。

ただしこれらの薬も決して万全というわけではありません。細菌の中には、抗生物質や合成抗菌薬などの薬物が効かないものもあるのです。それらは、耐性菌と呼ばれています。

一言メモ 〈カルチノイド〉気管支や消化管などに発生する比較的良性の腫瘍。カルチノイドから過剰に生産されるセロトニンなどの生理活性物質が、血液を介して全身に影響をおよぼす。

肺気腫

受診科／呼吸器内科・外科・老人内科

【原因】 肺胞が破壊されてガス交換の機能を失い、呼吸困難をおこす慢性の病気です。

主に喫煙歴の長い中高年の男性に多く発病します。

男性は女性の3倍ほど発病率が高いのですが、喫煙する女性に限れば、発病率は喫煙しない女性より圧倒的に高くなっています。

なぜ肺胞の壁が破壊されるのかは、まだわかっていません。老化や喫煙も原因としてあげられていますが、それだけではなく、外的（大気汚染、病原菌の肺への反復感染など）、あるいは内的（遺伝、呼吸器感染症など）なさまざまな要因が複合しておこると考えられているのが一般的です。

【症状】 発病しても、最初はあまり自覚症状がありませんが、病状が進行するにしたがって労作時に息切れがおこってきます。

ほかの呼吸器系の病気との合併がおこれば別ですが、肺気腫だけの段階では咳や痰はあまりないのが特徴です。

【治療】 ほかの呼吸器系の病気と違い、治すための薬はありません。気管支拡張剤や去痰剤などが用いられますが、治療というよりも、病気を進行させないことや、症状を軽くするための療法が基本となります。

禁煙は必須です。

肺嚢胞

受診科／呼吸器内科・外科

【原因】 肺の中に嚢胞と呼ばれる、風船のように膨らんだ袋状の空間が生じた状態のことをいいます。多くのものは肺組織の先天的な異常が原因だと考えられています。

【症状】 ほとんど無症状ですが、ほかの病気との合併がおこると、そちらの病状が現れる場合があります。

嚢胞が肺の半分程度を占めると、息切れが現れます。

【治療】 経過を観察するだけで十分です。

低換気症候群

受診科／内科・呼吸器内科・外科

【原因】 30歳以上の男性に多くみられる病気です。

血液中に含まれる二酸化炭素が呼気で排出できず、体内で過剰になることにより発病します。

また、慢性閉塞肺疾患、脳炎、ポリオ、気管狭窄などの病気が原因となって呼吸に異常が発生します。さらに低酸素血症などを発症します。

【症状】 頭痛や疲労感、動悸、不眠などの睡眠異常といった症状が現れます。

その後、チアノーゼ、不整脈、高血圧などといった症状がみられるようになります。

【治療】 多くは原因となる基礎的な疾患が認められるため、そちらの疾患に対する治療が行われます。

また、頻繁な呼吸運動によって症状が

改善されることもあります。抗うつ剤などによる薬物療法が行われることもあります。

過換気症候群

受診科／呼吸器内科・外科・精神科

【原因】 精神的な緊張などから、息を吸ったり吐いたりする換気量が増えて過換気となり、二酸化炭素が体外に多量に排出されてしまう状態です。

神経質な若い女性に多い心身症の一種で、人前でよくおこします。25歳前後に多くみられます。

【症状】 息苦しさ、手足のしびれ・こわばりなどのほか、けいれんなどの症状が現れることもあります。失神することもあります。

【治療】 発作がおこったら意識的に呼吸を遅くする、あるいは呼吸を止めることで症状は改善します。

薬物療法としては、発作時に鎮静剤や抗うつ剤を用いるのが有効です。

無気肺

受診科／内科・呼吸器内科・外科

【原因】 気管支や肺がさまざまな原因で閉塞したり圧迫されたりして、肺全体または一部の空気が極端に減少したり、まったく空気が入っていない部分ができる状態です。

気管支の場合は、気管支の内腔が異物や腫瘍、炎症、あるいは痰などの分泌物によって閉塞することにより、それより先の肺胞などに空気が入らなくなります。

また、肺線維症や放射線肺臓炎、あるいは肺水腫や自然気胸で肺が高度に収縮したときにも発症します。

そのほかの原因では、胸膜炎、心臓肥大、大動脈瘤など、肺が圧迫されておこるものなどがあり、全身麻酔で手術を行ったあとにもよくみられます。

【症状】 咳と痰は共通の症状ですが、原因や病状の程度によって、現れる症状は違ってきます。

閉塞部分が広範囲で発症が急激な場合は胸部圧迫感、胸痛、呼吸困難などの症状が現れます。

重症の場合は、ショックで生命が危険になることもあります。

逆に閉塞部分が狭くて発症がゆるやかな場合は無症状のこともあるほどです。

また、症状が出ても咳や痰が中心で、呼吸困難や胸痛などはない場合が多いようです。

閉塞部分に病原菌による感染があると発熱します。

【治療】 もとになった病気の治療が最優先となります。

気管支閉塞の場合は痰や異物を取り除き、腫瘍などには肺切除などの手術が必要となります。

治療で短期間のうちに無気肺の状態がなくなると、その後の経過もいいのですが、そうでない場合は肺に感染がおこったり、肺組織の破壊や線維性硬化などの二次的な変化がおこり、その後の治療が非常に困難になります。

一言メモ 〈胸痛〉前胸壁に感じる痛みの総称。精神的ストレスから心臓、肺、大動脈、胸壁、胸膜、腹腔臓器の異常まで、胸痛を引きおこす原因はさまざま。

呼吸不全

呼吸の働きが阻害されて酸素と二酸化炭素のガス交換が高度に障害を受けた状態で、慢性と急性に分けられます。

慢性呼吸不全

受診科／内科・呼吸器科・循環器科

【原因】 原因となる疾患には、肺結核、肺気腫、慢性閉塞性肺疾患（ＣＯＰＤ）などがあげられます。このような病気がゆるやかに進行し、呼吸不全に陥ります。

呼吸不全を発症しやすい年齢は60歳代以上の人で、60歳代が最も多くなっています。

【症状】 運動時の息切れが特徴的な症状です。息切れには、軽度のものから重度のものまでさまざまな段階があり、何年もかかってゆっくりと進行します。

【治療】 在宅酸素療法（家庭での継続的な酸素吸入療法）が治療の基本になります。

急性呼吸不全

受診科／内科・呼吸器科・循環器科

【原因】 重症の肺炎、間質性肺炎、気管支喘息の発作、気道閉塞、外傷、ショック、敗血症、神経筋疾患などなど、さまざまな原因でおこります。

【症状】 呼吸困難、チアノーゼ、意識混濁などが現れます。

【治療】 急性呼吸不全になった場合は生命の危険があるので、酸素吸入などの救急処置が優先され、その後、呼吸不全を引きおこした原因となる病気に応じて、必要な治療が行われます。

急性呼吸促迫症候群（ＡＲＤＳ）

受診科／内科・呼吸器内科・外科・循環器科

【原因】 肺や全身の外傷、重症肺炎、敗血症、薬物中毒などさまざまな原因で発生します。

原因となる基礎疾患が重い場合におこりやすく、基礎疾患の続発症として発症するケースがほとんどです。

【症状】 呼吸困難、多呼吸、喘鳴、チアノーゼなどがみられます。

【治療】 原因となる疾患の治療を行い、必要に応じて酸素吸入、ステロイド剤、血管拡張剤、利尿剤の投与などが行われます。また、人工呼吸が必要となることも少なくありません。

睡眠時無呼吸症候群（ＳＡＳ）

受診科／内科・呼吸器科・耳鼻咽喉科・神経科

【原因】 睡眠時に10秒以上呼吸のない状態に陥ることを睡眠時無呼吸といい、それが一晩に30回以上みられるものをいいます。扁桃やアデノイドの肥大によって鼻づまりがおこり、息が吸えなくなることによっておこります。肥満した中年男性に多いといわれています。

【症状】無呼吸のほか、大いびき、夜尿症、寝ぼけなど、さまざまな異常がみられます。また合併症として、多血症、睡眠中の不整脈などを発病することもあります。

【治療】成人の場合は、扁桃摘出などの外科治療を行います。また肥満があるときは、減量療法が必要となります。

肺血栓塞栓症（はいけっせんそくせんしょう）・肺梗塞症（はいこうそくしょう）

受診科／内科・呼吸器内科・外科

【原因】肺動脈に塞栓物質が詰まって血行障害がおこり、肺に血液が送られにくくなったり、まったく送られなくなった状態が塞栓症です。

塞栓する物質が血栓である場合は肺血栓とよばれます。血栓以外では腫瘍細胞、脂肪組織、空気などが詰まることもあります。

肺梗塞症は肺への血流が完全に停止し、肺の組織が壊死（えし）してしまったもので、手術後や長期の臥床、悪性腫瘍の人などに多くみられます。

心臓から送られてきた血液は、全身を巡って組織に酸素を与え、代わりに二酸化炭素を運んで心臓に戻ってきます。

その汚れた血液が肺動脈を通って肺に送られ、また二酸化炭素と酸素を交換するわけですが、この肺動脈に血栓が詰まると心臓から肺への血液輸送に障害がおこります。

【症状】急に呼吸困難になり、胸に不快な感じがして、咳が出ることもあります。さらに脈が速くなったり不整脈がおこり、血痰あるいは発熱、発汗、チアノーゼをともなうこともあります。

【治療】ウロキナーゼなど、血栓を溶かす薬剤を内服します。肺血栓塞栓症は再発しやすい病気なので、血栓を溶かすだけでなく、新たに血栓ができないようにするために、ヘパリンなどの血液凝固防止剤をあわせて使用します。

また、再発予防のため、原因によっては外科的な治療を施す場合もあります。

エコノミークラス症候群（しょうこうぐん）

受診科／循環器内科、呼吸器内科

【原因】エコノミークラス症候群とは、飛行機内で長時間動かない状態が続くことにより、静脈血流が悪くなり、深部静脈に血栓ができ（深部静脈血栓症）、血栓が肺に飛んでいくと（肺血栓塞栓症）、肺のガス交換ができなくなります。医学的には、深部静脈血栓症と肺血栓塞栓症は一連の病態であり総じて静脈血栓塞栓症と言われています。入院中の患者さんでも手術後や長期の臥床などでも発症します。

【症状】下肢静脈に血栓ができることにより足が腫れ、その血栓が肺に飛んでいくことにより、突然発症します。症状は、足の腫れ、呼吸困難、胸痛、発熱、失神、冷汗、重症になると血圧低下などを来します。

【治療】まず、血圧が保たれているか否かで、治療法は分れますが、ショック状態であれば、ＰＣＰＳ（経皮的心肺補助装置）を使用しショックに対応します。また重症例では血栓を溶かす治療が検討され、抗凝固療法としてヘパリン静脈内投与、経口での抗凝固薬の投与を行います。

一言メモ　〈喘鳴（ぜんめい）〉呼吸が困難なときに、呼吸にともなって聞こえる「ゼーゼー」「ヒューヒュー」といった音。気道が狭まって生じるもので、気管支喘息の特徴的な症状。

肺高血圧症

受診科／内科・呼吸器科・循環器科

【原因】 肺動脈内の血圧が高くなる病気ですが、原因不明のもの（原発性肺高血圧症）と、心臓や肺の病気が原因となるもの（続発性肺高血圧症）の２つがあります。

また、発病すると5年以内に死亡するケースが多数を占めています。

【症状】 運動したときに、呼吸困難や疲れなどの症状が出ます。

さらに病気が進行すると、咳、めまい、喀血、チアノーゼなどの症状もみられるようになります。

【治療】 安定期では抗凝固剤や肺血管を拡張する薬剤が使われ、心不全の状態では酸素吸入、利尿剤などによる対症療法が中心になります。

肺水腫・肺うっ血

受診科／内科・呼吸器内科・外科・循環器科

【原因】 肺の毛細血管を流れる血液中の液体成分が血管からにじみ出て肺胞にたまり、肺が水びたしになるもので、広範な外傷やショック、敗血症などでみられることがあります。

肺の血液環流に障害がおこると肺うっ血となり、肺の毛細血管圧が上昇して血管から液体成分がしみ出るようになり、これが肺水腫の原因となります。

肺うっ血そのものの原因は、多くの場合、心臓弁膜症や高血圧による心臓病、狭心症などといった心臓の病気です。

【症状】 初期には血圧上昇、脈拍増加、胸部圧迫感、不安感などといったさまざまな病気に共通する症状が現れます。やがて息切れがするようになり、夜間を主とする呼吸困難がおこります。

同時に尿量が著しく減少して手足がむくんだり、チアノーゼが現れ、さらに病状が進行すると、意識障害などもおこります。

【治療】 心臓病など、原因となる疾患があればそれを治すことが先決です。それと同時に痰を取り除いたり酸素吸入を行って、呼吸機能の改善を図ります。

また病状によっては利尿剤や強心剤も用いられ、感染防止のために抗生物質が投与される場合もあります。

気胸

受診科／内科・呼吸器内科・外科

【原因】 肺を包む胸膜に穴があいて胸腔内に空気がたまり、痛みや呼吸困難がおこる病気です。

どのようなときに発病するかといったパターンはありません。激しい運動をするからとも限らず、安静にしていたり、就寝中にも発病します。

気胸の種類は大きく分けて次の２つがあります。

自然気胸

外部から原因が加わらなくてもおこる気胸で、やせ型の若い人に多くみられますが、中高齢者で肺疾患を持った人にも発症します。

ほとんどはブラと呼ばれる気腫性嚢胞

（空気が入った袋）が破裂し、肺側胸膜に穴があくことから発症します。

外傷性気胸

ケガで折れた肋骨が胸膜に突き刺さって穴があいたり、気管内挿管などの検査や治療の際に胸膜に穴があくなど、外部からの原因でおこる気胸です。

【症状】 まったく自覚症状がない場合もありますが、ふつうは発病すると、突然刺すような胸痛や息切れ、息苦しさなどの呼吸困難がおこります。痰の出ない咳や動悸がある場合もあります。

病状が進行すると呼吸困難がひどくなり、チアノーゼや冷や汗などのショック状態におちいる場合もあります。

【治療】 気胸の程度が小さい場合は、身体を動かしたり大声を出したりせずに安静にしていれば、穴がふさがることもあります。

気胸の程度が大きい場合は、まず胸腔に針を刺して胸腔内の空気を除いたり、胸腔内にチューブを留置して持続的に吸引します。

これらの方法で穴がふさがることもありますが、再発を防ぐためには病変部を切除する手術をすすめられます。

胸膜炎（肋膜炎）

受診科／内科・呼吸器内科・外科

【原因】 胸膜に炎症がおこる病気です。単独で発症することはあまりなく、ほとんどが肺疾患などを主とするほかの病気の影響で発症します。

肋膜炎という病名が一般的だったころは原因のほとんどが結核性のものでしたが、現在はがん性のものが目立ってきています。

【症状】 痛みがない場合もありますが、ふつうは胸痛を感じます。胸水が増えると胸膜腔が膨らんで心臓や肺を圧迫し、咳、痰、呼吸困難、激しい動悸などの症状が現れ、発熱、悪寒、全身倦怠感といった症状も出てきます。

【治療】 呼吸困難があるときは、安静にして症状をやわらげます。この病気の場合、胸膜の治療というより、まず最初におきているさまざまな疾患の治療が優先となります。

胸水の量が多い場合は、針を刺して胸水を除去します。

膿胸

受診科／内科・呼吸器内科・外科

【原因】 胸膜腔の中にある胸水は、ふだんはさらさらして透明に近いものですが、感染によって、胸腔にたまった膿で、胸水がにごった状態になるものが、膿胸です。

膿胸は胸膜炎のときにもおこりますが、最も多いのは結核にかかっているときにおこる結核性膿胸で、結核性胸膜炎が長びいたときにおこりがちです。

【症状】 胸痛、咳、胸部圧迫感、発熱などが主な症状で、胸膜炎などで胸水そのものが多くなっている場合は呼吸困難や激しい動悸もおこります。

【治療】 感染の原因となっている細菌などの種類がわかれば抗生物質を投与します。外科的に胸水を吸引する場合もあります。

一言メモ　〈胸水〉胸膜腔（肺を包む肺胸膜と、胸郭の内側をおおう壁側胸膜の2枚の膜のすき間）に異常に貯留した液体。胸膜の炎症、心不全、悪性腫瘍などでみられる。

縦隔炎

受診科／内科・呼吸器内科・外科

【原因】 左右の肺の間には食道、気管、血管、リンパ節、あるいは心臓などが収納されていますが、ここが縦隔と呼ばれる部分で、縦隔内におこる炎症を縦隔炎といいます。

なんらかの原因で食道が損傷した場合に生じるもので、食道がんや異物の誤飲、あるいは胃カメラや気管支鏡などを使っての医療行為が原因となることもあります。

慢性の場合は結核などの感染症が原因になります。

【症状】 急性の場合は、ショックや激しい胸痛、高熱、悪寒、咳、呼吸困難などが現れます。慢性のものは無症状であることが多いのですが、胸部圧迫感や喘鳴がおこる場合もあります。

【治療】 急性のものは大量の抗生物質を投与し、開胸手術で膿を排除しますが、慢性の場合は感染症そのものの治療をします。

縦隔気腫

受診科／内科・呼吸器内科・外科

【原因】 縦隔の中に空気が漏れ出した状態で、次の3つに分類されます。

特発性縦隔気腫

激しい咳の発作などで肺胞が破裂し、縦隔内に空気がたまったもので、原因は不明です。

症候性縦隔気腫

肺炎、結核などの呼吸器感染症の合併症として発症します。

外傷性縦隔気腫

事故などによって肋骨を骨折したり、内視鏡検査などの医療行為の途中で気管や気管支を傷つけてしまった場合にみられます。

【症状】 激しい咳、胸痛のほか、発熱することもあります。小児の場合は呼吸困難の症状が現れます。

【治療】 気管などに損傷があるときは外科的な治療も必要になります。それ以外の場合、特別な治療は必要なく、安静にしていれば快方に向かうことが多いとされています。

縦隔腫瘍

受診科／内科・呼吸器内科

【原因】 縦隔に発生する腫瘍です。縦隔には胸腺腫瘍、神経腫瘍、リンパ節腫瘍、甲状腺腫瘍など、いろいろな腫瘍が発生します。

小さな縦隔腫瘍は単純X線写真ではわからないこともありますが、最近では診断技術の向上にともない、発見される機会が増えました。腫瘍には良性と悪性があります。

【症状】 良性の場合ほとんど症状は現れません。

ただ腫瘍が大きくなり、縦隔内の心臓などを圧迫し始めると、呼吸困難や動悸、胸痛、胸部圧迫といった症状が出ることもあります。

また、食欲不振、倦怠感、発熱などがみられる場合もあります。

【治療】 腫瘍の種類によっても治療の方法は異なりますが、良性の場合は、手術で摘出すれば、そのほとんどが完治します。

悪性の場合は、早期であれば摘出可能で、手術できないときは薬物や放射線での治療を行います。

横隔膜（おうかくまく）ヘルニア

受診科／内科・呼吸器内科・外科

【原因】 横隔膜裂孔（れつこう）（食道などの通る孔）や横隔膜の損傷した部分から、腹部の臓器が胸腔（きょうくう）内、または縦隔内へとはみ出した状態をいいます。

この横隔膜ヘルニアには、原因によって外傷性と非外傷性の2つに分けられます。

外傷性（がいしょうせい）ヘルニア

交通事故などによって横隔膜が損傷を受けたり、破裂してしまったときにおこります。

非外傷性（ひがいしょうせい）ヘルニア

妊娠や肥満を原因とする食道裂孔（しょくどうれっこう）ヘルニア、子供に多い胸膜裂孔（きょうまくれっこう）ヘルニア（ボホダレク孔（こう）ヘルニア）、子供や高齢者にみられる後胸骨裂孔（こうきょうこつれっこう）ヘルニア（モルガニー孔（こう）ヘルニア）の3つがあります。

【症状】 外傷性の場合、ショック、呼吸困難、嘔吐などの症状が現れます。

非外傷性のものはヘルニアの種類によって異なりますが、呼吸困難、吐き気、嘔吐などがよくみられます。

【治療】 食道裂孔ヘルニアは程度によって治療方法が異なります。

また、新生児の横隔膜ヘルニアは緊急手術が必要で、外傷性ヘルニアも、多くは手術が必要となります。

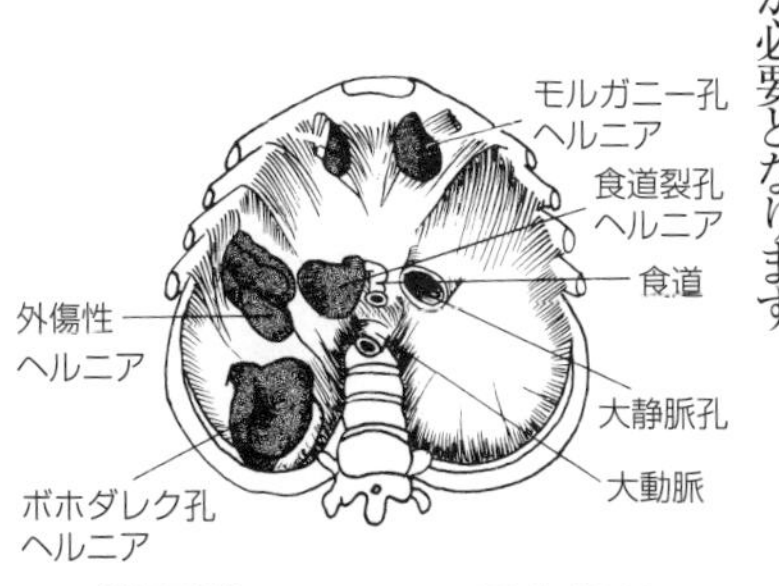

横隔膜ヘルニアの発生部位

しゃっくりの正体と止め方

しゃっくりは、横隔膜のけいれんが原因です。「ひっく」というしゃっくり特有の音は、横隔膜のけいれんの際に声門が開いてしまうために発生します。しゃっくりの多くは、熱かったり、刺激の強い飲食物をとったときなどにおこります。しかしそういったものは一過性のものであり、特に心配することはありません。

注意が必要なのは、食道や胃の病気が原因となってしゃっくりがおこる場合です。あまり長くしゃっくりが続くようなら医師の診察を受けた方がいいでしょう。

しゃっくりの止め方としては深呼吸をしたり舌をひっぱったり、まぶたの上を圧迫する方法などがあります。また、冷たい水を一気に飲み干すのも効果的です。

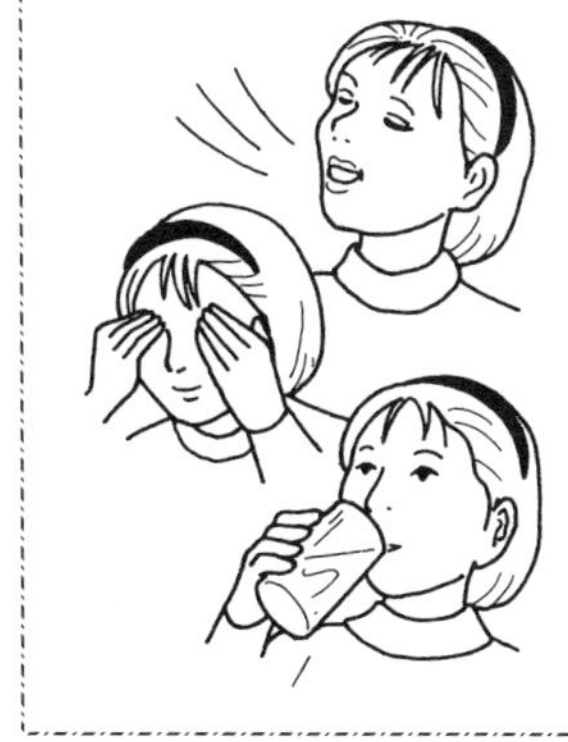

呼吸器の病気

一言メモ 〈ヘルニア〉腹部にある臓器などが、先天的あるいは後天的に生じた孔（あな）、または腹壁などの弱い部分から脱出した状態。

循環器の病気

血管・リンパ管

人間の身体が活動できるのも、身体を構成する細胞が生きて活動しているからです。この細胞の活動は、エネルギー源となる養分と酸素を補給されてこそ可能になります。人の身体にとって重要なこのエネルギー補給を担当するのが血液です。

その血液を全身へ送り出すポンプの役目は心臓が果たします。血管はこの血液を流すためのパイプの役目をします。血管には動脈と静脈とその間にある毛細血管があり、身体の中に網の目のように張りめぐらされています。

そして細菌の侵入をくい止めるリンパ液を運ぶのがリンパ管です。リンパ管もおもな血管のそばを走って全身に張りめぐらされています。

身体の血液の大きな流れとしては、まず太い動脈から細い動脈、毛細血管へとなります。毛細血管では栄養・酸素と二酸化炭素の交換をしてから、今度は細い静脈を通ってから太い静脈へ入って心臓に帰っていきます。このように心臓から血管を通って血液が全身をめぐるルートを循環系といいます。

血液の流れの強さである血圧は、血管の種類の違いや身体の活動の影響などで強弱があります。血管は動脈、静脈、毛細血管などという種類の違いで血管そのものの構造や働きも違ってきます。

動脈の構造と働き

構造は血管の内側から内膜、中膜、外膜と3層になっています。

心臓から送り出される高い圧力の血液の流れに耐えられるように、弾性線維や平滑筋細胞など強靭で弾性に富む組織で成りたっています。大動脈や肺動脈などのようにとくに心臓に近い太い動脈は、弾性線維が多く、心臓から送り出された激しい血流にも耐えられるようになっています。

静脈の構造と働き

血管の構造は動脈と同じように、内膜、中膜、外膜の3層になっています。

静脈は毛細血管から流れこんだ血液を心臓へ運びますが、動脈ほど血圧の変化を受けません。したがって弾性線維などは少なく、血管そのものは薄くて弾力性があまりありません。

静脈血管の特徴としては、動脈より低い血圧で身体下部から上部へ血液を運ぶために血液が逆流しないように静脈弁と呼ばれる弁がついていることです。

毛細血管の構造と働き

動脈と静脈の間をつなぐ毛細血管は、髪の毛より細いものです。構造は細胞を薄い膜がおおうようになっています。弾性や強さはそれほどでもありません。毛細血管は全身の細胞を網羅して張りめぐらされています。

毛細血管は人体にとって重要な働きを

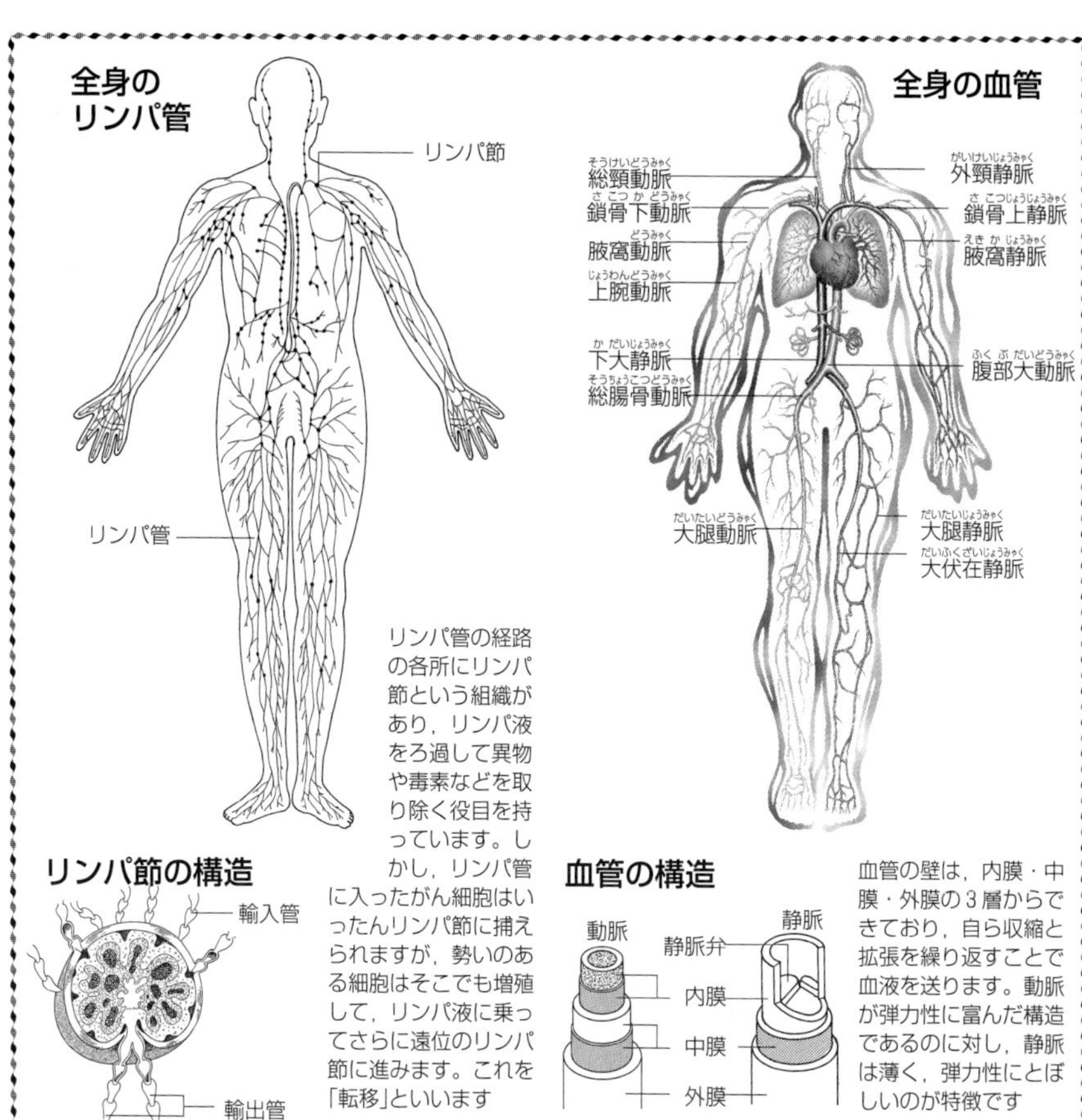

します。それは細胞のエネルギー源である酸素や養分の補給と、二酸化炭素や老廃物の受け取りです。そのため血管にはところどころに穴があいていて、この穴を通して動脈を流れてきた血液から、酸素や養分が補給され、細胞からは二酸化炭素や老廃物が血液に渡され、その血液は静脈へと流れていくわけです。

リンパ管の構造と働き

リンパ管は血管のように大きな圧力の変化を受けないため構造は単純ですが、血管と同様、いろいろな種類があり、細いものは毛細リンパ管と呼ばれます。

毛細血管からは細胞へ組織液という液がにじみでてガス交換などを終えるとまた毛細血管へもどりますが、毛細血管へもどらずそのままリンパ管へ入るものもあり、それがリンパ液となって全身をめぐります。リンパ管には首や腋（わき）の下などにリンパ節というゲートのようなものがあり、リンパ液に混じった細菌やウイルスなどはこのリンパ節でさまたげられ、リンパ球に排除されて感染が防がれます。

一言メモ 〈補体（ほたい）〉血液中に含まれる体液性防御因子。９つの成分から成るタンパク質で、免疫反応、炎症、感染防御などいろいろな生物活性を示す。

高血圧症（こうけつあつしょう）

受診科／内科・循環器内科

全身に血液を送るためには心臓が送り出す血液にかなりの圧力をかけることになります。

この圧力で血管の壁にかかる力が血圧です。血圧は1日の間だけでも運動や食事などによる血流量の増加や、ストレスなどの感情の動揺などによる血管の収縮などで上下します。

何かの原因で、血圧の調整の機能に障害がおこれば、高血圧や低血圧という慢性的な症状を表すことになります。とくに高血圧が続くと、各種の病気を発生させたり、既にある疾患症状に他の病気を合併させる原因ともなりますので治療が必要です。

高血圧は測定値でいうと最高血圧が130ミリ以上で、最低血圧が85ミリ以上の場合です。高い血圧は、薬による治療と日常生活での注意で正常にすることができます。

この高血圧症には、原因を特定できない本態性高血圧症と、身体のどこかに原因となる病気がある二次性高血圧症の2つがあります。

本態性高血圧症（ほんたいせいこうけつあつしょう）

【原因】 日本では本態性高血圧症が高血圧症の9割以上を占めていますが、原因はよくわかっておらず、さまざまな要素が関係しています。

例えば、日常生活の中で、運動不足やストレス、塩分の摂りすぎやタバコ、酒といった、本人に原因があるものや、寒さなどの本人をとり巻く環境などが誘因となっています。

このようなことは最初は一時的な血圧上昇をもたらすだけですが、習慣的になれば、高くなった血圧が下がらないようにする機能が血管に働くようになって慢性的な高血圧へ移行するのです。

【症状】 高血圧症としての自覚症状はほとんどありません。そのため、高血圧症が発見されるのも、健康診断や他の病気の治療でたまたま血圧を測定した場合に見つけることが多くなっています。

注意すべきは高血圧症が長い期間続いていろいろな合併症がおきることです。高血圧症そのものは自覚がなくても、合併症がおきた場合はその病気としての症状がはっきり現れてきます。脳卒中や狭心症あるいは腎障害などがそうです。

【治療】 現在の高血圧を治すだけでなく、予想される合併症をおこさないようにすることが重要です。治療は薬物による対症療法と、食事の節制や運動を中心とする日常生活での一般療法とからなります。

現在では薬に頼らない一般療法のウエイトが高くなっていて、まずそれから始めることがほとんどです。薬物は血圧を下降させるものを使いますが、使用については、日常生活を改善して食事療法を行っても、なお血圧が下がらない場合や、すでに合併症が進行している場合に施すことがすすめられます。

薬物療法としては、血圧を降下させる降圧剤という薬を使います。高血圧の軽いものや合併症のないものは、まず一般療法を数カ月続け、それでも血圧が下がらない場合に降圧剤を使います。合併症をともなっているほどの重症では、一般療法とともに降圧剤を使います。

　降圧剤には種類が多いのですが、大まかには利尿剤、カルシウム拮抗剤、交感神経抑制剤、血管拡張剤、アンジオテンシン変換酵素阻害剤などに分けられます。

二次性高血圧症

【原因】 30歳代以下の高血圧症の場合の3割近くがこの二次性高血圧症です。本態性高血圧と違って、高血圧のもととなる病気があるものをいいます。それが腎臓、血管、内分泌器官、中枢神経にまつわるものや、妊娠高血圧症、薬物中毒などの病気です。なかでも多いのが、腎臓や血管の病気によるものです。

　腎臓では糸球体腎炎や腎盂腎炎などが原因となります。血管では大動脈縮窄症のほかに大動脈炎症候群などがあります。内分泌では褐色細胞腫のほかにクッシング症候群などで高血圧がみられます。

　また、中枢神経では脳血管障害、脳腫瘍などのさまざまな病気が原因となっています。

　とくに慢性糸球体腎炎は、二次性高血圧症の原因の7割を占めるといわれています。


【症状】 高血圧そのものの自覚症状はありませんが、高血圧のもとになる病気の症状がよくでます。

　例えば腎臓病の場合は、顔がむくんだり尿量が減ったりします。血管の病気の場合は、大動脈縮窄症からの症状が顕著です。頭や両手などの上半身の血圧が非常に高くなり、逆に下半身の血圧が下降するものです。

　内分泌の病気からのものはホルモンの分泌が異常になって高血圧になるものです。例えば、副腎の髄質に腫瘍ができる褐色細胞腫なら、頭痛、動悸、発汗などの症状があります。

【治療】 原因となっている病気を薬物や手術で治療すれば高血圧も解消します。本態性高血圧と違って、手術可能な高血圧症ともいわれるゆえんです。
　なによりも早期発見、早期治療がかんじんです。

二次性高血圧となる主な病気

二次性高血圧の種類	もとになる病気
腎性高血圧	糸球体腎炎、腎盂腎炎、多発性嚢胞腎、腎水腫、腎梗塞など
腎血管性高血圧	腎動脈の狭窄
内分泌性高血圧	原発性アルドステロン症、クッシング症候群、褐色細胞腫など
心臓血管性高血圧	大動脈炎症候群、大動脈縮窄症など
神経性高血圧	脳血管障害、脳腫瘍、脳炎など

一言メモ 〈α・β遮断剤〉交感神経のα受容体とβ受容体の両方の神経の受け口をブロックする薬。血液の拍出量を減らすとともに末梢血管を拡張させるため、高い降圧効果が得られる。

低血圧症

受診科／内科・循環器内科・心療内科

血圧の最高が１００ミリ以下で、最低が60ミリ以下という低いものが低血圧症です。

高血圧症と違って低血圧症は身体に重大な影響をおよぼすことはなく、無理に治す必要はありません。

低血圧症には、いつも血圧が低い慢性低血圧症と立ち上がったときだけ低くなる起立性低血圧症があります。

さらに慢性低血圧症のほうは、本態性低血圧症と症候性低血圧症の２つに分かれます。

本態性低血圧症

【原因】 原因はよくわかっていませんが低血圧症のほとんどがこの本態性です。

【症状】 自覚症状がない場合が多いのですが、症状があるとすれば頭痛、肩こり、めまい、食欲不振などです。

【治療】 ふつうは治療の必要はありません。ただ、低血圧症を治したいと考えている人は、食事や睡眠、排便などを規則的にするなど、日常生活を変えることです。

症候性低血圧症

【原因】 心臓病や内分泌器官の病気などが原因となる病気があります。

【症状】 原因となる病気の症状に加えて、頭痛やめまい、肩こり、動悸、食欲不振などがあります。

【治療】 まず低血圧症の原因となっている病気の治療をします。

起立性低血圧症

【原因】 急に立ち上がったときに、重力で下半身に流れた血液がそのまま心臓へもどらなくて血圧が下がってしまうものです。

原因となる病気がある場合と、ない場合があります。原因となる病気としては神経や心臓、内分泌器官によるものなどです。

【症状】 めまいや立ちくらみのほか、一時的に目の前が暗くなったり、意識が軽く薄れたりします。

原因となる病気があるものはその病気の症状が出ます。

【治療】 原因となる病気のあるものは、その病気の治療を優先します。そうでなければ身体を安静にしていればやがて治ります。

下半身に血液が流れすぎないようにする医療用ストッキングを着用することも有効です。

大動脈瘤

受診科／循環器内科・心臓血管外科

【原因】 動脈のなかでもとくに太い大動脈の一部が弱くなって、血圧に押された血管がこぶのように異様に膨れておきます。

いったん発生すると破裂するまで大きくなります。そうなると大出血をして死亡にいたる、危険な病気です。

胸部と腹部では、症状や危険度が違います。

胸部大動脈瘤（きょうぶだいどうみゃくりゅう）

【原因】先天性の大動脈壁の変性や、梅毒、動脈硬化あるいは胸部の外傷や動脈壁の炎症などが原因となります。

【症状】初期のうちは自覚症状がありませんが動脈瘤が大きくなって他の器官を圧迫すると、いろいろな症状が出てきます。

声帯の神経が押されると声がかれて、気管支が押されると咳や痰などが出ます。

胸部大動脈瘤が破裂した場合は激しい胸の痛みや呼吸困難、喀血、血痰などがおきて、血圧が低下してショック状態となります。

【治療】自覚症状のない間は様子をみますが、他の器官を圧迫して新たな症状が出るようになったり、こぶが6センチ以上に拡大すれば手術をします。手術は、動脈瘤ができている動脈の部分を切除します。

日常生活では禁煙をして、ストレス、怒り、興奮などで血圧を上げないように注意をします。

腹部大動脈瘤（ふくぶだいどうみゃくりゅう）

【原因】腹部の大動脈にできた動脈瘤です。動脈硬化が原因の場合が増えています。

胸部大動脈瘤とおなじように、大きさが6センチ以上になれば破裂の危険が高まり、破裂すればすぐ手術しないかぎり大出血して生命にかかわります。

【症状】初期は痛みや咳などの自覚症状こそありませんが、こぶが大きくなって他の器官を圧迫すると腰椎を圧迫し、腰痛がおきます。

さらに、破裂すれば腹部や腰部が激しく痛みます。

【治療】手術以外に治療方法はありません。

解離性大動脈瘤（かいりせいだいどうみゃくりゅう）

受診科／循環器内科・心臓血管外科

【原因】動脈硬化などで、弱くなった血管内側の膜が血圧などによって裂けると、内側の膜と外側の膜に流れこんだ血液で、動脈の壁が縦に裂けて解離してしまいます。さらに進行すると裂け目も大きくなり、大動脈の末梢部分に広がっていきます。放置すると破裂して、生命にかかわります。

【症状】急に胸や背中、みぞおち、腰などに激痛がおき、ひどい場合は息ができないように感じます。痛みの場所や激しさは心筋梗塞の症状を思わせます。

痛みがおきると、発汗や吐き気などの症状も出ますし、ひどいとショック状態になって皮膚が蒼白になります。

脳への血流が阻害されれば、意識不明や半身麻痺など、脳障害のときと同じ症状が出ます。

【治療】放置すると生命にかかわる危険が高い病気ですので、ただちに入院が必要です。

一般治療としては、裂けた外側の膜が破裂しないように血圧を下げる薬剤を使って安静にします。効果がない場合や、剥離の範囲が広い場合、あるいは心臓、腎臓や脳に影響をおよぼしている場合には手術を行います。

一言メモ　〈アンジオテンシン変換酵素阻害剤（へんかんこうそそがいざい）〉降圧剤あるいは心不全治療薬の一種。全身の末梢動脈を収縮させ血圧を上昇させるアンジオテンシンという物質の生成を助ける酵素の働きを抑える。

大動脈炎症候群

受診科／内科・循環器内科

【原因】 胸部や腹部の大動脈が炎症をおこして血管の壁が厚くなって血行不全がおきるものです。

炎症の原因はよくわかっていません。進行して高血圧や大動脈弁閉鎖不全などを合併すると、数年後に心不全や脳出血で死亡することもあります。

発見者の日本人にちなんで高安病として知られています。長い年月で合併症をおこせば心不全や脳出血で死亡することもあります。患者は15歳くらいからの若い女性が中心です。

【症状】 片方の手首の脈が触れなくなり、「脈なし病」ともいわれます。手の脈が触れなくなるのは鎖骨下動脈や上腕動脈といった腕に血液を送る動脈に炎症がおよんで血行が不全になるからです。

長い年月で病気が進行し、高血圧や大動脈弁閉鎖不全などを合併すると、心不全や心筋梗塞、大動脈破裂、脳出血などで死亡することもあります。

発病すると発熱して微熱が続くこともありますが、最初から血流不全の症状だけ示す場合もあります。

【治療】 初期状態や発熱の繰り返しがあるときは、ステロイド剤を内服します。

初期ならこれだけで血流不全の症状は解消しますし、脈も触れるようになることもあります。

大動脈縮窄症

受診科／循環器小児科・循環器内科

【原因】 胸部大動脈が生まれつき狭く、その先の血液の流れが悪くなるものです。放置すると心不全などをおこして生命にかかわります。

【症状】 狭くなった部位から下流へ血液が流れにくくなり、上のほうへ多く流れるようになります。狭くなったところより上である頭部や上肢の血圧が高くなり、下肢の血圧が低くなります。

乳児では頻脈、多呼吸、体重増加不良がみられます。成人になって発見されたものでは頭痛、めまいがあり、下肢が冷たくなります。

【治療】 乳幼児などで合併症がなければ、手術で切除するか人工血管でつなぐ手術をすれば治ります。

先天性心臓病などの合併症があれば生後数カ月で心不全や呼吸困難をおこしますのでやはり手術します。

急性動脈閉塞症

受診科／血管外科・外科

【原因】 動脈硬化や動脈の炎症などで血管壁が出血したり潰瘍ができると血栓（血の固まり）ができやすくなります。その血栓で手や足あるいは腹部の太い動脈がつまって、そこから先に血液が流れなくなってしまう病気です。急激に悪化しますから、治療が遅れると手足切断や生命に危機をおよぼします。

【症状】 突然、手足が痛んだり、皮膚が白くなったり脈がとれなくなったり、知覚・運動麻痺などがおきます。

痛みがひどくなるとショック状態になったりチアノーゼがおきたり、皮下出血のような紫色の斑点が出たりします。この血行不全が続くと組織が壊死してしまいます。

【治療】 比較的状態のいいものは、血管に管を入れて血栓を除去します。除去できない場合は手術をします。

さらに症状が重い場合は手術もできませんから、血行の改善をする治療をします。

動脈閉塞症がおこりやすい場所

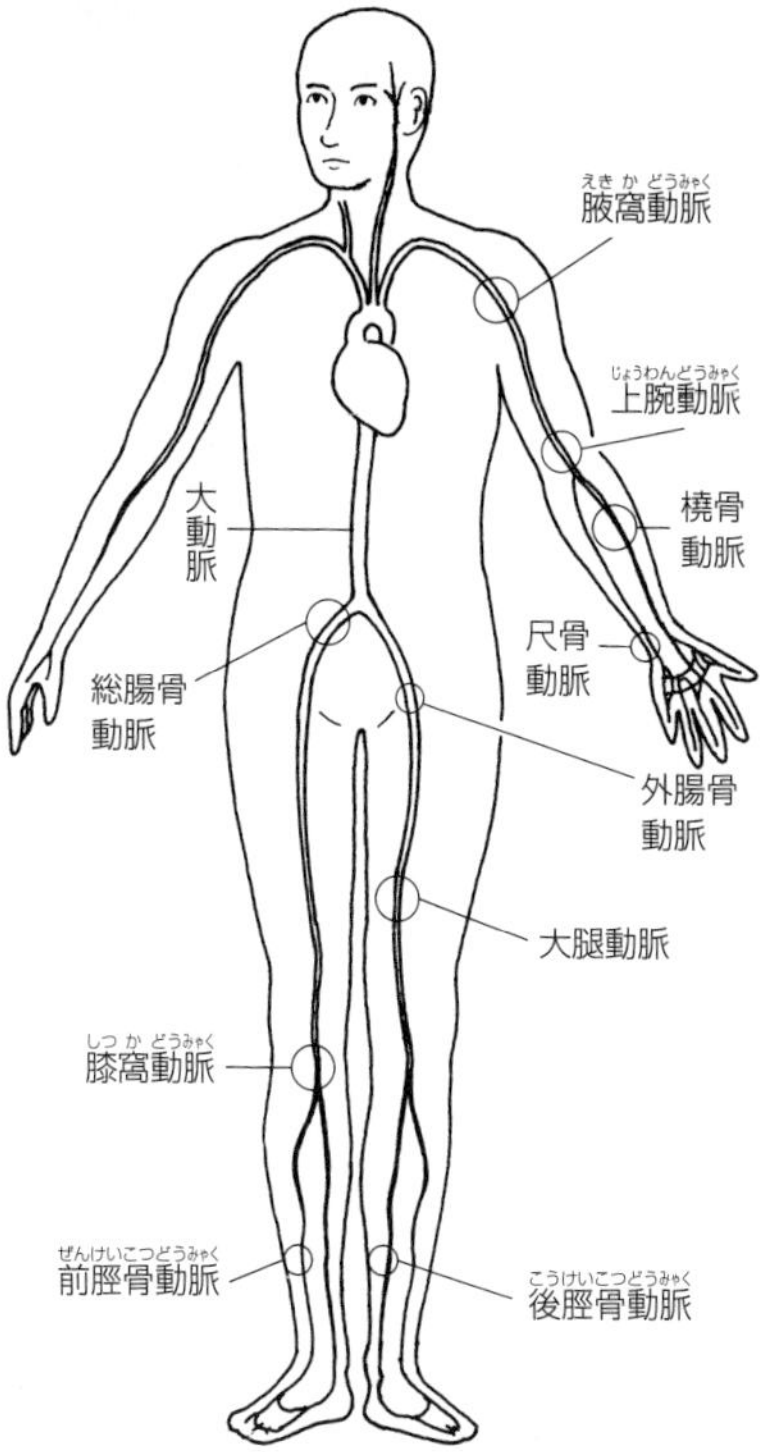

腋窩動脈
上腕動脈
橈骨動脈
大動脈
尺骨動脈
総腸骨動脈
外腸骨動脈
大腿動脈
膝窩動脈
前脛骨動脈
後脛骨動脈

バージャー病

受診科／血管外科・外科

【原因】 原因はまだ解明されていませんが、手足にある細い血管にできた血栓が血管をつまらせて、その先に血液が流れなくなる病気です。

難病にも指定され、40歳までの壮年の男性が多く発病します。患者のほとんどが喫煙者です。

【症状】 手足の先が血流不全になって、冷たく白くなります。歩いているときにしびれるような痛みが生じて、休むとおさまります。

ほとんどの場合、ふくらはぎのあたりの血管が炎症をおこし、そのあたりの皮膚が赤く筋状に腫れ、その腫れはところどころに現れては消えます。

動脈の閉塞がひどくなると、安静にしていても痛みが出て、完全に閉塞すると足の指先から腐り始めて変色して壊疽がおきます。そうなると指は、夜も眠れないほど痛みます。

【治療】 壊疽がおこっていない場合は、薬による治療と、歩行訓練や運動をします。薬物療法では、血液が固まるのを防ぐ血小板凝集抑制薬、血管を広げる血管拡張薬などを使用します。

壊疽がおきている場合は、抗生物質などを投与します。しかし、薬剤で治療できないほどひどい場合には、足を切断します。

日常生活での一般療法も大事です。禁煙、手足の保温や清潔保持で病気の進行はかなり防げます。

一言メモ 〈α遮断剤〉血管を収縮させる交感神経のα受容体と呼ばれる神経の受け口をブロックして血管の緊張をやわらげ、血圧を下げる薬。心臓や腎臓などへの影響が少ないとされる。

レイノー病・レイノー症候群

受診科／内科・血管外科

【原因】 寒さや冷たさに対して過剰に血管が反応して収縮し、急に血流が悪くなるものです。

壊疽をおこしたり、生命にかかわることはありません。

【症状】 手足の指が蒼白になって蠟人形の指のような色になります。しびれて痛みを感じて、やがて感覚がなくなります。このような状態をレイノー症状と呼びます。

レイノー症状は原因がわからないレイノー病と原因が特定できるレイノー症候群とに分かれます。

レイノー病

【治療】 血管拡張薬や血小板凝集抑制薬などを使用します。手術が必要になるようなことはまずありません。

レイノー症候群

【原因】 血管がつまる膠原病やバージャー病が原因としてはよく知られています。チェーンソーの振動でおきる、いわゆる白蠟病もレイノー症候群のひとつです。

【症状】 レイノー症状の程度が強くて、指がむくんだり潰瘍ができることもあります。

【治療】 まず、原因となる病気を治すことが優先です。

レイノー症候群そのものの治療としては、血管拡張薬や血小板凝集抑制薬などの使用があります。症状によっては手術をします。

血栓性静脈炎

受診科／循環器内科・血管外科・外科

【原因】 炎症や損傷のために静脈壁に血栓ができて静脈の内側をふさぐものです。注射の繰り返しなどで、皮膚のすぐ下におこることが多い病気です。

【症状】 皮膚が静脈にそって赤く腫れたり、軽い痛みがあります。

注射などが原因となっているのではなく、自然におきた場合はいろいろな症状が出ますが、他の病気の合併を示すことがあります。

下肢の皮静脈にしこりがつぎつぎに現れて数週間で消えていくような場合はバージャー病の可能性もありますし、がんや血液疾患あるいは膠原病などの場合もあります。

【治療】 自然に腫れや痛みは治るのでとくに治療はいりませんが、ひどい場合は医師の手当てが必要です。

合併症がある場合はその病気を治療します。

静脈瘤

受診科／外科・血管外科

【原因】 生まれつき静脈壁が弱くて、血圧で静脈壁が拡張して皮膚の下からこぶのようにふくらむ病気です。そのまま放置すると進行して異常なこぶが残ります。

先天的に静脈の壁が弱い人や、理容・

美容師、調理師など、長時間立ったままの仕事の人は、立っている間に下肢の静脈に集まった血の圧力に耐えられずに、下肢の血管がふくらんでしまいます。また、妊娠することによって拡張した子宮が静脈を圧迫しておきることがあります。

【症状】軽いうちは足がだるかったり、つっぱる感じがします。全身症状がないので放置すると、立っている間に確実に静脈瘤が現れるようになります。

寝たまま足を高く上げるとほとんど消えてしまいますが、立つとまたふくらんできます。長い期間で悪化すると、皮膚の一部が褐色になる色素沈着や発生した湿疹が潰瘍に変わることがあります。

もっと危険な合併症は、静脈瘤の中に発生した血栓が肺動脈に入って、肺動脈をつまらせて肺塞栓をおこす場合です。この血栓が溶けないと、肺へ血が流れなくなり生命にかかわります。

【治療】潰瘍や合併症などがない場合は、静脈血の逆流とうっ血を防止する弾力ストッキングなどを使用します。

静脈炎や湿疹、潰瘍あるいは静脈瘤からの出血がある場合は、手術します。

急性リンパ節炎

受診科／内科・外科

【原因】リンパ節はリンパ管の首や腋の下などを中心に、約５００個以上あります。リンパ液に運ばれて身体を流れてきた細菌などをここで止めて、リンパ球と闘わせて全身への感染を防ぎます。

細菌などの感染によりリンパ管が炎症をおこすとリンパ節も急性の炎症をおこしてはれます。

リンパ節が腫れるのは悪性リンパ腫と呼ばれる腫瘍の場合と、細菌などの感染の場合です。もっとも多いのがウイルスや細菌による感染です。

急性リンパ節の炎症が長期化し慢性となるケースに結核性リンパ節があります。

【症状】感染したところの近くのリンパ節が急に腫れて硬くなり、手で押さえるとグリグリして痛みがあります。喉の感染なら首のところのリンパ節が腫れますし、足をケガすると下肢のつけ根のリンパ節がはれます。

【治療】病巣を治療して、リンパ節を冷やします。感染が治ればはれもひきます。

感染治療には抗生物質を投与しますし、リンパ節のうみを出すなら切開手術を行います。慢性は原因の治療に務めます。

リンパ浮腫

受診科／内科・外科

【原因】リンパ系の循環機能に障害が起こり、タンパク質や水分がリンパ系組織に留まってしまうことによって引き起こされます。特に子宮がんや乳がん、前立腺がんなどの手術後にリンパ節が破壊された、いわゆる二次性が原因とされる症状が多くみられます。

【症状】浮腫は痛みを伴わずに四肢の左右どちらかに腫れをみますが、外傷などによって急激な腫れを引き起こすことがあり、悪性リンパ浮腫は痛みを伴います。

【治療】リンパ管の撮影によって障害の度合いを調べ、弾性スリーブ・ストッキングなどの使用を医師の指示で行います。

一言メモ　〈蟻走感〉皮膚の上をアリが這っているようにムズムズと感じる異常感覚。レイノー病などに用いる血行改善剤の副作用などでみられることがある。

心臓・心筋

心臓の構造

（外側）

大人の心臓の重さは300グラムくらいで、心筋というじょうぶな筋肉でできており、血液循環のために血液を送ったり受けとったりする、太い動脈や静脈が出ています。心臓の外側は大動脈から枝分かれした冠状動脈が取り巻いています。

心臓の表面は心外膜で二重におおわれていますが、2つの膜にはすきまがあり、心膜液で満たされています。

（内側）

心臓の内側は薄い心内膜という膜でおおわれて、内部は2つの心房と2つの心室からなる、4つの部屋に分かれています。

部屋の配置は右側の上に右心房（うしんぼう）、下に右心室（うしんしつ）があり、左側にそれぞれ左心房（さしんぼう）と左心室（さしんしつ）があります。左右の部屋は中隔（ちゅうかく）という膜で仕切りがされ、上下の部屋はそれぞれ弁膜で仕切られています。

血液循環と心臓の働き

心臓はポンプのように収縮と弛緩（しかん）をして血液を送り出したり戻したりします。これを循環と呼びますが、循環は心臓と全身の細胞との間の大循環と、心臓と肺との間の小循環の2つに分かれます。

大循環は大動脈から出た酸素と栄養を含んだ新鮮な血液が、全身の細胞へ送られ、毛細血管で酸素と栄養を細胞へ与えて、二酸化炭素を受けとった後に静脈を通って大静脈から心臓へ戻ります。次にこの血液は心臓から肺動脈を通って肺に送られ、二酸化炭素を放出して酸素を取り入れるガス交換をして、肺静脈を通って心臓へ戻ります。これが小循環です。

この2つの循環にあたって心臓の各部屋が独自の働きをするのです。まず大循環の始まりでは、左心室が収縮してその中の新鮮な血液が大動脈へ入っていき、全身に送られます。全身を流れてきた血液は上大静脈か下大静脈から右心室の上にある右心房へ入って、弁を通って右心室へ入ります。

次に右心室が収縮するとそれが小循環の始まりで、弁の作用で血液は右心房へ戻ることなく肺動脈へ入って肺に送られます。肺静脈を通った肺からの血液は、今度は左心房へ入ってきてから左心室へ入ることになります。この左心室の新鮮な血液で大循環がまた始まります。

このような循環のための心臓の収縮と弛緩の2つの動きが一緒になって拍動（心拍）と呼ばれます。拍動は健康な人の場合は1分間に約50～80回ほどです。

心臓の拍動のリズム

心臓がリズムをもって拍動するのは、上大静脈と右心房の接点のあたりにある洞結節と呼ばれる結節があるからです。

この洞結節から発する刺激が、刺激伝導系というルートを通って心筋に達し、拍動の制御をしているのです。この洞結節で発する刺激そのものや刺激伝導系にトラブルがあると、拍動が速くなったり遅くなったり、間隔が不規則になったりします。これがいわゆる不整脈です。

また他の臓器と同じように、心臓も自

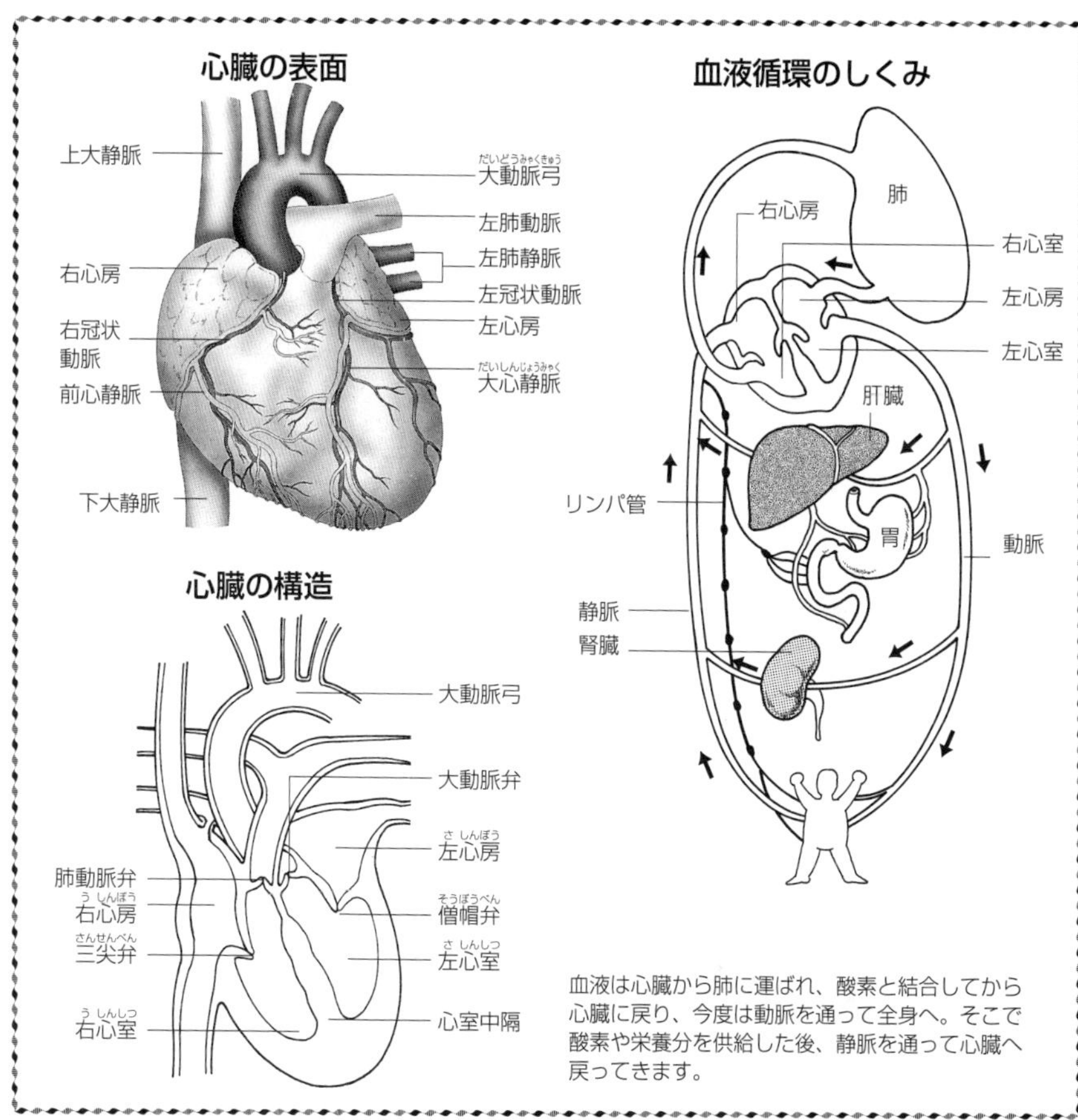

血液は心臓から肺に運ばれ、酸素と結合してから心臓に戻り、今度は動脈を通って全身へ。そこで酸素や栄養分を供給した後、静脈を通って心臓へ戻ってきます。

律神経で制御されています。交感神経や副交感神経の作用に刺激伝導系が影響されて、拍動が速くなったり遅くなったりします。ストレスなどで拍動が速くなるのは交感神経の作用なのです。

冠状動脈の働き

冠状動脈は心臓そのものに酸素やエネルギーとなる栄養を与えます。冠状動脈は、大動脈のつけ根のところで血管が2本に分かれます。これは右冠状動脈と左冠状動脈と呼ばれています。左心室から大動脈に送られる新鮮な血液の数パーセントをこの2本の冠状動脈が受けとります。

右冠状動脈は心臓の右側に血液を供給しますが、左冠状動脈はさらに枝分かれして心臓の左側だけでなく前側と後側にも血液を送っています。冠状動脈の先の方はさらに枝分かれして細い管となっています。心臓の拍動が速い場合は、心臓への酸素や栄養補給を多くするために、冠状動脈の血液量は増加します。冠状動脈の血行が悪くなったりつまったりすることで狭心症や心筋梗塞がおきます。

一言メモ 〈冠不全〉心筋に血液を送り込む冠状動脈の硬化によって冠状動脈の血流が妨げられ、心筋での酸素の需要と供給のバランスが崩れた状態。

狭心症（きょうしんしょう）

受診科／循環器内科

【原因】 冠状動脈は心臓の大動脈から枝分かれして、心臓を取り巻いて新鮮な血液を心臓の組織に送っています。この冠状動脈が何かの原因で狭くなってくると、虚血（きょけつ）と呼ばれている、先のほうへ必要なだけの血液を送れない状態となります。これが狭心症です。

狭心症は直接死亡の原因にはなりませんが、心筋梗塞へ移行すると生命にかかわります。50歳以降の男性に多くおきます。

動脈といっても冠状動脈の内径は2、3ミリ程度で、それほど太いものではありません。ですから狭くなりやすいうえに、運動して心臓の拍動が速くなったりすると、血液の流れが必要量をまかなえなくなります。

狭心症の原因としては、動脈の内側に中性脂肪やコレステロールが沈着して狭くなる動脈硬化が一番多いものです。また、梅毒、大動脈炎症候群などによって冠状動脈の入り口に炎症がおきるとやはり内径が狭くなって狭心症の原因になります。

動脈硬化はだんだん血管が狭くなってしまうものですが、冠状動脈がけいれんして一時的に狭くなっておきる狭心症もあります。

冠状動脈が狭くなっていると、いろいろなきっかけで狭心症の発作がおきやすくなります。走ったり、家事をしたりあるいは排便でいきんだりすると、虚血状態になっておきるものが労作性狭心症と呼ばれるものです。逆に睡眠中のように安静にしていてもおきる場合もあります。

【症状】 胸の痛みが中心です。その痛みもちくちくというようなものではなく、ギューッとしめつけられるような痛みであったり、胸がつまってしまうような鈍痛がするものです。

心臓は胸の左にありますが、痛みの部位はネクタイをする胸の中心のあたりになることが多いとされています。痛みは激しいものからそれほどでもないものまであり、時間は長くても10分ほどでおさまります。

【治療】 治療としては薬物療法が中心となります。それでも効果がない場合や症状によっては冠動脈形成術や手術をします。

●薬物治療　発作がおきたばかりのときは錠剤やスプレーになったニトログリセリンを使います。冠状動脈の内径を広げる薬ですが、舌の下に入れると2、3分で効いてきます。

カルシウム拮抗剤は毎日服用するもので、冠状動脈のけいれんを防止して内径を広げますが、とくにけいれんによる狭心症に効果があります。労作性狭心症ではβ遮断剤を毎日服用させます。これが交感神経に作用して、心臓の活動を抑制してエネルギー消費を減らし、効果を発揮します。

●冠動脈形成術　冠動脈にカテーテルという管を入れて狭い部分を広げたり、ステントというコイル状の金属で広げたり、特殊な刃で削ったりして狭窄部分を治療します。

●外科的療法　胸の裏側の動脈や足の静脈の一部をとって冠状動脈のバイパスとして使う手術を行います。冠動脈形成術ができない人に行います。

心筋梗塞（しんきんこうそく）

受診科／循環器内科

【原因】　狭心症は冠状動脈の血管が細くなって血流量が少なくなることでおきるものですが、血管がつまってしまってそこから先にほとんど血液が送られなくなって心筋が壊死（えし）してしまうのが心筋梗塞です。

50歳以降の男性に多く、死亡率3割といわれている大変危険な病気です。

心筋梗塞の原因の多くは冠状動脈の動脈硬化です。動脈硬化の部分が破れて、血栓という血のかたまりが付着したりして血管閉塞の原因となります。

また、冠状動脈が収縮して血管内径が閉塞し、それが長く続くと心筋梗塞の原因となります。さらに、喫煙、高血圧症、脂質異常症、糖尿病あるいは肥満などが危険因子となります。

発作がおきるきっかけは、狭心症と違って運動などではなく、突然おきますし、狭心症の発作を繰り返すうちにおきる場合もあります。

【症状】　ほとんどの場合に胸痛があります。それも、しめつけられるような痛さや、火ばしをつっこまれたような痛さなど、なんともいえない激しい痛みがあり、狭心症の場合よりも長く続きます。ふつうは1、2時間、場合によっては翌日まで痛みが続きます。

また、左肩や背中まで痛みが広がったり、冷や汗や呼吸困難をともなうこともあります。ショック状態をおこすと危険な状態です。

この痛みは安静にしてもおさまらず、ニトログリセリンを使用しても解消しませんので、モルヒネを使います。

【治療】　入院が必要です。発症後は、なるべく早く、できれば6時間以内に血栓溶解療法や冠動脈形成術を行います。また、場合によってはバイパス手術を行うことがあります。

右冠状動脈（みぎかんじょうどうみゃく）

左冠状動脈（ひだりかんじょうどうみゃく）

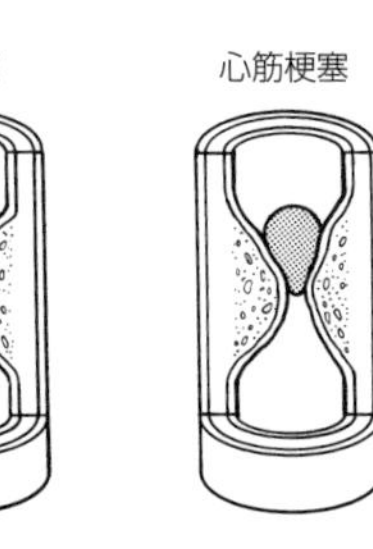

冠状動脈が硬化して先の方へ必要な血液を供給できない状態

血流が完全に遮断されて，心筋の一部が壊死してしまう

一言メモ　〈カルシウム拮抗剤（きっこうざい）〉心筋や冠状動脈を収縮させるカルシウムの働きを抑える薬。心筋の緊張をやわらげ、血管を拡張するため、狭心症、不整脈、高血圧症などに効果を示す。

不整脈（ふせいみゃく）

受診科／循環器内科・内科

【原因】心臓病が原因となる場合が多いものですが、動脈硬化や甲状腺機能亢進症が原因のこともあります。過労やタバコの吸いすぎでおきることもありますが、はっきりした原因のない場合も多くみられます。

【症状】動悸を感じたり、胸が苦しいといった症状がおきますが、自覚症状がない場合もあります。ときどきおきる場合などでは、検査をしたときに発見されない場合があります。

不整脈は心臓の拍動のリズムが乱れるものです。脈拍はふつう1分間50から80くらいで、運動をしたり興奮するとそれより増えるものです。

不整脈は大きく分けて、頻脈型と徐脈型の2つがあります。この両方の型に、いろいろなタイプの不整脈があります。

頻脈型（ひんみゃくがた）

期外収縮

時々、余分な収縮がおきるもので、心臓がドキリとする感じや瞬間とまったような感じがあります。脈がとんだりします。不整脈の中ではこの期外収縮がもっとも多く、心臓病が原因の場合と、はっきりした原因のない場合があります。

発作性頻脈

１５０以上に達する頻脈が突然おこり、また突然止まります。激しい動悸や息苦しさなどがあります。

心房細動

脈が多くなったり正常だったり、少なくなったりと、リズムがでたらめになる状態です。

一時的なものと、慢性になって続くものがあります。

高齢者に多いのが特徴です。弁膜症や高血圧など心房に負担のかかる心臓病のある場合と、アルコールの飲みすぎでもおきる場合があります。

徐脈型（じょみゃくがた）

房室ブロック

軽いものはほとんど症状がありませんが、進行すると動悸がしたり脈がとんだりします。さらに進むと脈拍が1分間に40以下に減ってしまいます。アダムス・ストークス発作（次項参照）をおこして、数秒以上心臓が停止することがあります。

洞不全症候群

心臓はその中にある洞結節からの刺激が伝導経路を通って心筋に作用して動くのですが、この伝導経路に障害が出て心房へ届かない場合、洞不全症候群となります。

症状は、ほぼ房室ブロックと同じです。やはりアダムス・ストークス発作をおこすことがあります。

【治療】心電図検査をしたうえで、心臓病などの原因がないものは治療の必要はありません。運動をするのもさしつかえありません。心臓病のあるものはその治療を行いますが、それぞれの不整脈に適した薬剤を使います。

徐脈や心臓停止がおきるようなら電気的に刺激を出すペースメーカーを植えます。

アダムス・ストークス症候群（しょうこうぐん）

受診科／循環器内科・内科

【原因】 心臓の異常が原因で脈が急に遅くなったり心臓の拍動が一時的に停止したりして、心臓から脳へ流れる血液が急激に減少するためにおこる発作をいいます。

心臓の中には洞結節があり、ここから出る刺激の経路である伝導経路に障害がおきると心室収縮の指令が届きませんから、心臓は収縮しなくなります。完全房室ブロックや洞不全症候群などが原因となります。

【症状】 失神などの意識障害をおこし、ときにはてんかんのような全身けいれんをともなうこともあり、尿の失禁がある場合もあります。また、脈は触れにくいかあるいはとても遅くなっています。

たいていは数秒から数分で意識は回復しますが、心臓の活動が正常になって脳に血液が送られることがなければ、意識が回復せずにそのまま死亡することになります。この場合は突然死とか心臓麻痺とされます。

【治療】 一時的に薬を使うこともありますが、たいていは体内式ペースメーカーを植えこみます。

心不全（しんふぜん）

受診科／循環器内科・内科

【原因】 心臓の左右の心室は収縮することで流れこんできた血液を心臓の外へ送り出します。

右心室なら全身をめぐってきた血液をガス交換のために肺に送りこみ、左心室なら肺から来た新鮮な血液を全身に送ります。

心室の収縮力が低下すると、このようなポンプとしての役割が果たせなくなって、身体に必要なだけの血液が送り出せなくなるのです。

右心室の力が低下すると、静脈から入ってきた血液がつかえて静脈系がうっ血するため右心不全となります。左心室の力が低下すると全身に血液が送れなくなり、肺静脈からの血液が停滞して肺静脈がうっ血するために、左心不全となります。

心臓以外にも大動脈、腎臓、甲状腺などいろいろな器官の病気が心不全の原因となります。

【症状】 左心不全の場合、軽いうちはじっとしていれば症状は出ませんが、身体を動かすと血液が不足して動悸や息切れがおきてきます。

さらに症状が進行してくると、就寝中に咳が出て呼吸困難になり、ヒューヒュー、ゼーゼーいうようになります（心臓喘息）。

右心不全の場合は、静脈のうっ血から静脈がふくれ上がり、肝臓がはれて身体全体がむくんできます。

【治療】 急性の場合は入院してただちに酸素吸入を行い、薬物を投与するなど、うっ血を除去する各種の処置をします。

慢性の場合は水と塩分の制限をしたり利尿剤や心室の収縮力を強めるジギタリスという薬を使用します。また、原因となる病気の治療も必要です。

一言メモ 〈頻脈（ひんみゃく）〉安静時の脈拍数は通常１分間に60～80回だが、それが100回以上と異常に増加した状態。心疾患、腎疾患、バセドウ病、高熱時、心理的緊張時などにみられる。

肺性心

受診科／呼吸器科・循環器内科

【原因】 呼吸器や肺の病気によって右心室が肥大しておきます。右心室からはガス交換のために肺に血液が送られますが、何かの病気があれば妨げられて、肺動脈の血圧が上がると、同時に長い間に右心室が肥大してしまうのです。

肺性心には急性肺性心と慢性肺性心があり、急性のほうは主に肺塞栓によっておき、慢性のほうは気管支や肺や胸部の病気でおきます。

【症状】 急性肺性心は胸痛、呼吸困難、血痰などがおきます。

ひどい場合は唇や耳にチアノーゼがおきて紫色になります。

慢性肺性心の場合は息切れやむくみなどがみられますが、進行するとチアノーゼが出てきます。

【治療】 急性肺性心では酸素吸入をし、肺塞栓の場合なら血栓を溶解する薬を用います。慢性肺性心なら原因となる病気の治療をします。

心臓神経症

受診科／内科・循環器内科・心療内科・精神科

【原因】 ストレスなどの精神的なもの以外には原因となる疾患が認められないのに、胸痛や動悸などの症状が出るものです。

【症状】 動悸、息切れ、胸痛、頻脈などがあり、呼吸困難がおきる場合もありますが、自覚症状のみで、診察・検査しても原因となる病気は認められません。

【治療】 心理面での治療が中心となります。精神的にバランスが悪い場合は精神安定剤を用います。

リウマチ熱

受診科／小児科・内科・循環器内科

【原因】 溶血性連鎖球菌による扁桃炎や咽頭炎など上気道の病気がきっかけとなり、全身性の病気になり、その影響で心内膜や心外膜などに炎症がおきたものです。

【症状】 発熱し脈が速く動悸があります。大きな関節の痛み、紅い斑点、皮下の結節、手足や顔の筋肉の不随意の動きなどがみられます。また、進行すると心臓の圧迫感があったり、軽い呼吸困難もおきます。

【治療】 入院して抗生物質を投与して治療します。

急性ならステロイド剤で炎症をおさえます。

急性心膜炎

受診科／内科・循環器内科

【原因】 心臓の一番外側をおおっている心膜に炎症がおきたものです。

炎症の原因としてはウイルスや細菌などですが、原因を特定できないことも少なくありません。

【症状】 突然するどい胸痛がおこります。この症状は呼気や体位変換をすることで増強します。

心膜腔に液がたまってくると心臓を圧迫して動悸や息切れがおこることがあります。

【治療】入院して原因や症状に応じて薬剤治療をします。

慢性収縮性心膜炎

受診科／循環器内科・心臓外科

【原因】心膜炎が慢性的にゆっくり進行すると心臓全体が厚くなって硬くなり、壁側心膜と臓側心膜が癒着するようになるため、心臓が拡張しにくくなるものです。

【症状】全身の倦怠感や呼吸困難がおき、腹部に水がたまり、またむくみも出てきます。

【治療】手術をして治します。できれば心筋が変化してしまわないうちに行います。

感染性心内膜炎

受診科／内科・循環器内科

【原因】心臓の内側をおおっている心内膜は心臓の弁膜にもつながっています。この心内膜や弁膜に、抜歯や各種の手術などで身体に入った細菌が侵入しておきた感染症です。

【症状】微熱や高熱などが出ます。動悸や息切れが出てきます。

【治療】入院して抗生物質を中心とした治療をします。重症の場合は心臓の弁の手術をすることもあります。

心筋炎

受診科／内科・循環器内科

【原因】主にウイルスの感染の後に、心臓そのものの組織をつくっている心筋に炎症がおきて、心臓の機能が低下するものです。

【症状】発熱や喉の痛み、頭痛などのかぜの症状があって、1週間ほどしてから動悸、胸痛、呼吸困難などがおきてきます。

急激に進行すると不整脈が出たりショック状態をおこしたりします。

【治療】不整脈やショック状態がおきていればそれらを治すようにします。症状によっては心臓ペースメーカーを植えこむこともあります。

特発性心筋症

受診科／循環器内科

【原因】原因不明で心臓の心筋に障害がおきるものです。

この病気には心臓の壁が厚くなる肥大型心筋症と、心臓が拡張する拡張型心筋症があります。

どちらも厚労省によって難病の指定を受けています。

【症状】肥大型では胸痛、胸部圧迫感、息切れが、拡張型では動悸、息切れ、呼吸困難がおこります。

【治療】各種の薬剤での治療をします。重症の拡張型心筋症は心臓移植術の対象となります。

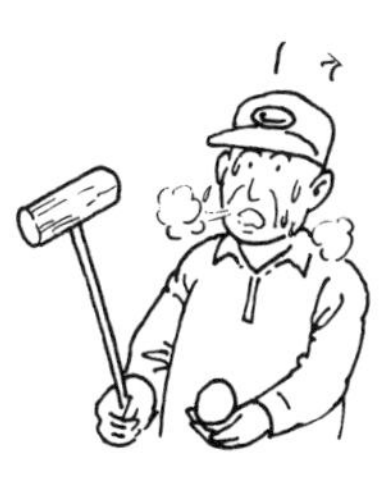

一言メモ　〈心筋〉心臓を形作る固有の筋肉で、自律神経の支配を受け、律動的な収縮を休みなく行う。連続した立体的な網目構造をなし、これが収縮の刺激を心筋全体に伝える役目を果たす。

先天性心疾患（せんてんせいしんしっかん）

受診科／小児科・循環器内科・心臓外科

【原因】生まれつき心臓の弁に形態異常があったり、左右の心房や左右の心室を隔てている中隔に穴が開いていたり、心臓内部の血液の流れが異常になっているものです。

【症状】症状がないものから、頻脈、呼吸困難、動悸、息切れ、チアノーゼを示すものまでさまざまです。

【治療】心不全があれば強心剤や利尿剤を用います。疾患によって手術法が異なります。

心房中隔欠損症（しんぼうちゅうかくけっそんしょう）

受診科／小児科・循環器内科

【原因】左右の心房の間の中隔に穴が開いていて、左心房の血液が右心房へ流入してしまい、肺へ流れる血液が増加して右心房と右心室が拡張してしまうものです。

【症状】穴が小さければほとんど症状はありません。穴が大きくても症状が出ない場合もありますが、ふつうは息切れや動悸があり、重くなると心不全がおきます。

【治療】穴が小さければ治療は必要ありませんが、大きければ手術して縫合します。

心室中隔欠損症（しんしつちゅうかくけっそんしょう）

受診科／小児科・循環器内科・心臓外科

【原因】左右の心室を隔てている中隔に穴が開いていて、肺からもどってきた新鮮な血液がまた肺に送られてしまいます。左心房と左心室が拡張してしまうものです。

【症状】軽症ではほとんど症状がありません。穴が大きいと不整脈がおきて生命にかかわります。

肺高血圧症をおこせば呼吸困難や心不全をおこします。

【治療】5歳ぐらいまでの間に自然に閉鎖することがあります。穴が小さければ治療の必要はありませんが、大きければ手術します。

動脈管開存症（どうみゃくかんかいぞんしょう）

受診科／小児科・循環器内科・心臓外科

【原因】人は子宮の中の胎児のときには肺呼吸をしていません。心臓から出た動脈管という血管が直接大動脈へつながって血液を流します。この動脈管は出生後に閉じて肺動脈が機能して肺呼吸が始まりますが、この動脈管の閉鎖がうまくいかずに大動脈の血液が肺に逆流してしまいます。

【症状】肺の血圧が上がってきて肺高血圧症になると、動悸、呼吸困難、あるいは心不全の症状が出ます。

【治療】合併症がおきると危険ですので、手術をしますが、ふつうは完全に治ります。

大動脈弁狭窄症（だいどうみゃくべんきょうさくしょう）

受診科／小児科・循環器内科・心臓外科

【原因】左心室が収縮して、大動脈へ血液が送られるときに開く大動脈弁のところが狭くなって、血行不良がおきるため、左心室に負担がかかり肥大してしまいます。

【症状】軽ければ症状は出ませんが、弁のところがひどく狭くなると胸痛や呼吸困難が生じたり、ときには死亡したりします。

【治療】重い場合は手術をして狭くなった弁のところを広げます。

ファロー四徴症

受診科／小児科・循環器内科・心臓外科

【原因】肺動脈狭窄、心室中隔欠損症、右心室肥大に加えて、大動脈が左右の心室にまたがっている大動脈騎乗という合計4つの異常があって、血液中の酸素が非常に少なくなる病気です。

【症状】唇や爪が紫色になるチアノーゼがおき、ときには呼吸困難や意識不明になります。

【治療】症状に応じて時期をみはからってから手術をします。

大血管転位症

受診科／小児科・循環器内科・心臓外科

【原因】大動脈が右心室から出て、肺動脈が左心室から出るという、まったく逆転したもののため、酸素の少ない血液が全身にまわってしまう危険な病気です。放置しておくと生命にかかわることもあります。

【症状】チアノーゼと心不全の症状になり、そのままだと数カ月ほどで死亡します。

【治療】静脈血と動脈血を入れ換える血流転換手術をします。

先天性心疾患のタイプ

左心房
右心房
左心室
右心室

心房中隔欠損症
右心房と左心房を分ける心房中隔に穴があいてしまうタイプ

心室中隔欠損症
右心室と左心室を分ける中隔に穴があくタイプ

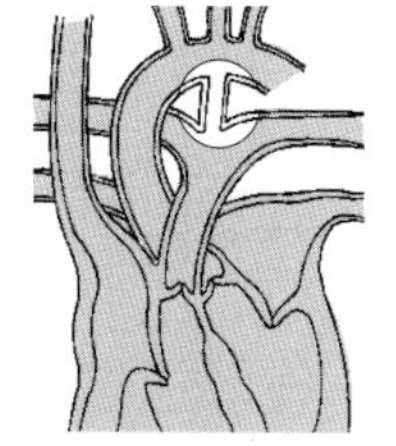

動脈管開存症
閉じるべき動脈管が閉じずに血液が逆流する病気

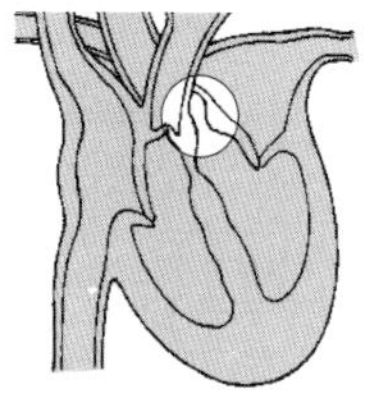

大動脈弁狭窄症
大動脈弁が細くなり、左心室に負担がかかる

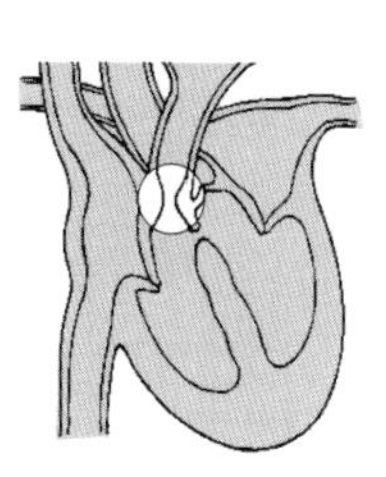

肺動脈弁狭窄症
肺動脈弁が細くなり、右心室に負担がかかる

一言メモ 〈強心剤〉全身の内臓器官や組織に血液を供給する心臓の収縮・拡張機能を高め、十分な血液が送り出せるようにする薬。ジギタリス剤が代表的。

心臓弁膜症

受診科／内科・循環器内科

【原因】 心臓には血液の流れに応じて開閉し、血液の逆流を防ぐ弁が4つあります。

それが僧帽弁、大動脈弁、肺動脈弁、三尖弁です。

それぞれの弁は血液を送り出すときには開き、送り出してしまったら血液が逆流しないように閉じるようになっています。

この弁の開閉や周囲の組織に障害がおきるのが心臓弁膜症です。大部分がリウマチ熱などの原因による後天的なものです。

【症状】 故障をおこした弁膜やその程度などによって違います。

なかなか症状が現れてこない場合もありますが、進行するにつれて、心臓の働きが低下したり、心不全などの症状が出てきます。

【治療】 症状が出なければとくに治療をする必要はありませんが、症状が出たときは、強心剤などの薬物治療や手術をします。

僧帽弁膜症

受診科／内科・循環器内科・心臓外科

弁膜症の中では6割をしめる、もっとも多い病気です。弁の故障の違いによって僧帽弁狭窄症と僧帽弁閉鎖不全症の2つに分かれます。

僧帽弁狭窄症

左心房と左心室の間にある僧帽弁がリウマチ熱などの炎症で癒合してきちんと開かなくなるものです。

左心房から左心室への血液の流れが悪くなってしまうため、肺のうっ血がおこります。

また、咳や動悸、息切れがおき、さらにひどくなると泡状の痰が出て入院が必要となります。

心不全をおこしていなければ、日常生活の中で注意していくことになりますが、心不全をおこしている場合は、薬物治療やバルーンによる裂開術を行います。

また心房細動になると塞栓症をおこす危険性が高いので、ワルファリンなどによる抗凝固療法を行います。

僧帽弁閉鎖不全症

左心房と左心室の間にある僧帽弁がきちんと閉じずに逆流がおこり、左心房と左心室が拡張していくものです。リウマチ熱の後遺症だけでなく、感染性心内膜炎や急性心筋梗塞や心筋症などが原因となります。

無症状が続く場合が多いですが、やがて動悸や息切れがおきたり、足のむくみなど、いろいろな心不全症状が出てきます。

息切れや動悸などの心不全の症状がおきてきたときは、薬物による治療を行います。場合によっては手術をします。

乳頭筋機能不全症候群

心室にあり、僧帽弁を支えている乳頭筋という筋肉が心筋梗塞によって異常をおこしたため、僧帽弁閉鎖不全をきたした状態です。

僧帽弁逸脱症候群（そうぼうべんいつだつしょうこうぐん）

左心室と左心房の間にある僧帽弁がたるんで、きちんと閉まらなくなったものです。

原因はよくわかりませんが、胸痛や動悸、息切れなどがあります。

治療の必要のない場合が多いのですが、閉鎖不全がとくにひどい場合には、薬物、あるいは手術による治療が必要となります。

大動脈弁膜症（だいどうみゃくべんまくしょう）

受診科／循環器内科・心臓外科

大動脈弁に故障がおきる病気ですが、弁がきちんと開かない狭窄症と、逆に閉じない閉鎖不全症に分かれます。

大動脈弁閉鎖不全症（だいどうみゃくべんへいさふぜんしょう）

【原因】 左心室と大動脈の間にある大動脈弁がしっかり閉じないために、閉鎖不全をおこして、左心室が拡大したものです。

リウマチ熱の後遺症や、感染性心内膜炎などによって、弁自体に故障がおきてしまう場合もありますが、大動脈炎症候群や解離性大動脈瘤などにより、弁の周囲の組織に障害がおきてくることもあります。

【症状】 症状のないままで、40歳代以後に現れることが多いものです。

最初に現れる症状としては、身体を動かしたときに動悸や息切れが出ることです。さらに心機能が低下してくると胸痛や呼吸困難を生じます。また、不整脈もおきてきます。

【治療】 利尿剤や強心剤のジギタリスを用います。心機能がある程度低下すれば手術します。

三尖弁膜症（さんせんべんまくしょう）

受診科／循環器内科・心臓外科

【原因】 右心房と右心室の間にある三尖弁に何かしらの故障がおきるものですが、弁がきちんと開かない狭窄と、逆にきちんと閉じない閉鎖不全の2つに分かれます。

その原因のほとんどは重症の僧帽弁狭窄症、閉鎖不全症に合併しておきる二次性の三尖弁閉鎖不全症で、弁そのものの病変によっておきることは少ないものです。

【症状】 肝臓の肥大や全身のむくみが出て、さらに重症になると腹に水がたまります。

動脈へ通じる弁が開き血液が押し出される

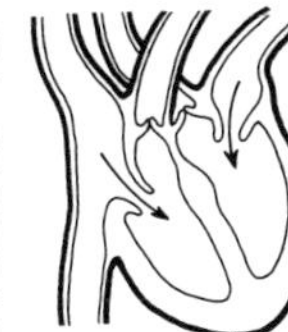

心室と心房の間の弁が開き、血液が流入

両心室とも血液で満たされ、弁は閉じている

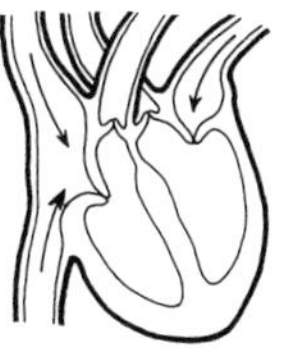

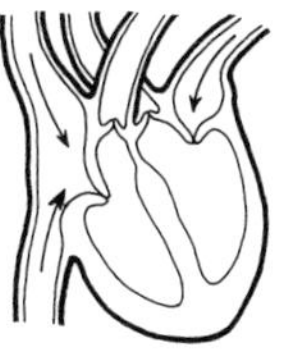

動脈に通じる弁が閉じ心房が拡張する

一言メモ 〈ジギタリス剤（ざい）〉心筋に直接作用してその収縮力を高める薬。強心剤の代表的存在だが、服用量が多すぎると副作用（ジギタリス中毒）を招きやすい。

【治療】 薬物治療や手術をします。

三尖弁閉鎖不全症（さんせんべんへいさふぜんしょう）

【原因】 三尖弁は右心房と右心室の間にあるものですが、何かの原因で生まれつきこの三尖弁がまったく存在しない場合があります。

この形態異常を三尖弁閉鎖症といいます。

【症状】 生後まもなく唇などが紫色になるチアノーゼが現れます。

【治療】 乳児の場合は軽い手術をして、5歳くらいになってから機能が根治する手術を行います。

エプスタイン病（びょう）

【原因】 右心房と右心室の間にある三尖弁が下の方に落ちこんでしまって右心室にくっついてしまうものです。三尖弁の閉鎖不全を合併します。

【症状】 軽い場合はまず症状はありませんが、重症になると心房中隔欠損症をともなうことから血液の混合がおきて、チアノーゼが現れたり、呼吸困難やむくみ、不整脈などの心不全の症状が出てきます。

【治療】 手術が必要です。

肺動脈疾患（はいどうみゃくしっかん）

先天性心疾患に分類されるものと後天性の肺動脈弁膜症があります。

肺動脈狭窄症（はいどうみゃくきょうさくしょう）

【原因】 胎生期の弁尖の癒着や弁の異形成が原因で先天性心疾患の6％を占めます。右心室から肺動脈への血行が悪く、右心室がうっ血して肥大してきます。

【症状】 動悸、息切れ、胸痛があり、重症例ではチアノーゼがあらわれます。高度例では心筋障害、心不全をおこします。

【治療】 バルーン、カテーテルによる拡大術を行います。右室低形成合併例を除き治療成績は良好です。

肺動脈閉鎖症（はいどうみゃくへいさしょう）

【原因】 単独奇形の場合とチアノーゼ性先天性心疾患に合併するものがあります。

【症状】 二酸化炭素の多い血液がたまって酸素不足になりますので、新生児期からチアノーゼがおきます。

【治療】 早期に短絡手術を行います。

肺動脈弁膜症（はいどうみゃくべんまくしょう）

肺動脈弁狭窄症（はいどうみゃくべんきょうさくしょう）

【原因】 多くは先天性で、後天性の場合もあります。リウマチ性僧帽弁膜症、大動脈弁膜症、感染性心内膜炎などに合併してみることがあります。

【症状】 重症では動悸、息切れ、胸痛が、また乳児ではチアノーゼがおきます。

【治療】 弁を切開する手術が必要です。

肺動脈弁閉鎖不全症（はいどうみゃくべんへいさふぜんしょう）

【原因】 僧帽弁狭窄症、慢性肺疾患、肺梗塞や特発性肺高血圧症などに多くみられます。また感染性心内膜炎や悪性カルチノイド症候群による場合があります。

【症状】 動悸、息切れ、胸痛のほかに重症になるとチアノーゼがあらわれます。

【治療】 右心不全症状が強い場合や難治性の心内膜炎では外科的治療が必要です。

心肥大（しんひだい）

受診科／小児科・循環器内科

【原因】 いろいろな原因によって心臓、とくに心室の筋肉が肥大したものです。この心肥大には内側へ厚くなっていって心室が狭くなる求心性肥大、心室が拡大して心臓そのものが大きくなる遠心性肥大、肥大型心筋症による不均等肥大があります。

求心性肥大の原因は、左心室と大動脈の間にある大動脈弁がきちんと開かない大動脈弁狭窄症や高血圧が原因となります。

これは、心室がふつうより大きな力を出すことになって、心室の心筋が厚くなるからです。

遠心性肥大の原因は、大動脈弁閉鎖不全症などで左心室に負担がかかって、さらに心室が拡大する状態が続くと、心臓の重さが増してくることからおきるのです。

【症状】 原因となる疾患に応じた自覚症状が出てきます。

【治療】 原因となる疾患の治療をします。

ぽっくり病（ぽっくりびょう）

思いあたる病気もない健康そのものの人がなんの前ぶれもなく突然死亡することがあります。

このような突然死の中でも、いわゆるぽっくり病は、もっとも代表的なものです。

たとえば、いたって健康な青年が夜中に急にうめき声や奇声を発して突然死んでしまうのです。そのほとんどは、心臓や血管に原因があるとされていますが、細かいことはまだよくわかっていません。

また、青少年の突然死の原因としては、運動中の急性心不全によるものが最近多くなっていますが、この場合は死因がはっきりしているのに対し、ぽっくり病の場合は原因不明だという特徴があります。

年齢による「突然死」の原因

ふだん健康な人がある日突然死んでしまう突然死は、年齢によってその原因が違ってきます。

ふだんから心疾患や血圧の異常がないかなどに注意して、若くても無理な運動をしたり、ストレスをためないことが大切です。

■**乳幼児** 低酸素状態や心不全状態になる乳児突然死症候群（いわゆる赤ちゃんのぽっくり病）や先天性心疾患があります。これがおきるのは明け方が多いといわれています。また川崎病による突然死もあります。

■**青少年** 20歳代では心筋症、不整脈、解離性大動脈瘤、くも膜下出血、肺炎、喘息などが多いようです。

■**中高年** 40歳代や50歳代の中高年の場合に多いのは急性心筋梗塞です。

そのほか、心臓の疾患や脳の血管障害が原因のものが最近多くなってきています。

■**高齢者** 急性心筋梗塞や脳血管障害、大動脈瘤破裂などの原因が多くなっています。

一言メモ 〈冠状動脈（かんじょうどうみゃく）〉心筋に血液を送り込む血管。大動脈弁の近くから分岐した右冠状動脈と左冠状動脈が、冠のように心臓を取り巻いて走行することからこう呼ばれる。

消化器の病気

食道

食道の構造と働き

消化器とは口から肛門まで続く一連の臓器の総称です。このうち食道は、のどと胃をつなぐ管状の臓器で、咀嚼された食物を胃に送る働きをするため、伸縮性に富み、内腔は皮膚に似た丈夫な上皮でおおわれています。

食道は上から頸部食道、胸部食道、腹部食道に分けられ、それぞれが生理的狭窄部とよばれる、狭くなっている部位を持っています。

食道は入り口の筋肉がいつも軽く収縮しているため、前後に平たくつぶれていますが、これにより、息を吸ったときに、空気が食道に入ってしまったり、食物が逆流するのを防いでいます。

さらに食道から胃に移行する部分には下部食道括約筋があり、胃液や胆汁の逆流を防いでいます。食物が入ってくると、それを胃に送るため、食道は蠕動運動を開始するのです。

食道炎

受診科／内科・消化器内科・外科

【原因】食道炎のうち最もよくみられるのは、下部食道の括約筋機能が低下し、胃液や胆汁が食道に逆流しておこるものです。

逆流は、食道裂孔ヘルニアや膠原病の一種でもおこりやすくなります。そのほかには、強い刺激物の摂取や、細菌・真菌感染などでも、食道に炎症がおこることがあります。

【症状】食物を飲み込んだときの痛み、胸やけ、胸痛、上腹部の痛みなどで、特に逆流性食道炎では、夜間、就寝中に痛みが生じるのが特徴です。

【治療】感染が原因となっている場合には、感染に対する治療が行われます。逆流による食道炎には、食道括約筋の機能を高める薬剤や、制酸剤、粘膜保護剤などが使われます。また食事の直後に寝ない、寝るときは上半身を少し起こすなどの生活指導も大切です。

食道アカラシア

受診科／内科・消化器内科・消化器外科

【原因】食物を食べたときに食道下部から胃の噴門（胃の入り口）にかけての筋肉がゆるまず、食物が胃に送り込めない状態です。食物は食道にとどまるため、食道がふくれてしまいます。

【症状】食物が飲み込みにくかったり、食道に物がつかえている感じがします。食物は固形物より流動物のほうが飲み込みにくく、食道にたまっている食物を嘔吐したり、就寝中に気管に逆流して咳込んだりします。精神的なストレスによって、症状が悪化することがあります。

【治療】薬物療法、物理的療法、外科的療法があります。

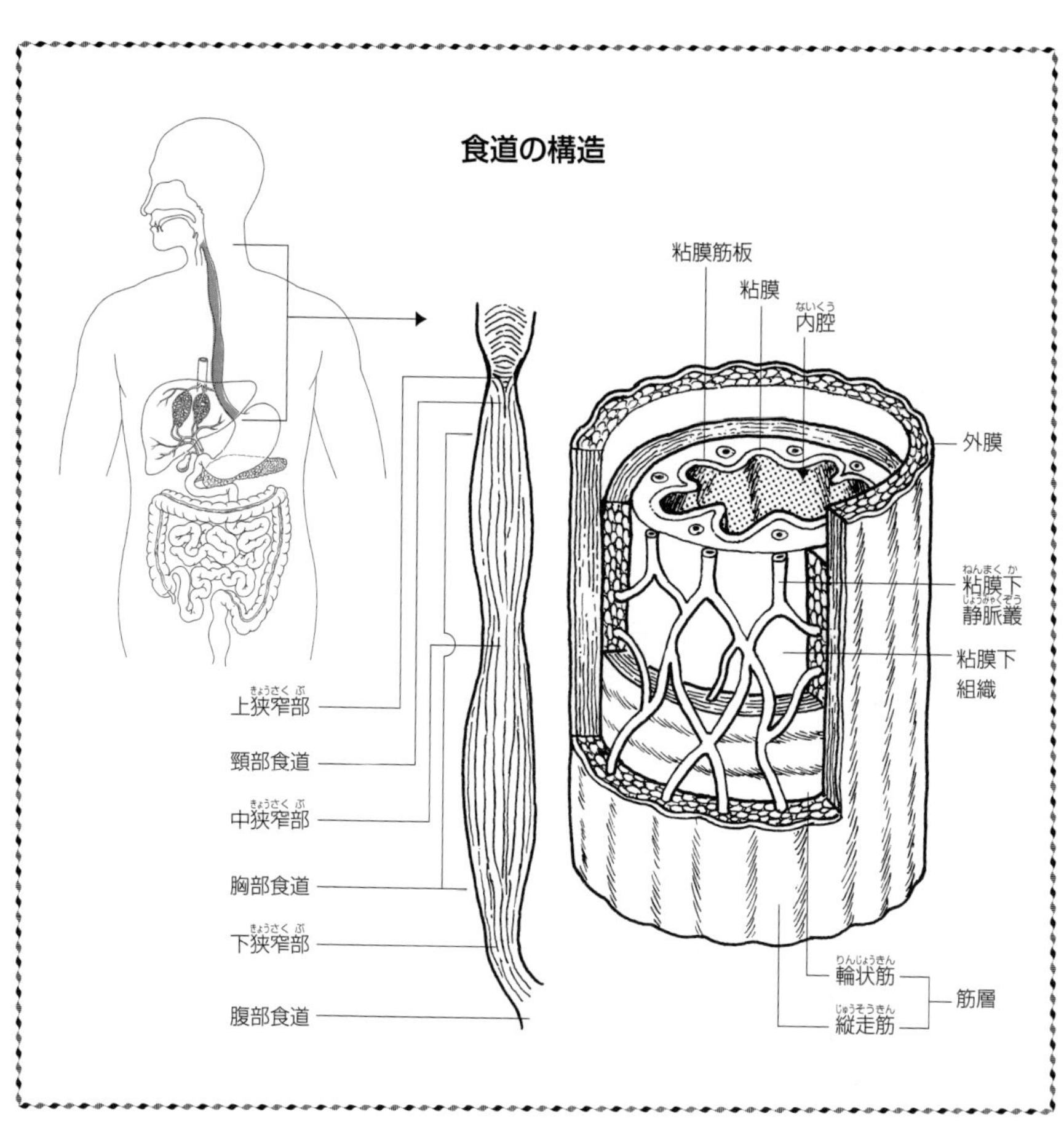

薬物療法では抗コリン剤や亜硝酸（あしょうさん）を使用して括約筋を弛緩させますが、鎮静剤や精神安定剤が有効な場合もあります。物理的療法には拡張器などによって通過性を改善する方法があります。外科的療法では下部食道の括約筋を切開する方法があります。

食道潰瘍（しょくどうかいよう）

受診科／内科・消化器内科・消化器外科

【原因】 食道炎と同じように、胃液や十二指腸液が逆流したり、物理的あるいは化学的な刺激が原因となります。

特に最近注目されるのは、カプセルに入った薬剤によるものです。胃に送られるはずのカプセルが食道に停留し、中の薬剤が出て食道の粘膜を傷つけます。

【症状】 食後の胸やけ、げっぷ、嘔吐、胸骨周辺のさすような痛みなどです。

【治療】 制酸剤、粘膜保護剤、抗潰瘍剤などの薬物療法を行い、逆流が原因で内服治療で改善されない場合は手術も行います。

一言メモ 〈アカラシア〉なんらかの原因で飲食物を胃へ送る食道の蠕動運動が消失し、噴門（食道と胃の接続部）もうまく開口しなくなって嚥下障害がおこった状態。

食道狭窄

受診科／内科・消化器内科・消化器外科

【原因】 食道が狭くなって飲食物が通りにくくなった状態です。食道に発生した潰瘍や炎症が治っても、瘢痕ができて食道が狭くなることでおこります。

食道狭窄には腐食性食道狭窄と呼ばれるものがありますが、これは硫酸、塩酸、塩化アンモニア、あるいは苛性ソーダなどの強いアルカリ性や酸性腐食剤を誤って、あるいは自殺目的で飲んだあとに瘢痕ができるものです。そのほかには、食道がんなどの腫瘍によるものや、手術で食道と胃や腸をつないだときにおこることもあります。

【症状】 飲食物を飲み込むのが困難になったり、嘔吐がおこり、ひどくなると飲食物が食道を通らないために、脱水症状や栄養障害をおこすこともあります。

腐食剤を飲んだ場合は食道狭窄以外にさまざまな症状が現れ、重症化することがあります。食道の腫れがおさまっても時間の経過とともに瘢痕が高度になり、はじめの頃よりも飲食物が通りにくくなることもあります。

【治療】 狭窄の原因が明らかな場合は原因に対する治療を行います。腐食剤を誤飲した場合は早期に食道や胃を洗浄し、中和剤の投与などをします。

狭窄の治療には拡張器などを使い、狭くなったところを広げますが、狭窄が高度なときは手術を行います。

マロリー・ワイス症候群

受診科／内科・消化器内科・消化器外科

【原因】 大量飲酒、妊娠、食中毒などで激しく嘔吐したときに、食道と胃の境目付近の粘膜が裂けて出血をおこす状態のことです。

【症状】 何度か吐いて、やがて大量の鮮血が吐血や下血として出てきます。出血が大量になると、ショック状態をおこすこともあります。

【治療】 通常は内視鏡で診断されると、薬剤の局所注入、電気メス、レーザーなどでただちに止血します。内視鏡による止血が不十分であれば点滴による止血剤、血管収縮剤、抗潰瘍剤などの治療を加えますが、それでも止血しなければ、手術を行います。

食道神経症

受診科／内科・消化器内科

【原因】 食道そのものには病変がないのにもかかわらず、飲食物が飲み込めなくなるものです。

広い意味では髄膜炎やてんかん、破傷風などによる神経障害で食道の通りが悪くなるものをいいますが、狭い意味では心因性のものをいいます。

【症状】 食道にいつもなにかがつかえてるような気がしたり、胸が圧迫されたり、焼けるような感じがすることがあります。

【治療】 ストレスなど精神的なものが原因であるときは、鎮静剤による薬物療法や精神療法が有効です。

食道裂孔ヘルニア

受診科／内科・消化器内科・消化器外科

【原因】胸郭と腹腔の間にある横隔膜には、食道を通すための穴が開いています。これが食道裂孔ですが、この穴がゆるんだりすると、いつもは横隔膜より下にある胃の一部が、この穴をすり抜けて胸郭内に入り込んでしまいます。

　これが食道裂孔ヘルニアですが、このような状態では食道の下部の括約筋が機能しなくなり、胃の内容物が食道へ流れ込んで逆流性食道炎を合併しやすくなります。

　高齢者に多く、これは横隔膜の筋肉が弛緩してくるためにおこると考えられていますが、ほかに肥満、妊娠などによる腹腔内圧の上昇なども原因となります。

【症状】胃液や胆汁が食道へ逆流するために、食後や就寝中に胸やけやげっぷ、嘔吐、腹痛などが現れます。

【治療】自覚症状がないものや、あっても軽いものは治療の必要はありません。食道裂孔ヘルニアによって食道炎がおきた場合は、制酸剤や抗潰瘍剤などを使用する薬物療法を行い、薬剤で改善しないときは手術を行って、胃の脱出を防ぐ処置を施します。

食道静脈瘤

受診科／内科・消化器内科・消化器外科

【原因】食道にある静脈が瘤のように膨らんでしまう病気です。多くは肝硬変の結果として生じ、肝臓に血液が流れ込みにくくなって、門脈（消化器から肝臓へ血液を送る血管）の圧が高まり、行き場をなくした一部の血液が食道の静脈に流れ込みます。そうなると常態以上の血液が静脈を流れて静脈が膨れます。

【症状】静脈瘤そのものからは症状は現れません。しかし、静脈瘤が破裂すると出血して吐血や下血がみられ、出血量が多い場合はショックをおこすこともあり、肝機能の悪化を招くケースも少なくありません。

【治療】出血の予防には、内視鏡的な処置や血管造影を応用した方法があります。出血をおこしたときも、内視鏡的に止血することが多く、バルーン付きの胃管で圧迫することもあります。

　再発を繰り返す場合は、肝機能がよければ手術を行うこともあります。

食道の良性腫瘍

受診科／内科・消化器内科・消化器外科

【原因】食道にできる、がんや肉腫以外の腫瘍です。上皮から発生する場合と、それ以外の部位から発生するものに分かれます。上皮性のものでは乳頭腫が多く、上皮以外では平滑筋腫、嚢腫、血管腫、脂肪腫などがあります。よく発生するのは平滑筋腫です。

【症状】小さいうちは自覚症状はありませんが、大きくなると飲食物が飲み込みにくくなってきます。

【治療】大きくなって自覚症状が出るようになると治療が必要です。内視鏡を使って切除したり、場合によっては腫瘍を摘出する手術をします。

一言メモ 〈内視鏡検査〉ファイバースコープや電子内視鏡を体内に挿入し、病変を直接観察する検査法。先端にカメラやレーザーを取り付ければ、病変の撮影や病変の一部の採取もできる。

胃・十二指腸

胃の構造と働き

胃は腹腔の上部にあり、入り口は食道に、出口は十二指腸につながっています。胃の右上方には肝臓、左には脾臓、下には横行結腸などが接しています。

胃はふだんは平らですが、食物が入ってくると伸びて膨らみ、へそより下の位置に降りてきます。胃の内腔は粘膜でおおわれ、その下には発達した筋肉の層があり、その外側を漿膜という薄い膜がおおっています。胃の入り口は噴門、出口は幽門と呼ばれています。

胃の粘膜には胃液を1日に1・5リットルほど分泌する胃腺があります。胃液は食物を食べ始める寸前に分泌を始めて、食べている時はもちろん、食物が胃に止まっている間は分泌を続けます。胃の働きは、食道から入ってきた食物を軟らかくして小腸へ送ることです。胃に入ってきた食物は、蠕動運動によってよくかきまぜられながら胃液でおかゆのように軟らかくされ、さらに胃液の作用でタンパク質を消化し、殺菌的な働きもします。

十二指腸の構造と働き

十二指腸は胃の幽門につながる20～30センチの管で、腸の始まりの部分です。最も胃に近い部分は十二指腸球部と呼ばれていますが、十二指腸のなかでも特に胃液にさらされているので、十二指腸潰瘍のほとんどがここに発生します。

十二指腸の中間あたりにはファーター乳頭または十二指腸乳頭と呼ばれる突起があります。この突起には穴が開いており、肝臓で分泌された胆汁と膵臓から分泌された膵液がこの中を通って十二指腸に流れ込みます。食物が胃から十二指腸に入ると、胆汁と膵液に含まれる消化酵素によって、タンパク質はアミノ酸へ、糖質はブドウ糖などの単糖類に、脂質は脂肪酸などに分解されて吸収されやすい形になります。

急性胃炎

受診科／内科・胃腸科・消化器内科・消化器外科・小児科

【原因】 胃炎は消化器疾患のなかでは多くみられるもののひとつで、胃の内壁の粘膜が炎症をおこすものです。

胃炎は原因や症状で急性と慢性の2つに分かれます。急性胃炎は急性に症状が現れ、短期間に治癒するのが特徴です。原因にはさまざまなものがありますが、大きく分けて外因性と内因性の2つがあります。

外因性急性胃炎

食べ物や飲み物、薬品などが原因となっておこるものです。なかでも多いのはアルコールや香辛料の過剰摂取によるものです。

薬品ではアスピリンなどの消炎鎮痛剤、解熱剤、抗生物質などがあります。

そのほかに異物の誤嚥や寄生虫の感染なども原因となります。

【症状】 原因が発生してから数時間で寒気や腹部の不快感などが現れ、腹痛や嘔吐が続きます。嘔吐には血が混じっている場合もあります。

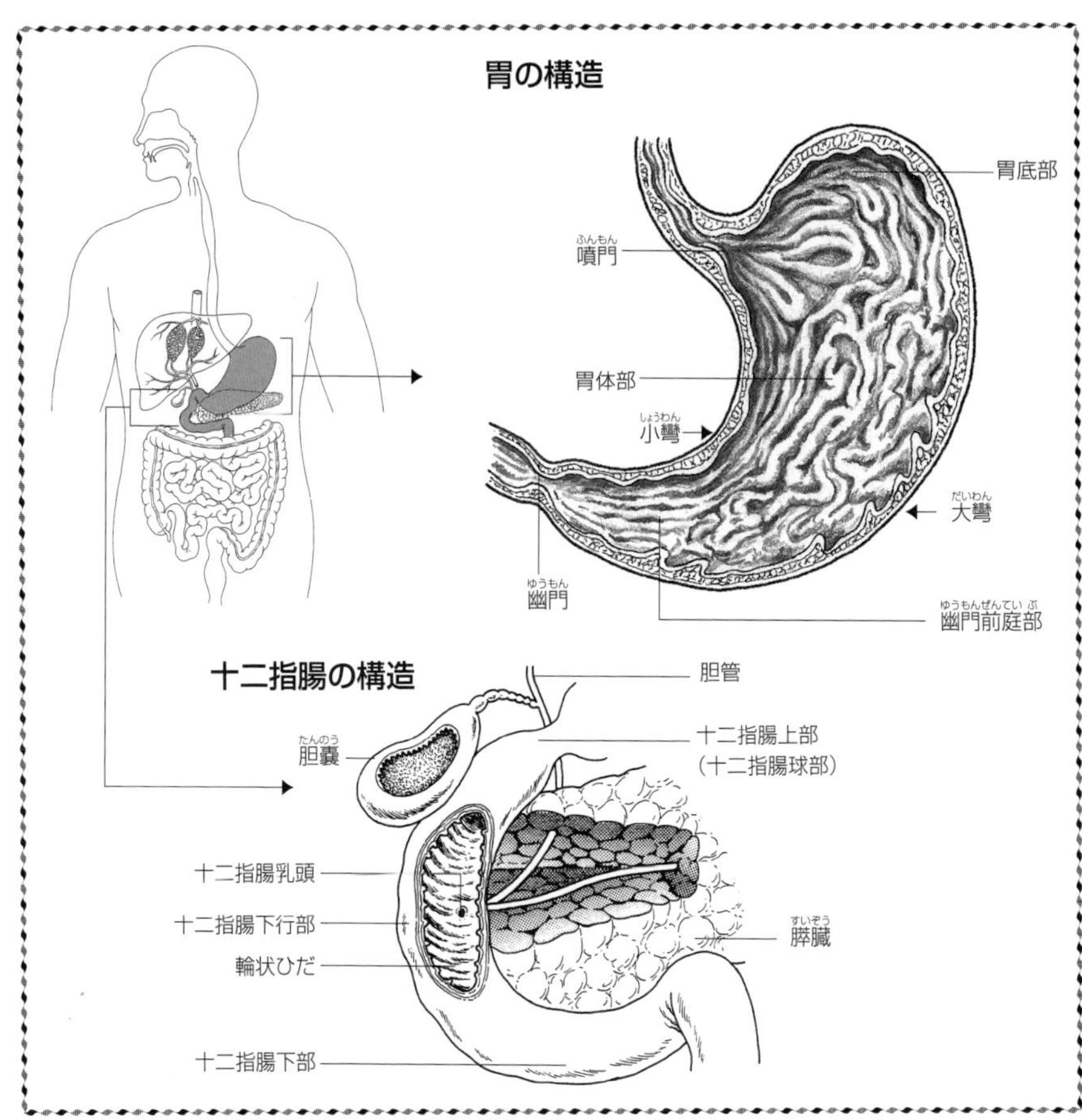

【治療】軽い場合は1、2日ほど絶食したり、軟らかいものを食べて水分を補給しておけば数日で治ります。嘔吐や下痢がひどく、脱水症状が現れたときには入院して治療を受けます。薬剤では潰瘍と同じ制酸剤や粘膜保護剤などが使われます。

内因性急性胃炎

食べ物や飲み物が原因となるのではなく、インフルエンザ、猩紅熱、腸チフスなど消化器官ではない臓器の急性感染症などに合併しておこるものです。

牛乳や卵など、特定の食品に対するアレルギー反応によっておこるものもあります。

内因性急性胃炎は小児がかかりやすい病気ですが、最近ではこの病気そのものが減少しています。

【症状】腹痛や嘔吐といった胃の症状だけでなく、細菌感染による症状も現れることがあります。

【治療】細菌感染症の場合は原因になる病気の治療を行うとともに、脱水症状がおこらないようにします。

一言メモ　〈胃液〉胃粘膜の表面にある微小な穴（胃小窩）から分泌される強酸性の液体。主成分は塩酸とペプシン。強力な消化作用を持ち、その働きは十二指腸球部にまでおよぶ。

慢性胃炎（まんせいいえん）

受診科／内科・胃腸科・消化器内科・消化器外科

【原因】 胃の粘膜が持続的に炎症をおこし、炎症が慢性的になる病気で、酒やタバコあるいは辛いもの、熱いものなどの刺激が慢性的に加わることが原因と考えられています。

細かい点についてはすべてが解明されたわけではありませんが、最近では、ヘリコバクター・ピロリとよばれる細菌が慢性胃炎に関与しているともいわれています。（ピロリ菌除菌治療は保険適用）

また、慢性胃炎は粘膜の炎症の状態により、いくつかに分けられます。

表層性胃炎（ひょうそうせいいえん）

胃の粘膜の表面だけに軽い炎症が発生するものです。

そのまま萎縮性胃炎に移行するものもあります。

萎縮性胃炎（いしゅくせいいえん）

胃の粘膜が萎縮し、薄くなってしまったものです。

そうなると粘膜のなかにある胃腺も萎縮してしまうため、胃液の量が少なくなります。

肥厚性胃炎（ひこうせいいえん）

萎縮性胃炎とは逆に、胃の粘膜が正常な状態よりも厚く見えるものです。

また、胃液や、そのなかの胃酸の分泌が増加し、過酸症がみられることがあります。

【症状】 上腹部の不快感や胃もたれなどが現れることもありますが、慢性胃炎の特有の症状といったものはなく、また、長期にわたって自覚症状がない場合もあります。

【治療】 酒、タバコ、香辛料など原因とみられるものを避けるようにします。

また、胃炎や胃液のタイプに合った食事療法と、制酸剤や消化剤を使った薬物療法を行います。症状がない場合は、とくに治療を必要としないことも多いようです。

消化性潰瘍（しょうかせいかいよう）

胃や十二指腸の粘膜にただれや炎症がおこり、組織が欠損する病気です。欠損が粘膜内にとどまっているものはびらんとよび、粘膜より下におよぶものは潰瘍といいます。

消化性潰瘍は、胃液が胃そのものや十二指腸の粘膜を消化してしまうことからその名がついています。消化性潰瘍には胃潰瘍と十二指腸潰瘍があり、どちらも潰瘍ができるのは同じですが、その発生のしかたにはやや違いがあります。

本来は食物だけを消化する胃液が胃や十二指腸の粘膜を消化するのは、胃液の状態が強すぎるか、あるいは粘膜のガードが弱っている場合と考えられており、それには精神的および肉体的なストレスが引き金となって、自律神経やホルモンの働きに変調をきたすのが原因とされています。

また、最近では、ヘリコバクター・ピロリとよばれる細菌が潰瘍の重要な原因のひとつということがわかりました。

胃潰瘍

受診科／内科・胃腸科・消化器内科・消化器外科

【原因】 胃液が胃の粘膜を消化してしまい、粘膜より下の層に欠損が生じた状態です。

潰瘍は胃のどの部分にもできますが、とくに胃角部や幽門部は好発部位といわれています。

高齢者では胃の上部に発生することもあり、薬剤やストレスが原因で、急性の潰瘍ができることもあります。

【症状】 腹痛、出血（吐血と下血）、過酸症（胸やけ、げっぷ）が三大症状といわれ、嘔気・嘔吐、食欲不振などもしばしばみられます。

【治療】 安静にしてストレスを軽減し、食事療法と薬物療法を併用します。薬物は制酸剤、粘膜保護剤などの抗潰瘍剤を使用します。

胃潰瘍そのものは放置しても治りやすい病気ですが、原因が除かれなければ再発を繰り返します。ヘリコバクターが確認された場合は、プロトンポンプインヒビターと抗生物質を使って治療します。

十二指腸潰瘍

受診科／内科・胃腸科・消化器内科・消化器外科

【原因】 胃液が十二指腸の内側の粘膜を消化することで、粘膜より下の層に欠損ができた状態です。

十二指腸潰瘍の場合はとくに胃の働きが活発で胃酸の分泌量が多い人によくおこります。胃潰瘍は高齢者にもみられますが、十二指腸潰瘍は20歳代、30歳代の若い人によくおこります。

【症状】 夜間や空腹時のみぞおちの痛みや、胸やけ、出血など、胃潰瘍と同じように三大症状があります。嘔気・嘔吐、食欲不振などもよくみられます。

【治療】 安静、食事療法のほかに、制酸剤などの薬物療法を行います。ヘリコバクターが関与していると考えられる場合は、抗生物質が用いられることもあります。

消化性潰瘍の危険な合併症

胃潰瘍や十二指腸潰瘍は、治療に反応して治りやすい病気ですが、再発するケースが少なくありません。さらに危険な合併症を招いて手術を要することもあります。それが大出血、穿孔、狭窄の3つです。

●大出血

胃の大きな血管が破綻すると、大量の吐血や下血が現れることがあります。通常は内視鏡的に処置しますが、止血しない場合は手術が必要です。

●穿孔

深く進んだ潰瘍が外側の膜にまで達してそれを破ると、胃や十二指腸には穴が開き、そこから食物や消化液が腹腔に漏れ出して、急性汎発性腹膜炎をおこします。

●狭窄

潰瘍が治っても、そこには瘢痕とよばれる傷痕ができます。瘢痕は潰瘍が再発するたびに大きくなりますが、これが幽門や十二指腸球部にできると、その部分の内腔が狭くなり、食物がスムーズに流れなくなってしまいます。

一言メモ 〈H_2ブロッカー（ヒスタミンH_2受容体拮抗剤）〉胃酸の分泌を促すヒスタミンの働きを阻害する薬。胃酸の分泌が強力に抑えられ、胃・十二指腸潰瘍の治療に高い効果を示す。

胃けいれん

受診科／内科・消化器内科・消化器外科

【原因】 胃けいれんとは、病名のひとつではなく、突発的に出現する心窩部痛（しんかぶつう）を表現した言葉です。

原因には急性胃炎、急性胃・十二指腸潰瘍あるいは急性胆嚢炎などが考えられます。

【症状】 胃にさし込むような激痛がおこるほか、吐き気、嘔吐、胸やけなども現れます。

【治療】 原因となっている病気の治療をします。

胃下垂

受診科／内科・消化器内科

【原因】 胃の上部は正常な位置にあるのに、下部の位置がふつうより下がっているものが胃下垂です。やせた女性に多くみられますが、正確には病気とはいえません。

【症状】 腹痛、腹が張る、胸やけ、げっぷから全身の倦怠感や疲労感まであります。

【治療】 胃の下垂に対する治療は必要ではなく、症状に応じて消化剤などを使用します。

胃アトニー

受診科／内科・消化器内科

【原因】 胃の筋肉の緊張が低下して働きが弱くなり、食べたものを胃から十二指腸へ送る作用が低下します。

種々の手術、長期臥床、代謝性疾患、腹膜炎などが原因でおこり、胃拡張の状態となります。

【症状】 腹が張った感じや胃の痛み、げっぷあるいは食欲不振、嘔気・嘔吐などがみられます。

【治療】 原因となる病気あるいは状態の改善を図ります。

胃酸過多症

受診科／内科・消化器内科

【原因】 胃液の分泌が多すぎることでおこりますが、病気というより、ある種の症状としてとらえられています。過食や睡眠不足、過労など胃に負担を与えることでおこり、慢性胃炎、食道裂孔ヘルニア、胃・十二指腸潰瘍など胃腸の病気も原因となります。

【症状】 胸やけ、げっぷ、胃もたれ、すっぱい胃液の逆流など、酸の多い症状がみられます。

【治療】 刺激物の摂取や過労などといった、胃の負担となるものを避けるようにします。

おさまらない場合は制酸剤などが用いられます。

低酸症・無酸症

受診科／内科・消化器内科

【原因】 胃液の中の酸が正常より少ない状態が低酸症で、酸がまったくない状態が無酸症です。

原因として多いのは、慢性胃炎や胃が

んあるいは貧血など、胃の粘膜が萎縮しておこる酸の分泌低下で、酸が少ないと消化作用に支障をきたします。

【症状】 食欲不振、胃もたれ、軽い下痢などがみられます。

【治療】 消化のよい食事を心がけ、コーヒーなどの刺激物は避けるようにします。

酸を補って消化を助ける働きをする塩酸リモナーデなどの薬物療法をします。

胃神経症

受診科／内科・消化器内科・心療内科

【原因】 胃に原因となるような病変がないのに、さまざまな胃の症状を訴えるものです。

精神的な要素が原因となっているようです。

【症状】 食欲不振、上腹部痛、胃の膨満感や不快感、嘔吐、げっぷ、胸やけなどですが、そういう症状が続いても、全身の衰弱などの変化はみられません。

【治療】 心理療法や向精神薬などの薬物療法を行います。

空気嚥下症

受診科／内科・消化器内科・心療内科

【原因】 ふだん食事をしていると自然に空気を飲み込んでいますが、それはげっぷやおならとなって外に出ます。その空気を飲み込むのが習慣のようになって、げっぷを繰り返す状態が原因となっておこります。胃神経症が原因となる場合があります。

【症状】 げっぷが多い、あるいはげっぷが止まらないといった訴えが多いようです。

【治療】 精神的なものからくることがはっきりすれば、心理療法や薬物療法を行います。

胃憩室

受診科／内科・消化器内科・消化器外科

【原因】 憩室とは胃の壁の一部が外へ膨らんで突き出た状態です。

原因は胃の内圧が強いことや、胃壁に炎症性の疾患があることなどでおこります。この症状は胃の入り口付近によく発生します。

【症状】 自覚症状はほとんどありませんが、潰瘍や炎症を合併する場合は、腹痛、胸やけ、嘔吐などが現れます。

【治療】 自覚症状がない場合はとくに治療の必要はありませんが、痛みなどの症状がみられる時は消化剤、蠕動促進剤、粘膜保護剤などが用いられます。

憩室が破裂すれば手術で憩室を切除します。

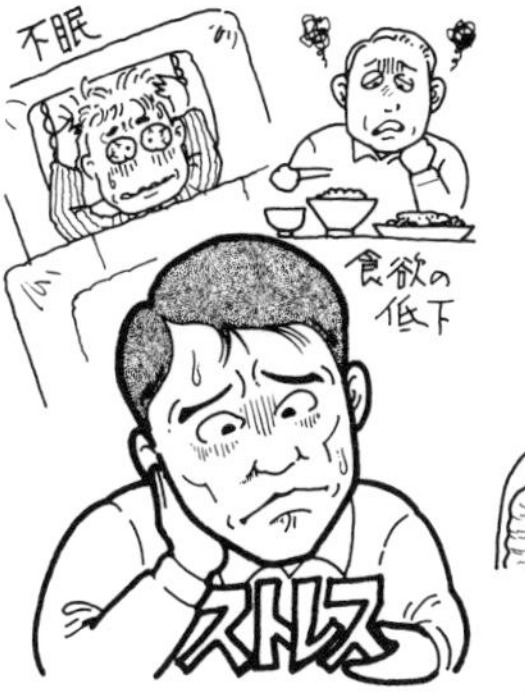

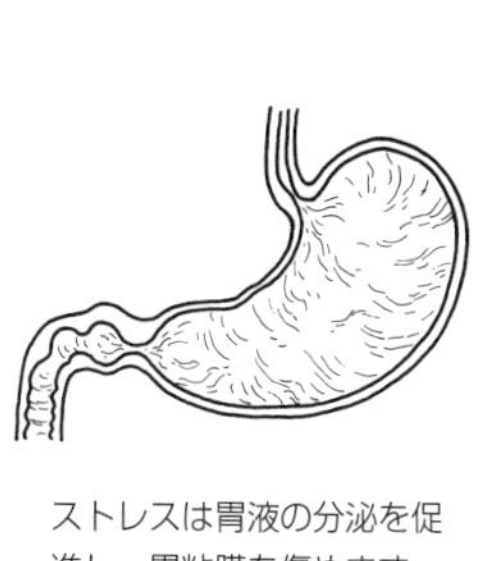

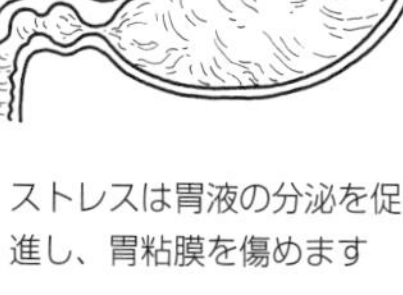

ストレスは胃液の分泌を促進し、胃粘膜を傷めます

一言メモ 〈おくび〉げっぷのことで、胃の中の空気が食道を経て口に逆流する現象。食事中や会話中などに飲み込んだ空気によって胃内圧が高まると、げっぷとなって口から排出される。

胃切除後症候群

受診科／内科・消化器内科・消化器外科

胃を切除したあとに出現するさまざまな障害が含まれ、症状の出現時期や程度もさまざまです。

ダンピング症候群

【原因】 胃の切除によって胃の貯留機能が低下し、食物が急速に小腸へと落ちていくためにおこるものです。

食後早期にみられるものは、さまざまなホルモンのバランスが乱れることなどが原因です。

食後2時間ほどしてからみられるものは、急激な血糖の上昇と、その反発としての低血糖が原因です。

【症状】 食後数10分から数時間で吐き気や嘔吐、下痢のほか、めまい、発汗、動悸などが現れます。

【治療】 タンパク質と脂肪の多い食事をし、炭水化物を控えます。1日の食事は5、6回に分けてゆっくり食べるようにし、食後は十分に安静を保ちます。

症状によっては鎮静剤などの薬物療法を行います。

吻合部潰瘍

【原因】 胃の切除をしても胃酸の分泌が減らず、手術後1、2年で吻合部（胃と十二指腸あるいは小腸のつなぎ目）の腸の側に潰瘍が発生するものです。

【症状】 腹痛、食欲不振、嘔気・嘔吐などがみられ、重症になると出血、穿孔、狭窄などがおこることもあります。

【治療】 薬物療法を行いますが、効果が乏しい場合は手術療法をします。

輸入脚症候群

【原因】 胃と小腸が吻合され、小腸の十二指腸側になんらかの原因で腸液がたまる状態です。

【症状】 腸液、特に胆汁や膵液が胃に逆流して、吐き気、嘔吐、胃痛などがおこります。

【治療】 胃の内容物の吸引をしてから薬物療法を行いますが、吻合部付近に狭窄などがあれば再手術を行います。

胃の炎症性ポリープ

受診科／内科・胃腸科・消化器内科・消化器外科

【原因】 慢性胃炎などで胃の粘膜に欠損が生じると、粘膜上皮の層が粘膜を回復させようとして、粘膜の過剰生産がおこり、いろいろな形のこぶのようなものが発生するものです。

このポリープからがんになることはきわめて少ないとされていますが、まれにポリープの一部にがんがみつかることもあります。

【症状】 自覚症状はほとんどなく、検診などで発見されます。

もしポリープから出血すれば、吐血や下血がおこります。

【治療】 ポリープが小さければ、定期的に検査をして経過を観察しますが、ある程度以上の大きさの場合は、万一のがんの可能性も考え、内視鏡的に切除することがすすめられます。

胃粘膜下腫瘍

受診科／内科・胃腸科・消化器内科・消化器外科

【原因】　胃のポリープと同じように、胃にこぶのような隆起ができるものですが、ポリープと違う点は、胃の粘膜の下にある平滑筋や神経、血管、線維などに腫瘍が発生し、それが粘膜を押し上げてこぶを飛び出させることです。腫瘍ができやすいのは平滑筋です。

【症状】　ポリープと同じように、自覚症状がないことが多く、やはり検診などを受けたときに発見されます。腫瘍が大きくなると潰瘍ができて出血することがあります。

【治療】　良性で小さいものなら定期的な検査で経過を観察します。しかし、腫瘍から出血する可能性があるものや、実際に出血するもののほか、5センチ以上のものや、悪性の疑いのあるものは手術で摘出します。

タンパク漏出性胃腸症

受診科／消化器内科・消化器外科

【原因】　血液中のタンパク質が胃や腸の中に漏れてしまい、大便とともに排泄されてしまう状態で、低タンパク血症が現れます。

漏れてしまう原因に、腸のリンパ系の異常や胃腸の病気が考えられるほか、さまざまな疾患からもおこります。

【症状】　身体にむくみや浮腫が現れ、下痢や貧血がおこるほか、ひどくなると胸水や腹水が発生します。

また、原因となる疾患によってもさまざまな症状が現れます。

【治療】　まず原因を探り、その原因に応じた治療をします。

いずれの場合も食事療法が必要ですが、栄養障害が高度なときは、経管栄養や静脈栄養などを行います。もとになる病気によっては、手術的治療が有効なこともあります。

胃ポリープ（山田の分類）

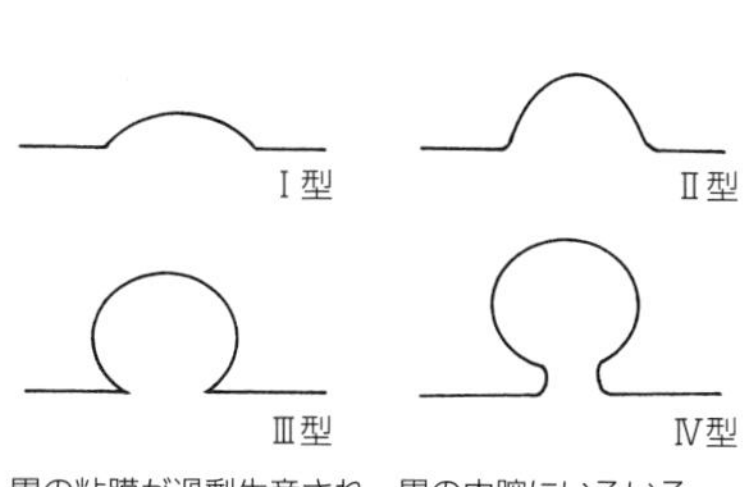

胃の粘膜が過剰生産され，胃の内腔にいろいろな形のこぶのようなものが突出してきたもの。まれにがんが存在することもあります

胃粘膜下腫瘍（平滑筋腫の場合）

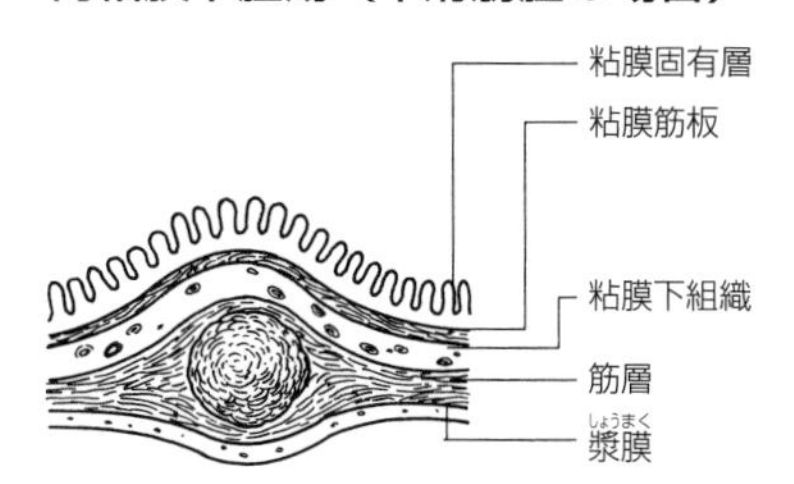

ポリープと違う点は，胃の粘膜以下の胃壁から発生する腫瘍であるということです。平滑筋腫に腫瘍ができることが多い

一言メモ　〈嘔吐〉吐き気とともに、胃の内容物が食道を逆流して口から吐き出される状態。有害物質を体外に排出しようとする体の防衛反応で、脳の嘔吐中枢が刺激されておこる。

小腸・大腸・肛門

小腸の構造

腸は全長6、7メートルもの長い器官で、小腸と大腸に分けられます。そのうち小腸は約5、6メートルと長い部分を占め、胃のそばから、十二指腸、空腸、回腸に分けられます。

小腸の内側は粘膜でおおわれており、たくさんの輪状のひだがあって、そのひだにはさらに絨毛と呼ばれる無数の小さな突起がびっしりと並んでいます。食物の消化吸収に重要な役割を果たすのが絨毛で、絨毛からは消化酵素を含む腸液が分泌されています。このひだと絨毛があることで、小腸の内側の面積はきわめて広大なものとなります。このような内壁の面積の広さを余すところなく使い、栄養の吸収が行われるわけです。

小腸の働き

小腸の主要な働きは栄養を吸収することです。身体に入った栄養分のほとんどが小腸で吸収されます。胃から送られてきた食物はまず十二指腸に入りますが、ここで腸液や胆汁、あるいは膵液、さらには消化酵素によってアミノ酸や脂肪酸に分解され、吸収されます。さらに蠕動運動によって空腸、回腸と送られる間に、このような栄養素は絨毛から吸収されて血液やリンパ液によって肝臓へと送られます。さらに小腸で消化吸収されなかった食物の残りは、蠕動運動によって大腸に送られます。

大腸の構造

小腸の先にある大腸は、小腸と比べて太さは約2倍ですが、長さは約1・5メートルほどです。大腸は小腸と比べて内壁が薄いので、内径も小腸より大きくなっています。大腸の端は直腸と肛門で、それ以外の部分は結腸です。小腸の回腸に続いて始まっている部分を上行結腸といいます。この上行結腸と回腸の接続部から下方に袋状に突出しているのが盲腸で、盲腸の先からは虫垂突起が出ています。

大腸は上行結腸から先は、右上腹部から左上腹部をぐるっと周回しています。右上腹部から左上腹部を横走する部分を横行結腸、左上腹部から左下腹部に縦走する部分を下行結腸といいます。下行結腸はさらにS状結腸と連続しており、S状結腸に続くのが約20センチの直腸で、その末端が肛門です。

大腸の働き

大腸の働きは水や電解質を吸収することと、大便を作ってため、排出することです。小腸から送られてきた食物の残りはどろどろですが、結腸を移動するうちに水分が吸収されて硬くなり、通常の便になっていきます。

この便が直腸に降りてくると便意を催すわけですが、肛門の筋肉（外肛門括約筋）が無意識に収縮するため、排便をがまんすることができます。しかしあまりがまんすると、便は再びS状結腸に戻ってしまい、便意がなくなってしまいます。そしてこれを繰り返していると、便からはさらに水分が吸収され、便秘がひどく

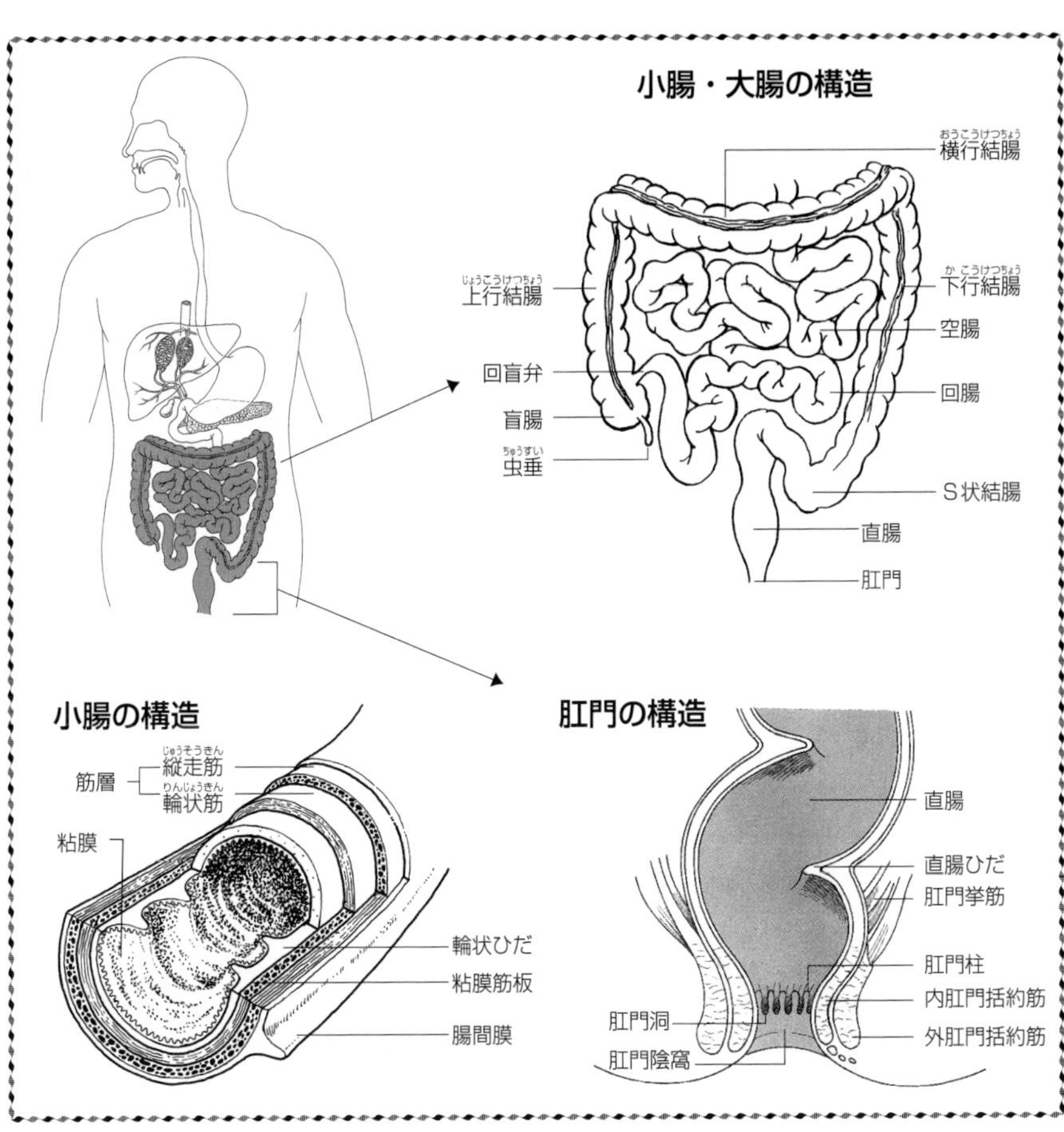

なってしまいます。

排便は直腸上部にたまった便の刺激で排便反射が生じ、それによる肛門括約筋の作用などでおこります。

大腸の働きは内臓の自律神経によって調節されていますが、ストレスなどで神経バランスが乱れると、便秘や下痢などの腸の病気が現れてきます。

過敏性腸症候群（かびんせいちょうしょうこうぐん）

受診科／内科・消化器内科・心療内科

【原因】 胃腸は精神的な影響を受けやすい臓器なので、悩みやトラブルなどの精神的なストレスによって自律神経系統が乱れ、腸の運動や分泌機能が過敏になって便秘や下痢といった便通異常をおこすのがこの病気です。大腸だけでなく胃や小腸にも異常がみられるため、過敏性大腸炎という病名より過敏性腸症候群という言葉が適切です。

【症状】 便秘や下痢のほかに腹痛、腹部不快感、腹鳴などがおこります。また頭痛、めまい、動悸、肩こり、不眠など自

一言メモ　〈イレウス〉腸閉塞のことで、腸の内部に通過障害がおこり、内容物の移動が止まってしまった状態。ガスや便が出なくなり、腹部膨満、腹鳴、腹痛、吐き気、嘔吐などがおこる。

律神経失調の症状も現れます。

便秘や下痢については、それを交互に繰り返すものと、男性に多い下痢型や、女性に多くみられる便秘型があります。ただ、下痢や便秘が続いても、身体には衰弱などが現れることはありません。

【治療】 腸に病変があるのではなく、あくまでも精神的なものが原因なので、規則正しく精神的に余裕のある生活をすることが必要です。薬物療法は通常、整腸剤や精神安定剤を使用する程度ですが、男性の下痢型には治療薬があります。

慢性便秘（まんせいべんぴ）

受診科／内科・消化器内科・外科

【原因】 大腸内に便がとどまり、数日以上便通がないのが便秘症です。こういった状態が日常的におこるのが慢性便秘ですが、病気ではないものや病気からくるものなど、いろいろな原因があります。

病気でないものには弛緩性便秘、直腸性便秘、けいれん性便秘などがあります。弛緩性便秘というのは結腸の緊張がゆるみ、便が結腸にとどまる時間が長くなって水分が吸収され、便が硬くなるものです。直腸性便秘というのは、薬物や不規則な排便習慣などで直腸の神経が鈍くなり、排便しにくくなるものです。けいれん性便秘というのは自律神経の調整がうまくいかずにS状結腸がけいれんをおこし、便の通過が困難になるものです。

慢性便秘の原因となる病気は、大腸がんや大腸ポリープ、大腸憩室、子宮筋腫などで、これらの病気があると腸の内径が狭くなり、便の通過に支障がおこります。

【症状】 便通がないことによる不快感や腹痛、腹部膨満感などが主な症状です。

【治療】 病気が原因の場合はその病気の治療を行います。それ以外の原因でおこるものは、食生活の改善や規則正しい排便の習慣などで完治します。特に便意は朝食後に催すことが多いので、朝食後にトイレに行く習慣をつけるのがいいでしょう。

食事では、豆類、いも類、野菜類などの植物性繊維を多く含む食品を多くとるようにします。また、朝起きた時の一杯の冷たい水や牛乳も便意を促すのに効果があるといわれています。適度で定期的な運動も血液の循環をよくして腸を活動的にするので、効果があります。

薬剤を使用する場合は医師に相談しましょう。浣腸も慢性的に使用すると直腸神経が麻痺し、直腸性便秘の原因となります。

下痢症（げりしょう）

受診科／内科・消化器内科

便の水分が吸収されずに、便が軟らかくなってしまうものですが、その原因は細菌、薬物、食品などの影響で腸の粘膜が炎症をおこすためです。また、腸の内容物が吸収されにくかったり、腸の蠕動運動が過剰になったり、腸の粘膜からの粘液が過剰に分泌される場合も下痢をひきおこします。

下痢には急性のものと慢性のものがあります。どちらも下痢だけでなく、発熱や嘔吐などがある場合は、何らかの病気が心配されるので医師の診察を受けるべきです。

急性下痢（きゅうせいげり）

【原因】 細菌、ウイルス、寄生虫などの感染でおこる感染性下痢と、食中毒や食べすぎ、精神的なストレスなどでおこる非感染性下痢とに分かれます。どちらも急に下痢がおこります。

【治療】 安静にして、少しずつ水分を補給していきます。薬剤では腸運動抑制剤、止瀉剤（ししゃざい）、抗生物質などが用いられますが、抗生物質が下痢の原因となることもあります。

発熱をともなうものは細菌感染の可能性が高いので、すぐに医師の診察を受ける必要があります。

慢性下痢（まんせいげり）

【原因】 腸粘膜の慢性炎症、腸内細菌の増殖、大腸粘膜の過敏、吸収障害、精神的ストレスからくるものなどがあります。大腸癌や潰瘍性大腸炎などの病気が原因となっているものもありますが、たいていは腸に病変は認められず、その働きが異常になっておこる過敏性腸症候群です。

【治療】 飲食物では冷たいものや辛いもの、あるいは脂肪の多いものを避けて、消化のよい食事をとるようにします。

乳糖不耐症（にゅうとうふたいしょう）

受診科／内科・消化器内科・小児科

【原因】 牛乳を飲むと腹痛や下痢をおこすものです。牛乳には乳糖が含まれていますが、この乳糖を消化するためには小腸粘膜から分泌される酵素が欠かせません。この酵素が欠乏したり不足すると乳糖が消化されずに腸内に残り、下痢がおきてしまいます。

【症状】 牛乳を飲んだあとに、腹鳴、腹痛、下痢がおこります。

【治療】 乳糖を含まない牛乳を飲むようにします。まれに乳児に、先天的にこの酵素が不足した病気がみつかりますが、この場合、ミルクを与えると下痢が続き、栄養失調や脱水症状を招いて生命の危機に瀕することがあるので、すぐに医師の診察を受ける必要があります。

下痢の手当てのポイント

●腹部を冷やさない

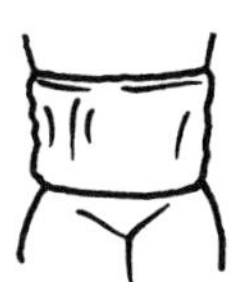

腹巻きやタオルなどで腹部をおおい、安静を保つ。カイロや温湿布を使用するのもよい方法

●絶食して様子をみる

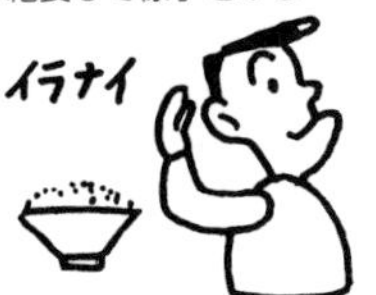

1～2日は絶食して腸を休ませるのが理想的。しかし食欲があり、症状もおさまっているようなら、胃腸に負担を与えない消化のよい食事を

●十分な水分補給を

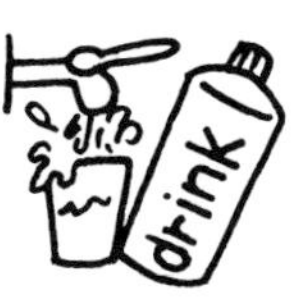

脱水症状をおこさないよう、イオン飲料（スポーツドリンク）、お茶、水などで水分補給を。絶食中も水分は必要

●安易に薬に頼らない

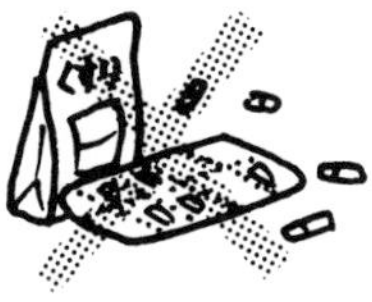

食中毒など感染性の下痢は、毒物を早く排泄しようとする体の防衛反応。薬で無理に止めようとせず、早めに病院へ

一言メモ 〈浣腸（かんちょう）〉自然の排便が困難な場合や手術前などに、肛門からグリセリンや微温湯などを大腸内に注入し、腸内容物の排泄を促す方法。

急性腸炎

受診科／内科・消化器内科・小児科

【原因】 腐った食品や細菌に汚染された食品を食べた時、または抗生物質などを服用した場合に下痢などがおこるものです。

腸に病変はなく、一時的な胃腸の不調でもよくみられます。

家庭での養生で治るものから、ただちに医師の診察を必要とするものまでさまざまです。

【症状】 急な下痢のほか、嘔吐、腹痛などが現れます。下痢には血液が混じることもあり、細菌性の腸炎では発熱もともないます。

【治療】 安静と保温を心がけ、脱水で減った水分の補給をします。症状が落ち着けば軟らかいものを食べさせます。

慢性腸炎

受診科／内科・消化器内科・外科

【原因】 少なくとも数週間は下痢が続くものです。原因ははっきりわかっていませんが、腸内の細菌の数の増減や精神的な状態が影響しているのではないかと考えられています。

腸のポリープや消化器系統のがんでおこるものもあります。

【症状】 軟便から水様性の便まで、さまざまな状態の下痢がおこりますが、急性腸炎ほど激しくはありません。

また、下痢だけでなく、下痢と便秘を繰り返すことがあるのもこの病気の特徴です。

【治療】 食生活の改善が治療の基本となります。油っこくなく、高タンパク質の食事をし、胃腸に負担を与えないようにしましょう。

アルコールや冷たいものなどの刺激物も避けます。医師の指示による薬物療法も行います。

クローン病

受診科／消化器内科・外科

【原因】 口腔から胃や腸までのすべての消化器に潰瘍や線維化をひきおこすものです。腸壁の深い所まで浸食していくのが特徴で、栄養の吸収に障害がおこります。

原因ははっきりわかっていませんが、ウイルスや細菌、あるいは遺伝や免疫によるものではないかと考えられており、完治が困難な病気です。

よくみられるのは回腸の末端や大腸の結腸などで、10歳代や20歳代の若者に多く発症します。

【症状】 腹痛、下痢、発熱、体重減少などが現れます。

また、貧血や倦怠感もおこりますが、肛門に病変がみられるのもこの病気の特徴です。

症状が進むと腸閉塞などをおこすこともあります。

【治療】 家庭では安静にして高タンパク、高カロリーの食事をし、十分に栄養を補給します。

根本的な治療法はなく、基本的には内科療法を行って、サルファ剤やステロイド剤を使用します。外科的療法は、狭窄や穿孔などをおこした場合に適用します。

潰瘍性大腸炎

受診科／消化器内科・外科

【原因】大腸、特に直腸の粘膜がただれて、潰瘍などができるものです。はっきりした原因はわかっていませんが、免疫と関係があると考えられています。欧米に多い病気で、わが国ではあまりみられませんでしたが、最近になって徐々に増えています。

20歳代での発症が多く、厚労省が難病に指定しています。

【症状】炎症の広がりの程度によって症状にも差が出てきますが、まず粘液や血の混じった便や下痢がおこり、腹痛や発熱が現れます。

病変は直腸だけのものから、広がると大腸全体にまでおよぶものまでありますが、症状も最初は便に血液が混じって1日数回の下痢をするものから、ひどくなると1日5回以上の下痢と発熱が現れるものまであります。

慢性になると病状がはっきり現れるものと、治ったように思えるほど潜伏する場合があります。

また、各種のストレスも病状を悪化させます。

【治療】消化がよく、栄養価の高い食事をします。

症状に応じてさまざまな薬物療法を行いますが、内科的治療で効果が得られない場合は、手術で大腸を切除してしまいます。

腸結核

受診科／消化器内科・外科

【原因】結核菌が腸に炎症をおこすものです。

かつては肺結核に合併してよくおこりましたが、今では肺結核そのものが減少しているため、この病気も減少しています。

【症状】腹痛、食欲不振、体重減少、血便をともなう下痢、便秘、下血、発熱などさまざまです。

【治療】栄養価の高い食事と抗結核剤の投与が有効です。狭窄をおこした場合は手術も行います。

腸間膜動脈閉塞症

受診科／外科

【原因】小腸や大腸に分布して栄養を補給する血管が、血栓などで狭くなったり閉塞し、腸に栄養が行き届かずに腸管が壊死をおこしてしまうものです。リウマチ性心臓病、心房細動、心筋梗塞などが原因でよく発症します。

【症状】食事中に突然、腹痛がおこります。嘔吐や発熱があり、大便やガスが出なくなります。

放置すると血圧低下やチアノーゼ、あるいは意識障害が現れ、処置しなければ死亡することもあります。

【治療】発症から1日ほどで壊死がおこるので緊急手術が必要です。処置が早いほど手術は良好です。

一言メモ　〈アシドフィル菌〉乳酸菌科に属するグラム陽性桿菌で、炭水化物を二酸化炭素と乳酸に分解する。病原菌や腐敗菌の生育を阻害して整腸作用を示すほか、食品の保存にも利用される。

薬剤性大腸炎

抗生物質の服用によって腸内細菌に異変がおこる病気で、急性出血性大腸炎と偽膜性大腸炎に分かれます。発症までの時間は1週間ほどです。

急性出血性大腸炎

受診科／内科・消化器内科・外科

【原因】 ペニシリン系の抗生物質が原因となることが多く、黄色ブドウ球菌が出す毒素によっておこります。

【症状】 さすような腹痛と下痢、下血がおこります。

【治療】 原因となる薬剤の使用を中止します。

偽膜性大腸炎

受診科／内科・消化器内科・外科

【原因】 抗生物質の服用のほか、尿毒症などの病気でもおこります。しかし、なぜ炎症がおきるかについては不明です。

【症状】 鈍い腹痛、下痢、発熱などがみられますが、下血はほとんどありません。

【治療】 抗生物質の使用をやめ、整腸剤や下痢止めを使用します。

虚血性大腸炎

受診科／内科・消化器内科・外科

【原因】 大腸に分布している大小の動脈に血栓が詰まったり、動脈の内径が狭くなることで血行障害がおこり、大腸に潰瘍などの病変や、ひどい場合は壊死がおこるものです。

高血圧症や動脈硬化症、あるいは狭心症、心筋梗塞などのように、血行障害を招く病気のある中高年以上の人によくみられる病気ですが、高齢化とともに増加しています。多くは数日で症状がおさまり、壊死に至るのはほんの少数です。

【症状】 突然、激しい腹痛がおこり、その後に血便が出ます。

【治療】 安静にして絶食します。輸液や抗生物質の投与などにより、たいていは数週間で治りますが、大腸の狭窄がひどかったり、壊死がおきていれば切除手術を行います。

偽膜性腸炎

受診科／内科・消化器内科・外科

【原因】 胃や腸に、ジフテリアにかかった時のような偽膜ができる腸炎です。水銀中毒や重い感染症、あるいは抗生物質の服用などが原因でおこります。

【症状】 突然、吐き気、嘔吐、腹痛がおこり、続いてひどい下痢や発熱が現れます。放置するとショック状態になることもあります。

【治療】 抗生物質を服用していれば、それを中止します。輸血、輸液をしてステロイド剤などを投与します。

放射線腸炎

受診科／内科・消化器内科・外科

【原因】 腹部や骨盤内の病気で放射線治療を受けたことによっておこる腸炎で、特に直腸や小腸に発症します。照射した放射線の量や個人差によって病変の軽重が違ってきますが、よくみられるのは子宮がんの治療後です。

【症状】早いものでは放射線治療からだいたい2週間ほどして下血が始まります。それ以外では2カ月すぎから約1年の間に発症します。遅くなって現れる場合は直腸炎、結腸炎、小腸炎などのために便が細くなり、便秘、下血、下痢、貧血なども現れます。

【治療】ステロイド剤などの薬物療法を行いますが、病気そのものに有効な治療法はありません。症状によっては手術を行います。

感染性下痢症

受診科／内科・消化器内科

【原因】種類が特定できないウイルスによって胃腸に炎症がおこるものです。潜伏期間は1週間ほどで、冬から春にかけて流行する届け出感染症のひとつです。

【症状】食欲不振、腹鳴、吐き気、嘔吐などがおこり、1日に数回から10回近くの、きわめて強い悪臭のある下痢をします。

【治療】安静にして絶食し、症状が落ち着いてくればおかゆなどの軟らかいものを食べます。脱水症状が現れた場合は入院して輸液などをします。

吸収不良症候群

受診科／消化器内科

【原因】脂肪を中心としたビタミン、糖質、タンパク質などの各種栄養素、あるいはひとつだけの栄養素の吸収が阻害されて栄養失調になるものです。胃や腸を切除して消化管が短くなったことや、肝臓や胆道、膵臓などの病気でもおこります。

【症状】吸収されない栄養素にもよりますが、ふつうは下痢、脂肪便（黄色が混じり、すっぱい臭いがして水に浮く）、脱水症状などが現れます。また貧血、体重減少、倦怠感なども現れます。

【治療】原因となる病気があればそれを治療します。胃や腸を切除した人は食事の回数を増やして摂取する栄養が増えるようにし、ビタミン剤や栄養剤などを補給します。

腸内細菌叢の異常による ブラインドループ症候群

なんらかの原因で消化吸収がうまく行われなくなり、栄養状態が低下した状態を吸収不良症候群といいますが、ブラインドループ症候群（盲係蹄症候群）も吸収不良症候群のひとつです。

ブラインドループ症候群とは、小腸の狭窄や閉塞などによって腸の内容物が停滞し、その結果、細菌が異常繁殖して、各種栄養素の吸収が阻害された状態です。

健康時では、細菌の数は小腸を下に下がっていくほど増えますが、ブラインドループ症候群では、小腸の上部にもその増殖が認められます。

原因は手術・放射線照射・腫瘍などによる小腸の狭窄・閉塞をはじめ、小腸の特発性疾患、小腸や十二指腸の憩室、胃切除後症候群、糖尿病など。貧血、脂肪便（便に脂肪滴の黄色い斑点があり、すっぱい臭いがする）、下痢、体重の減少などが主な症状です。

治療は食事療法や貧血の改善とともに、抗生物質で細菌の異常繁殖を抑えますが、狭窄部の手術が必要な場合もあります。

一言メモ 〈上行結腸〉盲腸上端から上行する結腸の一部で、長さは約30㎝。結腸は上行結腸→横行結腸→下行結腸とほぼM字型に上中腹部をまわってS字結腸に至り、直腸へとつながる。

虫垂炎（盲腸炎）

受診科／外科

【原因】 小腸から大腸へ変わる部分にある盲腸の先端からは、虫垂というしっぽのような管が出ています。虫垂の先は閉じており、人体では特別の機能はありません。

この虫垂に炎症がおこるのが虫垂炎です。炎症の原因は虫垂への腸内細菌などの感染で、感染のきっかけは暴飲暴食や過労、かぜ、便秘などです。年齢的には青年時代に発症が多くみられます。

虫垂炎そのものは深刻な病気ではなく、手術も簡単です。しかし虫垂が破裂したり、ほかの組織と癒着すると、急性腹膜炎や腸閉塞など危険な合併症をおこします。

【症状】 まず上腹部痛や吐き気、嘔吐が現れます。腹痛は少し部位を変えながら、休むことなくだんだんひどくなり、やがて虫垂のある右下腹部に特定されるようになります。発熱や下痢、便秘をともなうこともあります。

もし虫垂に穴が開いたり破れて急性腹膜炎がおこると、腹壁が板のように硬くなります。

【治療】 なるべく早く入院して切除手術を受けることが必要です。

ただ、症状によっては手術をせずに抗生物質などで保存療法をすることもあります。

もし急性腹膜炎などを合併すれば、手術が困難になるだけでなく、生命に危機がおよぶこともあります。

タンパク漏出性胃腸症

受診科／内科・外科

【原因】 血中のタンパク質が、胃や腸の粘膜から胃や腸の内側に漏れてしまい、血中のタンパク質が減少する病気です。原因は腸のリンパ管がふさがってリンパ液が漏れる場合と、がんや大腸炎、そのほか胃や腸の粘膜にできた潰瘍などが考えられますが、原因がよくわからないものもあります。

【症状】 顔や手足にむくみが現れます。胸水や腹水がたまることもあります。

【治療】 原因となる病気がはっきりすれば、まずその治療をします。原因のはっきりしないものはなかなか治療の効果が期待できません。

大腸憩室

受診科／内科・消化器内科・外科

【原因】 大腸の壁の一部が、小さな風船が膨らむように外へ突き出て袋状になったものが憩室です。

高齢になるにつれて大腸を構成している筋層線維がもろくなるとともに、動脈硬化もあいまって腸管と血管の間にすき間ができ、それが少しずつ広がっていきます。それらに加えて便秘などでいきむと、腸内の圧力が高まり、腸管と血管の間のすき間から腸粘膜が外へ突出して、憩室が形成されます。

そのため、もともとは高齢者に多い病気でしたが、繊維分の少ない欧米型の食事をするようになってからは、比較的若い人の発症も増えています。

憩室の発生自体はそれほど問題がありませんが、憩室に胃や腸の内容物などがたまることで、いろいろな合併症が現れます。

よくみられるのは、憩室に炎症がおこる憩室炎で、憩室炎が進行すると、腸に穴が開く憩室穿孔となり、内容物が腹腔に出て腹膜炎をおこします。さらに炎症を繰り返すと、壁が肥厚し、狭窄が生じます。炎症がおこらなくても内容物が血管を傷つけて出血する憩室出血がおこります。

【症状】憩室ができるだけなら自覚症状はありません。

憩室全体に炎症が現れると、発熱や腹痛がおき、虫垂炎と間違えることがあります。

憩室穿孔になると発熱、腹痛、嘔吐、腹部膨満感が現れ、狭窄が進行すると、腸閉塞症状が現れます。憩室出血がある場合は量に多少の差はあるものの、下血が現れます。

【治療】憩室炎の場合は抗生物質などを使用します。

憩室穿孔の場合は部位が限られて自然に治ることも多いのですが、腹膜炎、出血あるいは狭窄がひどい場合は生命にかかわるので、手術をして病変部を摘出します。

大腸憩室

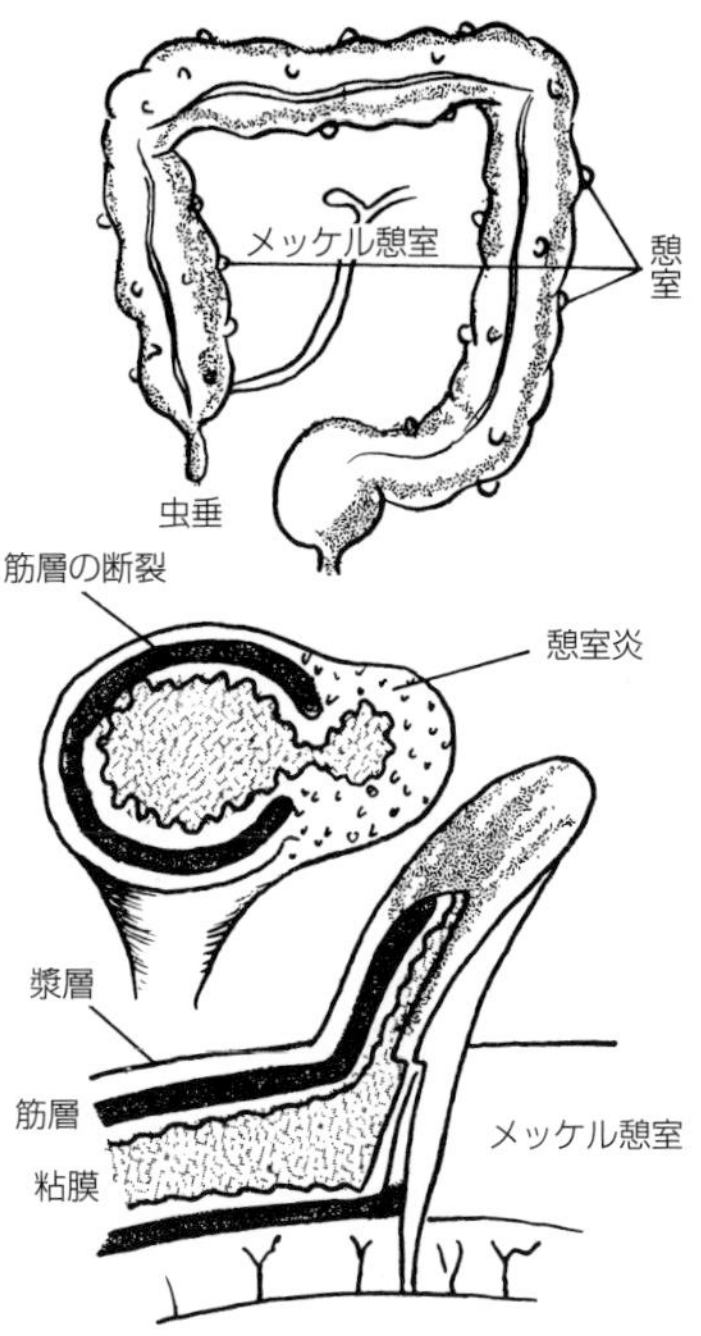

メッケル憩室
憩室
虫垂
筋層の断裂
憩室炎
漿層
筋層
粘膜
メッケル憩室

メッケル憩室は腸と同じ層構造を示す。

メッケル憩室炎

受診科／内科・胃腸科・消化器外科

【原因】回盲部から30～90センチ口側の回腸で腸管をぐるりと取り巻くように先天性の憩室が発生しているものがメッケル憩室ですが、ここに炎症がおこるものをメッケル憩室炎と呼びます。

大腸憩室のように腸の一部だけに発生するものを仮性憩室というのに対して、このメッケル憩室は真性憩室と呼ばれます。

【症状】虫垂炎と間違えやすい右下腹痛などが現れるほか、穿孔して腹膜炎を合併する場合があります。

【治療】手術で憩室を切除するのが確実です。

一言メモ　〈下行結腸〉結腸の一部で、長さは約30㎝。結腸は上行結腸→横行結腸→下行結腸とほぼM字型に上中腹部をまわってS字結腸に至り、そこから直腸、肛門へとつながる。

腸管癒着症

受診科／外科

【原因】腸管の外側が炎症や外傷で損傷すると、その損傷が治るまでの間に腸管に癒着がおこり、それによって腸管に通過障害などが生じます。

癒着は腸管と腸管だけでなく、腸管と腹膜など、隣接する臓器の間にもおこります。

癒着の原因として多いのは開腹手術ですが、なかでも虫垂炎、胃・十二指腸潰瘍、胃がん、胆石症などの内臓の病気、あるいは帝王切開、子宮筋腫などの婦人科の病気などが多く関与しています。

ただし癒着によって治療が必要なものは多くありません。

【症状】腹痛、腹鳴、腹部膨満感、食欲不振、便通異常など消化器系の症状が現れますが、不眠や倦怠感など自律神経失調のような症状もみられます。

自律神経の症状が現れるのは、実際には癒着が原因ではなく、手術後の不安から生じるものが多いようです。

【治療】消化のよい食事をすることが必要です。癒着が原因で腹痛や腸の通過障害を発生させている場合は再手術を行います。

腸閉塞（イレウス）

受診科／外科

【原因】腸管がふさがって、食物やガスなどの通過障害がおこるものです。腸間隔を軸にねじれ回転したものです。腸捻転と呼ばれます。

癒着などで腸が機械的に閉塞される単純性イレウスと、単純性イレウスに腸への血行障害も加わる複雑性イレウスに分けられますが、イレウスの原因の主なものは、腹部開腹手術による腸管癒着です。

【症状】吐き気、嘔吐、腹痛があり、腹鳴のあとでガスや大便が出なくなります。ひどくなると発熱、脱水症状、ショック状態が現れます。

複雑性イレウスの場合は、単純性イレウスよりも痛みが急で激しいのが特徴です。

【治療】単純性イレウスをおこした場合は腸管内圧を下げる処置と抗生物質で治療します。

これらの方法でも治らない単純性イレウスや、最初から複雑性イレウスとわかっているものは手術を行います。

腸重積症

受診科／小児科・外科

【原因】原因ははっきりとわかっていませんが、腸の一部が腸管の中へ入りこんでしまい、腸の通過障害をおこすものです。

腸閉塞の一種で、乳幼児などに多く発生します。早く治療をすれば問題ありませんが、丸1日で血行障害から壊死が始まるため、処置が遅れると危険な病気です。

【症状】腹痛、嘔吐、血便が特徴的です。突然、子供が激しく泣き、嘔吐や血便が現れて、腹部に触るとしこりが認められます。

【治療】軽症ではカテーテルを使い、肛門から造影剤や空気を注入して腸をもどす処置をしますが、重症では開腹手術を行います。

鼠径ヘルニア（脱腸）

受診科／外科

【原因】腸管が腹膜に包まれたまま、鼠径部に脱出した状態です。鼠径部の弱くなっている所から脱出しやすく、男子なら陰嚢まで達し、女子は股関節部に脱出します。

ヘルニアそのものは危険な病気ではありませんが、脱出した腸管が締めつけられて血液が通わなくなると、腸管が壊死をおこします。そのため腹痛、吐き気、嘔吐などが現れるので、ただちに手術が必要です。

小児にみられる鼠径ヘルニアは先天性のもので、ヘルニア囊の残存によりおこり、その中に腸管が脱出するものです。

【症状】痛みなどの自覚症状はそれほどなく、鼠径部に触るとこぶなどが認められます。

【治療】完全に治すためには手術が必要です。

腹壁瘢痕ヘルニア

受診科／外科

【原因】外傷や開腹手術後に腹壁の傷口（瘢痕部）が癒合しないままでいると、その部分から腸管が腹圧によって、腹膜に包まれたまま皮膚の内側まで脱出し、皮膚を押し上げるものです。

妊娠や腹水などで腹壁に大きな圧力がかかると、瘢痕部が伸びて薄くなり、ヘルニアがおこることもあります。

【症状】腹部に触ると皮膚を押し上げる腸管が認められます。

【治療】ヘルニアが軽い場合は医師の指導で圧迫帯を使用し、保存的処置ができますが、それ以上になると腸管を腹腔に戻してから瘢痕部を縫合する手術を行います。

絞扼性イレウス

腫瘍性イレウス

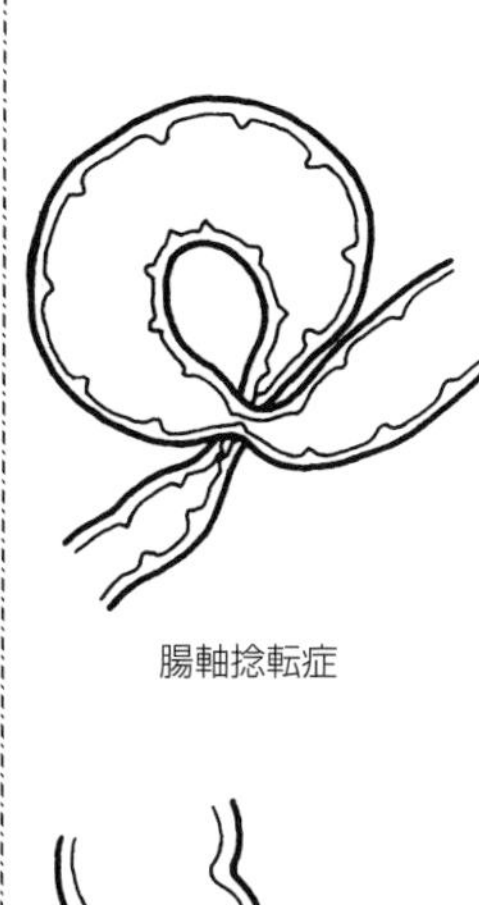

腸軸捻転症

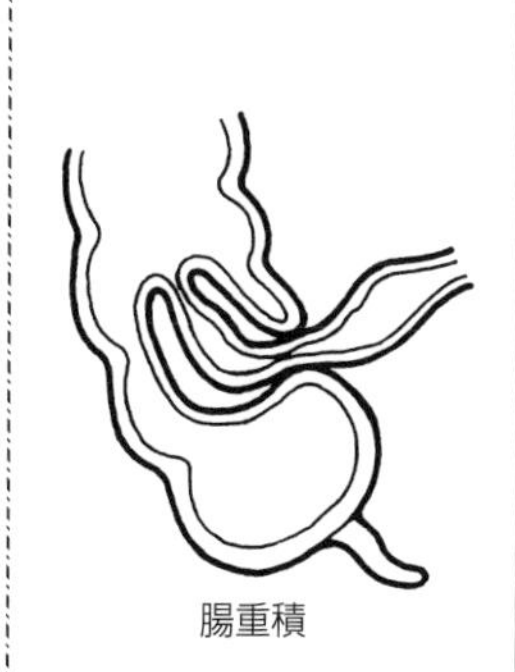

腸重積

一言メモ 〈カテーテル〉血管、食道、胃、胆管、膀胱などに挿入して薬剤を注入したり、血液や体液を排出したりする細い管。材質はプラスチック、ゴム、金属など。

巨大結腸症

巨大結腸症は原因によって先天性のものと、後天性のものに分かれます。

先天性巨大結腸症（ヒルシュスプルング病）

受診科／小児科・小児外科

【原因】 腸管の神経細胞の先天的な欠損により、腸が正常に運動せずに便の移動ができなくなり、腸が拡張して腸閉塞のような状態になる病気です。

新生児5千人に1人ほどの割合で発症します。

【症状】 まず嘔吐あるいは腹部膨満が現れ、がんこな便秘になります。

【治療】 浣腸などの処置を繰り返して様子を観察し、生後6カ月を過ぎてから根治的手術を行います。

後天性巨大結腸症

受診科／消化器内科・外科

【原因】 結腸の一部または全部が極度に拡張し、便がたまってがんこな便秘になるとともに、腹部が膨れ上がってきます。

原因は平滑筋障害、代謝異常、神経系の病気、中毒性の大腸炎などですが、下剤の乱用や精神的ストレスなどでもおこります。

【症状】 吐き気、嘔吐、腹部膨満、がんこな便秘などが現れます。

【治療】 まず原因となっている病気の治療を行い、病気がないときは便秘の治療をします。

内科的な治療に抵抗がみられる場合は、一時的に人工肛門などを形成して対処します。

カルチノイド症候群

受診科／消化器内科・外科

【原因】 消化管や呼吸器に腫瘍が発生してホルモンを分泌するもので、良性のものと悪性のものがあります。

【症状】 顔が赤くなり、低血圧、咳、下痢などが現れます。

【治療】 手術で腫瘍を摘出します。

大腸ポリープ

受診科／消化器内科・外科

【原因】 大腸の粘膜が内側に突出して、きのこのように隆起したものを大腸ポリープといいます。大腸ポリープは腺腫、若年性ポリープ、炎症性ポリープに分けられ、若年性ポリープと炎症性ポリープは腫瘍ではありませんが、注意すべきは大腸ポリープの8割を占める腺腫です。

腺腫は直径2センチ以上のものになるとがんに変わるので危険です。大腸ポリープは40歳代以上の男性に多くみられ、そのほとんどは直腸とS状結腸に発生します。

【症状】 大腸ポリープは食物通過などの刺激によって出血しやすく、特に大きなポリープの出血は、はっきりとわかる下血となります。直腸にポリープがあると残便感があります。

ポリープが小さい場合は症状がまったくないこともあり、定期検診などで発見されます。

【治療】内視鏡を使ってポリープを摘出します。摘出したポリープからがん細胞が発見され、しかもそれが粘膜より下まで滲出しているものは、その部位の腸切除手術をします。

家族性ポリポーシス（かぞくせいぽりぽーしす）

受診科／胃腸科・外科

【原因】大腸に無数のポリープが発生する病気で、がん化率が高く、遺伝性が認められます。

【症状】早ければ思春期頃から出血や下痢、腹痛がおこるようになり、やがて大腸がんを合併します。

【治療】大腸の切除手術を行います。

腹膜炎（ふくまくえん）

腹腔内の臓器をおおっている腹膜に、腹腔内の炎症が波及したもので、発症の早さから急性と慢性に分かれます。

原因は細菌感染やさまざまな刺激などです。

急性腹膜炎（きゅうせいふくまくえん）

受診科／婦人科・外科・消化器外科・救急外科

【原因】腹腔内に侵入した細菌が腹膜に感染しておこります。細菌が侵入するのは、虫垂炎や十二指腸潰瘍の穿孔（せんこう）などで内容物が腹腔内に漏れてくるためで、女性の場合は性器の病気や流産などからひきおこされることもあります。死亡率の高い病気なので、緊急な治療が必要です。

【症状】激しい腹痛とともに腹部が硬くなり、指で押すと強い痛みを感じます。嘔吐や冷や汗が出て、しばらくすると細菌による敗血症から、ショック状態に陥ります。腹部は麻痺性腸閉塞をおこして膨満してきます。

【治療】開腹手術をして原因を除去します。

慢性腹膜炎（まんせいふくまくえん）

受診科／内科・消化器外科

【原因】結核や腹腔内のがんなど、病気にともなって発症する腹膜炎です。がんの場合は腹膜にがんが転移します。

【症状】結核性のものは進行すると微熱、腹痛、消化障害、腹水などが現れます。がん性のものは腹膜に腫瘤（しゅりゅう）が転移して腹水もたまり、吐き気や嘔吐、便秘、発熱や全身の衰弱がみられます。

【治療】抗生物質などで治療するほか、原因となる病気の治療をします。

腹膜炎の発生しやすい部位

横隔膜
肝下
腸間膜
腹膜
ダグラス窩

腹膜は胃、腸、肝臓、膵臓、卵巣、子宮など腹部の臓器をおおう薄い膜。横隔膜下、肝下、腸間膜間、盲腸周囲、ダグラス窩、などにおきやすい。

一言メモ　〈下血（げけつ）〉消化管におこった出血が肛門から排出される状態。一般に上部消化管に由来するものは黒色のコールタール状、大量出血では赤色調、肛門に近い病変からの出血は鮮紅色。

胆汁性腹膜炎（たんじゅうせいふくまくえん）

受診科／外科

【原因】肝臓から胆嚢（たんのう）、十二指腸と流れていく胆汁が腹腔に漏れることで腹膜炎がおきるものです。胆道が破裂した時や、肝臓、胆道系の手術後などに発症します。

【症状】腹部に激痛がおきてから、腹部がぱんぱんに硬く張ります。嘔吐、発熱も現れます。

【治療】ただちに開腹手術をして、胆汁が漏れている部分をふさぐか、あるいは病変部を切除します。胆嚢に穿孔（せんこう）がある場合は、胆嚢を摘出します。抗生物質も使用されます。

ダグラス窩膿瘍（かのうよう）

受診科／外科

【原因】骨盤腔の一番下の部分をダグラス窩（か）といいます。男性なら直腸と膀胱の間で、女性なら直腸と子宮の間に当たる部分です。このくぼみは腹腔の一番下であるため、腹腔内の液や膿汁がたまってしまい、膿瘍（のうよう）ができることがあります。きっかけは虫垂炎、胆嚢炎、胃や十二指腸の穿孔などです。

【症状】便がしぶってなかなか出なかったり、逆に下痢をしたり、排尿痛がおこることもあります。女性ではおりものや子宮出血が加わることもあります。

【治療】直腸あるいは膣を切開して膿瘍を排除します。

直腸炎（ちょくちょうえん）

受診科／外科

【原因】直腸に炎症がおこり、粘膜がただれるものです。一般的には食中毒や下痢でおこることが多く、あまり心配はありませんが、症状が長く続く場合は大腸炎やがんなどの病気の可能性があります。

【症状】下血、下痢、粘血便などが現れます。進行すると粘血便の回数が多くなり、腹痛、発熱、体重減少、貧血などが現れてきます。

【治療】保存的な治療が基本ですが、治るまでにはかなりの時間を要します。サルファ剤やステロイド剤などの薬物療法が有効です。

直腸脱（ちょくちょうだつ）

受診科／外科

【原因】直腸の粘膜と外側の筋層が一緒に肛門の外へ脱出してしまうものです。40歳以上の出産経験のある女性によくおこります。

　原因は1、2歳の子供の場合は排便の時のいきみすぎで、成人の場合は直腸や肛門の周囲の筋肉が弱くなるためと考えられています。

【症状】肛門から3、4センチほどから、ひどい場合は10センチほども出てしまいます。

【治療】子供の場合は排便習慣の改善で自然に治りますが、成人の場合は手術が必要です。

直腸ポリープ（ちょくちょう）

受診科／外科・肛門科

【原因】直腸の粘膜から発生する突起物です。このポリープはきのこのような管状腺腫と、こぶのような形をした絨毛腺腫の2つに分かれます。管状腺腫は2センチ以上の大きさになるとがん化する可能性が高くなりますが、絨毛腺腫の場合はそれほどでもありません。

【症状】自覚症状がないことが多いのですが、肛門の奥に異物感があったり、排便後にも残便感があったりします。出血がみられることもあります。直腸ポリープががん化すると、便に血液が混じってきます。ポリープが大きくなると、排便時に肛門から脱出することもあります。

【治療】ポリープのある部位を肛門側から切除手術しますが、ポリープが奥の方にある場合は内視鏡を使って切除をします。粘膜下に深く浸潤している場合は、がんの手術に準じます。

肛門ポリープ

受診科／外科・肛門科

【原因】肛門には粘液を分泌する腺が10数カ所ありますが、この腺が炎症をおこして大きくなり、ポリープを形成したものです。

【症状】ポリープができることで排便時に肛門の一部が裂けたり、ポリープが肛門の外に出てしまいます。

【治療】ポリープを切除する手術を行いますが、裂肛の治療もします。

肛門瘙痒症

受診科／肛門科・外科

【原因】肛門の周囲に強いかゆみが現れるものです。排便あるいは肛門の病気で分泌された粘液によって、肛門周囲の皮膚に炎症がおこり発症することが多いのですが、原因がわからない場合もあります。

【症状】肛門周囲の皮膚がただれて、非常にかゆくなります。

【治療】患部を清潔にしてステロイド軟膏などを使用します。肛門の病気があれば、それを治療します。

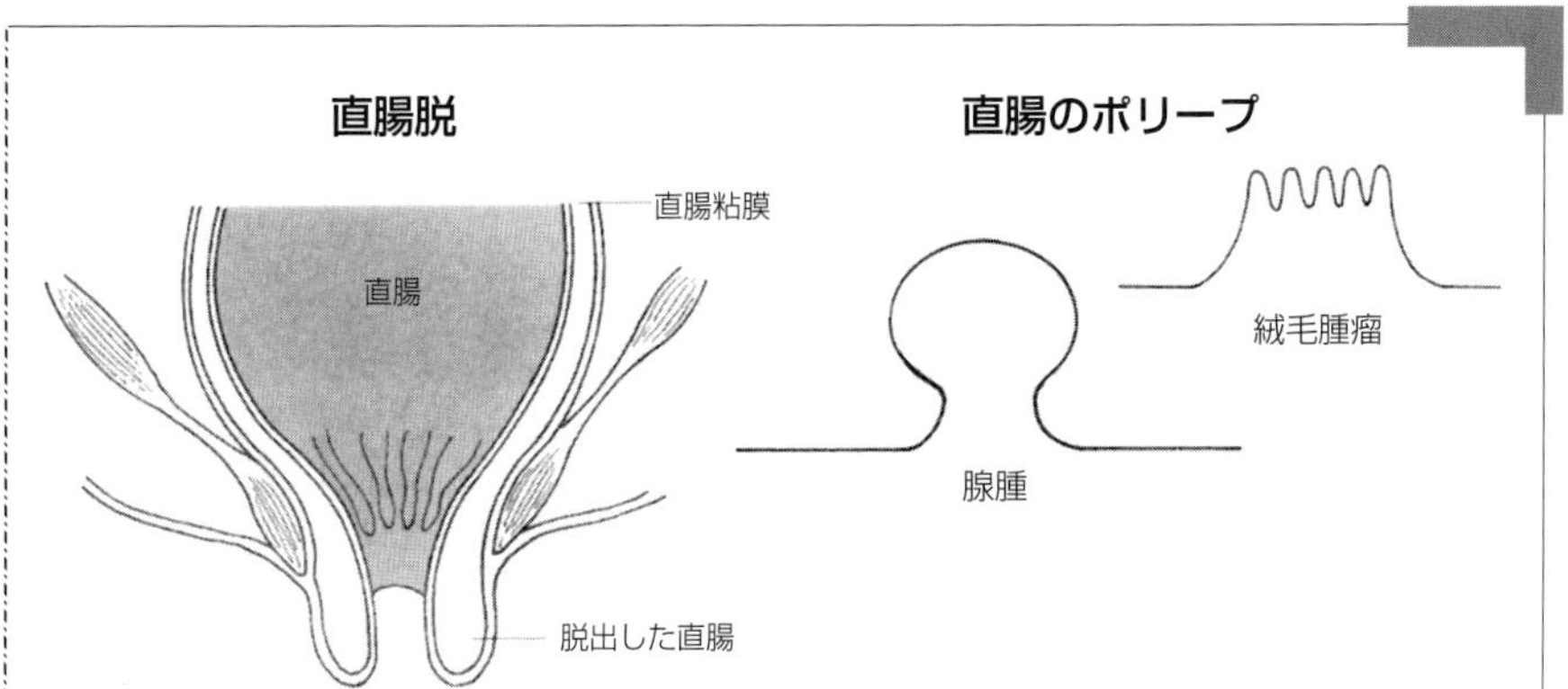

一言メモ　〈肝管〉肝臓で生成された胆汁を胆嚢へ送る管。右肝管と左肝管と、それらが合流する総肝管からなり、胆嚢から伸びる胆嚢管とともに総胆管を形成して十二指腸に開口する。

肛門周囲膿瘍

受診科／肛門科・外科

【原因】 肛門の小さなくぼみに細菌が感染すると肛門周囲炎がおこりますが、この炎症がひどくなって肛門周囲が化膿し、膿がたまるのが肛門周囲膿瘍です。化膿部分が破れて膿が出ると、痔瘻になります。

【症状】 最初はかゆみと軽い痛みがある程度ですが、炎症がひどくなるにつれて痛みが強くなり、発熱します。

【治療】 薬物療法が有効なのは症状が軽い間だけなので、一般的には手術をして排膿する必要があります。

痔瘻（あな痔）

受診科／肛門科・外科

【原因】 肛門周囲膿瘍が悪化しておこるもので、肛門の皮下組織にたまっていた膿が外に出ていくと、その跡にトンネルのような管が形成され、これを痔瘻と呼びます。放置するとがん化する場合もあります。

【症状】 ふだんは自覚症状はあまりありませんが、瘻孔（膿の出口）が閉じて炎症が再発すると、発熱や痛みが現れます。膿が出て行けば、炎症はおさまります。

【治療】 根治させるためには手術が必要です。

裂肛（切れ痔）

受診科／肛門科・外科

【原因】 便秘で排便時にいきんだり、下痢で何度も排便することなどが原因で、肛門の粘膜が切れるものです。

特に肛門の後ろの粘膜は柔軟性があまりなく、この部分が切れることが多いようです。

【症状】 排便時に激しい痛みと出血がおこります。痛みは排便後、数十分から1時間ほど続きます。

【治療】 肛門を清潔にして坐薬や軟膏を使用します。また、切れただけなら簡単な手術で治ります。

内痔核

受診科／肛門科・外科

【原因】 静脈がうっ血して、肛門の内側にいぼのような腫瘤ができるものです。直腸と肛門の境目には歯状線という部分があり、これより上に位置する直腸は痛みを感じませんが、下に位置する肛門は痛みを感じます。内痔核の腫瘤は歯状線より上にできるものです。

原因は便秘や下痢で肛門に強い負担を与えることです。また、立ったままや座ったままで下半身の血行が悪くなることや、暴飲暴食、妊娠、出産なども原因となります。

【症状】 排便時に、痛みをともなわない出血があります。進行すると排便時に痔核が肛門の外に脱出しますが、排便がすむと中に戻ります。さらに増悪すると痔核は脱出したままになり、痛みも強くなります。

内痔核とともに肛門の上皮まで外に出てくるものを脱肛といい、出血したり、残便感や不快感があります。

【治療】軟膏や坐薬、内服薬などの薬物療法のほかに、注射や手術などの外科的療法があります。脱肛になった場合は手術をしなければ完全には治りません。

外痔核（がいじかく）

受診科／肛門科・外科

【原因】痔核が肛門の歯状線（しじょうせん）より下にできるものです。便秘でいきんだり、下痢で何度も排便したり、下半身を冷やしたりすることで肛門部がうっ血しておこります。

【症状】さまざまな大きさのいぼのような痔核が、ひとつあるいは複数できますが、できる時に激しい痛みが現れます。

【治療】坐薬、軟膏、内服薬などの薬物療法を行います。手術で痔核を切開して血を排除する方法もあります。

痔の再発・悪化を防ぐポイント

●便秘をしない
便秘は痔の大きな原因に。食物繊維を積極的にとり、軽い体操など、適度に体を動かす習慣をもとう。便意を感じたら、我慢しないでトイレへ行くことも大切

●下痢をしない
勢いよく排泄される下痢便は、肛門部を刺激するため炎症を引きおこし、痔核や裂肛の原因に。暴飲暴食を避け、冷たいものを飲み過ぎないよう注意しよう

●排便のしかたにも注意
毎日、規則的な排便の習慣をつけるのが理想だが、無理にいきんで肛門部に負担をかけないこと。神経質になるのは逆効果。また和式トイレより洋式トイレのほうが腹圧がかからなくてよい

●肛門部を清潔に
できれば、排便後に肛門部を温水で噴射洗浄するトイレを使用したい。入浴は肛門部を清潔に保つだけでなく、患部の血液循環がよくなるため、痛みや腫れなども軽減してくれる

●刺激物を避ける
香辛料、アルコール、タバコなどの刺激物は控えめに。また硬い椅子には座布団を敷くなどの配慮を。冬場は下着を余分に身につけるなどして、肛門部の血行が悪くならないよう注意しよう

痔の種類

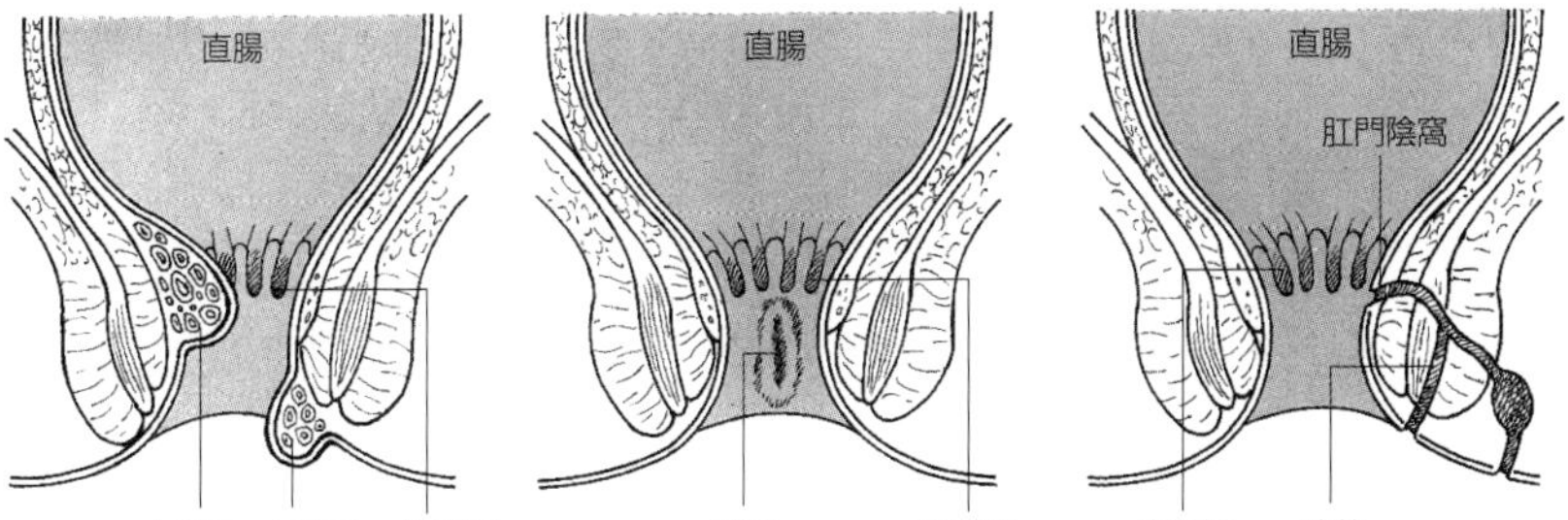

一言メモ 〈血便（けつべん）〉便に血液が混じった状態。食道、胃、十二指腸、小腸、大腸、直腸からの出血や痔の出血が考えられ、便のまわりに付着する程度から大量出血まで、その状態はいろいろ。

肝臓

肝臓の構造

肝臓は身体の正面から見ると、肋骨の後ろにあり、胃の少し上にあります。肝臓は成人男性で1・5キロと脳より重く、体内で一番重い臓器です。

肝臓そのものは肝細胞という小さな細胞群とそれを取りまく小さな血管から成り立つ肝小葉（かんしょうよう）という組織の集合体です。

肝臓の上は横隔膜が接し、下は胃や十二指腸に接しています。肝臓は血管、胆管などでほかの器官や臓器とつながって働いています。

肝臓に出入りする血管は大きなものが3本あります。肝臓下部に肝動脈（かんどうみゃく）と門脈（もんみゃく）が流入し、肝臓の上部からは肝静脈（かんじょうみゃく）が流出します。肝動脈からは肝臓そのものの活動力となる酸素や栄養を運ぶための血液が心臓から送られます。

臓器としての肝臓の特徴は門脈があることです。この門脈とは腸管からの血液が送られてくる静脈のことですが、この血液には腸で吸収された栄養素が含まれています。肝臓に送られる血液の20％ほどが肝動脈からで、残りの80％が門脈からとなっています。ですから肝臓はほかの臓器と違って、多くの血液を門脈という静脈から供給されるところが特徴です。

肝臓下部からは肝動脈と門脈のほかに十二指腸へ向かう胆管（たんかん）が出ていますが、この胆管が途中で分岐して、その先が胆（たん）嚢という袋状の臓器につながっています。肝臓から胆管の中を通っていく胆汁（たんじゅう）の一部はいったん胆嚢にたくわえられてから、十二指腸に流れこみます。

こういう血管と胆管のうち、肝動脈だけが肝臓そのものを維持してその活動を支えるためのものですが、そのほかの血管や胆管は、肝臓がほかの器官と関わりながらその役目を果たすために欠かせない器官なのです。

肝臓の働き

肝臓には重要な働きがいくつかあります。①栄養素の代謝　②解毒と排泄　③胆汁の生成と分泌　④その他の働き等です。

①の栄養素の代謝は三大栄養素である糖質、脂質、タンパク質などの代謝が行われます。糖質代謝は小腸で吸収分解されたブドウ糖をグリコーゲンに変えて肝臓に貯蔵するものです。このグリコーゲンがエネルギー源として必要なときは、再度ブドウ糖に分解されて肝静脈を通って心臓へ送られて全身に配られます。

脂質の代謝は腸で吸収され肝臓に入った脂質を中性脂肪に変えたり、コレステロールの処理を行います。タンパク質の代謝は、アミノ酸に分解されたタンパク質を肝臓に運び、血漿タンパクや各種の酵素を合成します。

②の解毒と排泄は、体外から入ってきたり体内で生じた有害物質や薬剤を、肝臓で無害でしかも水に溶けやすくして排泄しやすくするものです。この有害物質や薬物は肝臓から腎臓を通って尿として排泄されたり、胆汁に混じり腸から大便として排泄されます。

③の胆汁の生成と分泌は、脂肪の分解に必要な胆汁を肝臓で生成して分泌するものです。肝臓で生成され分泌される量

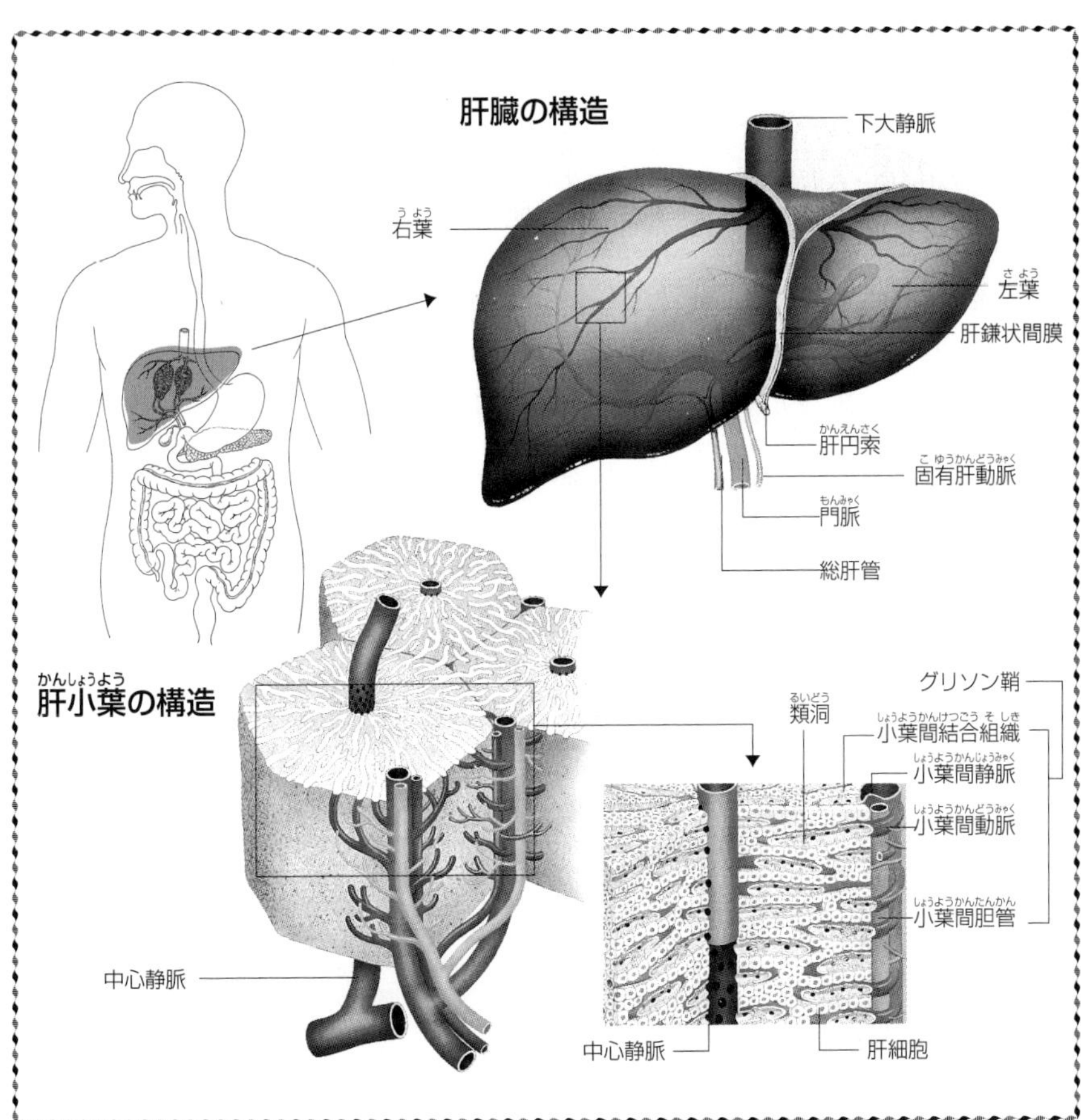

は、1日に700㎖から1000㎖です。

④のその他の働きは、不要になった各種のホルモンを不活性化させるホルモン代謝や、ビタミン類を活性化させたり貯蔵する働き、循環血液量の調節などです。

以上のように肝臓は栄養素などを生産、加工、貯蔵をする化学工場のような働きをしているのです。

肝臓の病気

肝臓にはさまざまな重要な働きがありますが、それだけにこのような肝臓の働きに障害をおこす病気もいろいろあるのです。

肝臓は大きく、細胞の再生力も活発なので、障害が発生してもすぐに症状が出るわけではありませんので症状が出たときには病状がかなり進行していることが多いのです。

病気として多いのは、アルコールやウイルスなどによる急性あるいは慢性の肝炎です。ウイルス性のものにはA型、B型、C型、E型などがあります。

一言メモ 〈肝不全〉肝機能が著しく低下し、意識障害や昏睡などを呈した危険な状態。劇症肝炎などが進行した急性肝不全と、肝硬変など慢性の肝障害が進行した慢性肝不全とがある。

また、肝硬変、アルコール性肝障害、薬物性肝障害、脂肪肝、肝がんなどの病気もあります。

急性ウイルス肝炎

A型急性肝炎

受診科／内科・消化器内科

【原因】 A型肝炎ウイルスが経口感染するものです。このウイルスは胆汁に混じって出るので便に排泄されますが、それが水や食物を汚染することで人に感染します。

環境衛生の不備などで、かつては流行することが多かったものです。今は日本では少ない病気ですが、東南アジアなどには多く、旅行から帰って発症することがよくあります。20歳代や30歳代の人に多い病気です。

【症状】 感染して約1カ月の潜伏期間をへて発熱、全身倦怠感、食欲不振などのかぜに似た症状が現れ、数日後には黄疸が出てきます。

まれに劇症化する場合や腎不全を合併したりする場合があるほか、胆汁うっ滞性肝炎になって病気が長期化することもあります。

【治療】 2カ月以内には完全に自然治癒することが多いので、発症したらなにより安静にします。さらに黄疸が現れた場合は入院して安静にし、栄養のバランスのよい食事をします。また、薬物療法も行われます。

B型急性肝炎

受診科／内科・消化器内科

【原因】 B型肝炎ウイルスが感染するものです。

このウイルスは血液に混じるので、輸血や注射のほかに傷口などから血液によって感染するものです。

また、唾液や精液からうつることもあるので、キスや性行為などで感染することがあります。

ただ、輸血で用いられる血液は検査が徹底してきたので、輸血による感染はほとんど例がなくなりました。また、感染しても発症しない場合もあります。

【症状】 A型急性肝炎と同じように、発熱、全身倦怠感、さらに黄疸などの急性の症状が現れます。

熱はA型ほど高くなりません。数カ月で完全に治りますが、劇症化する場合もあります。

感染してほとんど症状が現れない場合は、そのまま治ることもありますが、ウイルスが体内に止まって慢性に移行することもあります。B型肝炎は急性肝炎のほぼ3割をしめます。

【治療】 ほとんどはA型肝炎と同じ処置をします。医療事故などで感染する可能性があり、B型肝炎抗体が陰性のときは、予防のために免疫製剤やワクチンを使用します。

C型急性肝炎

受診科／内科・消化器内科

【原因】 主に血液を介した非経口経路によりC型肝炎ウイルスは、感染します。

B型肝炎ウイルスばかりでなく、最近はC型肝炎ウイルスの検査も導入されたことにより、輸血による肝炎は著明に減少しています。

急性肝炎ではこのC型が占める割合が多くなっています。

【症状】 1週間から4カ月ほどの潜伏期間をへて、発熱、全身倦怠感などが現れますが、症状そのものはA型肝炎やB型肝炎と比べて軽い傾向があります。発症も回復もともにA型、B型よりゆるやかです。

ただ、A型やB型と比べて慢性になる率が高いので注意が必要です。

【治療】 通院治療の場合は、家庭では安静にして食事は糖質やタンパク質を多くとるようにします。

黄疸が出たりGOT（AST）やGPT（ALT）が300以上となったら入院して、安静・食事療法をします。

薬物療法として慢性化を予防するためにインターフェロンを投与する場合もあります。

慢性ウイルス肝炎（まんせいウイルスかんえん）

受診科／内科・消化器内科

【原因】 肝臓に慢性の炎症が持続するものが慢性肝炎ですが、急性肝炎が半年以上続いているものは慢性の肝炎とみなされます。

原因はほとんどが感染した肝炎ウイルスに免疫反応がかかわってくるものです。慢性肝炎はB型、C型、D型、E型の各ウイルスがおこします。

【症状】 自覚症状がない場合が多く、黄疸などの特別な症状はまずありません。あったとしても倦怠感や食欲不振程度です。

しかし重症になると黄疸、腹水、関節痛、発熱、発疹などが現れてきます。

【治療】 安静と食事療法が中心で、薬物療法が加わります。

食事は肉や魚などの質のいい動物性タンパク質をとります。

GOTやGPTが100以下になるまでは安静が必要となります。薬物としてはビタミン剤や総合消化酵素剤などが使用されます。

また、B型やC型にはインターフェロンが投与されることもあります。

B型慢性肝炎（がたまんせいかんえん）

受診科／内科・消化器内科・外科

【原因】 B型肝炎ウイルスに感染し、症状が現れないでいる人をB型肝炎ウイルスのキャリアと言います。

ほとんどが2、3歳までに母親などからB型肝炎ウイルスに感染したものですが、このキャリアで徐々に症状が現れてきたものがB型慢性肝炎です。

10歳代くらいから発症することが多い病気です。ただ、逆に3歳以上で感染した場合はほとんどが急性の経過をたどり、慢性に移行することはありません。

【症状】 急に悪化しない限りは黄疸などは現れません。ただ、経過が長くなると肝硬変へ移行して、時にがんが発生する場合もあります。

【治療】 多くが数年で安定化しますが、炎症が高度であったり、長期化して、肝硬変へ移行する可能性があれば、インターフェロンなどの抗ウイルス剤、ステロイド剤を使用します。

一言メモ 〈肝性昏睡（かんせいこんすい）〉重症の肝機能障害により、血液中の有毒物質が脳に達して末期的中枢神経症状を呈した状態。意識、人格、知能、言語などに障害が現れ、昏睡に至る。

肝硬変

受診科／内科・消化器内科・外科

【原因】 肝細胞は再生力が強いので、ふつうは肝炎などで壊れて死んでも新しい細胞ができてきます。しかし、慢性肝炎が長期におよぶと、肝細胞は再生、壊死を繰り返し、徐々に線維化していき硬くなります。

この線維化が肝臓全体におよぶのが肝硬変なのです。肝臓が硬くなり凹凸が目立った状態は結節肝と呼ばれます。

原因としてはB型およびC型のウイルス性肝炎がほとんどです。日本ではアルコール性肝硬変は原因としては少ないものです。

肝臓が硬くなると肝臓へ流れこむ門脈の血流がはばまれて肝外へ流れて行き、食道や胃の静脈をうっ血させて静脈瘤などを合併します。

かつては死亡率の高い病気でしたが、今は治療方法の進歩で改善されています。しかし、まだもとどおりに治す方法はありません。

【症状】 自覚症状がない場合もあります。症状が現れる場合は、初期には全身倦怠感、食欲不振、微熱、腹部膨満感などです。手の真ん中から外が赤くなり、胸や背にクモが手足を広げたように赤い斑点が出てきます。男性の乳房がふくらんだりします。

進行すると黄疸や腹水、意識障害などが現れます。静脈瘤から出血すると、吐血や下血がおきることもあります。

【治療】 進行状態や時期に合わせて、食事療法や薬物療法などをして、できるだけ肝臓の機能を保つようにします。

また、肉体労働やアルコールを禁止し、肝臓を悪化させる因子を除くことも大切です。

肝不全

受診科／内科・消化器内科・外科

【原因】 肝臓の働きがかなり低下してくると、代謝合成の作用がうまくいかず、肝臓で解毒されて排泄されるはずの有毒物質が身体の血液内に多く残るようになります。これが肝不全です。

肝不全には劇症肝炎など急激に発症する急性型と、進行した肝硬変でみられる慢性型に分けられます。

【症状】 黄疸、腹水、意識障害（肝性昏睡）、出血傾向（鼻や歯ぐきから血が出てなかなか止まらない）などです。

【治療】 対症療法としては薬物療法を行います。症状によっては、血液を身体の外に出して、健康な人の血漿とり替える血漿交換を行って、不足した栄養素を取り入れるとともに有毒物質を排泄させます。

アルコール性肝障害

受診科／内科・消化器内科

大量のアルコールを長い間飲み続けることによって肝臓に障害がおきるものです。

進行の程度によって初期の脂肪肝からアルコール性肝炎、さらにアルコール性肝硬変とに分けられます。1日に日本酒

5合を毎日飲み続ければ高い確率で肝障害を発症します。

脂肪肝（しぼうかん）

【原因】 肝細胞の中に中性脂肪が大量に蓄積してはれてしまい、その結果、肝臓そのものがはれて肝臓の機能に障害が発生してしまうものです。

アルコール以外にも、食事栄養のアンバランス、内分泌疾患、薬剤なども原因となります。

【症状】 最初は自覚症状がないことが多いのですが、そのうち全身倦怠感、腹部膨満感などが現れます。

【治療】 酒を飲まないようにして、栄養バランスのよい食事をすることが大切です。

肥満の人は運動がすすめられます。

アルコール性肝炎（せいかんえん）

【原因】 肝細胞が壊れて肝臓に炎症がおきてしまうものです。一般的には禁酒により改善することが特徴的ですが、急性肝不全をおこすと危険な状態になることがあります。

【症状】 脂肪肝と同じような全身倦怠感や腹部膨満感のほかに、上腹部の痛みや、吐き気、嘔吐、下痢などが現れ、体重も減少してきます。

また、発熱、肝臓腫大、黄疸、腹水などもおきます。

【治療】 入院して、食事療法や精神療法が行われます。肝炎の治療のほかにアルコール依存の治療をします。

アルコール性肝硬変（せいかんこうへん）

【原因】 アルコール性肝障害がひどくなり、肝細胞が破壊されるだけでなく、線維化も進行し、肝細胞の障害がおきて肝臓がもとの状態にもどらなくなってしまった状態です。

【症状】 黄疸、腹水、体重減少、肝臓腫大など肝硬変と同じような症状が現れます。

【治療】 禁酒、安静にして食事療法を行い肝硬変の治療を行います。

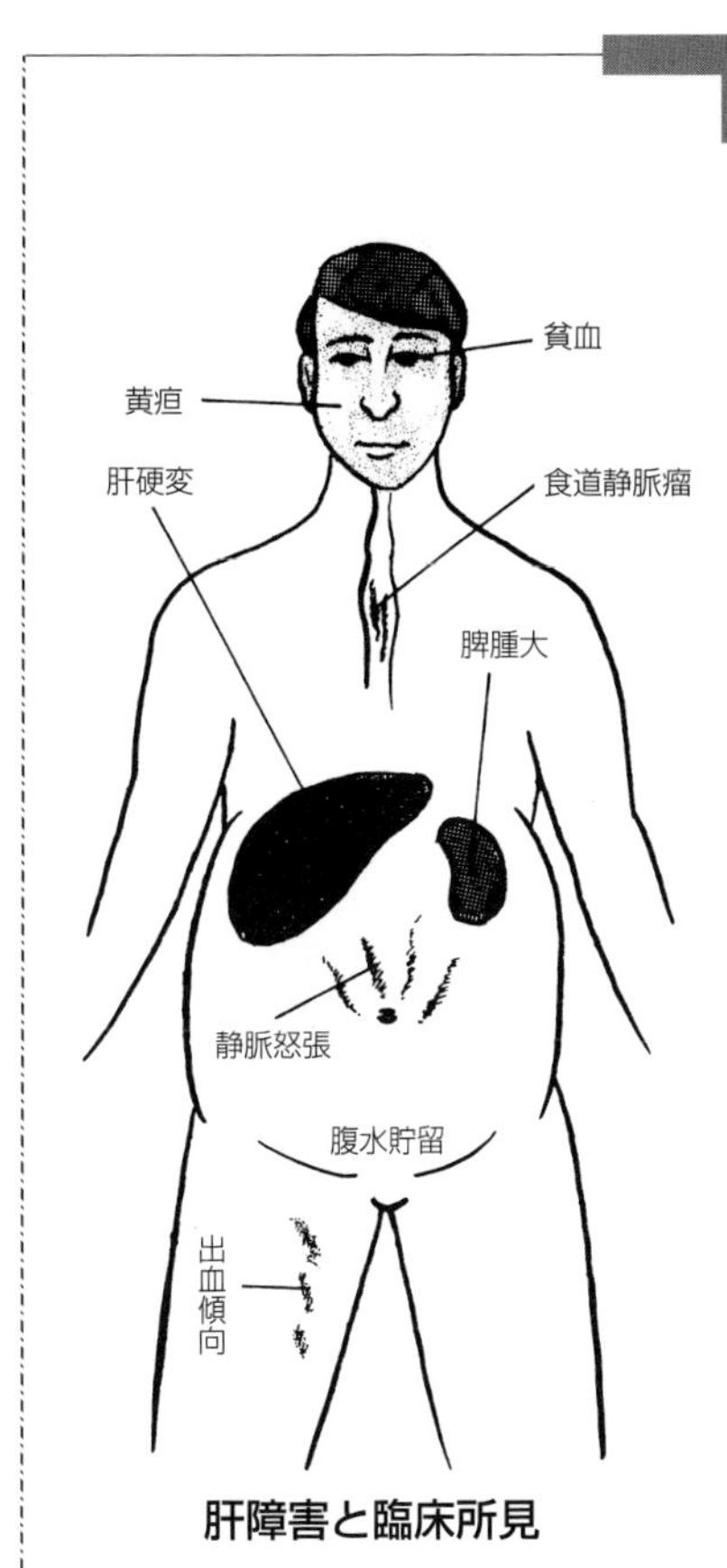

肝障害と臨床所見

一言メモ 〈アルブミン〉肝細胞で生成されるタンパク質で、血液の浸透圧を維持し、ホルモンやビタミンなどの運搬を助ける。肝機能が弱まるとその血中濃度が減少し、むくみなどがおこる。

劇症肝炎（げきしょうかんえん）

受診科／内科・消化器内科・救急センター・外科

【原因】 急に肝細胞が広範囲に壊れて、肝臓の機能が低下して肝臓の大きさが小さくなり黄疸（おうだん）などをおこしてしまうものです。

原因の9割はウイルスによるもので、残りが薬剤によるものですが、身体の免疫反応が過剰になることで発症するようです。

ウイルスで多いのはB型で、薬剤としては麻酔薬や抗生物質、降圧薬などへのアレルギーが原因となります。すぐ処置をしなければ生命にかかわります。

【症状】 まず全身倦怠感、食欲不振、吐き気、嘔吐などが現れてから黄疸が出ます。

さらに進行すると頻脈、血圧低下、腹水、浮腫などがあります。ひどくなるとうわごとを言ったりする意識障害がおき、昏睡状態へ移行します。

【治療】 入院して肝臓の機能を回復させるための薬物療法や血漿交換などを行い、合併症を防ぐ治療をします。

薬物性肝障害（やくぶつせいかんしょうがい）（薬剤性肝障害（やくざいせいかんしょうがい））

受診科／内科・消化器内科

【原因】 身体に入った医薬品や化学物質が肝臓へ障害をおこすものです。

障害のおこりかたとしては薬物が直接肝臓を破壊する中毒性肝障害と、薬物がアレルギー反応をおこして免疫が過剰になる薬物アレルギー性肝炎の2つに分かれます。

薬物性肝障害の原因となる薬物は抗生物質や解熱鎮痛消炎剤、化学療法薬、向精神薬などの比率が高くなっています。

中毒性肝障害は薬物の量が一定以上になれば発症するのに対し、薬物アレルギー性肝炎の発症には個人差があります。

【症状】 中毒性の肝障害の場合なら、原因となる薬物を服用して早い時期に症状がみられます。

アレルギー性肝炎では潜伏期間は一定しません。発熱、発疹（ほっしん）、吐き気、食欲不振、皮膚のかゆみ、黄疸などが現れてきます。

【治療】 原因となる薬物がわかればその服用を止め、安静にして食事療法をします。

原発性胆汁性肝硬変（げんぱつせいたんじゅうせいかんこうへん）

受診科／内科・消化器内科・外科

【原因】 原因不明の胆汁うっ滞によっておきる肝硬変です。

胆汁うっ滞というのは、胆汁の成分が肝臓に沈着したり血液中に停滞することで胆汁の分泌や排泄が障害されるものです。この病気には免疫異常が関係すると考えられていますが、原因ははっきりしていません。

40歳代以上の女性に多い病気です。進行して肝不全に移行したり、食道静脈瘤（りゅう）ができて破裂すると死亡することもあるので、厚労省から難病に指定されています。

【症状】 自覚症状のないものもあります

が、症状が現れる場合はまず皮膚のかゆみが出て、それから黄疸が現れます。下痢や皮膚に黄色腫が現れることもあります。

また、ビタミンDやカルシウムの吸収が阻害されると、骨軟化症や骨粗鬆症を合併する場合もあります。

【治療】かゆみには薬物を使用しますが、病気そのものを治療する確かな方法はありません。食道静脈瘤ができていれば破裂しないようにする処置をします。

肝膿瘍

受診科／内科・消化器内科・外科

【原因】細菌や寄生虫によって肝臓が化膿する病気です。化膿性肝膿瘍とアメーバ性肝膿瘍の2つに分かれます。

化膿性肝膿瘍は胆道の炎症が原因となることが多く、その他に肛門の炎症や虫垂炎に合併したり、腹部の手術後に大腸菌が感染したりしておきます。

アメーバ性肝膿瘍は腸アメーバという熱帯にいる原虫が肝臓に入って感染するもので、熱帯に住んでいた人がよくかかります。

体力や抵抗力の低下した病人や老人に発症しやすい病気で、悪化すると死亡率の高いものです。

【症状】発熱、みぞおちの右の腹痛、肝臓腫大が特徴的な症状です。また、全身倦怠感や食欲不振、発熱、黄疸などの肝臓病の症状も現れることがあります。

【治療】原因となる病気があればその治療をします。抗生物質や抗アメーバ薬などの薬物療法を行います。症状によっては手術を行って膿を排出します。

黄疸

受診科／内科・消化器内科・外科

【原因】ビリルビンという胆汁色素は肝細胞から分泌される胆汁に混じって十二指腸に送られますが、何か障害があるとこのビリルビンが胆汁に分泌されないで血液に多く混じることになります。

その結果、皮膚や眼球の白いところが黄色くなるのが黄疸です。正確にいうと黄疸は病気そのものではなく、さまざまな病気によって現れた症状です。黄疸は原因によっていろいろな種類に分かれます。

溶血性黄疸

溶血性貧血などによって赤血球が大量に破壊されて血液中のビリルビンが増加するのが原因です。

肝細胞性黄疸

肝炎ウイルスの感染や飲酒が肝細胞に傷害を与えて血液中のビリルビンが増加するものです。

閉塞性黄疸

胆管がん、胆管胆石、膵がんなどで胆管がつまって、胆汁が十二指腸へ流れなくなり、血液中のビリルビンが増加するものです。

体質性黄疸

子供のときから体質的なものでおきる黄疸で、遺伝によるものです。

【治療】原因となる病気の治療をしますが、閉塞性の場合は手術をして胆管のつまりを改善します。体質性黄疸は黄疸がひどくない限り治療の必要はありません。

一言メモ　〈ビリルビン〉古くなった赤血球中のヘモグロビンが肝臓で破壊されてできる胆汁色素。肝機能が低下するとビリルビンがうまく処理されなくなり、血液中にたまって黄疸を招く。

うっ血肝

受診科／内科・消化器内科

【原因】 門脈から肝臓へ入った血液は成分の代謝や解毒が行われ、中心静脈に集められ、肝静脈、さらには下大静脈を経て心臓へ送られます。

ところが心臓に障害があって血液を全身に送り出せない場合は、肝臓からの血液が心臓へ送れなくなり肝臓で滞ってしまいます。

この状態がうっ血肝です。うっ血が長くなると肝臓が肥大して肝細胞の壊死がおこり、肝機能が障害されます。

【症状】 軽い黄疸が現れ、肝臓は腫れて押すと痛みが出現します。全身のむくみや腹水が現れることもあります。

心不全を示す症状としては、心肥大、頻脈、呼吸困難、チアノーゼなどを伴います。

【治療】 心不全の治療をする必要があります。

門脈圧亢進症

受診科／内科・消化器内科・消化器外科

【原因】 腸などから血液を肝臓に送る門脈が狭窄したり閉塞して血流が悪くなって、門脈の圧が上昇するものです。

また、食道静脈瘤を引きおこすこともあります。原因として最も多いのは肝硬変ですが、原因となる病気がない特発性門脈圧亢進症もあります。

【症状】 初期には症状はありません。阻害された血流が副血行路という迂回路へ流れますが、この迂回路のひとつが食道静脈瘤となります。

これが破裂すると大量の吐血や下血がおきてしまいます。腹水や脾臓のはれもおきてきます。

また、肝臓で解毒されない血液が脳に流れこむと意識障害が現れてきます。

【治療】 まず原因となる病気の治療をします。食道静脈瘤からの出血の危険が高い時には内視鏡的硬化療法などを一番に行い、薬物療法や外科療法も行います。

ワイル病

受診科／内科・消化器内科

【原因】 スピロヘータの一種である黄疸出血性レプトスピラが感染する病気です。感染したネズミや犬の尿に汚染された水から人に感染します。

【症状】 黄疸、出血傾向、タンパク尿が特徴です。

1週間程度の潜伏期を経て、40度ほどの高熱が出て、吐き気、嘔吐、筋肉痛や結膜の充血が現れます。

黄疸が現れてくると皮下や鼻からの出血もあります。さらに進行すると心不全や腎不全がおきてきます。

【治療】 早期の抗生物質の投与が有効です。進行した場合は合併症に対しての治療が必要です。

バッドキアリ症候群

受診科／内科・消化器内科・外科

【原因】 肝臓から血液を送り出す肝静脈

や下大静脈の閉塞がおきてしまう病気です。

原因が不明のものと、先天的な膜様閉塞、肝臓がんなどの周辺臓器の腫瘍や白血病など血液の疾患が影響するものがあります。病気としてはきわめて特殊であり珍しいものです。

【症状】下肢のむくみや皮膚の湿疹、潰瘍が現れ、腹水や肝臓肥大、食道静脈瘤がおきます。

病気が進行してくると腹壁静脈の拡張や脾臓の腫大、門脈圧の亢進がおきてきます。

【治療】原因が明らかな場合は、その除去を行います。

門脈圧亢進症を伴う場合は、静脈瘤に対する処置などを行います。

ヘモクロマトーシス

受診科／内科・消化器内科

【原因】体内の鉄の量が増えて肝臓、膵臓、心臓、骨髄などの臓器に鉄が溜まってさまざまな障害をおこしてしまうものです。

原因としては遺伝性のほかに、小腸からの鉄の吸収が亢進するもの、肝臓疾患あるいは貧血によるものなどがあります。

また、輸血やワインなどの大量の飲酒によってもおきます。肝臓では肝硬変や肝線維症になります。肝臓がんを合併することもあります。

【症状】肝腫大、皮膚色素沈着、糖尿病などが主な症状となります。うっ血性心不全、不整脈や手足の関節症状も現れます。

【治療】鉄の代謝異常には血液の一部を抜き取るほか、薬剤による鉄の排泄を試みます。

糖尿病、肝硬変や肝線維症に対しては、程度に応じた治療をします。

アミロイド肝

受診科／内科・消化器内科

【原因】でん粉のようなアミロイド物質が肝臓に沈着する病気です。

アミロイドは肝臓だけでなく皮膚、舌、心臓、膵臓、脾臓、腎臓、肺などにも沈着します。

アミロイドが沈着する原因はまだはっきりわかっていませんが、結核や梅毒、慢性の化膿性疾患や多発性骨髄腫などに続いておきることがあります。重症例では肝不全や心不全あるいは腎不全などを併発することがあります。

【症状】アミロイドの沈着する臓器で違ってきますが、肝臓の場合は肝腫大、黄疸、腹水、吐き気、嘔吐などが現れてきます。下痢や血便の出る場合もあります。

【治療】原因となった病気があればその治療をします。免疫抑制剤などを使用しますが決め手になるような薬物はありません。

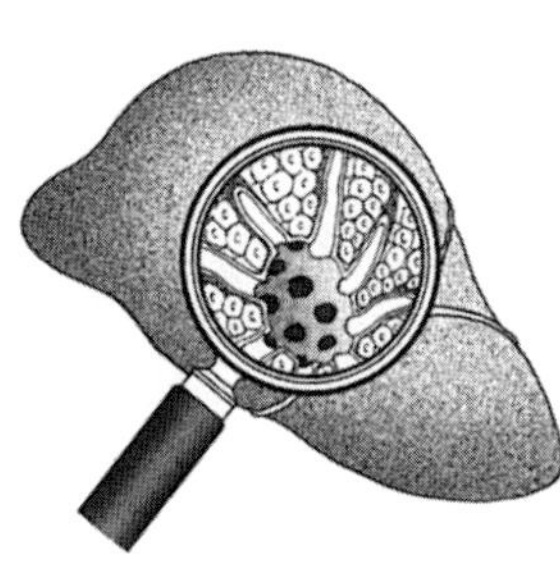

アミロイド肝

一言メモ 〈肝腎症候群〉肝・胆道疾患の経過中に急性腎不全をおこすもの。手術、消化管出血、感染などによるショックが腎障害の原因と考えられている。

胆道・胆嚢・膵臓

胆道の構造と働き

肝臓の肝細胞で作られた胆汁は、まず肝細胞の間を走る細胆管へ入ります。

細胆管はさらに肝臓の中で合流していって、左右2本の胆管に集約されてから肝臓の外へ出て、最終的には1本の胆管となって十二指腸へ入っていきます。

このように細胆管から始まって十二指腸へ入るまでの胆汁の通路全体のことを胆道といいます。

胆嚢の構造と働き

胆嚢は胆道の途中にある袋状の臓器です。胆管から分岐した細い管の先に胆嚢があります。

胆嚢は肝臓で作られた胆汁の一部を一時的に蓄えていて胆道内圧を調節する働きがあります。

食事をして十二指腸へ食物が入ってくると、十二指腸からはホルモンが分泌されて、その作用で括約筋がゆるみ、胆嚢が収縮して胆汁を十二指腸へ押し出します。

容積50ミリリットル程度の胆嚢で蓄積できる胆汁の量には限度がありますから、胆嚢では肝臓で作られた胆汁を最大10分の1くらいまでに濃縮して蓄積できるようになっています。

一方、胆管は膵頭部で膵管と一緒になり、十二指腸に連絡しているのですが、その接続部には括約筋がとりまいていて胆汁の流れをコントロールしています。

膵臓の構造と働き

膵臓は胃の裏側にあって身体の左寄りに位置するだいたい15センチ程の臓器です。横に細長い形をしていますが、十二指腸に融合する中心の方が膵頭部と呼ばれて太くなっています。

膵頭部は十二指腸に融合していますが、しっぽのように見えることから尾部と呼ばれています。尾部の左先端は脾臓に隣接しています。

膵臓は腺房と呼ばれる組織がまとまった小葉という部分がたくさん集合してできています。腺房の細胞からは膵液といわれる消化液が分泌されますが、この膵液は腺房にある細い導管を通っていきます。

この管は川が合流するようにだんだん太い管となって、最後は主膵管という太い1本の管になります。

この主膵管は膵臓の中を尾部から膵頭部まで通りながら、先端は十二指腸へ開口しています。この部分で主膵管は肝臓からきた胆管と合流しており、膵液と胆汁が十二指腸へ流れ込むようになっています。

膵臓で作る膵液には糖質を分解するアミラーゼ、タンパク質を分解するトリプシン、脂肪を分解するリパーゼなどの消化酵素が含まれています。十二指腸液はアルカリ性なのでこういう酵素の作用を活発にします。膵液の分泌はホルモンや自律神経によって制御されています。

また、膵臓の小葉にはランゲルハンス島と呼ばれる細胞群が分布しています。このランゲルハンス島からは血糖値を降下させるインスリンや、逆に上昇させる

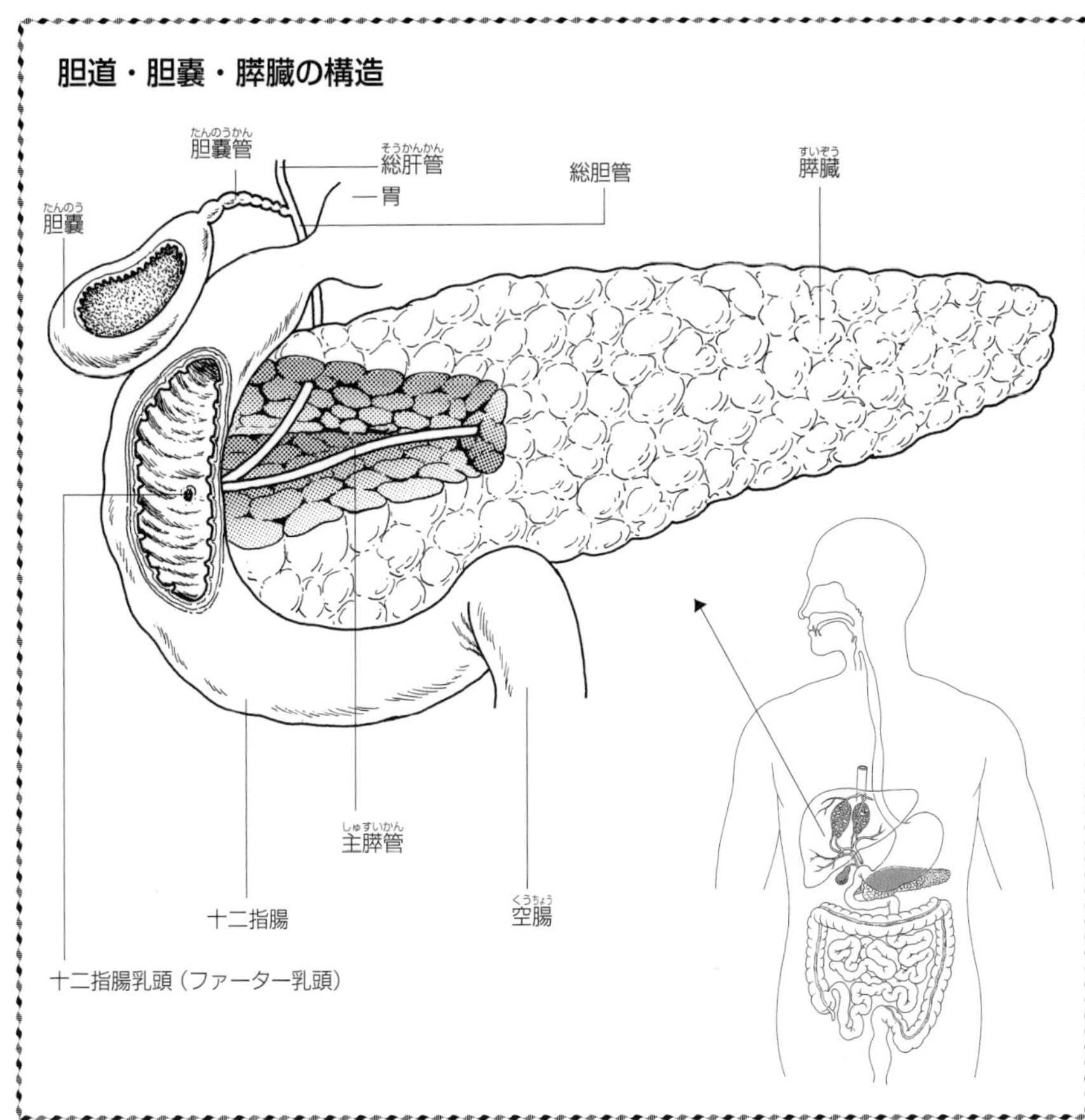

グルカゴンなどのホルモンが分泌されます。膵液の分泌を外分泌と呼び、ランゲルハンス島からのホルモン分泌を内分泌と呼びます。

つまり膵臓には食物の消化吸収を助ける働きと、血液中の糖分を調節するという2つの働きがあるのです。

胆道・胆嚢・膵臓の病気

胆道・胆嚢・膵臓の病気として多いのは、胆汁に含まれるコレステロールやビリルビンなどの成分が固まってできる胆石症です。

胆石症は胆道のどこにでも発生するもので、この胆石症が原因で胆管炎や、胆嚢炎が発生することもあります。また、膵臓では膵臓の消化酵素によって膵臓そのものが消化される急性や慢性の膵炎などがあります。

食生活の変化や酒の飲み過ぎなどで胆道・胆嚢・膵臓の病気は近年増加しています。

一言メモ　〈ランゲルハンス島〉膵臓に存在する内分泌細胞群。インスリン（糖の代謝を助ける）を分泌するＢ細胞やグルカゴン（グリコーゲンの分解を促す）を分泌するＡ細胞などがある。

胆石症

受診科／内科・外科・消化器内科・消化器外科

【原因】胆汁の通り道である胆道のどこかに結石ができる病気です。結石の数は大きなものがひとつだったり、小さいものが数えきれないほどたくさんあることがあります。胆石の種類は結石のできる部位によって、胆嚢結石、胆管結石、肝内結石などに分けられます。

結石を作る成分としてはコレステロールやビリルビンあるいはカルシウムなどがあります。色が淡くてコレステロール系の石ができるのはコレステロールの摂取が多い人にみられ、色が濃いビリルビン系の石ができるのは細菌に感染した場合やタンパク質の不足した人に多いものです。わが国ではかつてはビリルビン系の石が多かったのですが、今は食生活の変化でコレステロールによるものが増えています。胆石があると胆嚢炎や胆管炎を合併しやすくなります。

疝痛発作と呼ばれる激しい痛みがおきるのは、脂肪の多い食事やストレスがきっかけとなるようです。

【症状】胆嚢結石ではさまざまな程度の腹痛、胃部不快感、食欲不振などがあります。まったく無症状のこともあり、これをサイレントストーンといいます。肝内結石や胆管結石はほとんどの場合、黄疸や疼痛がみられ、これに感染が加わると発熱などが現れます。ときには、胃けいれんと思われるような突然の激しい腹痛がみぞおちから右わき腹にかけて現れます。痛みは肩や背中へと広がることもありますし、嘔吐や黄疸が現れることもあります。痛みの発作は普通数10分から1時間ほどですーっと消えてしまいます。発作の頻度も月に数回の人から、数年に一度の人までとさまざまです。

【治療】胆嚢結石症については、外科的に結石を含めて胆嚢を摘出する方法と、結石を薬剤で溶解したり、超音波で砕いてしまう方法などがあります。

外科的に摘出するときは、現在では腹腔鏡を用いて小さい傷で手術するのが一般的です。結石の溶解あるいは破砕療法を単独で、あるいは併用する場合にしても、結石の成分、大きさ、数などに制約があります。また、たとえ結石が消失しても溶解剤を中止すると再発してしまう問題もあります。

胆管結石、肝内結石については、内視鏡を使った治療や、手術的治療が行われます。

胆道感染症

ほとんどの場合が細菌感染によって胆道系に炎症がおこるものですが、炎症の発生する場所が胆嚢か胆管かによって、胆嚢炎と胆管炎に分かれます。細菌としては多くが大腸菌で、腸から胆道へ侵入してくることが多いものです。胆道に胆石があると胆汁が滞りやすくて感染しやすくなります。

急性胆嚢炎

受診科／外科・内科・消化器内科・消化器外科

【原因】胆嚢に細菌が感染するもので、急性と慢性があります。ほとんどの場合は、胆石が胆嚢管や胆嚢頸部に嵌頓（かんとん）し胆嚢と胆嚢管との交通が失われた状態になっています。そして胆嚢には感染した胆汁が貯まり腫大しています。胆石がなくても感染することはあります。

【症状】急に悪寒、吐き気が現れて高熱が出てきます。みぞおちや右腹部に激痛があり、また黄疸が現れることもあります。症状が悪化すると胆嚢穿孔（たんのうせんこう）、胆汁性腹膜炎をおこす可能性があります。

【治療】炎症が強い期間は抗生物質を投与する薬物療法を中心に行います。胆石症を合併していれば外科的な手術が必要となります。

慢性胆嚢炎（まんせいたんのうえん）

受診科／外科・内科・消化器内科・消化器外科

【原因】原因は、結石によるものが大部分です。急性胆嚢炎から移行した状態です。急性胆嚢炎と同じ原因で繰り返すことがあります。

【症状】急性胆嚢炎のように強いものではありませんが、右腹部の痛みや圧迫感があるほか、吐き気や下痢、便秘などが現れます。

【治療】急性炎症をおさえるための薬物療法もありますが、効果はほとんどなく、再発を予防するためには手術が必要となります。

急性胆管炎（きゅうせいたんかんえん）

受診科／外科・内科・消化器内科・消化器外科

【原因】胆管内に細菌が感染するものですが、胆石が胆管につまって発症します。ふつうは急性のものを意味します。

【症状】発熱や痛みなど、急性胆嚢炎と共通する症状が現れますが、よく黄疸が現れます。だんだん尿の色が紅茶のようになってきます。

【治療】炎症が強い時は、薬物療法を行い、胆石症を合併している場合は同時に胆管内の結石を除去する処置を試みます。普通は内視鏡的治療をまず行いますが、結石の状態によっては手術を行います。

胆石のできやすい場所

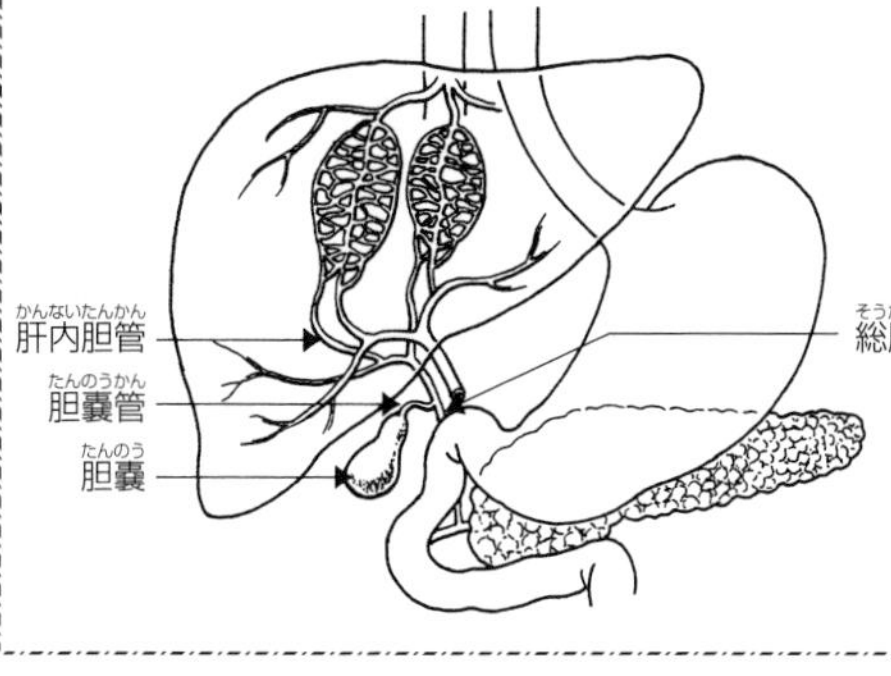

胆石症の痛みがあらわれやすい部分

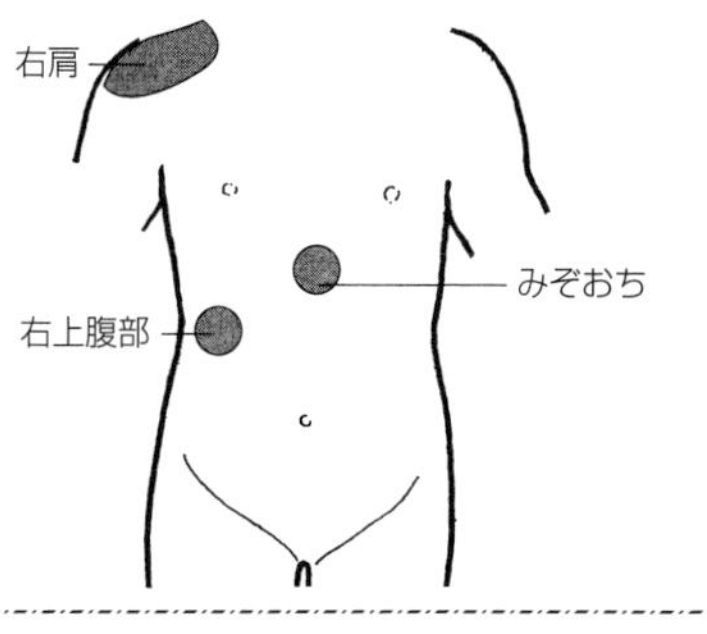

一言メモ　〈利胆剤（りたんざい）〉胆汁の分泌を促す薬で、胆道疾患、肝臓病、胆石症などを改善する。肝臓に作用する催胆剤と胆嚢に作用する排胆剤とに大別される。

胆嚢摘出後症候群

受診科／外科・内科・消化器内科・消化器外科

【原因】胆石症で胆嚢の摘出手術をしてから、さまざまな症状を現すものをいいます。原因としては胆石が残っていたり、すぐ結石ができたり、あるいは胆管が狭窄したりとさまざまです。

症候群と呼ぶのは、病気の原因としていくつかの可能性があるためで、原因が特定できればそれによって病名が決まります。

【症状】痛みや発熱、黄疸が現れるほか、嘔吐、腹部膨満、下痢や便秘などの症状が出ます。

【治療】原因が明らかなときは、それに応じた治療を行います。原因が明らかでないときは、症状を軽くする薬物療法を行います。

胆道ジスキネジー

受診科／内科・消化器内科・消化器外科

【原因】胆道や胆嚢に結石がなく、腫瘍や炎症などの病変がないにもかかわらず、胆石症に似た症状が現れる病気です。病名のジスキネジーとは機能異常という意味です。

このような症状が現れるのは自律神経の機能やホルモン分泌が異常になって胆汁の流れが円滑に行われないものと考えられています。

【症状】右上腹部に痛みが現れます。痛みは原因の違いで食後に現れるものと、食事とは関連のないものに分かれます。また、発熱をともなうこともあります。

【治療】ストレスや疲労を避けて規則正しい生活をします。

胆嚢の働きが強すぎるときと、低下しているときでは使われる薬剤は異なります。痛みには鎮痛剤などの薬物を使用します。

総胆管拡張症

受診科／外科・内科・消化器内科・消化器外科

【原因】胆嚢から十二指腸まで伸びている胆管を総胆管といいますが、肝臓からつながる胆管も含めて、その全体あるいは一部が球状にふくらんでいるのがこの病気です。先天的なものが大部分を占めます。

小児期に発症して発見されることが多いものですが、成人になってからの発症もあります。

【症状】胆管胃症状が現れます。小児期に発症する場合は右の上腹部に手で触ってもしこりが感じられるほか、黄疸が現れます。

成人になって発症する場合は、しばしば上腹痛がおきて、黄疸や発熱がありま す。

【治療】最近、胆道がんとの関連もいわれていて手術が必要です。

急性膵炎

受診科／外科・内科・消化器内科・消化器外科

【原因】膵臓から分泌される膵液に含まれる消化酵素が、膵臓そのものや周囲の臓器を消化して炎症をおこしてしまうものです。原因として多いのは暴飲暴食で、とくにアルコールの飲みすぎや胆石です。

重症になると、ショック状態に陥り、心不全や呼吸困難をおこして生命にかかわることもあります。

【症状】腹部と背中に痛みが発生しますが、最初から激痛のものと、だんだん激痛へと変わるものがあります。背中を丸めたりすると、痛みがやわらぐのが特徴です。

また、吐き気や嘔吐がともないます。

【治療】軽症や中程度の症状なら絶食をして補液や薬物療法を行います。症状が重く、膿瘍などを合併した場合は早期に開腹手術をします。

慢性膵炎（まんせいすいえん）

受診科／内科・消化器内科・消化器外科

【原因】急性の膵炎を繰り返すうちに膵液の消化酵素が膵臓の細胞を消化してしまい、膵臓が線維化して硬くなってしまった状態です。

膵液の分泌機能が低下し、進行すると膵臓全体が萎縮して糖尿病になることもあります。

原因としてはアルコールによるものが大きな比重を占めています。また、アルコール性膵炎の場合は膵石を形成することが多く、それが慢性膵炎を進行させます。

【症状】急性と同じように腹痛が主だった症状です。

ときどき痛むこともあれば一定期間続くこともあります。食欲不振、嘔吐、黄疸、下痢なども現れてきます。

【治療】急性と同じように安静にして薬物療法を行います。合併症がある場合などは手術を行います。

膵嚢胞（すいのうほう）

受診科／内科・消化器内科・消化器外科

【原因】膵臓に液体の入ったこぶのような袋ができるものです。

原因はいろいろありますが、急性膵炎や外傷によるものが多く、先天的なものや腫瘍によるものなどもあります。

【症状】袋が小さいと自覚症状がないものが多いのですが、腹部を触るとこぶを感じることもあります。

そのほか、腹痛、嘔吐、体重減少、吐血、発熱、黄疸なども現れます。

【治療】急性膵炎や外傷による場合は膵炎と同じような内科的治療で自然に治るものも多いのですが、症状が改善しない場合、あるいは合併症がある場合は手術をします。

腫瘍が疑われる場合は、原則として手術を行います。

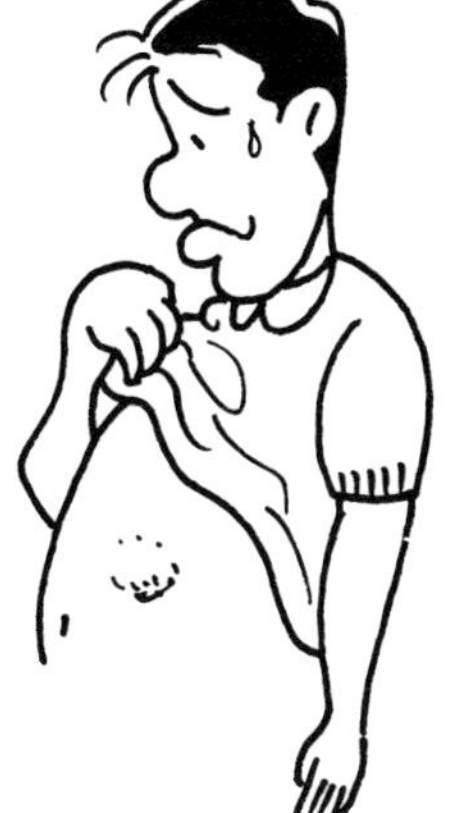

一言メモ 〈胆汁（たんじゅう）〉肝細胞で作られ、胆道を通って十二指腸に注ぐ液。ビタミンやコレステロールなどに作用し、これらを水溶性にして吸収させやすくするなどの作用を持つ。

脳・脊髄・神経の病気

神経系の構造と働き

私たちの身体は、数十兆個の細胞がいくつかのユニットに分かれ、呼吸、循環、消化、代謝などの活動をしています。この活動をコントロールするのが神経系です。

身体には神経のネットワークが張りめぐらされ、暑いとか寒いなどの外部の情報を受け取り適切な反応をしたり、身体の中の器官や組織の状態を認知し、それに対応する指令を出して正常な機能を保つようにしているのです。神経のネットワークはすべて神経細胞（ニューロン）からつくられています。神経細胞は中心に核のある細胞体と、そこから出ている複数の短い樹状突起と1本の長い神経線維（軸索）からできており、神経線維の先端はほかの神経細胞の樹状突起や筋肉組織に接し各種の情報が伝達されるようになっています。

神経系は脳と脊髄からなる中枢神経とそこにつながっている末梢神経に分かれます。さらに末梢神経は脳につながっている脳神経と、脊髄につながっている脊髄神経と、脳と脊髄の両方につながっている自律神経の３つに分かれます。

中枢神経

中枢神経である脳と脊髄はどちらも髄膜という膜で保護され、脳は頭蓋骨の中で、脊髄は脊柱の中の管の中で三重の膜に包まれています。三重の膜は内側から軟膜、くも膜、硬膜となっています。

脳は頭蓋骨の中にあり、約１４０億の細胞からできています。脳は大脳、間脳、小脳、脳幹に分かれますが、さらに大脳は大脳皮質、大脳辺縁系、大脳基底核に分かれます。中枢神経系のつながりは頭のほうから、大脳皮質、間脳、中脳、小脳、橋、延髄、脊髄となります。

大脳皮質は左右２つの半球に分かれています。目、耳、鼻、舌、皮膚などからの情報を理解したり、言語や運動の指令を全身に出します。これらの機能は、大脳半球の前頭葉、側頭葉、頭頂葉、後頭葉の４つの部分が受けもっています。

大脳辺縁系は間脳とともに食欲や性欲あるいは喜怒哀楽のような本能や感情の作用を受けもっています。大脳基底核は運動を調節しています。中脳、橋、延髄は神経線維の連絡通路であり、呼吸中枢や心臓や血管の働きをコントロールしており、小脳は運動をスムーズにする作用があります。

脊髄は脊椎（背骨）に保護され、中の神経線維を髄膜がおおっています。脊髄は知覚と運動について脳と末梢神経の連絡をするとともに、とっさの場合にとる反射行動を制御します。

末梢神経

この神経は求心性と遠心性という神経に分かれます。求心性神経は身体の末梢からの刺激を神経中枢に伝える神経で知覚神経ともいいます。遠心性神経は中枢から末梢へ刺激を伝えます。遠心性神経は骨格筋を動かす体性神経と内臓の活動を調節する自律神経に分かれます。

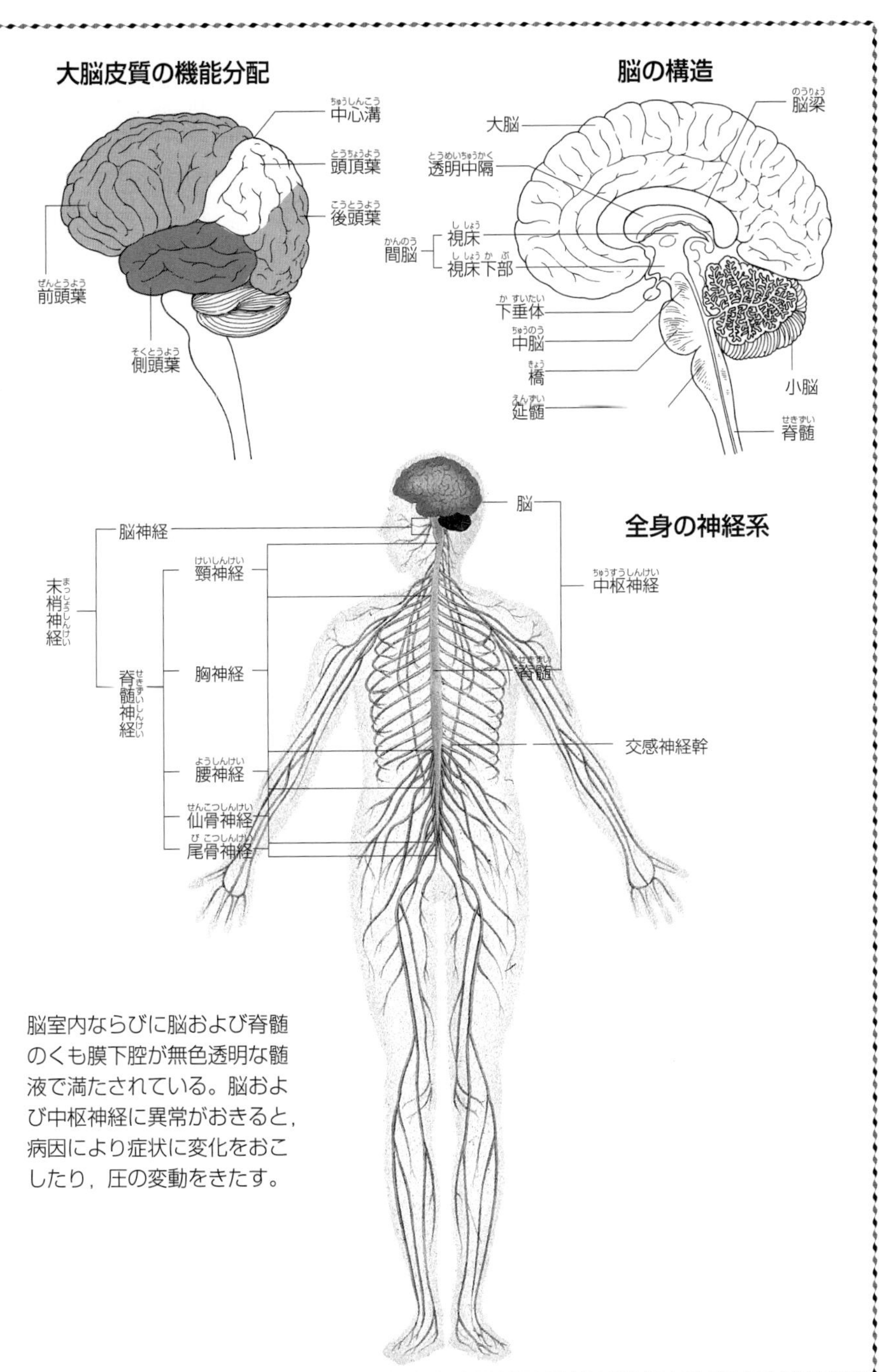

一言メモ 〈シナプス〉神経細胞から伸びる突起が、他の神経や筋肉と接している部分。ここを介して神経細胞の興奮（情報）が伝達される。

化膿性髄膜炎（かのうせいずいまくえん）

受診科／脳神経内科・内科・小児科

【原因】 肺炎球菌、インフルエンザ菌、ブドウ球菌、大腸菌などの細菌感染によって、脳髄および脊髄をおおう髄膜に炎症がおこるものです。

これらの菌は中耳炎や副鼻腔炎（ふくびくうえん）や肺炎などの病巣から血液で運ばれたり、直接感染したりします。

【症状】 高熱と悪寒があり、ひどい頭痛と吐き気があります。これらはすべての髄膜炎に共通する初期症状です。とくに頭痛は頭が割れそうに痛いものになります。

次に背中の痛みや首の後ろが張って硬くなります。首を前に曲げると痛くなります。炎症が脳に達すれば意識不明になったりけいれんをおこします。

【治療】 解熱剤や鎮痛剤を使い、感染のもとになっている菌に効果のある抗生物質を投与します。治療が早くて重度の他の疾患さえなければ1カ月ほどで治ります。

しかし、治療が遅れれば重症になって死亡率が高くなり、治っても中枢神経系の後遺症が残ります。

流行性脳脊髄膜炎（りゅうこうせいのうせきずいまくえん）

受診科／神経内科・内科・小児科

【原因】 髄膜炎菌という細菌の飛沫（ひまつ）感染でおきる化膿性髄膜炎の一種で、生命にかかわる危険度が高いので、感染症法に指定されています。

幼児や青年に多い病気で死亡率もその層が多いものです。

感染性が強く知能低下などの後遺症を残すことが多い病気です。

【症状】 高熱と悪寒があり、ひどい頭痛と吐き気がして、背中の痛みや首の後ろが張って硬くなります。皮膚には赤い斑が出たり、腰痛や下痢もおきます。

重症になると意識障害がおきて昏睡状態におちいることもあります。

【治療】 解熱剤やステロイド剤を使い、感染のもとになっている菌に効果のある抗生物質を投与します。

嘔吐が激しい場合は点滴で水分を補います。

ウイルス性髄膜炎（せいずいまくえん）・ウイルス性脳炎（せいのうえん）

受診科／神経内科・内科

【原因】 ムンプス、単純ヘルペス、コクサッキーなどのウイルスが、脳脊髄膜または脳に達して炎症をおこします。脳に達して炎症がおきれば脳炎となります。

脳に達するには、血液に運ばれる場合と神経を伝わっていく場合の2つがあります。

【症状】 発熱、頭痛、腹痛、下痢、嘔吐などに続いて、首の後ろが硬く張って前に曲げると痛くなります。

【治療】 単純ヘルペスなどのウイルスに対しては抗ウイルス剤が投与されますが、ほかのウイルスには有効な薬がありませんので対症療法としての各種の薬が使用されます。二次感染予防には抗生物質の投与もあります。

肺炎を合併しなければ治ってからは心配がありませんが、脳炎を発症すると精神面での後遺症が残ります。

単純ヘルペス脳炎

単純ヘルペスには口唇ヘルペスと性器ヘルペスの2つがあり、ともに脳炎の原因となりますが、重症化しやすいのは口唇ヘルペスです。

症状は発熱や頭痛、首の後ろが硬くなって前へ曲げると痛むというものです。また、けいれんや意識障害、異常行動、嗅覚異常、記憶障害などがあります。重くなると嚥下障害や呼吸障害が出て、昏睡状態におちいって死亡します。治っても記憶障害や人格の変化などの後遺症の出る場合があります。

早期の抗ウイルス剤の使用により、死亡率が顕著に減少しました。

遅発性ウイルス脳炎

受診科／神経内科・内科

ウイルスの感染でおきる脳炎ですが、かなり日数がたってから発病するものです。

亜急性硬化性汎脳炎

はしかウイルスが感染したりした後に数年から数十年たっておこるまれな脳炎です。

学童の発病率が高く、記憶力低下や異常行動がおきて次にけいれんするようになって、しばらくすると認知症状態から寝たきりになります。2、3年の内には死亡してしまいます。有効な治療方法はありません。

進行性多巣性白質脳症

がん、白血病、悪性リンパ腫などで免疫機能が低下している人の脳にパポバウイルスが感染しておきます。

運動麻痺、視力障害、失語症などがだんだん現れて重症になると昏睡状態におちいり、たいていは半年ほどで死亡します。抗ウイルス剤の投与をします。

クロイツフェルト・ヤコブ病

異常タンパク質プリオン感染の可能性が高いとされるまれな脳炎で、40歳代や50歳代の人に多い病気です。脳の皮質に障害がおきて認知症や人格の変化、錯乱、視力障害などになり、寝たきりになってから数年以内にほとんどが死亡します。

この病気の有効な治療方法はありません。

結核性髄膜炎

受診科／神経内科・内科

【原因】肺、リンパ節、骨、腎臓などの結核病巣から結核菌が髄膜に達して炎症をおこします。結核菌の初感染後1年たたない内におこることが多く、患者は乳幼児や子供や若者が多くなっています。

死亡率が高く、治っても知能低下などの後遺症が残る場合があります。

【症状】食欲不振、不機嫌、興奮などの症状が出てから、頭痛や発熱がおきて何度も嘔吐します。首の後ろが硬くなって曲げると痛みがあります。体重減少などもあり重症になると意識が薄れてうわごとを言うようになります。

【治療】入院して安静にし、抗結核剤やステロイド剤などの薬物を使用します。

一言メモ　〈意識障害〉意識が損なわれた状態。返答がいつもと違って少しおかしいといった軽度から、痛み刺激にも反応を示さない重度（昏睡）まで、障害の程度にはいくつかの段階がある。

脊髄癆（せきずいろう）

受診科／神経内科・内科

【原因】 梅毒スピロヘータが原因で脊髄の神経に障害がおきる脊髄梅毒です。

感染して5年から10年以上たって、脳や脊髄の中枢神経がスピロヘータにおかされて発症し神経症状や精神症状が現れます。

【症状】 神経痛のように手足がしびれて激しい痛みが襲います。

胸がしめつけられるような感じがして、瞳孔が反応しなくなり、尿や便を失禁します。

そして、膀胱障害や性機能障害さらには足の関節の変形がおきます。歩行中よろけたり、暗いところでは歩行できなくなります。症状が進行すると髄膜炎になることもあります。

【治療】 病状をみながら何度もペニシリンを投与します。梅毒感染の初期に治療するのが大事です。

多発性神経炎（たはっせいしんけいえん）

受診科／神経内科・内科

【原因】 多発性神経炎は、炎症やアレルギー薬物中毒などが原因となり、末梢神経がダメージを受けておきます。

水疱（みずほう）そうやはしかなどのように、皮膚に発疹ができる病気や急性肝炎、インフルエンザ、おたふくかぜなどに続いておきたり、予防注射や種痘接種の後にみられることもあります。

原因となる病気がなにもなくて急におきる場合は神経アレルギーによるものだと考えられます。

【症状】 四肢（しし）の痛みやしびれあるいは麻痺が中心となります。熱さや冷たさを感じない知覚障害が出ても軽くすみますが、身体の左右の同じ部位に神経症状がおきて、手袋や靴下がおおうところの手足の末端は痛みやしびれを感じて歩行や筆記に障害がおきてきます。

手足の末端からだんだん身体の中心に向かって神経症状が伝わってきます。末梢神経障害はこの多発性神経炎のかたちになることが多いのです。

【治療】 病気が原因となっているのなら、その病気の治療をします。麻痺にはマッサージやリハビリテーション、理学療法が行われます。

ギラン・バレー症候群（しょうこうぐん）（急性多発性神経炎（きゅうせいたはっせいしんけいえん））

受診科／神経内科・内科

【原因】 原因はよくわかっていません。ギラン・バレーというのはフランスの神経病学者であるギランとバレーの2人が報告した病気なのでこの病名がつきました。

【症状】 かぜの症状や下痢のあと、手足の左右の同じところにしびれが出て、脱力や筋力の低下、感覚がにぶくなるなどの症状が出て歩行困難もおきます。両側の顔面神経麻痺も出ます。

【治療】 発病後2、3週間でピークに達しますが、少しずつ自然に回復するので、対症療法を行います。血漿交換や免疫グロブリンの投与をして回復を促進させます。

呼吸器感染症の併発が要注意で、感染をおこした場合は、抗生物質の投与や気管切開術などをします。筋力低下などの後遺症が残る場合もあります。

視束脊髄炎

受診科／神経内科・内科

【原因】中枢神経の中の視束と呼ばれる視神経と、髄に生じる多発性硬化症の一種ですが原因はよくわかっていません。

【症状】最初に頭痛、喉や目や背中の痛みがあり、左右の視力が大幅に落ちます。それとほぼ同時に下半身麻痺、排尿困難、失禁などの脊髄症状が出ます。

【治療】初期は安静にしてステロイド剤やビタミン剤が投与されます。

回復期にはリハビリテーションが行われます。

パーキンソン病・パーキンソン症候群

受診科／神経内科

【原因】身体のバランスをとって運動をコントロールする大脳基底核の黒質線条体に病変がおきて正常に働かなくなるものです。神経伝達物質であるドーパミンが不足して神経の間の連絡に障害がおきるためですが、その原因は不明です。

主に中高年に多く、男女ほぼ同率で発症します。日本では人口10万人に約50人の率で発症するといわれていますが、最近は増加傾向にあります。厚生労働省の難病に指定されています。

【症状】初めは疲労感や腕と肩の筋肉痛がおこります。だんだん日常の動作がにぶくなり、片方の手が細かくふるえて、はしが持てなくなります。数年の内にもう片方の手やくちびる、首などにもふるえがおよびます。歩くときは腰とひざを曲げた前かがみの状態になり、足をひきずって歩く感じになり、つまずきやすくなります。

さらに筋の硬直がおきて、声が小さくなって無表情になります。このころには頑固な便秘や立ちくらみ、ひどい汗やむくみなどがおき、呼びかけにも反応しない、軽い精神障害があります。発症してから10年ほどで動けなくなります。パーキンソン病に肺炎や尿路感染症、衰弱などの合併をおこすと死亡してしまいます。

【治療】身体のこわばりや動きの不自由さにはドーパミンの不足を補うドーパミン製剤や筋弛緩剤が有効です。症状によっては脳の手術をします。

柔軟体操やバランス体操などのリハビリテーションが行われます。

パーキンソン症候群

はっきりした原因があって、パーキンソン病の症状を示すものをパーキンソン症候群といいます。一酸化炭素中毒や向精神薬、その他の薬物中毒、脳腫瘍、脳性硬膜下出血などが原因となりますが、もとになっている病気の治療とともにパーキンソン病の治療をします。

一言メモ　〈口部ジスキネジー〉意志に関係なく口唇を不規則に動かしたり舌を出し入れしたりする症状。向精神薬や抗パーキンソン薬などの薬剤の副作用でみられる。

ハンチントン(舞踏)病

受診科／神経内科

【原因】大脳基底核の一部が変性し、さらに大脳皮質の神経細胞も障害をおこすものです。遺伝性の病気で30歳以降に多く発症します。

【症状】くちびるをなめたり、舌うちをしたりと、初期は落ちつきがないという印象を与えますが、だんだん上下肢に不随意運動がおきるようになります。

立ったときに身体をくねらしたり、歩くときにも手足をふって身体をよじらせるようになってきます。これは自分の意志で止めることができません。また、性格の変化や知能低下などの障害がありま す。

【治療】根本的な治療方法はありませんが、不随意運動に対してはレセルピンやクロルプロマジンなどの薬剤を用います。

ジストニー

受診科／神経内科・精神科

【原因】ジストニーそのものは意志に関係なく筋肉がゆっくりとねじ曲がるように動くものです。

変性筋ジストニーと痙性斜頸の2つに分かれ、原因と症状がおきる場所が違ってきます。

変性筋ジストニーの場合は大脳基底核や視床神経が変性しておきます。遺伝が関係するとされていますが、発症は5歳くらいからです。

痙性斜頸は原因不明ですが、心因によって中年以後に発症することが多くなっています。

【症状】不随意運動がおきる場所としては、変性筋ジストニーでは身体や手足が中心で、ねじれたままになっていることがあります。

痙性斜頸は首におきて、首を横に回したままの姿勢が続きます。それで頭の動きを押さえようとして首やあごに手を当てるなどの動作がみられます。

【治療】どちらも有効な治療法はありませんが、痙性斜頸にはてんかんの治療薬が有効な場合があります。

シャイ・ドレーガー症候群

受診科／神経内科

【原因】脊髄の自律神経中枢の一部や脳幹、小脳などの神経細胞の変性でおきます。

主に中年以後に発症します。

【症状】初期にはひどい立ちくらみや失神がおき、自律神経失調の症状としては性機能障害や大小便の失禁、発汗の減少があります。ひどいいびきがあるのも特徴です。

また、運動失調、筋硬直、手のふるえなどもあります。

【治療】立ちくらみには昇圧剤やノルエピネフリンの前駆物質であるドプス（ドロキシドパ）が用いられます。

足を弾性包帯で何重にも巻くのも効果があります。

脳性麻痺(のうせいまひ)

受診科／神経内科・小児科

【原因】出生前から分娩時、新生児期になにかの原因で脳に障害がおきることで、運動機能に打撃を受けたものです。

障害の原因としては、仮死、未熟児、新生児黄疸あるいは妊娠高血圧症候群、外傷、酸素欠乏などさまざまです。2歳までに発症します。

【症状】麻痺は片方の手足や両足、あるいは手足のすべてに出ることがあります。また、筋肉がつっぱったり、不随意運動をしたりするようになります。

脳障害が原因であることから、知能の遅れや言語障害、てんかん、目、耳などの感覚系の障害もおき、行動や性格の異常をともなうことも多いものです。

【治療】運動機能の訓練をします。また、けいれんには薬剤を使います。時期をみて筋肉や関節の手術をすることもあります。

多発性硬化症(たはっせいこうかしょう)

受診科／神経内科・内科

【原因】脳や脊髄など中枢神経に脱髄(だつずい)変化（神経線維を保護している髄鞘(ずいしょう)が破壊されること）が生じて、運動障害や知覚障害がおきるものです。ウイルスかアレルギーあるいは免疫反応異常が原因とされていますが、はっきりわかっていません。厚生労働省から難病の指定を受けています。

【症状】多発性と呼ばれるほど、さまざまな神経症状が現れてきます。初期には視力障害、運動麻痺、知覚障害が出てきます。

しだいに腕のふるえや言語障害、手足の麻痺、大小便失禁などがおきます。末期には認知症が出ます。

【治療】治療が難しい病気です。入院して安静にして、ステロイド剤などを投与します。

ただし、快方に向かってもかぜなどの感染で再発しますから注意が必要です。

脊髄小脳変性症(せきずいしょうのうへんせいしょう)

受診科／神経科・神経内科・内科・小児科

【原因】脊髄、脳幹、小脳に変性がおきるもので、手足の筋肉はおとろえることはありません。なぜこのような変性がおきるかはまだわかっていません。

【症状】手足の動きがぎこちなくなる運動失調が症状の中心です。

この病気は障害のおきる部位と症状によって、フリードライヒ失調症やメンツェル型失調症、ホルムス型失調症などに分かれます。

全体的な症状としては、歩行が不安定になったり、眼球の動きに障害が出たり、手仕事がしにくくなったり、言語障害もおきます。

病状は数十年かけて進行しますが、生命にかかわることはありません。

【治療】有効な薬はないので、症状に応じた薬剤を使用し、運動障害にはリハビリテーションをします。

一言メモ 〈けいれん〉筋肉が意思とは関係なく収縮する状態。全身的におこる場合と、体の一部だけに発生する場合とがあり、さらに収縮が長く続くものと、収縮と弛緩を繰り返すものとがある。

脊髄空洞症（せきずいくうどうしょう）

受診科／神経内科・脳神経外科

【原因】 文字どおり脊髄の中心部に空洞ができて、中の神経が切断されていろいろな神経症状が出るものです。

胎児期の先天奇形が原因で発生しますが、脊髄空洞症は先天的奇形なのかアーノルド・キアリ奇形（小脳の一部が大後頭孔を越えて脊柱管の中に脱出している奇形）の合併症なのかは議論の多いところです。

また、脊髄の炎症や外傷、腫瘍などによって後天的に発生することもあります。

【症状】 触覚は正常ですが、温度や痛みに対する感覚がとだえる知覚障害がおきます。

運動神経障害もおきて、胸や手の筋力が低下し、さらに筋肉も萎縮してその部分がやせてきます。空洞が延髄に発生すれば、舌の萎縮や顔の知覚麻痺、言語障害、嚥下障害がおきます。症状の進行はゆるやかです。

【治療】 この病気そのものに効く治療法はありませんが、手術方法を選択することにより、改善が期待できる症例があります。

筋萎縮性側索硬化症（きんいしゅくせいそくさくこうかしょう）

受診科／神経内科・神経科

【原因】 大脳皮質から脊髄までの神経と、脊髄から発して筋肉を収縮させる神経の両方に障害がおきる病気です。

男性に多い病気で、厚労省から難病に指定されています。発病の原因はよくわかりませんが、数年後に死亡する率が高い病気です。

【症状】 まず手先の筋力の低下と筋肉の萎縮が現れます。やがて手が動かなくなる麻痺が始まって、腕や肩さらには下半身におよんでいきます。

病気が延髄におよぶと舌や喉の動きが悪くなり、言語障害や食事がうまくできなくなります。進行すると運動麻痺が進み、寝たきりになってしまいます。

【治療】 決め手となるものがないので、神経に活力を与える薬を用いたりして病気の進行を抑えます。

脊髄性進行性筋萎縮症（せきずいせいしんこうせいきんいしゅくしょう）

受診科／神経内科・神経科

【原因】 脊髄から出て筋肉を収縮させる神経に障害がおきるものです。中年の男性に多い病気です。

進行は遅く、生命にかかわることもありませんが、厚労省から難病に指定されています。

【症状】 両腕の筋肉が萎縮し筋力が低下して、荷物を持てなくなります。それが肩や下肢（かし）におよんできます。萎縮がひどい場合は腕や肩の骨が浮かび上がってみえます。

【治療】 決め手となるものがないので、神経に活力を与える薬を用いたりして病気の進行を抑えます。

脊髄血管腫（せきずいけっかんしゅ）

受診科／脳神経外科

【原因】脊髄の循環不全や出血により症状が現れ、若年者に多い病気です。

【症状】徐々に、または段階的に進行していきますが、出血した場合は急に発症します。

まず背中や腰の痛みがあり、それから筋力低下や麻痺、括約筋障害、知覚障害が現れます。

末期には脊髄の障害部位より下の全感覚に障害が出ます。

【治療】カテーテルを用いて動脈内にコイルを留置するカテーテル治療（塞栓術）が行われますが、症例によって手術による摘出も有効です。

進行性球麻痺

受診科／神経内科

【原因】延髄から出て筋肉を収縮させる神経に障害がおき、喉に影響するものですが、原因はよくわかりません。

進行が速いため、数年で死亡する例が多い病気です。

【症状】舌がふるえるようになって、しゃべりにくくなったり食べにくくなったりします。肺炎を合併することもあります。進行して筋萎縮性側索硬化症に移行したり、脊髄性進行性筋萎縮症を合併することもあります。

【治療】完治できるような治療方法がないためビタミン剤やステロイド剤などを投与します。

亜急性連合性脊髄変性症

受診科／神経内科

【原因】ビタミンB_{12}欠乏によって巨赤芽球性貧血がおきると発症する神経障害です。

脊髄のそばを走る側索と後索が障害を受けます。

【症状】位置感覚や触覚などが失われ、歩行に障害が出ます。

【治療】ビタミンB_{12}を注射で投与して治療をしますが、治療が遅れると治りにくくなります。

神経細胞（ニューロン）の構造

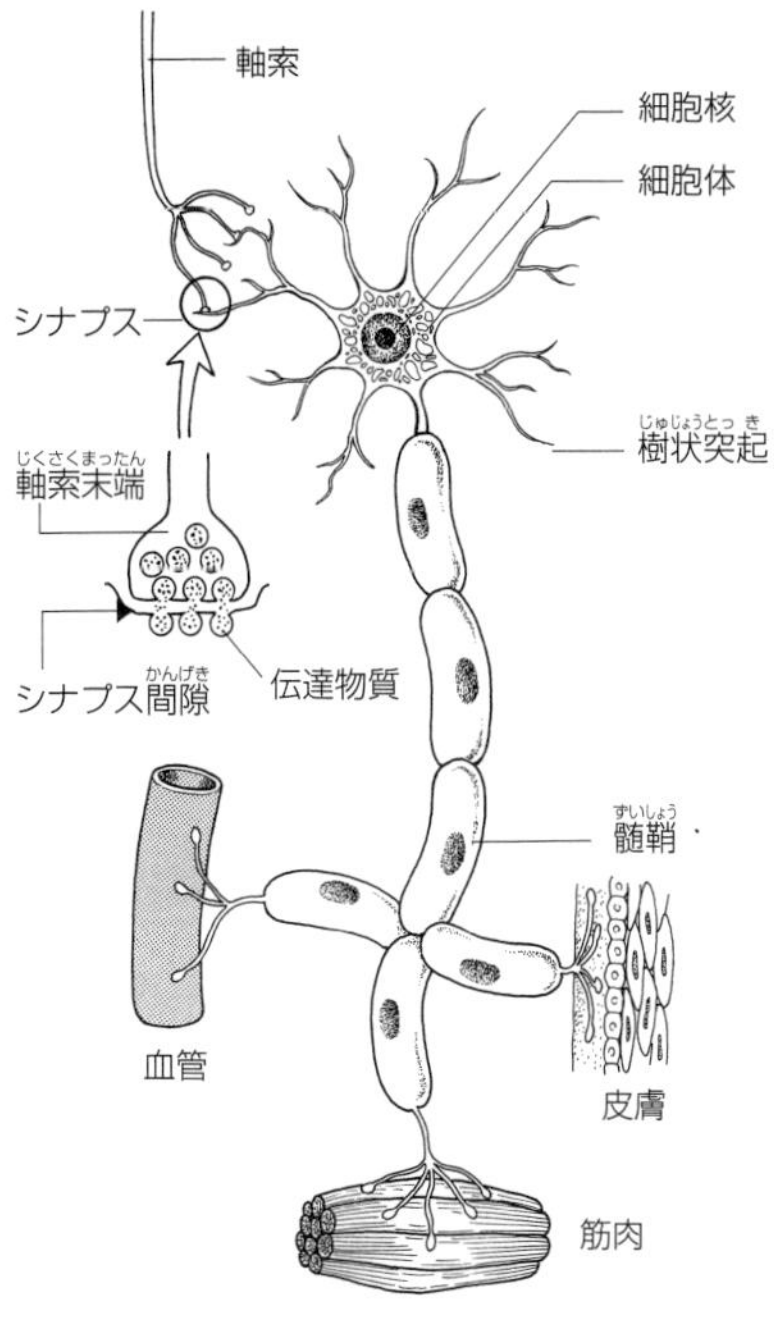

軸索
細胞核
細胞体
シナプス
樹状突起
軸索末端
シナプス間隙
伝達物質
髄鞘
血管
皮膚
筋肉

ニューロンは，一つの神経細胞と樹状突起，軸索から成ります。このニューロンが，シナプスというつなぎとめによって無数に連なることで全身の神経網は構成されています

脳・脊髄・神経の病気

一言メモ 〈嚥下障害〉飲食物が咽頭から食道を下って胃の噴門に到るまでの運動に障害の生じた状態。原因には炎症や潰瘍など器質的なものと、神経性、筋性など機能的なものとがある。

神経性進行性筋萎縮症（しんけいせいしんこうせいきんいしゅくしょう）

受診科／神経内科・小児科

【原因】 遺伝性の要因で末梢運動神経および知覚神経に変性がおきる疾患です。男女ともに発病します。

　この病気は生命にかかわることはありません。

【症状】 主なものは筋肉の萎縮で、10歳代から発症しますが、進行そのものは遅いものです。

　ひざのやや上あたりから下までのあたりが鳥の足のように細く、冷たくなってきます。また、足の変形や知覚麻痺がおきます。

　進行すると腕にも萎縮がおきたり、運動失調がある場合もあります。ただ基本的には運動機能は保たれるので、装具をつけて日常生活が送れます。

【治療】 とくに治療方法はありませんが、足の変形に対しては整形外科的な処置をすることもあります。

精神遅滞（せいしんちたい）

受診科／神経内科・小児科・精神科

【原因】 よくわからないものと、はっきりした原因があるものに分かれます。わかっている原因としては、

●血液型不適合やダウン症候群などの染色体異常。
●フェニルケトン尿症などの先天性代謝異常あるいはクレチン症などの先天性内分泌異常。
●妊娠中や出生後の感染症や中毒。
●分娩時や出生後の外傷

など、さまざまなものがあります。しいていえば、原因のわかっているほうに障害の程度の重いものが多いようです。

【症状】 知能の低下が18歳くらいまでに現れます。言葉を話しはじめる時期が遅くなったり、性格の異常がある場合があります。

　症状は精神面だけでなく身体的にも現れ、乳児のときに首がなかなかすわらなかったり、歩きはじめが遅かったりしますし、体格のバランスが悪くなったりします。

　また、原因となる疾患の影響が現れる場合が多く、骨格や皮膚あるいは器官に奇形があったり、白内障などの障害があったりします。運動障害やてんかんがおきたりもします。

【治療】 先天性の代謝異常や内分泌異常は出生後、早めに治療を始めれば、知能低下を防げます。長期間にわたって薬を服用します。歩行障害ならリハビリテーションをします。家庭ではしつけや教育がとくに大事です。

顔面神経麻痺（がんめんしんけいまひ）

受診科／神経内科

【原因】 外傷、中耳炎、かぜ、ウイルス感染、寒冷などのほか、出血や腫瘍によっておきる病気です。

【症状】 最初に耳の後ろが痛むこともありますが、たいていはある日突然、顔半分が動かせなくなります。

　また、目が開いたままになり涙が出た

り、閉じようとすると白目だけになります。

さらに口は麻痺してないほうに曲がり、麻痺したほうからはよだれが出ます。食べ物を食べると、麻痺したほうにたまってきます。

【治療】安静にして開いたままの目を保護してから、早めにステロイド剤などの薬物療法をします。マッサージも効果があります。

三叉神経痛（さんさしんけいつう）

受診科／神経内科・脳神経外科

【原因】顔面の知覚神経である三叉神経が脳から出ている部分が、小さな血管に圧迫されて、神経末端に疼痛を感じる説が有力ですが、帯状疱疹（たいじょうほうしん）、腫瘍なども原因となります。

ほとんどが原因不明の特発性のものです。俗に顔面神経痛といわれているもので、中年以上の人に発症することが多い病気です。

あくびやくしゃみ、あるいは寒冷に顔をさらすことがきっかけになります。

【症状】突然顔面に、焼きごてを当てられたような痛みが数秒から数分間続きます。

痛みは鼻や口のまわりが中心ですが、この発作は短い休みをはさみながら繰り返します。

【治療】抗けいれん剤を使用すればかなりの人が治りますが、はかばかしくない場合は麻酔薬で神経の伝達をブロックしたり、手術をしたりします。

舌咽神経痛（ぜついんしんけいつう）

受診科／神経内科・脳神経外科

【原因】三叉神経痛と同様に、微小血管の神経圧迫、腫瘍などが原因となり発症します。

なぜ圧迫や炎症がおきるのかはほとんどの場合が原因不明です。中年以上の人に多い病気です。

くしゃみをしたり、食物をかんでいたり飲みこんでいたり、話をしているときによくおきます。

【症状】三叉神経痛と同じように、発作性の激痛が舌の奥や咽頭を中心に襲い、その痛みが耳まで響きます。さらに痛みは数分続き、短時間の休みをはさんで繰り返します。

【治療】抗けいれん剤を使用し、かんばしくなければ神経をブロックしたり、手術をしたりします。

三叉神経の分布と圧痛点

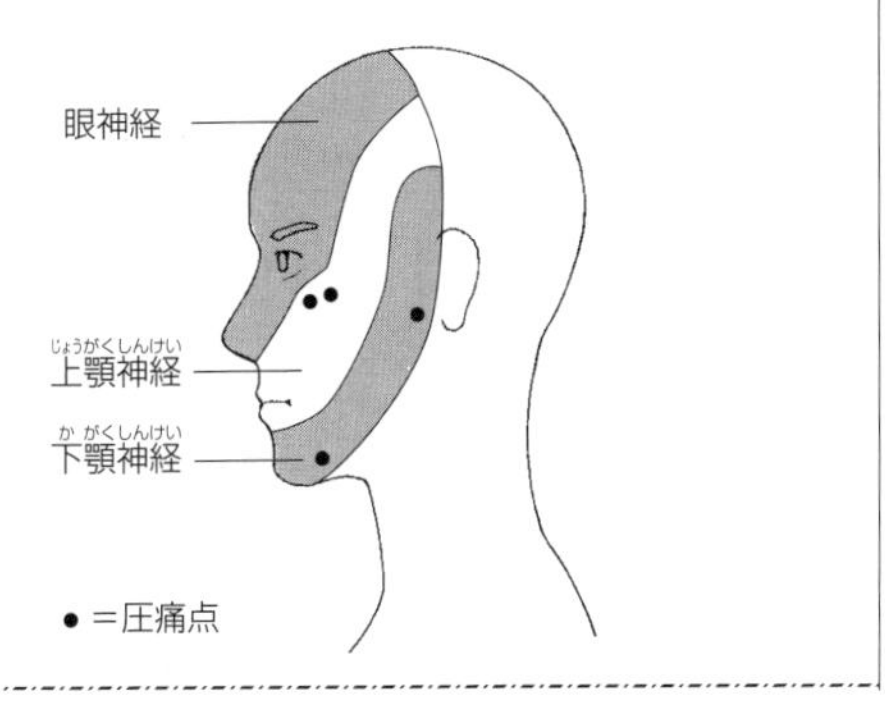

眼神経
上顎神経（じょうがくしんけい）
下顎神経（かがくしんけい）
●＝圧痛点

一言メモ　〈神経伝達物質（しんけいでんたつぶっしつ）〉神経細胞から出される電気信号（情報）を、シナプスを介して他の神経や筋肉に伝達する化学物質。アセチルコリン、カテコールアミン、セロトニンなどがある。

先天性ミオパチー

受診科／小児科

【原因】筋肉自体に異常があって、筋肉そのものが変化してしまうものがミオパチーといわれるものですが、先天性ミオパチーは筋肉組織を構成する筋線維が構造上の細かい変化をおこすものをいいます。

遺伝性であり先天性のものです。

【症状】出生直後あるいは乳児期に発病し、全身の筋肉の力が弱くなり、萎縮します。

【治療】決定的な治療というのはありません。リハビリテーションが主なものになります。

進行性筋ジストロフィー

受診科／神経内科・小児科

【原因】筋肉自体に異常があって、筋肉細胞が壊れてしまいます。

その原因は遺伝子の異常とされています。発症年齢や症状の経過、遺伝形式の違いなどからいくつかのタイプに分けられます。

もっとも多く発病し、もっとも重症なのがデュシェンヌ型といわれているタイプです。この場合は2、3歳頃に男児だけに発症し、成人を過ぎて呼吸不全や感染症の合併などがおこります。

【症状】筋力が低下し、筋肉が萎縮します。もっとも重症のデュシェンヌ型の場合は腕や太もも、背筋、腹筋、心筋などに障害がおきます。

最初は転びやすいとか、階段の昇降がうまくできないというものから筋肉が萎縮して歩行できなくなり、10歳くらいで車イスの生活になります。さらに肩や脚の関節が曲がり、骨の変形がひどくなり寝たきりになります。

【治療】完全には治りません。歩行などの、筋肉を使うリハビリテーションをします。人工呼吸器の普及やステロイド療法など、新たな治療法も出てきました。

筋緊張性ジストロフィー

受診科／神経内科

【原因】染色体に異常をもつ遺伝性の病気です。

【症状】先天性のもの以外の発症は中年以後になり、進行はゆるやかです。筋肉がずっと緊張（収縮）するものです。

最初の症状は手や顔、舌の筋肉が硬直して、手を握ってもすぐに開かなかったり、食べものをかみづらくなったりします。

しだいに手足の筋肉が脱力、萎縮をおこし、歩行にも障害が出ます。

また、筋肉以外の臓器にも障害がおきます。便秘、若はげ、白内障、知能低下、不整脈、糖尿病、性機能障害などいろいろな合併症が出ます。生命にかかわることはありません。

【治療】根本的な治療法はありません。抗てんかん剤や筋弛緩剤など薬剤治療をします。

多発性筋炎

受診科／神経内科・膠原病科・産婦人科

【原因】筋肉を構成している筋線維の変性で炎症がおきます。

　原因不明ですが、感染、膠原病、悪性腫瘍あるいは免疫異常が原因ではないかと考えられています。

【症状】急性と慢性に分かれますが、首や肩、腕、腰、太ももなどの筋肉に力が入らなくなります。まず筋力低下や脱力感などがおき、腕を上げたり、立ったりしゃがんだりが難しくなります。

【治療】根本的には治りません。副腎皮質ホルモン剤や免疫抑制剤を使用し、筋力低下にはリハビリテーションをします。

重症筋無力症

受診科／神経内科・小児科

【原因】神経から筋への刺激を受けもつ伝達物質が、免疫系の異常によって神経と筋肉の接合部で阻害されるものです。

【症状】目を開けていられないほどまぶたが下がってきたり、ものが二重に見えたりします。全身に脱力感があり、とくに手足の疲れがひどくなります。あごがだるくて、ものがかみにくくなり、重症になると呼吸困難になります。

【治療】治りにくいものですが、免疫異常に対するものなど薬物療法が中心です。

周期性四肢麻痺

受診科／神経内科

【原因】遺伝や血液中のカリウム濃度に関係していたり甲状腺機能の亢進の場合がありますが、くわしい原因は不明です。

【症状】夜間や起床時あるいは運動後に、手足や胴体がだらんとする、一時的な麻痺が繰り返しておきます。

　ただし、意識や感覚の障害はおきません。発作時には血中カリウムが低下していることが多いのです。

【治療】薬物治療をします。低カリウム状態と高カリウム状態では治療も違います。

自律神経失調症

受診科／神経内科・内科・婦人科・心療内科

登攀性起立

下肢の筋力低下のために起立時，手の力を利用しないと立ち上がれない。デュシェンヌ型の進行性筋ジストロフィーに特徴的な所見である。

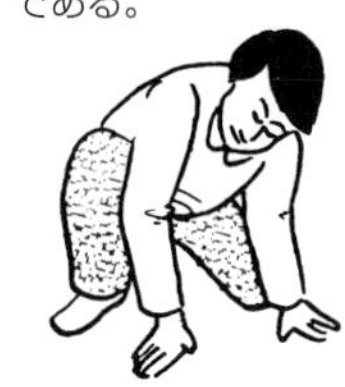

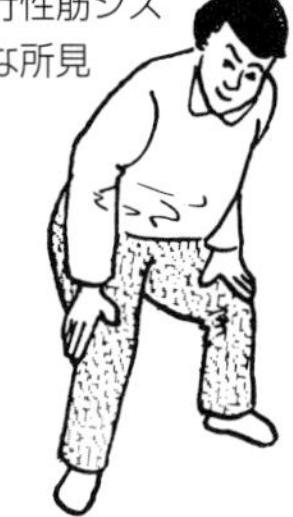

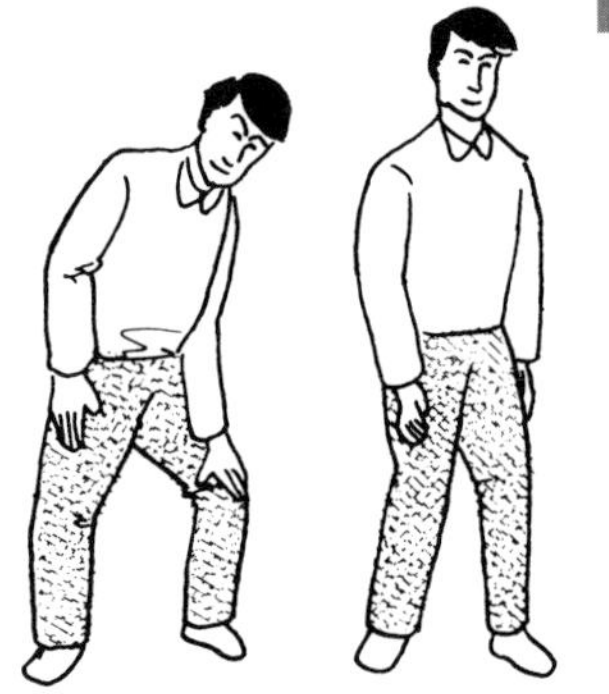

一言メモ 〈筋弛緩剤〉骨格筋の緊張をやわらげて、筋肉のこわばりや痛みを改善する薬。神経に作用してその異常な興奮を抑えるタイプや、神経と筋肉の接合部に作用するタイプなどがある。

【原因】 自分の意志と関係なく動く心臓や内臓器官をコントロールする自律神経に異常がおきるものです。心理的・社会的ストレスなどの心因性のものか、自律神経そのものがバランスを崩すことが原因となります。自律神経そのものの場合は、体質と性格に起因しているようです。

自律神経の中枢は間脳の視床下部および脊髄にあり、ここは大脳皮質の作用も受けていますから、ここに心と身体の接点があることになります。

診断例でいうと、心因性のものがほとんどとなっています。男女ともにおこるもので、発症する年齢も赤ちゃんから高齢者までと幅広くなっています。

【症状】 全身性のものとしては疲労感や冷えやすさ、失神などです。

そのほかには自律神経のコントロールを受けているさまざまな器官に症状が出ます。

脳神経系ではめまい、頭痛などで、循環器系では胸痛、動悸などの異常を示します。呼吸器系では息切れ、あくび、せきなどをみます。消化器系では食欲不振、便秘や下痢、さらに嘔吐などの異常があります。骨・関節・筋肉などでは筋肉痛や肩こり、腰痛など、また皮膚では発汗や冷えなどとなっています。

これらの症状が複数で現れます。内臓だけに限って現れることもあります。

【治療】 自律神経調整剤、抗不安定剤、抗うつ剤などの薬物療法と、日常生活を規則正しくし、リラックスして不要なストレスを避けるようにします。

クインケ浮腫

受診科／内科

【原因】 血管神経性浮腫ともいい、毛細血管からもれる液が増えて、組織の間に溜まってむくみがおきるものです。血管を支配している血管神経が過剰に興奮して、毛細血管の透過性が高まるのが原因です。自律神経の働きが不安定な人やアレルギー体質の人に多い病気で、おこりやすい体質が遺伝するといわれていますが、非遺伝性のものもあります。

クインケというのはこの病気を初めて報告したドイツの医師の名前です。

【症状】 突然まぶたや唇などがむくみますが数日でおさまり、またむくみが出ます。このむくみ（浮腫）は直径数センチのもので、指で押してもへこまないほど張っています。

痛みやかゆみなどはありませんが、胃の粘膜がむくむことで嘔吐、腹痛、下痢などがおきます。さらに喉の粘膜がむくむと呼吸困難になります。

【治療】 あまり確かなものはありませんが、自律神経の働きを調整する変調療法やアレルゲンに身体を慣れさせる減感作療法が有効とされています。薬剤としては抗ヒスタミン剤を使用します。

頭部外傷

受診科／脳神経外科

【原因】 頭部へ大きな力が加えられることで、脳の組織が傷害されたり破壊されたりします。交通事故がこの病気の原因の8割ほどをしめます。重症で手遅れの場合は生命にかかわります。

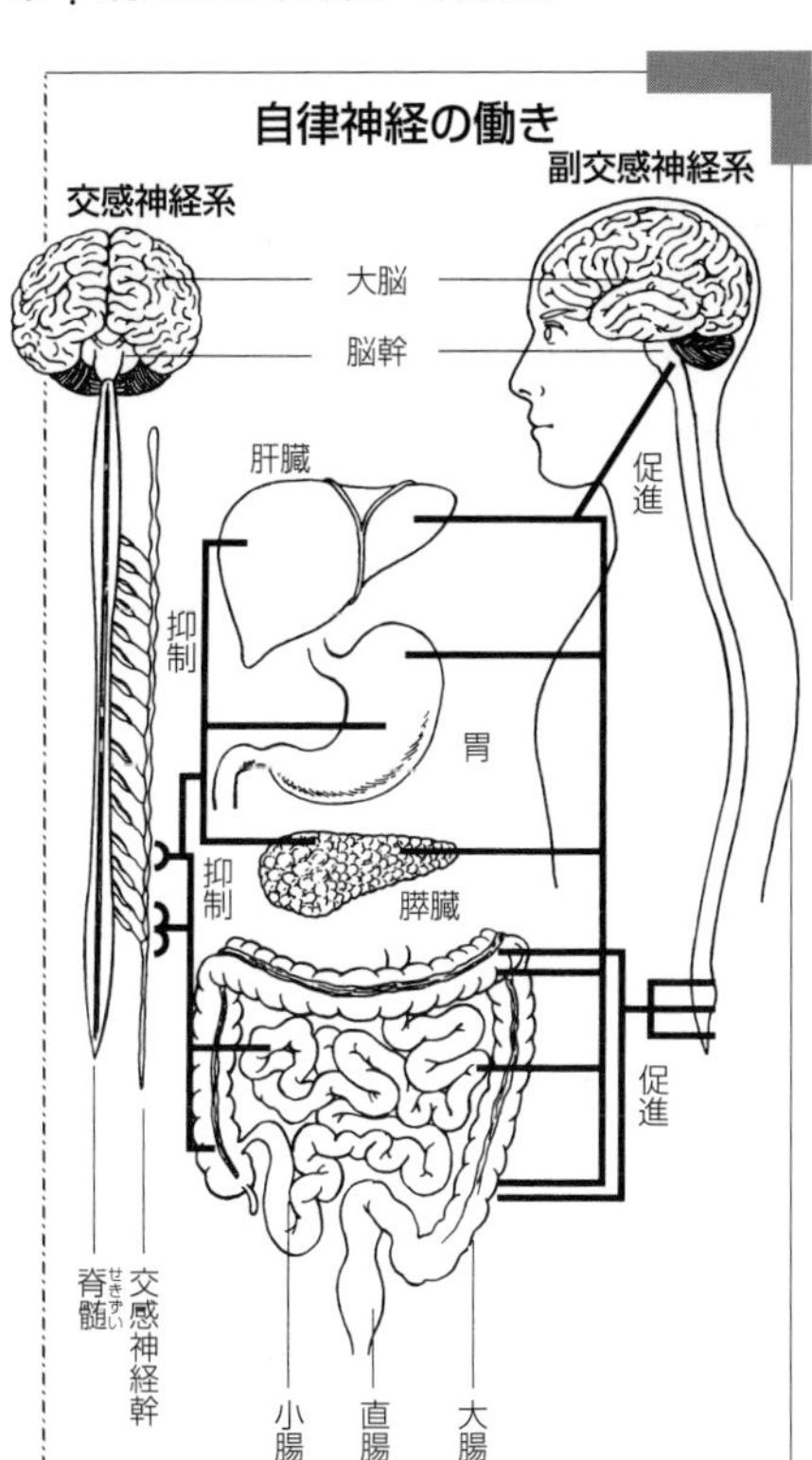

自律神経には交感神経と副交感神経があり，１つの器官に関して，お互いに相反する働きを担っています

【症状】軽いものから生命にかかわるものまでいろいろあります。

軽いものは少しの間の意識障害や頭痛、吐き気などで安静にしていれば回復します。重症の場合は意識不明が長時間続いたり、出血したりすることがあります。出血にいたるほどの場合は手足の麻痺などの神経症状をおこすことがありますし、昏睡状態になることもあります。

危険なのは、傷を受けたときは軽症だったのに、数時間で頭痛が強くなり、意識を失ったりする場合です。

【治療】皮膚の傷なら縫合するだけでよいのですが、頭蓋（とうがい）の中で出血がある場合は症状によって手術が必要です。

高次脳機能障害（こうじのうきのうしょうがい）

受診科／脳神経内科・脳神経外科・リハビリテーション科・内科・小児科

【原因】脳に直接影響する病気により大脳皮質が傷害されることで出現する症状です。頭部外傷、脳血管障害、脳腫瘍、感染症、神経変性疾患などが原因となり、大脳皮質に影響を与える病気で生じるため、あらゆる年齢層に認められます。

【症状】言葉を喋ることや理解することが困難となる失語、目的を持った運動ができなくなる失行、感覚として得られた情報がうまく認知できなくなる失認があります。

失語には言葉が出てくるが喋られないという運動性失語と言葉を理解して意味のある文章を喋ることができなくなる感覚性失語などがあります。失行には物の概念がわからず使えなくなる観念失行や、パントマイムのような真似（歯磨きや物を書く真似など）ができなくなる観念運動失行があります。

失認には手足の麻痺が認知できない病態失認や半分の空間が認知できない半側空間無視などがあります。

【治療】原因となった病気によるため、完全に良くなる場合もありますが、治療が不可能な場合もあります。病気の後遺症として認められた場合はリハビリテーションによる治療が中心になります。

一言メモ　〈クライン・レビン症候群（しょうこうぐん）〉傾眠状態が周期的に続き、目覚めると病的な食欲を示す疾患。頭部外傷、脳炎、感染症のあとに現れることが多く、視床下部付近の異常が原因とされる。

脳膿瘍（のうのうよう）

受診科／脳神経外科

【原因】脳の中に細菌が感染して化膿して膿（うみ）のかたまりができます。耳や鼻の感染症のほか、気管支炎などの感染症の原因である細菌が脳に侵入しておきます。

また、原因不明の場合もあります。生命の危機になることもあり、麻痺など後遺症が残ることもあります。

【症状】まず疲労感や貧血がおき、進行すると頭痛や嘔吐、身体の片側の麻痺や言語障害、けいれんなどが現れます。

【治療】抗生物質の投与や手術をします。治療が遅くなると危険です。

脳静脈洞血栓症（のうじょうみゃくどうけっせんしょう）

受診科／脳神経外科

【原因】脳の血液を頭蓋（とうがい）の外に出すための血管が、合流して太くなっている静脈が脳静脈洞（のうじょうみゃくどう）です。その静脈洞の中に血栓が生じて、血管がつまって頭蓋の中の圧力が高くなるものが脳静脈洞血栓症です。

原因は血液が感染した場合（脳静脈感染症）と原因不明の場合があります。

脳静脈感染症の原因は、中耳炎、眼窩（がんか）の炎症、副鼻腔炎（ふくびくうえん）あるいは頭部の炎症など、比較的脳に近い部分の炎症です。

【症状】頭痛、発熱、吐き気、嘔吐、意識障害、手足の麻痺やけいれんが現れます。

【治療】初期の軽いものなら抗生物質と血液抗凝固剤が用いられます。症状によって抗浮腫剤や手術などをして感染部分や膿（うみ）を除去します。

脳腫瘍（のうしゅよう）

受診科／脳神経外科

【原因】頭蓋の中に原因不明の腫瘍が発生するもので、細かく分けると約40種類以上になります。

発生部位を大きく分けると、脳そのものとそれをとりまく髄膜、脳血管、脳下垂体、脳神経などの組織から発生するものがあります。脳そのものに発生するものが全体の3分の1をしめます。

発生のしかたでいうと、最初から頭蓋に発生したものと、肺がんなどの脳以外の臓器の病巣から転移したものに分かれます。

【症状】腫瘍が大きくなって頭蓋内が圧迫されて出る一般症状と、腫瘍が発生した部位が障害されて出る局所症状があります。どちらもだんだん悪化します。

一般症状の代表的なものが頭痛や嘔吐です。頭痛は寝おきに多く出て、それに嘔吐が併発することも多いのです。

そのほかにけいれん、意識障害などがあります。局所症状はさまざまなものがあります。主なものとしては運動麻痺、知覚麻痺、言語障害、視力障害、聴力障害、平衡感覚障害などです。このほかにもてんかん、顔の麻痺などがあります。

【治療】脳をとりまく組織から発生するものに多い良性のものは、急激な増殖も転移もないので、手術で摘出すれば治ります。

逆に脳そのものに発生するものは急激な増殖と転移をして周囲の組織を破壊す

る悪性のものが多く、手術だけでは摘出できないことが多いので、放射線治療や抗がん剤を使う化学療法をします。

急性散在性脳脊髄炎

受診科／神経内科・小児科

【原因】 予防接種や感染症で、神経線維を囲む髄鞘が破壊され、脊髄を中心に中枢神経系全体に急性の炎症がおきます。原因不明のものもあります。

【症状】 予防接種や感染症のあと1、2週間たってから頭痛、不眠、運動・言語・知覚障害など各種の神経症状が現れます。

また、全身がけいれんして意識不明になる場合もあります。原因不明の場合の症状は発熱や頭重、嘔吐などの後に神経症状が出ます。

【治療】 入院してステロイド剤などの薬物治療を行い、運動障害にはリハビリテーションをします。

脊髄炎

受診科／神経内科

【原因】 脊髄にいろいろな炎症がおきるものですが、原因の違いで灰白脊髄炎、髄膜脊髄炎、白質脊髄炎の3つに分かれます。

灰白脊髄炎

ウイルス感染によるもので、急性灰白炎（ポリオ）や帯状疱疹によっておきます。

髄膜脊髄炎

結核、梅毒、真菌による髄膜炎が脊髄におよんでおきます。

白質脊髄炎

ふつう、脊髄炎といえばこの白質脊髄炎であるくらい多いものです。病変は脊髄にとどまります。予防接種やウイルス感染症が原因です。

【症状】 発熱や喉の痛みがあって全身がだるくなり、発疹がおきて、急に両方の足、腹部、胸部の順にしびれや麻痺が広がっていきます。背中にも痛みは出ます。

【治療】 ステロイド剤を使用します。麻痺が残ればリハビリテーションをします。

脳卒中のタイプ

脳内出血

主に高血圧によって，脳の血管壁が傷んで破裂します

くも膜下出血

脳と脊髄を保護するくも膜の下の動脈から出血します

脳血栓症

脳動脈が粥状硬化や細動脈硬化によって狭くなった状態

脳塞栓症

心臓でできた血塊が流れてきて脳動脈をふさいだ状態

一言メモ 〈脳圧〉脳内の圧力のこと。脳のさまざまな病変によって脳脊髄腔内の圧力が上昇すると、激しい頭痛、吐き気、めまい、けいれん、意識障害などがおこる。

脳卒中

受診科／救命救急センター・脳神経外科・神経内科・理学療法科

高血圧症でいつも動脈に高い圧力がかかっていれば、脳の細い動脈が疲労して、突然つまったり、出血することがあります。

また、動脈硬化があれば脳の比較的太い血管がつまることがあります。そうなると血液の循環に障害がおこり、酸素や栄養が脳に届かず、その働きが低下したり脳細胞が死亡します。それによって運動機能や言語機能が麻痺したりするのが脳卒中です。いずれも生命の危機が発生します。脳卒中はおこりかたで脳内出血、くも膜下出血、脳梗塞などに分かれます。

脳内出血

【原因】 高血圧や動脈硬化などが原因となって脳の血管が弱くなるためです。

【症状】 出血する部位によっても症状は違ってきますが、ふつう気分が悪くなり、頭痛、めまい、嘔吐などが現れてきます。数時間後に片方の手足の動きが悪くなり、ちゃんとしゃべれなくなります。

重症になれば大きないびきをかいて昏睡します。

麻痺がおきるのは左右の脳で出血のあった側の反対になります。意識障害は出血部位が大きいほどひどくなり、24時間以上昏睡するととても危険です。

【治療】 軽症でも入院が必要です。

症状によって薬剤使用を中心とする内科的治療と手術をする外科的治療に分かれます。

症状が落ちつけばリハビリテーションで機能回復をします。

くも膜下出血

【原因】 脳をおおっている3枚の膜のうちのくも膜と軟膜の間のすきまにある、たくさんの動脈から出血することでおきます。

出血の原因としては動脈硬化による血管壁の異常や菌の感染もありますが、多くは太い動脈の分岐部に発生した動脈瘤の破裂によるものです。

【症状】 突然バットで殴られたような激しい頭痛に襲われて、吐き気や嘔吐もあります。

頭痛は数時間ほど続いて首の筋肉がこわばってきます。顔や手足の麻痺や知覚障害はそれほどでもありません。意識障害が現れる場合もあり、出血が多くて昏睡が長く続けば重症で、そのまま意識が戻らずに死亡することもあります。

また、発症後3週間以内に脳動脈が急に収縮することがあります。この脳血管攣縮があれば意識低下や運動麻痺がおきたり、脳梗塞になることもあります。

【治療】 一刻も早い入院が必要です。内科治療では限界があるので、最終的には手術が望まれます。

とくにこの病気は再出血による死亡率が高いのが特徴です。

脳梗塞

脳梗塞は脳の血管がつまって血液が流れなくなり、脳の組織が死んでしまうものです。

血管のつまりかたには2つあります。

高血圧や動脈硬化によって脳血管に血栓ができてつまるのが脳血栓で、心臓など脳以外でできた血栓や脂肪のかたまりが、血液に運ばれて脳の動脈でひっかかってつまるのが脳塞栓です。

脳血栓

【症状】 血管が慢性的につまっていくので、症状もだんだんに進みます。片方の手足の麻痺がおき、ろれつがまわらなくなることがよくあります。

さらに重症になると昏睡状態になります。

【治療】 入院が必要です。内科的治療をして急性期には脳圧を下げる薬剤や血栓を溶かす薬剤を使い、それ以後は血管拡張剤や血栓を予防する薬剤を用います。

また、症状によっては手術をします。機能回復のため早期からリハビリテーションが必要です。

脳塞栓

【症状】 症状そのものは脳血栓と同じです。突然おきて症状が数分で現れ、脳血栓より症状が重いのが特徴です。

【治療】 治療そのものは脳血栓とほぼ同じですが、血栓を溶かす薬剤の使用は発症3時間以内に限られます。

一過性脳虚血発作

受診科／脳神経内科・脳神経外科

【原因】 脳への血液が一時的にとだえるものです。その原因は2つで、ひとつは頭蓋内の主要な血管にできた血栓が血液に運ばれて脳の末梢血管をつまらせることです。もうひとつは頭蓋内外の動脈が動脈硬化で狭くなっていて血流が悪くなることです。

【症状】 手足のしびれや麻痺がおきます。病変がおこった血管の部位によっては、言語障害や視力障害がおきます。

この症状はふつう十数分以内に治りますが、症状全体が24時間以内になくなるものをこの一過性脳虚血発作と呼びます。また、24時間以上症状が続いて数週間でなくなるものを可逆性虚血性神経脱落症状と呼びます。

どちらも脳梗塞の前ぶれの場合が多いので治ったからと放置していては危険です。

【治療】 内科的治療と外科的治療があります。内科的治療としては、血栓ができるのを予防する薬を使用します。

外科的治療としては症状に応じた手術になります。

高血圧性脳症

受診科／神経内科・脳神経外科

【原因】 急激に血圧が上昇して脳圧も上がって脳にむくみがおきます。

血圧上昇の原因としては、高血圧の進行や腎臓病、妊娠高血圧症候群、特定の腫瘍などです。

【症状】 頭痛、吐き気、嘔吐、意識障害、手足のけいれんなどが出ます。

【治療】 生命にかかわるので、緊急入院が必要です。血圧を下げればかなりよくなりますから、治療はまず血圧を下げます。症状が落ちついたら、原因となっている病気の治療をします。

一言メモ 〈脳ドック〉脳出血や脳梗塞など、脳血管障害の増加にともなって、近年注目されるようになった脳の検診。血圧測定、尿検査、血液検査、心電図検査、X線CT検査などが行われる。

慢性脳循環不全

受診科／内科・神経内科

【原因】 脳の血管におきた動脈硬化で、脳への血流に障害がおきます。

冠状動脈や大動脈と同じように、脳動脈も年齢が高くなるにつれて変化します。

コレステロールなどの脂質が血管に沈着したり、血管そのものが肥厚したり硬くなったりして血管の内径が狭くなります。これが血行障害の原因になるのです。

脳動脈硬化症は脳卒中のように血管が閉塞するものではありませんが、通常より血流が減ります。脳動脈硬化の原因として多いのは、血管内側の壁に脂肪がたまって血管壁が退行変性する粥状硬化です。

【症状】 血流の障害があっても脳卒中のような発作や手足の麻痺などの神経症状は現れません。

かわりに耳なり、めまい、頭痛、頭が重い、のぼせ、手足のしびれ、脱力感などが現れます。

精神面では記憶力が低下し、もの覚えが悪くなったり、もの忘れがひどくなったりします。

【治療】 対症治療としては、血流を回復させるために脳循環改善剤を使い、脳を活性化するためには脳代謝改善剤を使います。

精神症状には向精神剤を使うこともあります。

動脈硬化そのものの誘因は高血圧や高脂血症ですので、家庭で食事療法や運動療法をすることが必要です。それでも高血圧症や高脂質症が解消しなければ、降圧剤や脂質代謝改善剤などを使用します。

脳動脈瘤

受診科／神経内科・脳神経外科

【原因】 脳の動脈の一部分がこぶのようにふくらんできます。血圧に耐えられないようになると、こぶは破裂して出血してしまいます。

こぶができるのは先天的に脳動脈の壁が弱くて、長い間に血圧に押されてふくらむ場合と、脳の動脈硬化や細菌感染、頭部外傷などで動脈がふくれる場合があります。

出血が止まっても、放置するとまた出血して死亡する確率が高いものです。

【症状】 ふつうこぶができるだけでは症状は出ず、なんの前ぶれもなく突然破裂して出血してしまいます。

重症の場合は身体の片側の麻痺や失語症といった後遺症が残ります。

【治療】 破裂した動脈瘤に対しては、再出血を予防するための手術をすることが望ましいものです。手術ができない場合は脳圧降下剤などの薬剤を使用します。まだ破裂していない動脈瘤に対しては、大きさにより手術を考えます。

脳卒中後遺症

受診科／リハビリテーション科・内科・神経内科・精神神経科

【原因】 脳卒中の発作によって脳出血や脳動脈閉塞があり、そのことで脳に障害がおきるものです。

後遺症の顕著なものである身体の片麻痺は、基本的な運動路である錐体路系が脳出血や脳梗塞で遮断されることでおきます。

【症状】 脳卒中の発作時におきる自覚症状、神経症状、精神症状のうちのいくつかが慢性期になっても残ります。

症状としてもっとも多くて、問題となるのは運動機能障害で、なかでも大部分をしめるのが片麻痺です。これは手足が同時に片側だけ麻痺するものです。

言語中枢は、右利きで、99パーセントが左、左利きでは約50パーセントが左側です。右側だけの麻痺のときには失語症の症状もあります。

そのほか痛み、しびれ、けいれんなどもあります。

【治療】 できるだけ早期にリハビリテーションをします。

まず関節を動かすことから始めて、座ったり立ったりするものから歩行訓練、さらには日常生活に必要な動作ができるための訓練をします。

大脳の運動をつかさどる領域の関係で、下肢のほうが上肢より回復しやすくなっていますし、リハビリテーションをする最大の目標は歩行できるようになることです。

動脈硬化のおこりかた

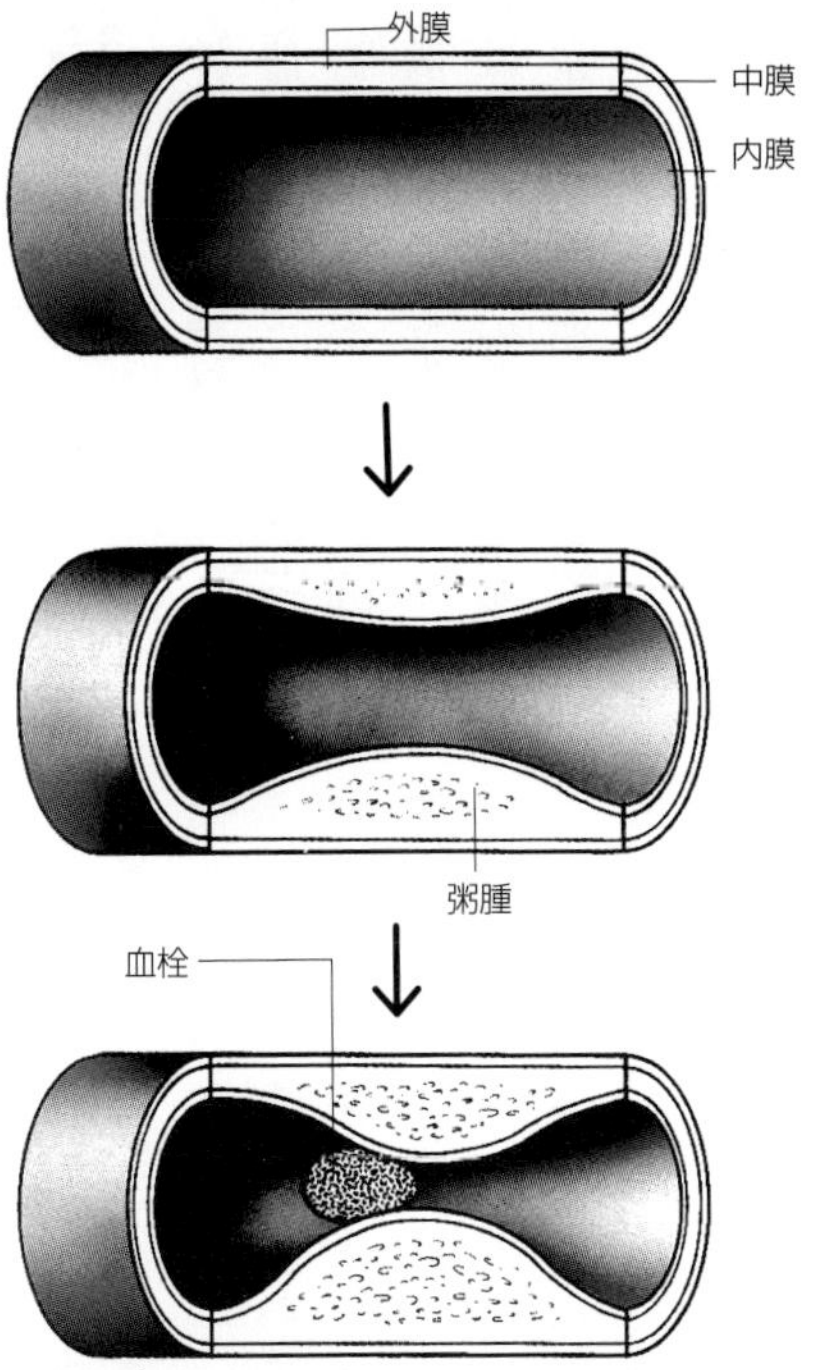

外膜
中膜
内膜
↓
粥腫
↓
血栓

動脈の内膜または中膜にコレステロールやカルシウムがたまって粥腫ができると、血管の内腔が狭くなり、これが破綻するとこの表面に血栓が付着して血管が閉塞する

失語症

受診科／リハビリテーション科・神経内科・脳神経外科

【原因】 脳卒中や脳腫瘍などの脳の病気や外傷によって、大脳の左にある言語中枢が障害をおこします。

【症状】 意識ははっきりしているのに、人の言葉が理解できないまま、かってにしゃべるものと、逆に理解できるのにしゃべれないものがあります。また、言い間違えをするものや、理解もできず話すこともできないものがあります。

【治療】 早期に言語治療というリハビリテーションを始めます。

家庭でもなるべく患者と言葉を交わすようにします。

一言メモ 〈片麻痺〉体の一方の側の上肢・下肢が麻痺した状態。上肢・下肢の運動をつかさどる大脳の片側の障害（右片麻痺は左脳、左片麻痺は右脳）によっておこる。

認知症

受診科／神経内科・精神科

人の知能がいったん正常に発達してから後に、脳の働きがさまざまな面で障害されて知能が低下するものです。

認知症は原因や症状の違いで、アルツハイマー型認知症、脳血管性認知症などがあります。

アルツハイマー型認知症

【原因】 初老期あるいは高齢者におこるもので脳の神経細胞が病的に老化したり、だんだん萎縮したりしていくものですが、原因は不明です。

【症状】 発症すれば数年間かかって徐々に進行します。

急に悪化したり、よくなったりはしません。それまではふつうに低下していた記憶力がいっそう低下し、もの忘れがひどくなります。また、日時や自分のいる場所がわからなくなったり、食事をしたすぐ後に食べたことを忘れてしまうことなどもあります。

さらに認知症に関連して精神症状が現れます。それが興奮、不安、妄想、不眠あるいは暴力や徘徊、窃盗など社会的に問題があるものです。

症状が進行すると、いわゆる「恍惚の人」という状態になります。

【治療】 病状を回復させるような治療法はありません。

症状の進行を遅らせるために脳代謝改善剤や脳循環改善剤あるいは栄養剤を使用します。

レビー小体型認知症

【原因】 脳の神経細胞内に、レビー小体と呼ばれる異常蛋白が凝集した構造物が出てくるタイプの認知症です。パーキンソン病とよく似た病気であり、認知症だけではなく運動機能障害や自律神経機能障害も認められます。

原因は現在のところわかっていません。

【症状】 アルツハイマー型とは少し異なり、物忘れの症状よりは計画的な行動ができない症状（遂行機能障害）が目立ちます。また、あるはずのない物が見える幻視やある物が別のものに見える（天井のゴミが虫に見えるなど）という錯視が特徴的です。また、意識や認知のレベルに大きな変動を認めることがあります（意識変容）。認知機能障害だけではなく、動きにくくなるというパーキンソン症状や便秘、頻尿、血圧変動などの自律神経機能障害、夜寝ていて夢と現実とが区別できなくなる睡眠障害（レム睡眠行動異常症）なども認めることがあります。

【治療】 根本的な治療法はありません。認知症や幻視については認知症治療薬が有効な場合があります。運動障害についてはパーキンソン病治療薬が有効です。自律神経機能障害については便秘や頻尿の治療で対応します。

脳血管性認知症

【原因】 脳の血管が動脈硬化をおこし、脳梗塞や脳血栓、脳出血などの脳血管障害を生じることでなるものです。

【症状】 1回の脳卒中でおこるより、数度の脳梗塞の後におきることが多いものです。

認知症症状あるいは関連する精神症状としてはアルツハイマー型認知症などと

同じようなものですが、ちょっとのことで泣き笑いする感情失禁がありますし、歩行障害や言語障害などの神経症状をともなうことが多いものです。

脳梗塞や脳出血によって急に認知症となるものと、だんだん認知症になるものがあります。また、アルツハイマー型認知症と違って、あるときに急に悪化したり急によくなったりすることがあります。

【治療】 症状の進行を抑えるために、脳循環改善剤や血管拡張剤を使用します。

また、いろいろな精神症状には抗うつ剤などを用いた対症療法を行います。

高血圧や糖尿病などの、脳血管障害をおこしやすい病気があればそれを治療します。

水頭症

受診科／脳神経外科

脳や脊髄を保護するために、そのまわりには脳脊髄液が循環しています。脳脊髄液は脳の中の脳室から分泌されて、くも膜に流れこみます。なんらかの原因で、この脳脊髄液の吸収障害や流動障害がおきて、頭蓋に多量に溜まるのが水頭症です。一部のものをのぞいて、頭蓋内の圧力が高くなり脳の働きに影響が出ます。

水頭症は、先天性のものと後天性のものに分かれます。

先天性水頭症

【原因】 主として脳脊髄液の流れが障害されておき、その原因は脳の先天性形成異常がほとんどです。

【症状】 新生児などにみられるもので、頭蓋骨が広がって、頭が極端に大きくなっています。

また、乳幼児は上下のまぶたが上へ上がって、黒目が下まぶたにかかって見えます。

症状が進むと、知能や運動の遅れが現れ、放置すると半分は死亡します。

【治療】 頭蓋の中の脳脊髄液を腹部や心房に流す手術をします。

後天性水頭症

【原因】 後天性のものは若年者水頭症とそれ以後に多い正常圧水頭症の2つがあります。

若年者水頭症は炎症や腫瘍などによる脳脊髄液の通路である中脳水道の閉塞の場合が多く、正常圧水頭症はくも膜下出血に続いておきる場合が多いのです。

若年者水頭症の原因は、分娩時などの外傷や出血、髄膜炎などです。

【症状】 若年者水頭症は乳幼児期に多く、頭囲が大きくなって頭痛や嘔吐や視力障害があります。

正常圧水頭症は50歳代が多く、頭囲は変わりませんが認知症、歩行障害、尿失禁などの症状が現れます。

【治療】 症状に適応する手術をします。

頭痛

受診科／神経内科・脳神経外科

【原因】 頭部のすべての部位にある、筋肉や血管、脳膜などの痛みを感じる組織が、なんらかの原因によって刺激を受けることによっておこります。

頭痛は痛みを感じる原因となる組織ごとにいくつかに分けられます。

一言メモ 〈抗てんかん剤〉てんかん治療に用いる薬。神経細胞の興奮しやすい状態を抑え、けいれんを鎮める作用を持つ。指示された量を継続的に服用することが大切。

●頭蓋内外の血管の拡張によっておきるもの（血管性頭痛）。
●ストレスなどの精神的なものが原因で首の後ろや肩の筋肉が緊張しておきるもの（緊張性頭痛）。
●脳卒中、脳動脈瘤、動脈炎などの血管障害によるもの。
●髄膜炎、脳炎、くも膜下出血、腫瘍による頭蓋内疾患からの頭痛。
●目、耳、鼻、副鼻腔（ふくびくう）、歯、口腔（こうくう）、歯髄炎などによるもの。
●三叉神経痛など頭蓋における神経痛による頭痛。

慢性のものの原因のほとんどが血管性頭痛と緊張性頭痛です。

そのほか高血圧症や低血圧症、睡眠不足、月経障害、貧血などの病気でもおきます。

【症状】 頭の表皮や中が痛みますが、軽いものから激痛までとさまざまです。急性のものと慢性のものがあります。

【治療】 原因と症状に合わせて筋弛緩剤、鎮痛剤などの薬剤を使用します。

脳卒中や脳腫瘍などの重い病気が原因となるものは一刻も早くその病気の治療をします。

片頭痛（へんずつう）

受診科／神経内科・脳神経外科

【原因】 脳の中や周辺の血管が収縮してから拡張しておきる血管性の慢性頭痛です。

なぜおこるのかはよくわかっていません。疲労や睡眠不足、ストレスあるいは生理などで誘発されます。片頭痛は、おきるときに前ぶれのあるものとないものに分かれます。女性に多い病気で、10歳代くらいから発症して慢性化していきます。いわゆる「頭痛もち」といわれるように、遺伝性があります。

【症状】 前ぶれのある片頭痛としては、目の前に星形や稲妻形の光るものが見えたり、視野の半分が白いものでおおわれる視野障害が現れたり、半身がしびれたりします。

この前ぶれが終わるころには片側の頭痛がおきます。心臓の動きに合わせるような、ずきんずきんとする痛みです。数時間から数日ほど続き、食欲不振などがおきます。痛みは1、2時間で最大になりますが、そのときに吐き気や嘔吐があります。

前ぶれのない片頭痛の場合は、おきる症状そのものは前ぶれのあるものとほぼ同じですが、持続する時間が少し長くなります。

【治療】 症状に合わせて鎮痛剤を試し、効かない場合はトリプタン製剤などの片頭痛治療薬を使用します。頭痛の頻度が多く、生活に支障をきたす場合は、カルシウム拮抗剤等で予防的治療をします。

てんかん

受診科／てんかんセンター・神経科・神経内科・精神科・脳神経外科・小児科

【原因】 大脳皮質の神経細胞が異常活動をおこすのが発作のきっかけになります。原因のわかるものとわからないものがあります。脳の外傷、脳腫瘍、脳炎、髄膜炎、代謝障害、薬物中毒など原因がわかるものを症候性てんかんと呼び、わからないものを真性てんかんと呼んでいます。

乳児期には出生前の子宮内細菌感染や先天性脳異常、分娩による外傷などの原因が多く、それ以上の年齢では真性のものや頭部外傷などの原因が多くなっています。

【症状】異常が発生した脳の部位によって、大きなものから小さなものまでいろいろな発作が突然おきます。

全身がけいれんする大きなものは、意識を失って倒れて筋肉がつっぱってから、ぴくぴくとけいれんします。唾液が出て泡を吹いたように見えます。乳幼児によくあるのは筋肉がぴくぴくしたり、上半身がガクッと折れたりするもので、発作は1日に何回も繰り返します。

そのほかにも瞬間的に動作が停止したり、意味のない動作をしたりします。自律神経に関係するものでは、頭痛や吐き気、腹痛などがおきます。知能障害や性格変化などをともなうこともあります。発作は長くて数分、短いと数秒です。

【治療】抗てんかん剤などの薬物が主な治療です。日常生活に支障をきたすことが多くなりますが、正しい治療をすれば発作が抑えられるようになります。睡眠不足や過労にならないことが予防になります。

もやもや病（びょう）

受診科／脳神経外科・神経内科

【原因】原因不明で脳底部の動脈が細くなっていたりつまっていたりして、周囲の小さな血管に血液が流れてしまうものです。

脳血管を撮影すると、煙が発生したようなもやもやした異常な血管網が写し出されることからこの名がつきました。

【症状】5歳前後で発病する若年型と30歳代から発病する成人型があり症状が違ってきます。若年型では手足に脱力感があり言語障害や意識障害、けいれんがおきます。成人型では多くが頭痛、嘔吐、意識障害などの、脳卒中発作の症状がおきます。この場合はくも膜下出血や脳内出血であることがあります。

【治療】決め手となる治療方法はありません。抗けいれん剤などの薬剤を使用し、症状に応じて手術をします。

脳動静脈奇形（のうどうじょうみゃくきけい）

受診科／脳神経外科

【原因】普通の血液の流れは、動脈から毛細血管そして静脈というものですが、脳の一部でバイパスするように動脈から直接静脈に血液が流れこむことがあります。圧力の高いままの血液が流れこむために、静脈が負担に耐えられず破裂して出血してしまい、脳は酸素不足になってしまいます。こういったことがおきる原因は、先天性の血管の異常です。

【症状】自覚症状のない人もいますが、半分以上に頭痛、てんかん、発作、脳内出血がみられます。出血をおこすと、急な頭痛、嘔吐、意識障害、身体の片側麻痺、あるいは失語症やけいれんなどが現れます。

【治療】薬剤を使用しても効果がなければ手術や放射線治療をします。

一言メモ　〈アウラ〉てんかん発作の前兆として現れる症状。気分が悪くなる、聴覚・視覚・嗅覚・味覚などに異常が現れる、手足がしびれる、突然不機嫌になる、思考に障害がおこるなど。

血液の病気

血液の構造と働き

血液は肉眼では単なる液体にしか見えませんが、実際には液体と、固体である細胞が混じりあって血液となって流れています。液体のほうは血漿で、固体のほうは白血球や赤血球あるいは血小板などの血球です。

血液の60%が血漿で、40%が血球です。血球と血漿それぞれにいろいろな役割があり、それが総合されて血液としてのひとつの働きをしています。この血球を作るのは骨髄ですが、特に頭蓋骨や骨盤などの平らな骨の骨髄での生成が盛んです。また白血球のなかのリンパ球は、骨髄のほかリンパ組織や脾臓でも作られます。

血球と血漿の構造と働き

(赤血球)

赤血球は直径7、8ミクロンで、内部にはヘモグロビンと呼ばれるタンパク質が入っています。肺に運ばれた血液が酸素と結合するというのは、このヘモグロビンと結合するのです。そしてこのヘモグロビンがいろいろな細胞に酸素を分離・供給するわけです。

血球には寿命があり、赤血球のそれは約4カ月とされています。寿命の尽きた赤血球は脾臓で破壊されて排泄されたり、肝臓で胆汁を作る要素として使われます。人体では毎日一定の数の赤血球が破壊され、その分だけの赤血球が作り出されているのです。

(白血球)

白血球には単球やリンパ球のほかに、顆粒球である好中球、好酸球、好塩基球などがあります。赤血球は細胞核を持たず、自分で動かずに血液に運ばれるのに対し、白血球は細胞核を持ち、自力で血管や組織の中を動き回ります。

白血球で一番多いのが好中球や単球で、これらが細菌や老廃物を食べてしまいます。また、単球は免疫作用にかかわり、好塩基球はアレルギー反応にかかわります。リンパ球はT細胞とB細胞に分かれますが、どちらも人体にとって大事な免疫機能をつかさどります。

顆粒球の寿命は3、4日と短く、リンパ球の寿命は長く、なかには十数年というものもあります。

(血小板)

血小板は文字通り小さな板のような血球です。血小板の働きは止血作用です。血管が破れると、その部分に血小板がどっと集まって破れた部分をふさぐようにして血液を固めます。寿命はだいたい1週間くらいです。

(血漿)

血漿は90%が水分で、あとはほとんどがタンパク質です。

血液中に含まれて全身の組織へ送られる栄養分やビタミン、ホルモンがこの血漿に含まれるだけでなく、不必要になったために血液に運ばれて体外へ排出されるアンモニア、尿素、二酸化炭素も血漿に含まれています。

血液の成分

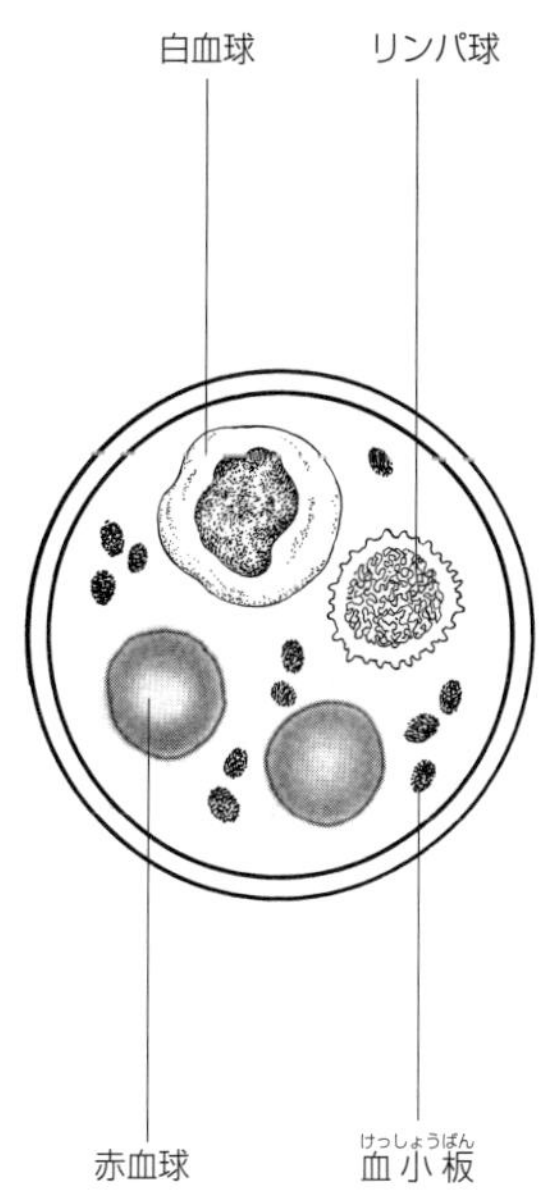

赤血球の働き

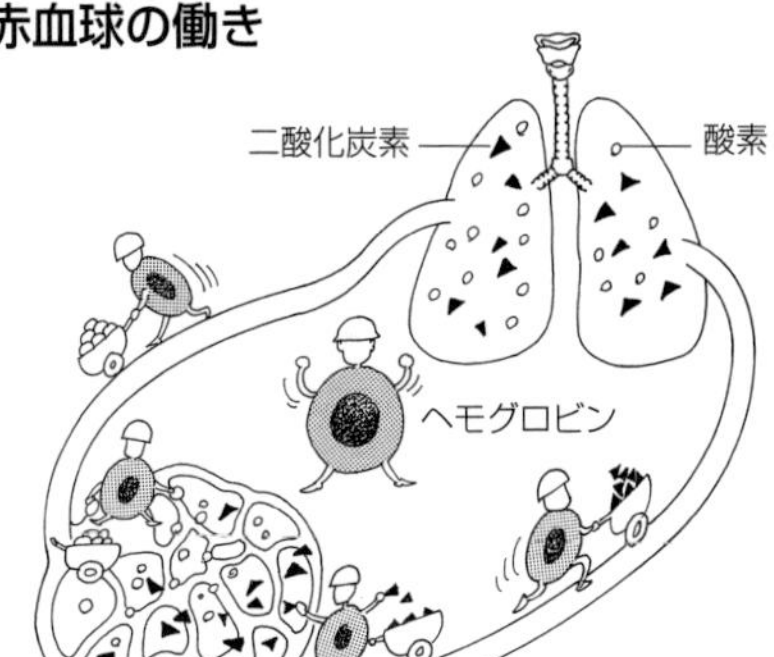

赤血球に含まれるヘモグロビンは酸素や二酸化炭素と結合したり、放出したりする性質があり、肺で酸素の補給を受けて全身に運び、かわりに二酸化炭素を受け取って再び肺で酸素と交換する役割を担っている

白血球の働き

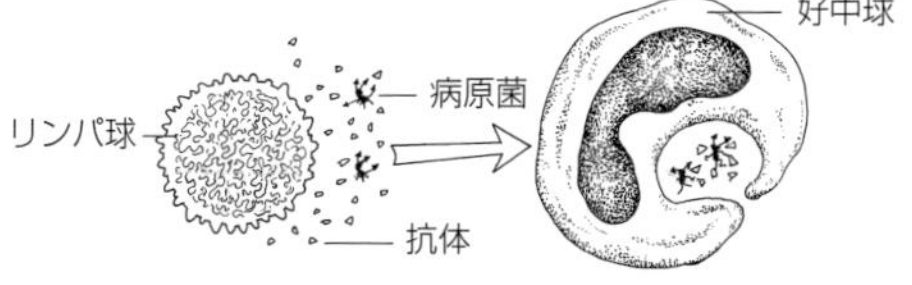

体内に侵入した病原菌などの外敵を攻撃するのが白血球の仕事。一度病原菌の性質を記憶すると、リンパ球が抗体をつくり、その後は病原菌が侵入するたびに抗体を使って病原菌を破壊、それを好中球が包み込むように取り込んで殺してしまう

また、血漿のタンパク質には免疫グロブリンという抗体を含むタンパク質があり、免疫機能を構成しています。さらに血漿には血液凝固因子が含まれており、血小板とともに出血を止める役割を果たします。

血液の病気

血液には酸素や栄養素を全身の組織に送って、二酸化炭素や老廃物を体外へ排出したり、ホルモンやビタミンを運んだり、免疫反応で身体を防衛したり、血管の破れをふさいだりと、身体にとって重要な役割があります。それだけに血液の成分に異常が発生したり、血行障害がおこると、いろいろな病変が現れてきます。

赤血球が少なくなると貧血がおき、逆に多くなると多血症となります。白血球が異常増殖すると血液のがんと呼ばれる白血病になります。血小板が減ると鼻や歯ぐきから出血がおきやすく、さらにそれが止まりにくくなる出血傾向が現れます。また、血液凝固因子が欠乏すると血友病などをひきおこします。

一言メモ 〈T細胞〉免疫機構に関与するリンパ球のひとつで、抗体の生成を助けるヘルパーT細胞や、細菌などを攻撃するキラーT細胞などがある。骨髄で作られ、胸腺などで成熟する。

鉄欠乏性貧血（てっけつぼうせいひんけつ）

受診科／内科・小児科・産婦人科

【原因】 鉄分が不足してヘモグロビンの形成が困難になることでおこるもので、貧血の原因としては一番多いものです。

病気による出血や、栄養バランスの悪い食事をしたり、胃腸での鉄分の吸収に障害がある場合におこりやすくなります。身体に酸素を供給するヘモグロビンができないことで、組織や臓器の機能が低下してきます。

女性は生理や出産で鉄が不足しやすいため、よくみられます。わが国の成人女性の約1割がこの病気だと言われています。

【症状】 全身倦怠感や動悸、息切れ、食欲不振などの一般的な貧血の症状が現れます。

症状が強くなると爪がそり返ってきたり、食物などを飲み込みにくくなることがあります。

【治療】 何かの病気が原因なら、まずその病気の治療が行われます。貧血そのものの治療は、長期にわたる鉄剤の服用か注射です。

鉄芽球性貧血（てつがきゅうせいひんけつ）

受診科／内科・小児科

【原因】 骨髄での造血に障害がおこる場合や、造血そのものはできるのにヘモグロビンの生成に障害がある場合におこる貧血です。

造血に障害がおこるのは遺伝など先天性のものに起因しますが、ヘモグロビンの生成障害は慢性炎症や腫瘍、薬剤の副作用、鉛中毒などに起因します。病気としてはまれです。

【症状】 全身倦怠感や息切れ、食欲不振などの一般的な貧血の症状に加えて骨髄に環状鉄芽球という珍しい血球がみられます。

【治療】 ヘモグロビンの生成障害の場合は原因となるものを治療あるいは除去します。造血障害の場合は薬物療法が行われます。

巨赤芽球性貧血（きょせきがきゅうせいひんけつ）

受診科／内科

【原因】 血液中の赤血球が骨髄で生成されるのは、赤芽球という赤血球の母細胞が細胞分裂をおこすことで進行しますが、この分裂にはビタミンB_{12}や葉酸などのビタミンが必要です。

このビタミンが不足すると赤芽球の細胞分裂が阻害されてしまうわけですが、その代わりに巨赤芽球という非常に大型でしかも未成熟な赤芽球が増加してしまい、赤血球は作られないままになるため貧血になってしまいます。

ビタミンが不足するのは胃に障害があって食事から吸収できない場合や、ほかの病気でビタミンを多く使ってしまう場合などです。

また、アルコールの摂取過剰や野菜不足が葉酸の不足の原因となることもあります。

現在はこの病気自体が減っているうえに、治療法も確立されています。

【症状】全身倦怠感や息切れ、動悸などの一般的貧血症状のほかに、舌が赤くなってひりひりします。

また、吐き気や下痢、胃液の分泌低下などがおきます。じわじわと進行する症状がひどくなると神経障害がおこり、歩行困難になります。

【治療】ビタミンB_{12}が不足していると内服ではあまり効果がないので、注射で補います。

葉酸が不足していれば注射か服用で補給します。鉄が不足することが多いので鉄剤を使用します。

再生不良性貧血（さいせいふりょうせいひんけつ）

受診科／内科・小児科

【原因】骨髄の機能が低下して血球のもとになる細胞に障害がおこり、赤血球や白血球、血小板の生成がうまくいかなくなるものです。

この病気は原因がわからないものが多いのですが、ウイルス性疾患や結核、肝炎などが原因となることもあります。

この病気になると貧血だけでなく、白血球の不足から細菌感染がおこりやすくなり、また血小板の不足から出血が止まりにくくなります。

さらに、感染症がおこれば症状が重くなりやすくなります。急性のものや臓器に出血がおきた場合は生命にかかわってきます。

この病気には急性のものと慢性のものがありますが、原因のわかりにくさや治療の難しさから、厚労省により難病の指定を受けています。ただしわが国では比較的多くみられる病気です。

【症状】全身倦怠感や息切れ、動悸などの一般的な貧血症状のほかに、鼻や歯ぐきから出血しやすくなります。

また、皮膚からの出血がおきやすいのも特徴です。

【治療】軽症の場合はタンパク同化ステロイド剤が有効ですが、重症の場合は輸血が必要で、骨髄移植が行われることもあります。薬物療法では抗胸腺細胞グロブリン（ATG）と免疫抑制剤（シクロスポリンなど）が有効です。

鉄欠乏の対処法

鉄分を多く含んだ食品を摂取するように心がける

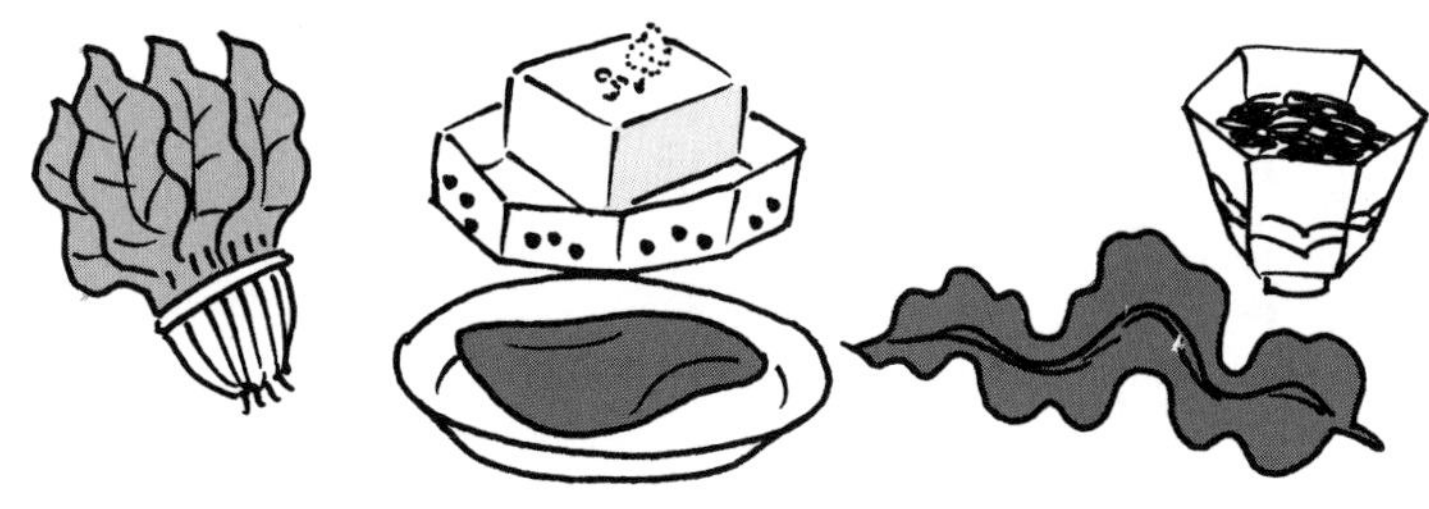

一言メモ　〈B細胞（さいぼう）〉免疫機構に関与するリンパ球のひとつで、体内に侵入した異物に対抗する抗体を作り出し、血液中に放出する。骨髄で作られ、骨髄、脾臓、リンパ球などで成熟する。

溶血性貧血

受診科／内科・小児科

【原因】 赤血球の寿命はだいたい4カ月くらいで、その後は肝臓や脾臓で破壊されてしまいます。

通常は寿命がきて破壊される一方で新たに骨髄で作られるため、赤血球が不足することはありません。しかし、壊れるまでの時間が早くなり、しかも赤血球を補うことができなくなると貧血になります。

原因としては先天性のものや後天性のものなどさまざまなものがありますが、発症のきっかけは激しい運動やかぜなどです。

【症状】 急にあるいはじわじわと、全身倦怠感や息切れ、動悸といった貧血の一般症状が現れますが、そのほかに黄疸も出てきます。

【治療】 原因によって方法はさまざまです。

自己免疫性溶血性貧血

受診科／内科・小児科

【原因】 抗体が赤血球を破壊することでおこる溶血性貧血の一種です。抗体ができるのは膠原病や悪性リンパ腫などの疾患が原因となるものや、薬剤の副作用が原因となるものがあります。わが国の溶血性貧血のうちで最もよくみられるものです。

【症状】 貧血の一般的症状のほかに、黄疸、脾腫（脾臓の腫れ）が現れます。

【治療】 根本的な治療は困難なので、ステロイド剤や免疫抑制剤を使用する対症療法が行われます。

遺伝性球状赤血球症

受診科／内科・小児科

【原因】 赤血球膜に異常があって、血漿の成分が赤血球内部に浸透して赤血球が膨れ上がって溶血がおこるものです。

遺伝によって発症するものですが、わが国では先天性溶血性貧血のうち、発生率が最も高い病気です。

発症のきっかけとなるのは疲労やかぜなどです。

【症状】 貧血の一般的症状はそれほど目立たないのですが、脾腫、胆石症などが現れます。

脾腫があると左上腹部に痛みが出て、やがて高熱とともに黄疸が現れます。合併症で頭などの骨が変形することもあります。

【治療】 症状が軽い場合は特に治療は必要ありません。赤血球は脾臓で破壊されるので脾臓の摘出手術をします。幼児の場合は3歳くらいまで様子を見てから手術をします。

遺伝性楕円赤血球症

受診科／内科・小児科・外科

【原因】 赤血球の膜の異常により、赤血球が楕円形になって、それが身体の赤血球全体の半分以上をしめておこる貧血です。遺伝によるものが多い、珍しい病気です。

【症状】 全身倦怠感や動悸、息切れなどの貧血の一般的な症状が現れるほかに、脾腫、黄疸、胆石症などといったものがみられます。

ただ、ふつうは症状そのものは比較的軽い場合が多いようです。

【治療】 手術で脾臓を摘出します。症状をともなう胆石症には、胆嚢摘出手術も行われます。

発作性夜間血色素尿症

受診科／内科

【原因】 溶血性貧血の大部分は先天性の病気なのですが、この発作性夜間血色素尿症だけは後天性のものが原因となります。

赤血球の膜が異常をきたして溶血がおこるものです。溶血のきっかけとなりやすいのは、感染症や手術、輸血などです。

【症状】 夜間に突然の溶血がおき、起床時に尿に混じって血色素（ヘモグロビン）が排泄されるために尿が赤くなります。全身倦怠感や頭痛なども現れます。

【治療】 決め手となるものはなく、症状に見合った治療が行われます。

発作性寒冷血色素尿症

受診科／内科

【原因】 抗体が赤血球を破壊する溶血性貧血が自己免疫性溶血性貧血ですが、この発作性寒冷血色素尿症も自己免疫性溶血性貧血です。

はっきりした原因はまだよくわかっていませんが、溶血発作のきっかけとなるのは寒さであるためにこの病名がつきました。

【症状】 頭痛や吐き気、熱などとともに、尿に混じって血色素（ヘモグロビン）が排泄されます。血色素の影響で急性腎不全をおこすこともあります。

【治療】 暖かな環境にすることが必要で、転地がすすめられます。

続発性貧血

受診科／内科・小児科

【原因】 各種の病気が原因となっておこる貧血です。

病気としては慢性腎炎や慢性腎不全などの腎臓病、妊娠、結核などの慢性感染症、慢性炎症性疾患、膠原病、内分泌疾患、がんなどの悪性腫瘍、肝硬変などの肝臓病や脾臓の病気、慢性関節リウマチなどのリウマチ性の病気です。

ですから病気の結果として現れる貧血も鉄欠乏性、巨赤芽球性、溶血性などさまざまなものがあります。

【症状】 全身倦怠感や動悸、息切れなどの一般的な貧血症状が現れますが、その貧血をおこす原因となる病気の症状が目立つわりには貧血の症状は軽いとされています。

【治療】 まず原因となる病気の治療をします。それでも貧血症状が改善されない場合は、その症状に合わせた治療が行われます。

一言メモ　〈異常ヘモグロビン〉アミノ酸配列に異常をきたしたグロビン（ヘモグロビンの構成要素）で構成される血色素。鎌状赤血球貧血や不安定血色素症などで認められる。

脾種（ひしゅ）

受診科／内科・外科

【原因】脾臓が腫れて大きくなるものです。原因は肝硬変や心不全などによって脾臓がうっ血するもの、細菌やウイルスに感染してそれに反応しようとして脾臓の細胞が増殖するもの、慢性や急性の白血病や溶血性貧血、悪性リンパ腫などの血液の病気によっておこるものなどさまざまです。

また、脾臓には血液を破壊する働きがありますが、その機能が亢進しても脾腫がおこり、骨髄線維症でも脾腫が現れます。

【症状】原因や腫れの程度で症状も影響されますが、ふつうは左上腹部に腫れや痛みがあるほか、呼吸困難、吐き気、嘔吐、便秘などが現れてきます。

【治療】原因となる病気があればその治療をします。脾臓が原因なら摘出手術をします。

骨髄線維症（こつずいせんいしょう）

受診科／内科・外科

【原因】血液を作るのが骨髄ですが、その骨髄に線維が増えて造血機能が低下するものです。原因がはっきりわからない場合と、がんの転移や重い血液の病気などが原因となる場合があります。

病気そのものは多くありませんが、男性が中年になってから発症するケースがよくみられます。

また、死亡に結びつくことが多く、治療も困難です。

【症状】貧血症状が現れるとともに、脾臓が腫れて左上腹部が痛みます。症状が進行して脾臓の中の血管が狭くなったり、詰まったりすると激痛がおきます。

【治療】決め手となる治療法はありません。輸血をしたりホルモン剤を投与したり、X線照射をしますが、思わしくなければ脾臓の摘出手術を行います。

赤血球増多症（せっけっきゅうぞうたしょう）（多血症（たけっしょう））

受診科／内科

【原因】貧血とは逆に赤血球が増えすぎるものです。

原因ははっきりわかっていませんが、赤血球が増えすぎるのは骨髄の造血細胞が腫瘍のように増殖する場合と、造血を調整するホルモンの分泌が増加することでおこる場合があります。

ホルモン分泌が増加するのは、身体に酸素が不足する時や腫瘍の発生などによります。

【症状】顔の皮膚が赤くなってかゆくなり、目が充血し、頭痛、めまい、耳鳴りや、脾臓の腫れがおこります。

また、血液が濃くなって脳血栓や心筋梗塞、脳出血などの合併症をおこすこともあります。

【治療】造血細胞が増加した場合は血液を抜き取ったり、薬物療法が行われます。

ホルモン分泌過剰の場合はその原因となる病気の治療をします。

顆粒球減少症（かりゅうきゅうげんしょうしょう）

受診科／内科

【原因】 白血球の一種の顆粒球が急に減少するもので、感染症にかかりやすくなります。ひどい場合は肺炎や敗血症（はいけつしょう）などの二次感染をひきおこすこともあります。

原因として多いのは各種の薬剤の過剰反応です。薬剤としては抗生物質、抗ヒスタミン剤、抗甲状腺剤、解熱消炎鎮痛剤などです。

【症状】 薬剤を使用して数日で、全身倦怠感が現れ、高熱が出ます。口の中やのどが強く痛みます。リンパ節が腫れたり、消化器粘膜に潰瘍が発生すると、嘔吐や腹痛が現れます。

【治療】 その薬剤の使用を止めます。副腎皮質ホルモン剤や葉酸剤を使用したり、輸血をする場合もあります。二次感染には抗生物質などを投与します。顆粒球コロニー刺激因子（GICSF）が有効です。

伝染性単核症（でんせんせいたんかくしょう）

受診科／内科

【原因】 全身のリンパ節が腫れる感染症です。原因はEBウイルスで、ほとんどがキスなどによる経口感染ですが、成人ではその8割程度に免疫があるので感染しても発症はしません。

【症状】 感染後、約1カ月以上の潜伏期を経て全身倦怠感や食欲不振がおこり、発熱（高熱の場合もある）、筋肉痛、かぜのような悪寒が現れます。

そして、症状が現れ始めてからだいたい1週間ほどで首などのリンパ節が腫れ始め、肝臓や脾臓の腫れもおこります。また、全身に発疹なども現れます。

【治療】 安静にして対症療法を行います。症状がひどければステロイド剤を使用します。

それほど心配のある病気ではなく、ふつうは1、2カ月で治ります。

出血と止血のしくみ

外傷などで血管が破れると、そこから血液が流れ出ます。そのまま放置しておくと出血が多くなって危険な状態になります。

しかし人間の身体には、このような出血を放置しない機構が備わっています。これが止血機構です。

そのメカニズムとしては、破れた血管のところが収縮して血液が出ていくのを制限します。それから血液中のたくさんの血小板が、血管の破れた部分の組織にどんどん定着します。さらに血小板同士は、接着するように強く固まっていきます。このようにして血液の流出は止まります。

血液にはそのほかにも止血のために血液を凝固させる凝固因子があり、逆に凝固させすぎて血管を閉塞させたりしないようにする凝固阻止因子もあります。

いろいろな病気で止血機構に異常がおこると、外傷がなくても出血したり、いったん出血するとなかなか止まらなくなりますが、これを出血傾向といいます。

一言メモ 〈EBウイルス〉エプスタイン・バー・ウイルスの略称。伝染性単核症の原因ウイルスとされ、発熱、リンパ節の腫れ、咽頭痛などを引きおこす。ヘルペスウイルスの一種。

血小板減少性紫斑病

受診科／内科・小児科・外科

【原因】 血液中の血小板が著しく減少すると出血しやすくなり、皮膚や粘膜に紫色の斑（まだら）状の内出血が現れます。これが血小板減少性紫斑病と呼ばれる病気ですが、原因によって2つのタイプに分かれます。

はっきりした原因はわからずに、免疫疾患がおきて血小板が破壊されるものが特発性血小板減少性紫斑病です。白血病、再生不良性貧血、全身性エリテマトーデスなどの病気があって血小板が減少するものが続発性血小板減少性紫斑病です。

よくみられるのは特発性のほうで、この中には急性と慢性があります。急性は主に子供、慢性は主に女性に多くおこります。厚労省によって難病に指定されています。

【症状】 特発性のものも続発性のものも症状は同じで、出血による紫斑が現れ、鼻や歯ぐきから出血しやすくなって、血尿が出たりします。

女性の場合は性器出血や月経過多になります。進行してさらに血小板が減少すると、胃腸や頭蓋内などからの出血がおこり、生命にかかわります。

【治療】 ステロイド剤などの薬物療法をしますが、改善されないような場合は脾臓の摘出手術をします。それでもはかばかしくなければ免疫抑制剤を使用します。

血管性紫斑病

血管がもろくなったり血管支持組織に病変がおきて出血しやすくなり、紫斑が現れるものです。この血管性紫斑病のうち治療が必要なのは、アナフィラクトイド紫斑病、遺伝性出血性毛細血管拡張症などです。

若い女性に多い単純性紫斑病や高齢者に多い老人性紫斑病は、その原因がほかの病気からきている場合以外は心配なく、日常生活で身体をぶつけたりしないように注意すれば、特に治療の必要もありません。

アナフィラクトイド紫斑病

受診科／内科

【原因】 食物や扁桃炎などによるアレルギーでおこる血管炎が原因とされています。この病気はアレルギー性紫斑病とも呼ばれます。

【症状】 下肢や臀部などのどこかに赤い発疹ができてから、その部分が紫斑に変わっていきます。大きさは点のようなものから百円玉くらいのものまでさまざまです。

発熱、頭痛、全身倦怠感が現れたり、関節や腹部に痛みをともなうこともあります。

【治療】 たいていは1カ月ほどで自然に治りますが、思わしくなければステロイド剤を使用して治療をします。

腎不全などを合併すれば人工透析が行われます。

遺伝性出血性毛細血管拡張症

受診科／内科・皮膚科

【原因】皮膚や臓器など、全身にある小静脈や毛細血管がちょっとしたことで壊れて出血するものです。

これは、毛細血管が構造的な原因で生まれつき薄くなっているために、血管が血圧に負けて拡張し、この状態が続くことでおこります。

【症状】血管拡張がおきた唇や結膜、耳は、赤あるいは紫色になります。鼻や唇から出血しやすくなり、それにともなう貧血症状も現れます。

【治療】遺伝による体質的なもので、根本的な治療方法はありません。また、ひどい出血には輸血を行い、貧血には鉄剤を使用します。

血管内凝固症候群（けっかんないぎょうこしょうこうぐん）

受診科／内科・小児科

【原因】主に身体の中の細い血管で血液凝固が活発になって血栓が発生するものです。

これは、血栓ができる際にはふだん止血機能のある血小板や血液凝固因子がふんだんに使われるために、止血機能に障害がおこり、臓器の機能不全を招いてしまうという深刻な病気です。

このような状態になるきっかけは胎盤早期剥離、急性白血病やがんの転移などの悪性腫瘍や敗血症などの重い感染症、ひどい外傷、巨大血管腫、大動脈瘤などのほか、外科手術などでおこることもあります。

【症状】ちょっとしたことで軽いあざができるものから、皮膚や臓器など全身から出血しやすくなるものまでさまざまです。

臓器の障害としては腎臓、肺、消化器などです。

【治療】発症のきっかけとなる病気を治療しながら、血栓の発生を防ぐための薬物療法が行われます。

血友病（けつゆうびょう）

受診科／内科・小児科

【原因】血液中には、12種類の血液凝固因子が発見されています。

この因子は止血には欠かせない物質ですが、そのうち第Ⅷ、第Ⅸの因子のどちらかが欠けているために出血しやすくなり、しかも止血しにくくなる病気です。

遺伝性の病気で、男児に発症します。

消化管や中枢神経から出血がおこると、生命にかかわります。

【症状】ちょっとした外傷でも出血し、医師の治療を受けなければ止血できません。

幼児のうちから関節や筋肉内の深い部分で出血が現れるのが特徴です。出血は皮下、口腔、頭蓋内にもおよびます。

血尿が出たり、抜歯でも大量に出血します。

【治療】決め手となる治療方法はなく、欠けている因子の濃縮製剤を注射で補給します。

子供のころから関節での出血をくり返していると障害が発生するので、リハビリテーションを行います。

一言メモ　〈ヘマトクリット値〉血液中に占める赤血球の容積の割合。基準値は成人男子で40～54%、成人女子で37～47%。基準値より低ければ貧血が、高ければ赤血球増多症が疑われる。

ホルモン・代謝の病気

ホルモンのしくみと働き

ヒトの身体は摂取した食べ物をエネルギーに変えて利用する一方で、いらなくなった老廃物を排出しています。この休みなき活動を代謝（たいしゃ）といいます。

この代謝はいつも同じ調子で行われているというわけではありません。外部の条件が変化すれば、代謝の働きも活発になったり抑制されたりするのです。例えば、寒くなっても暑くなっても体温が一定なのは一定に保つように代謝が行われるからです。

このように代謝をコントロールするシステムは2つあります。ひとつが神経系で、もうひとつが内分泌系です。内分泌系はさまざまな内分泌腺（ないぶんぴつせん）と、そこから分泌されるさまざまなホルモンから成り立っています。

内分泌に対して外分泌がありますが、外分泌は汗や唾液など体外に分泌されるもので、内分泌というのは体内で血液中に各種のホルモンが分泌されることです。

内分泌腺にはさまざまなものがありますが、代表的なものとしては、脳にある視床下部（ししょうかぶ）や下垂体（かすいたい）、首にある甲状腺（こうじょうせん）やその背側にある副甲状腺（ふくこうじょうせん）、腎臓の上の副腎、膵臓の中にあるランゲルハンス島があります。男女で違うものとしては睾丸と卵巣があります。また、肝臓、胃、十二指腸などの器官からもホルモンは分泌されています。ホルモンは40種類以上におよんでいます。

ホルモンは、ホルモンごとに作用すべき組織が決められていて、分泌されてから血液に運ばれてその組織の細胞に達して作用します。

内分泌腺のうちで一番重要な働きをするのが視床下部です。視床下部は神経系と内分泌系の両方をコントロールする総合指令所のようなものです。もし血液中にある種のホルモンが不足すれば視床下部が察知して、下垂体に神経系と血管系を通じて指令が送られます。下垂体は該当する内分泌腺にホルモンを分泌するように伝えます。逆にホルモンが多ければ抑制物質を分泌させます。

ホルモンには多種類あり、代謝のメカニズムは複雑です。だからこそそれに関係する病気もいろいろあるのです。

肥満症（ひまんしょう）

受診科／内科・内分泌代謝科・小児科・外科・肥満専門外来

【原因】 食べ過ぎや運動不足による単純性肥満と、ほかの病気がもとになっておこる症候性肥満の2つに分かれますが、ほとんどの場合が単純性肥満です。

単純性肥満は摂取したエネルギーに消費エネルギーが追いつかず、余分なエネルギーが脂肪として体内に蓄積されるものです。症候性肥満は食欲を支配する視床下部の障害のほかに、ホルモン異常によるものがあります。フレーリッヒ症候群やクッシング症候群、インスリン産生

肥満症と肥満手術

高度肥満　肥満とは脂肪が過剰に体内に蓄積した状態です。ボディ・マス・インデックス（ＢＭＩ）という肥満の指標が25kg／㎡をこえるものを肥満と定義していますが、ＢＭＩが35kg／㎡以上でかつ重症の肥満関連健康障害（高血圧、糖尿病、脂質異常症、睡眠時無呼吸症候群）などを合併するものを高度肥満と称しています。最近は、世界的にも、肥満人口は増加の一途をたどりつつあり、アメリカでは年間に40万人近くが、肥満が原因とされる合併症で亡くなっているといわれ、日本でも、およそ30万人が高度肥満の対象者ともいわれています。

高度肥満の原因とされる生活習慣病（体脂肪過多）は、直接的な痛みを伴わないこともあって、なかなか改まらないのが現実です。高度肥満者の死亡率は、普通の人に比べて数倍高くなることが判っていますが、内科的治療や心理的サポートだけでは治療が困難です。そこで最近は、外科的治療、その中でも内視鏡下外科手術が積極的に行われるようになってきました。

肥満手術（減量手術）の現在　外科的には、食事摂取を物理的に制限する方法として、胃縮小手術（胃にバンドを付けて締め付けたり、胃を部分的に切除して全体を細くする）をして食物摂取量を抑制したり、あるいは消化吸収を抑制する目的で、膵液、胆汁、腸液の流れを変え、かつ小腸自体の機能をも抑制するバイパス手術（胃の遠位側を切除して空腸と吻合する手術）などが行われるようになりました。

とりわけ、腹腔鏡下手術（内視鏡外科手術）は、開腹の必要がないだけに、患者さんにあたえるダメージが少なく、術後の社会復帰も早いことから、高度肥満の手術として大いに注目されています。現在は、こうした手術のみならず、術後のケアもできるような専門的な病院に、患者さんは集中する傾向にありますが、今後はさらに技術も定型化されると同時に、さらに手術機器の進歩が寄与し、高度肥満は確実に克服されると考えられます。

腫瘍などです。

【症状】　体重に占める脂肪の割合が標準より多いのが肥満ですが、体脂肪の測定はかなり複雑です。普通は、標準体重より10％以上オーバーしているものを肥満と呼びます。

肥満そのものは腰痛や膝関節痛などをおこすくらいですが、問題なのは肥満が原因となっておこる合併症です。高血圧症、糖尿病、心臓病、脂質異常症などの循環器系の異常や代謝異常がおきやすくなります。

【治療】　食事制限や運動療法、あるいは食欲を抑える薬物によるものがあります。合併症があればその治療をします。

肥満は脂肪の総量が多いものです。総量は脂肪細胞の数と大きさによります。脂肪細胞の数は子供のときにだけ増え、思春期を過ぎると増えません。大人になってからの肥満は脂肪細胞の拡大によるものだけですから比較的治しやすいのですが、子供の頃からの慢性的な肥満は細胞の数が多くて大きいものですから、治しにくいことになります。

一言メモ　〈アルドース還元酵素阻害剤〉糖尿病の薬。ソルビトールと呼ばれる糖類の一種が生成されるのを抑える作用があり、糖尿病性末梢神経障害にともなうしびれ感や痛みを改善する。

やせ

受診科／内科・内分泌代謝科・消化器科・心療内科・精神科

【原因】 身体の脂肪組織が標準体重より10％減少したもので、原因としては遺伝的な体質による単純性のものと、病気による症候性のものがあります。

病気としては神経性のものや消化器系の病気による食欲不振などのほか、肝硬変や慢性肝炎による栄養吸収障害などがあります。

内分泌代謝疾患には糖尿病やバセドウ病などがあります。

【症状】 外見は、ほほがこけたり、骨格が外からわかるほどになり、全身症状としてはめまい、倦怠感、低血圧などがあります。

【治療】 標準体重の20％以上減ったり、理由もなく1カ月に数キロ減ると治療が必要です。症候性の場合は原因となる病気の治療をします。

糖尿病（とうにょうびょう）

受診科／内分泌代謝科・糖尿病外来・内科

【原因】 人体は栄養素のひとつである糖質を体内でブドウ糖に変えて腸で血液に溶けこませ、血糖として細胞に運んでいます。

この血糖が細胞でエネルギー源になるには、インスリンと呼ばれるホルモンの助けが必要です。インスリンは膵臓から分泌されますが、必要なだけ分泌されなかったり、作用が弱かったりするとインスリン不足となります。インスリン不足が慢性化すると血糖（ブドウ糖）がエネルギーとして利用されず血液中に停滞して血糖の濃度が高くなってしまいます。

高血糖が続くと糖が尿に混じって排出されるようになります。これが糖尿病です。

糖尿病を引きおこす原因としては、遺伝、体質、過食、肥満、運動不足、ウイルス感染、自己免疫などがあります。

糖尿病には毎日インスリン注射をしなければならないインスリン依存型糖尿病（Ⅰ型糖尿病）と、初期には食事や運動療法で改善できるインスリン非依存型糖尿病（Ⅱ型糖尿病）があります。

インスリン依存型糖尿病は子供や若者に多いもので、インスリン非依存型糖尿病は中年以後に発症することが多いものです。日本人のほとんどが非依存型です。

【症状】 インスリン依存型糖尿病のほうは突然自覚症状が現れます。非依存型のほうは長期間症状が現れません。

症状としては、多尿、頻尿になったり、喉や口が渇いたり、たくさん食べるようになるのが典型的なものです。ほかには全身に倦怠感が出たり、目がかすんだりすることがあります。

また発症してから長い間に血管障害、神経障害、感染症などの重大な合併症をおこすことがあります。これによって機能障害や生命の危機に瀕することもあります。

【治療】 食事療法と運動療法が基本です。ほかに薬物療法やインスリン療法を行います。

糖尿病性腎症

受診科／内分泌代謝科・糖尿病外来・腎臓外来・内科

【原因】腎臓は血液をろ過して老廃物などを尿とします。

そのろ過をする細かい血管集合体である腎糸球体は、血糖が高い状態が続くと硬化して機能が低下し、老廃物が血液に残ってきます。

これが糖尿病の合併症のひとつの糖尿病性腎症で、放置すると生命にかかわります。

【症状】糖尿病が一定期間以上改善されないと、尿中にタンパクが排出されるようになり、それがだんだん増えます。

進行すると、乏尿、貧血、高尿酸血症、高カリウム血症など尿毒症の症状が現れ、食欲不振や全身倦怠なども出てきます。

【治療】血糖と血圧を正常にするための食事療法が有効です。糖尿病食から腎臓病食に変えます。重症になれば人工透析療法が必要となります。

糖尿病性網膜症

受診科／内分泌代謝科・内科・眼科

【原因】網膜は眼球の奥にあって、見たものを感じとって、電気信号にかえて大脳に送る働きをしています。この網膜上を走る多くの毛細血管は酸素や栄養を供給しています。

高血糖が5年より長い間続くと、毛細血管にこぶ（血管瘤）ができてそれが破裂して出血したり、網膜に栄養が補給されなくなったりします。糖尿病が続くとおきる合併症です。

【症状】毛細血管の出血が続くと視力が低下するだけでなく、網膜そのものが縮んで剥離がおきてしまいます。悪化すると眼球の硝子体からも出血して失明してしまいます。

【治療】食事療法などで血圧や血糖を正常にします。失明を防ぐにはレーザー光線を照射したり、網膜剥離を防ぐには硝子体切除手術をします。

糖尿病性神経障害

受診科／内分泌代謝科・内科・神経内科

【原因】インスリン作用の不足による高血糖や毛細血管の動脈硬化によって末梢神経や自律神経に障害がおきます。糖尿病の合併症のひとつで、原因はまだよくわかっていません。

【症状】両足の先がしびれたりずきずきする痛みがおきます。夜間に強くなり、日中の活動中には軽くなります。

発汗異常や立ちくらみ、がんこな下痢や便秘などがあります。

また、尿がたまっても尿意を感じずに大量の尿が膀胱にたまってしまいます。インポテンツにもなり、痛覚の麻痺のため火傷や外傷に気づかず放置するようになります。

【治療】時間をかけて血糖を正常にすることが大事です。対症療法としては、ビタミンB群などの向神経ビタミンや、強い痛みに対しては鎮痛剤などを使用します。

一言メモ 〈α-グルコシダーゼ阻害剤〉糖尿病の薬。体内でブドウ糖を作るα-グルコシダーゼという酵素の働きを抑え、消化管での糖分吸収を遅らせることによって、食後の高血糖を防ぐ。

糖尿病性昏睡（とうにょうびょうせいこんすい）

受診科／内分泌代謝科・内科

【原因】インスリン注射をしなかったり、感染症の合併やストレスなどで、インスリンの分泌量や作用が不足すると、血糖がエネルギーにうまく変わらなくなり、血液や脳細胞内の水分が減少して脱水状態になり、脂肪を分解してエネルギーに変えたりすることがおきます。

この過程でケトン体という酸性物質が産生されて血液は酸性になります。脱水だけでも昏睡におちいりますが、血液が酸性になると脳の働きに障害がおきて昏睡に至り、生命にかかわります。

【症状】糖尿病の症状に加えて、吐き気や頭痛や腹痛が加わり、血圧が下がって急に昏睡におちいります。

【治療】すみやかにインスリンを投与し、体液の成分を正常化するために大量の輸液をします。

低血糖症（ていけっとうしょう）

受診科／内分泌代謝科・糖尿病外来

【原因】血糖値が正常より大きく低下するものです。インスリンや経口血糖降下剤の過剰使用だけでなく、ある種の腫瘍やインスリン自己免疫症候群、副腎皮質刺激ホルモンの欠損などが原因でおきます。

放置すると生命にかかわり、脳に障害を残すことがあります。脳はブドウ糖（血糖）しかエネルギーとして利用できないからです。

【症状】異常な空腹感、脱力感、動悸、発汗などが出て、さらに血糖が下がると、全身けいれん、意識消失や昏睡になります。

【治療】インスリン注射や経口血糖降下剤の過剰使用をやめます。症状が軽いものは甘いものを飲食すれば治りますが、重くなれば入院します。

意識障害がおきればブドウ糖の静脈注射をします。

糖原病（とうげんびょう）

受診科／内分泌代謝科・内科

【原因】ブドウ糖は糖原（グリコーゲン）として肝臓や筋肉に蓄えられますが、必要に応じて、酵素の働きでブドウ糖に変えられて、エネルギー源として使われます。

この酵素が先天的に欠損していたり、働きが正常でなかったら、グリコーゲンはブドウ糖にならずに、肝臓、骨格筋あるいは全身にだんだん過剰に蓄積されてきます。

多いのは肝臓の酵素の欠損です。

【症状】糖原病の種類によって違ってきますが、肝臓の酵素が欠損していれば乳幼児にみられる腹部膨張やけいれんがあります。

また、骨格筋の酵素が欠損するものでは運動筋の脱力や痛みがあります。全身性のものでは筋力低下や筋萎縮がおきます。

【治療】有力な治療法はありません。日

常生活に注意して、痛みは鎮痛剤で抑えます。

インスリノーマ

受診科／内分泌代謝科・内科・外科

【原因】 膵臓でインスリンを分泌するランゲルハンス島細胞にインスリノーマという腫瘍ができて、インスリンが過剰に作られ、分泌されるために低血糖がおこります。

【症状】 症状の出ない、非活動性腫瘍の場合もありますが、症状のあるものでは、空腹時の脱力感、発汗、けいれん、意識消失などの強い低血糖症状が現れてきて、てんかんと間違えられるほどです。

【治療】 腫瘍のある部位がはっきりわかり、転移もしていないのなら、手術で摘出をします。転移していれば抗腫瘍剤を使用します。

手術ができなければホルモン抑制剤などを使用します。

ガストリノーマ

受診科／内分泌代謝科・内科・外科

【原因】 膵臓のランゲルハンス島から分泌されるホルモンはインスリン以外にグルカゴンやガストリンなどがあります。

なかでもガストリンを分泌する細胞にできる腫瘍をガストリノーマと呼びます。ガストリンは胃液の分泌をうながすホルモンですから、ガストリノーマができるとガストリンの分泌が多くなりすぎて、胃液が過剰分泌されます。

【症状】 胃液の過剰分泌によって胃潰瘍や十二指腸潰瘍が発生します。

【治療】 手術をして腫瘍部分を切除しますが、通常は胃そのものを全部摘出します。

最近では、胃液の分泌を抑制できる薬剤も開発されて、かならずしも手術をしなくてもよくなってきています。しかし、腫瘍が悪性ならただちに手術をして切除をしなければなりません。

自己血糖値測定と自己治療

インスリン依存型の人は医師の指導を受けたうえで、自分で注射を毎日一定の時間にするべきです。インスリンの自己注射は健康保険が適用されます。

インスリン注射をするだけでなく、糖尿病を自分で管理しようと思う人には、自己血糖値測定が可能です。専用の針を使って、指先や耳たぶからほんの少し取った血液を試験紙に落として、それによる反応を専用の機器で測定します。方法さえ間違えなければ、測定された数値はとても正確なものになります。治療の効果を自分で知ることができ、病院へ行く時間の節約にもなります。

生涯にわたって、食事療法と運動療法、薬物療法などを続け、生活習慣を改めていかなければならないのが糖尿病です。そこで、この病気についての正しい知識を伝えたり、患者どうしの親睦をはかるために日本糖尿病協会があり、支部が都道府県単位にあります。食事療法やインスリン療法などの勉強会も開いています。同協会の情報は病院などで得ることができます。

ホルモン・代謝の病気

一言メモ 〈Ⅰ型糖尿病（がたとうにょうびょう）〉インスリン依存型糖尿病のこと。膵臓からインスリンがほとんど分泌されないため、インスリン療法が不可欠。若年層に多いが、成人でも発病することがある。

脂質異常症（高脂血症）

受診科／内科・内分泌代謝科

【原因】 体内では、ＬＤＬと呼ばれるリポタンパクがコレステロールを血液に送り、ＨＤＬというリポタンパクが血液中の余ったコレステロールを肝臓に戻す役割をしています。コレステロール自体は細胞やホルモンの原料として体に必要なので、ＬＤＬコレステロール値とＨＤＬコレステロール値のバランスがとれていれば特に問題はありません。

しかしＬＤＬ（悪玉）コレステロールが必要以上に増えすぎると血管壁に入り込んで酸化し、それが血管壁でこぶとなって動脈硬化の原因を作ります。同様にＨＤＬ（善玉）コレステロールが少なすぎると、血液中に余った悪玉コレステロールを回収しきれず、残された悪玉が動脈硬化の原因を作ります。このようにＬＤＬコレステロール値が高すぎたり、ＨＤＬコレステロール値が低すぎたりする状態が脂質異常症で、これは代表的な生活習慣病のひとつです。以前はコレステロールと中性脂肪の量が異常に多い状態を脂質異常症と呼び、動脈硬化等の予防や診断の基準にしてきましたが、総コレステロール値だけではＬＤＬ値が高いのかＨＤＬ値が高いのかわからず、リスクを知ることができないため、改められました。

脂質異常症がおこる原因は、いくつかあります。ひとつは遺伝、もうひとつは脂質異常症をおこしやすい生活、ほかはなんらかの病気が原因の二次性などです。もっとも多い原因としては高脂肪の食事や、運動不足、喫煙などが挙げられます。遺伝が原因となる場合は、脂肪の吸収や合成あるいは肝臓や血液中での代謝のどこかに先天的な異常があることが考えられます。二次性の原因は糖尿病や腎臓病、肝臓病などホルモンに関係する病気です。

脂質異常症そのものは、自覚症状がありませんが、脂質異常症から動脈硬化がおきると脳梗塞、心筋梗塞など深刻な疾患につながる危険性があるため注意が必要なのです。

【症状】 多くは無症状です。遺伝体質によって血中のコレステロールが高くなるものでは、進行すると皮膚に黄色腫と呼ばれるこぶのようなコレステロールの沈着がおこり、角膜にコレステロールがたまって黒目の上と下に角膜輪と呼ばれる三日月形のものが発生します。中性脂肪が極端に多い場合は、膵炎の合併で強烈な腹痛がおきることがあります。

【治療】 脂質異常症の原因となっている病気を治療し、合併症を防止します。それには生活習慣を改善し、食事療法、運動療法をします。効果がない場合は抗脂質異常症剤や脂質代謝改善剤などを使った薬物療法をします。

薬物が無効な場合には体外にいったん血液を出してろ過して体内にもどす療法や脂肪の吸収を減少させる外科的療法も行われます。

痛風

受診科／内科・内分泌代謝科

【原因】 体内で細胞が新陳代謝すること

痛風の症状が出やすい場所

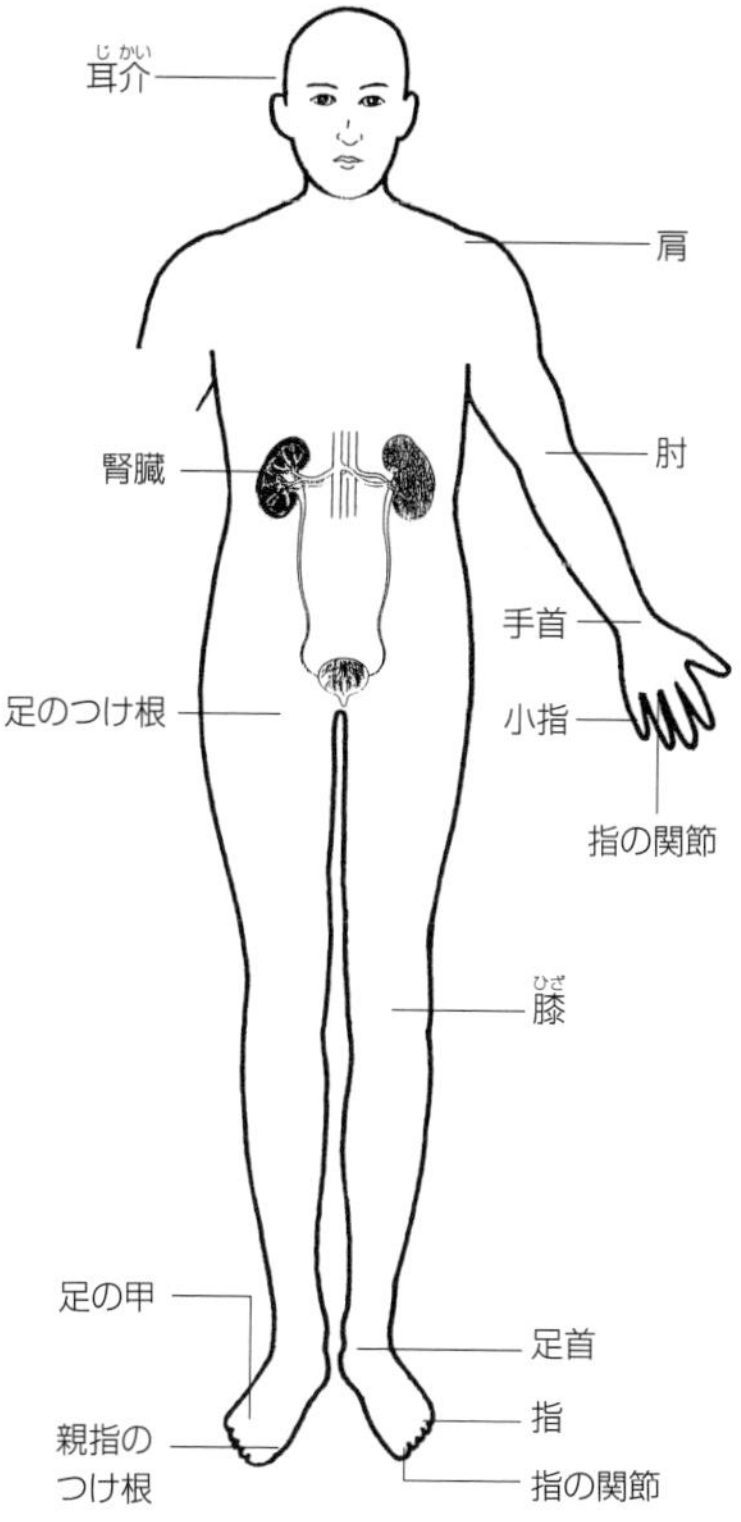

耳介（じかい）
肩
腎臓
肘
手首
足のつけ根
小指
指の関節
膝（ひざ）
足の甲
足首
指
親指のつけ根
指の関節

で尿酸が生じます。だれでもこの尿酸を毎日体内で作って、尿から体外に排泄しています。この尿酸が作られすぎたりあるいは排泄がうまくいかずに、血液中に尿酸が増えすぎた状態が高尿酸血症です。高尿酸血症では尿酸が身体のいろいろな部位に沈着しますが、関節の骨膜に沈着すれば痛風の発作がおきます。

高尿酸血症の原因としては、遺伝体質、高エネルギー食のとりすぎ、アルコールの飲みすぎ、あるいは肥満やストレスがあります。尿酸は細胞の中のプリン体が分解してできますから、かつてはプリン体を多く含む食品であるモツ類や魚卵や貝類を食べすぎるのは絶対いけないとされましたが、最近ではそのこと自体がそれほど症状を悪化させないと考えられるようになっています。

【症状】血液中に含まれる尿酸の量は尿酸値で示されますが、尿酸値が高いからといってかならずしも発作がおきるとは限りません。ふつう発作は足の親指の関節を中心におきます。関節のあたりが熱くなってはれ上がり、じーんとしびれるような耐え難い痛みがおきます。

2、3日は激痛が続きますが、やがて炎症も落ちついて1週間ほどで症状はほぼなくなります。

痛みが治まっても尿酸値が改善されない限り、発作はかならずまたおきます。痛みは抑えても、長い間、高尿酸症状が続くことによって腎機能障害をおこしたりします。また、脂質異常症や糖尿病や高血圧を合併して、脳血管障害や心臓病の誘因となる危険があります。

【治療】炎症そのものには薬物を使用します。発作がおこってしまったら、副腎皮質ホルモンを含まない薬を短時間で大量に使用します。何度も発作の経験があれば発作の予兆がわかるようになりますから、そのときにはコルヒチンという薬を飲むと発作がおきないようにできます。

しかし、このコルヒチンは発作がおきてからではあまり効き目がありません。

また、高尿酸症状のある人は尿酸値をコントロールするために毎日薬を飲むことが必要となります。

一言メモ 〈Ⅱ型糖尿病（がたとうにょうびょう）〉インスリン非依存型糖尿病のこと。インスリンの働きは不十分だが、食事・運動療法や内服薬で血糖値がコントロールできる。成人に多いが、子供にもみられる。

ビタミンB1欠乏症（けつぼうしょう）

受診科／内科・内分泌代謝科

【原因】 摂取した栄養がエネルギーとなるのを助けたり、身体の機能が順調に働くようにするのがビタミンです。ビタミンはほとんど体内で作れませんから、栄養の片よった食事をしているとビタミン欠乏症になってしまいます。

また、アルコール類の飲みすぎ、インスタント食品の食べすぎ、糖尿病、肝臓障害、抗生物質の長期投与などがあると、摂取した食物からのビタミンの利用効率が低下して欠乏症になります。

【症状】 ビタミンA、B、C、D、E、Kなどの別で症状も違います。

【治療】 症状でどのビタミンが欠乏しているかを判断して、そのビタミンを多く含む食品を積極的に摂取したり、ビタミン剤で補助します。

ビタミン過剰症（かじょうしょう）

受診科／内科・内分泌代謝科

【原因】 ビタミンはその性質で、油に溶ける脂溶性と水に溶ける水溶性に分けられます。

ビタミンのうちA、D、E、Kは脂溶性で、必要以上に摂取すると体内に蓄積されて障害をおこすことがあります。これがビタミン過剰症です。

水溶性のビタミンBやビタミンCは必要以上のものは尿から排泄されるので過剰にはなりません。

【症状】 いろいろありますが、特に問題になるのはビタミンAとビタミンDの過剰です。

急性のビタミンAの過剰は吐き気や頭痛、不安などで、慢性のビタミンA過剰症では食欲不振や皮膚のかゆみ、脱毛などが現れます。

ビタミンD過剰症では食欲不振や嘔吐、発熱、多尿、尿毒症、臓器へのカルシウム沈着などがおこります。

【治療】 ビタミンAが過剰なら輸液をし、ビタミンD過剰症にはステロイド剤などを投与します。

低（てい）カルシウム血症（けっしょう）

受診科／内科・内分泌代謝科

【原因】 血液中のカルシウムが1デシリットルあたり8・5ミリグラム以下と、正常よりずっと少なくなることです。

その原因となる病気は、ネフローゼ症候群、慢性腎不全、原発性副甲状腺機能低下症、ビタミンD欠乏症、低マグネシウム血症、一部の悪性腫瘍などです。

【症状】 神経、筋肉が興奮しやすくなり、手足の先や口のまわりにしびれる感じがあります。

また、テタニー発作（手指が動かせなくなるもの）をおこすことがあります。精神神経症状、消化器症状、低血圧や不整脈などが現れることもあります。

【治療】 原因となっている病気を治療します。

カルシウム剤やビタミンD剤を服用し、テタニー発作をおこしている場合などは、注射でカルシウムを補給します。

高カルシウム血症（こうけっしょう）

受診科／内科・内分泌代謝科

【原因】血液中のカルシウム濃度が１デシリットルあたり10・５ミリグラム以上の場合が高カルシウム血症です。

副甲状腺ホルモンが多量に分泌される原発性副甲状腺機能亢進症やビタミンＡやビタミンＤの過剰、あるいは悪性腫瘍に伴って血液中のカルシウムの濃度が高くなり、高カルシウム血症をおこします。

【症状】腎臓が尿を濃縮できないためにおきる脱水症状、食欲不振、嘔吐、便秘などの消化器症状や徐脈などの不整脈が現れたり、精神神経症状などが主なものです。

ひどいときには意識障害や昏睡状態におちいりますから早急に治療の必要があります。

【治療】原因となっている病気を治療します。強力な骨吸収抑制剤の注射、食塩水の点滴、利尿剤、ステロイド剤などが使用されます。

低カリウム血症（ていけっしょう）

受診科／内科・内分泌代謝科

【原因】カリウムは食物から摂取されて尿や便から排泄されます。血液中のカリウム濃度が低下するのが低カリウム血症です。

主な原因は腎臓からのカリウム排泄量が増えて体外に多くが出てしまうことですが、カリウム摂取量が減ったり、嘔吐や下痢で消化液を失ったり、腎臓病や利尿剤使用などでも尿へのカリウム排出が増えて低カリウム血症がおこります。

また、クッシング症候群、悪性高血圧、慢性腎炎などでもおきます。

【症状】筋肉の力が落ち、悪化すると手足が麻痺します。腎臓が尿を濃縮する作用も阻害され、薄い尿で頻尿となってしまいます。悪化すれば生命にかかわります。

【治療】原因となっている病気の治療をするとともに、食品や塩化カリウムを補給します。

高カリウム血症（こうけっしょう）

受診科／内科・内分泌代謝科

【原因】腎不全のためカリウムの処理能力が低下して排出に障害がおきたり、副腎の病気でアルドステロンの分泌が低下すると尿へのカリウムの排出が減って、血液中のカリウムが増加して高カリウム血症となります。

血液が酸性の傾向になると細胞組織のカリウムが血液に流れこみやすくなって血中のカリウム濃度が上がります。

【症状】症状は筋肉の力の低下と、不整脈などの心臓の拍動の異常が中心となります。

症状が重いと危険な不整脈のために心臓停止がおきて生命にかかわります。

【治療】危険な病気です。原因となる病気も含めて、早急に治療します。

カリウムの摂取量を減らすとともに、尿や便へのカリウム排出を増やす薬剤を使います。

一言メモ　〈意識混濁（いしきこんだく）〉意識障害のひとつで、意識がはっきりせず、刺激を与えても正しい反応を示さない状態。

微量金属欠乏症（びりょうきんぞくけつぼうしょう）

受診科／内科・内分泌代謝科

【原因】 鉄や銅、亜鉛、ヨウ素、マンガンなど身体にわずかに含まれていて、欠かせない金属のことを必須微量金属といいます。

これらの必須微量金属が不足すると欠乏症をおこします。

【症状】 その金属の種類によって、表に示したようなさまざまな症状が現れてきます。

【治療】 不足金属と症状に合わせて行います。

亜鉛欠乏症（あえんけつぼうしょう）

受診科／内科・内分泌代謝科

【原因】 身体に微量に存在して、活動を円滑にする微量金属のひとつである亜鉛が不足すると欠乏症になります。

まったく食事ができない場合や、肝硬変やネフローゼ、腎不全、悪性腫瘍などでもおきます。

【症状】 皮膚炎、角化症、脱毛症、成長遅延、性腺機能不全、食欲不振、鉄欠乏性貧血、味覚や嗅覚の不全、糖代謝異常などといったようなさまざまな症状が現れます。

【治療】 亜鉛を服用します。

ヘモクロマトーシス

受診科／内科・内分泌代謝科

【原因】 小腸からの鉄の吸収が過剰になり、肝臓、膵臓、心臓、内分泌腺などの臓器に鉄がたまって機能障害をおこすものです。

原因不明である特発性のものと、輸血や大量の飲酒、貧血や肝疾患など、原因がはっきりしている続発性のものがあります。

【症状】 肝硬変、糖尿病、皮膚への色素沈着の3つが主な症状です。また、心不全や不整脈などの症状が現れることがあります。

【治療】 原因となる病気の治療をします。

また、鉄の代謝異常には血液を抜き取ります。

ポルフィリン症（しょう）

受診科／内科・内分泌代謝科

【原因】 血液中のヘモグロビンなどを構成する生体色素であるポルフィリンが異常に増えて体内に蓄積されたり、尿に大量に排泄されるものです。

そして重症になると生命にかかわり、厚労省が難病に指定しています。

【症状】 太陽光にさらされる部分が日焼けしやすく、水疱やじんま疹がよく現れてきます。

肝臓に溜まると便秘や吐き気、不眠などがおきます。

【治療】 根本的な治療法はなく対症療法が基本になります。

アミロイドーシス

受診科／内科・内分泌代謝科

【原因】 アミロイドという糖タンパク質

が細胞や組織の間、とくに血管の周囲にたまるものです。

原因のわからないものと、遺伝や老化、骨髄腫、結核、がんなどの原因がはっきりしているものとがあります。

【症状】沈着する臓器や障害の程度によってさまざまな症状が現れます。心臓や腎臓、肝臓、消化器、皮膚などに障害がおこります。また、神経や関節などにも障害が出ます。

【治療】アミロイドの沈着を阻止する薬も使用しますが、対症療法をします。

しかし、確実な治療法というものがないので厚労省が難病に指定しています。

下垂体機能低下症（かすいたいきのうていかしょう）

受診科／内科・内分泌代謝科

【原因】脳の下垂体から分泌される、成長ホルモンや副腎皮質刺激ホルモン、甲状腺刺激ホルモン、性腺刺激ホルモン、プロラクチンなどのホルモンの分泌が異常に低下するものです。

【症状】低下するホルモンの種類によって違ってきますが、成人でもっとも早期に現れやすいのは性腺刺激ホルモンの不足による症状で、男性ではひげが伸びなくなったりインポテンツになりますし、女性では稀発月経や無月経になってしまいます。

低血糖や低ナトリウム血症、急性副腎不全をおこして発見されることも少なくありません。

【治療】不足したホルモンを補給することで治療します。

成長ホルモン分泌不全性低身長症（せいちょうホルモンぶんぴつふぜんせいていしんちょうしょう）

受診科／内科・内分泌代謝科

【原因】下垂体から分泌される成長ホルモンの分泌が低下するためにおきる病気です。

原因がはっきりしない特発性のものと、下垂体腺腫や視床下部腫瘍などが原因でおこる続発性のものに分かれますが、特発性のものが多数です。

【症状】知能も身体の均整も正常なのに、身長の伸びが極端に悪くなります。

【治療】遺伝子工学で作られたヒトの成長ホルモンを注射します。

主な必須微量金属が欠乏した場合の症状

必須の金属	症状
銅	脳障害、毛髪の異常、貧血、骨や動脈の異常など
亜鉛	味覚や嗅覚の低下、生殖力の低下、短身など
ヨウ素	甲状腺機能低下症、甲状腺腫
クロム	耐糖能の低下、動脈硬化症
セレン	狭心症、がんなど

一言メモ　〈アミノ酸代謝異常（さんたいしゃいじょう）〉アミノ酸の代謝を調整している酵素の欠損によってアミノ酸が体内に蓄積したり、逆に排泄されて欠乏している状態。高度の精神・神経障害を引きおこす。

尿崩症（にょうほうしょう）

受診科／内科・内分泌代謝科

【原因】 抗利尿ホルモンは腎臓に作用して体内の水分が失われないようにするホルモンです。この抗利尿ホルモンの分泌が不足して、腎臓から水分が尿として体外にどんどん出ていくのが尿崩症と呼ばれるものです。

原因がわからない原発性のものと、他の病気でおきる続発性のものがあります。続発性のものは、脳腫瘍や頭部外傷によるものがあります。

【症状】 ある日突然、目立って尿の回数と量が増え、体内の水分が不足するので喉が渇き、水をたくさん飲みます。通常1日の尿量は1・5リットル以下なのに患者の尿量は3リットル以上になります。皮膚や粘膜の乾燥、全身倦怠感、食欲不振などが現れることがあります。

【治療】 抗利尿ホルモン剤の酢酸デスモプレシンを鼻から吸収させます。

甲状腺機能亢進症（こうじょうせんきのうこうしんしょう）

受診科／内科・内分泌代謝科・甲状腺専門外科・外科

甲状腺から分泌される甲状腺ホルモンは、全身の基礎代謝や新陳代謝を促したり、タンパク質の合成促進などの作用をします。この甲状腺ホルモンはいつも一定の濃度に調節されていますが、なんらかの原因で分泌が過剰になると血中の甲状腺ホルモン濃度が高くなりすぎて甲状腺機能亢進症となります。

甲状腺機能亢進症の原因で最も多いものがバセドウ病ですが、ほかには亜急性甲状腺炎や無痛性甲状腺炎なども原因となります。

バセドウ病（びょう）

【原因】 外部から侵入した非自己の物質に対して反応がおきるのが免疫ですが、体内に最初からある物質を誤って非自己と認識して抗体を作る場合があります。これを自己免疫といい、バセドウ病はこの自己免疫が原因でおこります。自己免疫がおきると血液中に甲状腺刺激物質（抗体）が増えて、甲状腺の働きが活発になりすぎて、甲状腺ホルモンが過剰に分泌されてしまうのです。

【症状】 20歳代から30歳代の女性に比較的多い病気ですが、男性にも少なくなく、あらゆる年齢層に発病します。甲状腺がはれ、動悸がし、脈拍数が増え、眼球が前方に突出し、ものが二重に見えたりすることもあります。

新陳代謝が活発になりすぎてエネルギー源を消費するのがこの病気の特徴ですから、食欲が増してよく食べるのに、体重が減ってきます。同じ理由で脈が速くなり動悸がし、発熱や発汗、疲労感や脱力感、神経過敏、不眠、月経異常、下痢、喉の渇きなどが現れます。じっとしていてもまるで運動しているときのような変化が身体に現れてきます。不整脈がおこることもあります。

【治療】 根本的な治療方法というのはありません。抗甲状腺剤を使用したり、放射線ヨードを内服したりして、甲状腺ホルモンの生成と分泌を抑える治療を行います。甲状腺を部分的に切除する手術も行われます。

甲状腺機能低下症

受診科／内科・内分泌代謝科・甲状腺専門外来

甲状腺の働きが悪くなって、甲状腺ホルモン不足の状態がおきます。原因としては、一部に下垂体の障害で甲状腺刺激ホルモン分泌が減少するためにおこるものもありますが、最も多いのは、甲状腺そのものに異常があって機能が低下する原発性甲状腺機能低下症で、しかもそのほとんどが慢性甲状腺炎です。

慢性甲状腺炎（橋本病）

【原因】 最初に症例を報じた橋本博士の名をとって橋本病ともいいます。

甲状腺に自己免疫疾患がおこるものです。血液中に甲状腺に対する自己抗体が生まれることで、甲状腺組織に障害がおきます。障害がひどくなると甲状腺の細胞が破壊されてしまい、甲状腺の機能が低下してしまうのです。

【症状】 中年の女性に多い病気で、ほとんどの患者の甲状腺が腫れてしまいます。半分の人にはそのほかの症状が現れませんが、初期の機能低下症では甲状腺ホルモンが減少するために新陳代謝が低下して、声がかすれたり、首の前の方が不快だったり、身体の倦怠感が出たりします。

病状が進んで甲状腺の機能が明らかに低下してくると、汗が出にくくなり、無気力になったり便秘になったり、軽い言語障害がおきたりします。まぶたや額や唇にむくみが出ると顔が腫れたように見えます。頭髪のつやが失われ、皮膚は乾燥し、女性の場合は貧血や月経過多になったりします。重症の場合には、心不全、体温低下、意識障害や昏睡におちいることもあります。

【治療】 甲状腺が腫れても機能に異常がなければ、定期検査だけでとくに治療の必要はありません。定期的に検査を受けて、機能が低下してきた場合には甲状腺ホルモン剤を服用すれば、入院などの必要もなく生活できます。

甲状腺ホルモンと副甲状腺ホルモン

甲状腺は喉ぼとけのすぐ下にあり、副甲状腺は甲状腺の裏側にあります。副甲状腺は甲状腺よりも小さな器官です。ホルモンを分泌する内分泌腺のうち、甲状腺は甲状腺ホルモンを分泌し、副甲状腺は副甲状腺ホルモンを分泌します。甲状腺ホルモンには身体の新陳代謝を刺激する役目があり、副甲状腺ホルモンにはカルシウム代謝を促進する役目があります。

甲状腺ホルモンは下垂体から分泌される甲状腺刺激ホルモンの刺激を受けて分泌されます。甲状腺ホルモンはタンパクの合成を促進して、身体の中の酵素の活動を活発にして新陳代謝を高めます。それによって心臓、消化器、骨、脳などの発育を促したり、体温の調節に関与したりします。

副甲状腺は、血液中のカルシウム濃度が下がるとホルモンの分泌を増やして、骨からカルシウムを血液中に放出させたり、腸からのカルシウムの吸収を促進させます。

一言メモ 〈甲状腺〉咽頭と気管にまたがって存在するチョウのような形をした器官。物質の代謝を高め、細胞や組織の発育を促し、精神機能を刺激するホルモンを分泌する。

甲状腺炎

急性化膿性甲状腺炎

受診科／小児外科・耳鼻科・甲状腺外科・外科・内科

【原因】 細菌が甲状腺に侵入して炎症をおこして化膿する感染症です。

【症状】 非常にまれな病気で、小児期から繰り返し発症します。

発症すると発熱とともに甲状腺のあたりの喉に痛みを感じます。甲状腺が腫れてくると首を動かしたり何かを飲みこんだ時に痛みを覚えます。

【治療】 早期なら抗生物質の投与で治ります。膿瘍ができている場合は手術で除去します。

亜急性甲状腺炎

受診科／内科・内分泌代謝科・甲状腺専門外来

【原因】 甲状腺には2カ月分のホルモンが蓄積されています。

甲状腺にウイルス性の感染がおきると、細胞が破壊され、その結果、大量の甲状腺ホルモンがせきを切ったように血液中に流れこんでホルモン分泌を制御できなくなり、甲状腺機能亢進の症状がおきるのです。

いわゆる甲状腺の「かぜ」のような病気ですから、たちの悪いものではありません。

【症状】 軽いものなら甲状腺にしこりができるだけですが、多くの症例では初期に軽い発熱や発汗など、かぜのような症状が現れ、その後、高熱や動悸、息切れ、倦怠感、筋肉痛がおき、甲状腺のあたりの首がはれます。

首の付近で痛みの部位が移動するのが特徴です。

【治療】 軽ければとくに治療をしなくても、半年以内に完治します。

また、重症の場合にはステロイド剤を使用すると発熱や痛みに強い効果があります。安静にしてバランスのよい食事をします。

甲状腺良性腫瘍

受診科／内科・内分泌代謝科・外科・甲状腺外科

【原因】 良性の腫瘍には腺腫、嚢胞、腺腫様甲状腺腫などがありますが、甲状腺の機能には異常はありません。悪性のものと同じく原因ははっきりわかっていません。

女性に多い病気です。

【症状】 ふつうは首の甲状腺のあたりのこぶのような腫れ以外に症状がありません。

嚢胞内部に出血がおこると、急にこぶが大きくなって痛みが生じます。

【治療】 定期的に診察を受ければ、とくに治療の必要はありません。腫瘍のこぶは甲状腺ホルモン剤を使用すると、縮小したり消失したりするものがあります。大きなこぶは手術で摘出します。

甲状腺悪性腫瘍

受診科／内科・内分泌代謝科・外科・内分泌外科

【原因】悪性腫瘍としては腺がんや悪性リンパ腫があります。腫瘍のできる原因はよくわかっていません。

【症状】初期には自覚症状はないことが多いですが、前頸部にできる腫瘍なので、自分で触って気づくことも少なくありません。

【治療】がんのなかでも甲状腺のがんは治療の効果があるものです。主に手術をして甲状腺を摘出します。悪性リンパ腫では放射線療法や化学療法を行います。

副甲状腺機能亢進症

受診科／内科・内分泌代謝科・外科・内分泌外科

【原因】副甲状腺に腺腫やがんが生じると副甲状腺の活動が活発になって、副甲状腺ホルモンが過剰に分泌され、骨からカルシウムが溶け出たり、腎臓でカルシウムの再吸収を促進して血液中のカルシウム濃度が高くなってしまいます。重症になると昏睡から急性腎不全をおこして生命にかかわることもあります。

【症状】軽い場合は血液中のカルシウム濃度がやや高いだけでそのほかは異常がありません。

腫瘍が大きくなってカルシウム濃度が高くなってくると、排尿回数も量も増えて血液中の水分が減り、喉が渇いて多量の水を飲むようになります。

また、筋力が低下したり、食欲不振、吐き気、便秘なども現れることがあります。悪化すれば集中力の低下、意識障害などもおきます。

また、カルシウムの排出が多すぎて、尿路に結石を作ることもあり、骨からカルシウムが出すぎて、骨粗鬆症になることもあります。

【治療】無症状の場合は定期検査だけでとくに治療はしません。症状のあるものは症状に応じた手術が必要です。

副甲状腺機能低下症

受診科／小児科・甲状腺外科・内分泌代謝科

【原因】副甲状腺に萎縮がおきて副甲状腺ホルモンの分泌が減少するものです。副甲状腺ホルモンの分泌そのものが少ない場合と、副甲状腺ホルモンの分泌は正常でもホルモンの影響を受ける腎臓などの器官に異常がある場合があります。

副甲状腺ホルモンの分泌が減少する原因は、甲状腺の手術によるもの以外はあまりはっきりわかっていませんが、自己免疫疾患のひとつです。病気としてはきわめてまれなものです。

【症状】血液中のカルシウムが減少するので、テタニー発作と呼ばれる手足のこわばりやけいれんがおきます。

さらに重くなるとそれが全身に広がり、てんかんと間違えられるような症状が現れます。

また、情緒不安定や不安などの精神症状もともなってきます。

【治療】ビタミンD剤やカルシウム剤を使用します。薬はホルモンの代わりに一生服用する必要があります。

一言メモ　〈結石〉尿路や胆道などに発生する石のような硬い固まり。尿路結石は尿中のカルシウムなどが固まったもので、胆石は胆汁中のコレステロールなどが固まったもの。

副腎皮質機能低下症（ふくじんひしつきのうていかしょう）

受診科／内科・内分泌代謝科

【原因】 副腎皮質から分泌されるコルチゾールには、血糖上昇作用や、タンパク質の合成・分解促進作用、あるいは抗炎症・免疫抑制作用などがあります。このコルチゾールの分泌が低下すると機能低下になります。低下の原因としては副腎そのものの病気の場合と、下垂体の副腎皮質刺激ホルモンが低下する病気によるものがあります。

【症状】 食欲不振、吐き気、嘔吐、疲労、体重減少、低血糖などがおこります。副腎の病気の場合は全身に褐色の色素沈着がよくみられます。

【治療】 糖質コルチコイドを補給し、原因となる病気がわかればその治療をします。

アジソン病（びょう）

受診科／内科・内分泌代謝科

【原因】 副腎結核や自己免疫のために副腎皮質が破壊され、身体の代謝機能調整に欠かせない副腎皮質ホルモンの生成や分泌が行われなくなるものです。

【症状】 最も目立つのは皮膚の色素沈着ですが、食欲不振、嘔吐、脱力感、疲労感、体重減少、低血圧などが現れます。

【治療】 破壊された副腎は再生しませんから、その代わりに生涯、ステロイド剤を使用し、塩分も多めに摂取します。

副腎クリーゼ（ふくじん）（急性副腎皮質機能不全）（きゅうせいふくじんひしつきのうふぜん）

受診科／内科・内分泌代謝科

【原因】 身体の代謝や機能調整に欠かせない副腎皮質ホルモンの生成と分泌に障害がおきるものです。

ステロイド剤を長期で服用していた患者が、急に服用をやめたり、また、副腎の外傷や脳下垂体の病気による副腎機能低下症あるいはアジソン病の患者に、感染や手術などのストレスが加わった時におこります。

【症状】 最初は倦怠感や食欲不振などにはじまり、症状が進行すると嘔吐、腹痛、下痢、発熱、血圧低下、呼吸困難、チアノーゼ、意識障害などのショック状態におちいるものです。

【治療】 ただちにステロイド剤を供給して、電解質とブドウ糖の輸液をしなければ生命にかかわります。

クッシング症候群（しょうこうぐん）

受診科／内科・内分泌代謝科・外科・内分泌外科

【原因】 副腎皮質ホルモンのひとつで、血糖上昇作用、タンパク質の合成・分解促進作用、あるいは抗炎症・免疫抑制作用などをするコルチゾールの分泌が慢性的に過剰になるものです。

過剰になる原因としては、副腎に腫瘍の一種である腺腫ができたり、脳下垂体の腺腫あるいは悪性腫瘍による副腎皮質刺激ホルモンの過剰産生により、副腎皮質ホルモンが過剰分泌されるものがあります。

【症状】満月様顔貌（ムーンフェイス）と呼ばれるように、脂肪が沈着して顔が丸くなったり、胸や腹が太ってきますが、逆に手足は細くなります。皮下出血がおきやすくなります。性欲や筋力の低下、高血圧や糖尿病、骨粗鬆症などの合併症状も現れてきます。

【治療】感染しやすく、重症になりやすいので治療は早ければ早いほうがいい病気です。

　腫瘍は手術で摘出するほか、放射線治療や副腎皮質ホルモンや副腎皮質刺激ホルモンの抑制剤を使った薬物治療を行います。

アルドステロン症

受診科／内科・内分泌代謝科・外科・内分泌外科

【原因】副腎皮質ホルモンのひとつであるアルドステロンは、腎臓に作用して血液中のナトリウムやカリウムの量の調整をします。副腎に腫瘍の一種である腺腫ができたり、副腎皮質の過形成によりアルドステロンが過剰に分泌されるのが原発性アルドステロン症です。30歳代から40歳代の女性に多い病気です。二次性のアルドステロン症は肝硬変や心不全などでもおこります。

【症状】体内のナトリウムが増えて高血圧になります。またカリウムの排泄過多のため多尿となり、喉が渇いたり、脱力感や筋力低下や麻痺がおこることがあります。

【治療】腺腫が原因なら手術で摘出し、副腎皮質の過形成なら薬物で治療します。

副腎性器症候群

受診科／内科・内分泌代謝科

【原因】先天性の酵素欠損により副腎の過形成がおこり、副腎皮質ホルモンのひとつで、性器の発達に関わるアンドロゲンの分泌が増加するものです。一部に副腎腫瘍によるものもあります。

【症状】思春期前なら女の子では男性化と早熟、男の子では性早熟、ペニスの巨大化が現れます。思春期以後は女性的な肉体の特徴である丸い体型が失われ、乳房が萎縮したり月経がなくなったりします。

【治療】先天性の場合はヒドロコルチゾンを服用します。腫瘍によるものは、摘出します。

褐色細胞腫

受診科／内科・内分泌代謝科・外科・内分泌外科

【原因】副腎髄質からはカテコールアミンというホルモンが分泌されます。カテコールアミンの代表には、アドレナリンとノルアドレナリンがあり血圧の上下や血糖の増減に関わっています。髄質に腫瘍ができると、このカテコールアミンの分泌が過剰になります。

【症状】血圧が高くなり、頭痛、動悸、発汗、顔面蒼白、体重減少、便秘や立ちくらみなどがおきます。

【治療】降圧剤で血圧を下げてから、手術で腫瘍を摘出します。

一言メモ　〈満月様顔貌（ムーンフェイス）〉頬部に皮下脂肪が沈着し、満月のように丸く太ってみえる状態。クッシング症候群やステロイド剤の連用でみられる。

アレルギー・膠原病・免疫の病気

免疫のしくみ

免疫とは病気からまぬがれるという意味です。人は一度はしかに感染すると二度と感染しません。それははしかからまぬがれるような機構が身体にできるからです。それが免疫です。

免疫ができるのは、身体には自己と非自己、つまり最初からあるものと侵入してくる異物を識別できる能力があるからです。私たちの身体に外から細菌や毒素など、身体に合わない異物（抗原（こうげん））が入ってきたときに、それを排出するために抗体が作られます。そうなると次に同じ抗原が入ってきても、すぐに抗体ができて抗原と結びつきその抗原を体外へ排除します。この働きが免疫反応なのです。

排除のしかたは、抗体が抗原の働きを失わせたり、細菌を破壊したり、抗原を食べてしまったりするなどいくつかあります。共通するのは抗体が抗原と結びついて抗原を排除することです。免疫活動の中心は白血球です。

アレルギー反応のしくみ

ところが、この免疫反応が過剰になる場合があります。それがアレルギーで、抗原が体内に入ってきて抗体と結びついたときに、身体に不都合な反応をおこします。花粉が鼻から入ってきてクシャミがおきるようなものから、抗原と抗体の戦いの結果、ショック死をおこすものまであります。

アレルギーをおこす物質（抗原）はいろいろありますが、その物質が入ってきたからといって、誰でもがアレルギーをおこすわけではありません。アレルギーをおこす物質のことをアレルゲンといいますが、これと結びつく抗体で特殊なものがリアギンです。このリアギンをつくりやすい人は、体内に同じアレルゲンが入ってくるたびに、リアギンが産生されアレルギーをおこしてしまうわけです。

アレルギーは4つのタイプに分けられていますが、タイプごとに抗体の種類やおこす病気の種類も違ってきます。

自己免疫反応のしくみ

免疫機構が正常に作用するためには、つねに何が自己で何が非自己（異物）なのかの識別を正確にしなければなりません。免疫機構が正しく働いて、自己に対して免疫反応をおこさないようにするために、身体には免疫制御機構と呼ばれるメカニズムが存在しているのです。

この免疫制御機構の中心となって活動しているのが白血球の中のリンパ球です。リンパ球はBリンパ球とTリンパ球の2つに大きく分かれ、協力して免疫反応を担当しています。

何かの原因で、この免疫制御機構に障害がおきると、身体は異物と間違って自己に対して抗体をつくります。リンパ球は自己と免疫反応できないものがほとんどですが、わずかのリンパ球は自己と反応します。

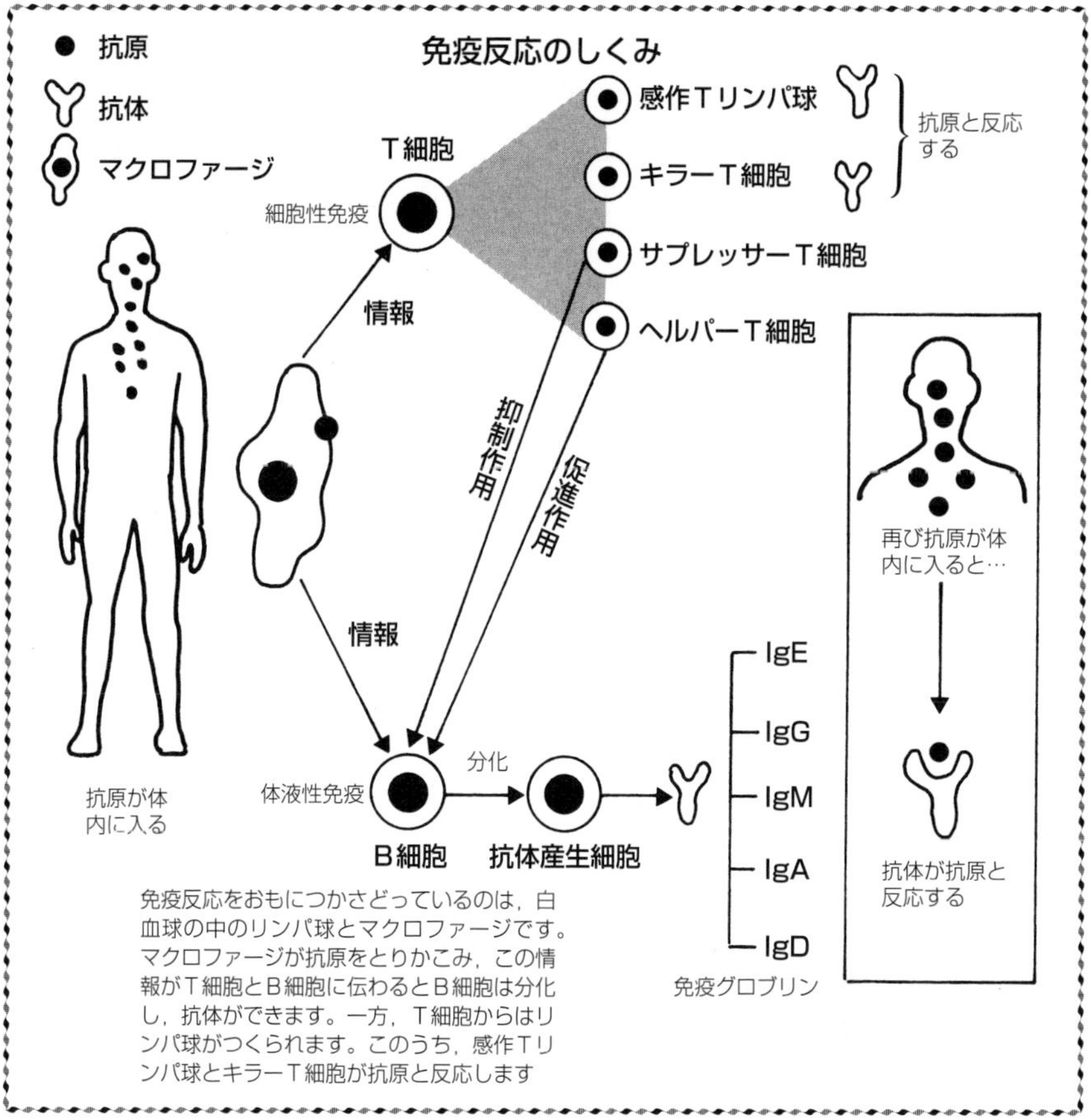

免疫反応のしくみ

● 抗原
抗体
マクロファージ

抗原が体内に入る
情報
T細胞
細胞性免疫
感作Tリンパ球
キラーT細胞
サプレッサーT細胞
ヘルパーT細胞
抗原と反応する
抑制作用
促進作用
情報
体液性免疫
B細胞
分化
抗体産生細胞
IgE
IgG
IgM
IgA
IgD
免疫グロブリン
再び抗原が体内に入ると…
抗体が抗原と反応する

免疫反応をおもにつかさどっているのは，白血球の中のリンパ球とマクロファージです。マクロファージが抗原をとりかこみ，この情報がT細胞とB細胞に伝わるとB細胞は分化し，抗体ができます。一方，T細胞からはリンパ球がつくられます。このうち，感作Tリンパ球とキラーT細胞が抗原と反応します

膠原病とは

免疫制御機構に異常がおきて自己免疫疾患となり、自己の組織に対して抗体が作られてしまうのが膠原病です。人間の骨や器官をつなぐのが結合組織ですが、この組織の中で結合を担っているのが膠原線維（コラーゲン線維）というものです。この膠原線維が変質してフィブリノイド変性と呼ばれるものになるのが膠原病なのです。

膠原病の代表は全身性エリテマトーデス、関節リウマチ、強皮症、結節性動脈炎、皮膚筋炎、リウマチ熱の6つの疾患です。膠原病がふつうの病気と違う点は、臓器と関係がないことにあります。例えば胃炎は胃の病気であり、心筋梗塞は心臓の病気ですが、結合組織や膠原線維は臓器でないだけに概念が違ってきます。しかし結合組織の血管が炎症をおこすことで、膠原病はさまざまな組織や臓器に病気をおこさせます。ですから膠原病には発熱や関節痛など、共通する症状と、固有な症状が現れるのです。

一言メモ 〈Ⅲ型アレルギー〉抗原、抗体、補体の免疫複合物が組織に沈着して炎症をおこすアレルギー。血清病、全身性エリテマトーデス、糸球体腎炎、過敏性肺炎、各種抗原病など。

アナフィラキシーショック

受診科／内科・アレルギー科・小児科

【原因】 ペニシリンなどの薬物などが体内に入ったときに、ふつうは免疫グロブリンG（IgG）抗体をつくりますが、人によっては免疫グロブリンE（IgE）抗体がつくられます。そのような状態でふたたび同じ薬物が体内に入ると、激しいショック状態をおこして血液の循環不全をきたします。

原因となる抗原としては、抗生物質や異種血清、昆虫毒、非ステロイド系消炎鎮痛薬などがあります。

【症状】 血圧が低下して、顔面蒼白となり、冷や汗、嘔吐、じんま疹、下痢、呼吸困難をおこして意識を失ってしまいます。ひどい場合は数時間以内に死亡することもあります。

【治療】 生命にかかわるものですから、緊急の治療が必要ですが、ふだんからの予防が非常に大切です。

食物アレルギー

受診科／内科・アレルギー科・小児科

【原因】 人によっては、消化吸収されて体内に入った特定の食物が異物（抗原）となって、それに対して抗体がつくられてしまいます。次にその食物が入ってくると過剰な反応がおきます。

抗原はさまざまなものがありますが、代表的なものには卵やマヨネーズ、牛乳やバターなどの乳製品や大豆やそばなどがあります。食品中にサリチル酸塩を含むトマト、きゅうり、りんごなどの野菜や果物などでもおきることがあります。また、ヒスタミンのようなアレルギー誘発物質を含むサバやタケノコなどの食品でもおきることがあります。

【症状】 小児に多く、食中毒のような症状があります。

ふつう症状は食後数時間、早ければ数分以内で出ますが、数日かかることもあります。また、胃痛、吐き気、嘔吐、発熱があり、じんま疹やかゆみ、あるいは頭痛、めまいがあります。時にはアナフィラキシーショックをおこす場合もあります。

【治療】 アレルギー検査で特定し、できるかぎりその食品を食べないようにすることです。対症療法としては胃腸薬や抗アレルギー剤を使用します。また、アレルギーそのものには抗ヒスタミン剤や抗コリン剤を用います。

重い症状のものでは、ステロイド剤を使用します。アナフィラキシーショックの場合は緊急治療の必要があります。

薬物アレルギー

受診科／内科・アレルギー科

【原因】 治療のために使う薬そのものがアレルゲン（抗原）となって、アレルギー反応をおこします。抗生物質や抗菌剤、解熱・鎮痛剤やワクチンなどさまざまな薬物が抗原となります。胃腸薬やかぜ薬などは身体の中のタンパク質と薬物の化学物質が結合してアレルゲンとなり、生物からつくる薬剤などのように、それ自体がタンパク質のものもアレルゲンになります。

毎年、薬物の種類や使用量は驚くほど増えています。その増加に比例して薬物アレルギーの原因も増えていますので、症状も新たなものが現れています。

【症状】 主に発疹やかゆみが現れますが、発熱や関節痛などの全身症状や、神経障害あるいは、嘔吐など胃腸障害の症状も出てきますし、ぜんそくなどをおこすこともあります。アナフィラキシーショックをおこす場合もあります。

【治療】 まずアレルギーのもとになる薬の使用をやめます。症状が改善されない場合は皮膚に有効な抗ヒスタミン剤や、全般的な症状に有効なステロイド剤などを使用します。アナフィラキシーショックの場合はただちに救急処置をしなければ生命にかかわります。

血清病（けっせいびょう）

受診科／内科・アレルギー科

【原因】 動物からとった血清を注射すると血清タンパク（抗血清）が抗原となって抗体ができ、抗原と抗体の免疫複合体となって血管壁などに沈着して腎臓や関節などの組織に障害をおこすことがあります。

かつては破傷風やジフテリアの予防や治療に馬の抗血清を使っていたために、多く発生しましたが、馬の抗血清を使わなくなってから破傷風による血清病はなくなりました。

【症状】 発熱、頭痛、全身倦怠感などのほか、じんま疹のような発疹などができます。また、腎炎や関節炎、リンパ節の腫れなどがおきます。アナフィラキシーショックをおこす場合もあります。

【治療】 対症療法が中心です。発熱や関節炎には非ステロイド系の消炎剤を使用し、じんま疹などの皮膚症状には抗ヒスタミン剤を使います。さらに症状が重ければステロイド剤を使います。アナフィラキシーショックは緊急処置をします。

ストレスとアレルギー疾患の関係

アレルギーを誘発するものとしては、食品や薬物など外部から入ってくるもののほかに、精神的・肉体的なストレスがあります。

身体の機能を保つ神経系、内分泌系、免疫系の3つはたがいに関わりあっています。そのひとつに障害がおきると他の系統に影響がおよびます。ストレスを受けると、脳が自律神経系や内分泌系に指令を出すことでホルモン分泌が盛んになります。そうなると自律神経系や内分泌系の活動が免疫系にも影響して、人によって軽重の差があるもののアレルギー反応が出ることになります。その裏づけとしては、とくにアレルギー反応の大きい人の性格に、不安感が強かったり、うつの傾向の強いものが多くみられることがあります。

アレルギー反応を少しでも抑えるにはストレスを減らすことが大事です。不安や葛藤などの精神的ストレスだけでなく過労や睡眠不足などの肉体的なストレスを避けることが大切です。

一言メモ 〈抗（こう）ヒスタミン剤（ざい）〉ヒスタミン受容体と結合することで、アレルギー反応の過程で肥満細胞から放出される遊離ヒスタミンの受容体への結合をブロックし、その作用を抑える薬。

関節（かんせつ）リウマチ

受診科／膠原病・リウマチ科・物療内科・アレルギー科・内科・整形外科

【原因】 膠原病（こうげんびょう）の一種で全身の関節に炎症がおきるもので、原因として体質や免疫異常、環境が原因に関わっているということがわかってきました。この病気は女性の発症率が男性の3倍と高く、とくに30歳代以上の発症が多くなっています。16歳未満の小児に発症する関節リウマチを若年性関節リウマチと呼びます。

【症状】 関節を動かすと痛むので、ふだんのような動きができなくなります。関節を押すと痛むこともあります。さらに炎症がひどくなるとじっとしていても痛みます。炎症が急なときは、関節が赤くなって熱をもち、水がたまることもあります。

朝起きたときに身体がこわばっているのを「朝のこわばり」といいます。症状がひどいときにはこのこわばりも長く続いて、午後にならないと身体が動かないこともあります。

関節以外の症状では発熱、発疹、全身倦怠感、貧血、リンパ節腫脹などの膠原病に特有の症状があります。

炎症は一度に複数の関節に多発性におき、また足でも手でも、右におきると左にもと左右対称におきます。また、リウマチの原意が「流れる水」というくらいで、炎症が次々にいろいろな関節に移る移動性があります。これら多発性、対称性、移動性の3つの関節症状があるのが、関節リウマチの特徴です。小児で発疹を伴う関節炎をみたら若年性関節リウマチを疑います。治療は成人に準じます。

【治療】 対症療法が中心ですが、大きく分けて薬物、理学、外科の3つの療法があります。

薬物は非ステロイド系消炎鎮痛剤や抗リウマチ剤、あるいは免疫抑制剤や生物学的製剤を使用します。次に関節の変形と筋力低下を防止するリハビリテーションなどの理学療法、そして関節機能が破壊された場合に手術する外科療法です。

この病気は経過が長いので根気よく治療を続けなければなりませんし、身体障害となってしまうこともあります。

全身性（ぜんしんせい）エリテマトーデス

受診科／膠原病・リウマチ科・物療内科・アレルギー科・皮膚科

【原因】 膠原病のひとつで、全身に炎症がおきたり、全身の臓器に病変がおきるものです。本当の原因はまだわかっていませんが、免疫異常、遺伝、ホルモン、環境などが関係することがわかっています。

直射日光が誘因となります。女性の発症率は男性の10倍で、発症年齢も20歳代が多くなっていますが、その原因は女性ホルモンのようです。

【症状】 症状は全身のものと局部のものに分かれます。全身症状としては、37・5度くらいまでの微熱、全身倦怠感などが続くことです。

局部症状としてもっとも特徴的なものが皮膚の症状です。

中でも顔の発疹は、両側のほほから鼻

にかけて蝶が羽を開いたような赤い形で現れます。痛みやかゆみはなく、このような発疹は、手のひらや指あるいは足の裏にも出ます。また発疹が出ない場合もあり、関節の痛みが出たり、腫れたりもします。

また、抜け毛や口の中の粘膜や舌の変化をおこすこともあります。この病気は血管が炎症をおこすものなので、皮膚や粘膜の症状が多くなるわけです。また、妊婦の場合は早産や流産の率が高くなります。

この病気は全身性のものですから、例えば貧血が進むと息切れやめまいが、また、心臓や胸に水が溜まると息切れや痛みが現れます。いったんこの病気にかかると、このように病変がたくさんの臓器におよぶおそれがあるので、できるだけ早く入院治療を開始する必要があります。

【治療】 非ステロイド系の薬で炎症を抑えます。症状が重いときには、ステロイド剤で過剰な免疫反応を抑えます。また、皮膚症状や腎臓病変には血管拡張剤などを使用します。

強皮症（きょうひしょう）（全身性進行性硬化症（ぜんしんせいしんこうせいこうかしょう））

受診科／膠原病・リウマチ科・物療内科・アレルギー科・皮膚科

【原因】 原因がはっきりしないまま、皮膚あるいは内臓がだんだん線維化して硬くなっていきます。免疫異常が関係していることは確かです。

【症状】 一番多いのがレイノー現象で、指先が白から紫へ変化します。皮膚が硬化してしまう場合は、指、顔、首、腹部などが腫れてきます。このむくみは指で押してもへこまないほど硬いものです。症状が進むと皮膚そのものが硬くなります。

また、消化器系の症状としては、食道炎や腸閉塞などがあります。肺の場合はからせきや息切れ、肺高血圧症になることもあります。

【治療】 対症療法が中心です。レイノー現象には血管拡張剤、組織の線維化には抗リウマチ剤を使用します。

強皮症の症状(%)

20〜60歳代の女性に多い

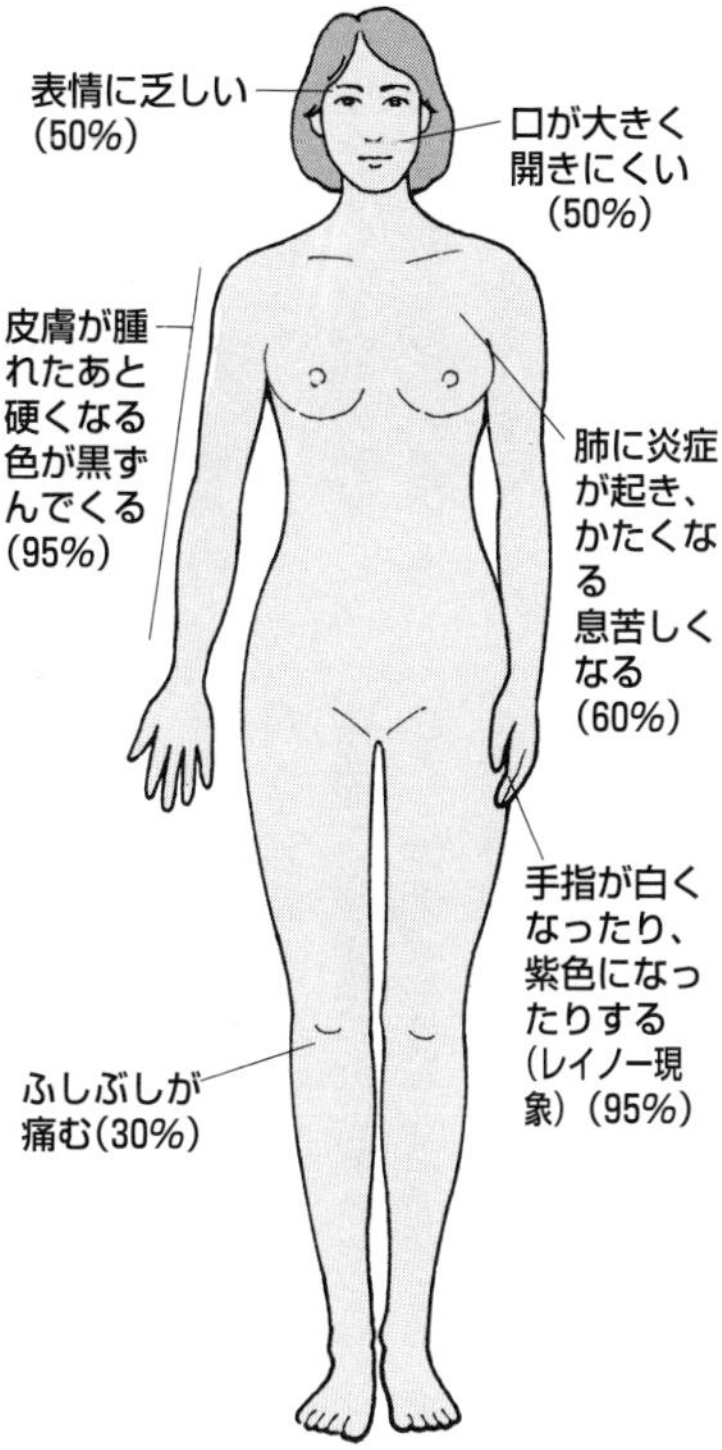

一言メモ 〈膠原病（こうげんびょう）〉結合組織の主要構成成分（膠原）に炎症性の病変がおこる病気の総称。関節リウマチ、リウマチ熱、全身性エリテマトーデス、皮膚筋炎、結節性多発動脈炎など。

多発性筋炎・皮膚筋炎

受診科／膠原病・リウマチ科・物療内科・アレルギー科・内科

【原因】ウイルスやある種の虫あるいは免疫異常で筋肉に炎症がおきるのが多発性筋炎で、皮膚に炎症がおきるものが皮膚筋炎です。

膠原病の一種です。

【症状】筋肉の炎症は骨格筋におこるので、筋肉の痛みや筋力の低下がおきます。さらに症状が悪化すると、歩行困難をおこします。喉や食道の筋肉に炎症がおきると、食べ物を飲み込みにくくなり、心臓におよぶと息切れや不整脈が現れてきます。

皮膚筋炎の症状としては紅斑で、眼囲や関節の裏側に現れます。膠原病の一種であるため、微熱、関節痛、レイノー現象などが現れます。

【治療】ステロイド剤や免疫抑制剤を使用し、痛みには鎮痛剤を使います。

結節性多発性動脈炎

受診科／膠原病・リウマチ科・物療内科・アレルギー科・内科

【原因】全身の中くらいの太さの動脈のあちこちに炎症がおきるもので、膠原病の一種です。原因ははっきりとわからないのですが、免疫異常だと考えられています。

膠原病は女性に多いものですが、この病気だけは男性の発症率が女性の数倍になります。

【症状】体重減少や疲労感のほかにさまざまな症状が出ます。発熱や赤い発疹が現れ、筋肉や関節の痛みがおきます。また、激しい腹痛や不整脈が出る場合もあります。ぜんそくの症状が出たり手足のしびれや麻痺がおきることもあります。

【治療】まずステロイド剤を使用しますが、効果が現れない場合は他の膠原病と同じように免疫抑制剤を使用します。

強直性脊椎炎

受診科／膠原病・リウマチ科・物療内科・アレルギー科・内科

【原因】膠原病に近いリウマチ性疾患のひとつです。脊椎や骨の関節部が硬化して骨と骨が癒着してしまいます。はっきりした原因はわかりませんが、遺伝や免疫異常との関わりが指摘されています。10歳代から20歳代の男性に多く発症します。

【症状】最初は腰部、臀部、股関節などのこわばりと痛みで始まり、だんだん強直が加わってきます。

こわばりは関節リウマチと同じように朝にひどくなります。放置すれば数年で腰から背骨にかけて動かせなくなり、身体が1本の棒のように硬直してしまいます。

【治療】非ステロイド抗炎症剤と理学療法が主なものです。重症の場合はステロイド剤を用います。

ウェゲナー肉芽腫症

受診科／膠原病・リウマチ科・物療内科・アレルギー科・内科

【原因】気道から入ってきた異物へのアレルギーで口、鼻、肺、腎臓などの血管が炎症をおこします。さらに血管壁が破れ肉芽腫という腫瘍性の細胞のかたまりができる、多臓器性の病気です。とくに40歳代から50歳代の男女に多く発症します。

【症状】最初は鼻汁や鼻出血、あるいは副鼻腔炎あるいは咽頭炎などから始まります。肺におよぶと、せきやたんが出て呼吸困難になることもあります。さらに病気が進行すると腎臓や心臓に影響が出るほか、皮膚や目や神経にも症状が出てきます。

【治療】臓器におよぶと治りにくくて、生命にもかかわりますので、早めの治療が必要です。ステロイド剤を使用し、効果がなければ免疫抑制剤を使います。

シェーグレン症候群

受診科／膠原病・リウマチ科・内科・耳鼻咽喉科・眼科

【原因】全身の外分泌腺に炎症がおきて、涙や唾液の分泌が低下してしまうものです。

はっきりした原因はわかりませんが、免疫異常でおきるもので、膠原病のひとつです。スウェーデンの眼科医であるシェーグレンが報告した病気です。

【症状】乾燥症状が特徴です。涙腺では目がごろごろしたり目ヤニが多くなったりします。唾液腺では口が渇いたり、唾液が出なくなったりします。

急性の唾液腺炎の場合は両側の耳の下が腫れるため、おたふくかぜと間違えられるほどです。そのほか移動性の関節痛がおきます。

【治療】涙腺や唾液腺だけなら、人工涙液や人工唾液を使用します。関節痛などには非ステロイド系の消炎鎮痛剤を使います。

ベーチェット病

受診科／膠原病・リウマチ科・内科・アレルギー科・皮膚科

【原因】口腔粘膜、目、外陰部の皮膚に炎症がおきます。原因ははっきりわかりませんが、免疫異常ではないかといわれており、膠原病の一種とされています。

【症状】口の中に潰瘍性の病変がおきて痛んだり、目は虹彩炎のために膿がたまります。外陰部が深い潰瘍をおこした場合は痛みをともないます。この3つの症状がこの病気の三大特徴となります。

ほかにも、顔や首や胸にニキビのような発疹が出たりします。

関節、静脈や動脈あるいは腸管、神経にまで病気が広がると血栓性閉塞や下血、四肢の運動麻痺などのさまざまな重い副症状が出ます。

【治療】ステロイド剤や免疫抑制剤、消炎鎮痛剤を使用します。副症状にはその症状に合う薬の使用や外科治療をします。

一言メモ　〈免疫抑制剤〉生体にとって不利な免疫反応を抑える薬。膠原病などの自己免疫疾患の治療や、臓器移植後の拒絶反応の抑制などに用いられる。

移植片対宿主病

受診科／膠原病・リウマチ科・内科

【原因】 白血病や先天性免疫不全症の人、免疫抑制療法などを受けている人に骨髄移植や輸血などをした結果おきるものです。

移植した骨髄が、移植を受けた患者の身体を異物として攻撃したり、輸血された血液のリンパ球が患者の組織を異物として攻撃して破壊することにより、さまざまな臓器障害をひきおこしてしまいます。

また、免疫機能がなくなるので、ウイルスや細菌による感染症を併発する危険もあります。

【症状】 身体の組織を攻撃するのが他人の免疫細胞であっても、免疫異常である膠原病と症状も似ています。

急性では発熱、皮膚の紅斑、嘔吐、腹痛、下痢、肝臓機能障害、黄疸などの症状がみられます。慢性症状として発疹、口内炎、角膜炎、食道や大腸の障害、肝臓障害などです。

【治療】 ステロイド剤あるいは免疫グロブリン、免疫抑制剤を使用します。ほかにも各種の予防措置も開発されています。

混合性結合組織病

受診科／膠原病・リウマチ科・内科

【原因】 全身性エリテマトーデス、強皮症、多発性筋炎、関節リウマチといった膠原病が2つ以上合併しておき、しかも患者は血清中に抗RNP抗体という特殊な自己抗体をもつという特徴がある膠原病です。女性の発症率は男性の10倍にもおよび、とくに多発するのは30歳代です。

【症状】 発病した膠原病の症状が出ます。もっとも多い症状は指先が白くなるレイノー現象です。

また指がソーセージのようにふくらんだり、手の甲がふくらんだりします。関節痛、関節炎、筋肉痛が出る場合もあります。リンパ節の腫れや顔面紅斑が現れることもあります。

肺に病変が出ると、間質性肺炎から肺線維症になったり、肺高血圧症になることがあります。また、食道が病変すると食べ物が飲みこみにくくなります。

【治療】 早期に膠原病の症状に合わせて治療します。そのためにはステロイド剤が有効です。

フェルティ症候群

受診科／膠原病・リウマチ科・内科

【原因】 長期の関節リウマチに脾腫（脾臓の腫れ）、リンパ節腫脹（リンパ節の腫れ）、貧血、白血球の減少、色素沈着などが加わり、リウマトイド因子（免疫異常に関わる特殊なタンパク質）が存在する場合にこの症候群となります。

【症状】 治りにくい感染症がおきやすくなります。ほかにも発熱、倦怠感、体重減少などがみられます。

【治療】 ステロイド剤や免疫抑制剤を使用するほか、手術もします。

免疫不全症候群

受診科／膠原病・リウマチ科・内科・小児科

病原体や異物が体内に侵入して抗原となれば、それに対して抗体ができて抗原を攻撃して病気にならないようにするのが免疫反応と呼ばれるものですが、いろいろな原因で、抗体の作用が悪いと免疫反応がうまく行われません。これが免疫不全症候群です。

免疫不全症候群は原発性免疫不全症候群と、続発性免疫不全症候群の2つに分けられます。原発性免疫不全症候群はまれですが、続発性免疫不全症候群はしばしば発症し、合併症をおこすと治りにくくなります。

原発性免疫不全症候群

【原因】 遺伝などにより、生まれつき免疫機能に欠陥があることからおきます。例えばT細胞に異常があればウイルス感染症、真菌感染症などがおき、B細胞に異常があれば細菌性感染症によくかかります。

【症状】 リンパ系や食細胞系など、免疫のどの系統に欠陥があるかで、現れる症状も違ってきます。

しかし共通することは、免疫不全のためにさまざまな感染症や血液疾患、自己免疫疾患、悪性腫瘍などの合併症をおこしやすいことです。先天性のものだけに子供のころから感染を繰り返しますが、放置すると成人する前に死亡する確率が高くなります。

とくに感染症の場合はいったんかかると病状が長引き、重くなり再発することが多くなります。中耳炎、気管支炎、鼻炎、副鼻腔炎、肺炎などによくかかります。しかも他の多くの臓器への感染もおこりやすくなります。

また、肺炎球菌やインフルエンザなどの強力なウイルスだけでなく、緑膿菌のような比較的弱い病原体などの感染もおきてきます。

【治療】 病気のタイプによって違ってきますが欠落している免疫の因子（抗体や酵素など）や細胞の補給が中心です。抗体の補給はガンマグロブリンなどを補給し、細胞の補給は骨髄移植や胸腺移植などを行います。合併症にはそのための治療を行います。

続発性免疫不全症候群

【原因】 白血病や再生不良性貧血あるいは悪性腫瘍、膠原病、ウイルス感染などの後天的な疾患がある場合に、免疫機能の低下がおきてきます。また、これらの病気に対する治療としての、ステロイド剤や抗がん剤あるいは放射線照射などが免疫不全をおこす場合もあります。

とくに小児や高齢者の発症が多くみられます。

【症状】 さまざまな病気が関係するだけに症状もきわめて複雑なものが現れてきます。多様な感染がおこり、症状もその感染症のものが現れてきます。

【治療】 免疫不全の治療には原発性免疫不全症候群とほぼ同じことをしますが、原因となる病気がありますから、その病気に対する治療をします。

一言メモ 〈アナフィラキシー〉免疫反応によって現れる全身または局所の反応。呼吸・脈拍・血圧の低下など全身性の障害がおこると、生命の危機（アナフィラキシーショック）を招く。

感染症・寄生虫病の病気

皮膚や器官など、人の身体には常に微生物が住んでいます。この微生物のうちで、人の身体に害をおよぼすものが病原体であり、感染とはこの病原体が臓器や組織に入って繁殖することをいいます。この病原体が繁殖することによっておきる病状が感染症です。

感染症をおこす病原体はいろいろありますが、小さいものから言うと、ウイルス、細菌（一般の細菌のほかにクラミジアやリケッチアなどもある）、原虫、寄生虫（アニサキスやぎょう虫など）などがあります。

また、感染症の中には、インフルエンザやコレラのように伝染するものと破傷風や膀胱炎などのように伝染しないものがあります。ただ、回虫やぎょう虫などは微生物としては大きいので、寄生虫病として感染症と少し違うジャンルに入れています。

感染の強さは菌の力の強さで違ってきます。ラッサ熱やマールブルグ病、エボラ出血熱の3つは感染力が強いうえに有効な治療方法がなく、国際感染症として世界中が警戒しています。

わが国では海外との交流の活発化で、コレラや赤痢などの輸入感染症が問題になっています。

感染防御機能とは

病原体が人の身体に入ってきても、かならず発病するとは限りません。ふつうは人のもつ防御機能によって病原体が死んでしまうからです。防御機能とは具体的に言えば皮脂腺や胃液など物理的なもの、分泌液の中の免疫グロブリン、菌を食べる食細胞、抗体、免疫機構などのことです。

発病にいたるための条件は、病原体の菌力が人の防御機能よりも強力なことです。

また、菌の繁殖がそれほど活発でなく、発症しない場合もありますが、B型肝炎やサルモネラ食中毒などの場合は、菌が体内に住みついてその人は保菌者となってしまいます。保菌者は他の人に病気を移したり、自分が発病する危険があります。

感染源と感染経路

感染のもととなるものは病人や保菌者、菌を媒介する昆虫などで、これらは感染源と呼ばれます。感染源から直接あるいは間接に病原体が人に侵入する経路を感染経路といいさまざまなものがあります。

●経口感染

コレラや赤痢、腸チフスなどのように、水や飲食物への混入、あるいは手指への付着によって口から入って感染するものです。

●飛沫感染

インフルエンザや肺炎、結核などにかかった病人が、咳などをすることで空気中へ唾液が飛び、そこに含まれている病原体をほかの人が吸うことで感染するものです。

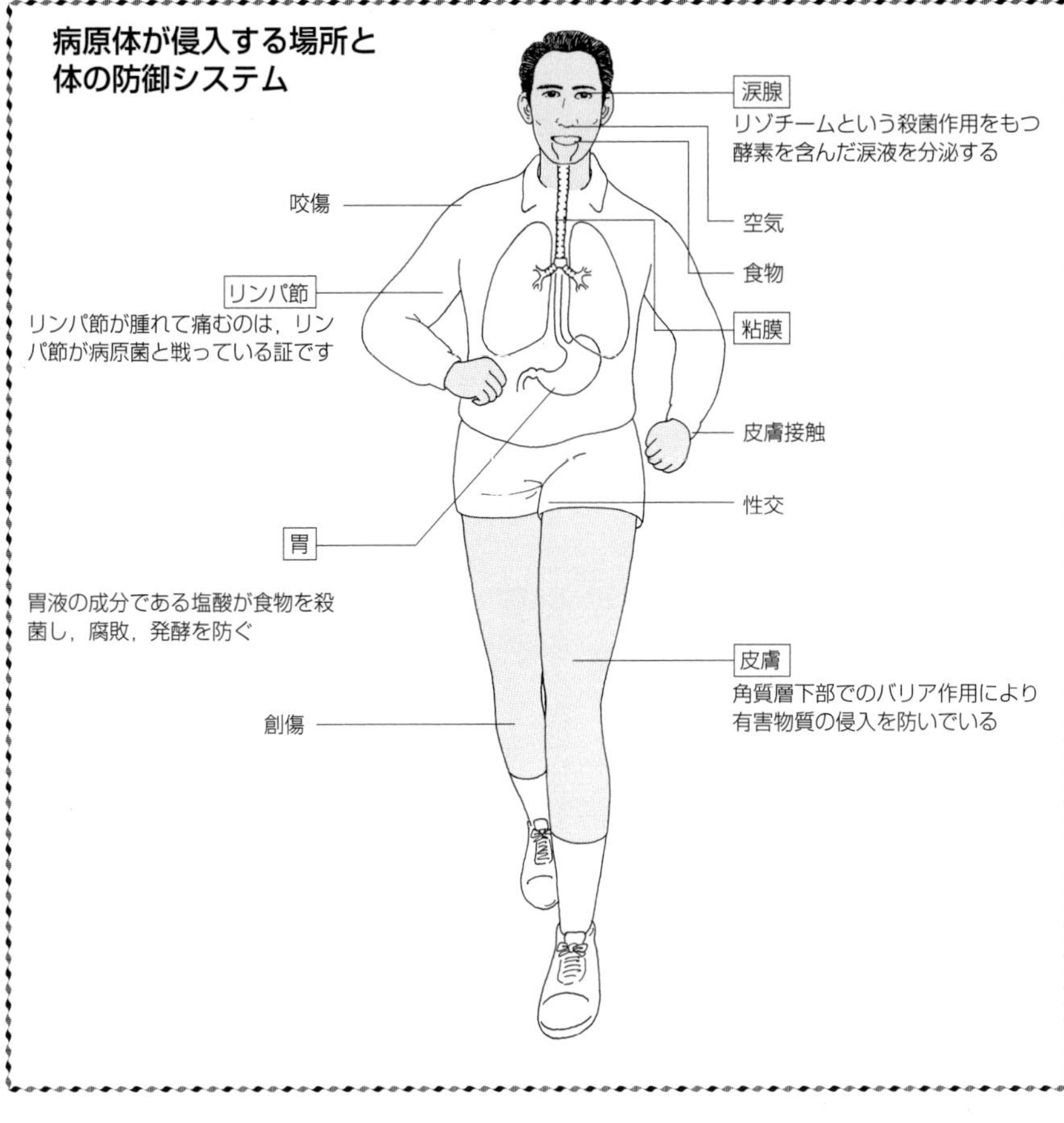

感染症・寄生虫病の病気

●**接触感染**

梅毒や淋病、エイズなどにかかった病人との性行為などで、病原体がいる皮膚や粘膜や体液に触れることで感染するものです。

●**経皮感染**（けいひかんせん）

マラリアや日本脳炎のように、虫に刺されたり動物にかまれたりすることで、傷口から病原体が入ってきて感染するものです。

●**母子感染**

梅毒やB型肝炎などのように、妊娠、出産、育児のさいに母親の病原体が胎児や新生児、乳児に感染するものです。

●**院内感染**

導尿で膀胱炎がおきたり、採血でB型肝炎が感染したり、外傷で入院中の児童がはしかにかかったりするものです。これは比較的新しい感染経路ですが、病院内で感染したり医療行為で感染するものです。最近は特にＭＲＳＡ感染（下の一言メモ参照）が問題になっています。

●**日和見感染**（ひよりみかんせん）

健康であるときなら体内や体外の病原

一言メモ 〈MRSA〉メチシリン耐性黄色ぶどう球菌の略称。院内感染の重要な起因菌で、メチシリンをはじめ多剤に耐性を示すため、抵抗力の弱い患者に感染して重篤化させる。

体によって発病しない人でも、抵抗力が落ちているときは病原体の繁殖を許して感染することがあります。これを日和見感染といいます。原因は、すでに病気にかかっている場合や、薬物による免疫力の低下、年齢からくる体力の低下などがあります。

●自己感染

大腸菌による膀胱炎発病のように、すでに自分の体内にいる微生物が、ほかの組織に移動することで感染するものです。

感染症

エイズ

受診科／専門医療機関

【原因】ＨＩＶというエイズウイルス（ヒト免疫不全ウイルス）が、免疫機構の中心である、白血球のＴ細胞というリンパ球を破壊してしまうことでおきるものです。

免疫機構が破壊されて、さまざまな病原菌や微生物が繰り返し感染していろいろな病気を引きおこす、新しい感染症です。

以前は発病すれば確実に死亡する不治の病でしたが、現在は薬物療法により予後は改善しています。患者が血液や精液あるいは母乳にエイズウイルスをもっているため、感染経路は同性および異性間の性行為、輸血、母子感染が三大要因です。

また、措置が徹底したため、輸血によるものはまず発生しなくなりました。

【症状】潜伏期間が長い病気です。感染してもなんの症状もないまま、5年から10年ほどはキャリア（保菌者）のままでいることが多いものです。

しかし、発症すると微熱から始まり、倦怠感、下痢、体重減少、リンパ節の腫れなどがおきます。

病気が進行すれば、免疫が低下して日和見感染による、カリニ肺炎や食道カンジダ症などがおきるほか、カポジ肉腫や悪性リンパ腫などの腫瘍が発生してきます。

このように合併症がおきることが多く、さまざまな症状が現れます。

【治療】核酸系逆転写酵素阻害薬（ＮＲＴＩ）、非核酸系逆転写酵素阻害薬（ＮＮＲＴＩ）、プロテアーゼ阻害薬（ＰＩ）、インテグラーゼ阻害薬（ＩＮＳＴＩ）などが有効です。

成人Ｔ細胞白血病（せいじんさいぼうはっけつびょう）

受診科／感染症科／内科

【原因】レトロウイルスのひとつである、ＨＴＬＶ-Ｉ（ヒトＴ細胞白血病ウイルスＩ型）がＴリンパ球に感染し、それが全身の臓器に入ってくることによって発症する白血病です。

感染から発症まで数十年かかるので、主に40歳代や50歳代の男女に発病し、感染経路は、夫婦・母子間と輸血や血液製剤などです。急性のものは生命にかかわる危険なものです。

【症状】貧血、発熱、寝汗などのほか、皮膚、肺、消化管、肝臓、脾臓、リンパ節などが腫れて、全身に急性または慢性のリンパ性白血病の症状が現れます。

この病気の怖いのは、免疫不全のために感染症や悪性腫瘍を合併しやすいことです。

【治療】 抗白血病剤や抗がん剤を使用しながら免疫不全の進行を抑える治療を行います。

コレラ

受診科／感染症科

【原因】 口から入ったコレラ菌が小腸で繁殖しておきる2類感染症です。ほとんどの場合が海外での生活時に感染するものです。

【症状】 毒性の弱いエルトール型コレラ菌によるものなら、症状も軽く、少しひどい下痢くらいです。

しかし、そうでないものなら、数時間から1週間ほどの潜伏期間を経て、突然嘔吐をともなう激しい下痢がおきます。さらに、米のとぎ汁のような水様の便が1日数十回も出て、脱水症状が現れます。呼吸が速くなり、脈拍は弱くなり、手足が冷たくなります。

【治療】 脱水症状にはブドウ糖、食塩などが入った輸液を行い、コレラそのものにはテトラサイクリンや、ニューキノロン剤などの抗生物質を投与します。

破傷風（はしょうふう）

受診科／小児科・感染症科・外科

【原因】 土をいじっていて外傷を受けたときなど、汚れた傷口から土の中の破傷風菌が入って繁殖して、生産された毒素が末梢神経や脊髄前角細胞をおかすことでおきます。

感染した人の半分が死亡する危険な病気ですが、他人には感染しません。

【症状】 傷そのものが治っても破傷風菌は潜伏しますから、感染症は数日から数カ月して発症します。

全身の筋肉がけいれんすることが特徴です。初期は首が張り、全身の倦怠感、不眠などが数日続きます。

次に口が開けにくくなり、やがて食べ物を飲み込むことができなくなって、言葉が話せなくなります。

このころになると全身の筋肉への影響が大きく、排尿排便が困難になり、ちょっとしたことで胸や腹から全身にかけての筋肉がひどいけいれん発作をおこすようになります。最後は呼吸困難や心臓衰弱で死亡します。

【治療】 抗毒素血清や抗生物質の投与などが行われます。

また、外傷を受けたときに、すぐに破傷風トキソイドのワクチンを接種すると発症が予防できます。

腸（ちょう）チフス・パラチフス

受診科／感染症科

【原因】 患者や保菌者の便や尿から排泄された腸チフス菌が、食べ物や水を汚染して口から入ります。口から入った菌は、小腸で潰瘍をつくったり肝臓や脾臓で繁殖し、血液に入って全身に病変をおこします。

2類感染症で生命にかかわる病気ですが、近年、発症率は減少しています。

【症状】 1、2週間の潜伏期間を経て、

一言メモ 〈キャリアー〉保菌者。病原細菌やウイルスを保有・排出しながら、症状を示さない者のことで、健康保菌者、潜伏期間中の保菌者、病後の保菌者などがある。

38度ほどの発熱と下痢で発症し、身体のだるさや食欲不振がおきてきます。さらに口が渇き、皮膚にはバラの花のような紅い発疹が現れ、肝臓や脾臓も腫れてきます。

重症になると意識障害がおきて、便秘と下痢を繰り返します。3週目くらいから回復に向かいます。

全身性の感染症であり、腎盂腎炎、肺炎、骨髄炎のほか、軽い肝障害などを合併することもあります。

【治療】 ニューキノロン剤、クロラムフェニコールなどの抗生物質を投与します。

細菌性赤痢（さいきんせいせきり）

受診科／感染症科

【原因】 食べ物や水から入った赤痢菌が大腸で繁殖して、粘膜に潰瘍ができるものです。

2類感染症のひとつですが東南アジアなどへの旅行による輸入感染が増えています。

【症状】 5日以内の潜伏期間を経てから発症します。食欲不振や40度近い発熱があり、下腹部の痛みや下痢などがおきます。

【治療】 お粥などの食事療法や、抗生物質を使用する薬物療法を行います。

マラリア

受診科／感染症科

【原因】 マラリア原虫がいるハマダラカに刺されると、マラリア原虫が体内に入り繁殖して赤血球を破壊します。

【症状】 1カ月以内の潜伏期間を経て、発熱、貧血、脾臓の腫れがおきます。

ときに異常高熱、意識障害、けいれん、腎不全、脳炎、心不全などといった生命にかかわる合併症がおきることがあります。

【治療】 早期に適切な治療をすれば治る病気です。マラリア原虫に対してはキニーネ、クロロキンなどを服用します。

デング熱（ねつ）

受診科／感染症科

【原因】 デング熱ウイルスを持つネッタイシマカに刺されると、体内でウイルスが繁殖して筋肉や関節を侵します。

【症状】 1週間ほどの潜伏期を経て、悪寒と40度近い発熱がおきます。また、筋肉や関節の痛みや発疹が現れ、リンパ節が腫れます。

【治療】 これといった有効な治療薬はありません。安静にして鎮痛剤を使用します。

黄熱病（おうねつびょう）

受診科／感染症科

【原因】 南米やアフリカのネッタイシマカに刺されて、黄熱ウイルスが感染します。

【症状】 1週間以内の潜伏期間を経て、高熱、頭痛、嘔吐などがおき、数日で症状が軽くなっても再発して、熱や黄疸や黒色の吐血がみられます。

さらに重症になると無尿や心不全の合併で死亡する場合もあります。

【治療】流行地へ行く前には黄熱病のワクチンを打っておくべきです。発病後の治療には対症療法しかありません。

ラッサ熱

受診科／第1種感染症指定医療機関

【原因】アフリカのネズミが持つウイルスが、皮膚の傷や病人の体液を通して体内に入って感染する国際感染症です。

【症状】1週間から20日の潜伏期間を経て、悪寒とともに発熱、嘔吐、筋肉痛があります。

数日で高熱となり、喉の痛み、咳、胸痛、腹痛、下痢がおきます。重症になると喉の潰瘍や肺炎、リンパ節炎、腎不全などを合併してショック状態に陥って50％近くが死亡します。

【治療】対症療法が中心ですが、回復期の患者には血清注射による治療も有効。

マールブルグ病

受診科／第1種感染症指定医療機関

【原因】アフリカのウイルスが病原体で、皮膚の傷などから伝染する国際感染症です。

【症状】1週間程度の潜伏期間を経て、高熱、嘔吐、筋肉痛、下痢などがおこり、さらに1週間ほどして発疹が全身に現れます。やがて肝障害や腎不全を合併して生命の危機に瀕してしまいます。

【治療】回復期の患者の血清注射が有効です。

エボラ出血熱

受診科／第1種感染症指定医療機関

【原因】アフリカのエボラウイルスが皮膚の傷などから感染する病気で、国際感染症です。

【症状】2週間以内の潜伏期間を経て、高熱、頭痛、腰痛、咽頭炎、胸痛などから嘔吐や下痢がおきます。やがて全身に発疹が現れます。そしてほぼ半数が死亡します。

【治療】回復期の患者には血清が有効。

新型コロナウイルス感染症

受診科／感染症科

【原因】ウイルスが飛沫感染と接触感染により伝播します。

【症状】5日程度の潜伏期を経て、発熱と共に咳、味覚障害、嗅覚障害ができます。脳梗塞や下肢静脈血栓症をおこすことがあります。重くなると呼吸不全に陥ります。

【治療】レムデシビル等抗ウイルス薬やステロイドによる治療を行います。重症感染症に対しては人工肺（ＥＣＭＯ）等、集中治療を行います。

感染症の注意が必要な症状

新型コロナウイルス感染症は次のような方は悪化しやすいため注意が必要です。

高齢者、糖尿病、心不全、高血圧症、慢性呼吸器疾患、喫煙、悪性腫瘍

一言メモ 〈輸入感染症〉旅行者や輸入食品などによって海外からもたらされる感染症。コレラ、腸チフス、パラチフス、細菌性赤痢、マラリア、黄熱、エボラ出血熱、回帰熱など。

レプトスピラ症

受診科／内科・消化器内科

【原因】 らせん状にねじれた数ミクロンの病原菌微生物がネズミや犬に寄生していたものが、尿とともに排出され、水や食物を汚染して、人の皮膚や口から入って感染します。

【症状】 発熱、眼球結膜充血、筋肉痛がおきますが、重症になるとタンパク尿、腎臓障害、黄疸、出血がおきることもあります。

【治療】 ストレプトマイシンやペニシリンなどの抗生物質を投与します。

猫ひっかき病

受診科／内科・外科

【原因】 猫にひっかかれたり、咬まれたりして猫が保有する菌が感染する病気です。ヨーロッパやアメリカ、オーストラリアなどでみられますが、日本では病院で治療を受けるほどの例はないようです。

【症状】 ひっかかれたところに発疹ができ、発熱や頭痛があってから傷の近くのリンパ節が腫れます。

傷が手なら、腋の下のリンパ節が腫れることが多いようです。リンパ節の腫れはたいてい2、3カ月で自然に治りますが、1年近くにおよんで化膿することもあります。

【治療】 化膿を防止するのには抗生物質を投与します。

オウム病

受診科／内科・呼吸器科

【原因】 オウム、インコ、カナリア、鳩など人が飼う鳥の病気の原因となる鳥型クラミジアが人に感染しておきる呼吸器疾患で、よく肺炎をおこします。

クラミジアはウイルスとリケッチアの中間に位置する病原体です。ペット飼育が盛んになったことからこの病気も目立つようになりました。

この病気にかかるのは、病気にかかった鳥などが飛ばしたゴミやフンを吸い込んだ場合などです。ときにはその鳥を飼っていた家族全員がかかってしまう場合があります。

【症状】 10日ほどの潜伏期間を経て、高熱、から咳、頭痛、筋肉痛、倦怠感などの細菌性肺炎の症状が現れます。また、腹痛、嘔吐、下痢などの消化器症状が出ることもあります。そのほか、中枢神経、循環器、皮膚などに症状をともなうことがあります。

【治療】 テトラサイクリンやマクロライドなどの抗生物質による治療が有効です。

ツツガムシ病

受診科／内科

【原因】 野ネズミに寄生するツツガムシ（ダニの一種）には、ツツガムシ病リケッチアという寄生性の病原体微生物を持っているものがいます。人がこのリケッチアを持っているツツガムシの幼虫に刺されると感染します。4類感染症のひとつです。

東北地方に昔から夏に発生する風土病

としてのものが知られていますが、それに加えて、今では全国的に秋から冬にかけて発生するものがあります。最近では野ネズミの増殖によって病気そのものも増えています。

【症状】 刺された部位が赤く腫れてからかさぶたができ、その近くのリンパ節も腫れます。1週間くらいで寒気とともに高熱が出て10日ほど続きます。さらに頭痛、筋肉痛あるいは目の充血がみられ、全身に赤い発疹が現れます。

【治療】 テトラサイクリンかクロラムフェニコールなどの抗生物質が有効です。

治療が遅れて肺炎や脳炎などの合併症をおこせば、生命にかかわることもあります。

野兎病（やとびょう）

受診科／内科・感染症科

【原因】 野うさぎが持っている野兎病菌が人に感染したり、野うさぎに寄生するダニに刺されることが原因で感染する病気です。

野兎病菌は野うさぎを料理するときに傷口や目の粘膜から入ったり、半生で食べたりすることで体内に入る場合があります。しかし生命にかかわることはありません。

【症状】 感染して数日すると寒気とともに高熱が出ます。嘔吐、頭痛、関節痛などもおきます。

また、菌が傷から入った場合は発疹ができて潰瘍になります。傷の近くのリンパ節が腫れ、ひどい場合は化膿します。目から入った場合は目の周りの組織が炎症をおこします。肝臓障害を合併することがあります。

【治療】 ストレプトマイシン、テトラサイクリン、マクロライドなどの抗生物質が効果があります。

炭疽（たんそ）（脾脱疽（ひだっそ））

受診科／内科・感染症科

【原因】 本来は馬や牛や山羊など家畜の病気ですが、炭疽菌が人にも感染して重い病気をおこします。

発生率こそ少ない病気ですが、かかると生命の危険がある4類感染症です。日本では菌が傷口から入る皮膚感染のみです。

【症状】 1週間以内の潜伏期間を経て、高熱が出て傷が潰瘍になります。皮膚に赤い発疹ができて、それが水疱からかさぶたになります。

放置していると菌がリンパ節から血液に入り、敗血症で死亡することがあります。

【治療】 早期の治療が必要で、ニューキノロン剤ペニシリン、テトラサイクリンなどの抗生物質を投与するのが有効です。

敗血症（はいけつしょう）

受診科／内科・感染症科

【原因】 身体にある連鎖球菌やブドウ球菌あるいは大腸菌などのさまざまな細菌が血液に入って増殖して、全身をめぐることでいろいろな臓器や組織に感染するものです。

血液には細菌の増殖を抑える働きがあ

一言メモ 〈ワクチン〉感染症予防の目的で接種する液。病原性を弱めた病原体、あるいは死んだ微生物の懸濁液などを接種することで、あらかじめ体内に抗体を作り、病気の発生を防ぐ。

りますが、白血病、膠原病、がんなどで感染への抵抗力が落ちている場合に発病してしまうのです。

【症状】寒気とともに汗や高熱が出ます。急性で重くなると血圧が下がり、無尿や意識障害、細菌性ショックをおこして数時間で死亡することもあります。

細菌が臓器に入るとその部位によってさまざまな症状が現れます。肺なら気管支炎や肺炎、心臓なら心内膜炎などの症状が現れます。

【治療】原因となる菌に合う抗生物質を投与します。

発疹チフス

受診科／感染症科

【原因】発疹チフスリケッチアに感染したシラミから人が感染するもので、4類感染症のひとつです。

【症状】1週間から2週間の潜伏期間を経て、寒気とともに高熱が出ます。頭痛、筋肉痛があり、目が充血します。全身の皮膚には小さい赤い発疹がたくさん現れてきます。重症の場合は血圧が下がり、脈が速くなり、うわごとを言うなどの意識障害をおこして死亡する場合もあります。

【治療】なるべく早いうちに、抗生物質のテトラサイクリンを投与することが有効です。

寄生虫病

トキソプラズマ症

受診科／内科・小児科・眼科・産婦人科

【原因】動物の便や豚肉や鶏肉に含まれているトキソプラズマの原虫で感染します。

【症状】ほとんどは無症状ですが、症状が現れる場合は、発熱、発疹、脳脊髄膜炎、リンパ節炎、脈絡網膜炎、肺炎などがおきることがあります。

また、妊婦がかかると早産や流産の原因になります。

【治療】ピリメタミンとサルファ剤を内服します。

アニサキス症

受診科／内科・外科

【原因】アニサキスという線虫を食べた魚介類を人が生で食べると、胃や腸に潰瘍性の好酸球性肉芽腫が発生します。刺し身の好きな日本人に多くみられる病気です。

【症状】アジやサバ、イカなどを生で食べてから数時間で激しい腹痛や嘔吐がありますが、やがて治まります。10日ほどして胃壁や小腸に好酸球性肉芽腫ができます。

【治療】初期なら内視鏡で虫を摘出します。好酸球性肉芽腫ができても自然に治ります。

糞線虫症

受診科／内科・小児科

【原因】裸足で田に入ったりすると、そこにいた糞線虫の幼虫が皮膚から入り、小腸で成虫になり繁殖して病気をおこします。

【症状】 食欲不振、下痢や粘液状の血便のほか貧血やむくみが現れます。

【治療】 チアベンダゾールを服用します。

肺吸虫症（はいきゅうちゅうしょう）

受診科／内科

【原因】 カニなどを生で食べると、寄生する肺吸虫の幼虫が体内に入って移動し、肺に定着すると成虫となって病気をおこします。

原因となる肺吸虫の種類は多いのですが、日本では貝やアメリカザリガニ、モクズガニなどに寄生するウェステルマン肺吸虫と、サワガニに寄生する宮崎肺吸虫の2種類が原因となっています。

【症状】 ウェステルマン肺吸虫症では喀血、血痰がよく出て、宮崎肺吸虫症では発熱、胸痛、倦怠感があって自然気胸、胸水貯留があります。

また、肺吸虫が脳に入り込むとてんかんや半身麻痺がおきます。

【治療】 従来用いられていたビチオノールは、その入手が困難となり、現在ではプラジカンテルが有効です。

肝吸虫症（かんきゅうちゅうしょう）

受診科／内科

【原因】 淡水の貝やコイ科の淡水魚を生で食べると、寄生している肝吸虫の幼虫が人の胆管に寄生して成虫となって胆汁の流れや肝臓機能を阻害します。

【症状】 食欲不振や下痢がありますが、慢性になると貧血、肝臓の腫れ、肝炎、黄疸、肝硬変などがおきます。

【治療】 アンチモン剤を注射したり、プラジカンテルを内服します。

日本住血吸虫症（にほんじゅうけつきゅうちゅうしょう）

受診科／内科

【原因】 ミヤイリガイに寄生する日本住血吸虫の幼虫であるセルカリアが、皮膚から体内に入って肝臓や腸の血管に寄生して、成虫となって病気をおこします。

現在では貝が絶滅したので新たな感染は

時代の変化が寄生虫病感染を変えた

かつて全盛だった寄生虫も食品加工技術の革新と薬の進歩、さらに公衆衛生の整備で一般の人からはほとんど縁がなくなったようです。

しかし、寄生虫が絶滅したわけではなく、新たな形で寄生しているのです。昨今のグルメブームで、魚介類や肉を生で食べることが増えていますが、そうすると寄生虫の幼虫が生きたまま体内に入って成虫となって繁殖します。

また、ペットを飼うことが多くなっているので、ペットに寄生している虫が人に移動しておきる人畜共通感染症も新たな感染症として問題になっています。

さらに日本人が海外へ出かけることが非常に多くなっていることから、現地で食べたものに虫がいて寄生されることも多くなっているのです。

確かに昔のような寄生虫による病気は少なくなっていますが、時代と生活の変化そのものが違う形で寄生虫による病気を引きおこしていることも事実です。

一言メモ 〈サルファ剤（ざい）〉 合成抗菌剤のひとつ。細菌の増殖に必要な葉酸という物質と似た化学構造を持つ薬で、葉酸と間違えてこれを取り込んだ細菌は、増殖できずに死滅する。

ほとんどみられませんが、慢性症状を抱えた人がいます。

【症状】幼虫が皮膚から入ると皮膚炎がおきます。そして感染すると粘液状の血便が出ます。

慢性化すると貧血になって、肝硬変、脾臓の腫れなどがおきます。

【治療】アンチモン剤を注射したり、プラジカンテルを内服します。

広東住血線虫症（かんとんじゅうけつせんちゅうしょう）

受診科／内科

【原因】広東住血線虫の幼虫が寄生しているアフリカマイマイを生で食べると発病します。

【症状】熱や咳などの、かぜのような症状がおきます。そして幼虫が脊髄や脳に侵入すると、髄膜炎や脳性の麻痺がおきます。

【治療】虫を駆除する薬剤はありますが、症状そのものへの決め手となる薬剤はありません。治療する場合には抗マラリア剤などを使います。

回虫症（かいちゅうしょう）

受診科／小児科・内科・消化器内科

【原因】回虫の卵がついている食べ物を食べたときに感染します。卵は体内でふ化して腸に寄生します。

かつては全国にたいへん多い病気でしたが、公衆衛生の発達で最近ではきわめて減っています。

【症状】下痢や腹痛が続きます。まれに回虫が腸以外の臓器に入ると、その臓器に関連した症状が現れます。

【治療】ピランテルパモエイトを内服して駆虫するのが有効です。

ぎょう虫症（ちゅうしょう）

受診科／小児科・内科・消化器内科・神経科

【原因】ぎょう虫の卵が手についたり、チリに混じったりしたものが、口から入って人に感染します。

卵は体内でふ化して肛門近くの大腸に寄生します。

【症状】夜間に成虫が肛門で産卵するためにかゆみが出ます。腸の症状としては腹痛や下痢などの消化器障害がおきます。「虫がいる」といわれるように、注意力散漫になることもあります。

【治療】ピランテルパモエイトを内服して駆虫するのが有効です。

家族の中の一人に卵がみつかったら、家族全員が服薬した方がよいとされています。

イヌネコ回虫症（かいちゅうしょう）

受診科／内科・小児科・眼科

【原因】犬や猫に寄生する回虫の卵がフンなどを通して、人の口へ入り感染してふ化し、全身の臓器に移行して病気をおこします。

【症状】発熱、肝臓の腫れや、あるいは虫が入った場所によっては視力障害が出ます。

【治療】アルベンダゾールを内服します。

広節裂頭条虫症

受診科／内科・消化器内科

【原因】生でサケやマスを食べて、条虫の幼虫が体内に入り感染すると、最長10メートルほどの成虫となって腸に寄生します。

【症状】症状がない場合もありますが、ふつうは嘔吐、下痢、腹痛、貧血がおきます。

【治療】プラジカンテルまたはカマラを内服します。

鉤虫症（十二指腸虫症）

受診科／内科・消化器内科

【原因】野菜などについている鉤虫の幼虫が体内に入り感染すると、幼虫は1センチほどの成虫となって小腸に寄生します。

【症状】腹痛、下痢がおきますが、鉤虫が血液を養分とするために貧血もおきます。重症になると動悸や手足のむくみなどがおきます。

【治療】ピランテルパモエイトを内服して駆虫するのが有効です。

無鉤条虫症

受診科／内科・消化器内科

【原因】牛肉を生で食べて条虫の幼虫が体内に入り感染すると、腸に寄生して、4メートルから最長10メートルほどの成虫になります。

【症状】腹痛、下痢、体重減少がおきます。

【治療】プラジカンテルまたはカマラを内服します。

有鉤条虫症

受診科／内科・消化器内科

【原因】豚肉を生で食べて条虫の幼虫が体内に入り感染すると、最長3メートルほどの成虫が腸に寄生します。

【症状】腹痛、下痢、不眠、体重減少などがおきます。幼虫でなく卵のまま体内に入って幼虫となって感染します。

【治療】プラジカンテルまたはカマラを内服します。

性行為感染症（STD）

梅毒

受診科／性病科・泌尿器科

【原因】梅毒トレポネーマというスピロヘータ（病原体）が、性行為によって皮膚や粘膜から感染するものです。

妊婦が感染すれば胎児も感染して、胎児死亡、早産などがおき、生まれても先天性梅毒となっていて第2期の梅毒症状が現れるなど深刻な影響があります。また、学齢に達して症状が現れる場合もあります。

抗生物質による治療などで、国内での感染は少なくなっていたのですが、海外で感染するケースが増えています。

【症状】3カ月までの潜伏期間を経て発症します。症状は10年くらいかかって長

一言メモ　〈感染症新法〉従来の伝染病予防法等は廃止され感染症の重篤度や伝染力により1類から5類に分類された。

期化するので、4つの段階に分けられています。

●第1期

性器、唇、指先などにできた数ミリの小さいしこりが潰瘍性の水疱になってくずれます。痛みはなく自然に治りますが、こういう症状が出ないで進行する場合もあり、トレポネーマは血液で全身に運ばれます。

●第2期

菌が全身におよび、微熱、全身の倦怠感、全身のリンパ節の腫れ、赤い発疹などが現れます。

また、皮膚がふくらんで、こぶのようなものが現れたり、膿をもつものも出現します。

これ以後は無症状の潜伏期に入って第3期までは症状が現れません。

●第3期

感染後10年くらいまでに症状が出ます。結節性梅毒やゴム腫という、硬いこぶのようなものが顔や筋肉、内臓、骨というように全身に現れます。

治療して治っても顔などに跡が残ります。

●第4期

晩期梅毒といわれる症状で、脳や脊髄が侵されて思考障害や性格障害がおきたり、脊髄癆になって歩行障害がおきます。

また、心臓や血管が病変すると大動脈瘤や大動脈炎をおこします。

【治療】ペニシリンを投与するのが有効ですがアレルギーがある場合はテトラサイクリンやマクロライドなどの抗生物質を使用します。

淋病

受診科／性病科・泌尿器科

【原因】淋菌という病原菌を持つ相手との性行為で感染します。

【症状】1週間以内の潜伏期間を経て発症します。

男性は、淋菌性尿道炎になって排尿時に激痛が走ったり、黄緑色の膿が出たりし排尿後も残尿感があったりします。口に菌が入れば淋菌性口内炎になり、目に入れば淋菌性結膜炎になります。

女性は淋菌性頸管膣炎となり、陰部にかゆみが出たり、おりものが急にふえてきますが痛みがないので感染に気づかないことが多いものです。排尿時に痛むこともあります。

また、妊婦が感染すれば新生児が淋菌性結膜炎から失明することもあります。

【治療】ペニシリンなどの抗生物質が効果的です。早期に治療すれば1、2週間で完治します。しかしそのまま放置しておくと、男性では前立腺炎や副睾丸炎など、女性では子宮内膜炎、卵管炎、不妊症などの合併症がおきてきます。また、男女ともに膀胱炎や腎盂炎をおこすことがあります。治療を受けていて、症状が軽くなったからといって治療を中断すると慢性化します。

最近、淋菌は、治療薬であるペニシリンに対して抵抗性がみられるため、テトラサイクリン、ニューキノロン剤あるいは第3世代セフェム薬を投与します。

非淋菌性尿道炎

受診科／性病科・泌尿器科・内科

【原因】淋菌以外の病原体微生物が性行為などで感染する病気です。

原因となる微生物としては大腸菌、連鎖球菌、ブドウ球菌などの細菌や、ウイルス、原虫、真菌、スピロヘータなどですが、なかでもクラミジアが原因で感染するものが全体の半数と多く、その症状も違いますので、この病気については「クラミジア感染症」として別にあつかいます。

【症状】感染後は1週間以内の潜伏期を経て、尿の出口付近が赤くなり、分泌液や膿が出たりして排尿のときに痛みやかゆみを感じます。しかし、痛みは淋病ほどではありません。

【治療】感染した病原体微生物を特定してからそれに応じた治療をします。

細菌によるものにはテトラサイクリン、マクロライド、ミノサイクリンなどの抗生物質を投与します。ふつうは1、2週間で完治します。

クラミジア感染症（かんせんしょう）

受診科／性病科・泌尿器科・内科

【原因】性行為により、クラミジア・トラコマティスという病原体が感染するもので、非淋菌性尿道炎の一種です。クラミジア属にはオウム病をひきおこすオウム病クラミジアなどもありますが、このトラコマティスは眼病のトラコーマをおこす病原体と同じものです。

60年代後半にアメリカのヒッピーの間で盛んだったフリーセックスの副産物としてまん延しました。

【症状】3週間までの潜伏期間を経て発症します。

男性では尿道の出口がかゆくなり、白くにごった尿が出て、その時に痛みがあります。女性では薄いおりものがある程度ですが、そのうち黄色い色がついてきます。

男女ともに症状としては軽いものですが、放置していると菌が性器内部まで入っていき合併症をおこします。男性では慢性前立腺炎になる場合があります。女性では尿道が短いために菌が膀胱へ達しやすくて、膀胱炎になる場合もあります。

妊婦が感染すると産道で胎児が感染して新生児肺炎や新生児結膜炎になることがあります。

【治療】テトラサイクリン系の抗生物質を使用することが有効で、2週間ほどで完治します。

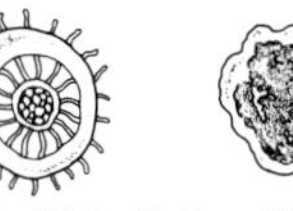
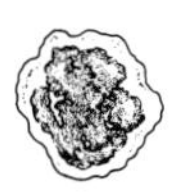

ヘモフィルス・ジュクレー　カンジダ　単純ヘルペスウイルス　HIV

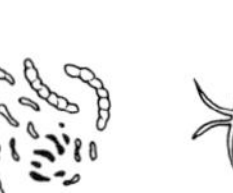
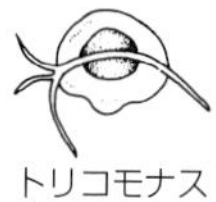
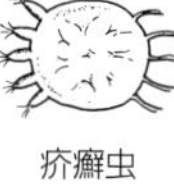

淋菌　子宮頸管炎 非淋菌性尿道炎　トリコモナス　疥癬虫

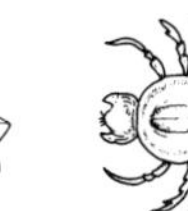
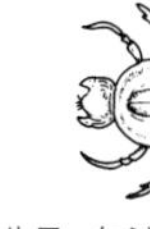

梅毒トレポネーマ　クラミジア　パピロ-2-ウイルス　ケジラミ

一言メモ　〈キノロン系薬剤（けいやくざい）〉合成抗菌剤のひとつ。細菌の増殖に必要なタンパク質のもととなる核酸の生成を阻害し、細菌を死滅させる。効果が高く、副作用も少ないため、応用範囲が広い。

性器ヘルペス

受診科／性病科・泌尿器科

【原因】性行為によってヘルペスウイルスのⅠ型またはⅡ型が陰部に感染するものです。Ⅰ型は口唇ヘルペスだけの病原菌だと今までは思われてきましたが、性器への感染もあることがはっきりしました。

【症状】初感染では症状が出ないことも多いものです。疲労などが再発のきっかけになります。

症状が現れる場合は、陰部に米粒ほどの水疱ができて潰瘍になり、性器から分泌物が出たりします。性器の強い痛みが特徴で、そのため排尿や歩行が困難になるほどです。

全身症状としてはだるさや発熱、食欲不振などがあります。

【治療】初感染に対しては効果的な抗ウイルス剤のアシクロビルが使用されます。痛みや炎症がある場合には軟膏を使います。

腟カンジダ症

受診科／婦人科・性病科

【原因】空気中や、口腔にいるカビの一種であるカンジダが病原体となって、腟の中で異常繁殖して炎症をおこすものです。

性行為によってもおきます。主に妊婦や、避妊ピルあるいは抗生物質を長期使用している女性は腟の病原菌への抵抗力が落ちているので感染しやすくなっています。

【症状】おりものに酒かすあるいはチーズのような白いものが混じったり、外陰部に強いかゆみが出たり、赤くなって湿ったりします。

【治療】腟内洗浄をして、イミダゾール系抗真菌剤やポリエン系抗真菌剤で治療します。また、炎症には軟膏を使用します。

完治するまで治療を続けなければ症状がぶり返してしまいます。性行為で感染した場合は相手も検査・治療を受ける必要があります。

腟トリコモナス症

受診科／婦人科・性病科

【原因】主に性行為によるもので、トリコモナス原虫が腟に感染して寄生し、腟炎をおこしてしまうものです。女性のおりものの原因としてはもっとも多いものです。

【症状】発症の季節は夏が多く、急におりものが多くなって、外陰部にかゆみがおきます。

さらに症状が進行すれば腟内は充血して、黄色いおりものに血が混じり、かゆみも激しくなって排尿時に強い痛みが出てきます。

【治療】妊娠していなければメトロニダゾールを使用します。抗トリコモナス剤の腟坐薬を併用すれば効果的です。妊婦の場合はトリコマイシンなどの坐薬を使用します。

感染源の男性に原虫が寄生している場合は感染を繰り返しますので、男性も治療をする必要があります。

尖圭（せんけい）コンジローマ

受診科／性病科・泌尿器科

【原因】 男女ともに、ヒトパピローマウイルスに感染して外陰部などにイボが現れるものです。

【症状】 2、3カ月の潜伏期を経てから発症します。男性の場合は亀頭の根もとに米粒大のイボのようなものが数個でき、数が増えるとともに小豆くらいに大きくなり、炎症がおきると痛みやかゆみをともなうこともあります。女性の場合は外陰部から肛門の周囲に米粒大のイボができます。

男女ともに痛みやかゆみはがまんできる程度なので、診察を受けない場合が多いようですが、ほかの人への感染をおこすだけでなく、陰茎がんや子宮がんとの関係が指摘されている病気なので注意が必要です。

【治療】 初期のものなら抗腫瘍剤が有効ですが、イボが増えると外科的療法が必要です。

軟性下疳（なんせいげかん）

受診科／性病科・泌尿器科

【原因】 軟性下疳菌が病原体となって性行為によって感染するものです。HIV感染を合併しやすくなりますので、注意が必要です。

【症状】 感染後数日から1週間で発症します。男性ならペニスの亀頭溝あたり、女性なら陰唇や腟のあたりに豆大の潰瘍が多く発生します。リンパ節が痛みをともなって腫れますが、化膿すると発熱します。潰瘍に触れると激しい痛みを感じます。

梅毒を合併すれば軟らかい潰瘍がだんだん硬くなり、軟性下疳が硬性下疳となってしまいます。

【治療】 潰瘍にはサルファ剤や軟膏を使用して治療をします。エリスロマイシンかミノサイクリンを使用するほか、セフトリアキソンなどを注射する場合もあります。

鼠径（そけい）リンパ肉芽腫（にくげしゅ）

受診科／性病科・泌尿器科

【原因】 性行為でクラミジアが感染しておきます。クラミジアは、トラコーマや非淋菌性尿道炎をおこすものと同じ菌です。

【症状】 感染後2週間くらいで外陰部に小さな潰瘍ができますが、痛みがないので気づかない場合もあります。

数週間すると今度は鼠径部（太もものつけ根）のリンパ節が腫れます。やがて鼠径リンパ節は化膿してきて、皮膚が赤く腫れ、穴が開いて膿（うみ）が出てくるようになります。

放置するとリンパ管の閉塞がおきて、リンパ浮腫（リンパにできる水性の腫れ）や直腸狭窄（きょうさく）になることもあります。女性の場合は陰部の肥厚がおきることもあります。

【治療】 ミノサイクリンかドキシサイクリンを使用します。

一言メモ　〈球菌（きゅうきん）〉顕微鏡下で球形をなす細菌をいう。双球状、連鎖状、ブドウの房状など、菌によってその配列に特徴がみられる。

食中毒

食中毒とは

食品についた細菌やその毒素、あるいは化学物質を食品と間違って食べたりすることでおきる急性の病気です。胃腸炎がおきるのでふつうは嘔吐、腹痛、下痢などの症状が現れます。

食中毒は大きく分けて、細菌性食中毒と化学性食中毒の2つがあります。さらに細菌性食中毒は菌によるものであることは同一でも発生の仕方から、感染型と、毒素型に分かれます。

化学性食中毒も、フグや毒をもつ時期のカキあるいはキノコや山菜など、動植物性の自然毒によるものと、農薬や鉛など、化学物質によるものに分かれます。

食品が関係する病気で胃腸症状がおきるとはいっても、赤痢やチフスのように感染力が強くて症状も重い消化器系の感染症や、回虫などのような寄生虫による感染症、さらにアレルギーなどは食中毒の範ちゅうには入れません。

（大半は細菌性食中毒）

食中毒の中で一番発生が多いのは細菌性食中毒で、全体の8割から9割を占め、発生の多い季節は夏です。

細菌性食中毒のうち、感染型のほうは菌が増殖して汚染されたものを食べることで、腸の中でさらに菌が繁殖して発症します。

毒素型は食品の中で菌が増殖するとともに、毒素がつくられ、この毒素が胃や腸で中毒をおこすものです。

感染型の病原体にはサルモネラ菌、腸炎ビブリオ菌、カンピロバクター菌などがあります。毒素型の病原体としてはブドウ球菌、ボツリヌス菌などです。

感染型は12時間から丸1日の潜伏期間を経て高熱とともに発症します。毒素型は12時間以内の潜伏期を経て、発熱をともなわずに発症します。

（食中毒の治療と予防）

食品に細菌がまったくないなら食中毒にかからないのは当然ですが、細菌が中毒をおこす数までに達していない場合も発症しません。

食中毒の治療は医師にかかることですが、それまでの家庭での応急処置としては、安静にして、もし自然毒や化学毒が原因なら水を大量に飲ませて胃の中のものを吐かせます。

ほかの原因の中毒でも、下痢で水分が不足しますからぬるま湯などで水分を補給します。

また、食中毒を防ぐためには、暑い気候のときは生ものに注意して、低温で保存し、料理には新鮮な材料を使うようにして、手をよく洗うようにします。

サルモネラ食中毒（しょくちゅうどく）

受診科／内科・小児科

【原因】 腸チフスの原因ともなるサルモネラ菌が腸の中で増殖して、発生した毒素が小腸の粘膜に炎症をおこすものです。

ロタウイルス・ノロウイルス感染症

ウイルス性胃腸炎の多くは秋から冬にかけて流行し、ロタウイルス、ノロウイルスが約7割を占めます。感染経路として、ロタウイルスは糞口感染、ノロウイルスは経口感染（食中毒、糞口感染）と飛沫感染があげられ、感染者の便や吐物には多量のウイルスを含みます。環境中でも数日以上感染力を保ち、少量の暴露で感染が成立します。一般的なアルコール消毒は無効で、接触後の手洗いや次亜塩素酸ナトリウム等での消毒が重要です。

ノロウイルス感染では嘔吐が先行し、水分の多い下痢が1日10数回みられ、特にロタウイルスによる下痢症は白色で、酸っぱいにおいが特徴的です。乳幼児では下痢が長引くので脱水症に注意します。母乳は制限せず、少量ずつ与えることが重要です。経口補水液等を少量ずつ与えることが重要です。また、ウイルス性胃腸炎では脱水がなくても無熱性けいれんを起こすことがあります。ロタウイルス感染症では、まれに脳炎や脳症などを起こし、後遺症を残すことがありますが、ワクチンの普及により国内の検出数は減少傾向にあります。

食中毒を防ぐために

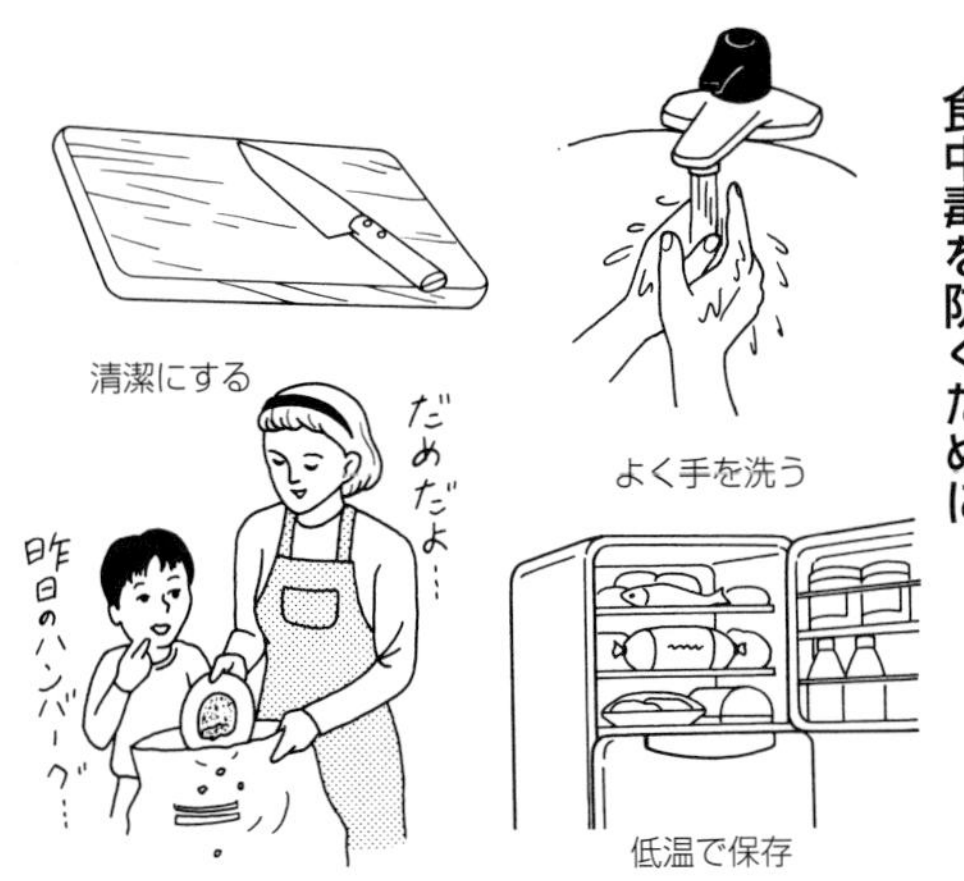

清潔にする

よく手を洗う

低温で保存

サルモネラ菌は牛や豚、犬、猫などの人と密接な関係にある動物についています。サルモネラ菌のある食肉を食材としたり、調理者の保有する菌が入ったりして感染します。

【症状】 6時間から48時間の潜伏期間を経て、発熱、嘔吐、腹痛、回数の多い下痢がおきます。重症になるとショック状態におちいることもあります。

【治療】 輸液や抗生物質の薬剤を使用します。

腸炎ビブリオ食中毒（ちょうえんビブリオしょくちゅうどく）

受診科／内科・小児科

【原因】 サルモネラ菌とならんで、細菌性食中毒のうちで代表的なものです。腸炎ビブリオ菌は海水中で増殖して魚介類につきますので、保菌している魚介類を生で食べると感染します。夏に多い病気です。

【症状】 8時間から16時間の潜伏期間を経て発症します。

胃けいれんのような激しい腹痛があり、

一言メモ 〈O-157感染症（かんせんしょう）〉 病原性大腸菌O-157による感染症。ごく少量の菌の感染で発症し、生産されるベロ毒素によって溶血性尿毒症症候群などの重い症状を呈し、死に至ることもある。

サルモネラ食中毒／腸炎ビブリオ食中毒／カンピロバクター腸炎／病原大腸菌性食中毒／黄色ブドウ球菌性食中毒／ボツリヌス菌食中毒／ウェルシュ菌性食中毒／セレウス菌性食中毒／毒キノコ中毒／じゃがいも中毒

嘔吐、高熱、下痢がおきます。高齢者は重症になることもあります。

【治療】 輸液や抗生物質の薬剤を使用します。

カンピロバクター腸炎

受診科／内科・小児科

【原因】 牛や豚、鶏、犬や小鳥などの腸管にいる、カンピロバクターという細菌が人に感染するものです。生肉や生レバーを食べたり、動物の下痢便にいる菌に汚染された肉や水を飲食した場合に大腸に感染します。

ペットなどの便から幼児に経口感染することが多いものです。

【症状】 5日以内の潜伏期間を経て、発熱、腹痛、下痢がおきます。

【治療】 輸液や抗生物質や化学療法剤が有効です。

病原大腸菌性食中毒

受診科／内科・小児科

【原因】 ふつうは病原体とならない大腸菌のなかに病原体となるものがあります。

そのような大腸菌が、大腸や小腸に侵入して増殖したり毒素をつくったり、腸に出血をおこさせたりするというように、発症の仕方や症状でいくつかの種類に分かれます。

なかでも、学校で集団発生をおこしたO‐157が有名です。この菌は人の間での感染もありますが、食品をとおしての集団中毒が問題となります。

【症状】 原因によって違いますが、8～20時間の潜伏期間を経て、発熱、腹痛、下痢など、赤痢と同じような症状をあらわしたり、嘔吐と下痢をおこしたりします。

腸管出血性のものは、下痢が数日続いてから血便が続きます。幼児の場合に腸管出血性のものにかかってしまい、血便が出ると意識障害や腎障害がおきて生命に危険があります。

【治療】 輸液や抗生物質が有効です。

黄色ブドウ球菌性食中毒

受診科／内科・小児科

【原因】 人の皮膚や喉によくすんでいる黄色ブドウ球菌が、おにぎりなどの食品についてから毒素をつくって、その食品を食べると発症するものです。

【症状】 摂取後5、6時間以内に発症します。発熱はありませんが、吐き気からひどい嘔吐、激しい腹痛がおきて下痢がみられます。

症状は、早い場合は数時間で治まるほど短いのが特徴です。

【治療】 ほとんど治療の必要はありませんが、症状が治まらない場合は胃の洗浄や下剤を使用します。

ボツリヌス菌食中毒

受診科／内科・小児科

【原因】 ボツリヌス菌に汚染された肉や魚が調理不十分で保存された場合は、菌が増殖したり毒素がつくられて、その食品を食べると発症します。

ハムやソーセージ、あるいはすじこや蜂蜜などが原因となります。

【症状】早いもので数時間、ふつうは1日以内に発症します。倦怠感があって、嘔吐、腹痛、下痢などがおきますが、この病気の特徴は視力障害、発声障害、呼吸困難などの神経や筋肉の障害がおきることです。乳児では呼吸麻痺をおこして死亡することがあります。多くの場合は蜂蜜が原因です。

【治療】抗毒素血清を注射します。

ウェルシュ菌性食中毒

受診科／内科・小児科

【原因】人や動物の腸にはウェルシュ菌がすんでいますが、肉や魚を加熱調理して室温で保存するとこのウェルシュ菌が増殖します。食物と一緒に、食べられた菌が腸管の中で毒素をつくることで発症するものです。

【症状】1日以内の潜伏期間で発症します。腹部が張る感じがあって、次に腹痛と下痢がおきます。発熱や嘔吐はほとんどありませんし、大部分は軽い症状ですみます。

【治療】輸液や化学療法をします。

セレウス菌性食中毒

受診科／内科・小児科

【原因】食品にあるセレウス菌は熱に強いので加熱調理しても死なずに、それを人が食べると感染するものです。

【症状】だいたい半日ほどで発病します。吐き気、腹痛、下痢などですが、発熱はまずありません。

【治療】ふつうは発症から半日ほどで自然に治るので治療の必要はありませんが、症状が改善されない場合は抗生物質などを使用します。

毒キノコ中毒

受診科／内科・小児科

【原因】テングダケ、ツキヨダケ、ワライダケなどのキノコを食べるとその毒素でおきます。

【症状】胃腸炎やコレラ、あるいは脳炎のような症状を示します。

胃腸炎型では食後1時間ほどで嘔吐、腹痛、下痢がおきます。

コレラ型は食後10時間ほどで発症し、激しい嘔吐や下痢があって、ひどい場合はショック状態になって死亡します。

脳炎型は食後2時間以内に発汗とともにけいれん、昏睡などひどい神経症状があらわれ、ひどい場合は死亡します。

【治療】胃腸炎型は自然に治りますが、コレラ型や脳炎型は胃の洗浄や下剤を使用したり、輸液や人工呼吸をします。

じゃがいも中毒

受診科／内科・小児科

【原因】発芽部分にあるソラニンという毒素でおきます。

【症状】食後数時間で腹痛、めまい、軽い意識障害がおきます。じゃがいもの芽は食べないように注意すべきです。

【治療】食べた後は、はかせて下さい。また、胃の洗浄をします。症状がひどいときには輸液します。

一言メモ　〈ウェルシュ菌〉ガス壊疽や食中毒をおこすグラム陽性桿菌。芽胞は100℃の熱にも1～4時間は耐えるため、加熱調理しても、放置すると芽胞から芽が出て増殖を始めることがある。

骨・関節・筋肉の病気

骨の構造と働き

人の骨格を分解すると約200の骨になります。骨の形はいろいろですが、肩甲骨や骨盤のような平らな骨が扁平骨で、手足の長い骨を長管骨といいます。

長管骨はパイプ状の部分を骨幹と呼び、両端の太く丸い部分を骨端と呼んでいます。骨幹の内部は、海綿状の骨髄という組織で満たされています。

骨格の中でしくみと働きが特別なのが背骨です。背骨は7個の頸椎、12個の胸椎、5個の腰椎、仙骨、尾骨が連続して構成され、個々の骨の間は椎間板でつながっています。椎間板は背骨へのショックを吸収したり、背骨が前後左右に動くときに関節のような役割をします。椎間板が老化したり、異常をおこすと、いろいろな病気が発生します。骨は骨格を形成して人体を支え、内臓や脳などの器官を保護しているのです。

また、造血機能やカルシウムやリンの調節機能も備えています。骨髄が血球や血小板などの血液成分を生産しています。

骨は99%がカルシウムからできていますが、同時にカルシウムやリンを蓄えたり放出したりします。体内のカルシウムが不足すると、血液中のカルシウム濃度を一定にするために骨からカルシウムが溶け出したり、骨髄に異常が発生すれば、白血病などの病気がおきます。また、カルシウムのバランスがくずれれば骨粗鬆症や骨軟化症などの病気になります。

関節の構造と働き

関節は骨と骨をつないで身体を動かします。関節は身体各部で、膝のように一方向にしか動かないものから、股関節のように全方向に動くものまでいろいろな種類があります。

長管骨の両端にある骨端の外側表面は関節軟骨でおおわれており、向き合った2本の長管骨の骨端部分は関節包という袋がカバーしています。袋の中には関節が動くときに関節軟骨どうしが接触しないように関節液という液体があるため、関節軟骨はすり減りません。老化で自然に厚みが減ると関節の運動によるショックを吸収する作用も低下してきます。

筋肉の構造と働き

筋肉には骨格にそって配置された身体を動かすための骨格筋と、心臓を動かす心筋と内臓を動かす内臓筋の3つがあります。骨、骨格筋と関節など身体を動かす器官を運動器官と呼びます。

骨格筋には身体を動かすための動的な機能と姿勢を保持するための静的な機能をもつ筋があります。老化や運動不足で背骨を支える筋肉の力が落ちてくると、肩こりや腰痛がおきてきます。骨や関節の正常な形や機能を保ち、痛みなどの発生を予防するのが正常な筋肉なのです。筋肉や関節といった運動器官を柔軟に保ちつつ老化を防ぐためには、適度な運動をすることが必要です。

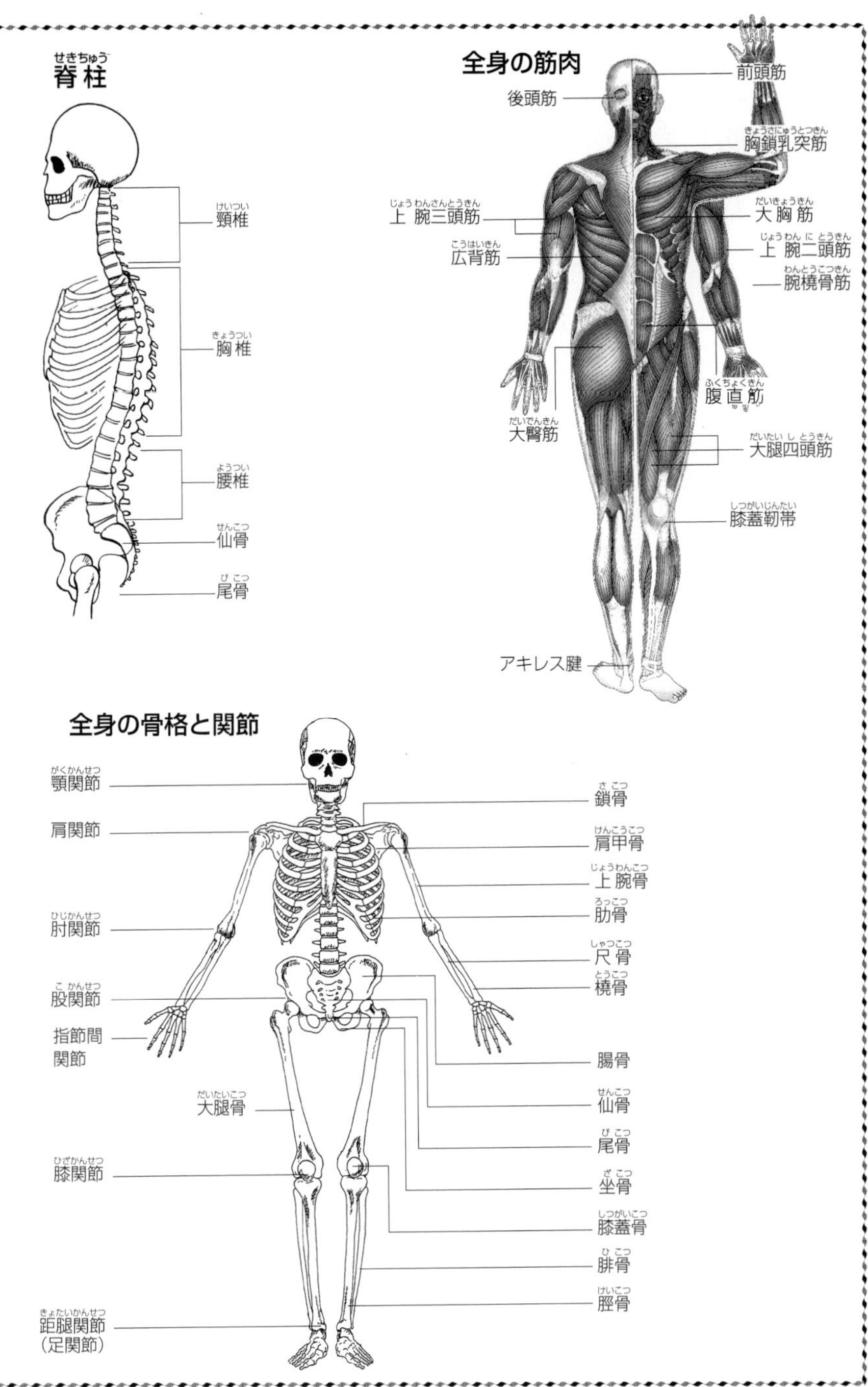

一言メモ 〈横紋筋〉細長い円柱状の筋線維からなる随意筋。骨格筋ともよばれ、骨格に付いて筋肉を動かす。四肢の力強い動きから指先の繊細な動きまで、その運動は多彩。

腰痛症（ようつうしょう）

受診科／整形外科

狭い意味でいう腰痛症とは、椎間板（ついかんばん）ヘルニアや変形性脊椎症などの原因がわかっているものを除いた原因不明の腰痛に対する病名です。

腰が痛くなる原因はいろいろで、炎症や感染、内臓疾患、腫瘍、がんなどの影響によるものと、腰部を構成する椎間板、靭帯（じんたい）、筋、筋膜、軟部組織、脊椎関節の変化により神経が刺激され痛みがおきるものがあります。

後者を腰痛症と一般にいい、若者に多く、自然に治癒することが多いものです。

腰痛症はぎっくり腰に代表される急性のものと慢性のものに分けられ、慢性で軽い腰痛症の患者は非常に多いです。

慢性腰痛症（まんせいようつうしょう）

【原因】 長い時間、同じ姿勢や無理な姿勢での仕事や重労働、肥満、過労などによっておきます。

【症状】 にぶい痛みや不快感、腰を伸ばしたときの痛みなどがあります。痛みは常に腰だけでなく、臀部（でんぶ）や下肢（かし）にまでおよぶことがあります。湿気が多かったり、寒かったりする天候の悪い日には症状が重くなります。

【治療】 安静にするのが第一ですが、痛みがひどいときは消炎鎮痛剤を用います。痛みが続いているときには骨盤けん引をしたり、腰を温める温熱療法あるいはコルセットの使用をします。

慢性腰痛症の場合は日常生活で治療あるいは予防することが大事です。腰に負担をかけずに腰痛体操をしたり、肥満を解消して腹筋や背筋を強くします。

ぎっくり腰（ごし）

【原因】 急性の腰痛症です。ふつうは不自然な姿勢で重いものを持ち上げたりしたときおきますが、くしゃみなどのはずみでおきることもあります。

【症状】 動作の瞬間に腰をつらぬくような激痛が走ります。ひどい場合は腰を曲げたままその場で動けなくなり、歩いてトイレに行くこともできなくなります。腰はもちろんのこと、手足を動かそうとすると、刺すような痛みが走ります。

【治療】 とにかく姿勢を変えないようにして安静にします。痛みには湿布や消炎鎮痛剤、筋弛緩剤などを使用します。日数がたって痛みが治まってくれば慢性腰痛と同じような治療や予防をします。

椎間板ヘルニア（ついかんばんヘルニア）

受診科／整形外科

【原因】 椎間板は背骨を構成する複数の椎骨という骨の間にある軟骨組織です。椎間板は空気の抜けたタイヤのようにいびつな円形で、軟らかい髄核という組織を、線維輪という軟骨がタイヤの接地面のようにぐるっと巻いています。

この弾力性のある椎間板は椎骨と椎骨をつなぎ、脊椎にかかる衝撃を吸収するクッションの役割をしていますが、20歳代からすでに始まる組織の老化や強い衝撃などで線維輪がふくらんだり、線維輪に亀裂が生じて髄核が外にはみ出すと、脊髄や神経根を圧迫し障害をおこします。現在は椎間板の変化やヘルニアの位置についてＭＲＩ（磁気を使用して、身体の縦割りあるいは輪切りの画像を写す装置）により知ることができます。

　椎間板ヘルニアは背骨の構成にしたがって、腰椎椎間板ヘルニアや頸椎椎間板ヘルニアなどに分けられ、それぞれ症状が違ってきます。

腰椎椎間板ヘルニア

【症状】髄核が腰髄の神経根を押して、腰痛や坐骨神経痛をおこします。腰から臀部、膝の下から足の指にかけて、しびれや痛みがある坐骨神経痛の症状が出ます。脱力感や筋力の低下あるいは知覚障害がおき、歩行中につまずくことが多くなります。ぎっくり腰のように突然おこるときは、激しい痛みのために立ち上がれないほどですが、その後慢性化してきます。

　人によっては、前かがみや中腰でも痛みが増し、背中を伸ばしていると痛みは軽くなります。

【治療】急性期には激しい痛みや炎症がおきるため、消炎鎮痛剤や筋弛緩剤を使用して安静にします。痛みが治まり慢性症状になったら、けん引や温熱療法、腰痛体操や運動をします。急性の痛みが治まらないようなら入院して持続けん引をするほか、痛みに対して硬膜外・仙骨硬膜外ブロック、神経根ブロックを行います。

　椎間板ヘルニアの大部分は保存的治療で軽快します。保存的治療で症状が改善されないもの、痛みがとれても再発を繰り返すもの、排尿障害や下垂足など麻痺をきたす症例では手術が行われます。

頸椎椎間板ヘルニア

【症状】右か左の肩から腕に痛みとしびれ、あるいは脱力感がおきます。首が動かせないほど痛むこともあります。髄核が後方にはみ出た場合は脊髄をじかに押すので、胸から足までしびれが広がり、階段でつまずきそうになったり、脚が突っ張るような歩行障害をおこします。このような麻痺を痙性麻痺といいます。

【治療】基本的に腰椎椎間板ヘルニアと同じですが、保存的治療で症状の改善が

椎間板ヘルニア

脊髄

椎間板

馬尾神経

ヘルニア

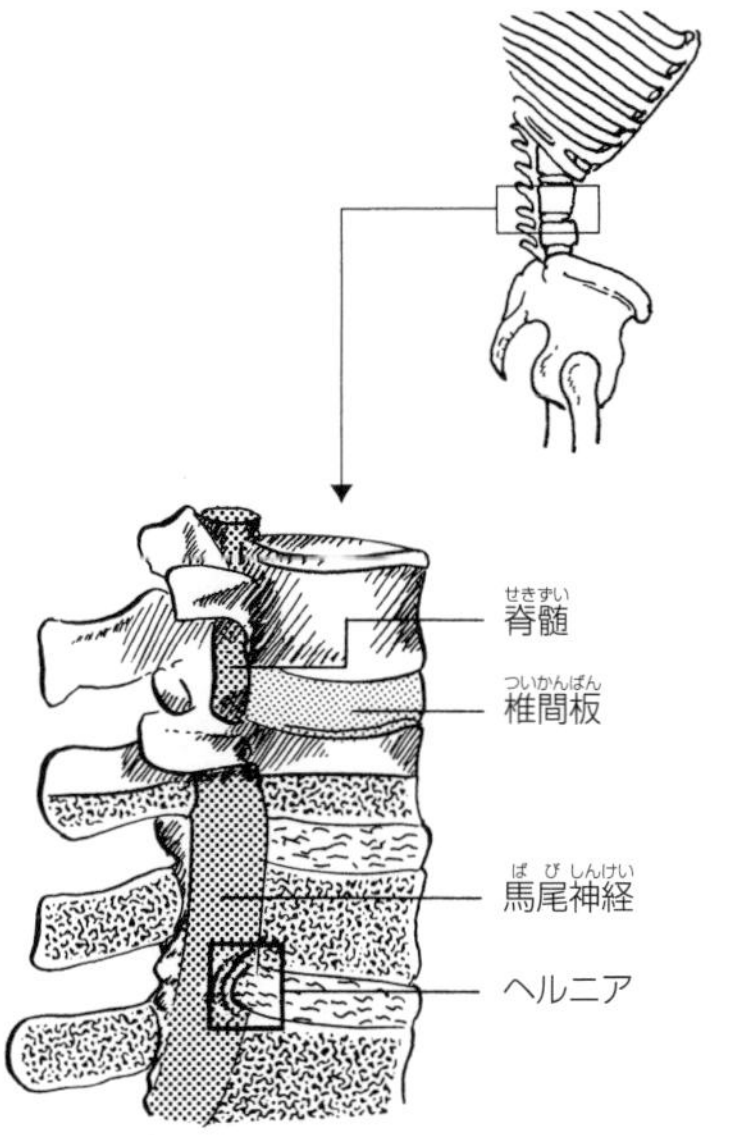

背骨を１本の柱としてつないでいるのが椎間板で、椎間板内部の髄核という部分が，線維輪から飛び出してしまうのが椎間板ヘルニアです。髄核が脊髄神経を圧迫するため，髄核が飛び出した瞬間は突然の激痛がはしります。脊髄神経は，坐骨神経となって下肢へのびていくので，激しい腰痛や下肢のしびれなど，坐骨神経痛の症状がでてきます

一言メモ　〈カイロプラクティック〉理学療法の一種。脊椎のゆがみや椎間の異常などを手指で刺激して矯正し、身体の諸器官の機能的・器質的回復を促す治療法。

ない症例には、手術的にヘルニアの摘出・椎体の固定も行われます。

脊椎分離症・脊椎すべり症

受診科／整形外科

【原因】背骨を構成する脊椎は、丸い椎体と後部に突き出た椎弓でできていますが、この椎体と椎弓が分離してしまうのが脊椎分離症です。脊椎分離が進行すると椎間板も変形して、上の椎体そのものが下の椎体より前へずれてしまって、脊椎すべり症になります。

原因については、いろいろといわれていますが、先天性のものと後天的な形成不全、外傷による骨折などが関与すると考えられています。成長期に水泳やボートのようなスポーツを続けると、形成不全の脊椎分離がおきることがあり、若者の腰痛の原因のひとつとなっています。脊椎すべり症には分離するものと、分離をともなわないものとがあります。

【症状】分離していると脊椎に負担がかかって慢性的な腰痛になり、すべり症になると神経を圧迫するのでやはり腰痛や下肢痛がおきてきます。運動をすればするほど症状は悪化します。

【治療】腰痛が強ければ、コルセットや消炎鎮痛剤を使用します。痛み、排尿障害、下肢の麻痺など生活に支障があるほどの痛みがあるなら手術をします。

坐骨神経痛

受診科／整形外科

【原因】腰椎の中の腰髄から出て、下肢を伝って足の裏まで伸びている末梢神経が坐骨神経です。この神経が何かの原因で刺激されると痛むものです。

痛む原因としては椎間板ヘルニアや変形性腰椎症、脊椎カリエス、馬尾神経腫瘍など脊椎がらみの疾患が関係しています。

【症状】ももの後ろからふくらはぎ、さらにかかとのあたりまで痛みます。咳やくしゃみをしても、下まで鋭く痛みます。

【治療】坐骨神経痛がおきる原因となる病気を見つけて治療をします。痛みには消炎鎮痛剤や筋弛緩剤を使用します。

肋間神経痛

受診科／整形外科・内科

【原因】肋間神経は背骨の胸の部分である胸椎から出て、肋骨にそって胸・腹部まで伸びている末梢神経です。この肋間神経がいろいろな原因で痛むのが肋間神経痛です。

原因は肋骨の損傷や脊椎の疾患だけでなく、帯状疱疹、肺炎、脊髄腫瘍、胸膜炎などの感染や神経炎などです。

【症状】肋骨にそって突発的に激しく、あるいは持続的に痛みます。咳や深呼吸でも痛みが強くなります。痛みは片側だけにおこることが多いものです。

【治療】原因になる病気があるのならそれを治療します。痛みには消炎鎮痛剤を使用します。薬物でも痛みがとれない場合は神経ブロックも行われます。

脊柱側彎症

受診科／整形外科

【原因】原因不明、あるいはさまざまな原因で脊柱がねじれてだんだん側方に彎曲する病気です。原因としては先天的な脊柱の異常や、姿勢の悪さ、脊髄神経や背筋の麻痺などがあります。一番多いのは原因不明の特発性のもので、成長過程の小中学生によくみられます。

【症状】脊椎が曲がったり、後ろにとび出したり、片方の肩が下がったりしていることで気づきます。単純に左右どちらかへ曲がるものと、S字を描く形で曲がるものがあります。痛みがないので自覚がありません。曲がる部位は胸椎、腰椎、胸椎と腰椎のさかい目です。上のほうで発症すると治療が難しくなりますし、重症になると心臓や肺が圧迫されて障害がおきます。

【治療】早期発見と早期治療が大事です。装具で矯正をしたり、側彎症体操をしたりします。側彎度50度以上の重症の場合は手術をします。

脊柱管狭窄症（せきちゅうかんきょうさくしょう）

受診科／整形外科

【原因】脊柱の内部は筒状になっていて、中を頸椎から仙椎までずっと脊髄が通っています。この筒が脊柱管ですが、老化による椎体変性のほか、脊椎分離すべり症や椎間板ヘルニアなどで狭くなると神経が圧迫されてしまいます。とくに腰椎の脊柱管には下肢への神経が分岐する馬尾神経という神経があり、この神経が障害されることが多いので、腰部脊柱管狭窄症ということもあります。中年以後の肥満した男性に多く発症します。

【症状】間欠（性）跛行といって、腰痛や坐骨神経痛の症状である下肢の痛みは、坐位や寝ている状態では出ず、歩くと痛みます。300～500mの歩行で痛みが強くなり歩行障害がおきますが、5分以下坐位、前かがみの姿勢で休むと痛みは取れてしまいます。この症状は下肢の血行障害でもみられるため鑑別が必要です。

【治療】痛みには消炎鎮痛剤、しびれには血流改善薬を使用し、コルセットをつけたり、腹筋運動をします。症状が思わしくない場合は脊柱管を広くする手術を

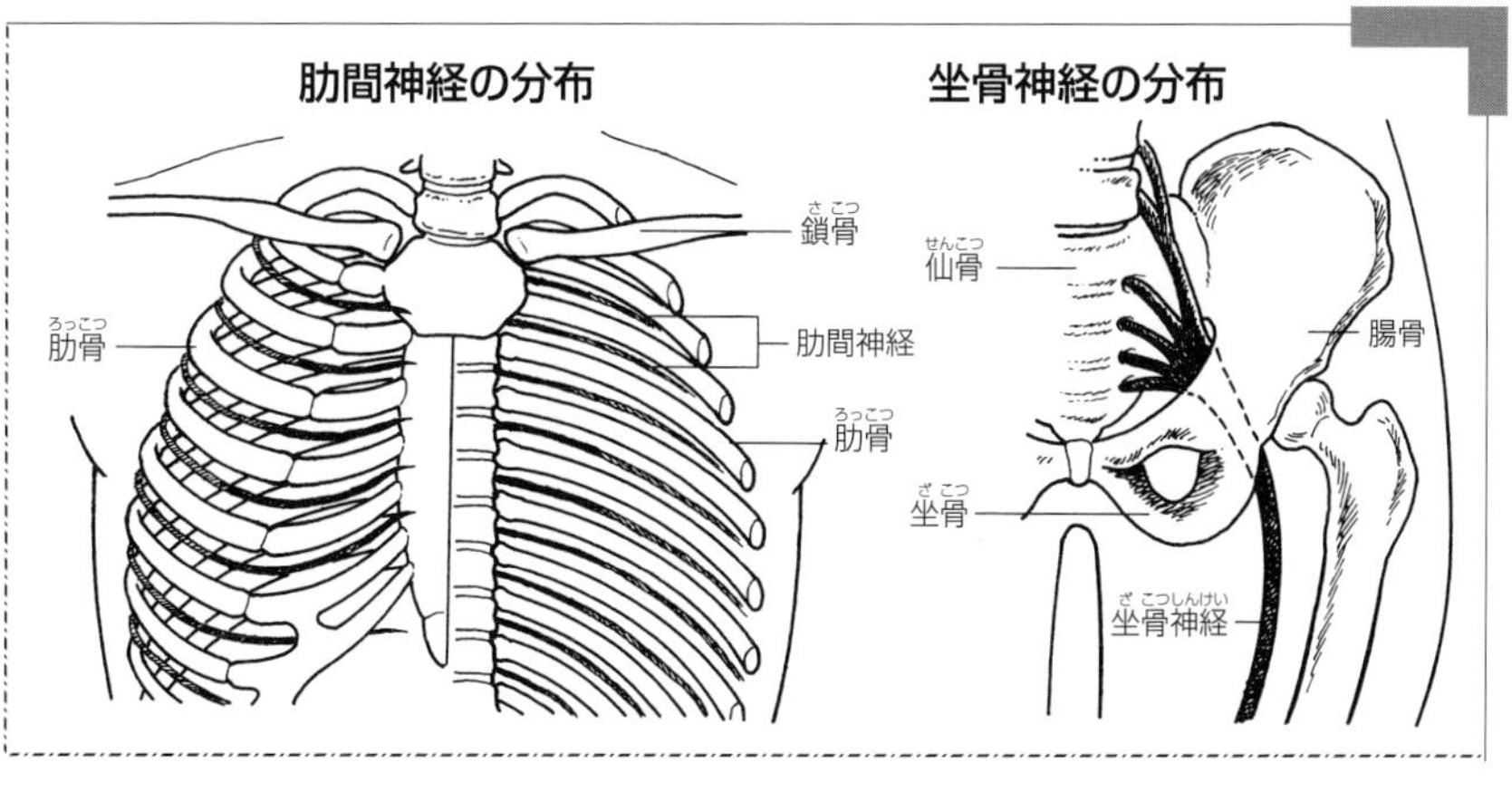

肋間神経の分布

鎖骨
肋骨
肋間神経
肋骨

坐骨神経の分布

仙骨
腸骨
坐骨
坐骨神経

一言メモ　〈形成外科〉先天的な奇形や、外傷・病気による変形に対し、その形や機能を修復するために外科的治療を行う診療科。

します。診断が確実であれば症状は劇的によくなります。

五十肩(肩関節周囲炎)

受診科／整形外科

【原因】50歳代に多く発生することから五十肩といわれます。とくに原因もないのに、老化とともに肩の関節が痛んだり、関節の動きが以前より悪くなるものです。

肩の関節そのものより、関節の周囲にある筋、腱、靭帯、関節包などの複雑な構造の軟らかい組織が炎症・拘縮をおこすからです。

【症状】初期は、一定の方向の肩関節の動きをすることで痛みを感じます。痛みをかばって動かさないでいると、関節を動かせる範囲が狭くなり、痛みも強くなります。

たとえば髪を結うことや、後ろで帯を結ぶことなどができなくなります。また夜間安眠できずに朝は痛みで目が覚めたりします。こういった症状のでる時期になりますと、肩はあらゆる方向に動かなくなり痛みもさらに強くなります。整髪や着替えなどもままならないほどになります。

【治療】治療の原則は温めて動かすことです。とくに初期の可動範囲が大きいときに動かすことが大事です。肩が痛いからといって、安静にして、動かさないのは間違いです。

また痛みが強く、可動域が少なくなってしまっても消炎鎮痛剤を服用しながら、温熱療法と運動療法を行います。初期にはヒアルロン酸、ステロイド剤の関節内注入療法も行われます。長ければ回復までに2～3年ないし数年かかります。

頸肩腕症候群

受診科／整形外科・神経内科

【原因】肩こりなどのように、さまざまな原因によって首、肩、腕に痛みがおきるいろいろな症状の総称です。かつては五十肩や胸郭出口症候群なども含まれていましたが、原因の解明とともに、今では独立してあつかわれています。

痛みがおきる原因は頸椎の椎間板の異常や、鎖骨周辺の神経血管の障害、首や肩の筋肉疲労、精神的ストレス、内臓疾患などがあげられます。

このような疾患や障害をおこすのはパソコンやキーをたたく仕事の人や打撲による外傷を負った人などが多いようです。とくに首や肩に負担があるような、同じ姿勢をとり続ける仕事は特定の筋肉を疲労させるのでおきやすくなります。

【症状】首や肩や腕の筋肉痛のほか、冷感、めまい、しびれ、肩こりなどがあります。

【治療】対症療法が中心です。疲労の蓄積からきますから、なによりも休息が必要です。療法としては、薬物療法、理学療法です。

頸椎後縦靭帯骨化症

受診科／整形外科・脳神経外科

【原因】頸椎の管の中には頸髄と後縦靭帯の2つが通っています。もともとは軟らかい後縦靭帯がしだいに硬くなって骨化し肥厚すると、頸髄や神経根を圧迫して障害をおこしてしまうのです。骨化の原因はよくわかっていません。40歳代から60歳代の人や糖尿病の人に多く発症し、厚労省の難病に指定されています。

【症状】自覚症状のない場合もありますが、ふつうは腕や足に痛みやしびれ、脱力感が現れます。指先の細かな作業もできなくなります。さらに歩行障害、排尿排便障害など重い症状がともなうこともあります。

【治療】軽症の場合は頸椎カラーで安静を保ちます。消炎鎮痛剤や筋弛緩剤の使用、温熱療法なども行います。また、脊髄神経症状のある場合はステロイド剤も使用します。症状によっては外科手術を行います。

胸郭出口症候群（きょうかくでぐちしょうこうぐん）

受診科／整形外科

【原因】心臓から腕に延びている血管や、脊髄から腕へ延びる神経は、神経血管束となって、鎖骨（さこつ）、肋骨（ろっこつ）、中斜角筋、または前斜角筋、鎖骨下筋（さこつかきん）によって形成される胸郭出口と呼ばれる狭い部分を通っています。さらにこの束は胸郭出口を抜けて、腋（わき）の下で分かれて腕の方へ向かいます。

　このとき狭い胸郭出口に神経血管の束が通るために、なで肩の人、上肢をあげて仕事をする理容師や美容師、体つきががっしりとした人は、血管や神経に強い圧迫をかけるため症状が多くみられるといわれています。

【症状】腕のしびれや冷感、首や肩の痛みやしびれなどがおきますし、指先が蒼白（そうはく）になって紫色になる場合もあります。

【治療】姿勢の矯正をしたり、肩の筋力の強化をします。痛みには消炎鎮痛剤や局所麻酔剤を投与したり温熱治療をします。また、筋肉の緊張には筋弛緩剤を使います。症状が重い場合は外科手術を施します。

斜頸（しゃけい）

受診科／整形外科

【原因】いろいろな原因で頭部が斜めに傾いてしまうものです。多くは新生児のときからの先天性の筋性斜頸です。これは耳の後ろから首を通り、胸の胸骨と鎖骨に走る胸鎖乳突筋（きょうさにゅうとつきん）という筋肉の中にしこりができて、筋肉がひきつって首が傾いてくるものです。

　筋性斜頸は新生児の病気ですが、成人ではほかに骨の異常や、リンパ節の腫脹、筋肉麻痺からくる斜頸があります。

【症状】先天性のものは生後数日～1週で首の鎖骨の上にしこりができ、頭がそっちに傾くようになります。1カ月ほどで小さくなり、斜頸そのものはふつう1年くらいで治ります。

【治療】筋性の場合は、胸鎖乳突筋をのばすように頸を向かせるようにしていれば自然に治ります。例えば左側に起これば頭を右に傾け左に回す矯正位をとります。1年を過ぎても斜頸が治らない場合は手術をします。

　また、筋性以外の斜頸は、原因となる病気を治療します。

一言メモ　〈外科（げか）〉手術によって外傷や病気を治療する診療科。心臓外科、消化器外科、呼吸器外科、脳神経外科というように細分化されている病院もある。乳房の病気も外科が扱う。

化膿性関節炎

受診科／整形外科

【原因】ブドウ球菌や連鎖球菌などの化膿菌が感染して、関節が化膿するものです。

感染は関節に達する傷からおきたり、敗血症など他の感染症の原因となっている菌が血液に運ばれてきておきます。

また、関節の近くに発症した、化膿性炎症の膿が入ってきて感染することもあります。

【症状】関節が腫れて激しく痛み、熱をもったり赤くなったりし、動かすと痛くて動かせません。

また、全身の発熱もみられます。やがて関節軟骨が破壊されて関節の機能が失われてきます。

【治療】入院加療が必要です。抗生物質を投与します。化膿菌が発見されれば関節を切開して洗浄します。

結核性関節炎（関節結核）

受診科／内科・整形外科

【原因】肺結核の原因となっている結核菌が、血液に運ばれて関節に感染しておきるものですが、骨結核が感染する場合もあります。

発症する関節は、股関節と膝関節にとくに多いようです。肺結核の減少とともにこの病気も減りましたが、今でも老人には発症します。

【症状】関節が腫れて痛みますが、熱は長くは続きません。化膿性関節炎よりは痛みは少ないものの、関節に炎症性の肉芽が発生して周囲を破壊するため、関節の動きが不自由になって、まわりの筋肉は萎縮します。

【治療】入院加療が必要です。抗結核剤、ストレプトマイシンなどの抗生物質を投与したり、さらに切開手術をして、肉芽を摘出して、関節の機能を回復させます。

化膿性骨髄炎

受診科／内科・整形外科

【原因】骨や骨髄が、ブドウ球菌などの化膿性の菌に感染して炎症をおこすものです。

感染の原因は、上気道炎やおできなどの感染菌が血液によって運ばれたりしたときにおこります。また、化膿した場所の近くにある骨が化膿することもあります。外傷の場合は傷が骨まで達して感染することもあります。

【症状】急性の場合は患部に熱感があり、痛みが激しく、赤く腫れ、悪寒と高熱が出てきます。慢性になると症状そのものは軽くなりますが、しばしば炎症の症状がぶり返します。腐骨や炎症組織が骨髄内に残って、膿が流れる穴ができてきます。

また、この病気を悪化させると、化膿性関節炎になって、関節が動かなくなったり、四肢の変形を生じることがあります。

【治療】急性期には局所を冷やして抗生物質を投与します。慢性期になって膿の穴ができると手術が必要です。

化膿性脊椎炎

受診科／内科・整形外科

【原因】化膿性骨髄炎の中でもとくに脊椎におきるものをこう呼びます。

身体のほかのところにある化膿個所から、ブドウ球菌などの化膿菌が血液で運ばれてくる場合と、膀胱炎や、前立腺炎や膣炎などの炎症によっておきる場合があります。

発症は成人、それも糖尿病の患者などに多いようです。

【症状】発熱とともに激しい腰痛がおきることもあり、慢性的に腰痛が続くことがあります。

【治療】局所を冷やしてから抗生物質を投与します。膿を出すには切開手術をします。

変形性頸椎症（頸部脊椎症）

受診科／整形外科・脳神経外科

【原因】変形性脊椎症のひとつです。頸椎の椎体と椎体の間にある椎間板が薄くなったり、椎体のふちにとげのような突起ができてくるものです。

変性が周囲の組織に影響を与える場合と、そうでない場合があります。影響を与える場合は神経根を圧迫したり刺激したりします。変形は老化が原因のため、40歳代以上の人に多くおきます。

【症状】無自覚の場合もあります。多くは肩こりや首の後ろの痛みなどの症状がゆるやかにおきてきます。そして、進行すると肩や腕に痛みが出てきて、方向によっては首を動かすと痛むこともあります。

頸髄が圧迫される場合は、手がしびれて、ボタンかけなどの細かい作業が困難になったり、足がしびれたり、けいれんして歩きにくくなるという脊髄障害の症状が現れてきます。

【治療】痛みには消炎鎮痛剤や筋弛緩剤などの薬物療法やけん引、温熱療法などをします。神経麻痺や頸髄圧迫がある場合は、手術をして改善します。

変形性腰椎症

受診科／整形外科

【原因】変形性脊椎症のひとつです。主に老化により、腰椎の椎体と椎体の間の椎間板が薄くなって、椎体にとげのような突起物ができてきます。これが原因となって、椎間板の変性や椎間関節の変形がおき、神経根の圧迫や脊椎周囲の靭帯や筋肉のこわばりなどいろいろな障害が発生します。

【症状】腰痛と下肢のしびれです。腰は曲げたりそらしたりすると痛み、さらに、足に力が入らなくなることもあります。

【治療】消炎鎮痛剤、筋弛緩剤のほか、末梢循環改善剤などの薬物治療や、けん引、温熱療法をしたり、コルセットを使用します。

一言メモ 〈滑液〉関節を包んでいる関節包の内側にある滑膜から関節腔に分泌される粘り気のある液体。これにより、骨と骨とがすり減ることなくなめらかに動く。

変形性関節症

受診科／整形外科

股関節や膝関節は、つねに身体を支えたり運動の衝撃を吸収するという苛酷な条件下にあります。長年にわたって使われている関節が老化してくると、骨の関節部分をおおっている関節軟骨の弾力性がなくなり、だんだん摩耗してきます。そうなると関節部分で向かいあっている骨どうしが直接こすれて摩耗します。そうすると、まるで減りゆく骨を守るように自然に骨が増殖してくるのです。これが変形性関節症で、痛みが出たり動きが制限されます。

この病気がおきやすいのは関節のなかでも体重がかかるうえによく使われる膝関節、股関節です。若いうちからスポーツや仕事で特定の関節をよく使った人や生まれつき関節が弱い人などが老化することでおきてきます。

変形性股関節症

【原因】先天性股関節脱臼があったり、その治療が不完全だったりした場合や炎症や骨折が原因でおこります。これを二次性変形性股関節症といいます。原因もなく軟骨の摩耗、使いすぎによっておこるものを一次性変形性股関節症といいます。

【症状】最初はときどき股関節が痛みますが、休めば治る程度です。それを放置していると中高年になってから、しょっちゅう痛むようになります。歩くと痛みが増して、休むと治まりますが、そのころには股関節の運動も制限されてきます。

【治療】年齢や症状によって違ってきます。痛みには消炎鎮痛剤や筋弛緩剤のような薬物を使うか温熱療法、けん引療法をします。痛みが治まれば運動療法も有効です。

症状が思わしくない場合は人工股関節を使用するものも含めて各種の手術をします。

変形性膝関節症

【原因】肥満や老化が原因となります。女性に多い病気ですが、老化、疲労、使いすぎによって軟骨が摩耗し、その結果関節内組織の損傷や炎症がおきます。Ｏ脚やＸ脚も原因のひとつです。

【症状】初期にはしゃがんだり立ったり、階段を降りるとき、膝の内側に痛みを感じます。しだいに歩いたり膝の曲げ伸ばしで痛みを感じるようになります。しだいに膝に水がたまってきて腫れてしまいます。ちゃんと正座をしようとしても膝が完全に曲がらなくなります。症状がさらに進むと膝関節の内側関節面が摩耗してすり減りＯ脚となります。

【治療】痛みには消炎鎮痛剤を使用します。温めて大腿四頭筋を強くすることによって痛みは軽くなります。痛みが強くなればヒアルロン酸・ステロイド剤の関節内注入も行われます。症状が悪化すればＯ脚を治したり、人工関節置換術の手術をします。

変形性肘関節症

【原因】大工仕事や荷物の運搬などつねに肘の関節に負担がかかる仕事に従事す

ることでおきます。

【症状】肘関節が痛んだり、ある程度以上関節が動かせなくなったりします。その影響で指がしびれてくることもよくあります。

【治療】消炎鎮痛剤の使用や温熱療法をし、骨の変形のしかたによって手術をします。

変形性足関節症（へんけいせいそくかんせつしょう）

【原因】足首の関節が昔の骨折や捻挫がもとで長い年月を経てから障害をおこすものです。

【症状】足首が痛んだり腫れたりします。症状が進行すると荷重時の痛みがひどくなり、足の変形をきたし、運動制限がおきます。

【治療】消炎鎮痛剤などの薬物療法や温熱療法をします。回復しない場合は人工関節置換や固定術の手術をします。

骨粗鬆症（こつそしょうしょう）

受診科／整形外科

【原因】骨からカルシウムが溶けて骨の質量が低下して弱くなり、骨折や腰痛をおこすものです。骨にはまるで軽石のようにたくさんの穴が開いてしまいます。基本的には老化が原因です。

女性ホルモンの分泌減少がおきると骨をつくる作用が低下してしまいますので、閉経後の60歳以上の女性に多く発症します。また男女ともに老化によってビタミンD代謝機能障害がおきると、腸からのカルシウム吸収が不足して骨の形成ができなくなります。いずれも若い日の偏食や運動不足あるいは卵巣や胃腸の手術などが遠因となっています。

【症状】とくに背骨が弱くなるので、背中の痛みや腰痛があり、咳やくしゃみなどで、背骨や大腿骨が骨折してしまいます。また背中や腰が曲がったりします。

【治療】急性なら安静にして消炎鎮痛剤や筋弛緩剤を使用します。慢性になれば理学療法をします。骨の形成を促進する注射液が開発されました。補助的にカルシウム剤やビタミンD剤を服用します。

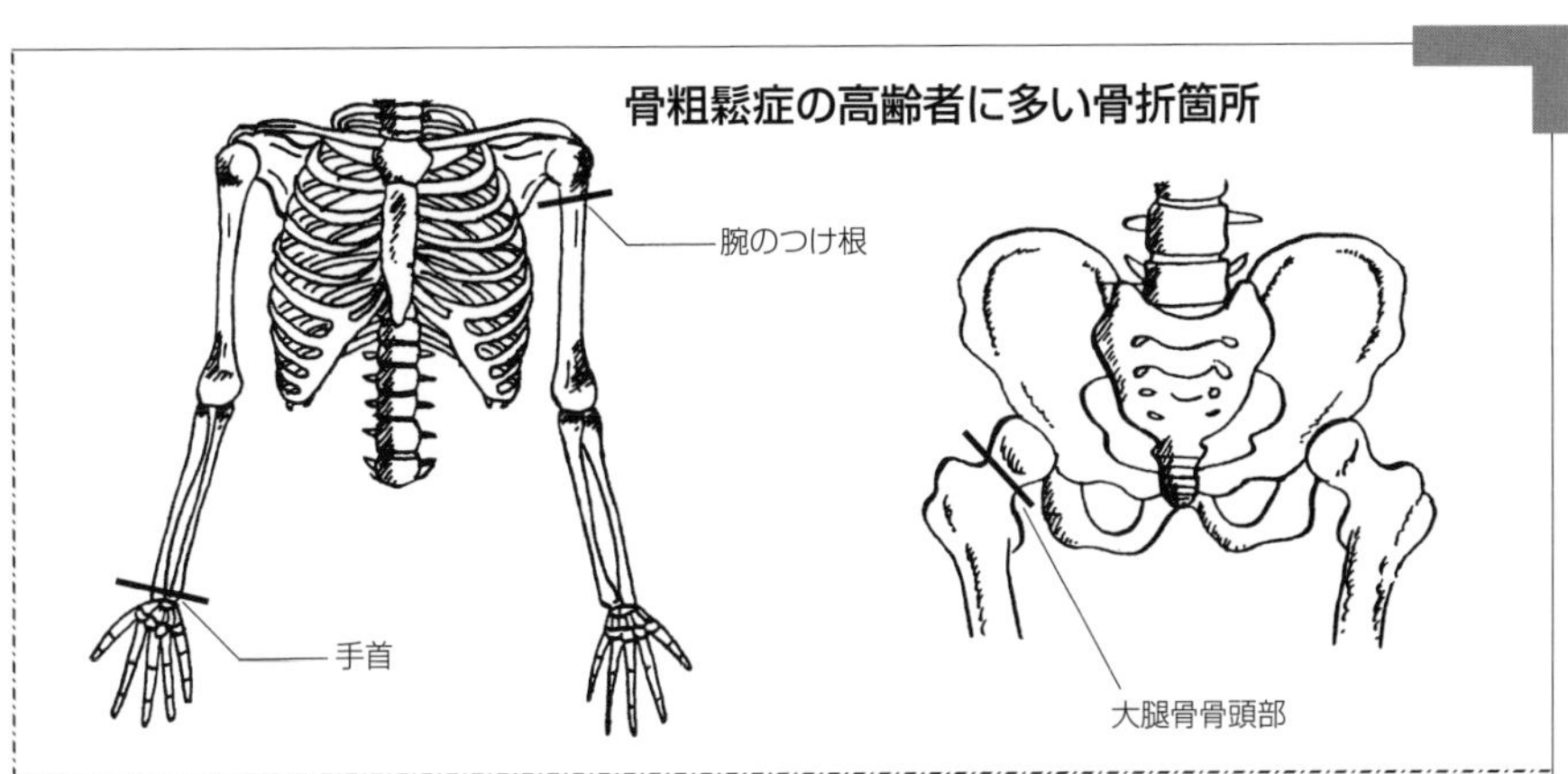

一言メモ　〈ビタミン剤（ざい）〉不足したビタミンを補って欠乏症を予防・治療する薬。ビタミンには水溶性と脂溶性があり、脂溶性（A、D、E）をとりすぎると、体内に蓄積されて過剰症を招く。

くる病・骨軟化症

受診科／内科・整形外科

【原因】 骨が形成されるときに硬くなるのはカルシウムの沈着があるからですが、それが障害されると、骨が軟らかくなって変形しやすくなります。また、沈着を促進するビタミンDが不足して、カルシウム吸収が阻害されることが主な原因となり、肝障害や腎障害があるとビタミンDの働きが悪くなることもあります。カルシウムやリンの不足でもおきます。

発育期の子供におこるとくる病と呼び、大人におこると骨軟化症と呼びます。

【症状】 乳児期には発育障害や、O脚やX脚など手足の変形や鳩胸、脊椎後彎などがみられます。

成人では進行してくると腰や背中、股関節などさまざまな骨や関節に痛みがおきてきます。やがて下肢に力が入らなくなって歩行障害がおきます。

【治療】 食事療法をしながら、ビタミンD製剤やカルシウム製剤、リン製剤を使用します。変形がひどい場合は手術をします。

異所性骨化

受診科／整形外科

【原因】 麻痺の患者や、関節手術後によくみられる病気です。麻痺領域の大関節周囲にみられることが多く、関節周囲の軟部組織の中に骨ができてしまうものです。

しかしながらなぜこのように骨のない部分に骨ができるかは不明です。

【症状】 初期に痛みや腫脹を訴えることもありますが、リハビリテーションで関節の運動訓練中に腫脹、可動域制限がでてきます。

【治療】 近年、異所性骨化をおさえる薬物が開発され、手術後や、麻痺の患者に予防的に使われるようになりました。骨化のために関節が動かなくなれば、手術で骨化した部分を摘出することもあります。

骨形成不全症

受診科／整形外科

【原因】 先天性の骨粗鬆症といわれ、骨は非常にもろく骨折をおこしやすい遺伝性の病気です。原因ははっきりしませんが、全身の結合組織の組成に何らかの障害があると考えられています。

【症状】 出生期にすでに骨折をおこしているものもありますが、乳幼児期に発症することが多く、骨折を繰り返し、下肢の彎曲変形もみられます。思春期以後は骨折は少なくなります。目が青い青色鞏膜が80～90%みられます。

【治療】 骨折に対する治療、骨折をおこさないための装具療法が行われます。また、変形に対しては骨切り術も行われます。

大腿骨頭壊死

受診科／整形外科

【原因】 大腿骨の骨頭に血液が届かなく

なって壊死する病気です。血管病変をともなう病気に併発しますが、外傷や、大量にステロイド剤を使用したことや、アルコールのとりすぎというように原因がはっきりしているものと、不明のものがあります。

【症状】関節の骨が変形し、股関節の痛みがおきてきます。ひどくなると関節の動きが制限されます。

【治療】初期には薬物療法と股関節の安静です。骨頭の変形が強く、痛みの強いものには手術が有効です。

骨軟骨腫（こつなんこつしゅ）

受診科／整形外科

【原因】骨の一部がふくらんで硬い良性の腫瘍ができるものですが原因は不明です。

とくに10歳代の若者の発症が多いもので、単発性と多発性があり、多発性骨軟骨腫は遺伝性であるとされています。

【症状】自覚症状がない場合も多いのですが、痛みや関節の運動制限がおきることもあります。

【治療】腫瘍が小さくて痛みもなければ放置してもいいのですが、痛みや運動制限があるなら手術をして腫瘍を摘出します。

内反足（ないはんそく）

受診科／整形外科

【原因】はっきりした原因は不明ですが、ほとんどが先天性のもので、足首のところで足が内側にねじれてしまう病気です。

【症状】生まれたときから足が内側へ変形していて、足の外縁で歩くようになります。

【治療】早期からの治療が必要です。ギプス、靴、装具による各種の矯正をし、思わしくなければ手術をします。

扁平足（へんぺいそく）

受診科／整形外科

【原因】土踏まずを支える筋肉や靭帯の力が弱かったり、肥満による重量のために伸びてしまったために、土踏まずがなくなってしまうものです。

【症状】長時間の起立や歩行をすると足の痛みや疲労あるいは腰痛がおきます。

【治療】靴に底板を入れて土踏まずを作ったり、靭帯や筋肉を強くする運動やマッサージをします。

外反母趾（がいはんぼし）

受診科／整形外科

【原因】足の親指（母趾）が外側へ曲がって、関節のところで付け根がふくらんだ状態で変形するものです。

これは靴が足の筋肉や腱を圧迫するのが原因で、高いヒールの靴をはき続けたり、靴をはいたまま長時間立っている女性に増加しています。

【症状】親指の付け根が痛みます。また、炎症をおこして赤く腫れることもあります。

【治療】親指と中指の間に板状のものを入れたり、足の筋肉を強化します。痛みや変形がひどくなったら、手術をします。

一言メモ　〈テタニー〉低カルシウム血症から手足の筋肉がけいれんし、腕や足の関節が曲がったままになった状態。アルカローシス（血液の水素イオン濃度が増大した状態）などでおこる。

デュプイトラン拘縮

受診科／整形外科

【原因】 手のひらの皮膚の下の腱膜が増殖肥厚して硬くなり、薬指や小指が曲がったままになるものです。

フランスの外科医であるデュプイトランが報告したことからこの病名がつきました。

とくに外国に多い病気でしたが、最近では日本でも中年以上の人を中心に増加してきています。原因ははっきりしませんが、糖尿病や神経疾患、アルコール過剰摂取の場合に発症率が高いとされています。

【症状】 指に近い手のひらの皮膚の下にしこりができますが、痛みや腫れはありません。このしこりは増えていき、やがて指の関節が曲がっていき、しまいには伸ばせなくなります。

【治療】 手指のマッサージや矯正をしますが、それでも回復しない場合は手術をします。

ペルテス病

受診科／整形外科

【原因】 成長期の子供の大腿骨の股関節側の骨頭が血行障害で壊死して、関節が変形していくものです。

3歳から12歳くらいの子供に多く発症しますが、とくに7歳前後によくみられます。

【症状】 股関節や膝の痛みのために跛行をおこすようになります。股関節は内側にひねると痛みが増します。

【治療】 けん引をしたり、装具で股関節への負担を軽減したりもします。骨頭の再生には3、4年かかります。手術する場合もあります。

キーンベック病

受診科／整形外科

【原因】 手と腕の関節部分にある月状骨という骨に、作業などで反復的な力が長期にわたってかかることで血行が悪くなり壊死してつぶれるものです。とくに工務店や自動車修理工場で働く人に多く発症します。

【症状】 動かすと痛むため、運動制限がおきてきます。月状骨の部分が腫れて、押すと痛みがあります。

【治療】 なるべく手を使わないようにし、ギプスで固定します。それでも改善しなければ手術をします。

手根管症候群

受診科／整形外科

【原因】 手首には、三方を骨に囲まれた手根管と呼ばれるくぼみがあります。このくぼみの中を、指を曲げる9本の屈筋腱と、正中神経が通ることで、手のひら側は靭帯（屈筋支帯）で境されているのです。

これが何らかの原因によって管内の圧力が高まると、正中神経の圧迫症状、痛み、しびれがおこります。腫瘍、ガングリオン、腱鞘炎などが圧迫症状を出す原因と考えられています。

【症状】中年の女性が、両側性に発生することが多い病気です。症状は手や指（親指、人さし指、中指）のしびれ、こわばり、脱力感、痛みなどが主ですが、手関節を曲げることによって痛みは増強します。

【治療】手首を固定したり、消炎鎮痛剤を使用して治療しますが、症状がよくならなければ管内に副腎皮質ホルモンを注入します。

それでも効果がなければ屈筋支帯を切開する手術をします。

足根管症候群（そくこんかんしょうこうぐん）

受診科／整形外科

【原因】内側のくるぶしのすぐ後ろは神経や血管が通っていますが、ガングリオンや腱鞘炎や癒着などによって、この部分で神経が圧迫されて障害がおきるものです。

【症状】足の内側の痛みや足の裏の異常な感覚です。歩行などで体重がかかると痛みが強くなる傾向があります。

【治療】湿布や鎮痛剤を使用したり、炎症にはステロイド剤を腱鞘内に注射します。また、理学療法も行いますが、はかばかしくなければ、圧迫を解消する手術もします。

腱鞘炎（けんしょうえん）

受診科／整形外科

【原因】筋肉と骨をつないで関節を曲げる助けをする腱は、腱鞘という組織でおおわれています。この腱鞘があるために手足は滑らかに動くのですが、その腱と腱鞘の両方に炎症がおきるのが腱鞘炎です。

手指、手首、足首などによくおきますが、全身の腱、腱鞘のあるすべての部分でおきても不思議ではありません。炎症の原因は、関節の使いすぎや手指の外傷、リウマチなどです。

【症状】腱と腱鞘が腫れて痛み、関節の運動が妨げられるようになります。

【治療】安静にして固定します。消炎鎮痛剤を使用したり温熱療法をしたりしますが、ステロイド剤の投与も有効です。治療の結果が思わしくなければ手術をします。

ガングリオン（結節腫（けっせつしゅ））

受診科／整形外科

【原因】皮下（ひか）の関節包や腱鞘などに隣接して袋のような腫瘍ができるものです。腫瘍は良性で、中にはゼリー状のねばりのある物質がつまっています。大豆から親指くらいの大きさで、手首や手指、足首や膝などにできます。とくに若い女性の手によくみられます。

【症状】ふつうは気になるほどの症状は出ませんが、発生する場所によっては痛みが出ることもあります。

【治療】痛みがない場合は、放置しておいてもかまいません。しかし痛みがあるときは、針を刺して内容物を吸引しますが、再発を防ぐためには手術が必要になります。

一言メモ　〈温熱療法（おんねつりょうほう）〉全身または局所を温めて、病気や症状の改善を目指す治療法。血液循環をよくする目的のほか、高温に弱いがん細胞の性質を利用し、がん治療にも取り入れられている。

骨・関節・筋肉のけが

骨折（こっせつ）

激しい痛みがあり、出血をともなうものもある骨折は、原因と種類によっていくつかに分かれます。

原因としてはよくある外傷性のもの、骨腫瘍や骨髄炎などの疾患からくるもの、スポーツなどで同じ場所に繰り返して力がかかることでおきる疲労性のものなどがあります。

骨折の種類としては閉鎖性骨折と開放性骨折に分かれます。閉鎖性骨折は単純骨折ともいわれ、皮膚が開くことがなく折れた所が外気に当たることはありません。開放性骨折はいわゆる複雑骨折で、傷口で皮膚が開いているものです。開放性骨折は傷口から菌が感染する危険があります。

四肢（しし）の骨折（こっせつ）

受診科／整形外科・外科

【原因】外傷性、疲労性のいずれの場合もあります。腫瘍、炎症、骨粗鬆症などの疾患でもよくおきます。

【症状】痛みがあって、動かすと痛みは増します。開放性骨折なら外へ出血し、閉鎖性骨折なら内出血します。

【治療】骨を正常な位置に復帰する整復をしてからギプスなどでしっかり固定します。

開放性骨折の場合は傷をふさいで菌の感染を防がないと骨髄炎などがおきます。固定が落ちつけばリハビリテーションのための筋肉運動をはじめます。

しかし長期間ギプスで固定していますと、関節の動きが悪くなったり、筋力の低下をきたします。近年、社会復帰を早くするために手術を行って骨を強固につなぐことによって、ギプス固定期間を短くし、早期よりリハビリテーションを行う積極的な治療が主流となっています。

脊椎骨折（せきついこっせつ）・脊椎圧迫骨折（せきついあっぱくこっせつ）

受診科／整形外科・外科

【原因】高い所から落ちたり、交通事故にあったり柔道などのスポーツ中あるいは地震で家具の下敷きになったりすると、脊椎骨折や椎体（ついたい）の圧迫骨折がおきます。

とくに高齢者は脊椎に骨粗鬆症がおきていることが多く、ものを持ち上げたり尻もちをつくだけでも脊椎圧迫骨折がおきることがあります。

【症状】痛みがおきます。重症なものでは神経を損傷したり、脊髄を圧迫あるいは損傷すれば圧迫骨折のおきた椎骨以下に麻痺がおきます。

【治療】一般的には、ベッドでの安静と、けん引によって整復し、骨癒合をまちます。しかし、脊髄圧迫症状、脊髄神経損傷のある場合には、ただちに手術を行って除圧、あるいは整復固定術が必要となります。

骨盤（こつばん）の骨折（こっせつ）

受診科／整形外科・外科

【原因】高い所から落ちたり交通事故にあっておきます。

【症状】骨盤骨折による激しい痛みだけでなく、他の臓器の損傷による大出血がおきてショック状態になることが多いものです。

【治療】骨盤のずれがない場合は安静にしていれば自然に治癒します。ずれがあれば、けん引や手術で整復します。

脱臼

受診科／整形外科・外科

関節は肩や膝など、その種類によってどの方向にどのくらい動くかが決まっているものです。しかし強い力で関節が方向や範囲が正常なもの以上に動かされてしまうと、関節が外れてもとに戻らなくなるだけでなく、関節包や靭帯まで損傷してしまいます。

外傷性脱臼

【原因】関節に大きな力がかかることでおきるものです。どの関節にもおきるものですが、とくに股関節、あごや肩やひじ、あるいは指の関節によくおきます。あごや肩は習慣になり何度も繰り返しておきるようになることがあります。

【症状】痛み、腫れ、運動障害や変形などが現れます。

【治療】関節を正常に戻す整復をしてから、数週間ほど固定をし、その後リハビリテーションとして運動をします。治療が遅れた場合などは手術をします。

先天性脱臼

先天的に脱臼しているもので、股関節によくみられます。

先天性股関節脱臼

【原因】股関節の骨盤側の骨が変形していたり関節包や靭帯に障害があって、大腿骨が外れているものです。

片側におきるものと両側におきるものがあります。発症は女の新生児の方が多いものです。

【症状】新生児の股関節が開きにくくなっています。症状が軽くて新生児のときに気づかれず、のちに足の跛行でわかることもあります。

【治療】整復してから股関節を開いた状態で装具で固定します。整復が困難なものは手術をします。

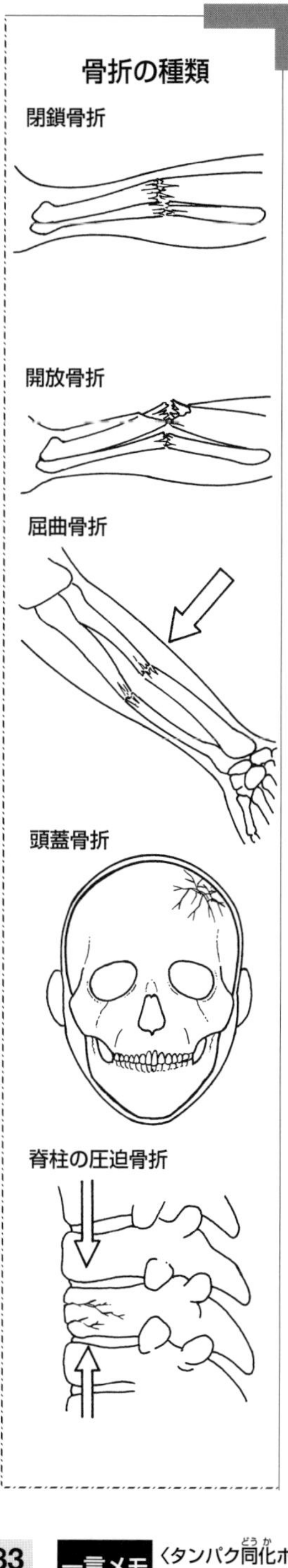

骨折の種類

閉鎖骨折

開放骨折

屈曲骨折

頭蓋骨折

脊柱の圧迫骨折

一言メモ 〈タンパク同化ホルモン剤〉男性ホルモンから性ホルモンの作用を除いた薬。筋肉を発達させたり、骨を強化したり、赤血球を増やすなどの作用を持つ。

捻挫（ねんざ）

受診科／整形外科・外科

【原因】 関節に通常よりも大きな力がかかって、いったん関節が外れかかってもとに戻るものです。関節に無理をさせるので、関節包や靭帯（じんたい）や腱が損傷を受けます。

ほとんど足首におきますが、膝（ひざ）におきる場合もあります。膝におきる場合は、半月板が損傷を受けることもあります。

【症状】 痛みと腫れが特徴です。

捻挫してすぐは、関節をねじった方向へ動かすと激痛が走ります。靭帯や腱などの損傷を受けた組織を押すと痛みます。

やがて関節の腫れ、あるいは内出血がおきてくることもあります。

【治療】 温熱療法や消炎鎮痛剤を使用し、サポーターかギプスで固定をします。靭帯切断の場合は手術をすることもあります。

挫傷（ざしょう）（打撲傷（だぼくしょう））

受診科／整形外科・外科・脳神経外科・耳鼻科・眼科

【原因】 転んだり何かとぶつかったり、自動車事故にあったりして、瞬間的に強い力で打撃を受けることで、身体組織におきるものです。皮膚が破れることのないものを挫傷、あるいは打撲傷といいます。

【症状】 痛みは挫傷を受けてしばらくしてだんだん強くなります。皮膚は破れないものの、皮下（ひか）で出血したり血の固まりができたりします。打撃の範囲が広い場合は、炎症や発熱がおきることもあります。

また、腹部を強く打ったときに内臓を損傷することもあります。頭部を打つとこぶができますが、意識を失うと非常に危険です。

【治療】 打撲の場所によって受診する科もいろいろですが、まず安静にして冷やし、痛みには消炎鎮痛剤や湿布薬を使用します。

挫創（ざそう）（すり傷（きず）・きり傷（きず））

受診科／整形外科・外科・皮膚科

【原因】 いわゆるすり傷やきり傷です。打撲でもおきるところが挫傷と似ていますが、挫傷と違うのは皮膚に傷が開いていることです。

【症状】 傷から出血したり、皮下出血のために腫れたりします。

大きな血管が損傷を受けると、血行障害から組織の壊死をおこすこともあります。傷から細菌が入って感染することもあります。

【治療】 感染予防のためには傷を洗浄、消毒します。血行障害の危険があれば手術をします。

つき指（ゆび）

受診科／整形外科・外科

【原因】 指先に何かが当たったり何かを突いたりして、強い力が加わったことで、指先を伸ばす腱が傷ついたり切れてしまうものです。腱の付着部が剥離骨折（はくりこっせつ）をおこすこともあります。

【症状】 痛みや変形があります。指先は曲がったままになってしまい、ほかの指を使って伸ばすことはできても、突いた指そのものは自ら伸ばすことはできません。

【治療】 応急処置としては冷たい水や氷で冷やします。

ただし、指を引っ張るのは、腱の損傷をひどくすることがあるのでやめてください。指を伸ばした状態で副木（ふくぼく）（添え木）を当てて固定します。

むち打（う）ち損傷（そんしょう）

受診科／整形外科

【原因】 自動車に乗っていて追突されると、衝撃で首の部分がまるでムチがしなるように、前後に連続的に激しく動きます。そうやって首の関節包、椎間板、筋肉、靭帯神経、血管などが損傷を受けてしまうものです。

【症状】 衝撃を受けてから数時間後あるいは翌日になってから、うなじのあたりに痛みや熱が出て、頭が重い感じになります。

また、肩こりやこわばり、腕のしびれ、首や背中が動かしにくいこともあります。めまいや耳なり、吐き気、腰痛などがおきることもあります。

損傷の型はいくつかありますが、全体の7割から8割を占めるのが頸椎捻挫型（けいついねんざ）です。

これは頸椎の関節が捻挫して関節包や筋肉、靭帯、腱を傷つけて首や肩が動かしにくくなるものです。

【治療】 症状が複雑でさまざまなので、治療方法も症状にあったいろいろなものになります。

基本的には頸部を安静にして湿布をし、首を固定します。痛みには消炎鎮痛剤などを使用します。軽症なら通院で、重症なら入院をします。

だいたい3カ月で治りますが、それでも症状が軽くならない場合は、けん引などを行います。

むち打ち症のおこり方

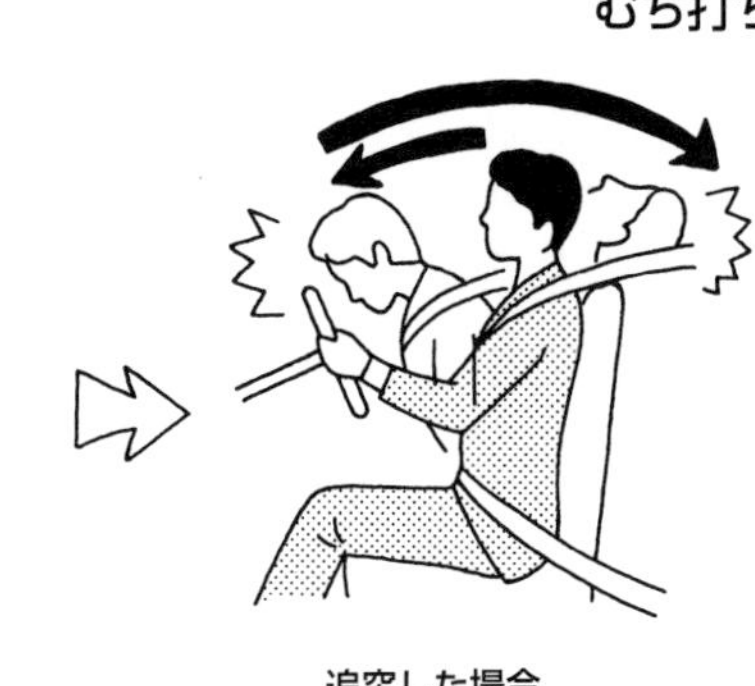

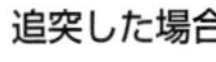

追突した場合

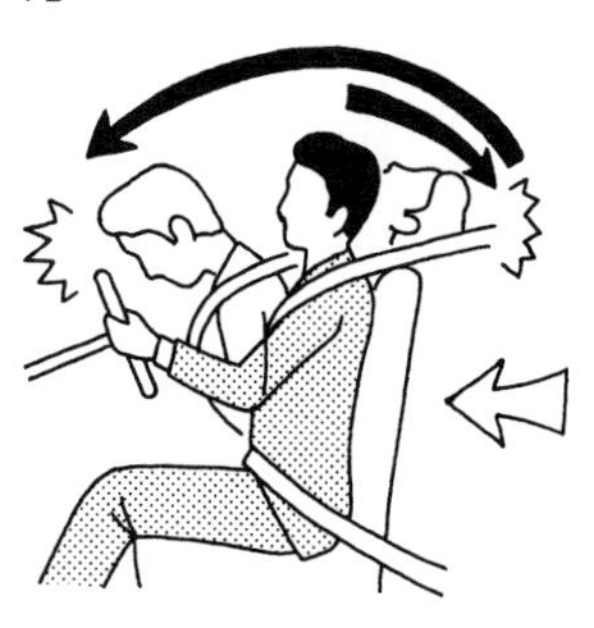

追突された場合

一言メモ 〈筋電図（きんでんず）〉筋肉内に針電極を刺したり、皮膚面に表面電極を貼って、安静時と運動時の筋肉の活動電位を計る記録図。筋疾患や、筋肉に関係する神経疾患の診断に役立つ。

筋肉の部分断裂（肉ばなれ）

受診科／整形外科・外科

【原因】 準備運動が不足したり、疲れたままでスポーツをすると筋肉が急に収縮したりします。また、収縮のしかたが不自然になって、筋肉線維やそれを包む筋膜が切れたり破れたりしてしまいます。とくにももやふくらはぎなどによくおきます。

【症状】 筋肉が切れるような感じとともに、肉ばなれがおきたところが激しく痛み、筋肉がゆるんで力が入らなくなります。

　また、筋肉が切れたところがへこんだりふくらんだりすることもあります。

【治療】 まず痛むところを濡れタオルなどで冷やし、安静にしてから温めたりマッサージをしたりします。

アキレス腱断裂

受診科／整形外科

【原因】 バレーボールなど、跳び上がったり激しく着地したり走ったりするスポーツなどで、アキレス腱が切れるものです。

　ふだんあまり運動しない人によくおきますが、まれにはちょっとしたはずみでも切れることがあります。

　アキレス腱そのものは20歳代ですでに老化が始まりますので、断裂は30歳代以後での発生が多くなります。

【症状】 断裂がおきるとプツンという音とともに、激しい痛みがおきます。足首の後ろにあるアキレス腱が、切れたところでいびつにへこんでいて、押すと痛みます。そのときには、なんとか歩くことはできますが、つま先立ちで歩くことは無理です。

【治療】 部分断裂なら切れたところをギプスで固定しますが、完全に断裂している場合は手術で縫合しなければ治りにくくなります。ふつうは1、2カ月ほどで治ります。

末梢神経損傷

受診科／整形外科・神経内科

【原因】 傷や打撲あるいは高熱、低温、電気ショックなど、いろいろな原因で末梢神経が損傷を受けて、その結果さまざまな神経麻痺がおきます。

　損傷の軽重は神経が完全に切れているもの、部分的につながっているもの、一時的な障害などいろいろあります。

【症状】 一般的には、神経が作用する部分に麻痺や筋力の低下などの運動障害や知覚障害などがおきてきます。

　また、その神経特有の症状もおきます。例えば手首から先に力が入らずに、手が下がったままになってしまったり、手の指が自然に内側に曲がってきたりするものです。

【治療】 神経が完全に切れてない場合は薬物療法や理学療法で自然回復を目指します。

　しかし、神経が完全に切れている場合は手術をします。

胸部外傷・損傷（きょうぶがいしょう・そんしょう）

受診科／外科

【原因】転倒や転落、交通事故、あるいは刃物など、鈍いものや鋭い衝撃によっておきる打撲やすり傷、あるいは肺や心臓への損傷などです。

【症状】軽いものから重いものまでさまざまな症状がでます。強い打撲や鋭利な刃物での刺し傷では血胸、気胸などの合併症がよくおきます。胸部に血液や空気が充満して肺は圧迫され、呼吸困難がおきてチアノーゼに進行し、さらには多量の出血による血圧低下がおきてショック状態をひきおこしてしまいます。

【治療】軽い打撲なら打った部分を冷やすだけですみます。

心臓や肺が損傷、出血をしている場合は、非常に危険ですから、症状に合わせて人工呼吸や輸血、あるいは手術を含む治療をします。

腹部外傷・損傷（ふくぶがいしょう・そんしょう）

受診科／外科

【原因】打撲や刺し傷などによる衝撃により、軽いものから内臓や動脈、静脈にいたる損傷がおきます。

【症状】傷口がなくても内部でひどい損傷を受けていたり、大出血をしている場合があります。

大出血すると腹部がふくらみ血圧が低下してショック状態がおきてしまいます。

小腸や大腸などが損傷を受けて多量に出血すると、腹膜炎をおこしますが、これは、まず腹痛がおきて、症状が進むにつれて腹痛はひどくなっていきます。そのときのひどさは床の上を転げまわるほどです。

【治療】大腸や小腸、肝臓、膵臓、脾臓などが損傷を受けて、出血をおこしているときは、手術が必要です。腹膜炎をおこしている場合もやはり開腹手術をします。

手足の切断（てあしのせつだん）

受診科／整形外科・外科

【原因】交通事故や労働災害など、いろいろな原因で手足が切断されるものです。離された手足は、再び接続される場合とそうでない場合があります。

【症状】切断には鋭利な刃物による切断と、圧力によってつぶされた場合の切断があります。

つぶされたものは組織や血管がつぶれてしまっている場合がほとんどですので、接続は困難になってきます。

【治療】切断されて離れた手足は治療を受けるまで冷やしておきます。ふつうは数時間以内なら再び接続できますが、よい状態で冷やされていた場合に限ります。

下肢（かし）より上肢（じょうし）の方が接続することが多いようです。接続しても指の機能などがもどるかどうかは、その組織の挫滅の程度に関係します。

骨・関節・筋肉の病気

一言メモ　〈義肢（ぎし）〉外傷や病気などで四肢の全体または一部を切断したあとに、その外観を補い、機能を助ける目的で装着する人工の手足。代用部位により義手、義腕、義足、義脚などがある。

スポーツによる障害

疲労骨折

受診科／整形外科

【原因】 骨の同じ部分に長い間繰り返して負担をかけると、骨も疲労して損傷してしまいます。

とくに走ったり跳んだりする動作で、下腿骨に発生することが多いものです。ジャンプしたり、走ることが多い場合は、脛骨、腓骨、第二・第三中足骨にみられるものが多いとされています。

【症状】 折れたところが腫れて、運動するととくに痛みます。初期の症状だと、X線でもはっきりわからないことが多いのです。

【治療】 治療が早ければ2、3週間の安静で痛みは治まります。

症状や部位によってはギプスなどで固定します。また、症状によっては手術が必要になります。

野球肘（上腕骨内顆炎）

受診科／整形外科

【原因】 野球でボールを投げることを繰り返していると、肘のあたりの筋肉が部分断裂したり炎症をおこして、肘の内側、上腕骨の内顆部に痛みが出て投げられなくなることがあります。これが野球肘です。

また成長期の子供では、上腕骨内顆から始まる手関節屈筋、手指の屈筋が酷使され、付着部炎、骨端炎をおこし、同様の症状が現れます。

【症状】 初期の症状では投球動作で痛みがあり、放置していると手を握ったり、重い物をぶら下げるだけで痛むようになります。

また、痛みのために肘の運動が制限されることもあります。

【治療】 痛みがおきればしばらく氷などでその部分を冷やしてから、固定します。

療法としては温熱療法のほか、消炎鎮痛剤、あるいはステロイド剤などの薬物療法があります。どうしても症状が改善されない場合には、手術を必要とします。

テニス肘（上腕骨外顆炎）

受診科／整形外科

【原因】 テニスでラケットを振ったりボールを打つたびに、肘のあたりの筋肉は繰り返し強い力を受けて、部分断裂や炎症をおこしてしまいます。これがテニス肘です。

また、テニスだけでなく、労働や家事が原因でも上腕骨の外顆部に同じような症状がおきます。

【症状】 ラケットを握る力が落ちて、肘の外側に痛みもあります。また、ラケットを振ったりボールを打つたびに肘に痛みが現れます。

この筋肉は手首や手指を伸縮させる作用があるため、ふつうの生活でものをつかんだり、ぞうきんをしぼるのにも痛みがともないます。

【治療】 痛んだときは、しばらく氷などで冷やします。次に、サポーターや弾性包帯で肘を固定します。痛みには消炎鎮痛剤やステロイド剤を使用します。また、手術を必要とする場合もあります。

オスグッド・シュラッター病

受診科／整形外科

【原因】　膝から下の下腿骨は２本あり、太い方である脛骨の膝側には脛骨結節があります。

サッカーやバスケットボールのように激しく膝を使うスポーツなどを続けると、この結節部分が腫れたり骨が異常をおこしてしまいます。

12歳から13歳くらいの成長期の子供によく発症します。

【症状】　運動したり正座をすると脛骨結節が痛みますし、ふくらんだ部分を押しても痛むことがあります。

【治療】　スポーツが原因ならそのスポーツをやめます。湿布や消炎鎮痛剤で痛みを軽くします。

ふつうは３カ月くらいスポーツを休むと痛みはおさまりますが、骨成長が止まる16、17歳までは再発します。症状が軽くならない場合には、脛骨結節部分を手術することもあります。

膝半月板損傷

受診科／整形外科

【原因】　膝半月板は膝関節の中にあって、運動などからの衝撃をやわらげるクッションの役目をしています。スポーツなどで膝が不自然に曲がると、この半月板が関節の中で大腿骨と下腿骨にはさまれて断裂してしまいます。

【症状】　断裂がおきると膝に痛みが走ってその場で歩けなくなってしまいます。また、関節に血の塊ができる血腫や水がたまる水腫がおきます。膝を伸ばそうとすると、あるところで止まってしまうことがよくおこります。

【治療】　半月板の縫合手術や部分切除、完全切除をします。

膝靭帯損傷

受診科／整形外科

【原因】　膝は前後左右２本ずつ４種類の靭帯で補強されていますが、スポーツなどで下肢を使う急激な動作をすると膝が強い外力を受けて、靭帯が切れたり損傷したりすることがあります。

【症状】　痛みや関節の運動痛、あるいは腫れがあります。血腫ができることも多いものです。

前後の靭帯を損傷すると、ぐらぐらと不安定になって力が入らなくなり、膝の形がくずれて、膝の関節が前後にずれたりします。

左右の靭帯を損傷すると膝を押すと痛んだり膝関節が左右にずれたりします。

【治療】　損傷がおきたらその場で患部を氷などで冷やし、弾性包帯などで固定します。

損傷では１カ月半程度ギプスで固定してから理学療法を行います。完全断裂の場合は手術を行います。

一言メモ　〈アキレス腱反射〉打腱器でアキレス腱（ふくらはぎの筋肉の腱で、足関節の後部にある）をたたくと、足関節が足底側に屈折する反射をいう。

皮膚の病気

皮膚の構造と働き

皮膚は身体をおおって、水やいろいろなものが身体内に侵入することを防いでいるのです。逆に身体内部の水が外へ出過ぎないようにするなど、生命維持に必要な働きをしています。

皮膚には毛の生える毛孔と、汗の出る汗孔がびっしりと配置されています。両方とも生まれてから死ぬまでその数は変化しません。

皮膚の厚さはだいたい2ミリくらいで、構造は外側から表皮、真皮、皮下組織の3つに大きく分けられます。

表皮は厚さ約0・1ミリで、一番外層に存在する角質は毛髪や爪に変化するものもあるほどじょうぶで、身体表面を保護する働きがあります。角質がつねに新陳代謝をすることで古い細胞が剝離して、代わりに表皮の奥のほうの新しい細胞が表面に出て、新しい角質となります。角質層が壊れると、外からの刺激から守れなくて皮膚病が発生します。

また、表皮の一番下層にはメラノサイトという色素細胞があります。ここで作られる色素の状態で皮膚の色が決まってきます。黄色人種は黒人と白人の中間くらいの色調だということになります。日焼けすると紫外線から皮膚を守るためにメラノサイトがたくさん作られるのも色が黒くなる一因です。

真皮の大部分は膠原線維でできています。真皮の中には神経、毛細血管、リンパ管がたくさん走っているので傷つくと出血しますし、痛みや熱さを真皮で感じます。毛細血管は真皮に酸素や栄養を供給し、それが表皮の健康を支えています。真皮の下の皮下組織には脂肪細胞があって皮下脂肪がたくわえられています。

（皮膚に現れる症状）

皮膚に現れる病変はさまざまです。皮膚に限った病気か、全身に病変のある病気かは、皮膚の症状を皮膚科医に診てもらって区別しましょう。

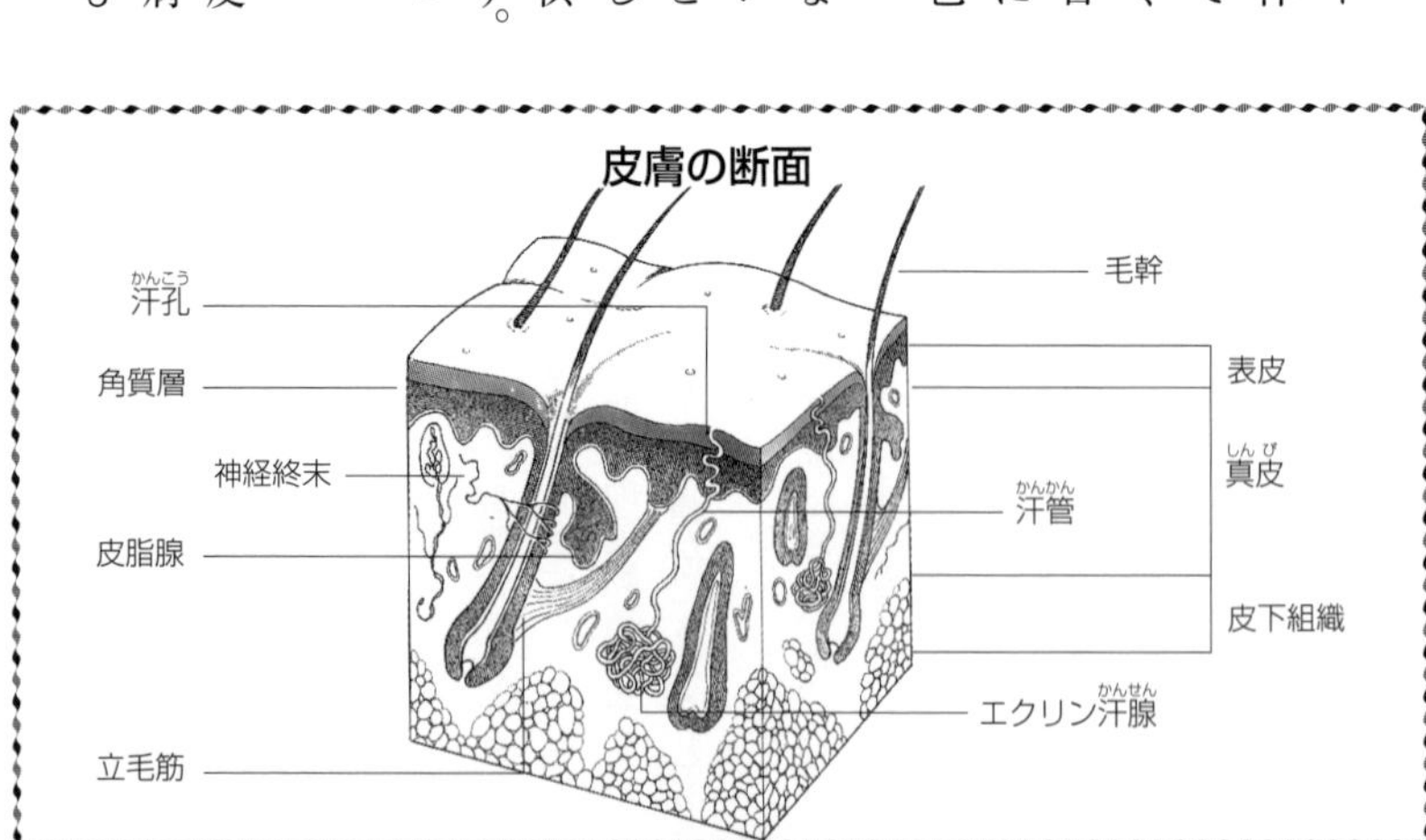

皮膚の症状を説明します。

斑

皮膚に平らに発生するもので、色が変わるだけです。赤いものは血管の拡張で、茶色や褐色あるいは青色のものはメラノサイトなどの色素の量や表面からの深さによって違ってきます。

紫色のものは紫斑と呼ばれますが、皮膚の血管から出血がある場合にみられます。

丘疹

1センチくらいまでのサイズで、皮膚から球のように盛り上がるものです。炎症や腫瘍などいろいろな皮膚病で非常によく現れるものです。

結節・腫瘍・腫瘤

直径2センチ以上で、丘疹より大きなものにつけられた名称です。しかし、単なる炎症ではこのような大きさのものはできませんから、腫瘍性の病気の可能性が常にあります。

角化

表皮の角質が厚くなるものでいわゆる「たこ」や「うおのめ」です。

水疱

表皮の中や下に液体がたまったものです。表皮の中にたまるものはとびひやかぶれなどが多く、下にたまるものはやけどなどです。

膿疱

皮膚に膿がたまったものです。細菌感染の場合が多いものです。

びらん

表皮が欠けて赤くただれたものです。皮膚をかいたりこすったりするとできますが、治れば跡は残りません。

潰瘍

皮膚の欠損が真皮まで達したものです。原因は外傷によるものと真皮の病変によるものがあります。

鱗屑

皮膚の角質が白くフケのようになったものです。炎症性や腫瘍性の皮膚炎で現れます。

痂皮

血液成分が皮膚にくっついたものでいわゆる「かさぶた」です。これは真皮内の出血や炎症が皮膚の表面におよんだものです。

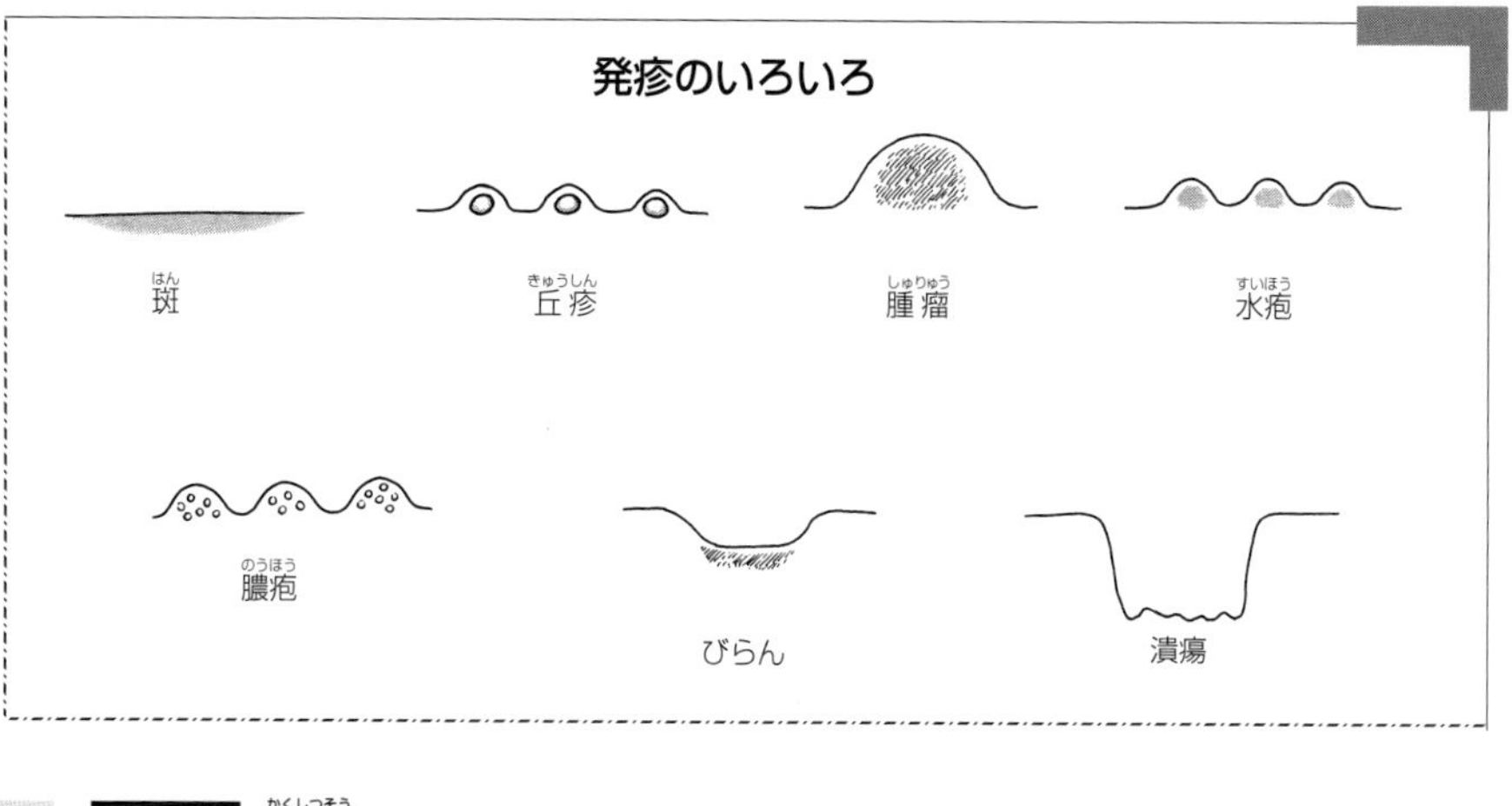

発疹のいろいろ

斑　丘疹　腫瘤　水疱

膿疱　びらん　潰瘍

一言メモ　〈角質層〉表皮の最上層を構成する膜。主成分はケラチンと呼ばれる硬く丈夫な線維性タンパク質で、あらゆる化学物質に強い抵抗性を示し、外部のさまざまな刺激から体を守る。

湿疹・皮膚炎

受診科／皮膚科

【原因】 皮膚がかぶれるものですが、原因としては外因性と内因性のものがあります。

　ただし、湿疹も皮膚炎も呼び方が違うだけで、病気としては同じです。

　内因としては遺伝的素因があり、外因としては皮膚にふれるものすべてが原因と考えられます。

【症状】 急性と慢性のものがあります。急性の場合は赤い斑やかゆみが現れてから、小さなぶつぶつや水ぶくれができます。

　さらに進むと化膿してそれが破れてかさぶたになったりします。急性のものが長くなると、皮膚が厚くなって慢性化します。

【治療】 ステロイド剤などの軟膏を使用することが多くなります。

　ただし、慢性化すると治りにくくなりますから、治りが遅い場合は、なるべく早く医師の治療を受けるべきです。また、安易な軟膏の使い方は危険なので注意が必要です。

接触性皮膚炎（かぶれ）

受診科／皮膚科

【原因】 皮膚がかぶれるものですが、原因となるものに直接皮膚が触れることでおきます。

　これは、酸やアルカリなどによって、だれにでもおきるものと、アレルギー体質の人だけに発生する2つのタイプがあります。

　直接皮膚に触れるものとしては、日常接する衣類やアクセサリー、化粧品などさまざまなもののほか、化学製品や金属、動植物があります。

【症状】 通常は原因となるものが接触した部位の皮膚がかぶれて赤斑やぶつぶつなどが現れ、腫れたりびらんがおきたりします。

　例えばネックレスでは足がかぶれたりはしません。アレルギー性のものなら一度その物質に反応をおこせば次に触れた時もかならず湿疹が現れます。

【治療】 患部を冷やします。原因となるものに触れないようにし、ステロイド剤や抗ヒスタミン剤などを使用します。

貨幣状湿疹

受診科／皮膚科

【原因】 細菌感染をともなった湿疹です。

【症状】 皮膚が乾燥する冬季などに、足のすねや胴体に、多くの貨幣のような形をした紅斑やぶつぶつが発生してかゆくなります。かさぶたになることもあります。

　また、ひっかいたりしてほかの部分に移ると、全身の自家感作性皮膚炎になることがありますので十分注意することが必要です。

【治療】 ステロイド剤や抗ヒスタミン剤などの薬物療法を行います。

自家感作性皮膚炎

受診科／皮膚科

【原因】 接触性皮膚炎、貨幣状湿疹ややけどなどがほかの部分に移ったり、治療を間違えたりすると、もとの湿疹をおこした物質によって全身に小さなぶつぶつができるものです。

【症状】 かゆみが生じ、悪寒や発熱が現れることもあります。

【治療】 ステロイド剤や抗ヒスタミン剤を使用します。

ただし、通常の外用療法だけでは治りにくいため、専門医の指導が必要になります。

接触皮膚炎のおこりやすい場所

点眼薬
化粧品
化粧品
外用薬
ネックレス
服のえり
ブラジャーのゴム・ワイヤー
手に触れたもの（例：うるし、ギンナン）が、間接的に触れる部位のすべて
靴
靴下
サンダル
下駄の鼻緒
毛髪用化粧品
パーマ液
毛染め液
イヤリング
ピアス
眼鏡　香水
毛染め液
制汗剤
防臭剤
脱毛剤
衣料品
入浴剤
合成洗剤
ボディーローション
マニキュア
生理用品
避妊用品

じんま疹

受診科／皮膚科

【原因】 原因としてはソバや肉や魚などの食物や、薬剤、ダニやカビなどによるものや、寒冷温暖、機械的刺激、心因性のものなどがあります。しかし、大半の原因は不明です。

【症状】 じんま疹になると現れる膨疹は円形や楕円形などをはじめとしてさまざまな形や大きさがあります。

盛り上がっていたり、平坦であったりします。現れた膨疹はふつうは数時間以内に消えますが、また新しいものがどんどん現れるところがふつうの湿疹と違うところです。

全身にたくさんできると、皮膚の症状だけでなく、発熱や下痢をおこすこともあります。1カ月以上たっても反復して現れる場合は慢性となります。

【治療】 原因になるものは避けるようにして、抗ヒスタミン剤を使用します。

ただし、じんま疹とリウマチなどとの区別は、医師に診てもらう必要があります。

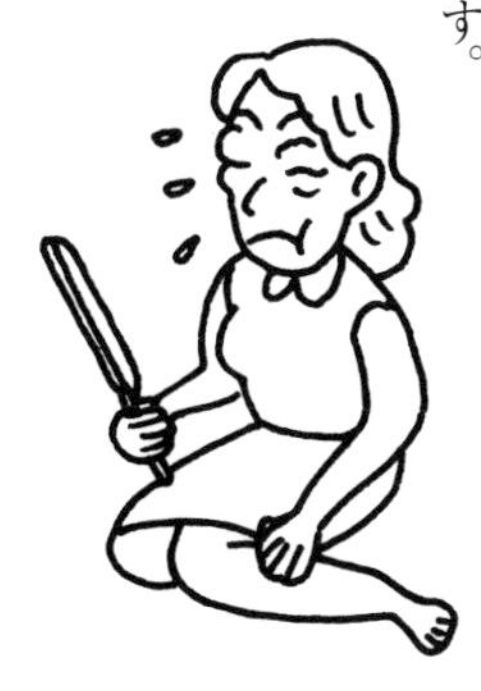

皮膚の病気

一言メモ 〈紅斑〉皮膚が赤く変色した状態で、厳密には皮膚面より隆起していないものを指す。真皮の浅い場所の血管が拡張しておこるもので、いろいろな皮膚病でみられる。

アトピー性皮膚炎

受診科／皮膚科

【原因】 アトピー体質という遺伝性のアレルギー素因をもっている皮膚に発生する皮膚炎といわれていますが、不明点が多いのが現状です。

生まれながらの過敏な皮膚が、ハウスダストやダニ、カビ、花粉、ペットの毛、まれに様々な食物に過剰に反応しておきるとも推測されています。

このような体質の人は皮膚炎だけでなく、アレルギー性鼻炎やぜんそく、じんま疹をおこしやすいものです。

【症状】 体の広範囲、左右対称に発疹が出ること、慢性的に繰り返すこと、かゆみがあることが特徴です。

3歳くらいまでの乳児期には、顔に赤く湿った皮疹が現れますし、頭にはかさぶたができたりします。

また、小児期や思春期にはひじや膝の関節にぶつぶつができたり、皮膚が厚くなります。皮膚が乾燥してかゆみは続きます。しかし30歳くらいまでには自然に治ります。

【治療】 抗ヒスタミン剤や抗アレルギー剤の内服、場合によってはステロイド剤などの外用薬を用います。

日常生活では香辛料のきいた食べ物や、肌に刺激のあるものは避けるようにしましょう。また睡眠時間を充分確保しましょう。

化粧品皮膚炎

受診科／皮膚科

【原因】 化粧品など肌に直接使用するものによっておきる接触性の皮膚炎です。化粧品、毛染め液、パーマネント用剤、入浴剤などが原因となります。

【症状】 手や頭、顔、首に湿疹が発生します。

【治療】 原因と考えられるものを避け、抗ヒスタミン剤やステロイド剤を使用します。

主婦湿疹

受診科／皮膚科

【原因】 水仕事や掃除など、常にいろいろな刺激を受け続けていることが原因です。

皮脂の分泌の少ない人やアトピー体質の人によくおきる皮膚炎です。

【症状】 接触性皮膚炎の症状になりますが、大きく分けて3つのタイプになります。

一番多いのは湿潤型で、指から手の全体が赤く腫れて丘疹、水疱、膿疱などが現れて強いかゆみをともなうものです。

2つ目は手や指が太くなる感じで腫れてとても硬くなります。こうなるとあかぎれになりやすくなります。

また3つ目は進行性指掌角皮症といわれるタイプで、特に冬季に多く、皮膚の脂肪分が落ちることで、指の腹や手のひらがかさかさになって、ひび割れができます。

【治療】 手袋の着用を励行します。また、かさかさする場合には保湿剤を外用します。症状が重い場合はステロイド剤を使用します。

皮膚の病気

皮膚瘙痒症（ひふそうようしょう）

受診科／皮膚科・内科

【原因】 身体の一部、あるいは全体に発疹をともなわずにかゆみがおきる病気です。

皮膚の老化でおきる老人性のものや、内臓疾患からくるものや、薬剤を内服したためにおこるものと、まったく原因不明のものがあります。

老人の場合の全身のかゆみは老化ということだけでなく、肝臓や腎臓などの内臓疾患や血圧異常などが原因となることがよくあります。

陰部や肛門などだけにかゆみが発生する場合がありますが、これは、アトピー性皮膚炎やトリコモナス、ケジラミなどの性感染症が原因となる場合もあります。

【症状】 かゆみはこすったり、温めたりするとひどくなります。

【治療】 尿素軟膏やレスタミン軟膏あるいはステロイド剤などを使用します。

また、抗ヒスタミン薬を内服するのも有効です。

結節性紅斑（けっせつせいこうはん）

受診科／皮膚科

【原因】 感染症や薬剤の影響で真皮（しんぴ）から皮下組織にかけての血管に炎症がおきるものです。

【症状】 若い女性の足に手の指先くらいの大きさの赤みのあるしこりがたくさんできて、押すと痛みがあります。ふつうは放置しておいても数週間で治ります。

【治療】 足を休めることが必要です。消炎鎮痛剤などを使用します。

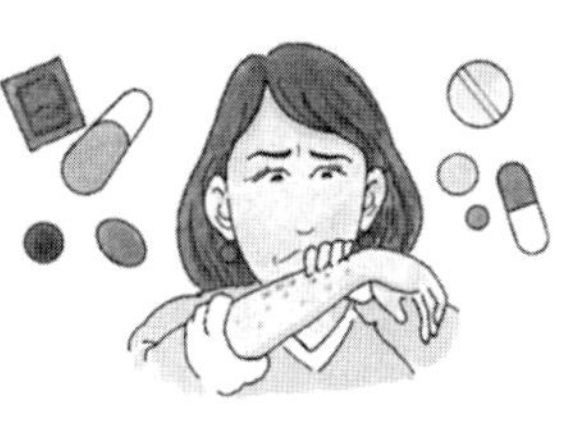

アトピーとストレス

アトピー性皮膚炎の原因には精神的なものもあります。それがストレスです。

ストレスが加わると身体を防衛するために自律神経が働きます。しかし、ストレスが長く続くと自律神経は疲労して失調してしまいます。そうなると精神と肉体の両方に支障がおきてきます。

そうなると皮膚が刺激に対して過敏になり、アトピー性皮膚炎になりやすくなります。現代社会では大人だけでなく、子供もストレスを受けやすくなっているので、その意味からアトピー性皮膚炎にかかりやすくなっています。家庭においても子供が余分なストレスを受けないように注意しましょう。

アトピー性皮膚炎の治療には薬物療法や食事療法などがありますが、最近ではさまざまな新しい試みがなされています。それが紫外線を当てる光線療法、磁気を当てる磁気療法などです。またSODという酵素を服用して、体内でアトピー性皮膚炎をおこす原因となっている活性酸素を排除する方法もあります。

一言メモ 〈アトピー〉特定の物質や食品に対して過敏な反応を示す体質。喘息、アレルギー性鼻炎、アレルギー性結膜炎などがこれにあてはまります。

扁平苔癬（へんぺいたいせん）

受診科／皮膚科

【原因】ほとんどの場合が原因不明ですが、一部の薬品が原因となることもあります。ほとんどが中高年の人におきるものです。

【症状】主に手足の先に現れて平らに盛り上がる赤紫の発疹で、ほとんどの場合にかゆみがあります。口の中や外陰部に現れることもありますが、口の中の場合は粘膜のその部分が白くなります。

【治療】ステロイド剤などの薬物療法を行います。治るまで数年かかる場合がよくあります。

毛孔性苔癬（もうこうせいたいせん）

受診科／皮膚科

【原因】腕から肩にかけての皮膚がサンドペーパーのようにざらざらになるものです。原因ははっきりわかりませんが、遺伝の場合もあるといわれています。この病気にかかるのは若い女性が多く、特に肥満体質の人によくみられます。

【症状】肌が荒れますが、かゆみなどはありません。10歳代で発症することが多いのですが、20歳代になるころには自然に治ってくるようです。

【治療】角質化した肌を軟らかくする軟膏や尿素軟膏を使用します。

ビダール苔癬（たいせん）

受診科／皮膚科

【原因】激しいかゆみを感じるため、かいてしまうことが一因です。

【症状】発疹はうなじや大腿、陰部などに生じます。皮膚から少し盛り上がり、硬くなります。強いかゆみはありますが、湿り気はありません。

【治療】ステロイド剤などの薬物療法をします。なるべくかかないようにすることが治りを早くします。

多形滲出性紅斑（たけいしんしゅつせいこうはん）

受診科／内科・皮膚科

【原因】手足の皮膚に紅斑が現れるものです。かゆみがあることもあります。原因は細菌、真菌、溶連菌、ウイルスなどの感染や薬物あるいは食物によるアレルギーなどです。春秋に多く発生し、特に女性に多くみられる病気です。

　皮膚の症状だけでなく、目や唇がただれたり、重要な全身症状をともなうことになれば、それは単なる多形滲出性紅斑でなく、多形滲出性紅斑症候群となります。

【症状】微熱や頭痛、倦怠感など、まるでかぜのような症状が現れてから、手の裏側や腕や下肢、足の甲にかゆみのある小さな紅斑が多数発生します。紅斑は境界がはっきりしていて、少し盛り上がっています。左右の手足の同じ位置にほぼ対称に現れるのが特徴です。

　口や鼻、外陰部などの粘膜がただれたり、リンパ節が腫れたり発熱すれば多形滲出性紅斑症候群となります。これは放置すれば生命にかかわる危険な状態です。

【治療】多形滲出性紅斑の皮膚症状だけなら、ステロイド剤などの薬物療法で数週間で治りますが、原因が感染ならしばしば再発しますので、入院治療が必要となります。

紅皮症（こうひしょう）

受診科／皮膚科

【原因】重症化した湿疹や皮膚炎、角化症、水疱症などによるものや皮膚への細菌の感染症、皮膚の悪性リンパ腫などの腫瘍といった病気によります。

【症状】全身の皮膚が一面に赤くなるだけでなく、皮膚がフケのような小片になってはがれたり、かさぶたのように大きくはがれたりすることがあります。また、発熱や全身倦怠感、食欲不振など、皮膚以外の症状が現れることもあります。

皮膚の症状は原因が何でもほとんど同様です。

こういったいろいろな症状に加えて脱毛、リンパ節の腫れが合併することもよくあります。皮膚がたくさんむけるために、栄養のバランスがくずれたり、心臓に負担がかかったりします。

【治療】繰り返し皮膚の検査を行って、原因疾患を調べて適切な治療をします。入院して全身状態を改善します。

日焼け（ひやけ）

受診科／皮膚科

【原因】長時間日光を浴びているとおきるものです。皮膚は紫外線で細胞が傷つけられて炎症をおこして赤くなり、紫外線によって色素細胞が刺激されるとメラニン色素をたくさん作って黒くなります。

【症状】皮膚が赤くなり、ひりひりとしてひどい場合はむくみや水疱が現れてきます。やがて皮膚がむけてきて、肌が褐色になって落ち着いてきます。

【治療】日焼けした部分をよく冷やします。

炎症を軽減するにはステロイド剤を使用します。ひどい場合は医師の治療を受けるべきです。

日焼けの上手な手当て

急激な日焼けは皮膚の老化につながる。日焼けしたい場合も、最初は日焼け止め（サンスクリーン）をしっかり塗り、徐々に焼くようにしよう。市販の日焼け止めの効果は一般に３～４時間。何度か塗り直す必要がある

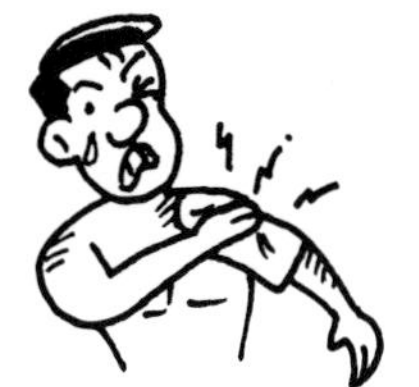

日焼けは紫外線によるやけどなので、手当てもまず冷やすことが第一。水で濡らしたタオルを体に当てたり、水のシャワーを短時間浴びるとよい。顔の日焼けはタオルの上から氷のうなどで冷やす。清涼感のあるカーマインローションなども、症状を軽減してくれる。ひどい日焼けで水疱ができたときは、早めに皮膚科へ

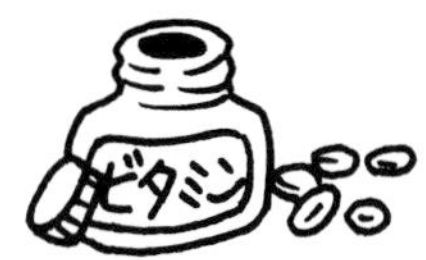

ビタミンCは日焼け後の色素沈着防止に効果的。ビタミン剤を上手に利用してしみを防ごう

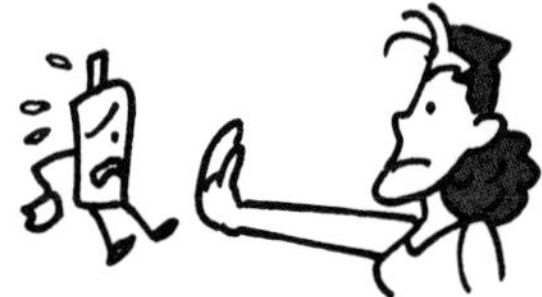

日焼けが落ち着くまでは化粧品の使用を避けたい。日焼けで皮膚のバリアが壊されているところに化粧品の刺激が加われば、皮膚は一層傷ついてしまう

一言メモ　〈滲出液（しんしゅつえき）〉炎症部位より血管壁を透過して滲み出てくる液性成分。血管内から血管壁を透過して出てきた血液中の細胞も含まれる。

掌蹠膿疱症（しょうせきのうほうしょう）

受診科／皮膚科

【原因】 はっきりした原因はよくわかりませんが、虫歯や中耳炎、扁桃炎などの感染病巣や金属アレルギーの関与している例が10％程あります。

【症状】 手のひらや足の裏が赤くなって小さな膿疱（のうほう）に変わっていきます。また、皮膚が硬くなってはがれてきます。

ときには頭や手足の関節にもできることがあります。水虫のように指の間にはできませんし、両方の足に現れるのが特徴です。

また、水虫の菌である白癬菌（はくせんきん）は患部に存在しません。関節炎を合併することもあります。

【治療】 完全には治りにくい病気ですから根気よく治療を続けます。

さらに、ステロイドの外用薬を長い間塗る薬物療法や、紫外線照射療法を行います。

脂漏性皮膚炎（しろうせいひふえん）

受診科／皮膚科・小児科

【原因】 脂質代謝障害や、真菌感染があるために皮膚の分泌機能に異常がみられ、頭や顔、腋（わき）の下、陰部などの脂漏部位（皮脂腺が発達しているところ）のあたりの皮膚が赤くなって皮がむけてしまいます。

【症状】 乳児の場合は、頭や眉毛や耳介（じかい）などに黄色いかさぶたがある紅斑ができます。

成人男性ならフケ症になることが多く、やはり額や耳介、鼻の皮膚が全体に赤くなって皮がむけます。

【治療】 ステロイド剤を使用します。

また、ビタミンB_2、B_6の服用も効果があります。

酒皶様皮膚炎・口囲皮膚炎（しゅさようひふえん・こういひふえん）

受診科／皮膚科

【原因】 原因はステロイド剤を長期間にわたって使用することによる副作用です。

【症状】 顔の皮膚全体がアルコールを飲んだように赤くなり、腫れて痛くなります。

さらに口の周囲には小さくて赤い吹出ものが現れます。

【治療】 原因となる薬剤の使用を中止しますが、急にやめるとやはり副作用で赤ら顔になったり、口の周囲のぶつぶつが再発したりします。

そのような症状がでた場合は、それまでより弱いステロイド剤や消炎剤を使用し、根気強く通院する必要があります。

天疱瘡・類天疱瘡（てんぽうそう・るいてんぽうそう）

受診科／皮膚科

【原因】 天疱瘡というのは自分の皮膚の一成分に対してアレルギーをおこして、水疱がたくさんできるものです。

病気としての発生率は少ないのですが、非常に治りにくいこともあって、厚労省が難病のひとつに指定しています。天疱瘡は症状の違いで尋常性天疱瘡、落葉状天疱瘡など、たくさんの病型があります。

また、高齢者に発症するものは類天疱瘡といい、全身に硬くて破れにくい水疱ができる病型もあります。

【症状】 尋常性天疱瘡は口内炎のように口の中の粘膜や歯肉にできます。水疱は軟らかくて破れやすく、破れるとただれてしまいます。

さらに腋の下や陰部がただれた場合には悪臭を発する分泌液がでます。落葉状天疱瘡の水疱は主に胴体の皮膚に発生し、すぐに破れてから乾燥して皮膚がぽろぽろはがれ落ちます。放置しておくと生命にかかわる危険な病気です。

【治療】 まず、皮膚の検査をして診断をはっきりさせてから、ステロイド剤内服などを行います。全身の状態が衰弱しているときは、入院して点滴も必要になります。

魚鱗癬（ぎょりんせん）

受診科／皮膚科

【原因】 遺伝的な角質細胞の異常です。

【症状】 かさぶたが四肢に多くできて魚のうろこのようになります。

【治療】 遺伝性ですので、完全に治すことはできませんが、治療でほとんど目立たなくすることはできます。

肌をしっとりさせる効果のある薬剤や、角質を軟らかくする尿素軟膏などを使用します。

乾癬（かんせん）

受診科／皮膚科・歯科・耳鼻咽喉科

【原因】 はっきりした原因はわからないものの、感染病巣の存在や、表皮細胞の増殖の早まりや免疫異常などが関係していると考えられます。

【症状】 皮膚から盛り上がって境界がはっきりした鮮紅色の大小の斑ができますが、その上に白くて薄いフケのようなかけらが現れます。さまざまな病型に分けられます。

尋常性乾癬の場合は頭や膝や肘から全身に広がっていきます。滴状乾癬は小さな皮疹が全身にちりばめたようにたくさん現れます。膿疱性乾癬なら急な発熱とともに全身の皮膚に膿疱がたくさん現れます。関節症性乾癬だと皮疹が現れるとともに関節が腫れたり痛みが出たりしてきます。

慢性化するとかさぶたを周囲にまきちらすので、社会生活をするうえで、苦痛を多くともなう疾患です。

【治療】 完治は困難なので社会生活に支障がないように症状をおさえます。

ステロイド剤を塗ったり、免疫抑制剤・レチノイド、ビタミンDを服用します。また、症状をおさえる注射や点滴薬も開発されました。紫外線を照射する治療や、日光浴をするのも効果があります。

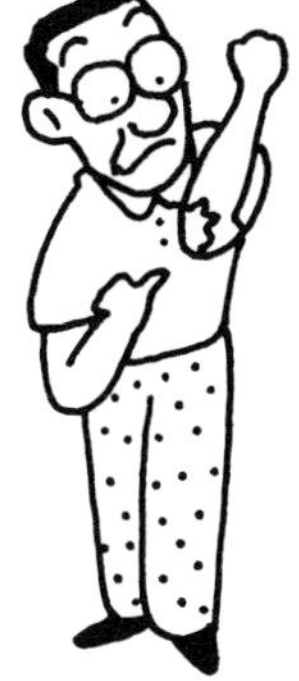

一言メモ 〈丘疹（きゅうしん）〉皮膚にできる、直径数㎜～１㎝程度の半球状に盛り上がった発疹。いろいろな皮膚病で最も一般的にみられる皮膚の病変。

紫斑／しみ（肝斑）／母斑（あざ）／色素性母斑（黒あざ／ほくろ）／扁平母斑（茶色いあざ）／太田母斑（青あざ）／蒙古斑（青あざ）／青色母斑／血管腫（赤いあざ）／いちご状血管腫／赤ブドウ酒様血管腫（単純性血管腫）／サーモンパッチ／ウンナ母斑／海綿状血管腫

紫斑（しはん）

受診科／皮膚科・内科・小児科

【原因】 血液か血管の異常による出血です。原因追究には皮膚の組織検査が必要です。

【症状】 皮膚がごまを散らしたように、あるいは広い範囲にわたって赤紫色になります。

【治療】 普通は2週間ほどで治ります。重大な病気が原因の場合はただちにその病気の治療をします。

腹痛をともなう場合、虫垂炎と間違えやすいので、皮膚の症状をよく診てもらいましょう。

しみ（肝斑（かんぱん））

受診科／皮膚科

【原因】 原因ははっきりわかりませんが、妊娠や月経不順などのホルモン異常がかかわっていると考えられます。

【症状】 顔面、ことに額や目の周囲などに左右対称でさまざまな形をした薄い褐色の色素沈着が現れます。かゆみはありません。

【治療】 完全に治すことは困難ですが、ある程度軽減させることはできます。ビタミンC、Eなどのビタミン剤やグルタチオン製剤を服用したり、日常では直射日光を浴びないようにします。

母斑（ぼはん）（あざ）

受診科／皮膚科・形成外科

皮膚の一部に現れた色や形の異常で、いわゆるあざのことです。生まれつきの場合もあれば、成長する段階で発生するものもあります。原因ははっきりわかりません。

母斑には色素性母斑（黒あざ／ほくろ）、扁平母斑（茶色いあざ）、太田母斑（青あざ）などがあります。

色素性母斑（しきそせいぼはん）（黒（くろ）あざ／ほくろ）

色素細胞が増殖をしたもので良性です。生まれつき巨大な黒あざがある場合は皮膚がんの生じる心配があります。

色素性母斑の中でも、3、4歳くらいから現れ始めて、大きさが直径1センチ以下の小さいものはほくろと呼ばれています。

年齢とともに増加します。皮膚がんとの区別はしばしばたいへん困難です。気になるものは医師に相談すべきです。これは特に治療の必要はありませんが、本人の希望があれば外科的療法を行うこともあります。

扁平母斑（へんぺいぼはん）（茶色（ちゃいろ）いあざ）

生まれつきや成長段階でいろいろな形をした茶褐色の色素斑で盛り上がりはありません。レーザー光線を使う方法が効果を上げています。

太田母斑（おおたぼはん）（青（あお）あざ）

色素の沈着や青色母斑細胞の増殖によって目の周囲に青みがかった境界のはっきりしない色素斑が現れるものです。最近はレーザー治療が効果を収めています。

蒙古斑（もうこはん）（青（あお）あざ）

黄色人種のお尻に色素をつくる細胞があるために発生する青いあざです。ときには、お尻以外にも生じますが、小学校に入るころまでには消失します。

青色母斑

顔や手足の甲、お尻などにできる直径1センチから数センチの青色の腫瘍で、真皮内に色素細胞が集まることで現れます。大きさが5センチを超えるものは医師の診断を受ける必要があります。

血管腫（赤いあざ）

受診科／皮膚科・形成外科・美容外科

【原因】 血管の増殖で先天的なものです。自然に消えるものとそうでないものがあります。

多くの種類がありますが、乳幼児によくみられるものでは、いちご状血管腫、赤ブドウ酒様血管腫（単純性血管腫）、サーモンパッチ／ウンナ母斑などです。

いちご状血管腫

生後1週間くらいで、いちごのように赤く盛り上がったあざが現れるものです。そのままにしておいても小学校に行くまでにはほとんどが治りますので治療の必要はありませんが、ただれたり出血がある場合は薬物療法や外科的療法を行います。

赤ブドウ酒様血管腫（単純性血管腫）

生まれつき、身体のいろいろなところに境界のはっきりした赤色あるいは暗赤色の平らなあざが現れるものです。自然には消えません。成人してからレーザー照射や外科療法などを行います。

サーモンパッチ／ウンナ母斑

生まれつきで額の中央やまぶたの内側に発生します。うなじに現れるものをウンナ母斑といいます。サーモンパッチの場合は2、3歳くらいまでに自然に消えてしまいますので、治療の必要はありませんが、ウンナ母斑は消える場合と成人しても残る場合があり、希望に応じて形成手術をすることもあります。

海綿状血管腫

皮膚の深いところに海綿状の血管腫が存在することで赤いあざが現れるものです。生まれつきあるものがほとんどですが、自然には消えませんので切除手術が必要となります。

色素性母斑は色や形の変化に注意

色素性母斑、いわゆる黒あざは、皮膚面よりわずかに隆起した褐色から黒色の色素斑で、表面がなめらかなもの、いぼ状のもの、毛の生えているもの、獣皮様のものなど、その形や大きさはさまざまです。好発部位は特になく、体のどこにでも発生します。

3、4歳頃から現れるほくろも色素性母斑の一種で、成長とともに増え、自然に消えることはありません。

色素性母斑の大部分は心配のいらないものですが、まれに悪性黒色腫というほくろのがんに変化することがあるので、経過は慎重に観察する必要があります。

特に足の裏の黒あざは悪性化しやすいといわれ、ほくろを傷つけたりいじったりした場合も、悪性化することがあります。

色や形、大きさに変化がみられた場合は、早めに医師に相談しましょう。腫瘤を形成したり、出血したり、潰瘍がおこった場合などは、ただちに手術・摘出しなければなりません。

一言メモ 〈ビタミン〉正常な発育や生命活動の維持に欠かせない微量の有機化合物で、体内で作られないもの、あるいは作られても十分でないもの。A、B群、C、D、E、Kなどがある。

白皮症（はくひしょう）

受診科／皮膚科

【原因】 皮膚や毛が白くなるものですが、先天的にメラニン色素合成能力に異常があることが原因です。遺伝疾患です。

【症状】 皮膚や毛髪、まゆ毛が白くなったり、目の虹彩がピンク色になるものです。皮膚あるいは目だけの場合と両方に発症する場合があります。

【治療】 特に治療方法はありません。日光皮膚炎や皮膚がんを防ぐために、日焼け止めやサングラスの使用が必要となります。

表皮母斑（ひょうひぼはん）

受診科／皮膚科

【原因】 褐色のあざが現れるものですが、原因ははっきりしません。生まれつきの場合も、小児期になって現れる場合もあります。

【症状】 境界がはっきりしていて表面がざらざらしているあざが盛り上がります。並んでできるものが列序性母斑で、それがかゆみをともなえば列序性苔癬（たいせん）様母斑となります。

【治療】 母斑あるいはその部位の皮膚そのものを切除します。

脂腺母斑（しせんぼはん）

受診科／皮膚科

【原因】 原因は不明です。

【症状】 出生時は脱毛斑のように見えます。手のひらの大きさまでの、境界のはっきりしたあざが平らに盛り上がってきますが、だんだん表面はでこぼこになってきます。ふつうは生まれつきあるものです。

【治療】 成長するとともに皮膚がんに変わることがあるといわれていますので、切除します。

尋常性白斑（じんじょうせいはくはん）（しろなまず）

受診科／皮膚科

【原因】 原因はよくわかりません。

【症状】 大きさも形もばらばらの白斑が現れて集合しながら拡大していきます。かゆみや痛みはありません。

【治療】 紫外線の吸収効果があるような薬物を使用したり、紫外線照射をすることを長く続けます。

リール黒皮症（こくひしょう）

受診科／皮膚科

【原因】 化粧品の成分、衣類の色素など、生活環境のいろいろな要素によってアレルギー性の接触性皮膚炎をおこすことに加えて、その人の体質にも原因があります。ほとんどが女性に発生します。

【症状】 顔面、ことに目の周囲、まぶたやあご、側頸部などに広い範囲で、かゆみをともなう色素沈着が現れます。首や手足に現れることもあります。

【治療】 アレルギー反応をおこす原因をはっきりさせてそれを避けるようにすれば、長くても数年で治ります。対症療法としてはステロイド剤を使用します。

脂肪腫（しぼうしゅ）

受診科／皮膚科・外科・形成外科

【原因】皮膚に脂肪の入った軟らかいこぶができるものです。腫瘍としては良性のものです。原因はよくわかりません。

【症状】身体のどこにでもこぶはでき、放置すると少しずつ大きくなって、ソフトボールくらいまでなることもあります。

【治療】大きくなって生活に支障が出るようだと切除します。

ガングリオン（結節腫（けっせつしゅ））

受診科／皮膚科・外科・整形外科

【原因】手首や他の関節によく現れます。硬い袋状のこぶです。若い女性によく発生します。原因ははっきりわかりませんが、良性の腫瘍であって悪性になることはありません。

【症状】ふつう大きさは数センチ以下で、こぶには痛みはありません。こぶの中にはゼリー状の液体が入っています。

【治療】注射で液体を抜いたり、手術でこぶそのものを切除します。

老人性疣贅（ろうじんせいゆうぜい）（老人性（ろうじんせい）のいぼ）

受診科／皮膚科

【原因】皮膚が老化することで発生するいぼで良性の腫瘍です。60歳代の人の8割くらいにはこのいぼが認められます。

【症状】頭、顔、胸、背中などに黒褐色のいぼが現れます。大きさとしてはふつう1、2センチですが、もっと大きくなるものもあります。

【治療】ふつうは治療の必要はありませんが、悪性のものとまぎらわしいとき、医師の診断が必要となります。悪性の場合はもちろん、良性の場合でも取りたいときは手術で切除します。

外用ステロイド剤の正しい使い方

外用のステロイド剤は、細菌などによる感染症を除くほとんどの皮膚の炎症やかゆみ、腫れなどに優れた効果を発揮します。しかし効きめが強力な分、副作用もおこりやすいので、指示された用法・用量を厳守することが大切です。

おこりやすい副作用は真菌や細菌などによる感染症、にきびのような発疹、皮膚の萎縮、毛細血管の拡張、多毛など。長期連用すると、副腎皮質ホルモンを服用したときと同じ症状が現れることもあります。以下の点によく注意して、正しく使用しましょう。

- ●軟膏やクリームは擦り込まず、できるだけ少量を薄く伸ばす。
- ●広範囲に使用しない。また健康な皮膚には使用しない。
- ●医師の指示以外は、薬を塗った部分を包帯などで密封しない。
- ●皮膚に異常が現れたり症状が悪化したときは、すぐに医師に報告する。
- ●長期連用する場合は定期的に診察を受け、医師の指示や指導に従う。

一言メモ　〈ステロイド剤（副腎皮質ホルモン剤）〉副腎皮質からごく微量に分泌されるホルモンを化学的に合成した薬。炎症を強力に抑えたり、体の抵抗力を高めるなどの作用を持つ。

汗疹（あせも）

受診科／皮膚科・小児科

【原因】 汗の管の出口のところがつまって表皮や真皮の中に汗がたまって小さな水疱ができるものです。皮膚の浅いところにできれば水晶様汗疹、深いところにできれば紅色汗疹になります。

【症状】 水晶様汗疹は水疱ができるだけでかゆみなどはありません。紅色汗疹はよくある赤いぶつぶつのできるあせもで、かゆみがあります。

【治療】 高温多湿を避けてエアコンなどにより皮膚が乾燥するようにして、汗の管がつまらないように清潔にします。治りにくいときは、専門医に相談をしましょう。

とびひ

受診科／皮膚科・小児科

【原因】 乳幼児や児童の表皮内に細菌の感染による水疱ができ、それが次々と感染します。湿疹や汗疹がきっかけとなることが多いものです。腎炎を合併することがあります。

【症状】 かゆみのある軟らかくて破れやすい水疱ができる場合と、かゆみのない黄色いかさぶたができる場合に分かれます。

【治療】 皮膚を清潔にして、抗生物質や抗菌剤を内服します。

せつ・よう

受診科／皮膚科・外科

【原因】 毛穴の周囲に化膿菌が感染して炎症がおきるのを毛嚢炎といいます。毛嚢というのは毛根の根元です。それが化膿したのが「せつ」であり、いわゆるおできです。顔面中心部にできたものを特に面疔といいます。また、近くの毛穴どうしが複数炎症をおこして化膿したものは「よう」といいます。

衣服などでこすれる部分におきやすく、糖尿病や貧血などでもおきやすくなります。

【症状】 手のひらや足の裏など、毛のないところを除いた全身にできます。毛嚢炎になって治らないと腫れや痛みがだんだん強くなって、化膿がひどくなって「せつ」となります。リンパ節炎などを合併することがあります。

「よう」は「せつ」が集まったものなので、皮膚が広く腫れて膿が出てきます。「せつ」も「よう」も悪寒や頭痛をともなうこともあります。

【治療】 抗生物質を塗ったり内服したりします。化膿がひどければ切開して排膿します。

丹毒

受診科／皮膚科

【原因】 傷口から連鎖球菌や溶連菌などが感染して真皮に炎症がおきるものです。

【症状】 境界のはっきりした赤く硬い腫脹が現れ、かゆみや痛みをともない、リンパ節も腫れます。また頭痛や発熱をともなう場合もあります。

全体としては高齢者に多い病気ですが

乳児では腹部、子供では頭や手足によく現れ、大人では水虫をきっかけに下肢によく現れます。腎炎を合併することがありますので注意します。

【治療】安静にして抗生物質を使用すれば数日で治ります。水虫から生じたものはくせになりやすくなります。

にきび

受診科／皮膚科

【原因】顔や胸や背中の毛穴に皮脂がたまってできる皮疹です。思春期にはホルモンの分泌が活発になって、皮脂の分泌も増えますが、毛穴がふさがったりすると皮脂がたまってしまいます。炎症をおこすと赤くなります。

【症状】小さなぶつぶつが現れて、炎症がおきてくると赤くなって膿がたまります。

【治療】顔を清潔にして毛穴のつまりを避けます。症状の強い人は抗生物質を内服します。

にきびを悪化させないために

にきびは薬にばかり頼らず、ふだんからの予防や、悪化させないための対策が大切です。気になるからといってつぶすと、化膿して瘢痕が残ることもあるので注意しましょう。

●こまめに洗顔する

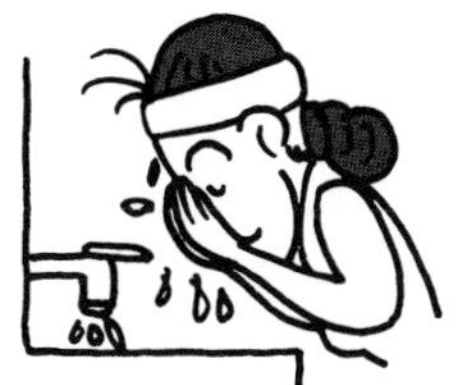

にきびは毛穴に皮脂が詰まっておこるものなので、毎日こまめに洗顔して、皮膚表面の余分な脂質を取り除こう。特別な石鹸を使う必要はないが、きちんと洗ってしっかりすすぐことが大切

●髪が皮膚につかない工夫を

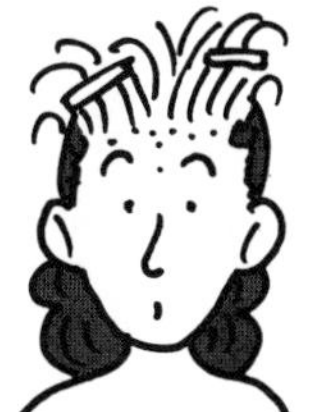

にきびは刺激を受けるとすぐに炎症をおこすので注意。額にかかる前髪はピンで止めたり、ロングヘアーは束ねるなどして皮膚に触れない工夫を

●入浴のポイント

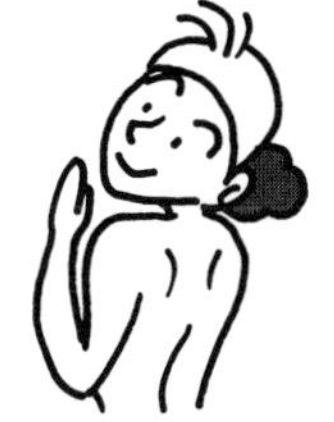

にきびは胸や背中にもできやすいので、入浴の際にしっかり洗うこと。髪の生え際、うなじ、耳の周囲なども丹念に。洗髪も毎日して、頭皮を清潔に

●食生活の注意

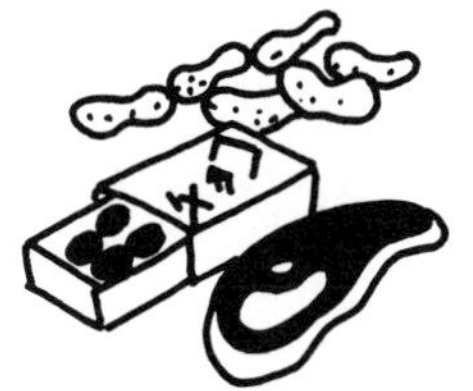

チョコレート、ピーナッツ、豚肉、コーヒーなど糖分や脂分の多いものを控えるとともに、新鮮な野菜を十分にとって便秘予防を。不規則な食生活や偏った食事はにきびを悪化させる原因に

●化粧品の使用を控える

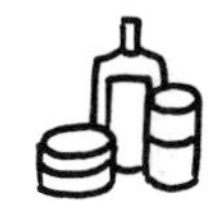

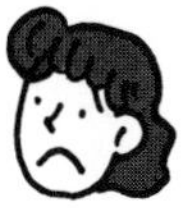

クリームやファンデーションなど油性の化粧品は毛穴をふさいでしまうので、できれば使用を避けること。化粧水や乳液は使用してもかまわない

●規則正しい生活を

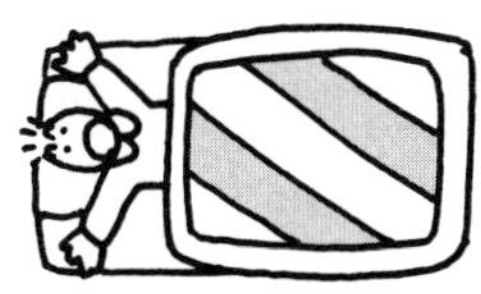

疲労、ストレス、睡眠不足、生理不順などもにきびを悪化させる。規則正しい生活、バランスのとれた食事、十分な睡眠は、にきびに限らず、健康を維持するうえでの基本

一言メモ 〈結節〉皮膚にできる半球状の盛り上がり、または皮下組織にできる小さな隆起物。一般にエンドウマメからクルミ大ほどのものをいい、これより大きいものは腫瘤と呼ばれる。

スイート病

受診科／皮膚科

【原因】 はっきりした原因はよくわかりません。

【症状】 顔や手足に親指くらいの大きさで皮膚から盛り上がった鮮紅色の硬い紅斑が多数現れるものです。また、発熱をともなうこともあります。

【治療】 抗生物質やステロイド剤を使用して治療をしますが、入院が必要です。

たこ・うおのめ

受診科／皮膚科

【原因】 皮膚の同じ部分に繰り返し圧迫や刺激が与えられることによって、その部分の皮膚の角質層が厚くなるものです。

うおのめは、足に合わない靴をはくことでおきることが多いものです。たこはペンだこのように、同じ動作で同じ刺激を何回も与えることでできることが多いものです。

【症状】 うおのめは足や指の関節や足の裏のところに、1センチ以内の大きさでできるもので、中心に目があります。圧迫されると痛みがあります。しかしたこはあまり痛みはありません。

【治療】 皮膚の表面を薄く削っていきます。

風呂あがりや、スピール膏を貼って角質が軟らかくなったときに削るとよく削れます。

イボとの区別は医師に診てもらいましょう。

海水浴皮膚炎

受診科／皮膚科

【原因】 海水中のプランクトンが水着の中に入りこんで、皮膚を刺激しておきる炎症です。

【症状】 海水浴の後で、水着でおおわれた部分の皮膚に数ミリほどの赤いぶつぶつが現れます。また、軽い痛みやかゆみがあります。

【治療】 かゆみを止めるために抗ヒスタミン軟膏を使用し、皮膚の治療にはステロイド剤を塗ります。

虫刺され

受診科／皮膚科

【原因】 蚊、ダニ、ノミ、ハチなどの虫に刺されることが原因でおきる皮膚病です。

【症状】 蚊に刺されると赤くなってかゆみがあります。ノミに血を吸われると赤いぶつぶつができてかゆみがあります。ダニに刺されて血を吸われるとかゆみのある赤い腫れが現れます。ハチに刺されると赤く腫れます。スズメバチやアシナガバチに刺されると、毒物によるショック症状をおこすこともあります。

【治療】 症状が軽いものには抗ヒスタミン軟膏を外用します。

また、強いものにはステロイド剤外用、注射、リパノール湿布などを行います。

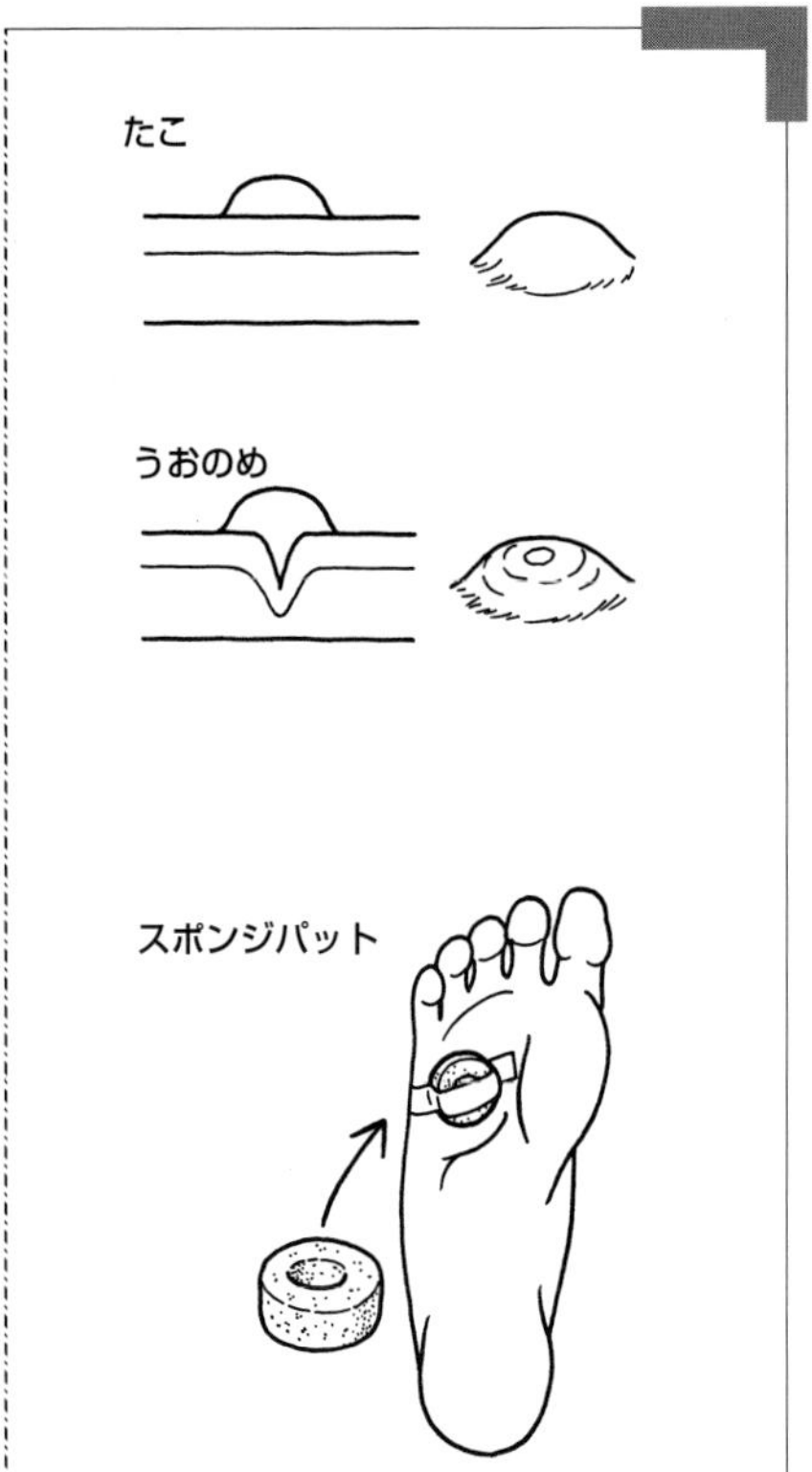

疥癬（かいせん）

受診科／皮膚科

【原因】疥癬虫という小さなダニが人の皮膚に寄生することでおきます。直接あるいは寝具をとおして、人の皮膚から皮膚へと感染します。

【症状】腹部や腋（わき）の下あるいは太もも、陰部など軟らかいところには赤いぶつぶつが現れ、指や手には水疱や膿疱が現れます。

いずれも激しいかゆみがあって特に夜間には眠れないほどのかゆみがよくおきます。

【治療】硫黄軟膏やクロタミトンをなるべく広く塗ります。

家族内で感染することが多いので、かかった人はすべて治療しないと他の人に感染します。寝具などを熱湯消毒します。

毛（け）ジラミ症（しょう）

受診科／皮膚科

【原因】毛ジラミというシラミの一種が寄生し発病します。ふつうは性行為によって感染する皮膚の疾患ですが、皮膚と皮膚の接触だけでも感染することがあります。

【症状】毛ジラミは主に陰毛のところに寄生するので、その部位にかゆみがおきます。

また、かきむしると湿疹ができたり、化膿したりします。

【治療】ピレスロイド系殺虫剤を散布して退治します。

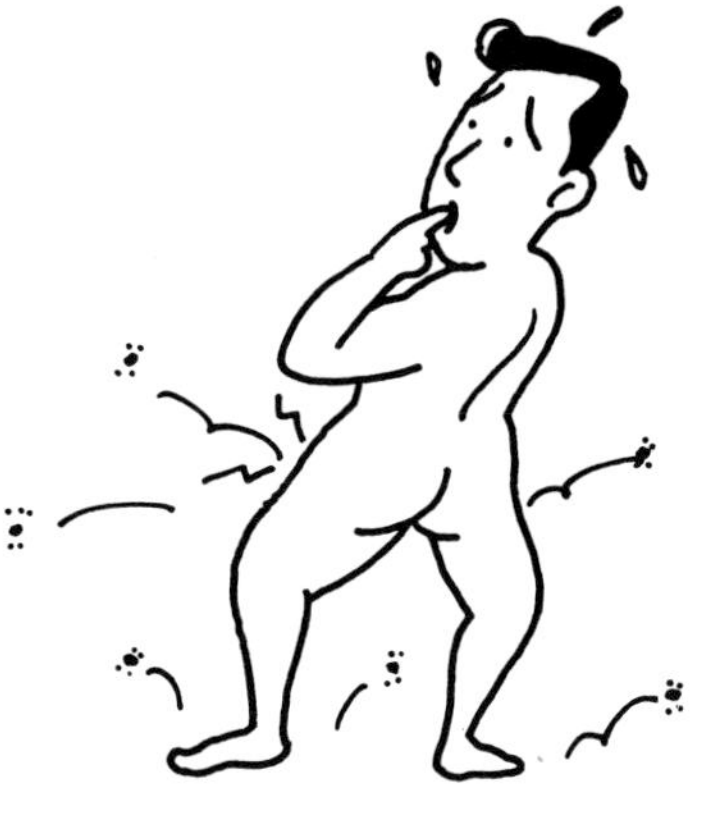

たこ

うおのめ

スポンジパット

まん中をくり抜いたスポンジパットを
うおのめの部分にテープで固定すると、
痛み予防になる

〈瘙痒（そうよう）〉皮膚に感じるかゆみのこと。皮膚瘙痒症は発疹がないのにかゆみだけを訴えるもので、乾燥によるものや、内科の病気にともなうものなどがある。

皮膚結核

受診科／皮膚科

【原因】 結核菌によっておきる皮膚の疾患です。皮膚結核には、患部に結核菌が認められる真性皮膚結核と、認められない結核疹の2つのタイプがあります。

真性皮膚結核には尋常性狼瘡、皮膚疣状結核、皮膚腺病などがあり、症状がそれぞれ違います。

【症状】 尋常性狼瘡では顔面に紅斑ができ、皮膚疣状結核では手足にいぼのような皮疹が、皮膚腺病では関節やリンパ節の周囲に潰瘍ができます。結核疹では顔面ににきびのような発疹ができ、下肢に紅斑ができます。

【治療】 抗結核薬療法を行います。

頭部白癬（しらくも）

受診科／皮膚科・小児科

【原因】 真菌（かび）の一種である皮膚糸状菌が頭髪や頭皮についておきる疾患です。ふつうは10歳以下の男児に最も多く発症します。タオルなど、皮膚に直接触れるもので他人に感染します。

【症状】 頭髪のある部分に円形の紅斑ができます。紅斑はひとつあるいは複数の場合があります。円形の部分からは皮膚がフケとなってはがれて落ち、かゆみがあります。感染した部分から脱毛することがよくあります。

【治療】 抗真菌薬を内服すれば数カ月で治ります。

体部白癬（ぜにたむし）

受診科／皮膚科

【原因】 顔や首や手足だけでなく胴体に真菌の一種である皮膚糸状菌が感染しておきる皮膚病です。年齢、性別を問わずに幅広く感染します。ペットのもつ菌による子女への感染も増えています。また、湿疹の薬を外用しているとできやすくなります。

【症状】 最初は小さな赤い丘疹がだんだん広がっていきます。円形の周囲はドーナツのように盛り上がり、水疱ができます。強いかゆみをともないます。

【治療】 皮膚を清潔にして乾燥させ、抗白癬菌軟膏を塗ります。

股部白癬（いんきんたむし）

受診科／皮膚科

【原因】 皮膚糸状菌が股間に感染することでおきる皮膚病です。青年男子や高齢者に多い病気です。

【症状】 太もものつけ根に境界のはっきりした小さな赤い発疹ができ、だんだん大きくなって環状となり激しいかゆみをともないます。やがて、下腹部や臀部へ広がることがあります。

【治療】 抗白癬剤軟膏を塗ればふつうは1カ月しないうちに治ります。

足白癬（みずむし）

受診科／皮膚科

【原因】 皮膚糸状菌が足へ感染しておきる皮膚病です。足のむれやすい人によくできる病気ですが、床マットやスリッパなどを媒介にして家庭内で子供に感染することもよくあります。

【症状】足指の間が湿って皮がむけてふやける趾間型、足の裏に水ぶくれができて皮がむける小水疱型、皮膚が硬く、厚くなってひび割れがおきる角化型の３つに大きく分かれます。角化型以外は強いかゆみをともないます。

【治療】趾間型と水疱型の場合は、抗白癬剤軟膏を毎日塗れば数カ月で治ります。角化型の場合は非常に治りにくいので抗白癬剤軟膏と、抗真菌薬の内服を併用します。

皮膚カンジダ症

受診科／皮膚科・婦人科・泌尿器科・内科

【原因】湿疹の薬をつけていたり、病気などで身体の抵抗力が落ちるといつも体内にすんでいるカンジダという菌が異常に増殖して、身体各部の皮膚と粘膜に病変をおこすものです。

【症状】口腔粘膜にコケのような白いものが発生したり、潰瘍のようになって赤くなると痛みが発生します。皮膚がすれ合う部分では小さな赤いふくらみが現れ、やがて水疱や膿疱ができます。指では指の間や爪の根元が赤くなります。

【治療】抗真菌薬を使用します。

単純性疱疹（ヘルペス）

受診科／皮膚科・婦人科・泌尿器科

【原因】日本人は半分以上の人が単純性ヘルペスに感染していますが、感染した人のうちの一部の人に症状が出ます。

　感染の後に潜伏したウイルスが発熱や日焼け、ストレス、性行為などをきっかけにして再び発症することがよくあります。感染はほとんどが接触や飛沫などで、ほとんどが家族間で感染します。

【症状】口唇や陰部に好発して、水疱が集まります。初感染では赤く腫れて高熱、頭痛、咽頭痛などがおきて重くなることもあります。再発の場合は初感染より症状は軽いものです。

足白癬（みずむし）の３つのタイプ

趾間型

足指の間の皮がむけたり、白くふやけたようになる。みずむしの中で最も多いタイプ

小水疱型

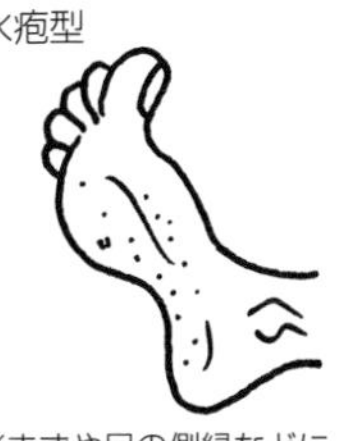

土踏まずや足の側縁などに小さな水疱ができたり、皮が丸くむけたりする。趾間型と小水疱型が同じ足に同時にみられることもある

角化型

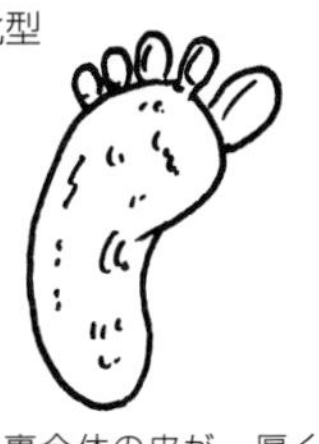

足の裏全体の皮が、厚く、かさかさになる。あまり多くはみられないタイプ。角質増殖型ともいわれ、かゆみはともなわない

【治療】抗生物質や抗ヘルペス薬を塗ったり服用したりしますが、再発する例が多くみられます。

一言メモ　〈ヘルペス〉ヘルペスウイルスによる感染症で、水疱（水ぶくれ）や膿疱（膿を伴う発疹）が集まった状態。口もと、目の周り、指先、外陰部などにできやすく、再発を繰り返す。

帯状疱疹（たいじょうほうしん）

受診科／皮膚科・耳鼻科・麻酔科・眼科

【原因】 身体の抵抗力が低下すると、知覚神経節に滞留していた水痘（すいとう）・帯状疱疹（たいじょうほうしん）ウイルスが神経を通って皮膚にいたり、皮膚が感染するものです。

【症状】 顔、胸、腹、上下肢などの知覚神経の領域の左右どちらかに、虫刺されとよく似た紅斑のある水疱（すいほう）がずらっと帯のように長く現れます。激痛をともない、中高年者では神経痛の後遺症に長期間悩むことがあります。

【治療】 放置しても水疱が破れてかさぶたができ、数週間で治りますが、痛みには消炎鎮痛剤を使用します。初期のうちに抗ウイルス剤を内服します。一度感染すれば免疫ができて二度とかかりませんが、神経痛の後遺症を残すと難治です。

ヘルペス性歯肉口内炎（せいしにくこうないえん）

受診科／皮膚科・小児科

【原因】 口腔（こうくう）内にヘルペスウイルスが感染するものです。乳幼児で初感染することが多い病気です。

【症状】 全身症状としては発熱や倦怠感があります。帯状ヘルペスの場合は顔面の皮膚に発疹がたくさんできます。

口腔粘膜が赤くなって、口腔内は不潔になって口臭がきつくなります。ひどい場合は食事をしたり話をするのに痛みがともないます。

【治療】 消炎鎮痛剤や抗生物質あるいは抗ウイルス薬を使用します。口腔はうがい薬などで清潔にします。

カポジ水痘様発疹症（すいとうようほっしんしょう）

受診科／皮膚科

【原因】 アトピー性皮膚炎などの湿疹ができている乳幼児に単純性疱疹ウイルスが感染して症状が重くなったものです。

【症状】 高熱、食欲不振、ひどい脱水、リンパ節の腫れなどが現れ、湿疹の部分には水疱や膿疱ができて潰瘍化したりします。

【治療】 薬物療法や化学療法、輸液などを行います。

尋常性疣贅（じんじょうせいゆうぜい）

受診科／皮膚科

【原因】 ウイルスの一種が皮膚に感染していぼができるものです。

【症状】 直径1センチ以下のものが手や足の甲や指などによくできます。うおのめと間違えやすく、同じ場所に複数集まってできることもあります。顔や首にできると指のような形になります。

【治療】 はと麦から抽出したヨクイニンを長期内服します。最近では液体窒素凍結療法やレーザー光線などを使う療法が一般的になっています。

青年性扁平疣贅（せいねんせいへんぺいゆうぜい）

受診科／皮膚科

【原因】 ウイルスの一種が感染することでできるいぼです。多くは青年の顔にできるのでこの名がついていますが、児童にもできることがあります。

【症状】 直径5ミリまでのほぼ円形の肌色あるいは褐色の丘疹が複数、ばらばらあるいは集合してできます。

【治療】 丘疹が赤くなって皮膚がむけてくれば自然に治ります。治療としては、はと麦から抽出したヨクイニンを長期内服します。最近では液体窒素凍結療法やレーザー光線も用います。

伝染性紅斑(りんご病)

受診科／皮膚科・小児科

【原因】 ほほがりんごのように真っ赤に腫れるのでりんご病とも呼ばれます。原因はパルボウイルスとされています。3歳以上の幼児や児童がよくかかる病気です。一度かかれば免疫ができて二度とかかりません。

【症状】 感染してだいたい2週間以内でほほに発疹が現れてほほが赤くなります。数日で発疹は、ほほのほかに首や腕などに現れます。発熱や筋肉痛をともなうこともあります。成人の場合は頭痛や胃腸障害がともなうようです。発疹は3、4日目がもっとも顕著で、熱をもったような感じがあります。

放置していてもほほの発疹は1週間ほどで消えます。治っても1カ月ほどは日光や入浴などをきっかけに再発しやすくなります。

【治療】 とくに治療の方法はなく、かゆみ止めや解熱剤などで対症療法をします。

帯状疱疹後神経痛とその治療

帯状疱疹の原因となる水痘・帯状疱疹ウイルスは、水ぼうそうのウイルスと同じです。子供のときに水ぼうそうにかかり、それが治っても、ウイルスは神経節に潜んでおり、それがなにかのきっかけで再活性化して発病に至ります。

帯状疱疹の特徴的な症状は、帯状に並んだ水ぶくれと神経痛ですが、皮膚症状がおさまっても、神経痛だけがいつまでも続くことがあり、これを帯状疱疹後神経痛といいます。この痛みは、ウイルスが神経を傷つけるためにおこります。高齢者ほど多くみられ、強い痛みのために日常生活にも支障をきたします。

痛みの治療には内服療法、神経ブロック、レーザー療法などが行われますが、最近は弱い電流によるイオントフォレーシス療法も取り入れられ、効果を上げています。

痛みをともなわないこの治療法は、副作用もほとんどないため高齢者にも安心で、1年以上続いている痛みにも有効だといわれています。また、この療法は、しみやこじわなど素肌のトラブル対策に効果を発揮することでも知られています。

皮膚の病気

一言メモ 〈経皮感染〉皮膚の傷口などから侵入した病原体によって感染症にかかること。昆虫などに刺されたり噛まれたりして感染する場合もこれに含まれる。

中毒疹（ちゅうどくしん）・薬疹（やくしん）

受診科／皮膚科

【原因】 体内に入った物質によって障害がおきて皮疹が現れるものです。原因としては食品などですが、薬物によるアレルギーでおきるものをとくに薬疹といいます。

【症状】 明るい色や暗い色の紅斑、丘疹、水疱（すいほう）、じんま疹などが現れます。全身にまんべんなく現れるものや、同じ部位にくり返し現れるものなどと、それぞれ異なっています。

また、薬疹の中には重症のものがあり、唇や目、皮膚がただれてきたり、血尿が出るものは生命にかかわります。

【治療】 原因をとりのぞきます。薬剤の場合はすぐにその使用を中止します。

薬剤は内服直後よりも1～3週間連用した後に出ることが多いので注意を要します。治療としてはステロイド剤を使用します。さらに重症の場合は入院治療します。

やけど（火傷（かしょう）・熱傷（ねっしょう））

受診科／皮膚科・形成外科

【原因】 熱による傷害です。重いものは生命にかかわります。

とくに、成人では全身の皮膚の2割以上、子供では1割以上のやけどをおって治療が遅れると死亡する可能性もあります。

【症状】 やけどは、深さと面積で3段階に分けられます。

第Ⅰ度は表皮（ひょうひ）のみのもので、表皮には紅斑や浮腫が現れ、痛みをともなうこともあります。

第Ⅱ度は真皮（しんぴ）まで達したもので、紅斑と水疱が現れて、痛みもひどくなってきます。

第Ⅲ度は皮下脂肪までおよんだもので皮膚が壊死してしまいます。こうなると皮膚がもとにもどることはほとんどありません。

【治療】 やけどをしたらまず流水でしばらく冷やします。

第Ⅱ度、あるいは第Ⅲ度の場合は冷やす時間も惜しいので、冷たいタオルなどを当てたまま、ただちに医師の治療を受けます。

やけどの範囲が広いために、ショック状態をおこして顔面蒼白になった場合、頭を低く足を高くして、安静にしながらスポーツドリンクなどで水分を補給して病院に運んでください。応急処置が必要です。

また、症状によっては、後に植皮手術をします。

ケロイド

受診科／皮膚科・形成外科

【原因】 外傷ややけどなどで表皮が破壊されたところに結合組織が増殖して盛り上がり、そこに薄い表皮が張ったものがケロイドです。傷やにきび、やけどあるいは手術の後にできることが多いものです。

【症状】硬く赤い盛り上がりが現れてきます。

【治療】ステロイド剤を外用か注射したり、スポンジを当てた上から包帯で圧迫する方法があります。また、手術をすることもあります。

放射線皮膚炎（ほうしゃせんひふえん）

受診科／皮膚科

【原因】X線や放射性物質などを浴びることでおきる皮膚の異常です。一時に大量の放射線をあびると急性でおきることがあります。

　また、長年にわたって放射線を扱う職業に従事している人たちには、慢性放射線皮膚炎が発生する危険があります。

【症状】急性のものは紅斑、水疱、潰瘍などが現れます。

　慢性の場合は色素沈着や皮膚萎縮が現れ、かなりたってから皮膚がんになることもあります。

【治療】急性の場合は軟膏を使用し、慢性の場合は抗生物質軟膏を使用するほか、植皮手術も行います。

電撃傷（でんげきしょう）

受診科／皮膚科・整形外科

【原因】感電、あるいは電気の火花による傷ができるものです。電気工事のときや家庭内の事故、あるいは落雷などでおきます。

【症状】電流が通過した部分の皮膚には電撃斑が現れます。火花によるものは皮膚にやけどをおいます。

【治療】症状の程度に応じて、やけどと同じような治療をします。

凍傷（とうしょう）（しもやけ）

受診科／皮膚科

【原因】冷たい空気などに長い間、皮膚をさらしていることが原因でおきる障害です。

【症状】手足や耳や鼻などに赤や紫の色をした皮疹や腫れが現れます。また、腫れがくずれてびらんになることもあります。

【治療】血行をよくし、軟膏を塗ったり血行を改善する薬を使用します。

床ずれ（とこずれ）（褥瘡（じょくそう））

受診科／皮膚科・内科・形成外科

【原因】長いこと寝たきりの場合は、身体が圧迫されて血行障害がおきることで、皮膚や皮下組織が壊死してしまいます。とくに老人の場合は数時間で症状が現れます。

【症状】肩や腰の周囲の圧迫を受けやすい部分の皮膚がただれたようになり、さらに進行すれば潰瘍ができてしまいます。

【治療】同じ体位で寝たままになることを防ぎます。少なくとも数時間ごとに体位を変えるようにします。もし潰瘍が発生したなら潰瘍治療薬を使用するか、場合によっては壊死組織を切除する手術をします。

一言メモ　〈びらん〉皮膚の上皮が破壊され、下の組織が露出した状態で、ただれとほぼ同じ意味。皮膚のびらんは水疱や膿疱が破れた状態。胃のびらんは粘膜組織が欠損した状態。

髪・体毛・爪・汗腺

体毛のしくみと働き

毛には頭髪のように硬くて身体の一部に生えているものや、うぶ毛のように軟らかくて全身に生えているものがあります。どちらの毛も皮膚の角質だったものが変化したものなのです。

われわれの皮膚を見ると、その表面には毛孔という穴があって、そこから毛が身体の外へ出ています。この毛孔は筒のようになって表皮から真皮へと入りこんでいますが、毛孔の根元の部分は毛球という丸い状態になっています。この毛球のところには毛母細胞という細胞があって、毛はこの毛母細胞が角化してできたものです。

毛が伸びるのは成長するからですが、その成長の期間は生えている場所によって違ってきます。例えば頭髪は最長10年ほど成長しますが、眉毛などは半年以内となっています。

皮脂腺のしくみと働き

毛孔が通っている真皮のところには皮脂腺という腺があって、毛孔とつながっていて皮脂を分泌しますが、この皮脂が毛孔を通って皮膚の表面ににじむことで皮膚の表面が潤うとともに、毛髪そのものにもつやを与えています。

皮脂腺の発達も身体の発達に応じて違っています。新生児や思春期などにはよく発達します。また、身体の部位によっても発達の程度が違い、頭、顔、胸などは特に発達しています。

汗腺のしくみと働き

周囲の温度が高くなったり運動して体温が高くなると体温を調節するために汗が出ます。この汗は皮膚の深いところにあるエクリン腺と呼ばれる汗腺で作られ表皮に分泌されます。この汗腺は身体全体で数百万ほどあるといわれており、特に手のひらや足の裏にたくさんあります。

アポクリン腺と呼ばれる汗腺は腋の下や陰部にだけ存在し、体臭のもととなる汗を分泌します。子供のときには活動しませんが、思春期から活発になってきます。わきがはこのアポクリン腺で分泌された汗が細菌などで分解されて体臭が強くなったものです。

爪のしくみと働き

爪は皮膚が角質化してできたものです。爪がどんどん伸びるのは爪の根元に爪母と呼ばれる細胞群があって、常に活発に新しい爪を生産しているからです。この部分には半月の形をした白いところがありますが、これも爪母です。爪が伸びる早さは毎日0・1ミリ程度です。

髪・体毛・爪・汗腺の病気

毛髪の病気には、遺伝的な体質からくる自然発生的な脱毛症状や、円形脱毛症などのようにストレスやアレルギーなどが原因で毛が抜け落ちるものがあります。白髪は毛の老化でメラニン色素が減少しておきるものですが、ストレスなどでも進行を早めます。

汗腺の病気は多汗症や無汗症など発汗

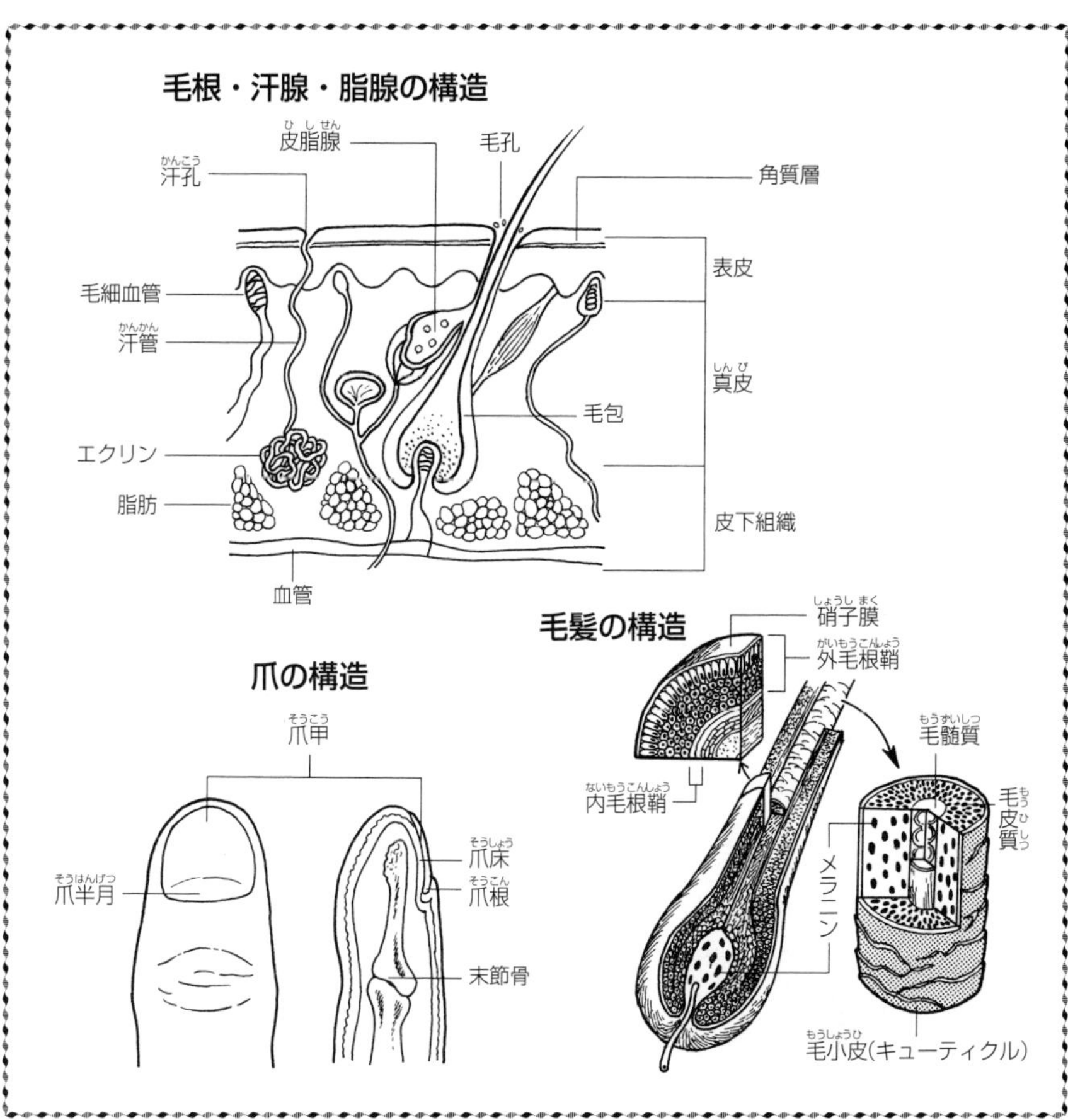

状態の異常があります。

活発な皮層の皮脂の分泌が障害されるとよくにきびなどができます。また、皮脂の分泌が多いとフケが出ますが、フケそのものは病気というわけではありません。しかし、フケが出すぎると脂漏性皮膚炎などの炎症をおこしたり、毛髪が抜けるなどの原因となります。逆に皮脂の分泌が少なすぎると、皮膚がかさかさになって乾皮症などがおきます。

爪の異常は色の変化や、溝やすじができたり、はがれたり変形したりします。

色の異常としては、アジソン病やウィルソン病で黒や褐色の色素沈着が現れたり、肝硬変、若年性糖尿病、慢性腎炎などで白斑が現れたりすることがあります。このように爪は、さまざまな全身の疾患や皮膚の疾患などによりいろいろな状態が現れてきます。もちろん、全身の疾患と別に、爪だけが異常をおこす場合があります。ふつうは全体の爪に同じような異常が現れたら全身症状からくるものと考えられ、特定の爪だけに限られるのは、その爪そのものの病気です。

一言メモ 〈粉瘤〉皮膚に発生する良性の嚢腫（袋状の小さな腫瘤）。中には角質（あか）が詰まっており、強く押すと異臭をともなった膿が圧出される。アテロームとも呼ばれる。

円形脱毛症

受診科／皮膚科

【原因】 決定的な原因はまだわかっていませんが自律神経失調や内分泌障害、精神的ストレスなどが原因と考えられています。

また、男女ともに青年期などに多くみられます。小児の場合は、アトピーが原因ではないかと考えられることがあります。

【症状】 突然脱毛が始まります。円形の大きさや数はさまざまです。頭髪だけでなく、眉毛やまつげ、陰毛などにもおきることがあります。

【治療】 放置していてもそのうち治ることが多いものです。治らない場合はステロイド剤を塗ったり、局所注射あるいは薬を内服します。薬はグリチルリチン酸やセファランチンなどが用いられます。

また、栄養バランスのよい食事をしたり、精神的ストレスを避けることが必要です。

粃糠性脱毛症

受診科／皮膚科

【原因】 フケ症となって毛がたくさん抜けてしまうものです。飲酒や、ビタミンB_2、ビタミンB_6の不足が原因と考えられます。

思春期以後の男性によくおきる病気です。

【症状】 頭には細かいフケがたくさん発生し、かゆみがあり、頭皮全体が赤くなることもあります。

また、毛はつやがなくて細く短いまま抜けていきます。

【治療】 まめに髪を洗ってフケがたまらないようにしてください。

ただ、かゆみがあるからと爪などで強くこすりすぎると傷をつけることになるので注意します。

新生児・乳児の脱毛症

受診科／皮膚科

【原因】 まくらでこすれて毛が切れたり、抜けたり、新しい毛に生え変わるためにおきるものです。

【症状】 後頭部や側頭部の毛が薄くなってしまいます。

【治療】 放置していても自然に治ります。脂腺母斑によるものは、前がん状態なので切除します。

壮年性脱毛症（男性型脱毛症）

受診科／皮膚科

【原因】 遺伝が関係するといわれますが、ホルモンの作用が原因するとされています。

【症状】 青年期や壮年期からすでに脱毛

が始まるのが壮年性脱毛症でいわゆる若ハゲのことです。

まず、頭頂部や額のはえぎわのあたりの毛がうぶ毛のようになっていきます。進行すれば頭の毛がすっかりなくなってしまうこともあります。

額のところがM字型に抜ける場合と、頭頂からO字型に抜ける場合の2つに分かれます。

【治療】脱毛の形で違ってきます。M型の場合は植毛をする以外に決め手となる治療方法はありません。

O型は頭皮の血流をよくする薬を内服したり、ステロイド剤を用います。

また、市販の育毛剤は血管を拡張する作用がありますのでやはり血流をよくすることができます。

先天性無毛症（せんてんせいむもうしょう）

受診科／皮膚科

【原因】原因としては遺伝ではないかと考えられています。

【症状】生まれつきあるべきところに毛がないか、あってもきわめて少ない状態のものです。

全身にないというより、陰部や腋の下など特定のところに現れることが多いものです。

全身性無毛症の場合、爪や歯、皮膚にも歯牙発育不全、いろいろな異常をともなうことがあります。

【治療】特に有効な治療方法はありません。

陰毛の場合は本人の頭髪を移植したり男性ホルモン剤を使用します。

瘢痕性脱毛症（はんこんせいだつもうしょう）

受診科／皮膚科

【原因・症状】おできや、やけどなどでできた瘢痕の部分に毛が生えてこないものです。

【治療】瘢痕が肌の露出部分に大きく現れている場合は、植毛や形成外科手術を行います。

毛髪の生えかわり

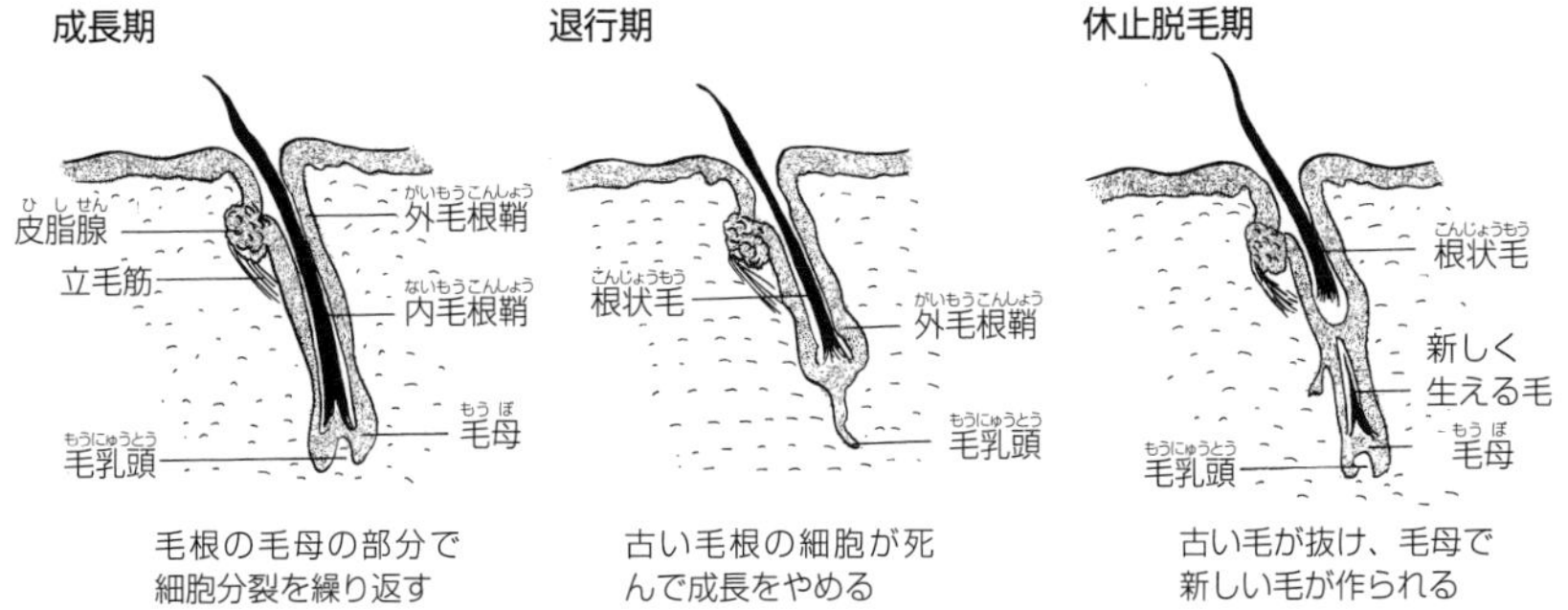

成長期
皮脂腺（ひしせん）
立毛筋
外毛根鞘（がいもうこんしょう）
内毛根鞘（ないもうこんしょう）
毛母（もうぼ）
毛乳頭（もうにゅうとう）
毛根の毛母の部分で細胞分裂を繰り返す

退行期
根状毛（こんじょうもう）
外毛根鞘（がいもうこんしょう）
毛乳頭（もうにゅうとう）
古い毛根の細胞が死んで成長をやめる

休止脱毛期
根状毛（こんじょうもう）
新しく生える毛
毛母（もうぼ）
毛乳頭（もうにゅうとう）
古い毛が抜け、毛母で新しい毛が作られる

一言メモ 〈硬結（こうけつ）〉皮膚や臓器の表面にできる小さな硬いしこり。結節とほぼ同じだが、結節のほうが硬く、硬結は弾力性のあるものを指す。

薬物による脱毛症

受診科／皮膚科

【原因】 特定の薬物を使用することでおきる脱毛症です。これは、抗がん剤のほか、タリウム、抗精神薬、抗凝固剤、抗甲状腺剤、過剰のビタミンAなどによっておきることがあります。

【症状】 薬物の使用後、2週間以内で脱毛が始まります。

【治療】 薬物の使用を中止すれば治ります。

抜毛症

受診科／皮膚科・精神科・神経科

【原因】 自分で毛髪を引き抜くことでおきる脱毛症です。神経症やうつ病、ヒステリー、欲求不満などが原因です。

【症状】 ところかまわず引き抜くために脱毛した位置は不規則で、抜け方もバラバラです。

【治療】 まず、原因となっている病気や精神状態を治します。

多毛症

受診科／皮膚科

【原因】 うぶ毛が生えるべきところに硬い毛が生えてくるものです。原因としては先天性のものと後天性のものがあります。先天性のものは遺伝によりますが、後天性のものは性腺、脳下垂体、副腎の病気など内分泌系の異常によるものが多くなっています。また、特定の場所にいつも炎症があったり、こすれているように同じ刺激が続く場合にもおきます。

【症状】 先天性のものには全身におよぶものと部分だけのものがあります。

【治療】 脱毛剤を使用しますが、その他、毛根の電気分解をします。

毛包炎

受診科／皮膚科

【原因】 ブドウ球菌が毛孔に感染して化膿する、いわゆるおできのうち、化膿が浅い部分に止まっているものです。深い場合は「せつ」といいます。

【症状】 全身のどこにでもできますが、手のひらや足の裏などの毛の生えていないところにはできません。黄色い膿がある盛り上がりができます。

【治療】 抗生物質軟膏を塗った上から冷たい湿布をするとともに、ブドウ球菌に有効な抗生物質を内服します。化膿がひどくなったら切開して膿を出します。

フケ症

受診科／皮膚科

【原因】 頭の皮膚の角質が過剰な状態です。フケ症になるのは皮膚にある皮脂にほこりなどが付着して不潔になってしまうことや、頭皮の湿疹、皮膚炎などでおきます。

【症状】 フケが発生して落ちるだけでなく、かゆみがあります。また異臭があって頭皮が赤くなることもあります。

【治療】 頭をよく洗って清潔にすることです。しかし、洗いすぎると頭皮を保護している皮脂までも流れてしまいますから、皮膚にはよくありません。週に2、3回ていねいに頭を洗います。

かゆみには抗ヒスタミン剤がよく効きます。

爪の色の変化（つめのいろのへんか）

受診科／皮膚科

【原因・症状】爪の成長が遅くなったり、リンパ浮腫をともなう病気になると黄色くなり、緑膿菌が感染すると緑色になります。また、爪白癬（そうはくせん）以外で白くなるのは爪母（そうぼ）の角化異常が原因とされています。白斑が現れるのは腎障害やアルブミン血症のこともあります。

【治療】黄色くなった場合は、原因となる病気の治療をします。緑になった場合は、緑膿菌によく効くゲンタマイシンなどの抗生物質を内服したり、軟膏を塗ったりします。

白くなった場合は、原因が病気の場合はその治療をします。

爪囲炎（そういえん）

受診科／皮膚科

【原因】爪の周囲の皮膚が赤くなって腫れるものです。洗剤や薬品による接触皮膚炎や真菌症、細菌感染、ウイルス感染性などが原因となることが多いものです。

【症状】爪の甲が厚くなったりでこぼこしたりします。細菌が感染すると、押すと痛んだり膿が出たりします。

【治療】原因に応じて抗真菌剤やステロイド剤を使用します。細菌感染には抗生物質、ウイルス感染には抗ウイルス剤を使用します。

スプーンネイル

受診科／皮膚科

【原因・症状】爪甲がくぼんでしまうものです。低色素性貧血の症状でおきることが多いものです。レイノー病や十二指腸虫症などでもおきます。

【治療】原因となる病気の治療をします。

シャンプーや整髪料もフケ症の原因に

頭皮の表面からは、古い角質が絶えず自然にはがれ落ちています。この古い角質に皮脂やゴミなどが混じったものがフケです。フケは生理的な現象なので、多少出る程度なら問題ありませんが、あまりに多い場合は、一度皮膚科で診てもらったほうがよいでしょう。

フケの原因で多いのは頭部の湿疹。そして湿疹をおこさせやすいのが、シャンプー、リンス、整髪料、毛染めなどによる刺激です。特に最近のシャンプーは洗浄力が強いので、洗いすぎに注意し、洗ったあとはよくすすぐことが大切です。またシャンプーするときは、髪よりも、頭皮をしっかり洗うようにしましょう。

整髪料は頭皮にあまり負担がかからないよう、できるだけ使用量を減らします。毛染めは使用前に必ずパッチテスト（貼布試験）を行ってください。

なかなかフケが減らない場合は、乾癬や白癬など真菌症の疑いもあります。若い男性では、若ハゲの前兆として、フケや抜け毛が増えることもあります。

一言メモ　〈メラニン色素（しきそ）〉皮膚、毛髪、脳などにある黒色の色素で、紫外線による細胞へのダメージを防ぐ役割を持つ。日焼け後に皮膚が褐色になるのは、メラニン色素が多く作られるため。

爪甲剥離症（そうこうはくりしょう）

受診科／皮膚科

【原因・症状】 爪甲の先端から根元へ向かって爪がめくれ上がるもので、食器洗いの洗剤などによる継続的な刺激や細菌感染、薬疹、強皮症などでおきます。爪は黄白色になります。

【治療】 爪そのものの異常ならステロイド剤を塗ります。原因疾患がある場合はその病気の治療をします。

陥入爪（かんにゅうそう）

受診科／皮膚科・外科

【原因】 爪のふちがだんだん皮膚にくい込んでいくものです。靴がきついときなどに親指におきることが多いものです。

【症状】 爪の周囲の皮膚が赤く腫れて痛みます。

【治療】 爪切りをします。ひどい場合は外科的な治療をします。

時計ガラス爪（とけいがらすそう）

受診科／皮膚科

【原因】 気管支拡張症や肺気腫、肺がんなど肺の病気の症状や、心臓病や肝硬変、甲状腺機能亢進症などの症状のひとつであることが多いものです。

【症状】 爪の甲が全体的に大きくなって、指の末端が肥大してしまいます。（ばち指）

【治療】 原因になる病気の治療をします。

わきが（腋臭症（えきしゅうしょう））

【原因】 汗腺のうちアポクリン腺のほうから出る汗が臭うのですが、原因は細菌の作用です。

【症状】 発症はだいたい12、13歳以後からです。思春期にとくに強くなりますが、やがて軽くなり、40歳代以後はかなり症状が治まります。

　アポクリン腺は腋（わき）の下や陰部、乳首やへその周辺にあり、独特の臭いがしますが、とくに腋の下に多くあるので、腋の下の臭いが強くなり腋臭症（わきが）と呼ばれます。実際に汗の臭いが強い人は日本人にはまれで、多くは精神的問題のある人の妄想体験です。

【治療】 まめに入浴して腋の下をいつも清潔にします。香辛料を摂りすぎないようにします。通気性のよい下着をつけてむれないようにします。塩化アルミニウム液を外用したりカウンセリングを受けます。

　どうしても臭いが解消しない場合は、アポクリン腺を除去する手術や電気分解をします。

多汗症（たかんしょう）

受診科／皮膚科

【原因】 汗が多量に出るものです。多汗が全身に現れるものと、局部的に現れるものがあります。

　全身に現れるものは周囲の温度が高い場合と、バセドウ病、糖尿病などの病気や妊娠、更年期障害などが原因になります。局部に現れるものは、精神的に興奮したり緊張することが原因になります。

【症状】局部的なものは、手のひらや足の裏や、腋の下あるいは額や鼻の頭などにおきます。

【治療】病気が原因になっているものはその治療をしますが、局部的なものは重症ならボツリヌス毒素を局所注射します。

無汗症（むかんしょう）

受診科／皮膚科

【原因】原因としては体温の調整をしている脳の中枢や脊髄に障害がおきた場合のほか、重症の汗疹や強皮症などによる汗管の閉塞、その他、汗腺の萎縮があります。

ごくまれに男性だけにおきる先天性の無汗症があります。

【治療】汗が出ないだけでなく、皮膚が乾燥してざらざらしてきます。熱中症となって意識障害をおこす例もあります。

【治療】原因となる病気の治療をしますが、先天性のものは治療法がありません。

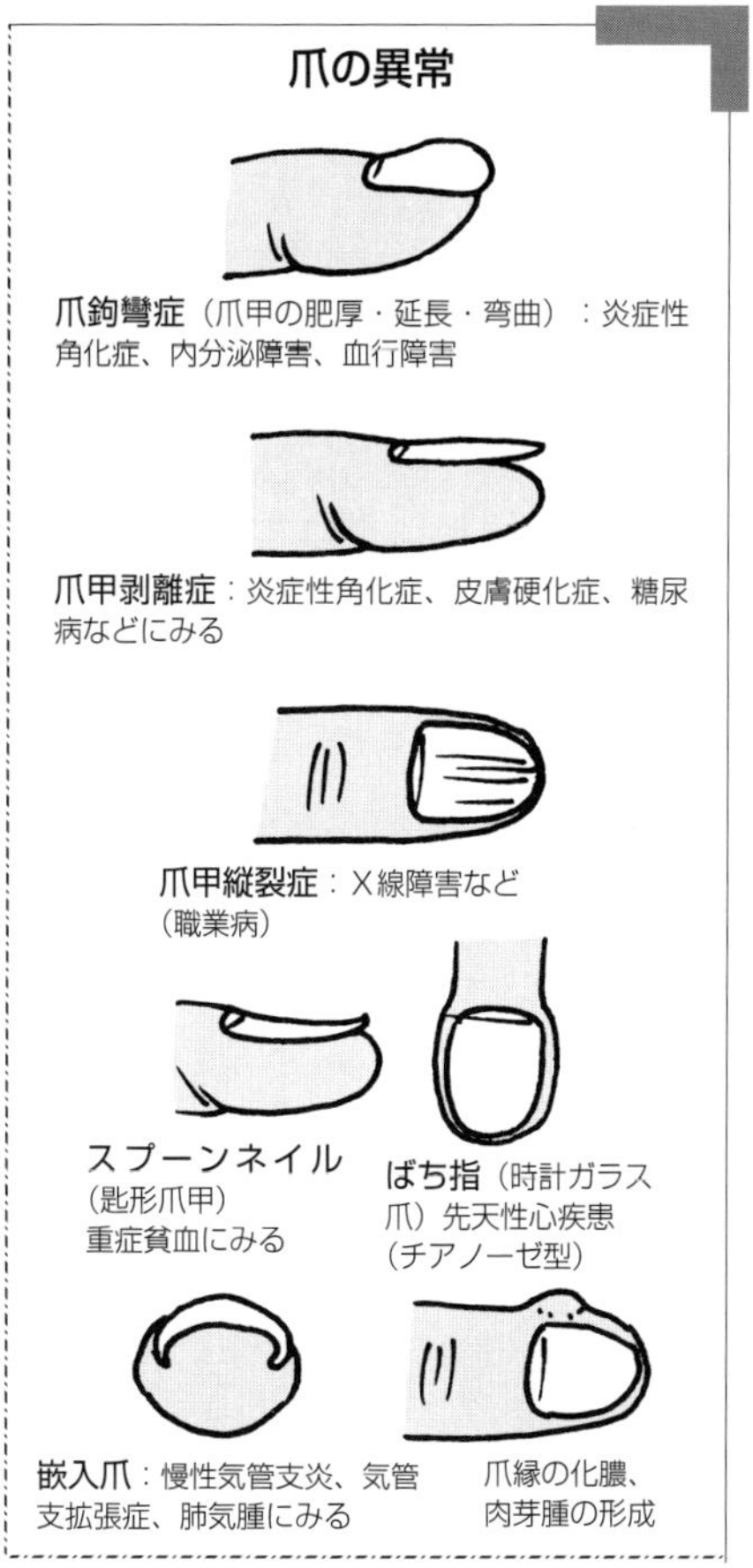

爪の異常

爪鉤彎症（爪甲の肥厚・延長・彎曲）：炎症性角化症、内分泌障害、血行障害

爪甲剥離症：炎症性角化症、皮膚硬化症、糖尿病などにみる

爪甲縦裂症：X線障害など（職業病）

スプーンネイル（匙形爪甲）重症貧血にみる

ばち指（時計ガラス爪）先天性心疾患（チアノーゼ型）

嵌入爪：慢性気管支炎、気管支拡張症、肺気腫にみる

爪縁の化膿、肉芽腫の形成

わきがの手術の決断は医師とよく相談して慎重に

アポクリン腺から分泌される汗は、本来無臭です。しかし皮膚表面に常在する細菌が汗を分解して低級脂肪酸を作り出し、これが刺激性の異臭を放ちます。

自分の体の臭いというのは、案外自分ではわからないもので、不快な臭いに悩む人の中には、わきがではないのに、悪臭があると強く信じ込んでいる人も少なくありません。ひとりで深刻に悩む前に、本当に異臭があるのかどうかを家族など信頼できる人に聞いてみましょう。

臭いが解消しない場合は、電気分解やレーザー療法も行われますが、これらで根治させることは難しく、臭いが再び戻ってしまうこともよくあります。

手術でアポクリン腺を除去する方法もありますが、傷跡が残ることを覚悟しなければならず、腕の運動が制限されてしまう可能性もあります。腋の下の皮膚のすぐ下には大切な神経や血管が通っているので、安易に手術を受けようとするのは問題です。手術の決断は、医師との相談のうえ、慎重に行ってください。

皮膚の病気

一言メモ　〈色素沈着（しきそちんちゃく）〉皮膚に色素が沈着し、色調が変わること。メラニン色素の沈着によるシミ、カロチンを多く含む食品の食べすぎによる柑皮症、胆汁色素が沈着する黄疸などがある。

目の病気

目の構造と働き

眼球は直径約2・5センチほどの大きさの球形の器官で、その周囲には目を保護する組織や目を動かす筋肉があります。

目を正面から見ると、白目と黒目の部分に分かれます。黒目の部分はさらにドーナツのように輪になった虹彩（こうさい）というところと、中心にある瞳孔（どうこう）に分かれます。

目に外の光が入ってくるのは瞳孔を通してですが、そのときに虹彩が伸び縮みすることで瞳孔を広くしたり狭くしたりして光量を調節します。

眼球はカメラと同じような構造をしていて、外のものを映像として脳に感じさせる働きをします。カメラはレンズを通して光を入れ、光量をシャッターで調節してから奥のフィルムに光を当てて映像を焼きつけます。眼球の場合はレンズに相当するのが角膜（かくまく）と水晶体で、シャッターに相当するのが虹彩や瞳孔で、フィルムに相当するのが網膜（もうまく）なのです。

外から入ってくる光はまず角膜で一定の割合で屈折させられ、瞳孔を通って水晶体に送りこまれてから網膜に届きます。

網膜には入ってくる光のなかの色やものの形を感じる視細胞がたくさん存在していますが、その視細胞は眼球の裏側の視神経と接続していて、この視神経を通じて映像が脳へ送られるのです。

網膜ではとどいた映像を2つに分けます。外へ向かって顔の右側に見えるものは左の網膜へ、左側に見えるものは右の網膜に結像するのです。その結果右側にあるものは左の大脳の後頭葉（こうとうよう）に送られ、左側にあるものは右の大脳の後頭葉に送られたうえで、左右の景色が立体的に見えるようになるのです。

角膜と水晶体はレンズのようなものといいましたが、本当のレンズは厚さを変えることができないので、レンズ自体が移動してフィルムとの距離を変えることで外にあるものに焦点を合わせます。しかし、水晶体はそれ自体が厚さを変えることによって焦点を合わせることがカメラと比べて大きく違うところです。

厚さを変えるためには、水晶体の周囲にあるチン小帯とさらにそれを支える毛様体（もうようたい）という支持組織があって、筋肉の作用で伸び縮みします。近いものを見るときには水晶体が厚くなり、遠いものを見るときには薄くなるように作用します。

視力は、物体の存在や形状を認識する目の能力です。正常人が10メートル先のものを見る場合には、水晶体は厚さを変えなくても網膜に明瞭な像を結びます。もしこのときに焦点がずれれば遠視や近視で、凸レンズや凹レンズで矯正します。凸レンズや凹レンズによっても外界を明視できないのが乱視です。

目を守る組織

また目やその周囲の組織は、ものを見るための目の組織とその機能を守るためにさまざまな働きをしています。

眼球そのものを満たしているのがゼリ

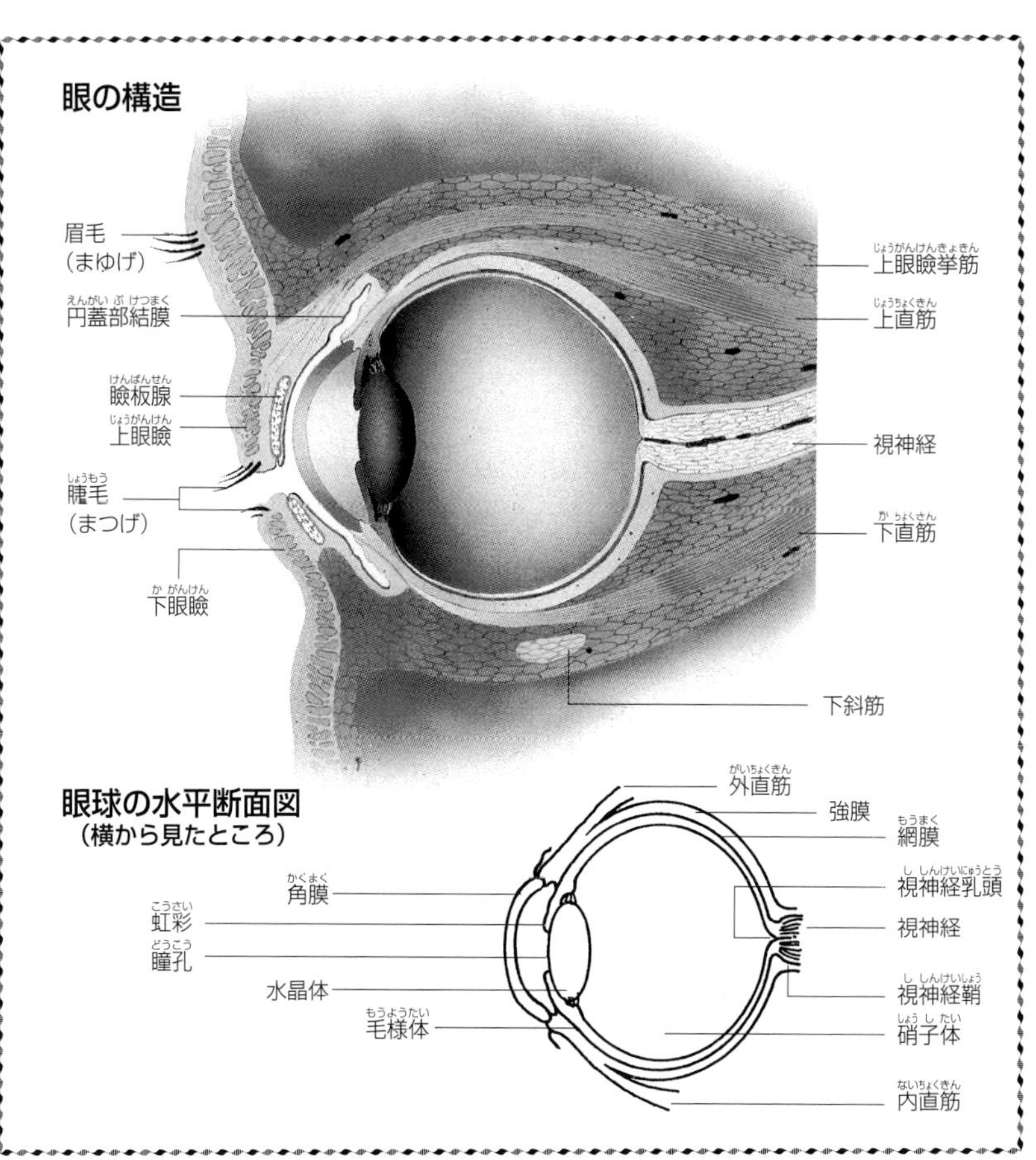

ー状の硝子体という組織です。硝子体は眼球の円形を形作っているだけでなく、入ってきた光を滞りなく網膜まで通す役目を果たしています。水晶体を支持する組織である毛様体からは房水という液体が分泌されますが、これは血管のない水晶体や角膜にとって、血液のように養分を補給し老廃物を運び去る役目をします。

眼球そのものや硝子体、虹彩、毛様体、水晶体などは強膜や脈絡膜という膜でカバーされ保護されています。この強膜は眼球前面で角膜となっています。

眼球そのものをさらにカバーしているのがまぶたです。まぶたの裏側には結膜があって、常に粘液や涙を分泌することで角膜が乾かないようにしています。

目の病気

このようにものを見るという大事な役割を果たしている目にもいろいろな病気や障害がおきます。目やその周囲の組織の病変、ものを見る機能そのものに障害をおこすもの、あるいはそのどちらもいっしょに障害がおきてしまうものなどさまざまです。

一言メモ　〈アイバンク〉角膜移植を斡旋する目的で1963年に開設された組織。万一の場合に眼球を提供する意志のある人は、医療機関などで検査を受け、ここに登録する。

近視（きんし）

受診科／眼科

【原因】目に入ってきた光が網膜の少し前に結像するものです。

　これは、眼球が前後に長くなっているか、また、角膜や水晶体の屈折率が強いことから、屈折に異常がおこるためにおきます。

　ふつうは眼球が前後に長くなることでおきますが、角膜や毛様体に病変があっても近視になります。近視になるのは遺伝的なものが原因となると考えられています。

　近視はその症状によって単純近視（良性近視）と病的近視の2つに分けられますが、病的近視は近視全体の1％くらいです。

【症状】近くはよく見えるのに遠くがぼんやりして見えにくいものです。

　また、子供のころからだんだん見えにくくなり、成人になって視力の低下が止まってくるのが単純近視です。病的近視とは子供のころから視力が落ちてきて、成人になっても低下が止まらないものです。

　また、眼鏡をかけてもきちんと矯正できません。網膜剝離や眼底出血をおこしやすくなります。

【治療】眼鏡やコンタクトレンズで矯正します。手術によるものの評価はまだ定まっていません。

遠視（えんし）

受診科／眼科

【原因】目に入ってきた光が網膜の後ろに結像するものです。近視と逆に、眼球が前後に短くなっているか、角膜や水晶体が光を屈折する力が弱いためにおきる屈折異常です。これは遺伝が原因とされています。

【症状】よく言われているように、遠視は遠いところがよく見えるというのは誤解です。遠いところも近いところもよく見えません。近くや遠くを見ようとすると、眼球で水晶体の厚さを調整しようとするのでとても目が疲れます。

　子供のころから遠視になって、それが進行すると弱視になったり内斜視になったりします。

【治療】それほどの不自由がなければそのままにしておいてもよいのですが、斜視や弱視になると眼鏡をかけるかコンタクトレンズを使用します。

乱視（らんし）

受診科／眼科

【原因】ふつうにしていると目に入ってきた光がどこにも結像しないものです。先天性のものと外傷などによる後天性のものがあります。

　乱視には、生まれつき角膜のカーブのしかたが乱れていることでおきる正乱視と、病気や外傷で角膜表面が凹凸になっておきる不正乱視があります。

【症状】軽いときは自覚症状がありませんが、気が付くくらいになると遠くのものも近くのものも見えにくくなり、1つの目で見るとものが二重に見えるようになります。

【治療】症状が軽いときは、とくに治療の必要はありません。正乱視は眼鏡で矯正し、軽い不正乱視はコンタクトレンズで矯正します。

老眼（老視）

受診科／眼科

【原因】だんだん近くのものが見えにくくなるものです。中年以後、老化のために水晶体の弾力性が弱くなることでおきます。

まれには白内障や緑内障が原因となることがあります。

【症状】近くのものを見るときにそれまでより目を離さなければ見えにくくなります。

【治療】正確にいえば病気ではないので、近くを見るときは老眼鏡で矯正するか、遠近両方を見るには多焦点のレンズを使った眼鏡をかけます。

斜視

受診科／眼科

【原因】ものを見るとどうしても片方の目の視線が違う方向を向いてしまうものです。両目の位置関係の異常からくるもので、ときどきおきるものといつもおきるものがあります。

目の筋肉に異常があったり、幼児期に感覚系や神経系に障害があったり、左右の目の視力の差が大きいことなどが原因となります。

【症状】片方の目が内側に寄るものを内斜視と呼び、外側に寄るものを外斜視と呼びます。上下のどちらかに寄るものを上斜視下斜視と呼びます。

【治療】遠視が原因で明視しようとするためにおきる調節性内斜視は眼鏡で矯正をします。

それ以外の斜視はすべて、手術をしなければ治りません。眼鏡だけで完全には治りません。

目の屈折異常と屈折矯正

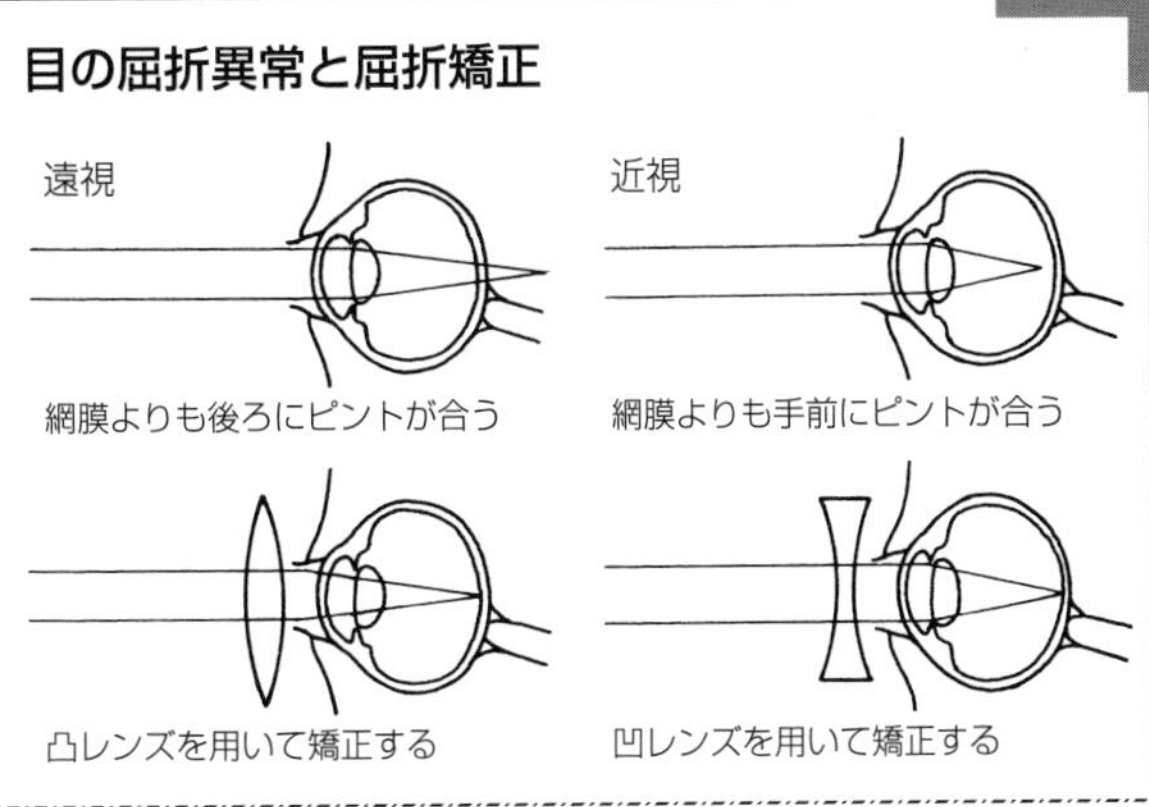

一言メモ 〈仮性近視〉目の毛様体筋の緊張が続き、水晶体が湾曲して、一時的に近視と同じような状態になること。読書や勉強などで近くのものを見続けることが多い学生におこりやすい。

弱視（じゃくし）

受診科／眼科

【原因】視力は新生児から12歳くらいまでの間に、身体の成長とともに発達し、網膜（もうまく）での結像がくっきりしていきます。しかし、乳幼児期に目の病気などでものをはっきり見られない状態にあると、視力が発達せずに弱視になります。原因としては斜視や屈折異常あるいは先天性白内障などです。

生まれつきの斜視が原因となるのを斜視弱視、片方の目に強い遠視や乱視などの屈折異常があることでおきるのを不同視弱視といい、両目に強い遠視や乱視があることでおきるのを屈折性弱視といいます。

【症状】ものがかなり見えにくい状態になります。

一般には両目の異常でふつうよりかなり視力の悪いものを弱視といいますが、医学的には、原因となる病気が発見できないまま視力が悪くなっているものを弱視といいます。

【治療】弱視の種類によっていろいろな治療をします。不同視弱視や屈折性弱視は眼鏡を使用します。

眼精疲労（がんせいひろう）

受診科／眼科

【原因】目を長時間使うことでおきる疲労のことですが、正確には病気ではありません。

遠視や乱視、斜視などの屈折異常があって目が疲れる場合、老眼などの調節異常がある場合におきます。また、結膜炎や角膜炎、緑内障などの目そのものの病気でもおきます。

また、目の疲れは、自律神経失調症や代謝障害などがあってもおきますし、体調そのものが悪くてもおきます。

【症状】ふつうの人はそれほどでもないのに、すぐ目が疲れたり、痛くなったり、かすんだり、充血したり、また涙が出てきます。

さらにひどくなると頭痛や肩こり、吐き気まで現れてきます。

【治療】原因を見つけてその治療をします。屈折異常や、老眼があれば眼鏡やコンタクトレンズを使って矯正します。目の使いすぎに気をつけて休めることが大切です。

眼筋麻痺（がんきんまひ）

受診科／眼科

【原因】目を動かす筋肉あるいは神経が麻痺して眼球がすんなりと動かせなくなるものです。

原因としては生まれつきの場合と、交通事故などのけがや腫瘍、炎症、糖尿病などの病気によるもののほか、目そのものの病気や脳や神経など目に直接かかわる部位の病気があります。

【症状】眼球がよく動かなくなるだけでなく、目の位置がずれて斜視の状態になります（麻痺性斜視）。

最初は歩くときめまいがすることがありますが、だんだんものが二重に見えてきます。

【治療】原因となる病気がある場合はその治療をします。

　神経や筋肉の炎症の場合や重症筋無力症のときは薬物療法をします。原因や症状によっては手術を行って二重に見えないようにします。

閃輝暗点（せんきあんてん）

受診科／眼科

【原因】ふつうにものを見ていて視野のどこかにちらちらと光が現れるものです。脳の血管がけいれんしておきるものと考えられています。


【症状】光が現れるとともに頭痛がおきます。

　頭痛はいわゆる片頭痛のタイプです。この状態は数分から数十分ほど続いて自然に治ります。放置していると何度もおきるものです。


【治療】脳の血管に形態異常などがあればその治療をします。

　また、血管に異常がなければ心身に負担がかからないように生活に注意をして予防をします。

　もし血管に異常がなくても、症状がおきるのは血管がけいれんするのが原因ですから、症状が現れたら血管拡張剤を使用します。頭痛が治りにくい場合は血管収縮剤を使用します。

色覚異常（しきかくいじょう）（色盲（しきもう）／色弱（しきじゃく））

受診科／眼科

【原因】先天的に色に対する識別が困難なものです。特に赤や緑の色への感覚が弱いものが多くみられます。

【症状】色の区別ができなくなります。色覚異常の中でも、区別がほとんどできないのが色盲で、区別しにくいものが色弱です。

【治療】有効な治療方法というものはありませんが、軽度ならそれほどの支障はありません。

眼鏡とコンタクトレンズ

　近視、遠視、乱視などの屈折異常や老眼、眼精疲労の場合など、眼鏡やコンタクトレンズで矯正しますが、度が合っていないと目が疲れる原因となります。

　眼鏡を作るときは眼科で検査して処方箋を書いてもらってから、それにしたがって眼鏡店で作ってもらいましょう。コンタクトレンズについては直接目に触れるものだけに、眼科での検査が大事になります。眼科では検査してから、目の形状に合うレンズを判断してくれます。

　コンタクトレンズについてはこのところハードとソフトの違いが話題になっています。どちらもプラスチック製ですが、ハードというのは硬質で水を通さず、ソフトというのは軟質のもので、吸水性があります。ハードは視力の矯正の面ではソフトより効果がありますが、硬くて長い間装着しづらいものです。ソフトは軟らかいので、目に装着してもあまり異物感がなく、数日でも連続して使用できますが、目にとっては危険なことがあります。また、細菌の侵入を防ぐために常に清潔にする必要があります。

一言メモ　〈眼底（がんてい）〉目の一番奥の部分で、眼底鏡で観察できる網膜、脈絡膜、乳頭、血管などをいう。眼底検査では、眼球の病気に限らず、血管に障害をおよぼす全身性の病気も検知できる。

麦粒腫（ものもらい）

受診科／眼科

【原因】まつげの根元に黄色ぶどう球菌などの細菌が感染して発生するのがこの病気です。

細菌は不潔な環境や、栄養のバランスが悪かったりすることから感染します。

【症状】赤く腫れて痛み、化膿します。いじると炎症が広がって治りにくくなります。

【治療】初期炎症を抑えるためには冷やしますが、膿が出てしまうと治ります。限局してきて膿が出ないときは切開して出したりします。

霰粒腫

受診科／眼科

【原因】まぶたの裏には分泌液を出す瞼板腺という管がありますが、この出口がつまってまぶたなどに炎症をおこすものです。

【症状】まぶたを押さえるとぐりぐりする感じがしますが痛みはありません。細菌が感染しなければ腫れたり痛んだりすることはありません。

【治療】自然に治ることが多いのですが、ぐりぐりが大きくなったものは手術で切開します。

睫毛内反（さかさまつげ）

受診科／眼科

【原因】まつげが外でなく眼球の方を向いている状態です。

ほとんどは生まれつきで、乳児では数割がこの状態です。角膜を傷つける場合もあります。

【症状】まつげが結膜や角膜に触れるので痛みがあったりします。目をこすったり、しきりにまばたきをしたり、目やにが多く出たりします。

【治療】症状が軽ければ自然に治りますが、角膜を傷つけるようなら手術で調整します。

眼瞼縁炎（ただれ目）

受診科／眼科

【原因】まぶたの縁が炎症をおこすものです。

原因としては、まつげの根本に細菌が入って膿疱ができる場合と、まぶたにある皮脂腺の分泌が多すぎてかさぶたができてしまう場合があります。

【症状】かゆみをともなうこともあります。

【治療】顔をよく洗って清潔にします。細菌が入って膿疱ができたものは抗生物質を使用して治療します。また、皮脂腺にかさぶたができた場合はステロイド剤を使用します。

眼瞼下垂

受診科／眼科

【原因】まぶたを動かす筋肉や神経に障害があって、上まぶたがたれ下がって目がよくあかない状態です。

先天的なものと脳出血、がん転移による頸部交感神経障害や胸腺腫瘍による重症筋無力症などでおきる後天的なものがありますが、一番多いのは上眼瞼挙筋(じょうがんけんきょきん)の発育障害によるものです。

【症状】目が完全におおわれているものと、少しすき間ができている場合があります。

【治療】手術をしてまぶたをつり上げます。またそれぞれの原因に対する治療をします。

鼻涙管閉塞(びるいかんへいそく)

受診科／眼科

【原因】出た涙は、ほほに伝わるもののほかは目がしらのそばにある涙点という穴に入って涙嚢(るいのう)から鼻涙管へと流れて鼻へ入ります。

この鼻涙管がつまって涙が鼻へ入っていかない状態が鼻涙管閉塞です。生まれつきの場合や、目の病気や鼻の病気が原因となります。

【症状】たえず目が潤んで、すぐ涙があふれます。

【治療】ブジーという細い棒で鼻涙管を広げる方法で治療します。それでも治らない場合は手術をします。

涙嚢炎(るいのうえん)

受診科／眼科

【原因】前項の鼻涙管閉塞がおきているときに鼻涙管の上にある涙嚢が細菌感染をおこすものです。

【症状】涙や目やにが止まらず、目と鼻の間を指で押すと膿が目の方へ出てきます。

【治療】放置すると目の病気の時に化膿をおこしやすくなるので、かならず治療が必要です。

また、抗生物質で洗浄したりしますが、鼻涙管閉塞を手術で治さなければこの病気も完全には治りません。

涙のしくみ

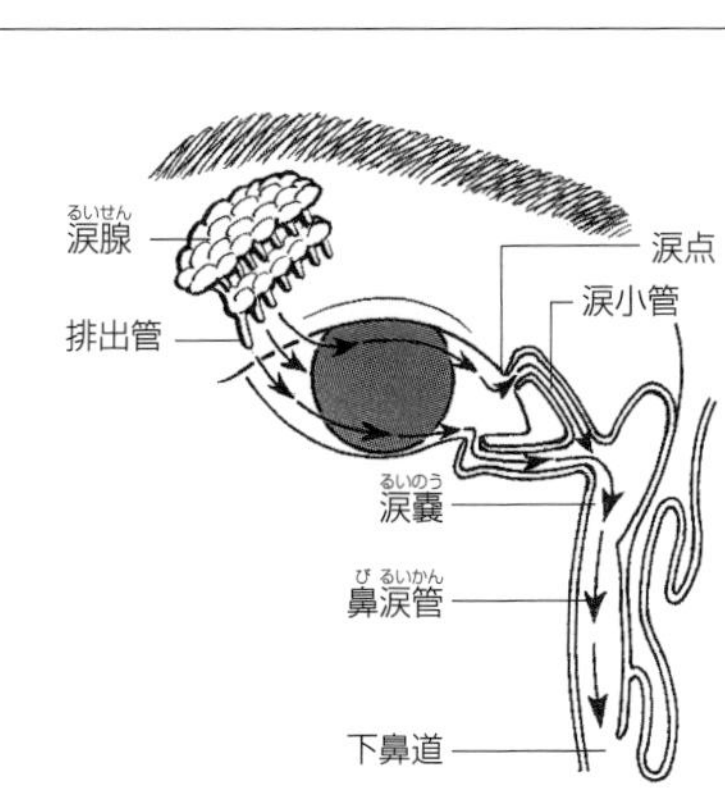

涙は泣くときにだけ出るのではありません。常に微量の涙が涙腺から分泌されており、目がいつでも適度に湿っている状態に保たれています。
涙は殺菌作用だけでなく、ゴミやほこりを洗い流したり、角膜という透明な膜に酸素や栄養を供給するはたらきも持っています。
分泌された涙は、涙点から涙嚢、鼻涙管を経由して鼻の穴へ入り、吸った空気を湿らせる役目を果たしています。

一言メモ　〈膿疱(のうほう)〉発疹のひとつで、膿がたまって皮膚が盛り上がった状態。毛穴の部分にできるものは細菌感染によるものが多く、それ以外は細菌感染とは関連のない皮膚病の可能性が高い。

細菌性結膜炎

受診科／眼科

【原因】結膜に連鎖球菌やブドウ球菌などの各種の細菌が感染しておきる炎症です。

【症状】結膜が充血し、ねばっこい目やにや膿のある目やにが出ます。

【治療】抗生物質の入った目薬を使用します。症状がひどい場合は角膜潰瘍の合併が疑われます。

流行性角結膜炎

受診科／眼科

【原因】アデノウイルスなどの感染でおきる結膜炎です。感染して血液やリンパ液でウイルスが運ばれ、1週間くらいして結膜に炎症が現れます。感染する病気です。

【症状】両目にいっぺんに発症することも、片方だけの場合もあります。ねばっこい目やにがたくさん出るとともに、まぶたの裏に小さな水疱がたくさんできて、眼球を動かすたびにごろごろして不快です。だんだん涙も出るようになって結膜が充血してきます。

【治療】有効な治療法はありませんが、そのままにしておいても数週間で治ります。

その間は抗生物質やステロイド剤を点眼することで症状を軽減させます。

アレルギー性結膜炎（春季カタル）

受診科／眼科

【原因】花粉やハウスダスト、ペットの毛、真菌などでおきるアレルギー反応によって発症する結膜炎です。春から夏にかけて悪くなる、いわゆる春季カタルもこのアレルギー性結膜炎で、10歳から20歳くらいまでの男性がよくかかりますが、とくにアトピー体質の人に多いとされています。

アレルギー性結膜炎そのものは、皮膚炎やぜんそく、じんま疹を持病とする人がよくかかります。

【症状】目のかゆみや目やにが出たり、白目の充血、涙が止まらないといった、典型的ないろいろなアレルギー反応状態がおきます。また、鼻水やくしゃみが出ることもあります。

【治療】炎症を鎮めるためにステロイド剤や抗炎症剤あるいは抗アレルギー薬を点眼します。また、アレルギーの原因を遠ざける環境をつくることも大事です。

翼状片

受診科／眼科

【原因】白目の鼻寄りの部分が、黒目を翼を伸ばすように三角形になっておおってくるものです。

とくに紫外線やゴミ、煤煙などが目に入りやすい環境にいるとかかりやすくなります。

【症状】白目が充血すると、眼球が不快になることもあります。

【治療】翼のところが伸びすぎると視力に障害がおきますから、早めに手術をして取り除きます。

　また、再発しやすい病気ですので手術をしてからも薬物などで予防していきます。

表層角膜炎（ひょうそうかくまくえん）

受診科／眼科

【原因】角膜の表面に傷ができるものです。結膜は充血します。

　原因としてわかっているものとしては、ドライアイ、コンタクトレンズ、さかさまつげ、細菌感染などがありますが、はっきりわからない場合もあります。


【症状】小さな傷がたくさんできるため、まぶたの裏がごろごろしたり、一時的に視力が低下します。

【治療】原因がわかるときはそれを治療し、原因不明のものはヒアルロン酸などが入った目薬を使用します。

角膜ヘルペス（かくまく）

受診科／眼科

【原因】角膜の神経に単純ヘルペスウイルス、あるいは帯状ヘルペスウイルスが感染しておきるものです。とくに身体の抵抗力が落ちているときにかかりやすくなります。


【症状】角膜表面が感染すると角膜の表面に木の枝のような潰瘍ができますが、深いところが感染すると角膜が白く濁ってきます。

　最初は眼球が痛くて涙が止まらなかったり、まぶしかったりします。


【治療】抗ウイルス剤を使用します。治りにくく、しかも慢性になりやすい病気のうえに、治っても再発しやすい病気です。

　安静にして十分栄養をとることが大事です。

細菌性角膜潰瘍（さいきんせいかくまくかいよう）

受診科／眼科

【原因】コンタクトレンズやさかさまつげのために角膜（黒目）が傷ついて、そこに細菌感染がおきると潰瘍ができるものです。

　原因となる細菌としてはブドウ球菌、緑膿菌、連鎖球菌あるいは真菌などいろいろです。

　角膜潰瘍そのものは細菌やウイルスの感染でおきやすいものですが、細菌性角膜潰瘍は失明の危機がある大変やっかいな病気です。


【症状】涙が出てきて、まぶしかったり痛かったりします。さらに黒目がただれたうえに、だんだんえぐれてきます。白目も充血してまぶたも腫れたりします。

進行すると潰瘍がひどくなり、痛みもひどくなります。


【治療】抗生物質あるいは抗菌剤を使用して治療をします。

　それでも細菌が強力な場合は効果がありません。

目の病気

一言メモ　〈角膜移植（かくまくいしょく）〉視力障害をおこしている濁った角膜を取り除き、透明な正常角膜を移植する手術。角膜は比較的丈夫で血管も入り込んでいないため、他の臓器に比べて生着性が高い。

乾性角結膜炎（ドライアイ）

受診科／眼科

【原因】涙の分泌が少なくなって、角膜と結膜の表面に小さな傷ができるものです。原因はよくわかりません。

とくに中年以上の女性に多くみられる病気です。

【症状】目が乾いてごろごろする感じがあります。まぶしかったり、ものがよく見えなかったりします。

【治療】有効な治療方法はとくにありません。目の表面が乾燥しないように、涙の代わりに人工涙液をしばしば点眼します。

角膜フリクテン（目ぼし）

受診科／眼科

【原因】角膜に白くて小さいぶつぶつができるものです。

とくに乳幼児や児童から青年期までにおきることが多いもので、原因はアレルギーとされています。

【症状】最初は角膜（黒目）と眼球結膜（白目）の間にできて、それが黒目に侵出していきます。眼球結膜が充血して、目がごろごろする感じがあります。

【治療】1週間ほどで自然に治りますが、治療としてはステロイド剤を点眼します。

雪眼炎・電気性眼炎

受診科／眼科

【原因】雪に反射した紫外線や、電気溶接や殺菌灯の光に長い間、目がさらされて、角膜がやけどした状態になるものです。

【症状】目がごろごろする感じがあって、まぶしかったり、ものが見えにくくなります。結膜は充血し、角膜には小さな傷ができます。さらに目には強い痛みがおきます。

【治療】ヒアルロン酸の点眼を行います。

上強膜炎・強膜炎

受診科／眼科

【原因】眼球の白目の部分で結膜の下にある強膜の表面に炎症をおこすのが上強膜炎で、さらに深いところまで炎症がおきるのが強膜炎です。

これは関節リウマチや痛風などが原因でおきます。

【症状】ふつうは両方とも同時に発症します。目がごろごろして涙が出て、白目が充血します。さらに目を押すと強く痛みます。

【治療】ステロイド剤を使用します。

ぶどう膜炎

受診科／眼科

【原因】眼球の虹彩、毛様体、脈絡膜を合わせたぶどう膜と呼ばれる部分に炎症がおきるものです。

結核、梅毒、トキソプラズマ、ウイルスなどの感染症、アレルギー、外傷、薬物中毒、膠原病、サルコイドーシス、糖尿病、痛風、原田病、ベーチェット病などが原因です。

日本ではベーチェット病の眼症状としてぶどう膜炎をみる頻度が高いといわれています。

症状が重いと緑内障や白内障に進行することがあります。

【症状】 まぶしかったり、目がかすんだりして痛みもあります。白目が充血します。

【治療】 ステロイド剤などを使用します。

原田病

受診科／眼科

【原因】 急性びまん性ぶどう膜炎のひとつで、主に網膜と脈絡膜に症状が集中するものです。原因は不明ですが免疫異常あるいはウイルスが関係するのではないかとされています。

【症状】 頭痛、発熱、めまい、嘔吐、倦怠感などかぜの症状のようなものが現れ、急にものがぼやけて見えづらくなったりします。

【治療】 ステロイド剤を使用します。

白内障（白そこひ）

受診科／眼科

【原因】 水晶体が白く濁ってくる病気です。タンパク質の変性が原因ではとされていますが、もとにもどすことは現在の医学では不可能なことです。

白内障は先天的なものと、老化現象でおきるもの、ぶどう膜炎などの目の病気や外傷でおきるもの、糖尿病などの病気でおきるものなどさまざまです。

【症状】 少し目がかすんだり、視野にちらちらするものが現れたりしてから、目に霧がかかったようになり、視力がひどく落ちてしまいます。

【治療】 軽い場合は病気の進行を遅らせるための薬物治療をします。生活に支障がでるほど視力が落ちてきたら手術をします。手術は主に眼内レンズ（人工水晶体）を移植します。

水晶体偏位・水晶体脱臼

受診科／眼科

【原因】 水晶体の位置がずれてしまうのが水晶体偏位で、前や後ろに落ちてしまうのが水晶体脱臼です。

原因としては先天性のものと、外傷などの後天性のものに分かれます。

【症状】 ものが二重に見えたり、見にくくなったりします。緑内障が合併すれば目の痛みや充血がおきてきます。

【治療】 軽い場合は様子を見て症状の変化に注意をしたり、瞳孔を広げるための散瞳薬を点眼します。

また、重症の場合や、緑内障の合併が認められる場合は水晶体の摘出手術をします。

一言メモ 〈房水〉目の水晶体や角膜に酸素や栄養を与える液体。毛様体から後房に分泌され、前房を経てシュレム管に吸い込まれる。房水の流れが停滞すると眼圧が高まり、緑内障を招く。

硝子体混濁（しょうしたいこんだく）

受診科／眼科

【原因】眼球内部の硝子体はゼリー状の物質が充満しています。硝子体は正常なら透明で、外の光をさえぎることなく網膜に通します。

硝子体混濁とはこの硝子体が濁って視力に障害を与えるものです。

原因としてはぶどう膜炎、網膜剝離、硝子体出血などがあります。

【症状】視野の中にチリ、髪の毛あるいは輪のようなものがたくさん浮かんで見えるようになります。

これは蚊が飛んでいるようにも見えるため、飛蚊症とも呼ばれます。症状が進行すると視力がほとんどなくなってきます。

【治療】軽い間は濁りを軽くするための薬物療法を行います。

また、回復しない場合は入院して手術を行います。

硝子体出血（しょうしたいしゅっけつ）

受診科／眼科

【原因】目におきた出血が硝子体の中に入りこんでしまって、硝子体が濁るものです。

眼球の外傷や、網膜の病気で硝子体周辺の血管が破れることが原因となります。比較的重大な病気が隠れていることが多いため、注意が必要です。

【症状】出血の量が少なければ飛蚊症といって、視界にチリや虫が浮かんでいるように見える状態になります。

とくに出血の量が多い場合は、視界に赤い帯が入ってきたように感じたり、視界全体を赤い布でおおわれたように感じます。

突如として視力が極端に低下してしまうこともあります。

【治療】薬物療法を行いますが、症状によっては入院して手術をします。

全眼球炎（ぜんがんきゅうえん）

受診科／眼科

【原因】眼球に傷があってその傷に化膿菌が感染したり、傷はなくても目やその他の部位にある病巣から化膿菌が侵入するものです。

どちらの場合もひどい炎症が現れる重大な病気です。

【症状】目に激しい痛みがおきるとともに頭痛がします。さらにまぶたが炎症をおこして腫れ、結膜も赤く充血してしまいます。

【治療】原因となる化膿菌の種類に応じて抗生物質か抗菌剤を使用します。また、手術を行うこともあります。

眼底出血（がんていしゅっけつ）

受診科／眼科・内科

【原因】血管が集まっている眼底から出血するものです。

出血の原因は高血圧、糖尿病、白血病

などのさまざまな病気ですが、出血の状態から病気の種類を判定できる場合が多いものです。

【症状】 出血の状態は、網膜の浅い部分からのものでは炎のような形になり、深い層からのものは点が散在したようなパターンになります。

【治療】 原因となる病気の治療をし、同時に薬物などで目の治療もします。

緑内障（青そこひ）

受診科／眼科

【原因】 眼球の内圧（眼圧）が異常に高くなるか、その眼に適当な眼圧以上の値になって、視神経が障害をおこし、視力が低下してしまうものです。

眼球の毛様体では常に房水と呼ばれる液体が作られ、角膜と虹彩の間にある隅角と呼ばれるごく小さな穴から眼球の外へ出ていきます。房水が作られる量と出ていく量がバランスがとれている限りは眼球内の圧力は一定していて、眼球の形も保たれます。

しかし、隅角に支障があって房水の出ていくのが阻害されたときには、房水が出口を失って眼圧が高くなってしまうのです。

緑内障の原因としてはこのように隅角に異常がおきるだけでなく、眼球の先天的な発達異常や、目に異常がないまま眼圧が高くなる場合があり、眼圧は高くないのに目の機能が低下するものもあります（正常眼圧緑内障）。

緑内障になると瞳孔が開いて灰色っぽく見えるために「青そこひ」とも呼ばれます。眼圧の上昇が急激だと数日で失明することもあります。主に40歳以上の人におきる病気です。

【症状】 視神経が弱まっていくにしたがって視野が狭くなり、視力も落ちていきます。

さらに眼圧が急激に著しく上昇すると、目が痛み、頭痛や吐き気がおきることもあります。

【治療】 完全に治すことはできませんが、点眼薬や内服薬を使ったり、手術をして、房水の産生を抑えたり、房水の出口を確保します。

房水の循環経路

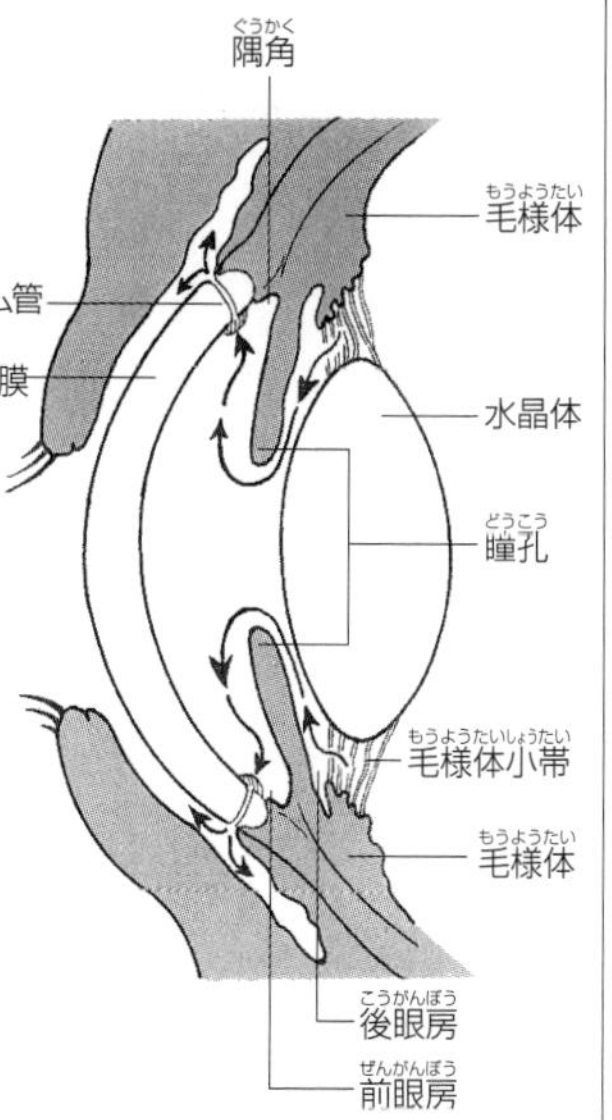

角膜と虹彩の間には，房水と呼ばれる液体が満たされています。房水は毛様体で分泌され，隅角から目の外へ排出されます。はたらきとしては，血管のない組織（水晶体・角膜など）への栄養補給と眼圧維持があります

目の病気

一言メモ　〈眼圧〉眼内には毛様体から滲出した房水という液体が絶えず流れて水晶体と角膜に栄養を与えているが、この房水が眼被膜に与える圧力をいう。眼圧が高まると緑内障となる。

視神経炎

受診科／眼科

【原因】視神経に炎症がおきるものですが、失明寸前になることすらあるほどの病気です。

原因としては、眼球や副鼻腔の炎症や、アルコールや鉛の中毒が考えられます。

【症状】じっとしていても目の奥が痛み、眼球を動かしても痛みます。視力が急に低下してしまいます。

【治療】原因となる病気がわかればその治療をします。わからなければ、ステロイド剤や、ビタミン剤を使用します。

虚血性視神経症

受診科／眼科

【原因】片方の目の視力が急激に低下します。

原因は眼球に近い血管の血行が悪くなって、視神経に必要な養分を送れなくなることです。中高年の人で、血流が悪くなる病気をもっていると発症が多くなります。

【症状】低下した視力は回復しません。

【治療】ステロイド剤や血管拡張剤などの薬物を使用します。

視神経萎縮

受診科／眼科

【原因】視神経が変性萎縮して視力が低下し、進行すれば回復しなくなります。原因は、緑内障、遺伝性のものや、視神経の外傷や炎症などのほか、網膜や乳頭の病気などです。

【症状】視野が狭くなり、視力が低下するほか、原因によって症状はさまざまです。

【治療】原因がわかればその治療をします。

ステロイド剤やビタミン剤、血管拡張剤を使用します。

うっ血乳頭

受診科／眼科・脳外科

【原因】眼底の中央より少し鼻側には網膜神経と血管が集まっていますが、これを視神経乳頭といいます。

うっ血乳頭というのはこの視神経乳頭が腫れて充血して突き出した状態をいいます。

原因としては脳腫瘍などによる頭蓋内圧の高まりです。

【症状】頭痛、嘔吐など脳にかかわる症状が現れてから、視野が狭くなったり視力が低下したりします。

また、原因を取り除かないと失明することがあります。

【治療】原因が脳腫瘍の場合は手術をします。

高血圧性網膜症（高血圧性眼底）

受診科／眼科・内科

【原因】血圧が上昇して網膜に出血や白斑が現れたりするものです。

【症状】自覚症状はほとんどありませんが、網膜の動脈のところどころ、あるいは全体が細くなるものです。

また、ひどくなると出血したり白斑が現れるだけでなく、濁りも出てきます。さらに進行するとうっ血乳頭がおきてきます。

【治療】高血圧の治療をします。

網膜動脈硬化症

受診科／眼科

【原因】長期間血圧が高かったりすると動脈硬化がおきますが、これが網膜動脈に発生したものが網膜動脈硬化症です。網膜への養分や酸素の供給が障害されます。

【症状】この病気にかかっても、自覚症状はほとんどありませんし、視力が低下することもありません。しかし、眼底の血管の様子が変化します。

【治療】高血圧の治療を行います。

網膜中心動脈閉塞症

受診科／眼科

【原因】網膜中心動脈とは網膜へ養分や酸素を供給している大事な血管ですが、それが塞がってしまって血液が流れなくなるものです。

原因は動脈硬化や心臓病などによる血流障害です。

【症状】症状としてふつうは片方の目におきるものです。網膜へ養分や酸素が供給されなくなるので急激に視力を失って回復できなくなります。痛みはありません。

【治療】早急な治療が必要です。血管拡張剤などの薬剤を使用し、症状によっては手術もします。

網膜中心静脈閉塞症

受診科／眼科

【原因】網膜中心静脈は網膜で作られた不要な物質を眼球の外へ運び出す役目をしていますが、この静脈が閉塞して血流が阻害されると行き場を失った血液が血管の外へあふれ出してしまいます。

この血液が網膜を障害するのが、網膜中心静脈閉塞症です。静脈の根元で閉塞する場合と、枝分かれした細い血管が閉塞する場合があります。

原因としては糖尿病や動脈硬化、あるいは血管そのものの炎症などで、血管の中に血栓ができてそれが血管内部につまることです。

また、緑内障を合併することがあるので注意が必要です。

【症状】細い血管の場合は、最初は自覚症状はありませんが、根元が閉塞した場合は急激に視力が低下することがあります。

【治療】まず血栓を溶解する薬物を使用します。それでも出血が収まらない場合は外科的な治療を行います。

一言メモ　〈拡張期血圧〉心臓の拡張末期に動脈壁にかかる圧力のこと。一般に「下の血圧」（最小血圧）と呼ばれ、逆に血液が送り出されたときの「上の血圧」（最大血圧）は収縮期血圧という。

中心性網脈絡膜症

受診科／眼科

【原因】網膜の中心にあってものを見るのに大事な役目を果たすのが黄斑部ですが、この黄斑部が腫れることでおこる病気です。

網膜に浮腫がおきることが原因ですが、まだ細かいことはわかっていません。とくに中高年の男性の片方の目によくおきます。

【症状】片方の目の視力が低下し、その目でものを見るとものがぼやけたりゆがんだりします。

【治療】黄斑部の腫れを除く薬物を使用します。長い場合は治るまで1年以上かかります。

また、腫れがひどい場合や再発を繰り返すようだとレーザー光線による光凝固治療をします。

滲出性網膜炎

受診科／眼科

【原因】網膜の血管に病変がおきて血液中の脂肪物質や水分が漏れてしまい、網膜の中やその下に溜まるものです。原因はよくわかっていません。とくに、10歳以下の男の子に発症します。

【症状】網膜の血管が腫れ、出血や網膜の腫れがおきます。視力は非常に低下し、悪化すると網膜剥離がおきます。

【治療】初期なら、レーザー光線での凝固が効果をあげることがありますが、進行してしまうと有効な治療法はありません。

黄斑変性症

受診科／眼科

【原因】網膜の中央部には黄斑部という、ものを見るのにとても大事な部分がありますが、この部分にある視細胞の機能が低下してしまうものです。

原因は先天性のものと老化によるものに分かれます。

老化によるものは加齢黄斑変性症と呼ばれるもので、黄斑部の網膜の下の脈絡膜から血管が出てきて、ときに出血します。

【症状】視力が低下してものがゆがんで見えたり、視野の中心部が見にくくなります。

さらに進行すると視野の中心はまったく見えなくなります。

【治療】薬物療法も行われますが、あまり効果はありません。

脈絡膜から出た血管をレーザー光線で破壊する方法が有効なこともあります。

網膜色素変性症

受診科／眼科

【原因】網膜の視細胞がしだいに変性するものです。原因は主に遺伝によるものです。

思春期くらいから自覚することが多い病気です。

【症状】初期は暗いところでものが見えにくくなります。

進行すると視野が狭くなって視力も低

下してきます。

ひどくなると失明する場合もあります。

【治療】 決め手になる治療方法はありません。

網膜剥離（もうまくはくり）

受診科／眼科

【原因】 網膜の膜の構造は二重になっています。硝子体（しょうしたい）の側にある膜である神経層と、脳の側にある色素上皮（細胞層）が組み合わされています。

この神経層が色素上皮（細胞層）と離れてしまって硝子体のなかに入りこんでしまうものが網膜剥離です。

原因としては網膜が変性して破れやすくなって穴が開くことです。

【症状】 光や色を感じることができなくなり、ものがゆがんで見えたりするという、視力障害をおこします。

また、初期には視界にチリや蚊が飛ぶように見える飛蚊症（ひぶんしょう）がおきたり、目を閉じても光が見えるなどの現象がおきます。

【治療】 安静にし、入院して、手術をします。

糖尿病網膜症（とうにょうびょうもうまくしょう）

受診科／眼科

【原因】 糖尿病が長く続くと、それが原因となって網膜に病変がおきてしまいます。

【症状】 初期には自覚症状がありません。進行すると黄斑部に病変がおきて、ものがゆがんで見えたりぼやけて見えたりします。

とくに、網膜の血管にひどい出血があると急に視力を失います。

【治療】 糖尿病の治療が必要なのはいうまでもありませんが、網膜の症状が進行している場合はレーザー光線で病変部分を凝固します。

眼窩蜂巣炎（がんかほうそうえん）

受診科／眼科

【原因】 眼球を囲む軟らかい組織に細菌が感染して炎症をおこすものです。

原因としては鼻や歯など目の近くの組織の炎症部分から細菌が血液に運ばれてきたり、外傷や手術後の感染などで直接感染するものです。

【症状】 炎症がおきた目のまぶたが赤く腫れて痛みます。さらに眼球を動かすのが苦痛になります。視力が低下したり、全身に障害がおきる場合もあります。

全身症状としては頭痛、吐き気や発熱があります。

【治療】 原因となる病気がわかればその治療をします。

そうでなければ抗生物質を使用します。化膿した場合は手術をします。

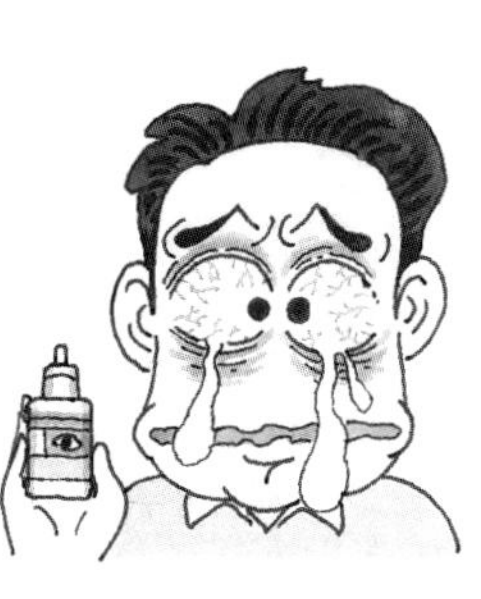

目の病気

一言メモ 〈ERG検査（けんさ）〉 網膜でおこる電位の変化を測定し、網膜の機能を判定する検査法。角膜混濁などで眼底が透視できない場合などに行われる。

耳の病気

耳の構造

耳は外耳、中耳、内耳によって構成されます。外耳は、外界からの音を集めるために体外に出ている耳介と、音を鼓膜に伝えるためのパイプ役を果たす外耳道からなります。外耳道は、長さ約3・5センチほどの細長い管で、異物の侵入を防ぐためにやや屈曲しています。

中耳は、鼓膜、耳小骨、鼓室、耳管からなります。外耳道を通して伝えられた音は厚さ0・1ミリほどの楕円形の鼓膜を振動させ、鼓膜に接したつち骨、きぬた骨、あぶみ骨の順に伝わります。この3つの小さな骨を総称して耳小骨といいます。

耳小骨のおさまる小部屋のような空間を鼓室といい、耳管によって鼻の奥とつながっています。耳管はふつう閉じていますが、ものを飲み込んだときなどに開いて鼓室の気圧を調節するほか、異物や分泌物を体外に排出する機能もあります。

内耳は、蝸牛と前庭からなります。蝸牛はその名の通り、かたつむりのような渦巻形をしており、外リンパ液で満たされた前庭階、鼓室階、内リンパ液で満たされた蝸牛管という3層構造で、蝸牛管と鼓室階の間にある基底膜の上にらせん器（コルチ器）があります。らせん器は音を感じとるうえで最も大切な器官です。

前庭は蝸牛の隣にあり、輪状をした3つの半規管の総称である、三半規管と、耳石器と呼ばれる卵形囊と球形囊からなります。3つの半規管はそれぞれ前半規管、後半規管、外側半規管と呼ばれ、卵形囊と接するやや膨らんだ部分は半規管膨大部といいます。この部分は、一端が膨らんでおり、その中に有毛細胞を持つ膨大部稜と、ゼラチン質のクプラという物質があります。

耳の働き

耳介によって集められた外界からの音は、外耳道を伝って鼓膜を振動させます。鼓膜には耳小骨のひとつであるつち骨が接しており、きぬた骨、あぶみ骨を経由して内耳の入り口である卵円窓、そして蝸牛へと伝わります。蝸牛へ伝わった振動は前庭階、鼓室階を満たした外リンパ液に伝わり、基底膜の上にあるらせん器（コルチ器）を刺激し、その中にある有毛細胞を運動させます。

外耳、中耳、内耳を通して物理的な信号である振動として伝えられた音は、この運動によって生じる電気エネルギーによって電気的な信号に変換されます。らせん器が、音を感じとるうえで最も大切な器官であるといわれるのは、このためです。

電気的な信号に換わった音の情報は、聴神経を経て、最初に大脳の言語中枢に運ばれます。これは雑多な音の中から、とりわけ言語を優先して認識するしくみになっているためです。

このように、耳には聴覚器としての働きがある一方、さまざまな動作をバラン

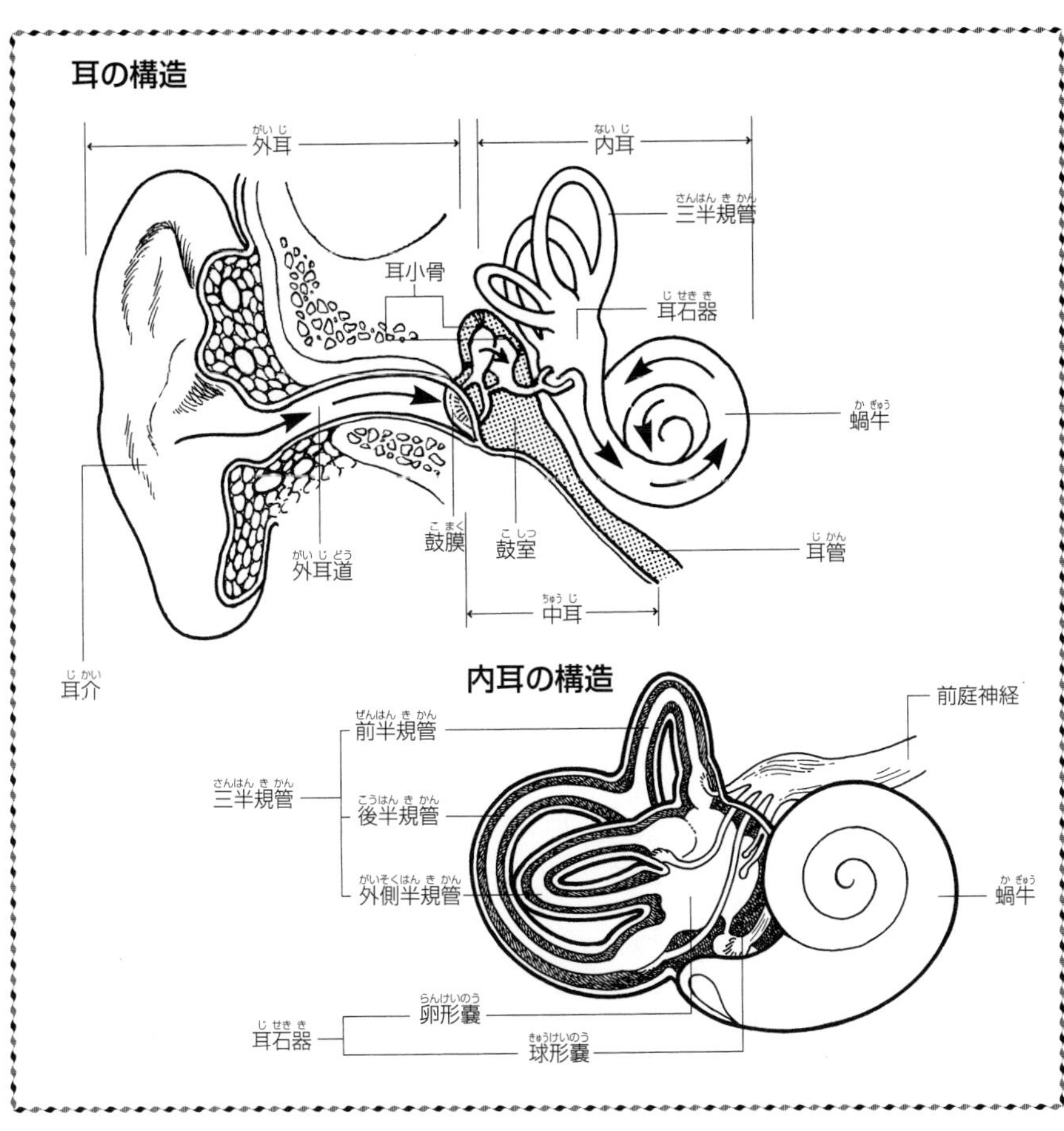

スよくこなすための平衡器としての働きもあります。これをつかさどるのが、前庭と呼ばれる三半規管と耳石器官です。

体の位置や傾きを変えた場合、あるいは回転運動を行っている場合などに三半規管の半規管膨大部にあるゼラチン質のクプラの動きに変化が生じます。同じく半規管膨大部にある有毛細胞はセンサーのような役目を果たし、クプラの動きの変化を敏感にキャッチします。この情報が中枢を伝って、脳幹に伝達され、どれくらい傾いているのか、またはどれくらいのスピードで運動しているのかといった判断が反射的に処理されます。

耳石器も、三半規管と同じような働きをしますが、卵形嚢と球形嚢の内部は耳石と呼ばれる炭酸カルシウムの粒が集積した耳石膜でおおわれており、この耳石のずれを有毛細胞が感知するしくみになっています。

人間がさまざまな動きや、運動を行いながらも平衡を保っていられるのは、音を聞くだけではなく、平衡器としての耳のこのような働きによるためです。

一言メモ　〈劇薬〉作用が激しいため、厚生労働大臣が特に指定した薬品。「劇」の文字を表示し、他の薬品とは区別して管理することが定められている。

先天性難聴

受診科／耳鼻咽喉科

【原因】 遺伝的要因や、妊娠中の母体感染、薬物による中毒などによって胎児の内耳の発育が妨げられた場合におこります。

【症状】 新生児や乳幼児の場合は、異常を訴えることができないので、親や医師が聴力の異常に気づいてやらねばなりません。

聴力の異常は、言語の修得、ひいては知能の発達にも大きな影響をおよぼしかねないので、音に対する反応などに気を配る必要があります。

【治療】 残念ながら、先天性難聴を根本的に解消する治療法はありません。

わずかでも聞こえる場合は、生後7、8カ月ぐらいから乳幼児用の補聴器を用いて聴能訓練を行います。

まったく聞こえない場合でも、視覚や触覚によって言語の概念を習得できれば発語できるケースも少なくありません。

突発性難聴

受診科／耳鼻咽喉科

【原因】 はっきりした原因はわかっていませんが、循環機能障害によって内耳への栄養分が十分に行き届かないためにおこるのではないかといわれています。

【症状】 朝、目が覚めたら片方の耳が聞こえない、というように突発的に発症します。両耳におこることはまれです。また、めまいをともなうこともまれですが、めまいがあると治りにくい病気といわれます。

メニエール病との違いは、めまいがあったとしても病気の初期段階だけで、繰り返しおこらないことです。

30歳代～50歳代の働き盛りの男性に多いのも特徴のひとつです。

【治療】 発病後、約2週間以内に治療を始めればかなりの割合で治癒します。

過労やストレスも原因のひとつと考えられているため、入院し、安静を保つ必要があります。

薬剤には、ステロイド剤、ビタミン剤、血管拡張剤などが用いられます。

薬剤性難聴

受診科／耳鼻咽喉科

【原因】 ほかの病気の治療に用いた薬剤が原因でひきおこされる聴力障害をいいます。

原因となる薬剤の主なものには、利尿剤、抗がん剤、結核の治療薬であるカナマイシン、リウマチの治療薬であるサリチル酸剤などがあります。

【症状】 はじめに耳鳴りがあることが多いといわれます。

用いられる薬剤によっては、いったん発症すると回復が困難なものもあるので、薬剤の使用については、医師にその用途、効能などを確認し、異常があればただちに報告し、適切な指示を仰ぐことが大切です。

【治療】 ビタミン剤、血管拡張剤などが用いられます。

外傷性難聴（がいしょうせいなんちょう）

受診科／耳鼻咽喉科

【原因】耳の近くで大きな爆発音を聞いたり、長期間にわたり一定以上の騒音にさらされると鼓膜や内耳、感覚細胞が傷つけられておこります。

また、頭部の損傷が内耳にまでおよんだ場合など、外的要因によっておこる難聴です。

【症状】はじめに耳の痛みや、耳がつまったような感じがあり、そのあとで耳鳴りなどの症状が現れます。

空港や工場などで働く人たちの職業性難聴の場合、はじめにある一定の音域が聞き取りにくくなります。

最近では、ロックコンサートなどのライブハウスで大音響を聞き続けたり、あるいはヘッドフォンなどを長時間使用することで難聴を訴える若者が増えています。これらはヘッドフォン難聴などと呼ばれ、外傷性難聴のひとつといえるでしょう。

【治療】血管拡張剤、ビタミン剤などを用いますが、内耳の損傷が感覚細胞にまでおよんでいる場合、回復は困難といわれます。

騒音の多い職場では、耳栓をしたり、定期的に聴力検査をするなどの、予防をしたり、早期発見をすることに努めることが大切です。

老人性難聴（ろうじんせいなんちょう）

受診科／耳鼻咽喉科

【原因】老化による聴覚中枢、感覚細胞などの退化が原因です。

【症状】早い人で20歳代から始まるといわれますが、最初のうちは高い音が聞き取りにくい程度で、あまり自覚症状はありません。老化とともに進行し、やがて聞き取りにくさを自覚するようになります。また、めまいや耳鳴りをともなう場合もあります。

老人性難聴の場合、音としては聞こえていても、言葉を明瞭に聞き分けられないという特徴的な症状を示します。

【治療】ビタミン剤、ホルモン剤、血流改善剤などが用いられますが、薬剤による治癒はあまり期待できないため、補聴器の使用にたよらざるを得ないのが現実です。

耳垢栓塞（じこうせんそく）

受診科／耳鼻咽喉科

【原因】耳垢（耳あか）がたまって外耳（がいじ）道（どう）をふさいでしまうのがこの病気の原因です。

【症状】難聴や、耳がつまったような感じになります。また、痛みをともなう場合もあり、ひどいときには外耳道炎になることもあります。

【治療】耳垢を取り除きます。しかし無理に行うと、鼓（こ）膜裂傷（まくれっしょう）や外耳道を傷つけ、鼓膜裂傷や外耳道炎の原因になることもあります。

耳垢が取りにくい場合は専門医にまかせましょう。

一言メモ　〈アトロピン〉ナス科アルカロイド（植物の種子や根などに存在する塩基性窒素化合物）のひとつ。副交感神経の興奮を抑え、瞳孔拡大、拍動促進、血圧上昇などの作用を示す。

外耳道炎

受診科／耳鼻咽喉科

【原因】 耳かきなどで外耳道を傷つけたり、プールや海水浴で耳に入った不潔な水がもとでおこる外耳道の炎症です。

また、アレルギー体質の人が白髪染めや外用薬に敏感に反応しておこる場合もあります。

【症状】 耳の痛みを訴えることから、よく中耳炎と間違われます。

外耳道炎の場合は、外耳道の入り口付近が赤く腫れて、化膿する限局性外耳道炎と、外耳道全体が赤く腫れて、かゆみをともなうびまん性外耳道炎とに分けられます。

【治療】 限局性外耳道炎の場合、抗生物質と鎮痛剤で痛みと炎症を抑えます。化膿した部位は、軟膏などを塗って治療します。化膿がひどいときは、切開して膿を出します。膿が出れば痛みはおさまります。

びまん性外耳道炎の場合、原因と思われる白髪染めや薬剤の使用を中止し、抗生物質やステロイド剤などを用いて炎症を抑えます。

急性中耳炎

受診科／耳鼻咽喉科

【原因】 かぜなどによる鼻やのどの炎症が耳管を通して中耳に達した場合に発症します。原因となる菌には、インフルエンザ菌、ブドウ球菌などがあります。

よく海水浴やプールで泳いだあと、耳から水が入って中耳炎をおこすといいますが、鼓膜穿孔がある場合は別として、鼻に入った水が耳管を通して中耳に達した場合の感染がほとんどです。このため、耳管の発達が未熟な乳幼児に多くみられる疾病です。

【症状】 激しい耳の痛みと発熱があります。これは耳にたまった膿が出口をもとめて鼓膜を圧迫するためで、耳が詰まったような感じや、一時的な難聴になる場合もあります。

また、重症になると髄膜炎などの重い合併症をおこす場合もあるため、注意が必要です。

【治療】 安静にし、抗生物質、鎮痛剤、消炎酵素剤を用います。1、2週間で炎症はおさまりますが、痛みが激しい場合は、鼓膜切開で中の膿を吸引します。膿が出れば痛みはおさまり、治癒へ向かいます。

滲出性中耳炎

受診科／耳鼻咽喉科

【原因】 はっきりした原因はわかっていませんが、耳管に機能障害がある場合や、急性中耳炎にかかったことがあると発症しやすいことがわかっています。

【症状】 最も多くみられる症状は難聴です。また、耳が詰まった感じや耳鳴りもあります。これは、中耳腔にたまった滲出液が鼓膜や耳小骨の機能を低下させるためです。

急性中耳炎との違いは、耳の痛み、発熱などの激しい症状がないことです。

【治療】 たまっている滲出液を吸引すれ

ば難聴はおさまりますが、再発を防ぐため鼻やのどの炎症を治し、中耳腔の通気をよくするための治療がほどこされます。

　薬物療法としては、抗生物質、抗炎症剤などの内服薬を用いるほか、再発した場合には、鼓膜にチューブを挿入するチュービングを行います。

慢性中耳炎

受診科／耳鼻咽喉科

【原因】 中耳の炎症が慢性化することでおこります。慢性化の原因は、鼻やのどに慢性の炎症がある場合や、薬剤耐性菌による中耳炎をおこした場合などです。

【症状】 難聴と耳だれが主な症状です。症状が悪化した場合、頭痛や耳の痛みを訴えることもあります。

　慢性中耳炎にはいくつかのタイプがあり、鼓膜に穿孔ができる慢性化膿性中耳炎、陥没した鼓膜が中耳腔に癒着した癒着性中耳炎、中耳内に皮垢のかたまりができる真珠腫性中耳炎に分けられます。

　真珠腫性中耳炎の場合、皮垢が腐って耳だれが悪臭をともなうのが特徴です。

【治療】 抗生物質の内服や、薬液の点耳などで治療しますが、鼓膜に穿孔がある場合や真珠腫性中耳炎の場合は手術を行います。

　真珠腫性中耳炎は放置しておくと、髄膜炎や平衡障害などの重い合併症をおこすおそれがあります。

内耳炎

受診科／耳鼻咽喉科

【原因】 中耳炎の炎症が、前庭、蝸牛などの内耳にまでおよんだ場合におこります。

　また、髄膜炎、あるいは麻疹などのウイルスが原因でおこる場合もあります。

【症状】 耳鳴り、難聴、めまいなどが主な症状です。ウイルスがもとで感染した内耳炎による難聴は、回復が困難であるといわれます。

【治療】 抗生物質、ステロイド剤などを用います。化膿がひどいときは、排膿手術を行います。

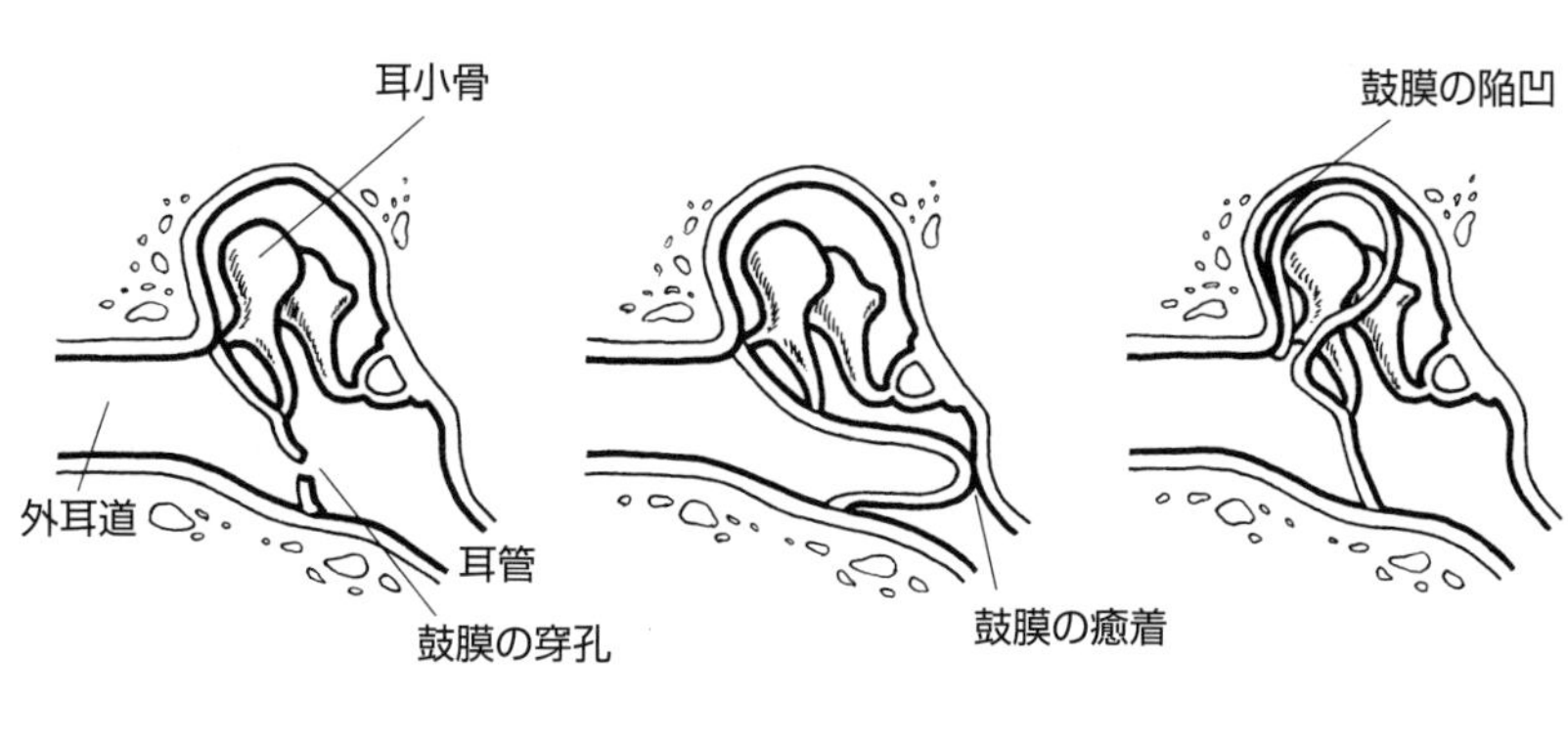

耳小骨
外耳道
耳管
鼓膜の穿孔
鼓膜の癒着
鼓膜の陥凹

一言メモ 〈昏迷〉意識障害のひとつで、自発的表現がなく、外界からの刺激にも明らかな反応を示さない状態。

鼓膜裂傷（こまくれっしょう）

受診科／耳鼻咽喉科

【原因】 乱暴な耳かきや、耳の近くで大きな爆発音を聞いたり、頭部の損傷が鼓膜にまでおよんでいる場合など、外的要因によって鼓膜が傷つけられるためにおこります。

【症状】 耳の痛みや、耳鳴り、難聴といった症状が現れます。頭部の損傷が原因でこれらの症状が現れたうえ、さらに出血や耳漏（じろう）（耳だれ）がある場合は、頭部に重大な損傷を負っているおそれもあるので、医師の検診を受けることが必要です。

【治療】 鼓膜の裂傷そのものは、抗生物質や消炎剤などを用いれば、数日でおさまりますが、裂傷部を通して水や細菌が侵入し、感染が中耳にまでおよぶこともあるので、患部に水が入らないようにし、清潔にすることが大切です。

鼓膜炎（こまくえん）

受診科／耳鼻咽喉科

【原因】 外耳道炎、耳垢栓塞（じこうせんそく）などが鼓膜におよんだ場合におこります。

また、かぜなどのウイルス感染をきっかけに発症するケースもあります。

【症状】 鼓膜に裂傷のない、鼓膜自体の炎症をいいます。症状は、耳の奥のかゆみ、耳鳴り、軽い難聴などです。

また、鼓膜に水疱ができ、出血をともなう耳漏（耳だれ）が出ることもあります。

【治療】 耳漏がある場合は、きれいに拭き取って、患部を清潔に保つようにします。抗生物質の内服、および点耳を行います。

鼓膜にできた水疱は、つぶすと痛みが軽くなります。

耳鳴り（みみなり）

受診科／耳鼻咽喉科・心療内科

【原因】 耳鳴りの多くは、外耳炎、中耳炎、耳垢栓塞、難聴などのほかの耳の病気のひとつの症状、あるいは前兆として現れます。

また、高血圧などの循環器系の疾患や、糖尿病、過度のストレスによる心理的な要因などが原因でおこる場合もあります。

深夜や洞窟の中など、音のない環境でおこる耳鳴りは、生理的なもので、特に異常があるわけではありません。

【症状】 外界からの音がないのに、耳の中で音が聞こえます。高い音の場合もあれば、低い音の場合もあり、それが一定の調子で持続する人もいれば、強弱をつけたり、とぎれがちに聞こえる人もいます。なかには、常に雨が降っているように聞こえる、という人もいます。

このように、耳鳴りは個人差や病気の程度によって聞こえ方がさまざまです。

耳鳴りは、ほかの病気の一症状、あるいは前兆として現れることが多いので、原因となっている病気の早期発見のためにも、異常を感じたら医師の検診を受けましょう。

【治療】ビタミン剤、血管拡張剤、血流改善剤などが用いられます。そのほか、器具を用いて耳鳴りに似た周波数の雑音を聞かせ、耳鳴りが聞こえなくなる現象を利用して改善を図るマスキングという治療法もあります。

眠れない、不安を感じるなどの訴えには、催眠剤、抗うつ剤、抗不安剤などが用いられます。

これらの薬剤は、心理的な要因が大きく影響していることが考えられるため、患者の苦痛や不安をやわらげることが目的です。

必要に応じて、カウンセリングや精神分析などを行う場合もあります。

めまい

受診科／耳鼻咽喉科・神経内科

【原因】突発性難聴や、中耳炎、内耳炎などのほかの耳の病気のひとつの症状、あるいは前兆として現れます。

ここでいうめまいとは、体の平衡感覚をつかさどる内耳の前庭（ぜんてい）に障害がある場合に限られます。

これは、前庭性のめまいといわれ、更年期障害、自律神経失調症などによる中枢障害の非前庭性のめまいとは区別されます。

【症状】体がぐるぐる回転しているような感覚におそわれて、平衡感覚を失います。

耳鳴り、難聴をともない、吐き気をもよおすこともあります。

【治療】横になり、安静にすることが第一です。精神安定剤、循環改善剤、鎮暈（ちんうん）剤などが用いられます。

メニエール病（びょう）

受診科／耳鼻咽喉科

【原因】心身のストレス、不規則な生活、睡眠不足などが引き金になるといわれていますが、発症の原因についてはまだよくわかっていません。

地方よりも都市部に、単純労働よりも専門技術職や管理職に従事する人に多く、文明病ともいわれます。

また、性格的には、神経質で几帳面（きちょうめん）な人に多くみられます。

【症状】何の前触れもなく、突然めまいの発作がおこります。めまいには耳鳴りや難聴、嘔吐（おうと）をともないます。

発作は数時間でおさまり、通常とかわらない休止期に入りますが、この発作期と休止期を繰り返すうち、めまいの程度は軽くなっていくものの、逆に難聴の度合いは進行していくといわれます。

発作期と休止期の周期は、一定していませんが、めまいの発作は明け方に多いといわれます。

【治療】休止期には、めまいの再発予防に向けた治療がほどこされ、循環改善剤、血管拡張剤、ビタミン剤などが用いられます。

発作がおこった場合は、安静にし、鎮静剤、鎮暈剤などを用います。

発病後、数年たっても症状の改善がみられない時は、アミノグリコシド系抗生剤を中耳に注入する特殊療法や、手術が行われる場合もあります。

耳の病気

一言メモ 〈心療内科（しんりょうないか）〉心身症など心因が大きくかかわるさまざまな症状を扱う診療科。ストレス病の増加とともに、近年では心因性疾患の専門外来を設ける医療機関が増えている。

鼻・のどの病気

鼻の構造

鼻は、外から見える外鼻および内部の鼻腔、副鼻腔から構成されます。

外鼻は顔のほぼ中央にあり、上半分は骨の支柱で支えられ、下半分は大部分が軟骨でできています。

鼻腔の入り口の鼻毛の生えているところを鼻前庭といい、ここは鼻翼（小鼻）の内側にあたります。鼻腔の奥は固有鼻腔、総鼻腔と続き、さらにその奥は鼻咽頭につながっています。鼻腔全体は鼻中隔という骨によって左右に分けられています。

鼻腔を囲む骨の内部の空洞である副鼻腔は、上顎洞、篩骨洞、前頭洞、蝶形骨洞の4つの部分からなり、それぞれ小さな通路で鼻腔につながっています。

鼻の働き

肺に取り込む外気の入り口となる鼻には、鼻毛や鼻腔粘膜などによって空気に含まれるほこりやちりを除くエアフィルターの役割があります。また、鼻甲介の粘膜には血管がたくさん集まっており、必要に応じて膨張や収縮をすることで、のど、気管支、肺などの呼吸器官へ送る空気を温めたり冷やしたりして適温にするとともに、適度な湿り気も与えます。この働きにより、鼻を通過した空気は温度25～35度、湿度50～80％程度に保たれます。

鼻腔上部の嗅粘膜には嗅覚受容細胞があり、粘膜に分泌された粘液の中に嗅毛を出しています。においのもととなる微粒子が粘液に溶けてこの嗅毛を刺激すると、その信号が大脳の嗅覚中枢に送られ、においとして感じられます。

また、鼻全体は声の性質と深い関係があり、発声の際に咽頭、口腔、鼻腔が共鳴して、その人独自の声音をつくり出します。かぜなどをひいたときに鼻声となるのは、鼻腔粘膜が腫れて共鳴のしかたが変化するためです。

のどの構造

一般にのどと呼ばれる部分は、鼻腔や口腔とつながる咽頭と、気管の入り口にあたる喉頭からなります。

咽頭は口を開けると奥の突き当たりにその一部を見ることができる、脊柱の前部に沿って伸びる円筒形の管状の器官です。その上端は咽頭円蓋に、下端は食道に続き、前面は鼻腔と接して、口腔や喉頭と連絡しています。

喉頭は3つの大きな軟骨でできた枠組みの中に小さな軟骨の対が多数配置され、筋肉や靭帯で支えています。それらの軟骨や筋肉は粘膜でおおわれ、その中央部左右の側壁には、上下2対の粘膜の隆起があります。上側の隆起が仮声帯、下側の隆起が声帯です。

のどの働き

咽頭と喉頭は、鼻から取り込んだ空気と、口から取り込んだ食物の通り道とな

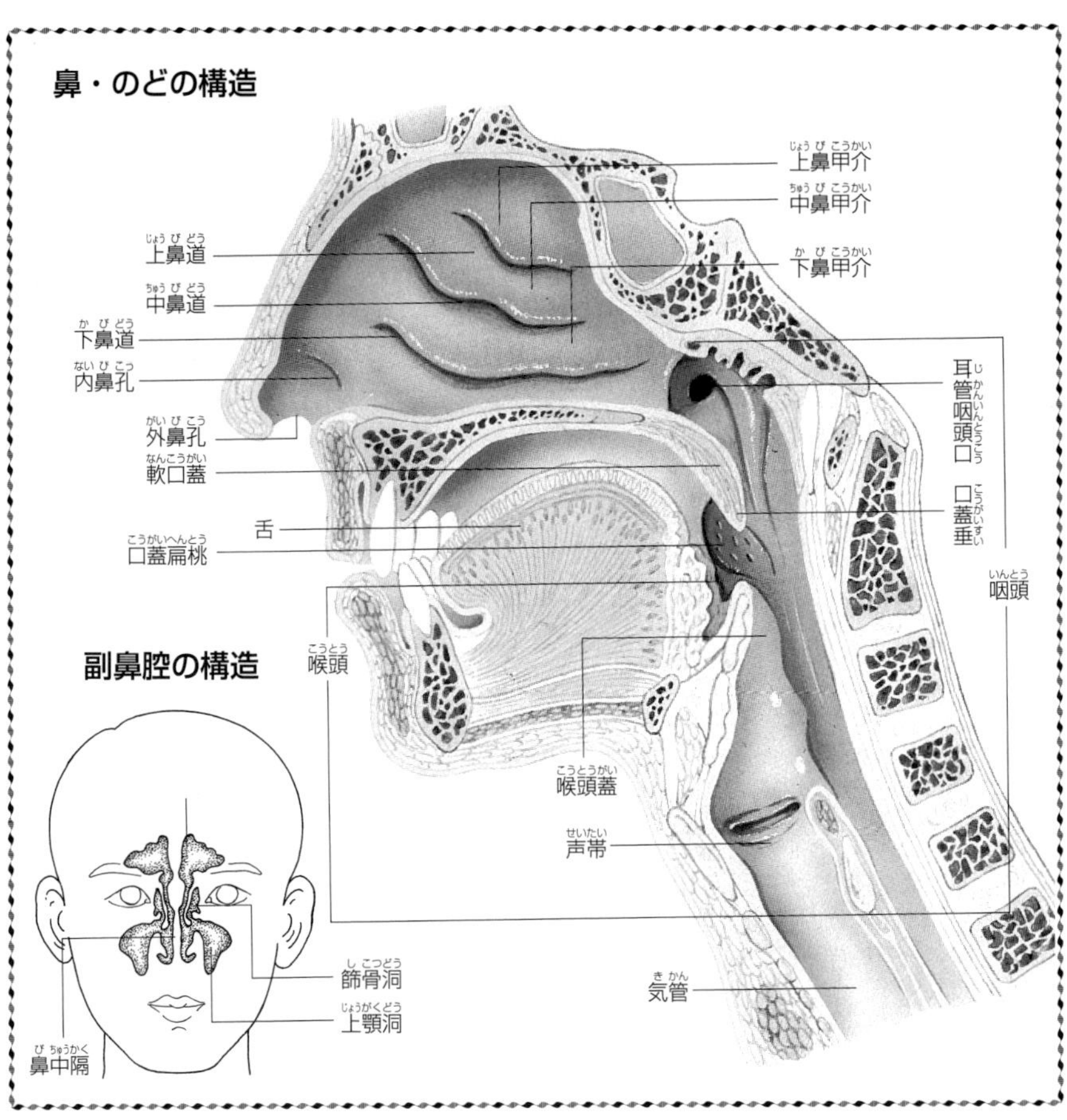

っています。

のどはいわば体内に入る病原菌などの第一関門であるため、リンパ組織の集まりである扁桃が咽頭の入り口を輪状に取り囲み、侵入しようとする病原菌を撃退します。かぜなどをひいたときにのどが赤く腫れ上がるのは、病原菌を撃退しようとしてリンパ組織の活動が活発になるためです。

飲食物を飲み込んで食道へ送る際には、咽頭の後壁や側壁の筋肉が動いて、鼻腔との通路をふさぎます。また舌全体が盛り上がって口蓋に接し、口と咽頭の間をふさぎます。さらに喉頭の筋肉が盛り上がって喉頭の入り口をふさぎます。この3つの運動がうまく連動して蓋をするため、食物は肺へ続く気管ではなく、食道へと運ばれていきます。

声帯は左右2枚のひだからなり、発声時はこれを閉じて息を吐き出します。このとき声帯が空気によって振動することで声が出ます。喉頭の筋肉は声帯の閉じ方や緊張の度合いを微妙に調節し、いろいろな調子の声をつくることができます。

一言メモ　〈即時型アレルギー〉抗原に接して比較的短時間にアレルギー反応が出現するもの。花粉アレルギー、ハウスダストアレルギー、じんま疹、気管支喘息、アナフィラキシーショックなど。

鼻

急性鼻炎

受診科／耳鼻咽喉科

【原因】 細菌やウイルス感染のほかに、化学薬品やほこり、乾燥した空気などに鼻腔粘膜が刺激されることでもおこります。

鼻炎をおこしやすい体質の人がとくにかかりやすい病気です。

【症状】 鼻の内部に乾燥した感じや刺激を覚えたのち、くしゃみ、鼻水、鼻づまりなどの症状が現れ、微熱をともなうこともあります。

鼻水が多量に出ることから俗に鼻かぜとも呼ばれます。はじめは水っぽくさらさらした鼻水も、しだいに膿性に変わります。

通常は数日でおさまりますが、急性副鼻腔炎や急性中耳炎などの合併症を引きおこすことがあり、そうなると治るまでに時間がかかります。

【治療】 乾燥した冷たい空気から鼻粘膜を守ることが予防になり、初期症状のうちはそれだけで回復します。

症状が著しい場合や長びく場合は、抗ヒスタミン剤や解熱剤を投与します。また急性中耳炎などを誘発しないようにするため、抗生物質が投与されることもあります。

慢性鼻炎

受診科／耳鼻咽喉科

【原因】 急性鼻炎を繰り返すなど、鼻腔粘膜の炎症が続くことが主な原因です。体質や遺伝に起因することも多いと考えられます。

【症状】 急性鼻炎を繰り返したために鼻腔粘膜が慢性的に腫れる慢性単純性鼻炎、炎症がはなはだしく、また長期にわたったため鼻腔粘膜が厚く硬くなる慢性肥厚性鼻炎、鼻腔粘膜が萎縮して湿り気がなくなるため鼻腔壁に鼻内の分泌物がかさぶた状につく慢性萎縮性鼻炎などがあり、症状の程度はいろいろです。

【治療】 鼻炎の大きな原因となるちりやほこり、汚れて乾燥した空気などを避けることが大切です。

単純性鼻炎には血管収縮剤を点鼻します。また、萎縮性鼻炎には抗生物質を投与します。

肥厚性鼻炎にはステロイド剤などを用いますが、症状が著しい場合は、肥厚した粘膜を切除するなどの手術も行われます。

アレルギー性鼻炎（鼻アレルギー）

受診科／耳鼻咽喉科

【原因】 ある特定の物質に過敏な反応をおこす体質の人が、室内のほこり、ダニ、ペットの毛、花粉など空気中のさまざまなアレルゲン（アレルギーを引きおこす物質）を吸入することでおこります。

【症状】 くしゃみ、多量の鼻水、鼻づまりが主症状で、鼻の中のむずがゆさや目のかゆみも覚えます。

【治療】原因となるアレルゲンと接触しないようにすることが大切で、室内のほこりが原因なら掃除を丹念に行うなど、まず環境を改善します。

減感作療法は、アレルゲン物質のエキスを定期的に注射して体内に遮断抗体をつくらせ、アレルゲンを吸入してもアレルギー反応がおこらないようにするものです。2～3年にわたる長期療法となります。

炎症を抑えるための薬物療法としては、抗ヒスタミン剤の内服やステロイド剤の点鼻があります。鼻づまりが特にひどい場合は、点鼻したり、レーザー治療を行います。

花粉症

受診科／耳鼻咽喉科

【原因】アレルギー体質の人が、アレルゲンとなる風媒花の花粉を吸入することで発症します。

日本ではスギ、ブタクサ、カモガヤなどが代表的なアレルゲンで、近年特にスギによる花粉症患者が急増しています。

【症状】くしゃみ、鼻水、鼻づまり、嗅覚異常などをおこすアレルギー性鼻炎、目のかゆみや充血をおこすアレルギー性結膜炎が代表的な症状で、頭痛や咳の発作をともなう場合もあります。

【治療】マスクを着用するなど、アレルゲンとなる花粉と接触しないようにします。

抗アレルギー剤は鼻の過敏性を低下させて症状を緩和しますが、効果が出るまでに服用から2週間ほどかかるので、症状が現れる前に服用を始めなければなりません。

対症療法としては、抗ヒスタミン剤の内服、ステロイド剤の点鼻が有効です。

急性副鼻腔炎

受診科／耳鼻咽喉科

【原因】鼻腔の周囲にある4つの副鼻腔に炎症がおこるもので、かぜなどによる鼻腔の炎症が副鼻腔に波及するほか、他の感染症や外傷、まれにむし歯などによる細菌感染からもおこります。

【症状】鼻水、鼻づまりなど急性鼻炎と類似の症状をおこし、炎症のある部分に痛みを覚えます。

症状が著しい場合、頭痛、発熱をともないます。

【治療】原因である感染症を治療するため抗生物質を投与したり、解熱鎮痛剤や消炎酵素剤の内服やネブライザーによって炎症を鎮めます。

また、血管収縮剤を点鼻して鼻腔の腫れや鼻づまりを緩和します。

急性副鼻腔炎を何度も繰り返したり長期化したりすることで、慢性副鼻腔炎に移行することがあるため、早期に完治させておくことが重要です。

慢性副鼻腔炎(蓄膿症)

受診科／耳鼻咽喉科

【原因】副鼻腔の炎症が恒常的になって膿性の鼻汁がたまる病気で、急性副鼻腔炎が慢性化したものです。

一言メモ　〈Ⅰ型アレルギー〉IgE抗体によっておこるアレルギー。体内に抗原が侵入するとIgE抗体が作り出され、これが炎症を引きおこす。喘息、じんま疹、アトピー、花粉症など。

一般には蓄膿症と呼ばれ、急性鼻炎やアレルギー性鼻炎による鼻腔の炎症から移行することもしばしばです。

【症状】 粘性または膿性を帯びた鼻汁が出て、しばしば後鼻漏（鼻汁がのどへ下りること）となります。

副鼻腔の炎症をおこした部分に痛みを感じたり、鼻づまりがひどいために頭重を覚えます。そのため集中力が持続せず、注意力が散漫になったり、記憶力が低下したりすることもあります。

【治療】 消炎酵素剤や抗生物質などによって炎症を抑えるほか、鼻汁を吸引し、薬剤を鼻内に噴霧して鼻腔と副鼻腔のふさがった通路を開通させます。

薬物や鼻処置、ネブライザーによる改善が見られない場合は、鼻腔へ膿を排出する通路をつくったり、副鼻腔の粘膜を除去するなどの内視鏡下の手術療法も行われます。

鼻茸（鼻ポリープ）

受診科／耳鼻咽喉科

【原因】 鼻の中にきのこ状のポリープができる病気で、慢性副鼻腔炎の合併症としてしばしばおこります。

【症状】 ポリープによって鼻づまりをおこしたり、多量の鼻汁が出たりします。

ポリープの大きさや個数はさまざまで、まれに鼻腔を満たしてしまうほど大きなものも発生します。

【治療】 大きなものは手術により内視鏡下に切除します。

鼻出血

受診科／耳鼻咽喉科

【原因】 毛細血管の集まる鼻の内部は、指で傷つけたり、鼻を打撲したり、のぼせたりと、わずかな刺激でもよく出血します。

また一方、鼻腔の腫瘍、循環器系の疾患、糖尿病などが原因で出血することもあり、あまり長びいたり、出血が大量だったりする場合は注意が必要です。

【症状】 鼻の入り口にはキーゼルバッハ部位という毛細血管の集中するデリケートな場所があります。鼻出血の大半はここからの出血ですが、出血量はそれほど多くなく、安静にしていればすぐに止まります。

ほかの病気による場合、鼻からあふれるほど大量の出血をしたり、家庭での手当てでは簡単には止血できないこともあります。

【治療】 キーゼルバッハ部位からの鼻出血は、小鼻を外側から指で押さえて止血します。

ほかの病気が原因の大量の鼻出血は家庭では止血しきれないことがあるので、医師の診断を受けてその病気の治療を行います。

嗅覚障害

受診科／耳鼻咽喉科

【原因】 鼻腔の奥にはにおいを感じる嗅細胞があり、この細胞がにおいの刺激を受けると、その興奮が嗅神経を経て大脳に伝わり、においとして認識されます。

この経路のどこかに障害がある場合に嗅

覚障害が生じます。

【症状】嗅覚のわずかな低下から完全な消失まで、その症状の程度はいろいろです。

かぜをひくなどして鼻粘膜が炎症をおこして嗅覚が低下することは誰でも経験することですが、頭部の外傷で嗅神経が破損したために嗅覚が失われてしまうなど、重大な原因による場合もあります。

また、神経症やストレスなど精神的な原因で、本来のにおいとは異なるにおいを感じる、錯嗅という嗅覚異常がおこることもあります。

【治療】ステロイド剤の点鼻が有効です。かぜや副鼻腔炎など、嗅覚を低下させる原因となるそれぞれの病気の治療を行います。しかし、嗅神経や嗅細胞そのものに障害がある場合は、回復は困難です。

鼻中隔彎曲症

受診科／耳鼻咽喉科

【原因】外鼻の支えとなるとともに、鼻の内部を左右に分けている鼻中隔の形が歪むもので、発育時に自然に歪んだり、打撲など鼻に外傷を受けることによって生じます。

【症状】わずかな鼻中隔の歪み、ずれは誰にでもあり、まったく問題ありませんが、歪みの程度が大きい場合には、鼻中隔が鼻腔をふさいで空気の通りが悪くなり、鼻づまりや副鼻腔炎を招きやすくなります。

鼻中隔の彎曲はたいてい左右いずれかの鼻腔をふさぐように生じるので、鼻づまりや副鼻腔炎が、いつもどちらかの鼻腔にかたよっておこるようなときには、鼻中隔彎曲症の可能性を考える必要があります。

【治療】歪んだ鼻中隔の一部を切除するなど、手術による矯正を行います。

放置しておくと急性副鼻腔炎をおこしやすく、これをたびたび繰り返すと、慢性副鼻腔炎に移行する場合も少なくないので、早期に発見、治療することが大切です。

500万個もある嗅細胞

においという情報をにおいとして知覚するのは大脳皮質の嗅覚野ですが、においの分子をキャッチする場所は、上鼻道の上の方にある嗅粘膜です。

ここに分泌される粘液に溶けたにおいの分子を嗅細胞がとらえ、その情報は電気信号となり、嗅神経を経て大脳へと送られます。信号を受け取った大脳はただちににおいを判断し、それが食物なら唾液を分泌させるなど、適切な指令を各器官に送ります。

人間の嗅細胞の数はおよそ500万個もあり、私たちは数千種類ものにおいを嗅ぎ分けることが可能だといわれています。

けれども、哺乳類の中では、人間の嗅覚はけっしてすぐれているとはいえません。においを嗅ぎ分けることにかけてはエキスパートともいえる犬の嗅細胞はおよそ5億個といわれ、単純に嗅細胞の数だけで比較すると、人間がにおいを嗅ぎ分ける能力は犬の100分の1程度ということになってしまいます。

一言メモ　〈消炎酵素剤〉生物が作り出す物質から抽出した酵素剤で、炎症を悪化させる成分を分解・除去して、炎症による腫れや痛みをやわらげたり、膿（うみ）や痰、鼻水を排出しやすくする。

急性咽頭炎

受診科／耳鼻咽喉科

【原因】ウイルスや細菌感染、また汚れた空気による刺激などによってもおこりますが、最も多いのは、かぜの症状として咽頭の粘膜が腫れるケースです。

【症状】咽頭粘膜が炎症をおこして腫れ（鏡の前で口を開くと自分でも確認できる）、咽頭痛やのどの異物感、嚥下痛（ものを飲み込むときに感じる痛み）などを覚えます。倦怠感や発熱をともなうこともあります。

【治療】うがいやトローチ薬などで咽頭を清浄にします。炎症は消炎酵素剤で抑え、細菌感染による場合は抗生物質を投与します。

慢性咽頭炎

受診科／耳鼻咽喉科

【原因】副鼻腔炎が慢性化して鼻汁が絶えずのどに流れこんだり、汚れた空気や喫煙による刺激をのどに受け続けたりすることでおこりますが、最も多いのは急性咽頭炎を繰り返すことで慢性化するケースです。

【症状】咽頭の粘膜や咽頭周辺のリンパ組織が炎症をおこして赤く腫れ、咽頭痛やのどの異物感など、急性咽頭炎と同じ症状がみられます。咳をともなうことも少なくありません。

【治療】咽頭の炎症は消炎酵素剤を内服することで抑えます。慢性化の原因の多くは空気環境にあるので、空気を清浄に保ち、こまめなうがいを励行することが大切です。喫煙も控えなければいけません。

急性喉頭炎

受診科／耳鼻咽喉科

【原因】呼吸器官の入り口にあたる喉頭に炎症が生じるもので、かぜの症状としてしばしばおこります。また、空気中のほこりやちり、タバコの煙などでのどに刺激を受けたり、有毒なガスを吸引することでもおこります。

【症状】喉頭部に痛みや異物感を覚えたり、声がしわがれたりします。咳や痰をともなうこともあります。

【治療】抗炎症剤やトローチ薬などによって喉頭部の炎症を緩和するとともに、空気の汚れや乾燥を改善します。

声がしわがれたときは、炎症がおさまるまでなるべく発声を控えます。

慢性喉頭炎

受診科／耳鼻咽喉科

【原因】空気の汚れなど、喉頭部に刺激を受け続けることで、急性喉頭炎が慢性化したケースがほとんどです。副鼻腔炎による鼻汁で絶えずのどが刺激されることでもおこります。

【症状】喉頭部に痛みや異物感を覚えて声がしわがれるなど、急性喉頭炎と同様の症状を呈します。

【治療】抗炎症剤やトローチ薬などで炎

症を鎮めますが、空気の汚れなど環境を改善しなければ根治は期待できません。喫煙がよくないのはもちろん、大声を出して声帯に過度の負担をかけるようなことも控えましょう。

急性扁桃炎

受診科／耳鼻咽喉科

【原因】かぜの一部症状として現れるほか、細菌感染によっても発病します。体内には絶えずウイルスや細菌が侵入しようとし、リンパ組織の集まりである扁桃がこれを撃退していますが、体の抵抗力が弱まっているときには抗しきれず、炎症をおこしやすくなります。

【症状】扁桃が炎症をおこして咽頭が痛み、38～40度程度の高熱が出ます。体の抵抗力の弱い子供がかかりやすく、習慣性になることも少なくありません。

【治療】抗生物質や解熱鎮痛剤、消炎酵素剤などを投与します。

年に数回扁桃炎を繰り返すものを習慣性扁桃炎といい、扁桃を切除する手術が必要になる場合もあります。

気管への誤飲を防ぐしくみ

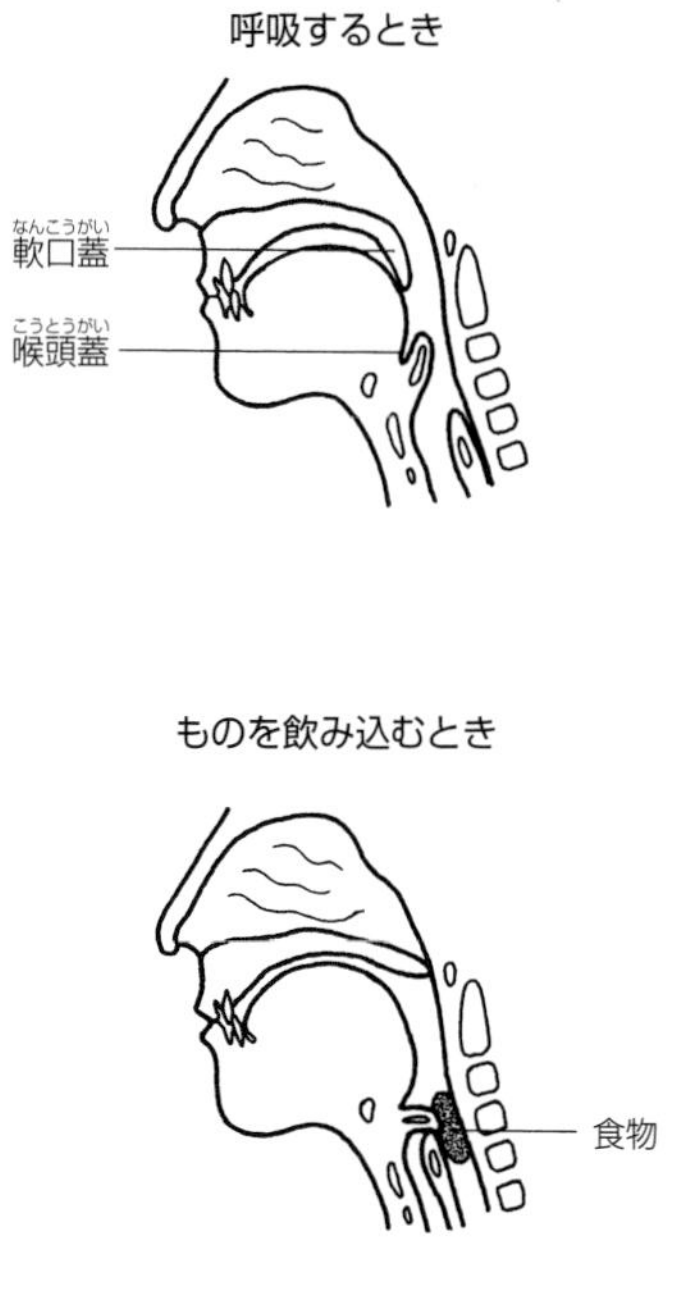

呼吸するとき

軟口蓋

喉頭蓋

ものを飲み込むとき

食物

空気と食物両方の通路である喉頭には喉頭蓋がある、これが閉じたり開いたりすることによって、空気は気管へ、食物は食道へと送り分けられている

慢性扁桃炎

受診科／耳鼻咽喉科

【原因】急性扁桃炎を繰り返すうちに慢性化することが多く、病人など体の抵抗力の弱い人がかかりやすい病気です。

【症状】咽頭に痛みや異物感を覚え、倦怠感をともなうこともありますが、急性扁桃炎のように高熱は出ないのがふつうです。

【治療】抗生物質や解熱鎮痛剤、消炎酵素剤などを投与します。それでもなかなか改善がみられないときは、扁桃を切除する手術が必要な場合もあります。

扁桃周囲炎

受診科／耳鼻咽喉科

【原因】扁桃をおおう扁桃被膜が炎症をおこすもので、細菌感染のほか、急性扁桃炎が波及しておこることもあります。

【症状】咽頭にものも飲み込めないほど

一言メモ 〈ASO〉扁桃炎、喉頭炎、リウマチ熱などをおこす溶血性連鎖球菌の侵入により体内で作られる抗体。血液中のASOが基準値より高ければ、溶血性連鎖球菌感染症の疑いがある。

の痛みを覚えることもあり、発熱をともないます。左右いずれかまたは両方の口蓋扁桃が腫れ、さらに進行すると扁桃に膿がたまります。

【治療】抗生物質を投与し、膿がたまっていれば、切開あるいは針を刺すなどしてこれを排出させます。

扁桃肥大

受診科／耳鼻咽喉科

【原因】扁桃炎を繰り返したり、鼻腔炎などで絶えず鼻汁が咽頭に流れ込むことでおこります。

【症状】ものを飲み込むことが困難になる嚥下障害をおこしたり、いびきや睡眠時無呼吸の原因になったりします。また扁桃炎をおこしやすくなります。

【治療】扁桃が肥大していること自体は特に問題ありませんが、それによる障害が頻繁に現れるような場合は摘出手術を行います。

アデノイド

受診科／耳鼻咽喉科

【原因】アデノイドとは咽頭扁桃のことです。3～8歳くらいの子供のアデノイドは、免疫機能獲得のために肥大するのがふつうですが、このアデノイドが細菌感染などによって炎症をおこし、さらに肥大した状態をアデノイド増殖症、省略して単にアデノイドと呼びます。

【症状】アデノイドが肥大したために嚥下障害をおこしたり、いびき、鼻汁、中耳炎、扁桃炎、咽頭炎、副鼻腔炎などを招きやすくなります。

また、鼻での呼吸が苦しいために常に口を開けているようになり、しばしば集中力の欠落を招きます。

【治療】アデノイドの炎症や、それに起因する咽頭や鼻腔などの炎症に対しては抗生物質や抗炎症剤を投与します。

学齢期後半になると、肥大したアデノイドは自然と小さくなりますが、いろいろな合併症を頻繁におこす場合は、アデノイドの切除手術を行います。

舌根扁桃肥大

受診科／耳鼻咽喉科

【原因】咽頭炎や喉頭炎の炎症が波及し、舌の付け根の舌根扁桃が炎症をおこすものです。

【症状】痛みというほどではないものの、咽頭にものがつかえたような異物感を覚え、発熱をともなうこともあります。

【治療】うがいをこまめにして口内の清潔を保ちます。炎症がひどい場合は抗生物質を投与します。

慢性化した場合、舌根扁桃を切除した方がよいケースもあります。

咽喉頭異常感症

受診科／耳鼻咽喉科

【原因】咽頭や喉頭、また食道の上部に異常感を抱くもので、「重大な病気にかかっているのではないか」「がんではないか」などと、誇大な不安に悩まされる症状をいいます。

のどの炎症やポリープなどで現実に異物感がある場合もありますが、医師が診察しても異常は発見されず、まったくの妄想であることも少なくありません。

【症状】何かがつかえている感じ、刺さっているような感じ、ひっぱられているような感じなど、咽頭や喉頭に異物感を覚えます。

【治療】検査を受けて病気ではないことを確信することが最も有効な治療法です。それでも不安感が去らない場合、精神的なストレスがかなり蓄積してノイローゼ状態になっていると考えられるので、心理的な療法を受ける必要があるでしょう。

声帯ポリープ

受診科／耳鼻咽喉科

【原因】声帯にポリープ（腫瘤）が発生する病気で、歌手や教師など日常的に大きな声を出す人によくみられます。女性よりも男性に多いのが特徴です。

【症状】のどに異物感を覚えてしきりに咳払いをし、声がしわがれます。ポリープが大きくなると、呼吸が苦しくなることもあります。

【治療】のどを酷使せず、楽な発声をするよう努めるうちに自然に治癒することもありますが、長期間治らなかったり、ポリープが大きくなる場合は切除手術を行います。

声帯結節

受診科／耳鼻咽喉科

【原因】声帯に結節（小さな瘤）が発生する病気で、声帯ポリープと同様に常に大きな声を出す人にみられます。声帯ポリープが低い声を出す人に多いのに対し、声帯結節は高い声を出す人に多いのが特徴です。

歌手に多いため謡人結節とも呼ばれます。

【症状】のどに異物感を覚えて声がかすれます。高い声を出しづらくなることもあります。長い時間声を出すと疲れやすいのも特徴です。

咳、くしゃみ、痰はなぜ出るか

かぜをひいたときなどになかなか止まらない咳は、かぜによって敏感になった気管の粘膜がちりやほこりに刺激されるためにおこります。

気管の内壁には線毛という粘膜突起がびっしりと並んでおり、この線毛がちりやほこりに反応してそれを口の方へ押し戻そうとするとともに、横隔膜や肋間筋が急激な収縮をおこすことで咳が生じます。

激しい咳は、ただでさえ弱っている体力をいっそう消耗させてとてもつらいものですが、ちり、ほこり、またウイルスが気管に侵入するのを防ごうとする防衛反応でもあるわけです。

くしゃみも同様に、鼻腔粘膜を刺激したほこりなどを体外に排出しようとする反応です。

痰もやはり、気管や肺に達したウイルスやほこりを粘液でからめとって体外に排泄しようとする現象です。

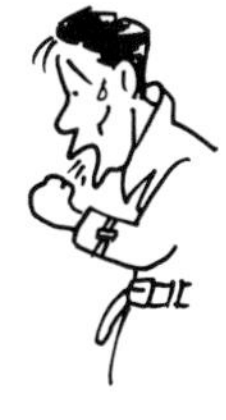

一言メモ 〈嚥下〉飲食物が咽頭から食道を下って胃の噴門まで送られる一連の運動をいう。咽頭に送られた飲食物は、咽頭筋の収縮によって食道へ運ばれ、食道の蠕動運動で胃まで下る。

【治療】なるべく大声や高い声を出さないように心がけることで、自然に治癒する場合もあります。喫煙も控えるようにしましょう。

　結節が大きくなったり、長期間治らないときは、手術による切除が必要になります。

仮声帯肥大（かせいたいひだい）

受診科／耳鼻咽喉科

【原因】大声や高い声を出したり、日常的にのどの無理な使い方をする人にみられる病気で、仮声帯が炎症をおこして腫れ上がるものです。

【症状】声がかすれて、のどに異物感を覚えます。いわゆる二重声になることもありますが、これは肥大した仮声帯が声帯よりも先に振動するのが原因です。

【治療】のどを酷使せず、楽な発声法を心がけることが大切です。薬剤のスプレーまたは吸引で、仮声帯の炎症を緩和します。

　声帯ポリープ、声帯結節、仮声帯肥大はいずれも良性の喉頭疾患であり、ポリープや結節が悪性腫瘍に変化することはありません。

嗄声（させい）

受診科／耳鼻咽喉科

【原因】声帯や声帯をつかさどる筋肉に障害が生じて声がかすれる現象で、嗄声そのものは病気ではなく、さまざまなのどの疾患の一症状にすぎません。

　嗄声を招く病気には、声帯ポリープ、声帯結節、仮声帯肥大、喉頭部の炎症、喉頭がん、心理的ストレスなどがあります。

【症状】かすれ声とともに、のどに異物感を覚えます。また原因となる病気のさまざまな症状をともないます。

【治療】のどを酷使したり喫煙したりすることを控え、嗄声の原因となる病気を治療します。

吃音（きつおん）

受診科／耳鼻咽喉科・精神科

【原因】吃音（きつおん）とは「どもり」のことで、言語をつかさどる器官が未発達な小児にしばしばみられます。ふつうは発育とともに自然に治りますが、成長してもなかなか治癒しない場合があり、原因はよくわかっていません。

　脳にも言語を発する器官にも特に問題はなく、スムーズな発語を妨げるなんらかの心理的なストレスがかかわっているものと思われます。女性よりも男性に多いのが特徴で、これについても原因は不明です。

【症状】言葉をすらすらと発音できず、冒頭の音を反復したり、途中で言葉がつかえたりします。

【治療】鎮痙剤（ちんけいざい）などの薬物療法も行われますが、スムーズに発音する訓練と、心理的なストレスを取り除くカウンセリングが治療の中心となります。本人が吃音を気に病んでいることが多いので、家族や周囲の人があたたかく見守ることも大切です。

　幼児の吃音については、あまり神経質になることはありません。叱ったりすると本人が言葉を発する際に緊張してしまい、逆効果となることが少なくありません。

反回神経麻痺(はんかいしんけいまひ)

受診科／耳鼻咽喉科

【原因】 声帯の動きをつかさどる反回神経が麻痺するもので、脳や喉頭部のさまざまな障害にともなっておこります。

【症状】 反回神経の左右いずれかが障害をきたす一側性麻痺(いっそくせいまひ)では、麻痺した側の声帯のはたらきが損なわれ、嗄声となります。しばしば飲食物が気管に入ってしまう誤嚥がみられますが、声門が閉じるのを外喉頭筋(がいこうとうきん)が助けるようになるため、しばらくすると自然に改善されるのがふつうです。

反回神経の左右両方が障害をおこす両側性麻痺(りょうそくせいまひ)では、嗄声がよりいっそう顕著になり、まれに呼吸困難に陥る場合もあります。

【治療】 ステロイド剤などによる薬物療法を行うとともに、反回神経麻痺の原因となる病気を治療します。

なかなか治癒しない場合は、声帯を矯正するなどの手術も行われます。

気になるいびきは耳鼻咽喉科で検査を

以前は熟睡の証拠とみられていたいびきも、最近では病気の診断に役立ち、場合によってはほかの病気を引きおこす原因にもなることがわかっています。いびきのほとんどは特に心配のいらないものですが、気になる人は、一度耳鼻咽喉科を受診してみるとよいでしょう。

いびきは、鼻やのどなど空気の通り道が狭い場合におこりやすくなります。空気の通り道が狭くなる原因はさまざまですが、飲酒や過労もいびきの原因となり、太っている人もいびきをかきやすいといわれています。いびきが病気によるものでなければ、生活上の注意を医師に尋ねてみて下さい。

●子供のいびき

子供がいびきをかくときは、鼻炎、蓄膿症、扁桃肥大、アデノイドなどが考えられます。いびきによって熟睡が妨げられれば、成長や学業にも支障が生じてくるので、早めに小児科で診察を受け、その原因を調べてもらう必要があります。

●大人のいびき

成人では糖尿病による神経障害や脳血管障害なども考えられます。突然の異様な大いびきで、起こしても目覚めない場合は脳卒中の疑いがあるので、そのような場合はただちに救急車を手配して病院へ運ばなければなりません。

ひどいいびきとともに、睡眠中に呼吸が数秒から数十秒間止まってしまう睡眠時無呼吸症候群も、最近注目されています。これは熟睡できないばかりか、心臓や肺に負担をかけ、脳や他の臓器にも悪影響をおよぼしたり、突然死の原因にもなるといわれているので十分注意する必要があります。

一言メモ 〈突然死(とつぜんし)〉それまで元気にしていた人が、突然または症状発現後24時間以内に死亡すること。青少年や中高年では急性心不全が多く、乳幼児の乳児突然死症候群も注目されている。

口腔・歯・あごの病気

口腔の構造

口唇、口蓋、口腔底、ほほに囲まれた空間を口腔といいます。

口唇の裏側にある上下顎骨には、成人では上下合わせて32本の歯があり、歯列弓をなしています。

口腔底にある舌は、味覚を感知する作用のほか、発声にも大きな関係があります。

また、口腔内には、多数の唾液腺があります。耳下腺、顎下腺、舌下腺のことを大唾液腺、口唇腺、頬腺、臼歯腺、口蓋腺、舌腺のことを小唾液腺と呼んで区別しています。

唾液腺は、口腔内に休みなく唾液を分泌しつづけ、その量は1日で1～1・5リットルにもなります。

唾液は、ものを咀嚼するうえで必要なばかりでなく、殺菌作用、さらには骨の形成に深く関与しているといわれます。

口の働き

ものを食べるという行為は、大きく分けると、ものを噛む（咀嚼）、ものを飲み込む（嚥下）という2つの工程に分類されます。

口の中の食べ物は、顎の上下運動によって歯で噛み砕かれ、唾液と混ざり合って、舌の上でさらに小さく、消化しやすい状態になります。この工程が不十分だと、消化器官に必要以上の負担がかかることになります。

舌は咀嚼の過程で、味覚を感じます。味覚には、甘い、苦い、辛い、すっぱいの4つがあり、それを舌が感知しています。

十分に咀嚼された食べ物は、顎と舌の運動によって食道に運ばれます。つまりものを食べるという行為は、上下顎、歯、舌の総合的な運動によって行われる、といえるでしょう。

このように、消化器の入り口である口は、ものを食べるという、人が生きていくうえで最も基本的な役割を担った器官であるばかりでなく、話すための発音機能にも大きく関係しています。

声は、声帯を振動させた音が口腔を伝って発せられますが、母音や子音などの微妙な音は、唇や舌の動きによってつくり出されます。このため、唇や舌をけがしていると、言語が不明瞭になり、聞き取りづらくなります。

また、子音の発声と密接な関係がある前歯を欠損していても、同じように聞き取りづらくなります。

歯と歯周組織の構造と働き

歯はものを噛み砕くための歯冠と、それを支える土台ともいえる歯根からなります。

歯冠の表面は、透明で非常に硬いエナメル質でおおわれており、その中に骨の組成によく似た象牙質があります。さらにその中にある歯髄腔という空洞には、

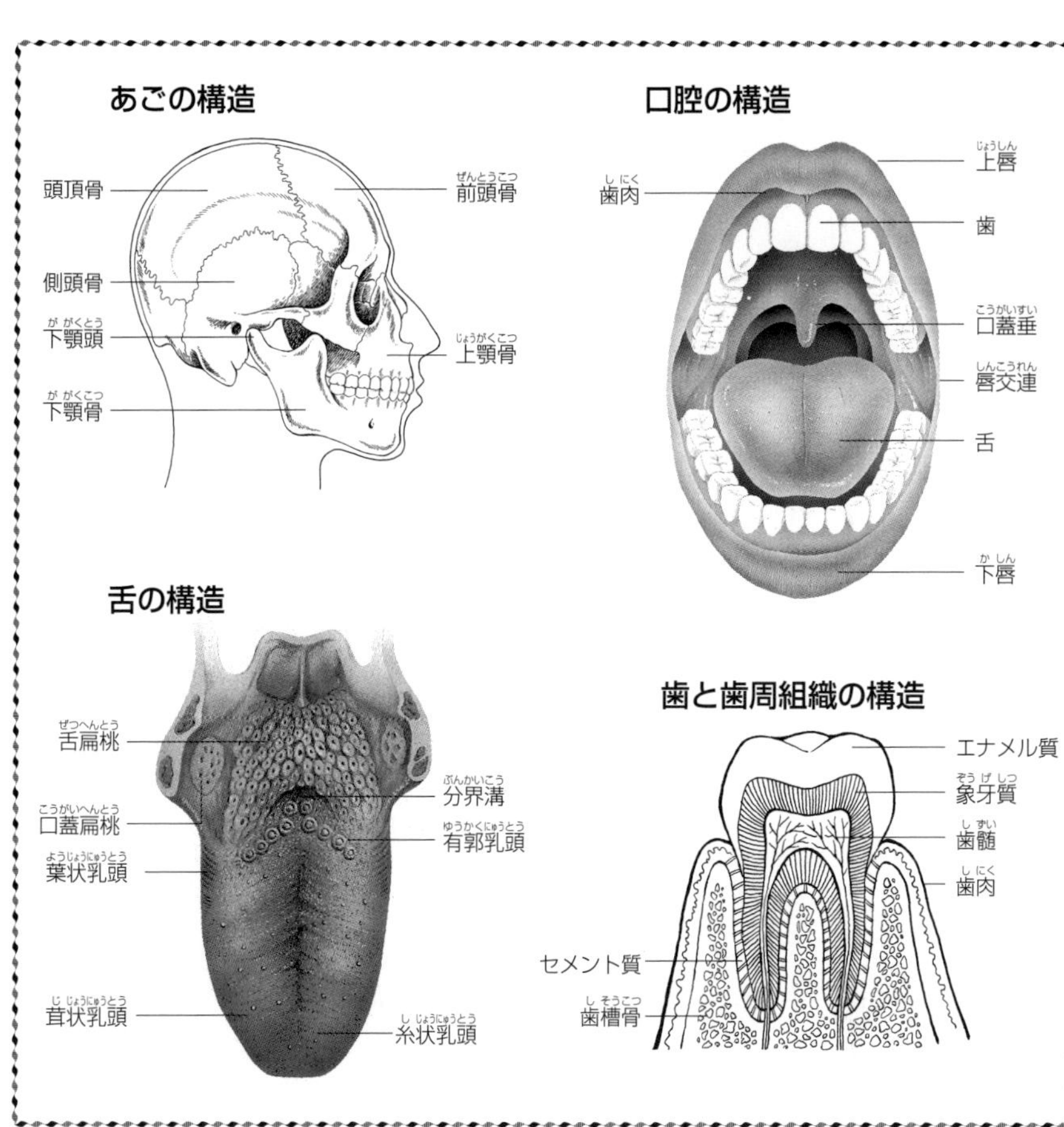

歯髄が通り、血管や神経と結びついています。

むし歯のたえられない痛みは、歯の損傷が象牙質まで達し、歯髄を刺激するためにおこります。

一番外側を歯肉におおわれた歯根は、歯槽骨の中にすっぽりおさまり、表面のセメント質を歯根膜という弾力性のある組織がしっかりと支えています。歯肉、歯槽骨、セメント質、歯根膜を総称して歯周組織といいます。

歯は、前歯ならものを噛み切るのに適したのみ状に、奥歯ならものをすり潰すのに適した臼状に、それぞれ用途に見合った形をしています。また、奥歯の歯根は、複数に分かれており、強い力が加わるのに適した構造をしています。

舌の構造と働き

甘い、苦い、辛い、すっぱいの4つの味覚は、舌の領域によって感じる場所が分かれています。味覚は、舌の表面の味蕾と呼ばれる細胞の働きによって行われます。

一言メモ 〈水俣病〉熊本県水俣地方を中心に発生した慢性有機水銀中毒。工場排水中のメチル水銀に汚染された魚介類を食べた人に、四肢末端のしびれ、運動失調、精神症状などがみられた。

人は味覚によって、おいしい、まずいを感じ取りますが、それ以上に重要なのは、人体に有害なものかどうかを味覚によって見分ける点です。味覚に異常があれば、人はそれを受けつけず、からだに入る前に吐き出すことができます。
からだに有害なものを未然に防ぐ、という意味で、味覚のはたす役割は大変重要です。

唾石症（だせきしょう）

受診科／耳鼻咽喉科・口腔外科

【原因】 唾液管（だえきかん）や唾液腺（だえきせん）の炎症がもとで、唾液の中の石灰分が沈着して唾石となるためにおこります。とくに中年の男性に多くみられます。

【症状】 食事の時などに、突然口の中に激しい痛みが走ります。唾石が唾液の流出を妨げてしまうため、さらにひどくなると顎下部が腫れ、舌が動かせなくなります。

【治療】 手術をすることで、唾石を除去します。

顎関節症（がくかんせつしょう）

受診科／耳鼻咽喉科・口腔外科

【原因】 噛み合わせが悪かったり、必要以上に強く噛みしめて顎（あご）に過度の負担をかけた場合などにおこる顎関節の機能障害です。

【症状】 ものを噛んだり、口を大きく開けたりした時に、両耳の穴のやや前方にある顎関節部に、関節がこすれるような異常な雑音をともなう痛みがあります。
また人によっては、顎関節部の異常だけでなく、頭痛、めまい、吐き気などの症状を訴える場合もあります。

【治療】 顎に負担がかかる硬い食べ物を避け、噛み合わせの調整や、温熱療法、電気刺激療法など、必要に応じた理学療法が施されます。
薬剤には、抗炎症剤が用いられます。

顎関節脱臼（がくかんせつだっきゅう）

受診科／耳鼻咽喉科・口腔外科

【原因】 急に大きく口を開けたり、不自然な顎の使い方をしたために、顎の関節が外れることをいいます。
いわゆる、顎が外れるという状態です。

【症状】 口が閉じられなくなり、唾液が溢れてきます。
頬骨（きょうこつ）のすぐ下に脱臼した下顎頭（かがくとう）が突き出し、別人のようにみえます。

【治療】 専門の知識がないと危険なので、必ず専門医に整復してもらいましょう。
慢性化した場合は、手術が施されることもあります。

舌炎（ぜつえん）

受診科／耳鼻咽喉科・口腔外科

【原因】 口内炎が舌にまでおよんだ場合におこるほか、ビタミンB_{12}の欠乏が原因でおこるメラー・ハンター舌炎、鉄分の欠乏が原因でおこるプラマー・ビンソン症候群など、舌にできた炎症を総括して舌炎といいます。

【症状】 舌の表面に赤い発疹（はっしん）がみられます。痛みや、舌が焼けるような感じがあり、味覚障害をひきおこすこともあります。

【治療】口内炎が原因の場合は、口腔内を清潔にし、抗生物質の投与を行います。

メラー・ハンター舌炎の場合は、欠乏しているビタミンB_{12}の投与、プラマー・ビンソン症候群の場合は、造血剤の投与により改善に向かいますが、再発防止のために普段の食事に気を配る必要があります。

地図状舌

受診科／耳鼻咽喉科・口腔外科

【原因】舌炎の一種と考えられていますが、はっきりした原因はわかっていません。

【症状】舌の表面に白く縁どられた赤い斑点ができ、日によってその形状が変化するため、このように呼ばれます。とくに小児に多くみられます。

また、ほかの舌炎に比べ、比較的症状が軽いため、自覚症状がない場合もあります。

【治療】抗生物質の投与などが行われますが、自覚症状がなければ、特に治療を必要としない場合もあります。

毛舌

受診科／耳鼻咽喉科・口腔外科

【原因】感染症治療によって、いなくなった菌のかわりにほかの菌が増殖する、菌交代現象によっておこるといわれます。

また、ビタミン不足、糖尿病、慢性胃腸障害などが原因でおこる場合もあります。

【症状】舌の乳頭が異常に伸びて、角化し、舌の表面に細い毛が生えたように見えますが、痛みはありません。

毛舌に細菌や色素が沈着し、黒くなる場合を、黒毛舌といいます。

【治療】原因となっている薬剤の使用を中止するか、原因の病気が治癒すれば、症状はおさまります。

舌の味覚領域

色の濃い領域は味覚がもっとも敏感な部分。薄くなるにつれ、感じかたも弱くなる

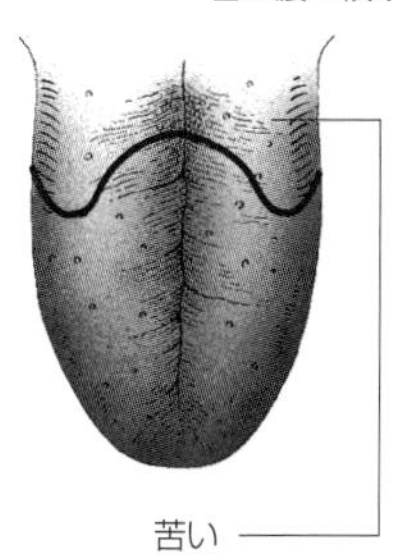

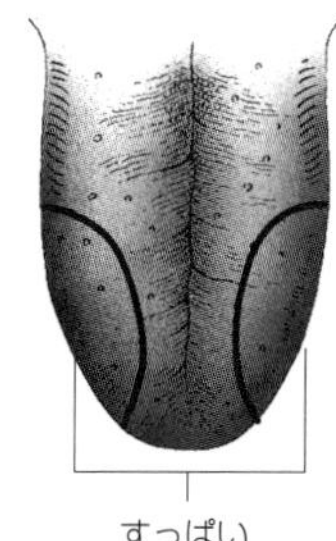

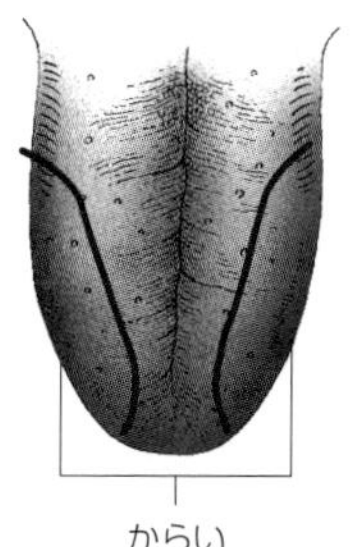

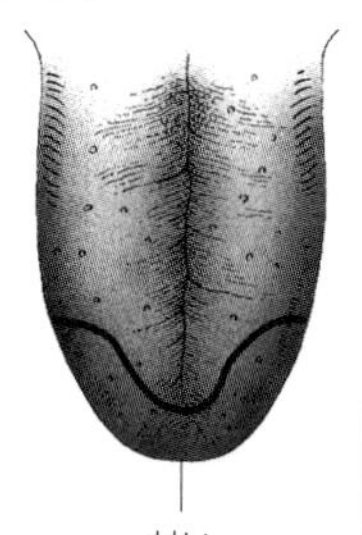

一言メモ 〈イタイイタイ病〉富山県神通川下流域の住民にみられた公害病。原因は農業用水を汚染した鉱山廃水中のカドミウム。骨軟化症をきたし、昼夜なく全身の痛みをともなった。

むし歯（ば）

受診科／歯科

【原因】 歯の噛み合わせ部分や、歯と歯の間、また、歯と歯肉の境目などにたまった歯垢（しこう）が作り出す酸によって、表面のエナメル質が溶かされるためにおこるものです。

【症状】 むし歯の進行状態によっても異なりますが、エナメル質が溶け始めた初期の段階には、痛みはほとんどありません。

エナメル質が溶けてできた穴が象牙質（ぞうげしつ）まで達すると、甘いものや冷たいものを口にした時、しみるような鋭い痛みがありますが、これは一時的なもので、しばらくすれば治まります。この時期、穴の部分は黒っぽく変色しています。

さらにむし歯が進行すると、歯髄にまでおよび、歯髄炎（しずいえん）、歯根膜炎（しこんまくえん）をおこします。この段階になると、熱を帯びたようにずきずきと重苦しい痛みが持続するようになります。

やがて歯冠部（しかんぶ）は破壊され、歯根だけが残ります。歯髄は壊死（えし）していますが、歯髄腔の中で歯髄が腐敗し、化膿（かのう）している場合もあります。

【治療】 市販の歯痛止めは、一時的に痛みをやわらげるだけで、根本的な治療にはなりません。むし歯がひどくなれば、痛みが増すばかりでなく、治療にも長い時間がかかります。

むし歯の程度が軽いうちは、侵された歯質を除去し、金属や合成樹脂で穴を埋めます。

むし歯の炎症が歯髄にまでおよび、歯冠部が破壊されていても、残っている歯質が丈夫であれば、さし歯や金冠などをかぶせ、修復することはできますが、ひどい場合は抜歯（ばっし）する以外の方法はありません。

むし歯の最善の治療法は予防である、といわれるように、むし歯菌の繁殖をたすける歯垢が長く歯に残らないように、間食を避け、食後の歯磨きを習慣づけることも大切です。

歯の種類とむし歯のできやすい場所

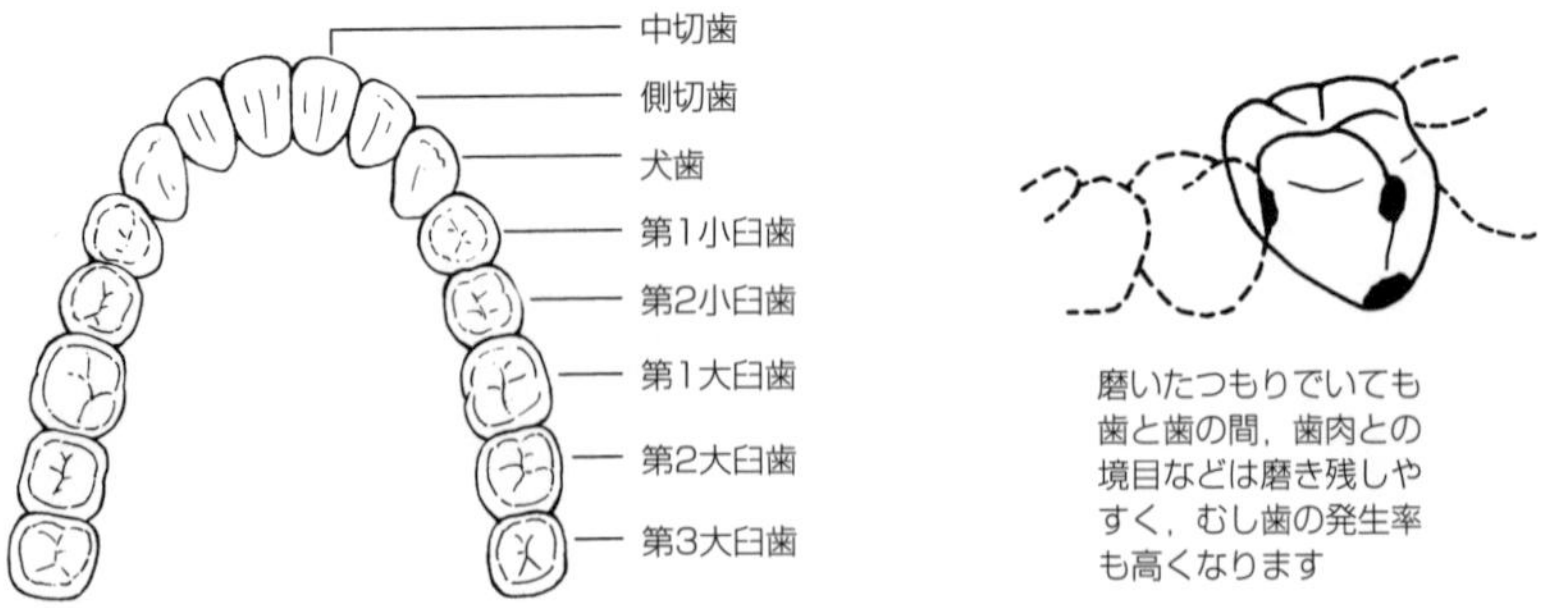

磨いたつもりでいても歯と歯の間，歯肉との境目などは磨き残しやすく，むし歯の発生率も高くなります

歯髄炎（しずいえん）

受診科／歯科

【原因】むし歯が象牙質を侵して、炎症が歯髄にまで達した場合におこるものです。

【症状】がまんできないようなずきずきした痛みが持続します。

【治療】歯髄の炎症がごく軽い時は、原因となっているむし歯の治療を行えば、炎症はおさまることもありますが、炎症をおこしている歯髄の一部を除去する歯髄切断や、歯髄全部を除去する抜髄（ばつずい）という治療が一般的です。

歯根膜炎（しこんまくえん）

受診科／歯科

【原因】歯髄炎が進行し、壊死した歯髄が腐敗したり、細菌が歯根膜にまでおよんだ場合におこります。

むし歯を放置したままでいるためにおこる場合がほとんどですが、まれに歯髄炎の治療に不具合があり、細菌などが歯根膜に侵入して炎症をおこす場合もあります。

【症状】歯が浮いたような感じがしたり、ずきずきした重苦しい痛みがあります。歯肉が腫れて、発熱や膿（うみ）がでる場合もあります。

【治療】むし歯の放置が原因の歯根膜炎の場合は、むし歯の治療とあわせて、根管（こんかん）治療（ちりょう）を行います。

根管治療を施しても、歯根が使えない場合は抜歯（ばっし）することになります。

歯根部に膿がある場合は、歯肉を切開して排膿手術（はいのうしゅじゅつ）を行います。

歯肉炎（しにくえん）

受診科／歯科

【原因】歯と歯肉の境目である歯肉溝（しにくこう）に、歯垢や歯石（しせき）がたまり、細菌が歯肉に入り込むためにおこります。

【症状】歯肉が赤く腫れ、触ると激しい痛みがありますが、歯そのものには異常はありません。

むし歯の経過と治療

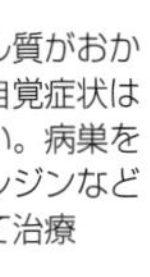

エナメル質がおかされ，自覚症状はまだない。病巣を削り，レジンなどをつめて治療

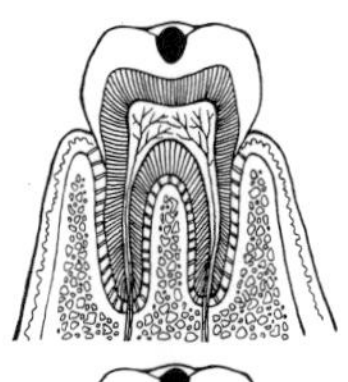

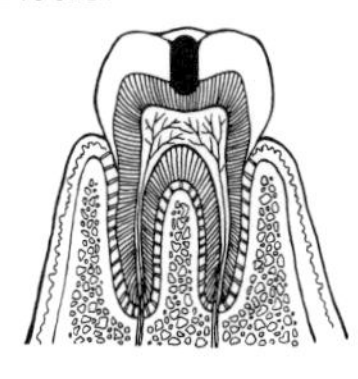

むし歯が歯髄まで達して痛む。神経を抜いて清掃し，つめものやかぶせものをして治療

象牙質までおかされ，冷水や冷気が歯にしみる。病巣を削り，レジンなどをつめて治療

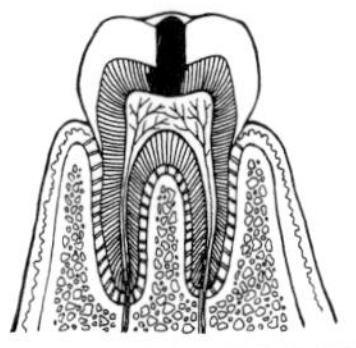

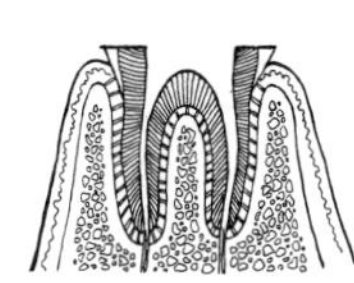

根だけが残った状態で，歯髄は死んで痛まないこともある。かぶせものか抜歯で治療

一言メモ 〈永久歯（えいきゅうし）〉乳歯に代わって6歳頃から生え始める上下合わせて32本の歯。第三大臼歯（親知らず）も含まれるが、永久歯の数には個人差がある。

硬いものを噛んだり、歯を磨いた時に出血があり、口臭をともなう場合もあります。

長い間放置しておくと、歯槽膿漏の原因になります。

【治療】原因である歯垢や歯石を除去すれば、治ります。

歯垢は、正しいブラッシングを行えば除去できますが、歯石は歯科医に除去してもらわねばなりません。

歯垢や歯石を除去した後は、口腔内を清潔に保ち、口腔用軟膏を塗ります。

歯槽膿漏（歯周病）

受診科／歯科

【原因】歯肉炎と同じく、歯肉溝にできた歯垢や歯石による細菌の感染でおこりますが、歯槽膿漏は、歯肉炎を放置したために症状がさらに悪化した状態をいいます。

【症状】歯肉溝にできた歯垢や歯石を放置しておくと、その部分にやがて歯周ポケットと呼ばれるすき間ができ、歯周組織や歯槽骨が破壊され、歯肉は歯を支える弾力を失ってしまいます。

そして支えを失った歯は、ぐらぐら不安定に動き、やがて根元からすっぽり抜け落ちてしまうのです。

また、歯槽膿漏の初期段階では、痛みなどの自覚症状をともなわない場合がありますが、歯と歯の間にすき間ができたり、食べかすがはさまりやすくなったりします。

やがて歯肉が下がって、歯が伸びたように見えてきます。これは歯肉が弾力を失ったためで、ここまでくると歯を磨くと出血したり、膿が出たりします。

口臭がひどくなる人もいます。

【治療】破壊されてしまった歯槽骨は元通りには回復しないため、進行をくい止めるための治療が施されます。

症状が軽いうちは、歯石を除去し、正しい歯磨きを行い、再び歯石が沈着することのないようにします。

症状が重い場合は、悪化した歯肉の一部を切り取ったり、ぐらぐらする歯をワイヤーで固定したりしますが、歯槽骨の破壊がひどく、やむを得ない場合は抜歯することになります。

歯槽膿漏は近年、若年層にも多くみられ、若いうちから総入れ歯になる人もいます。

これは、食生活の変化や社会環境などが関係していると考えられており、ビタミン不足や疲労による体力低下なども、歯槽膿漏の進行を早めるといわれています。

正しい歯磨きを励行し、口腔内を清潔に保つ局所的な予防はもちろんですが、バランスのとれた食事、規則正しい生活を心がけ、総合的な予防に努めることが大切です。

歯肉膿瘍

受診科／歯科

【原因】歯垢や歯石の中の細菌が歯肉に感染し、化膿するためにおこります。

歯肉炎、歯槽膿漏があると、歯肉膿瘍をおこしやすくなります。

【症状】化膿して歯肉が腫れ、触ると痛みがあります。

【治療】症状が軽いうちは、抗生物質の投与で炎症を鎮めます。

もし化膿している場合は、切開して排膿すれば痛みはおさまります。

歯肉膿瘍は、歯肉炎、歯槽膿漏のひとつの症状として現れることがほとんどなので、原因となっている病気を治さないと再発するおそれがあり、注意が必要です。

智歯周囲炎（ちししゅういえん）

受診科／歯科

【原因】親知らず（第3大臼歯）のことを智歯といいます。

智歯のまわりにたまった食べかすなどがもとで、粘膜や歯肉が炎症をおこすのが直接の原因です。智歯は、すべての歯が生えそろったあと歯列の一番奥にできますが、きれいに生えそろう余地がないため、傾いたり、歯冠の一部だけが突出したりする場合が多く、歯垢がたまりやすくなります。

【症状】智歯のまわりの歯肉や粘膜が赤く腫れ、ずきずきした重苦しい痛みがあります。

高熱を発し、顎全体が痛み、口を開けられないこともあります。

【治療】炎症そのものは、抗生物質、消炎剤、鎮痛剤などを投与し、口腔内を清潔に保てば1週間ほどでおさまりますが、原因となっている智歯を放置しておくと再発するおそれがあります。

正常な歯列になるよう、歯冠をおおっている歯肉や粘膜を切除するか、抜歯などの処置が施されます。

不正咬合（ふせいこうごう）

受診科／歯科

【原因】個々の歯の大きさや位置が悪かったり、上下歯列の不整合などにより、正常にものを咀嚼できない状態をいいます。

原因は、遺伝、顎の骨の発育が悪い、指しゃぶり、幼児期の咀嚼の仕方に問題がある、などさまざまです。

歯周疾患の進み方

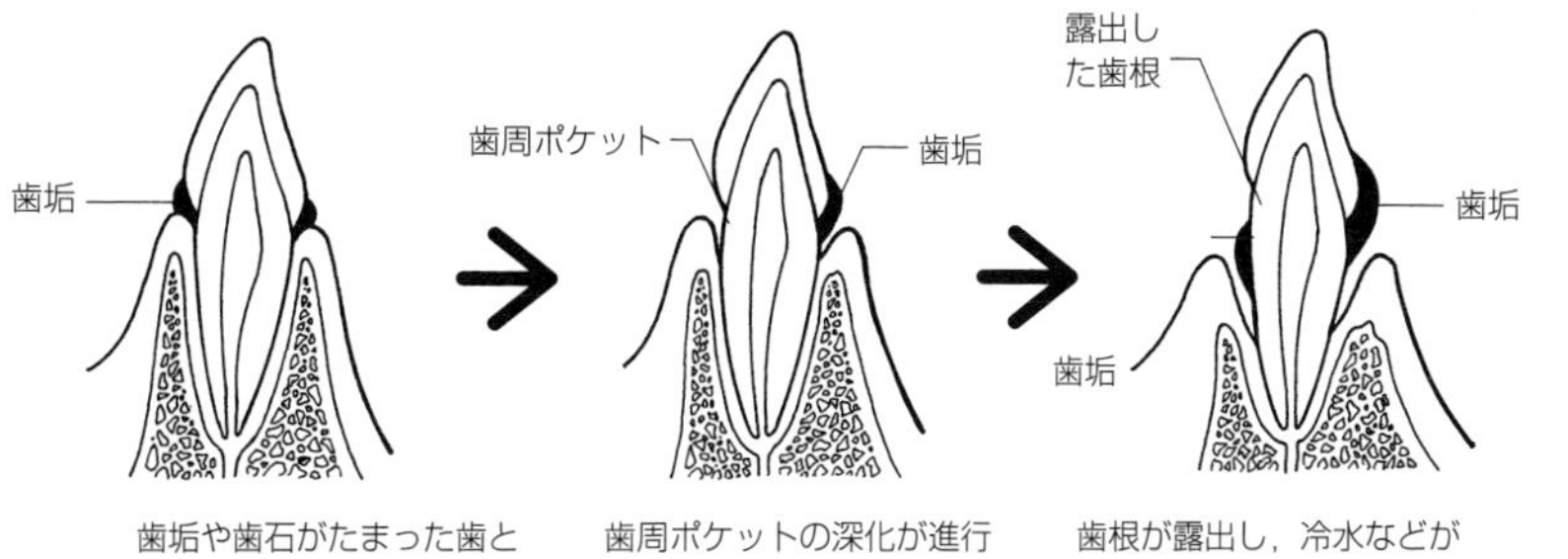

歯垢や歯石がたまった歯と歯肉の間から細菌が入り，そこから血や膿が出る

歯周ポケットの深化が進行し，歯肉が全体的に下がり歯が伸びてみえる

歯根が露出し，冷水などがしみる。歯がぐらつき，移動をはじめる

一言メモ　〈義歯〉歯の代替装置の総称。取り外しが自由な有床義歯（入れ歯）と、装着後は取り外せない冠（歯冠部を修復する）、継続歯（つぎ歯、さし歯）、橋義歯（ブリッジ）とがある。

【症状】不正咬合と一口にいっても、さまざまな原因が関連するため、症状にもいくつかのタイプがあります。

上の前歯が極端に前に突出しているのが上顎前突です。

歯の生える位置や歯列に問題があるのが叢生で、いわゆる八重歯も叢生の一種と考えられています。

上下の前歯がうまく噛み合わない開咬は、噛み合わせの時に上下の歯の間にすきまができて、ものを噛み切ることがうまくできなくなります。

受け口といわれる下顎前突は、下の前歯が上の前歯より突出しており、上下の噛み合わせが逆になるため正しい咀嚼の妨げになります。

また、上顎の2本の中切歯のすき間が大きく空いている正中離開は、歯肉の中に余分な歯が埋まっていたり、必要な歯が足りない、など先天的な要因による場合が少なくありません。

【治療】位置や並びの悪い歯を器具を用いて徐々に修正していく矯正治療が施されます。

矯正治療をはじめるのは、顎の骨の活動が最も盛んな8～15歳くらいまでがよいとされています。

不正咬合は、放置しておくと発音障害を招く場合があるほか、噛み合わせが悪いためものがよく咀嚼されず、胃に負担がかかり、慢性の胃腸障害、ひいては全身の重大な疾患に発展するおそれがあります。

また、食べかすなどが歯にたまりやすく、むし歯や歯周疾患の誘因ともなります。

幼児期から正しい咀嚼法を身につけさせ、特異な癖はやめさせるなどの注意が必要です。

口内炎

受診科／耳鼻咽喉科

【原因】口腔内の傷に細菌や微生物が感染しておこる場合と、ほかの病気の一症状としてあらわれる場合とが考えられます。

【症状】口腔粘膜が赤く腫れて、食べ物

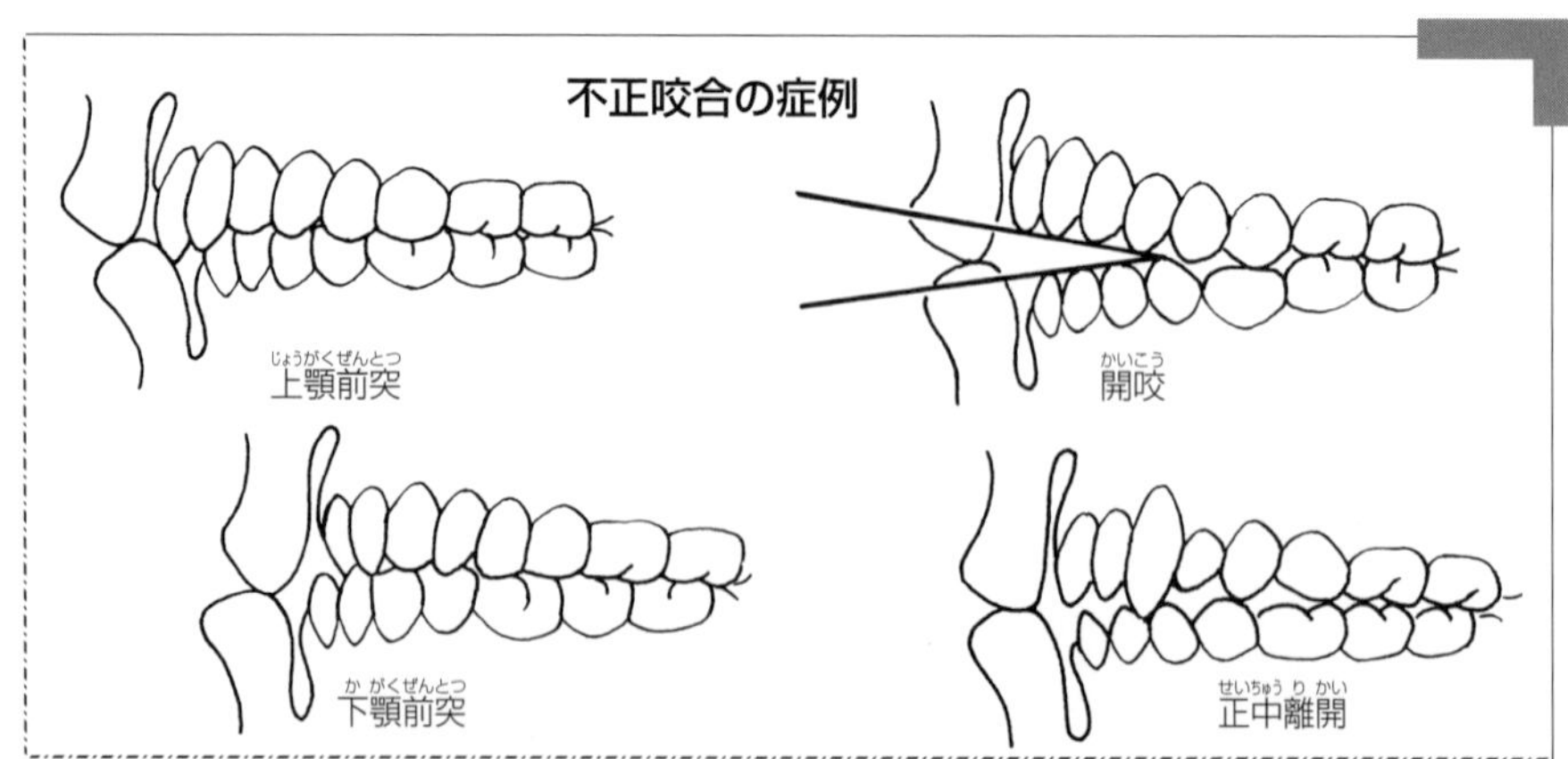

や水がしみたり、さわると痛みがあります。

悪化すると腫れは口腔全体に広がり、水疱ができたり、発熱をともなう場合もあります。

【治療】 口腔内を清潔にし、抗生物質の投与を行います。ふつう、1週間ほどで治癒します。

ほかの病気が原因で発症した口内炎の場合、原因となっている病気の治療を行うことが第一です。

摩耗症

受診科／歯科

【原因】 乱暴な歯磨きや、義歯がうまく合わない、などの理由から歯の表面をおおうエナメル質が傷つけられるためにおこります。

【症状】 エナメル質の欠損がひどく、象牙質にまでおよんでいる場合は、冷たいものや熱いものが歯に触れると、必要以上にしみて、つーんとした痛みにみまわれます。

これは知覚過敏といわれ、磨耗症の典型的な症状です。

【治療】 欠損したエナメル質を充填物で補う治療が施されます。

多くの場合、磨耗症は予防することが可能です。乱暴な歯磨きは避け、正しいブラッシングによる歯磨きを習慣づけましょう。

むし歯がひどくなれば治療も長びきます

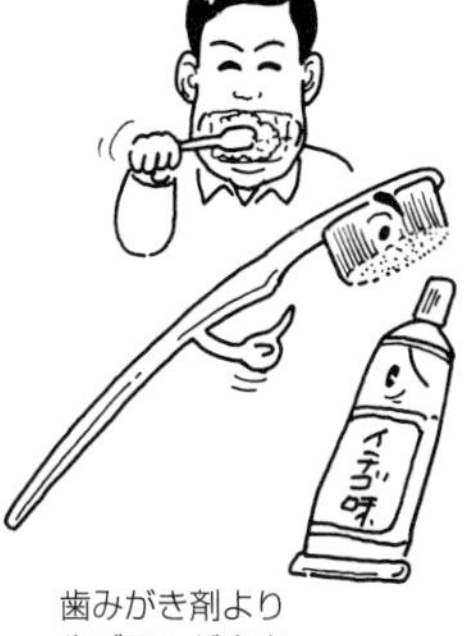

歯みがき剤より歯ブラシが大事

噛み合わせの悪さが招く不定愁訴

血圧異常、頭痛、耳鳴り、手足のしびれなどさまざまな不快症状を併発する不定愁訴は、噛み合わせが悪いことからおこる顎関節症が原因のひとつと考えられています。

近年、顎関節症は、むし歯、歯周疾患とともに歯科の三大疾患に数えられるほど発症例が多くなっています。これは、不正咬合ばかりでなく、むし歯や抜けたままの奥歯をかばうような噛み合わせ方をすることでもおこります。つまり顎関節症は、正常とはいえない顎運動の慢性化が引きおこす病気、といえるでしょう。

そして顎の近くには、自律神経や主要な血管が通っているため、不定愁訴とも密接に結びつくことになります。

不定愁訴になっても、噛み合わせが悪いという自覚症状がないと、その原因もわからず、ストレスに拍車をかけ、さらに重大な疾患を招くという悪循環に陥るケースもあります。

顎の異常に気づいたら、歯科医に噛み合わせをチェックしてもらいましょう。

一言メモ 〈菌交代現象〉本来は均衡を保っている大腸や腟などの常在細菌叢が、抗生物質の使用や化学療法などによって変化をきたすこと。

腎臓・尿路の病気

腎臓の構造と働き

腎臓とは背骨の左右に1つずつあって、こぶし大くらいのそら豆のような形をした臓器です。腎臓は被膜でおおわれ、外側の部分が腎皮質で、内側部分が腎髄質と腎乳頭となっています。腎臓の内側（へこんだほう）には、小さな空間である腎杯が複数と、大きな空間である腎盂が1つあります。腎盂は腎臓から出て膀胱へ向かう尿管とつながっています。また、腎臓には心臓と血液のやりとりをする腎動脈と腎静脈が出てそれぞれ大動脈、大静脈を経て心臓とつながっています。

腎臓は、血液で運ばれてきた体内の老廃物などを濾過して尿をつくって体外に排出するとともに、体内をまわってきた必要な物質を再吸収します。また、生命を維持するために、体内の水分量の調節と電解質のバランスを保ったり、血圧の調整や赤血球を生産するためのホルモンを分泌するなどの働きをしています。なかでも一番重要な働きが、老廃物を濾過して尿をつくることです。

腎動脈は腎臓の中で枝分かれし毛細血管となっています。この毛細血管が糸を丸めたようになったものが腎臓組織内部に100万個ほどあり、それが糸球体と呼ばれるものです。このまわりはボーマン嚢という袋状のもので囲まれています。

心臓からの血液は腎動脈を通り糸球体に流れこみます。糸球体の毛細血管はろ過膜の役割をして、血液中の小さな分子の水、塩分、ブドウ糖、アミノ酸、ビタミン、ナトリウム、カリウムや、尿酸、クレアチンなどの老廃物をろ過してボーマン嚢にしみ出させます。大きな分子である血球やタンパク質はろ過されません。

ボーマン嚢にしみ出てきた液体は原尿と呼ばれ、尿細管へ流れていき、尿細管から集合管へ流れ、さらに腎杯へ流れこんで最終的には腎盂へと集められ、それが尿管を通って膀胱へ届くわけです。

ところでボーマン嚢にしみ出た原尿にはまだ利用できるブドウ糖やアミノ酸などの栄養素が入っています。そこでこの栄養素は、ボーマン嚢を出てすぐ尿細管で再吸収されて血管へ戻されて、心臓へと返されてまた体内で使われます。これが必要な物質の再吸収です。

腎臓の働きのひとつとして、体内の水分量の調節と電解質のバランスを保つことがあります。水分量の調節とは、身体に必要な水分を確保して余分な水分を排出することです。そのために腎臓は老廃物だけでなく余分な水分そのものを尿にして排出します。電解質バランスを保つために、栄養素や塩分、カリウム、カルシウムなどの物質が多すぎる場合は尿で排出したり逆に再吸収したりし、その量を一定の割合にするようにしているのです。

また腎臓は血圧の調節や赤血球を生産するためにホルモンを分泌します。レニンというホルモンを分泌して血圧を上げる作用をする物質をつくります。赤血球が少なくなると、ホルモンを分泌して骨

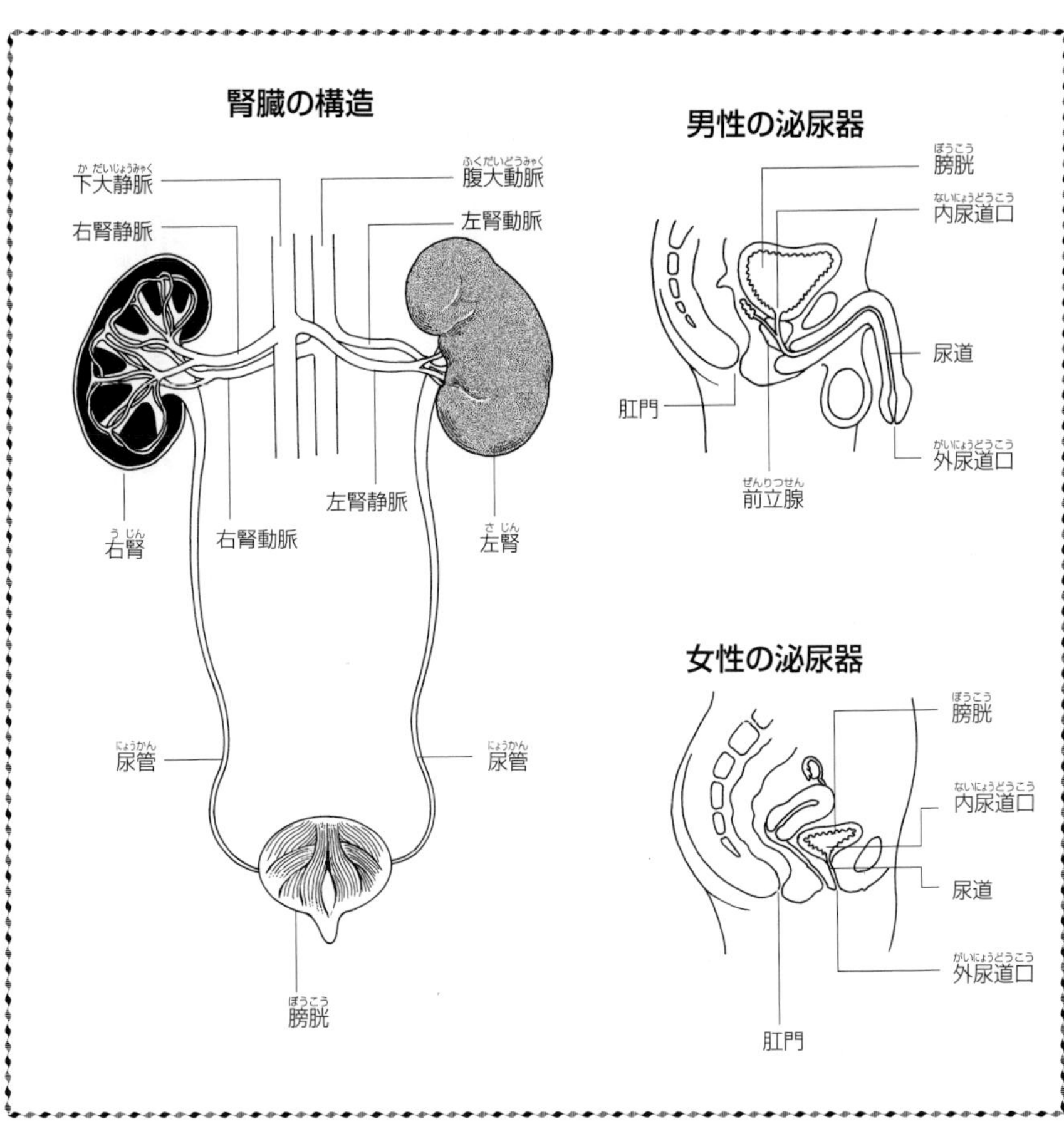

髄に働きかけて増やすようにします。

ほかにも、腎臓にはビタミンDが役に立つように活性化したり、血中のカルシウムを維持したりするという重要な働きがあります。

尿路の構造と働き

腎臓、尿管、膀胱、尿道というつながりは、尿がつくられて排出されるまでを受け持つ器官で、これが尿路です。

排尿のプロセスは、腎臓の腎盂にたまった尿が尿管の蠕動運動によって膀胱へと流れて行き、尿道から排出されるものです。膀胱に尿が一定以上たまると膀胱内側の筋肉が伸びて、そのことが神経を通して脳に伝えられて尿意がおきます。尿意がおきてからさらに尿量が増えると膀胱は広がります。排尿の準備ができると、脳の指令で膀胱が収縮するとともに、膀胱の端にある内尿道口が開きます。それで尿が尿道へ流れこんで、体外へ排出されるのです。脳の指令を受けて排尿するまでは利尿筋と呼ばれるいろいろな筋肉の活動があります。

一言メモ 〈尿閉〉尿は生成されているものの、閉塞感や貯留感をともなうだけで排尿できない状態。前立腺肥大、膀胱炎、尿道狭窄などでみられる。

急性腎炎（急性糸球体腎炎）

受診科／内科・小児科

【原因】 だいたいは鼻炎、咽頭炎、喉頭炎といった上気道の感染症がおきてから1、2週間くらいしておきてきます。菌はほとんどが溶血性連鎖球菌ですが、まれにほかの細菌やウイルスなどの感染もあります。

また、上気道の感染以外にも皮膚感染症や猩紅熱あるいは虫刺されなどがきっかけになってもおきます。

感染がきっかけとなりますが、直接の原因は菌に対する免疫反応です。菌が感染するとそれに対して抗体がつくられ、免疫反応がおきて、免疫複合体という物質がつくられます。そしてそれが糸球体に沈着し炎症をおこします。大人より5歳から15歳くらいまでの子供がよくかかります。

【症状】 感染症ののちに1、2週間して血尿やときには肉眼的血尿があって尿量が著しく減少します。そのため水分が体内にたまって顔や足にむくみが現れ、血圧が上昇します。尿にタンパクが出ることもあります。しかし、この病気自体は比較的治りやすいものです。

【治療】 1、2カ月で自然に治る場合もありますが、治療は安静と、食塩やタンパク質の制限を中心とする食事療法の2つを柱とし、症状ごとに薬物療法をします。

慢性腎炎（慢性糸球体腎炎）

受診科／腎臓内科・小児科

【原因】 タンパク尿や血尿が1年以上続くもので、しばしば高血圧を合併します。腎臓の糸球体にいろいろな程度の病変が発生します。

急性腎炎が治らずに慢性に移行する場合もありますが、はじめから慢性腎炎の型で発症してくるものが多く、大部分は原因不明です。

【症状】 自覚症状がない場合が多い病気です。そのため健診などで偶然に見つけられる場合が少なくありません。血尿やタンパク尿などの異常が現れたり、むくみが出たり、高血圧がみられたりします。

そして、重症になった場合には食欲不振、疲労感、動悸、吐き気などの症状が出ることもあります。

【治療】 早い時期に腎生検という検査を行って腎炎の型を決定することが大事です。必要に応じてステロイド剤や免疫抑制剤などの薬物療法が行われることがあります。

食塩を制限して血圧を管理する食事療法が基本ですが、なるべく身体を休めることも大事です。

ネフローゼ症候群

受診科／腎臓内科・小児科

腎臓の糸球体はふつうブドウ糖やアミノ酸は濾過しますが、タンパク質はろ過しないものです。ところが糸球体に障害が発生すると、ろ過しないはずのタンパク質はどんどんろ過されて、糸球体からボーマン嚢、さらに尿細管へと流れていきます。このタンパク質の量が多いために、尿細管では再吸収することが間に合わなくなります。

その結果タンパク質は尿へ溶けこんで、そのまま体外へ排出されることになります。健康な状態でも多少のタンパクは尿に入っていますが、糸球体に障害がある場合は大量になってしまいます。

この影響で血液からタンパク質が減少し、コレステロールは増加し、水が体内にたまってむくみがみられます。このような病変はいろいろな病気が原因となって、糸球体に障害を与えることでおきます。

このような複数の病気の総称がネフローゼ症候群です。

糸球体に障害をおこすネフローゼ症候群は、原因のわからない原発性と原因となる病気がわかっている続発性の2つに分けられます。ネフローゼ症候群は大人より子供に多く発症し、とくに原発性のものは半数が小学生までの子供におきています。

尿がでるしくみ

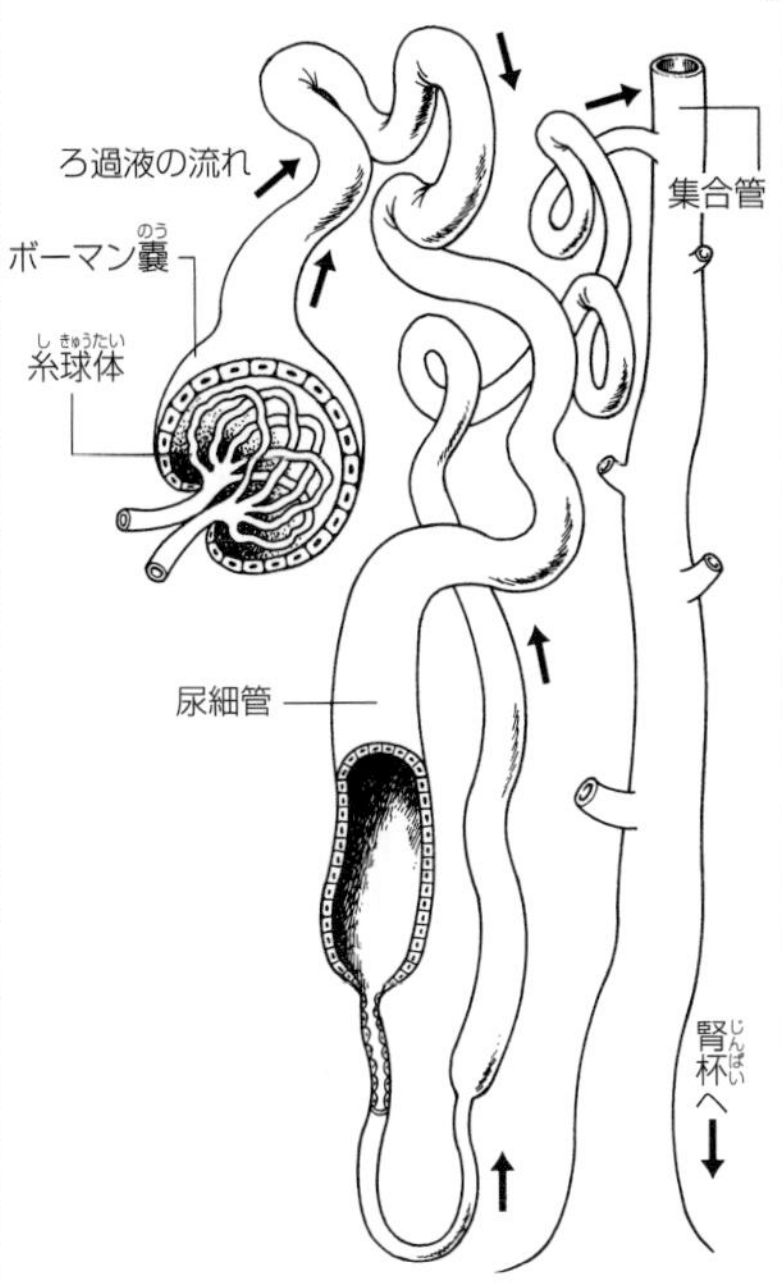

腎臓に送られた血液は，糸球体でろ過され尿のもとである原尿となります。原尿の大半はボーマン嚢から尿細管を流れるうちに再吸収され，この結果，原尿はおよそ100分の1の量に濃縮され尿となります

原発性ネフローゼ症候群

【原因】原因そのものははっきりしませんが、糸球体そのものの障害の種類はいくつかあります。

【症状】タンパク尿、低タンパク血症、むくみ、脂質異常症を示します。

【治療】安静にして塩分をひかえた食事療法をします。ステロイド剤や免疫抑制剤といった積極的な薬物療法とともに利尿剤を併用します。

続発性ネフローゼ症候群

【原因】糖尿病やアミロイドなどの代謝性疾患。全身性エリテマトーデスなどの膠原病や、悪性腫瘍、細菌性の感染症、マラリア、梅毒、妊娠高血圧症候群などでもおきます。

【症状】原発性と同じです。

【治療】基本的には、原疾患の治療をします。保存的療法としては、原発性のものと同じですが、薬物療法は原因となっている病気の症状に合わせた治療を行います。

一言メモ　〈萎縮腎〉腎臓の病変が進行し、腎臓が硬く小さくなった状態。慢性腎不全からおこるものを続発性萎縮腎、高血圧症が悪化して悪性腎硬化症に至ったものを原発性萎縮腎という。

糖尿病性腎症

受診科／腎臓内科・泌尿器科

【原因】 糖尿病が原因でなった腎臓障害で、ネフローゼ症候群を呈して進行してしまうと、腎不全にまでなってしまう病気です。

【症状】 初期にはごくわずかなタンパク尿がみられるのみですが、だんだんタンパク尿が増えてくると高血圧、貧血、むくみがおきてきます。そのうちに腎機能は低下してついには慢性腎不全となります。

【治療】 初期は食事療法や薬物療法によって、糖尿病そのものを悪化させないようにします。

　タンパク尿が認められるようになったら適切な薬物療法が行われます。進行して腎不全になると透析療法が必要となります。

良性血尿

受診科／腎臓内科・泌尿器科

【原因】 肉眼ではわからないものの、顕微鏡で見て尿に赤血球が混じっている病気です。

【症状】 血尿以外にはほとんど症状がありません。

【治療】 自然に治ってしまうか、同じ程度で持続しますが、治療の必要はありません。

　ただし重大な病気がある場合もあるので、一度は精密検査をしておく必要があります。

急性腎不全

受診科／腎臓内科・泌尿器科・小児科・産婦人科

【原因】 いろいろな原因で急速に腎機能が低下するものです。

　尿の排出量が減ることで体内の老廃物が排出されなくなり、電解質のバランスがくずれて生命の維持に重大な障害がおきてきます。

　発症率こそ低い病気なのですが、乏尿性の症状がある場合は死亡率が高くなります。発症すれば数日でたいていは重症になってしまうので、緊急に透析療法をしないと生命に危険をおよぼす場合もあります。

　慢性腎不全とは違って、治療によって約半数は治ることがあります。

　この急性腎不全には原因によってつぎの3つに大きく分けられます。

腎前性腎不全

熱射病や大出血、激しい下痢あるいは心不全、肝硬変などによって、腎臓へ送られる血液が少なくなります。

　このことで腎臓の機能が低下するものです。

腎性急性腎不全

重症な糸球体腎炎や薬物、造影剤、毒物などにより、広範囲に尿細管が破壊されてしまった場合にこの病気がみられます。

　原因となる薬剤としては抗生物質、非ステロイド系消炎鎮痛剤（痛み止め）などが有名です。パラコートなどの農薬でもおきます。

腎後性急性腎不全

外傷や結石あるいは前立腺肥大、腫瘍などが原因で、尿管や膀胱などが圧迫されて閉塞し、腎臓からの尿が通れなくなるためにおこります。

【症状】 乏尿、あるいは無尿になってむくみがおきます。

最初は全身倦怠感や食欲不振などから始まります。さらに進行すれば高血圧、動悸、息切れ、呼吸困難、意識の低下、けいれん、血圧低下などの重い症状がおきてきます。

乏尿が回復してくると、今度は逆に多尿になり、皮膚が乾くなどの脱水症状がおきます。

【治療】 保存的療法としては、タンパク質や食塩を減らす食事療法や血圧管理を行い、回復しない場合は透析療法を行います。

急性腎不全による全身の症状

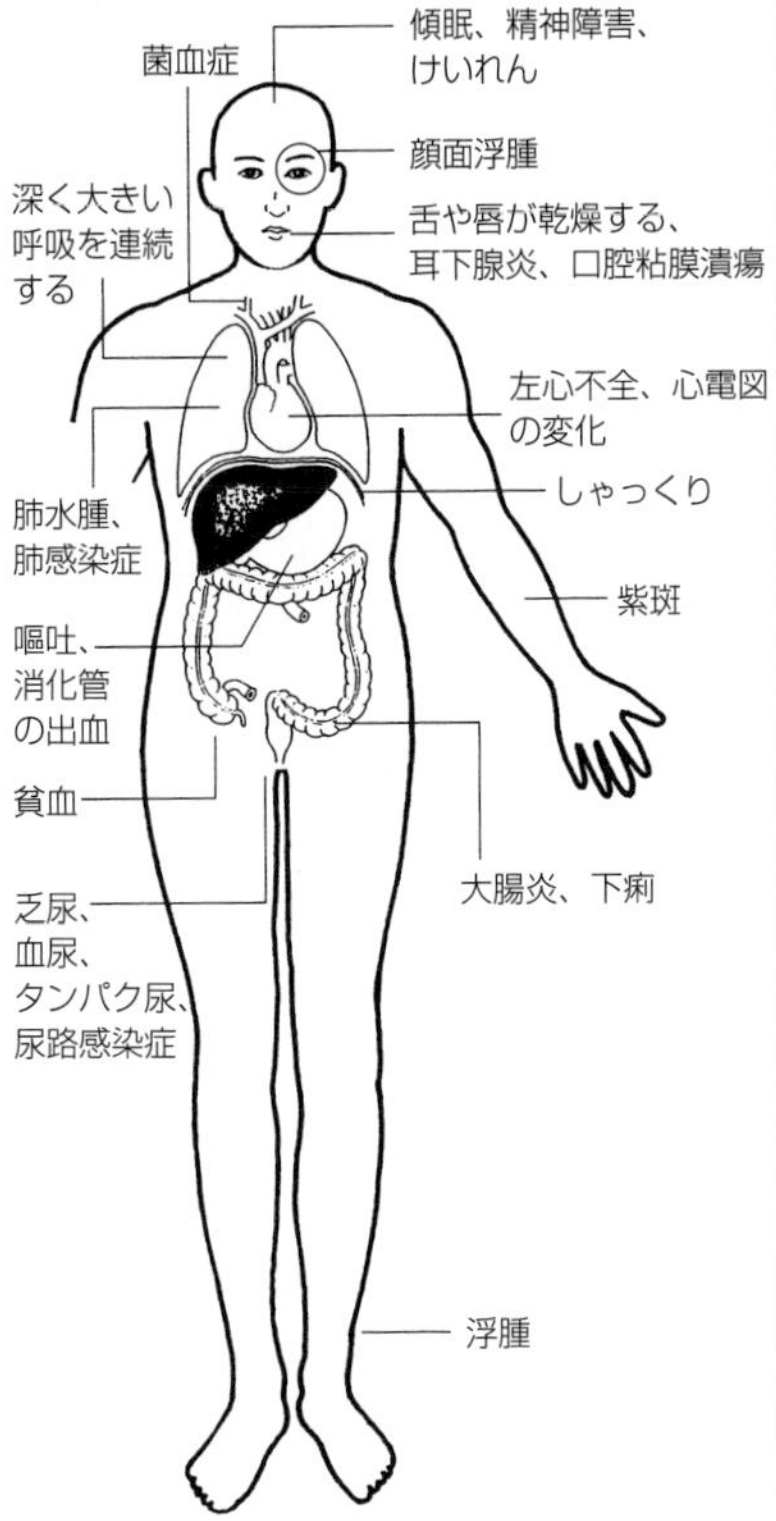

傾眠、精神障害、けいれん
菌血症
顔面浮腫
深く大きい呼吸を連続する
舌や唇が乾燥する、耳下腺炎、口腔粘膜潰瘍
左心不全、心電図の変化
しゃっくり
肺水腫、肺感染症
紫斑
嘔吐、消化管の出血
貧血
大腸炎、下痢
乏尿、血尿、タンパク尿、尿路感染症
浮腫

慢性腎不全

受診科／腎臓内科・泌尿器科・小児科

【原因】 慢性腎炎や糖尿病性腎症などの病気がもとでおきることが多いものです。

急性腎不全と比べると、数カ月から数年あるいは数十年という長期間で腎機能が低下するもので、回復することはありません。

【症状】 機能が正常の2割以下くらいになると自覚症状が出ます。

老廃物の血中濃度が高くなり、初めは倦怠感、無力感、頭痛、吐き気、嘔吐がおきますが、病状が進行してくるとけいれんや昏睡におちいり、危険な状態になります。

症状の進行は腎機能の低下の程度によって、自覚症状がない段階から、多尿や頻尿、むくみがおきて乏尿から尿毒症がおきるまでさまざまです。

【治療】 まずタンパク質や食塩を制限する食事療法をして、なおかつ降圧剤や利尿剤などの薬剤も使用します。しかしさらに病状が進行すれば透析療法を行います。

一言メモ 〈降圧利尿剤〉腎臓に作用して尿の量を増やし、血圧を上昇させる体内の余分な水分やナトリウムを尿とともに排泄させることで血圧を下げる薬。

尿毒症（にょうどくしょう）

受診科／腎臓内科・泌尿器科・小児科

【原因】 腎不全の最終段階で腎機能が極端に低下して、排出されるはずの老廃物が体内にたまってしまうとさまざまな全身症状が出現するようになります。これを尿毒症と呼びますが、病気というより症状です。放置すれば生命の危機に瀕します。

【症状】 乏尿や無尿、むくみのほかに消化器、神経系、心臓系、視力、皮膚、骨などにさまざまな症状が全身にわたって現れます。1つだけの場合もありますが、複数で現れることもあります。症状は急速に進行して悪化しますから、様子をみる余裕はありません。

【治療】 早急に入院して、安静にしてタンパク質や食塩をひかえる食事療法をするのと同時に透析療法の開始が必要です。

ループス腎炎（じんえん）

受診科／腎臓内科・小児科

【原因】 自己免疫疾患で全身に炎症をおこすのが全身性エリテマトーデスという病気です。この全身性エリテマトーデスでできる抗原抗体の複合物が腎臓の糸球体に沈着して炎症をおこすのがループス腎炎です。全身性エリテマトーデスの患者の約90％以上がかかります。

【症状】 全身性エリテマトーデスの症状とともにさまざまな程度のタンパク尿、血尿、むくみなどが現れます。症状がひどい場合は、ネフローゼ症候群を示すこともあります。腎機能が低下する場合もあります。

【治療】 ステロイド剤や免疫抑制剤を使用する薬物療法をします。腎不全まで進行すると透析療法を行います。

腎硬化症（じんこうかしょう）（高血圧性腎症（こうけつあつせいじんしょう））

受診科／腎臓内科・泌尿器科

高血圧が原因となって腎臓の小さな動脈に動脈硬化がおきて、腎臓の機能がだんだん低下するものです。高血圧には原因不明の本態性高血圧症と、他の病気が原因の続発性高血圧症がありますが、腎硬化症はそのどちらも原因となるものの、本態性高血圧症が原因の8割と多くなっています。高血圧の始まりが動脈硬化の始まりとされていますから、腎硬化症も高血圧になってから少しずつ進行し始めると考えられます。腎硬化症は良性腎硬化症と悪性腎硬化症の2つに分けられますが、多くは良性腎硬化症です。

良性腎硬化症（りょうせいじんこうかしょう）

【原因】 高血圧にともなう動脈硬化が十数年にわたって進行していき、腎臓への血液量が減少することでおきるものです。中年以上の人、とくに高齢者におこりやすいものです。

【症状】 自覚症状がないものもありますが、ふつうは肩こり、頭痛、めまい、動悸など高血圧の症状がありますし、軽いタンパク尿も出ます。ゆっくりと進行した場合には腎機能が次第に低下してきます。

【治療】まず高血圧症の治療が基本になります。そのために食事療法や薬物療法をします。腎機能低下が進行した場合には透析療法が必要です。

悪性腎硬化症（あくせいじんこうかしょう）

【原因】腎動脈の著しい硬化や動脈の炎症が原因で高度の高血圧を示し、腎臓は阻血状態になり、急速に腎機能が低下してしまいます。

【症状】血圧はかなり高くなり最低血圧も120以上を示します。尿タンパクは多くて、血尿もあります。眼底出血などを合併して失明することもあります。腎機能低下が急速でひどく、急性腎不全をおこしていることもよくあります。重症だと意識障害やけいれんなどをおこしてしまいます。

【治療】できる限りすみやかに薬剤や食事などで降圧を試みますが、しばしば抵抗性を示します。そのために腎不全となり透析療法が必要となります。

腎梗塞（じんこうそく）

受診科／腎臓内科・泌尿器科

【原因】片方か両方の腎動脈の内腔（ないくう）に血栓がつまって、血管が閉塞して血液が流れなくなるものです。太い動脈が完全に閉塞すると腎臓が梗塞（壊死（えし））して、だんだん萎縮していき、2カ月ほどで機能が停止して回復しないようになります。

心臓弁膜症や動脈硬化で発生する血栓が原因になることが多いのですが、閉塞性動脈炎や強皮症や外傷などで腎動脈が閉塞することもあります。

【症状】軽い場合は自覚症状はありません。症状が出るときは、激しい腹痛とともに、悪寒、嘔吐、発熱がおきます。乏尿や無尿などといった急性腎不全の症状が現れることもあります。血圧も上昇します。

【治療】すぐ入院することが必要です。軽い血尿が出るくらいの症状なら安静にして抗血液凝固剤や血栓溶解剤を使用します。

高血圧が続き、梗塞が片方だけに発生している場合は、手術で腎臓を摘出することもあります。

透析療法とは

透析療法は機能が低下してしまった腎臓に代わって血液の成分バランスを正常化する方法です。この方法をとることで腎不全での死亡率はかなり低くなりました。

透析療法には血液透析や、患者の腹膜を利用する腹膜透析、血漿のうち必要なものと不必要なものを交換する血漿交換療法、血液中の不必要なものを除去する吸着療法、およびろ過で除去する血液ろ過法などがあります。

腎不全の患者で、ポイントになるのは「いつ、どの段階」から透析を始めたらよいかということです。早すぎても遅すぎてもよくないのです。ふつうは尿毒症になる前に開始するのが望ましいとされています。

血液透析の時間はだいたい4時間から5時間くらいで、週に2、3回行う必要があります。

通院するのは大変ですが、自宅や職場などで行える腹膜透析ができたため便利になりました。

一言メモ　〈乏尿（ぼうにょう）〉1日に排泄される尿量が正常な量（約1500～2000mℓ）に比べて異常に少ない状態で、通常は500mℓ以下をいう。腎臓病、肝臓病、心不全などが疑われる。

腎性高血圧

受診科／腎臓内科・泌尿器科・血管外科

片方か両方の腎臓の病気が原因となっておこる高血圧です。

原因となる腎臓の病気の性質で、腎血管性高血圧と腎実質性高血圧の2つに分けられます。

前者は若い人の高血圧の原因として多い病気です。

腎血管性高血圧

【原因】動脈硬化や動脈炎または生まれつきの原因で腎動脈が狭くなったり閉塞したりする、腎動脈の病変でおきるものです。

【症状】頭痛、めまい、肩こりなど高血圧にともなう症状です。

【治療】降圧剤などの薬物療法のほか、血流を回復するための外科的な手術療法をします。

腎実質性高血圧

【原因】腎臓内の糸球体と尿細管のすべて含めた腎実質で、糸球体腎炎、慢性腎盂炎、水腎症、腎硬化症などの病気が原因で高血圧になることです。

【症状】頭痛、めまい、肩こりなどの高血圧の症状です。

【治療】原因となっている病気の治療とともに降圧剤の投与をします。

腎静脈血栓症

受診科／腎臓内科・泌尿器科・血管外科

【原因】片方または両側の腎静脈に血栓ができて閉塞してしまうものです。小児の場合は先天的なもので、成人になるとネフローゼ症候群や血液疾患などが原因となります。

【症状】発症時には腰痛、発熱、血尿、タンパク尿、乏尿、無尿などがあり、重症の場合は腎不全となります。

【治療】内科的な抗凝固薬などの薬物療法を行いますが、場合によっては手術的に血栓を除去することも行います。

遊走腎

受診科／腎臓内科・泌尿器科・小児科

【原因】腎臓はあまりしっかり支えられていないので、立位になるだけで5センチほど下へ移動するくらいです。

しかし、それより大きく下降して骨盤腔まで移動してしまうのが遊走腎です。尿管が曲がったり腎動静脈が伸びてしまい、尿流通過障害や腎盂腎炎などの原因となります。

やせてひよわな10歳代から40歳代の女性に多くおきます。

【症状】自覚症状がない場合もあります。症状が現れる場合は、長時間立ちっぱなしでいると、腹部痛、腰痛、腰のだるさ、吐き気、胃痛、食欲不振、血尿、タンパク尿などが現れます。

【治療】腹・背筋を強化する運動が必要です。腹帯で固定したりもしますが、症状によっては腎臓を固定する手術をします。

馬蹄腎（馬蹄鉄腎）

受診科／腎臓内科・泌尿器科

【原因】左右の腎臓が下部でつながって1個として馬蹄のような形になってしまうものです。胎児のときにおきるものです。

【症状】自覚症状のない場合もあります。症状が現れる場合は、まず尿流通過障害や腰痛があります。

その後、水腎症や尿路結石がおきることもあります。

【治療】自覚症状や合併症がなければ治療の必要はありませんが、何回も尿路結石や細菌感染を繰り返す場合は手術をします。

単純性腎嚢胞（たんじゅんせいじんのうほう）

受診科／腎臓内科・泌尿器科・小児科

【原因】腎実質の中に1個から数個の嚢胞ができるものです。嚢胞には液体が入っていてだんだん大きくなりますが、腎実質への圧迫は少ないので腎不全にいたることはありません。

胎児のときに腎臓に障害がおきて、尿細管の尿の流れが滞ることで嚢胞ができるようです。

【症状】ほとんどの場合、自覚症状はありません。まれに腰痛あるいは大きくなった腎臓が胃などの臓器を圧迫することによる、吐き気や嘔吐などがおきることがあります。

【治療】腎臓が周囲の臓器を圧迫したり、がんなどを合併しているなら、手術をします。

特発性腎出血（とくはつせいじんしゅっけつ）

受診科／腎臓内科・泌尿器科・小児科

【原因】腎臓からの出血で原因がわからないものです。

【症状】急に血尿が出て何日も何カ月も続くものですが、他には症状は全くありません。

【治療】止血剤、抗アレルギー剤、抗炎症剤、抗プラスミン剤などの薬を使用します。

水腎症（すいじんしょう）

受診科／腎臓内科・泌尿器科・小児科

【原因】尿路が圧迫、閉塞して尿の流れが停滞すると、腎盂や腎杯（じんぱい）などの部分に尿が溜まって著しく膨張します。この膨張によって腎実質が圧迫されて薄くなり、腎機能が低下するものです。

障害がおきる原因となる病気にはいろいろなものがあります。子供の場合は先天的な腎臓や尿管の形態異常、中高年の場合は尿路結石や膀胱がん、さらに男性では前立腺肥大や前立腺がん、女性では子宮筋腫や子宮がんなどの病気が原因となります。

【症状】子供の場合は腹部が膨張します。成人の場合は腎臓の付近が激しく痛みます。他の臓器を圧迫するようになると嘔吐などがおきます。腎機能低下を示すこともあります。

【治療】病気の種類により治療法は異なります。

手術やカテーテルによる治療を行いますが、機能回復が無理な場合は腎臓の摘出をします。

一言メモ　〈無尿（むにょう）〉1日に排泄される尿量が正常な量（約1500〜2000mℓ）に比べて極端に少ない状態で、通常は50mℓ以下をいう。腎臓からの尿の分泌が止まったことを示す危険な状態。

急性腎盂腎炎

受診科／内科・泌尿器科・小児科

【原因】片側あるいは両方の腎盂や腎実質に細菌が感染するものです。

細菌を運ぶのは血液やリンパ液もありますが、大部分は膀胱から尿管へ逆流していきます。すなわち、膀胱炎が原因となることが多いわけです。

女性の尿道は男性より短いために細菌に感染しやすいので、この病気がおきやすいのです。

【症状】膀胱炎の三大症状とは頻尿・排尿痛・残尿感ですが、これらの症状のほかに悪寒と高い熱があり、腰痛をともなってきます。腰の後ろを軽くたたくと痛みがあります。尿に膿が混じることもあります。

【治療】安静にして水分を十分に補給します。排尿もがまんしないで、抗生物質の投与をします。

慢性腎盂腎炎

受診科／内科・泌尿器科・小児科

【原因】細菌に感染して急性の腎盂腎炎に何度もかかると、だんだん治りにくくなり慢性化します。慢性化の原因としては腎・尿路系に奇形があったり、糖尿病を合併したりしているとなりやすくなります。

腎機能障害がおきて、腎盂や腎杯の萎縮や変形を生じ、十数年かかって腎臓は萎縮して最終的には腎不全になってしまいます。

【症状】ゆっくり進行する場合は自覚症状がなく、あっても疲労感や食欲不振くらいです。ただ、短期間に進行するものについては悪寒、発熱、腰痛、尿の濁りあるいは高血圧が現れます。

進行したときには腎不全の症状を呈します。

【治療】長期にわたって抗生物質などの薬物療法をしますが、症状に応じて種類や量などを選択調節します。

尿の流通障害があれば手術をします。腎不全となった場合には透析療法を行います。

腎周囲炎

受診科／内科・泌尿器科

【原因】腎盂腎炎などの細菌感染の炎症が腎臓周囲や腎実質に影響をおよぼすものです。

身体の化膿部分から膿が血液で腎臓に運ばれてきて炎症をおこす場合は、腎臓の表面の膜と周囲組織の間で炎症がおこって膿がたまります。これは腎周囲膿瘍という病気です。

【症状】発熱や腰痛があり、腎臓の付近に強い痛みがおきます。

【治療】安静にして抗生物質を投与します。また、膿がたまっている場合は、針を刺して出すか切開手術をしてとり除きます。

膀胱炎

受診科／泌尿器科・内科・小児科

【原因】 膀胱に細菌が感染して炎症がおきるものです。10歳代から40歳代の女性に多く発症します。

女性は尿道が短いうえに、性行為時に尿道へ細菌が入りやすいのです。男性の場合は前立腺炎が原因となることが多いようです。

細菌が入って膀胱炎をおこすのは感染を誘発する要素があります。それが過労やかぜ症候群、生理、妊娠などで抵抗力が落ちている場合です。また、排尿をがまんしすぎてもおきます。

【症状】 急に頻尿、排尿痛、残尿感をきたしたり、あるいは尿の濁りや血尿がおきます。

【治療】 水分の十分な補給と排尿をがまんしないことが基本です。原因となる細菌に有効な抗生物質などの薬物療法をすると、ふつう2〜3週間で治ります。

尿道炎（にょうどうえん）

受診科／泌尿器科

【原因】 尿道に細菌などが感染して炎症がおきるものです。

性交で淋菌が感染する淋菌性尿道炎が主なものですが、ほかにはやはり、性交による各種細菌やクラミジアなどの微生物感染でおきます。アレルギーや尿道内への異物侵入でもおきます。

【症状】 性交後1週間以内に尿道から黄色い分泌物が出たり、排尿痛や頻尿、残尿感があります。

【治療】 菌が原因であれば、それに有効な抗生物質などの投与による治療をしますが、ほかの原因に対してはそれにふさわしい治療をします。飲酒や性行為は治るまでやめます。

腎結石（じんけっせき）

受診科／泌尿器科

【原因】 はっきりした原因は不明ですが、腎盂や腎杯にカルシウムやリンあるいは尿酸などの結石（石のかたまり）ができるものです。

【症状】 背中や腹に刺すような痛みから鈍痛を訴えます。身体を動かすとよけい痛みます。血尿が出る場合もあります。

尿管に結石がつまってしまうと水腎症になります。

なお、腎結石、尿管結石、膀胱結石、尿道結石を総称して、尿路結石といいます。

【治療】 結石が小さい場合（5ミリ以下）は自然に尿管を通って排出されることが多いので、点滴や飲水などで多量の水分を摂取して、尿量を多くし尿管から排出させます。

大きい結石の場合は体外から衝撃を与えて破壊して排出します。だめなようなら手術をします。

尿管結石（にょうかんけっせき）

受診科／泌尿器科

【原因】 尿管に結石があるもののことですが、ふつうは腎臓からの結石が尿管に下りてきて、どこかで留まっているものです。

【症状】 腎結石とほぼ同じです。

【治療】 腎結石とほぼ同じです。

一言メモ 〈頻尿（ひんにょう）〉排尿回数が通常より多い状態で、目安は1日に10回以上。膀胱炎など膀胱が刺激されておこるものや、膀胱の働きを調節する神経の障害によるものなど原因はいろいろ。

膀胱結石

受診科／泌尿器科

【原因】 結石が膀胱にできたり、尿管から膀胱に下りてくるものです。膀胱で結石ができるのは前立腺肥大や膀胱頸部硬化症や尿道狭窄あるいは膀胱内異物などが原因です。

【症状】 排尿痛、頻尿がおきたり、血尿が出たりするほか、尿がとぎれたりします。また、膀胱炎の原因にもなります。

【治療】 膀胱結石をつくる原因となる病気の治療をし、外部から結石を破壊したり、手術をして結石を摘出します。

尿道結石

受診科／泌尿器科

【原因】 ほとんどは膀胱結石が尿道に降りてきたものですが、尿道で結石ができることもあります。

女性よりも尿道が長いので男性の発症がほとんどです。

【症状】 排尿中に急に尿が出なくなって、尿道が痛みます。男性の場合は、痛みは性器の先端まで走りますが、結石が膀胱に近いところにある場合は肛門の近くまで痛みます。

【治療】 自然に排出しない場合には治療が必要です。結石の大きさや形や結石がある部位によって治療の方法が異なります。

尿道狭窄

受診科／泌尿器科

【原因】 先天性のものや、尿道炎や尿道外傷などの後遺症で尿道の内腔が狭くなるものです。

放置していると残尿が増えて水腎症や腎機能の低下に進行する場合があります。女性より尿道が長い男性によくおきます。

【症状】 排尿が困難になり、尿に勢いがなくなります。また、ひどくなると尿が出なくなったり濁ったりもします。

【治療】 軽い場合は尿道に管を入れて広げれば回復します。重症になると手術をして切開します。

神経因性膀胱

受診科／泌尿器科

【原因】 尿意は膀胱へ尿がたまったことを神経が脳に伝えることでおき、脳が排尿の指令を出します。神経が障害をおこすことで、一連の排尿機能にも障害がおきます。

神経が障害をおこす原因は脳腫瘍、脳血管障害、パーキンソン症候群、多発性硬化症などの脳疾患や脊髄損傷、糖尿病などです。

【症状】 神経のどこに障害があるかで症状も違ってきますが、共通するのは排尿が困難になることです。

【治療】 原因となる病気の治療をします。膀胱に排尿機能障害がおきている場合には、副交感神経刺激剤や副交感神経遮断剤あるいは交感神経遮断剤を投与します。

神経性頻尿

受診科／心療内科・泌尿器科

【原因】 運動会で走る競技のスタートなどで緊張すると、ひんぱんに尿意がおきます。

とくに緊張する場面でない、ふだんの生活の中でひんぱんに尿意がおきるのが神経性頻尿です。ストレスの多い人や、神経質な人によくおきます。

【症状】 目が覚めている間は頻尿と残尿感などがあり、膀胱炎のような症状がおきてきます。

【治療】 精神安定剤を使用しますが、精神的な問題が解決しなければ、完全には治りません。

尿失禁（にょうしっきん）

受診科／泌尿器科

【原因】 膀胱や尿道を支配している神経に異常があり、意思に関係なく尿がもれるものです。

中高年の女性は尿道括約筋などの機能低下でおき、認知症の高齢者には脳血管障害でよくおきます。

【症状】 咳やくしゃみをした瞬間や、何かで下腹部に力を入れたときに意思と関係なく尿がもれてしまう緊張性のものや、トイレに行くまでにがまんできずにもらしたり、きっかけもなく尿意もなくもらすこともあります。膀胱が萎縮しているといつも少量の尿がもれていることもあります。

【治療】 緊張性の場合は排尿を途中で止める練習をします。また、交感神経刺激剤や副交感神経遮断剤などの薬物療法をします。

膀胱尿管逆流（ぼうこうにょうかんぎゃくりゅう）

受診科／泌尿器科・小児科

【原因】 膀胱の尿はふつうは逆流を防止する機構があるので逆流しませんが、機能が障害をおこすと尿が尿管や腎盂（じんう）に逆流してしまいます。

逆流防止の機構に先天的な欠陥がある場合や、膀胱壁に炎症をおこしている場合や神経因性膀胱、尿道狭窄などで下部尿路に尿流障害がおきている場合にもおきます。

膀胱炎などがあると尿で細菌が腎臓まで運ばれて腎盂腎炎をおこします。膀胱炎を繰り返す子供はこの病気の可能性が高いので注意が必要です。

【症状】 頻尿、排尿痛、尿の濁りなどがありますが、腎盂腎炎を併発すると発熱や腰痛がおきます。

【治療】 自然に治らない場合は逆流防止手術をします。

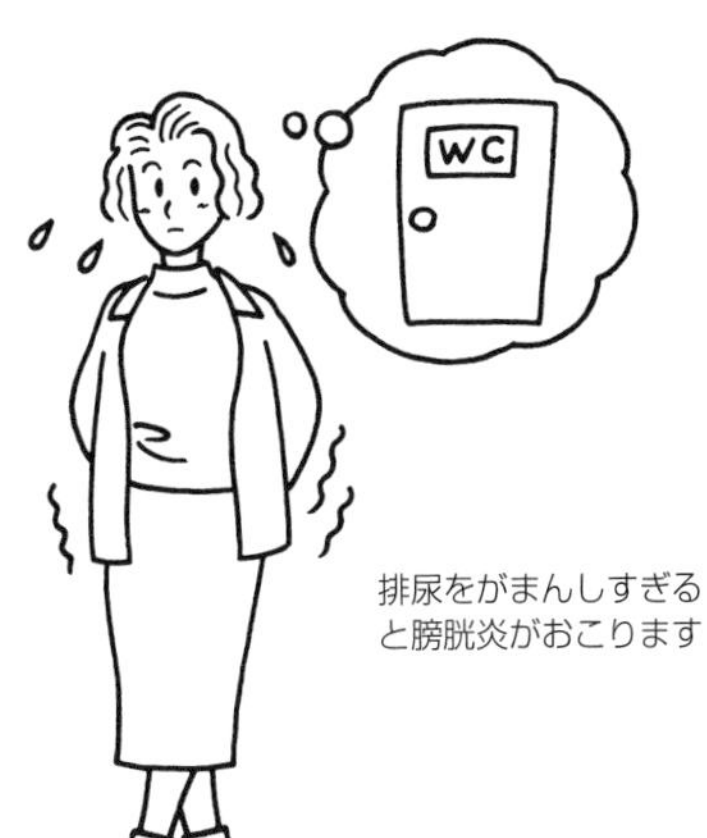

排尿をがまんしすぎると膀胱炎がおこります

一言メモ　〈血尿（けつにょう）〉尿に血液が混じった状態。目で見てそれとわかる肉眼的血尿と、見た目ではわからない顕微鏡的血尿とがある。原因は泌尿器系や腎臓の異常から全身的な病気までさまざま。

男性生殖器の病気

男性生殖器の構造

男性の生殖器は、外から見える器官が陰茎と陰嚢です。陰茎はその大部分を構成する陰茎海綿体と、陰茎の中を通る尿道を包む感じの尿道海綿体という2つの海綿体を中心に、多くの細い血管から構成されています。陰茎の先端は亀頭と呼ばれ、刺激に敏感な部分となっています。陰茎の中の尿道は膀胱から出ており、そのまま亀頭先端に達しています。

陰嚢そのものは、しわの多い薄い袋状です。陰嚢の内部には睾丸（精巣）と副睾丸（副精巣）が左右1つずつあります。副睾丸は睾丸のうしろに付属する細長い器官で、副睾丸からは長さが30センチほどの精管が出ており、膀胱のうしろの精嚢腺とつながっています。精管には神経と血管が束ねられた形で、やはり副睾丸と精嚢をつないでいます。

尿道は膀胱から出たところで、膀胱にくっついているクルミ大の丸い前立腺の中を通っています。また精嚢と前立腺はほとんど一体化しており、精嚢の端は前立腺の中で膀胱から出ている尿道に合流しています。男性の尿道の長さはだいたい15センチほどで、女性より10センチ以上長くなっています。男性の生殖器は尿路器官と密接な関係があるので、異常や病気のときなど互いに影響し合います。

男性生殖器の働き

成熟した男性の睾丸では、精子と男性ホルモンがつくられています。男性ホルモンは生殖器の発育そのものと、第二次性徴の促進あるいは性欲の促進をするといった機能を持ち、性活動に欠かせないものです。

睾丸でつくられた精子は、精管に流入するまでに数週間の間、副睾丸で蓄えられ、副睾丸の作用で生殖のための力を熟成させられます。このようにして蓄えられ成熟した精子は、やがて精管を通って精嚢に運ばれます。精嚢では精子をさらに活性化させる精嚢液が分泌されています。

また、前立腺からは精液が分泌され、射精によって精嚢腺から出てきた精子を包んで活動的にします。一般にいわれる精液は、精嚢と前立腺の分泌液が混じったものです。

勃起と射精

陰茎には多くの血管があり、たくさんの細い血管が海綿体の中にあります。性的に刺激を受けて興奮すると、多量の血液が海綿体の中に注ぎ込まれ、陰茎は勃起します。陰茎の海綿体に血液を送る動脈には弁があり、ふだんはこの弁が閉じているので陰茎に血液は送られませんが、性的興奮によって自律神経が作用し、弁が開きます。

陰茎が勃起して、敏感な亀頭が物理的に刺激され続けると、それが脳に伝わり、ある時点で脳が指令を出して精嚢や前立腺に蓄えられている精子や精液が同時に

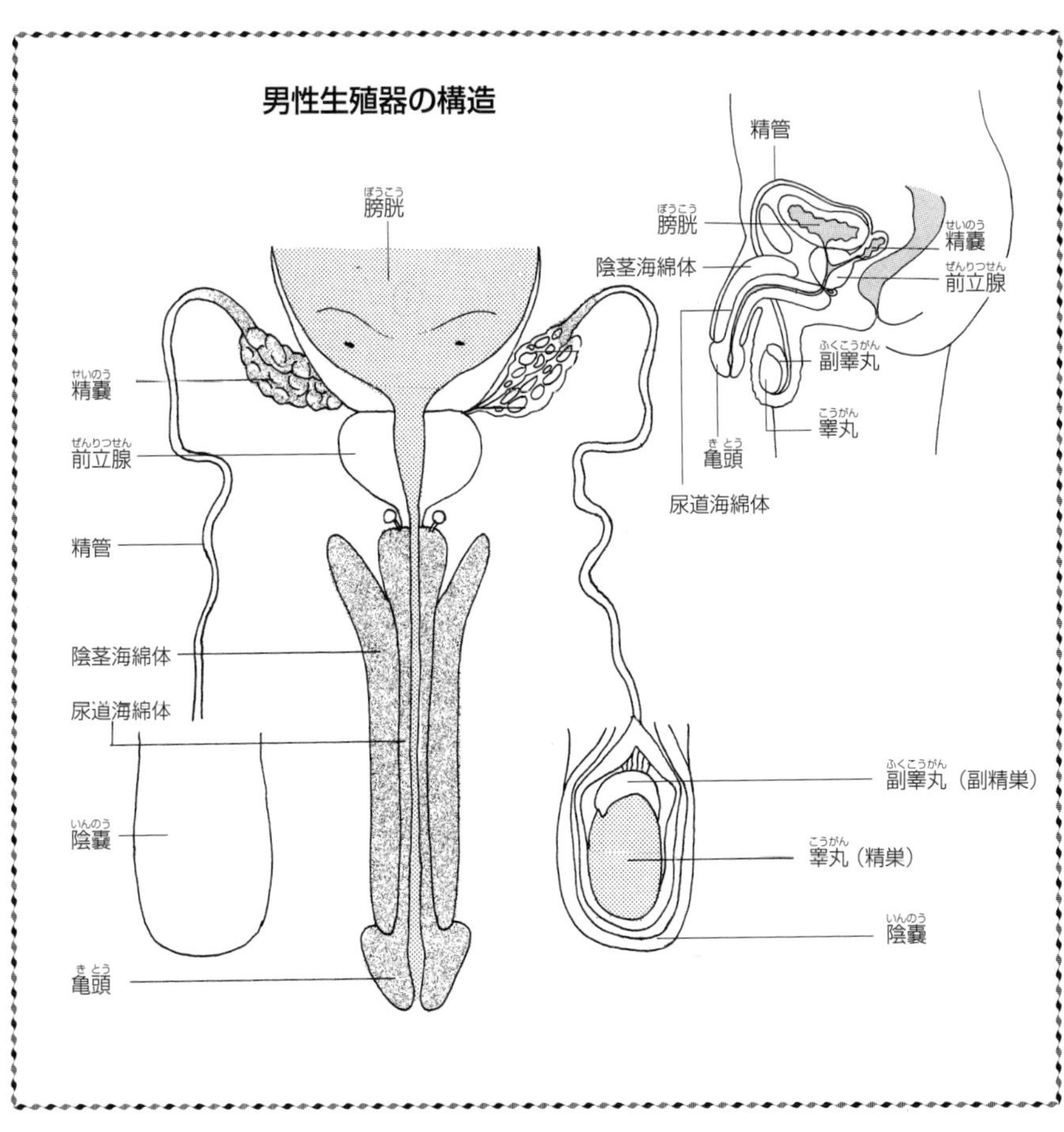

射出されます。これが射精です。尿道は精液と尿の両方の通路となっているので、精液と尿が同時に通ることのないように射精のときは膀胱の出口が閉じるようになっています。

男性生殖器の病気

男性生殖器の病気には性病などの感染症もありますが、生殖器官そのものの病気としてもさまざまなものがあります。

陰茎の病気としては、勃起しても亀頭が露出しない真性包茎や、性欲があって刺激を受けても勃起しないインポテンツなどが代表的です。

陰嚢や睾丸の病気では、ホルモンの分泌不全による睾丸機能不全などがあります。精管、精嚢、前立腺などの病気としてもっとも多いのは前立腺関係のものです。前立腺肥大症、前立腺炎、前立腺がんなどがよくおきます。

また、生殖器官だけでなく性欲、性交、射精、オーガズムなどといった性機能のどれかに障害がある場合もあります。

一言メモ 〈テストステロン〉睾丸の間細胞から分泌される男性ホルモンで、生殖器の発育、二次性徴、性欲、精子形成などに関与する。副腎皮質や卵巣でも生成される。

急性前立腺炎（きゅうせいぜんりつせんえん）

受診科／泌尿器科

【原因】 主に尿道からの細菌の感染でおこる前立腺の炎症です。細菌としては淋菌や大腸菌、ブドウ球菌などです。

過度の飲酒や座ったままの姿勢が前立腺周囲を充血させておこることが多いようです。

悪化すると膿（うみ）がたまることもあります。

【症状】 前立腺が充血して腫れ、排尿の終わるころに、会陰部（えいんぶ）や下腹部にジーンとする痛みがあります。

進行すると頻尿や尿の濁り、あるいは血尿が現れます。

悪寒、発熱、頭痛などの全身症状をともなうこともあります。

【治療】 全身症状が現れれば入院して抗生物質や抗炎症剤を投与します。そうでなければ通院し、抗生物質や抗炎症剤あるいは鎮痛剤などを使用します。

慢性前立腺炎（まんせいぜんりつせんえん）

受診科／泌尿器科

【原因】 前立腺の炎症が慢性化している状態です。

急性前立腺炎が慢性化したものと、最初から慢性前立腺炎として発症するものがあります。ストレスでもおこることがあります。

【症状】 軽いものは自覚症状がないこともあります。

症状があるものは急性のものと同じように、排尿のときに会陰部や下腹部に痛みがあります。

【治療】 抗炎症剤や抗生物質あるいは精神安定剤を使用しますが、治るまでには数カ月以上を要します。

前立腺肥大症（ぜんりつせんひだいしょう）

受診科／泌尿器科

【原因】 前立腺の中にしこりがたくさんできてきて、長い間にだんだん前立腺の中を通っている尿道を圧迫して排尿障害をおこすものです。

前立腺の肥大そのものは中年を過ぎた男性のほとんどにみられるもので、老化によって男性ホルモンの分泌のバランスが変化することと関係があるのではないかといわれています。その一部に治療が必要となります。

また、放置すると水腎症や腎不全を合併する場合もあります。

【症状】 最初は尿が出るまでの時間がかかったり、尿に勢いがなくなったりします。

残尿が増えて、夜間に尿意を感じてしばしば目覚めるようになります。急に尿閉になることもあります。

【治療】 初期は排尿促進作用のある薬物療法を行いますが、症状が進行すれば内視的に、あるいは下腹部を切開して切除するなどのいろいろな治療方法があります。

睾丸炎（こうがんえん）

受診科／泌尿器科

【原因】ウイルスや細菌の感染によって睾丸に炎症がおこるもので、急性と慢性があります。

いわゆるおたふくかぜになると感染する率が高くなります。

【症状】睾丸の一部分が赤く腫れて痛むほか、激しい悪寒とともに発熱します。じっとしていてもひどく痛みます。

慢性になると痛みはないものの、睾丸が徐々に腫れて大きくなります。

【治療】急性の場合は抗生物質や消炎鎮痛剤を使用します。

膿がたまった場合は切開手術をして取り除きますが、ひどい場合は睾丸を摘出します。

慢性の場合は手術で睾丸を摘出することが多くなります。

陰嚢水瘤（いんのうすいりゅう）

受診科／泌尿器科

【原因】先天的あるいは睾丸や副睾丸の炎症や腫瘍などで、睾丸周囲の膜の中に液体がたまるものです。

【症状】この病気は痛みはありませんが、陰嚢が腫れて大きくなるので不快感があります。

【治療】たまった液体が大きなものは針を刺して液体を抜くか、切開手術をします。

精管炎（せいかんえん）

受診科／泌尿器科

【原因】精管に細菌が感染するものですが、たいていは前立腺炎や副睾丸炎などを合併しています。

【症状】悪寒と高熱をともない、陰嚢が腫れて痛みます。

【治療】急性の場合は抗生物質や消炎鎮痛剤を使用します。慢性になると手術も必要です。

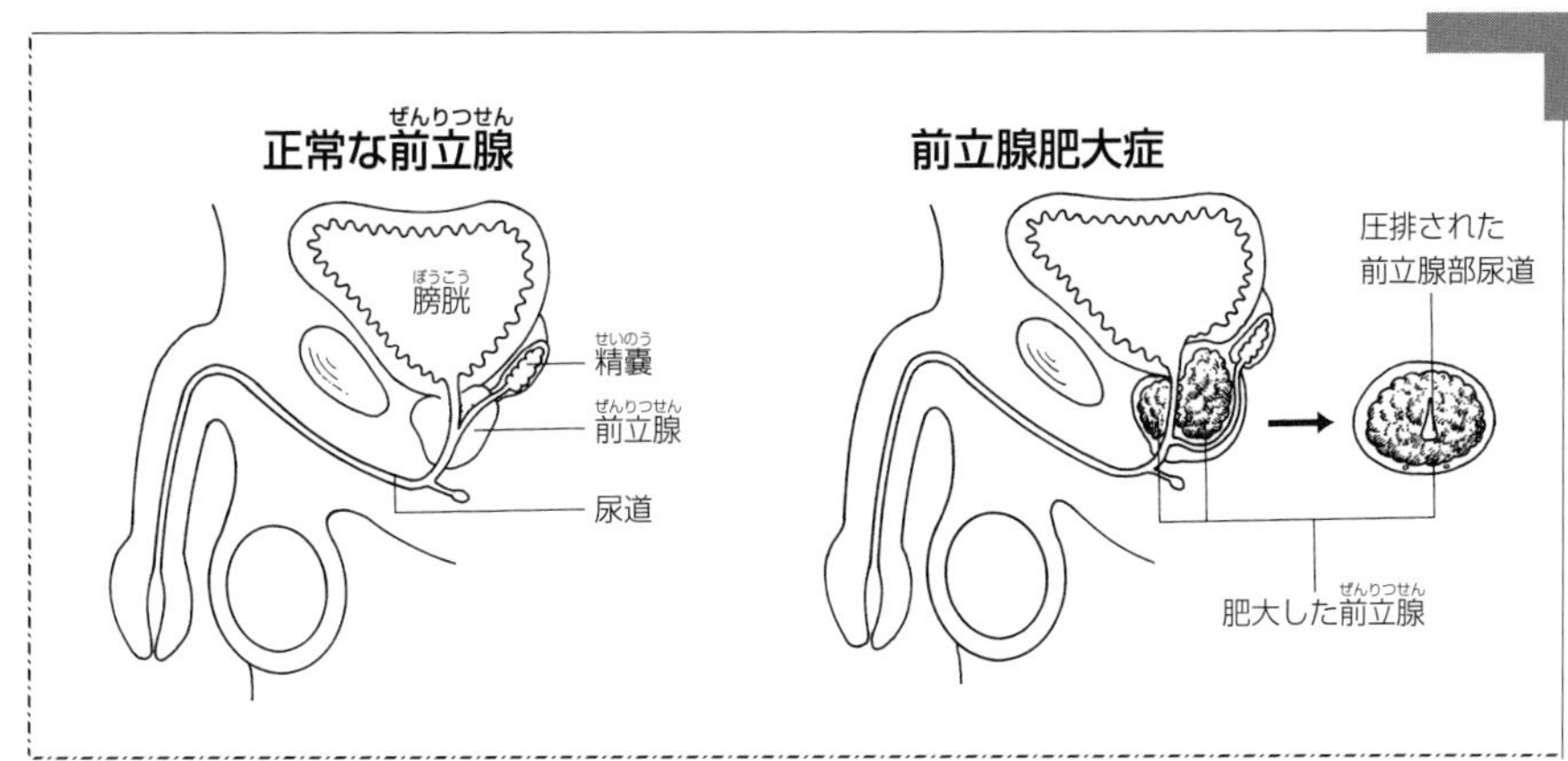

一言メモ　〈性徴〉男女の性を特徴づけるもの。一次性徴は性腺、睾丸、卵巣。二次性徴は性腺ホルモンの分泌による副性器、乳房、声変わり、筋力の増加、ひげの出現、異性への関心など。

包茎（ほうけい）

受診科／泌尿器科

【原因】 幼児のころは性器先端の亀頭は包皮（ほうひ）でおおわれているのがふつうですが、成長すると包皮が根元の方へ反転していって亀頭が露出していきます。成長してからも亀頭が包皮でおおわれているものが包茎です。

【症状】 どうやっても亀頭が露出しないものが真性包茎（しんせいほうけい）で、勃起（ぼっき）した時や、手で動かせば包皮が反転するものを仮性包茎（かせいほうけい）といいます。

真性包茎は排尿障害をおこすこともあり、仮性包茎でも包皮と亀頭の間に恥垢（ちこう）（白いアカの一種）をためたままにしておくと、亀頭包皮炎（きとうほうひえん）や陰茎（いんけい）がんなどの原因になることがあります。

【治療】 排尿障害があったり、思春期以降の真性包茎の場合は、切開手術を行います。

亀頭包皮炎（きとうほうひえん）

受診科／泌尿器科

【原因】 亀頭や包皮の内側を不潔にしていたり、恥垢がたまっていたり、淋菌が感染したりすることが原因でおこる炎症です。

小児や包茎の人のように、亀頭が露出していない場合にかかりやすくなる病気です。

【症状】 亀頭や包皮内側が赤く腫れたりただれたりします。膿（うみ）がたまったり排尿痛があることもあります。

【治療】 小児の場合は抗生物質を含む軟膏を塗ったり、抗生物質を内服すれば数日で治ります。

尖圭コンジローマ（せんけいコンジローマ）

受診科／泌尿器科・皮膚科

【原因】 性器の包皮や亀頭、あるいは陰嚢や会陰にコンジローマと呼ばれる小さないぼができるものです。

多くは性交によるウイルス感染が原因です。

【症状】 米粒大のぶつぶつのようないぼが1個から複数個現れます。

放置しておくといぼが大きくなるだけでなく、炎症をおこして痛むようになります。

【治療】 軟膏を塗ったり、メスで切除したり電気で焼きます。

男子不妊症（だんしふにんしょう）

受診科／泌尿器科・産婦人科

【原因】 ふつうに性交をしても女性の妊娠にいたらないものです。

原因は精子が製造されない、精子の数が少ない、精管に障害があって精子が運ばれない、前立腺などの周囲の器官に障害があるなどですが、病気の原因となる中でも多いのが精子の数が少ない乏精子症（ぼうせいししょう）です。

乏精子症の原因はわからない場合が多いのですが、原因のわかるもので多いのが精索静脈瘤（せいさくじょうみゃくりゅう）です。

これは睾丸の静脈が拡張してこぶができ、精子の製造に障害がおこるものですが、前立腺炎や睾丸炎、あるいは子供のころの流行性耳下腺炎（おたふくかぜ）などが原因になることもあります。

また、染色体異常症候群では先天的に精子を製造する能力が欠落しており、先天的に精管欠損があると、精子はできてもそれが精嚢の方へ進んでいけなくなってやはり不妊になります。

【症状】自覚症状はなく、女性にはどこにも障害がないのに性交を重ねても妊娠しません。

【治療】精管や周囲の器官に障害がある場合や精索静脈瘤の場合は手術をします。ビタミン剤やホルモン剤を使って精子の製造機能を活発化させる治療方法もあります。

精子が少ない場合は人工受精という方法もあります。

インポテンツ

受診科／泌尿器科・精神科・心療内科

【原因】かつては広く性機能障害を示すものでしたが、今は勃起不全で性交に困難をきたすものをいいます。

原因としては精神的なものと、神経系障害や血管系障害、糖尿病などの器質的なものに分かれますが、さまざまな精神的要素が原因となるケースが多い病気です。

【症状】勃起しないか、勃起しても膣に挿入して性交するほどの力がなくなります。

【治療】器質的なものであればその原因を取り除く治療をします。精神的なものならその原因となる精神状態を解消するようにします。

また、服薬や注射をして海綿体への血液流入を活発にする方法や、手術をしてシリコン製の支持具を陰茎に埋め込む方法などもあります。

心因性のインポテンツ

インポテンツは精神的なものが大きく影響しています。心因性のものには性器が小さいなどの劣等感や、新婚初夜や初体験において緊張しすぎることなどがあります。

比較的性交経験の少ない人によくみられますが、その失敗が、次もまた失敗するのではないかという不安に変わってなかなかインポテンツが治らない場合もあります。

糖尿病になるとインポテンツになるといわれていますが、最近では糖尿病そのものより、「糖尿病になってしまった」という精神的ダメージが影響していると考えられています。

また、このところ多くなっているのが、前立腺肥大の手術をするとインポテンツになるのではないかというものです。実際には手術でインポテンツになることはありませんが、性器の手術をしたということを重く考えて、そのために本当にインポテンツになってしまうのです。あまり余計な心配はしないほうがいいようです。

一言メモ　〈クラミジア〉ウイルスと細菌の中間に位置する小型の細胞内寄生微生物。オウム病、鼠径リンパ肉芽腫、トラコーマなどを引きおこす。性感染症の原因としても注目されている。

女性の病気

外生殖器の構造と働き

恥丘

外陰部（外生殖器）の上方の盛り上がった部分で、脂肪組織をたくさん含み、その下には骨盤を形成する恥骨があります。

思春期になると陰毛が生えてきます。

陰核（クリトリス）

小陰唇の前端にある小突起。神経が集まる敏感な場所です。包皮に包まれた男性生殖器の陰茎（ペニス）にあたります。

大陰唇

外陰部を取り囲む2列のひだで脂肪組織を含み腟や尿道を保護しています。

思春期には外側が陰毛でおおわれます。

小陰唇

大陰唇の内側にある、左右2枚の薄いひだで前方の陰核と後方の会陰につながっていて、内側は粘膜でおおわれています。

腟前庭

左右の小陰唇に包まれた部分で前方に外尿道口、中央には腟口があります。

大前庭腺（バルトリン腺）

腟口の近くにあって、性交時に粘液を分泌します。

会陰部

小陰唇の下の端から、肛門までの部分で分娩時は伸びて薄くなり、裂けることもあります。

処女膜

腟口の内側にある薄いひだ状の膜で最初の性交により裂け、しばしば出血や痛みをともないます。性交以外に運動やタンポンの使用などで裂けることもあります。

腟口

腟（内生殖器）の開口部で部分的に処女膜によっておおわれています。

外尿道口

尿の排泄口で尿道から膀胱へとつながっています。

内生殖器の構造と働き

腟

腟口から子宮までの管状の部分です。長さ7～8センチくらいで、月経血や分泌物が排泄され、性交も行われます。

また、お産のときに胎児の通る産道にもなります。内面は粘膜でその下には弾力線維があります。性交時と分娩時には広がります。

腟内は、病原菌から守るために強い酸性で保たれています。

子宮

骨盤の真ん中に位置し、長さ7～8センチ、幅4～5センチ、厚さ3センチ前後です。

内側は子宮内膜という粘膜でおおわれ、排卵時期に受精卵がここに着床すると妊娠。着床しない場合ははがれて体外に排出されます（月経）。

卵巣

子宮の左右にある1対の器官です。大きさは長さ3～4センチ、幅1・5～2センチ、厚さ1センチくらいです。多数の卵細胞が、卵子となって約28日周期で

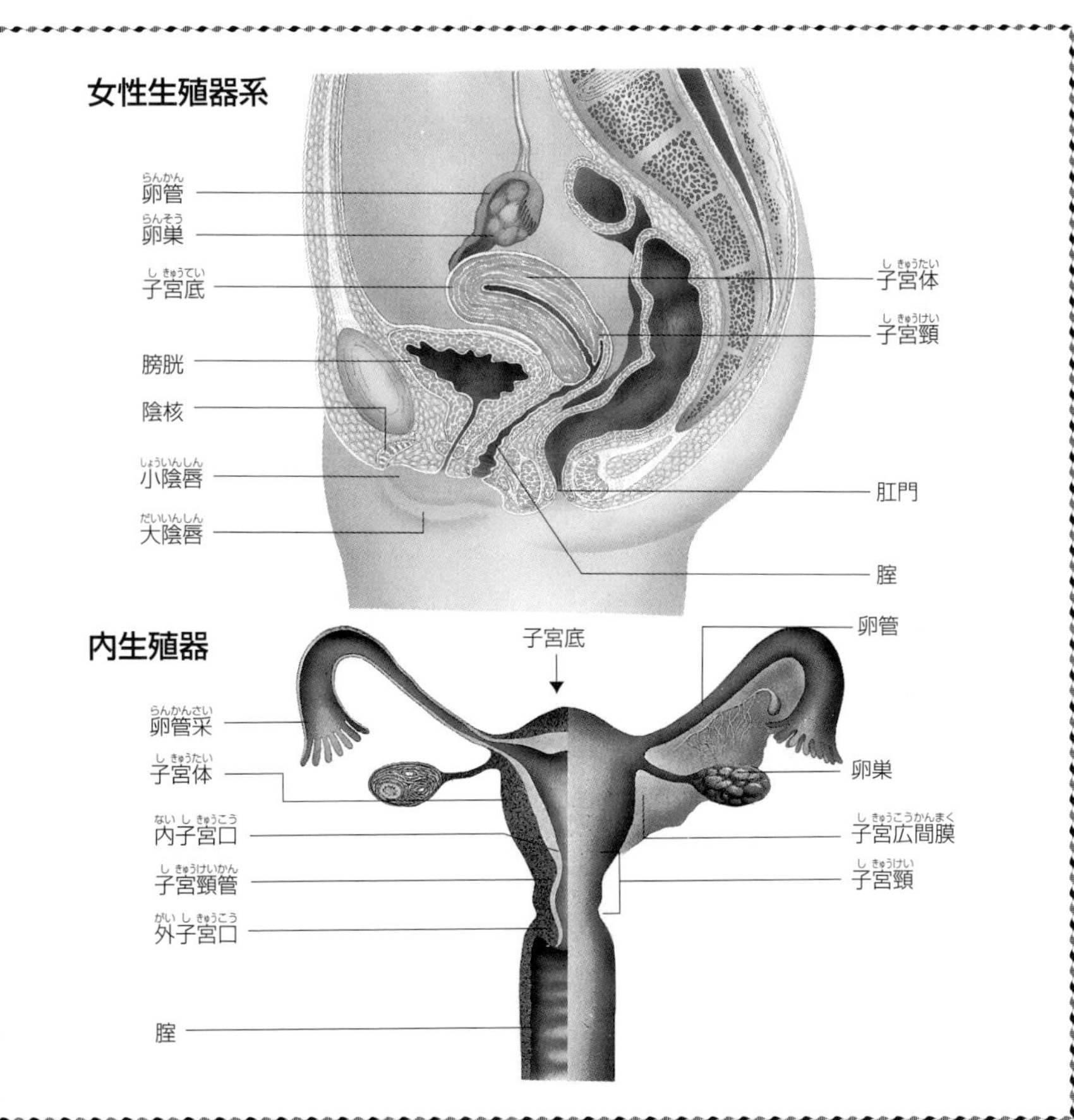

排卵されます。

卵管
子宮底から卵巣を抱え込む形で左右に伸びる管状の器官です。長さは約10センチほどで、先端の房状の部分は卵管采と呼ばれます。
卵巣から出された卵子は卵管采から卵管を通り、子宮に運ばれます。

月経の異常

早発月経

受診科／婦人科・思春期外来・小児科

【原因】生活環境や栄養の状態、遺伝的なものの影響で第二次性徴が早く現れ、幼くして初潮が始まります。卵巣や副腎、脳の松果体の病気が原因のこともあります。

【症状】日本での初潮開始年齢は年々早まり、最近は9歳～16歳。平均は12歳前後といわれます。8歳未満で初潮を迎えることもあります。

【治療】生活環境などの外的原因や遺伝

一言メモ 〈代償性月経〉月経が少ないか全くない場合に、鼻出血など子宮以外の器官から補足的に出血がおこること。病気ではないが、月経不順がひどいときは婦人科を受診する必要がある。

的なものは、神経質になることはありません。

心配なのは卵巣や副腎などの病気が原因の場合で、細かな検査が必要です。

晩発月経

受診科／婦人科・思春期外来

【原因】 遅発月経ともいわれ、ホルモン分泌の調節をする脳の視床下部や脳下垂体、性器の発育不全などが原因です。また卵巣や子宮の機能の働きが悪い場合もおこります。

【症状】 初潮が一般の開始年齢よりも遅れて、16歳以降に迎えます。

【治療】 体質的なものはさほど問題ありません。脳下垂体や卵巣などに異常がある場合はホルモン療法を行います。

稀発月経

受診科／婦人科

【原因】 脳下垂体や脳の視床下部、甲状腺の働きの異常などによっておこります。糖尿病やストレスが原因の場合もあります。

【症状】 月経周期（月経開始から次の月経開始まで）は生理学的には28日ですが、25日～38日であれば問題ありません。それが39日以上になれば要チェックですが、初潮が始まったばかりの若年層や、閉経期近くの場合にはあまり心配することはありません。

【治療】 基礎体温をつけ、排卵がきちんとあるかを調べます。

排卵があり黄体期の短縮がなければさほど問題ありません。

無排卵で月経の周期が伸びた場合は、ホルモンによる排卵誘発の治療を行うことがあります。

頻発月経

受診科／婦人科

【原因】 卵胞期や黄体期が短縮しておこる場合や、排卵できずに月経周期が短縮される場合で、いずれも卵巣の機能に起因します。

また腫瘍や子宮内膜ポリープ、性器炎症、子宮筋腫・子宮がんなどによる不正出血を月経と誤る場合もあります。

【症状】 月経周期が24日よりも短く、それが繰り返されます。

【治療】 黄体や卵胞の働きが悪い場合は、ホルモンによる治療で卵巣の機能を高めます。

排卵しない場合は、排卵誘発剤を使う治療があります。基礎体温が診断に役立ちます。

過多月経

受診科／婦人科

【原因】 子宮筋腫や子宮内膜炎など子宮にかかわる病気、卵巣の機能不全、精神的ストレスなどが原因になります。

【症状】 平均出血量（20～110ミリリットル）を超え、不快に感じるほど多く出血します。あるいは凝血塊が出たり日数が8日以上と長いことがもとで貧血をおこすこともあります。

【治療】 子宮やそのほかの病気の場合は、

速やかに治療します。

卵巣の機能が原因のときはホルモン療法を行います。止血薬を使う対症療法もあります。

過少月経（かしょうげっけい）

受診科／婦人科

【原因】 子宮の発育不全、中絶などの子宮内腔の手術操作による子宮内腔の癒着、卵巣機能不全などのほかに更年期や思春期、出産後にもしばしばおこります。

【症状】 月経血の量が極端に少なかったり、月経の日数が2日以下のものを過短月経ともいいます。

【治療】 子宮の発育不全や卵巣に原因のある場合は、ホルモン療法を行います。更年期や思春期の場合はとくに問題はありません。

無月経（むげっけい）

受診科／産婦人科

【原因】 18歳を過ぎても初潮を迎えない原発性無月経をおこす原因には、子宮や卵巣または膣の発育不全、脳下垂体、視床下部などの障害、副腎の病気や、染色体異常、処女膜や膣の閉鎖などが考えられます。

普通にあった月経が2～3カ月以上ない、続発性無月経の原因として、妊娠やダイエットのしすぎ、糖尿病、腎臓病、ストレス、過度なスポーツなどがあげられます。

【症状】 適齢になっても初潮を迎えなかったり、3カ月以上月経がない場合をいいます。

【治療】 原因を見極め早期の治療が望まれます。

ホルモン療法や手術など原因に即した治療が行われますが、基礎体温のチェックも必要です。

機能性子宮出血（きのうせいしきゅうしゅっけつ）

受診科／婦人科

【原因】 卵巣の機能不全によるホルモン異常や、血液疾患が考えられます。

【症状】 月経以外の性器出血がみられます。

【治療】 子宮筋腫などの病気との見極めが大切です。

大半の原因であるホルモン異常では、ホルモン療法が行われます。

不正性器出血（ふせいせいきしゅっけつ）

受診科／婦人科・産婦人科

【原因】 子宮筋腫、子宮がん、子宮内膜症など子宮の病気、卵巣がんなど卵巣・卵管の病気、膣がん、膣炎など膣の病気があげられます。

また、ピルやホルモン剤が原因の場合や、妊娠中は子宮外妊娠、流産、胞状奇胎、前置胎盤などが考えられます。

【症状】 月経以外の性器からの出血があります。

【治療】 まずは安静にして、出血多量の場合はT字帯などで対処し病院に行きます。

妊娠中は流産など危険を伴う場合も多いので、速やかに診察を受けます。

一言メモ 〈母体保護法（ぼたいほごほう）〉旧優生保護法と呼ばれ、母体を保護する目的で施行された法律。人工中絶や不妊手術などに関する内容が定められている。

月経前緊張症

受診科／婦人科

【原因】 月経前に分泌される黄体ホルモン（プロゲステロン）と卵胞ホルモン（エストロゲン）のアンバランスが主な原因です。

【症状】 月経が始まる数日前からイライラしたり、頭痛、肩こり、むくみ、乳房痛などさまざまな不快感が現れます。

【治療】 月経が始まると治まりますが、我慢できない場合は症状によって、精神安定剤や利尿剤、ホルモン剤などを使います。

月経困難症

受診科／婦人科

【原因】 子宮の発育不全、黄体ホルモンの分泌不全、月経時に作られるプロスタグランジンによる子宮への刺激などの機能的な月経困難症と、子宮筋腫、子宮内膜症、骨盤内の炎症・充血などの器質的な月経困難症があります。

【症状】 下腹部の痛み、腰痛、頭痛、イライラ、下痢、腹部の圧迫感、脱力感などのつらい症状が月経中の数日間続きます。

【治療】 器質性の場合は病気を治療します。機能性の場合は症状に合わせてホルモン療法や、精神安定剤投与などを行います。

子宮・卵巣・卵管

子宮筋腫

受診科／婦人科

【原因】 子宮筋にできる良性の腫瘍のことで、卵巣ホルモンの作用が原因ではないかと考えられています。

子宮の筋肉内に筋腫核という筋腫の芽のようなものが発生し、、卵胞ホルモン（エストロゲン）の働きが活発になる20歳代～50歳代にかけて大きくなるとされています。

逆に卵巣ホルモンの機能が低下する閉経期には筋腫は小さくなり、閉経期や思春期にあらたに筋腫が発生することもありません。

また、月経異常や閉経期にホルモン療法を行うと、筋腫核や筋腫が大きくなることがあります。

【症状】 30歳以上の女性の約2～3割、5人に1人以上が大なり小なり筋腫を持っているといわれています。とくに40歳代は要注意です。

大きさは個人差があり、小さいものは小豆状、大きなものは成人の頭ほどにもなります。大きなしこりはおなかの上からでもわかり、一般的には次のような症状が現れます。

- **過多月経／不正性器出血など**　主に粘膜下筋腫で見られる症状で、月経血の量が増え、血の固まりが混ざることがあります。また不正性器出血がおこることもあります。

その結果、貧血、動悸、めまい、息切れなどの症状を併発する場合もあります。

- **便秘／下腹部痛／頻尿など**　筋腫の肥大で周囲の臓器が圧迫され、下腹部痛や便秘、あるいは頻尿や月経痛などさまざまな症状が現れます。

・不妊　筋腫が、子宮内腔や卵管を圧迫して、不妊症になることがしばしばあります。

【治療】まず子宮がんなどほかの病気でないことを確認します。

治療の基本は手術をすることですが、筋腫が小さくて日常生活に支障がない場合や、更年期前後の人は手術しないこともあります。

その場合、必ず子宮がんの定期検査を行いながら経過を見ます。

過多月経や内臓の圧迫、不妊解消などのために手術を行う場合は、子宮全体を取る子宮全摘出術と、筋腫のみを取る子宮筋腫核出術の2通りがあります。

症状によって決めますが、将来出産を希望する場合は核出術を行います。また薬による治療もありますが、根治は望めません。

いずれにしても信頼のおける医者とじっくり話し合い、納得のいく治療を受けるべきです。

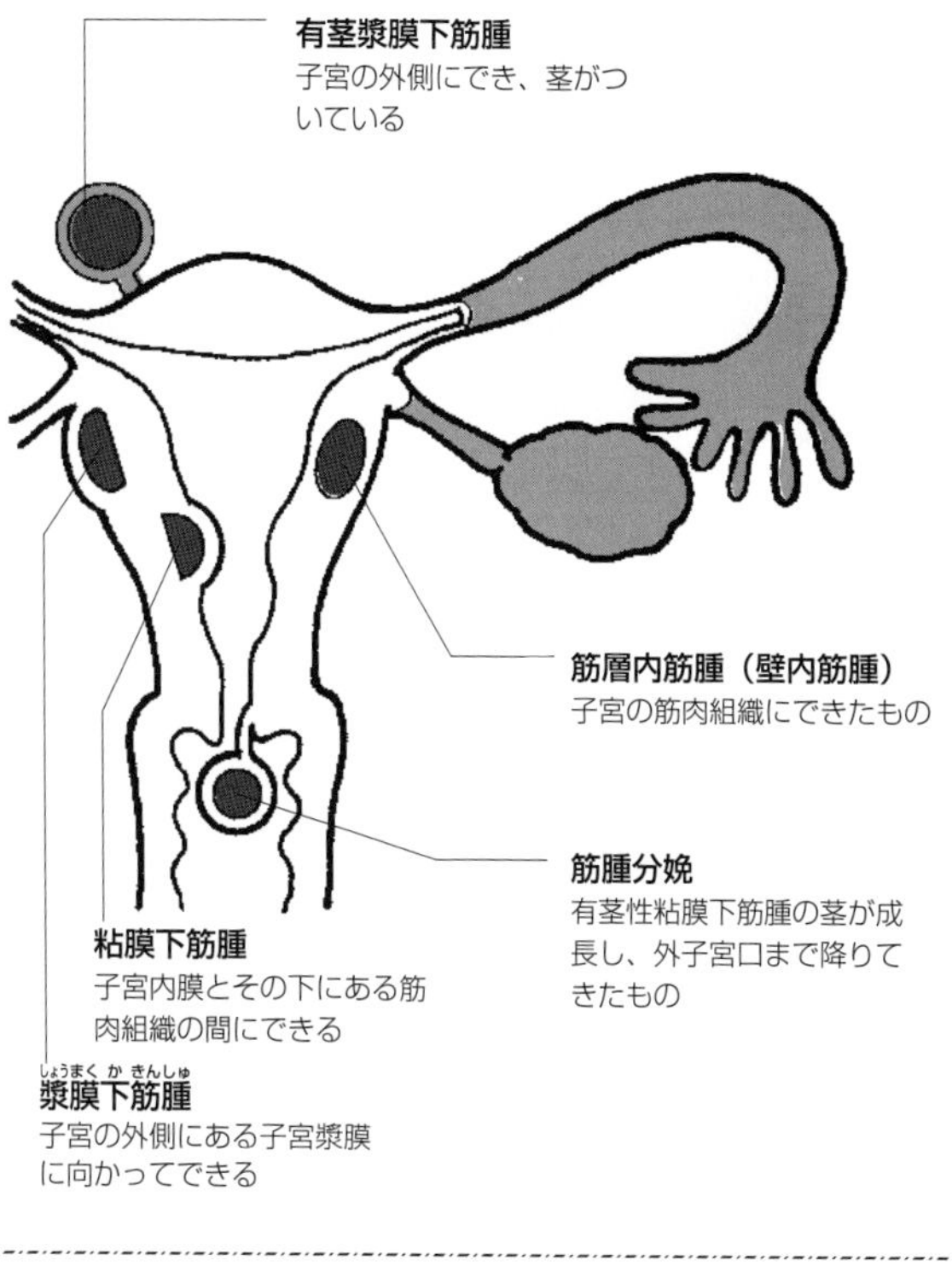

子宮内膜症（しきゅうないまくしょう）

受診科／婦人科

【原因】卵胞ホルモン（エストロゲン）の分泌が盛んな成熟期や、妊娠の経験のない人がかかりやすいことから、卵胞ホルモンの過剰分泌が原因ではないかと考えられています。

その発生のメカニズムはまだ不明ですがいくつかの説があり、まず月経時にはがれた子宮内膜の一部が子宮筋層に紛れたり、卵管を通り腹腔内に散布されるという説や、子宮内膜ができるときに、子

子宮筋腫の種類と症状

一言メモ　〈不正（ふせい）（性器（せいき））出血（しゅっけつ）〉月経とは無関係におこる女性性器からの不規則な出血。妊娠に関係するもの、炎症や腫瘍によるもの、内分泌異常によるものなどその原因はいろいろ。

宮の内腔以外にも似た組織ができるという説などです。

【症状】子宮の筋層組織に内膜様の組織ができる内性子宮内膜症（子宮腺筋症ともいわれ、最も重い症状）と、卵巣やダグラス窩などの子宮外にできる外性子宮内膜症の2種類があります。いずれもその部位は子宮内膜と同じように月経時に出血があり、しばしば重い下腹部痛などの月経困難症や、過多月経に悩まされます。

卵巣に内膜様の組織ができると、排出されない血液が卵巣にたまり、黒褐色のチョコレート嚢胞になる場合があります。そのため卵巣が腫大して、周囲の臓器を圧迫したり、癒着をおこしたりします。

また、卵管にもできます。ほかにも腹膜（漿膜）にできると癒着をおこすなど、場所によってさまざまな症状が現れるので要注意です。

【治療】ホルモン療法か手術、あるいはその併用があります。主なホルモン療法には偽妊娠療法と偽閉経療法があり、いずれも内膜症の組織を縮小させたり、異常な内膜の増殖を抑えようという治療です。

ホルモン療法で効果がみられない場合は手術を行いますが、両方の卵巣を取ってしまう場合と、病巣だけを切除する温存手術があります。

温存手術の欠点は再発する恐れがある点です。

子宮内膜炎・子宮筋層炎

受診科／婦人科

【原因】早産、流産、分娩、中絶などの際や、月経時の不衛生がもとで子宮内膜に細菌がついておこります。

【症状】発熱、下腹部痛、血や膿の混じったおりものをみます。炎症が重くなると子宮内膜の下の筋層にまでおよび、子宮筋層炎となります。

【治療】安静にし、原因菌に合った抗生物質で治療します。重症の場合は摘出する場合もあります。

子宮腟部びらん

受診科／婦人科

【原因】成熟期に卵胞ホルモン（エストロゲン）の分泌が活発になると、子宮頸管の円柱上皮が腟側に伸びることがあり、円柱上皮の細胞は薄いので下の組織が赤く透けて見えることがあります。

これを仮性びらんといいますが、真のびらんではありません。これに対して子宮腟部の上皮がはがれて、粘膜下の組織が露出しているものを真性びらんといいます。

【症状】炎症がおこりやすく、おこると多量の黄色いおりものや出血がみられます。しかしがんほど多量の出血はありません。

【治療】炎症かがんかを見極め、炎症であれば抗生物質での療法を行います。重い場合は冷凍法やレーザー光線による組織破壊、円錐形に切除する手術などがあります。

子宮頸管炎

受診科／婦人科

【原因】 子宮頸管内は通常、粘液でおおわれ、細菌の侵入を防いでいますが、何らかの原因で細菌が入りこんで炎症をおこすことがあります。

菌は連鎖球菌、ブドウ球菌、大腸菌、あるいは性交によるクラミジアや淋菌などです。

【症状】 頸管の内部が腫れ、急性期には膿を含んだおりものが、慢性期には白いおりものが増えます。

【治療】 急性期に膣内の洗浄を行い、原因菌に合った抗生物質や消炎薬で治療を行います。

また患部をレーザーで焼灼したり、冷凍手術を行うこともあります。

慢性化する前に早期の治療を受けるべきです。

子宮頸管ポリープ

受診科／婦人科

【原因】 子宮頸管粘膜が部分的に増殖してできます。

【症状】 ポリープで頸管粘膜が刺激されて、子宮頸管炎をおこすことがあります。また、しばしば性交時の出血もみられます。

【治療】 良性か悪性かを調べます。子宮頸管炎をおこしているときはその治療を行います。

子宮位置異常

受診科／婦人科

子宮後屈

【原因】 先天性のものと、子宮内膜症などの病気による癒着が考えられます。

【症状】 通常は前方（腹部側）に傾いている子宮が、後方に傾いているものです。下腹部痛や腰のだるさ、頻尿、排尿困難などをみます。

【治療】 先天性か癒着によるものかを調べ、癒着の場合は手術することもあります。

癒着も苦痛もなければ治療は不要ですが、妊娠しにくい場合は医師に相談すべきです。

子宮下垂・子宮脱

【原因】 体質的なもの、多産、産後の無理な労働、そしてそれらと体質との複合などが考えられます。

【症状】 筋肉や靭帯が子宮を支えきれなくなり、子宮膣部が膣の入り口まで降りてきたり（子宮下垂）、子宮の一部あるいは全体が膣からはみ出した状態（子宮脱）をいいます。

【治療】 軽い場合はペッサリーで治療しますが、重い場合は症状に合った手術を行います。

卵巣嚢腫

受診科／婦人科

【原因】 不明ですが、卵巣の表層が陥入し嚢腫ができるといわれています。

【症状】 でき始めは無自覚ですが、大き

一言メモ 〈ペニシリン〉化学療法剤として最初に発見された抗生物質。ブドウ球菌、連鎖球菌などの発育を阻害し、肺炎、淋病、敗血症など細菌性の疾患に効果を示す。

くなるにつれて下腹部痛や膨満感、頻尿、残尿感、便秘などがおこります。また嚢腫の茎がねじれる茎捻転では、下腹部に激痛がおこることもあります。

【治療】まず良性か悪性かの鑑別を行ってから治療方針を決めます。大半は摘出手術を行います。

子宮付属器炎

受診科／婦人科

子宮の側方にある卵巣・卵管を子宮付属器といいますが、その部分の炎症性疾患です。

卵巣炎

【原因】大半は卵管炎が進行したもので、連鎖球菌、大腸菌、ブドウ球菌、淋菌、結核菌、クラミジアなどが原因菌です。

多くの場合は分娩、中絶、早・流産、性行為などの際に感染すると考えられています。

【症状】下腹部痛と発熱、多量のおりもの（急性期）、不正出血、腰痛（慢性期）などをみます。

【治療】下腹部を氷で冷やします。安静のため入院し、慢性期に入らない前に原因菌に合った抗生物質を投与します。その効果が認められない場合は患部を摘出します。

卵管炎

【原因】連鎖球菌やブドウ球菌、大腸菌、淋菌、クラミジア、結核菌などが原因菌です。分娩や中絶、早・流産、月経時の不衛生、性行為などで細菌に感染し、卵管が炎症をおこします。

【症状】急性期の症状は発熱、悪寒、下腹部痛、吐き気、多量の膿状のおりものや不正出血などをみます。慢性期には下腹部の鈍痛や腰痛などがおこり、月経時はそれが強まって、おりものの増量や不正出血もみられます。

【治療】安静のために入院します。下腹部は氷で冷やします。慢性化する前に原因菌にあった抗生物質の投与を行いますが、効果がみられない場合は手術も必要です。

完治しない場合、卵管がふさがって不妊症になったり、子宮外妊娠がおきる場合もあります。

膣・外陰

トリコモナス膣炎（膣トリコモナス症）

受診科／婦人科

【原因】トリコモナス原虫が原因です。性交による感染が最も多く、尿道、膀胱、バルトリン腺、子宮頸管などにも感染します。風呂、下着、便座などから感染することもあります。

【症状】悪臭がする黄色い泡状のおりものがみられ、その刺激により外陰部が赤くただれかゆみを伴います。また性交の際に痛みを感じたり、出血することがあります。

【治療】再発しやすいので、性交による感染であれば相手とともに徹底的に治療します。膣内に2週間前後、錠剤を挿入するか内服薬を飲む方法があります。男性は内服薬を服用します。

カンジダ膣炎（膣カンジダ症）

受診科／婦人科

【原因】カビの一種のカンジダという真菌が原因です。抗生物質の長期使用や、糖尿病や妊娠で抵抗力が低下したときなどに、体内の真菌が増殖しておこります。また性交によっても感染します。

【症状】糊状の白いおりものが増え、外陰部に激しいかゆみや、ときにひりひりとした痛みも感じます。膣粘膜は赤くただれることもあります。

【治療】膣内や外陰を洗浄し、抗カンジダ剤（抗真菌剤）を挿入します。再発しやすいので完治するまで気を緩めないことが大切です。内服薬を併用するとさらに効果は上がります。

非特異性膣炎

受診科／婦人科

【原因】膣内にタンポンや避妊器具を入れっぱなしにしたり、膣の自浄作用が低下したときにおこります。大腸菌やブドウ球菌、連鎖球菌などが原因菌とされています。

【症状】白色や黄色のおりものが増え、その影響でかゆみを伴います。

【治療】膣内を洗浄し、抗生物質を挿入します。

老人性膣炎（萎縮性膣炎）

受診科／婦人科

【原因】更年期後は卵胞ホルモン（エストロゲン）の分泌が減少して膣粘膜が萎縮してきますが、そのために自浄作用が衰え、細菌に感染しやすくなっておこります。

若くても、卵巣の機能が落ちるとかかりやすくなります。

【症状】膿や、ときには血の混ざったおりものがみられ、膣の粘膜が赤くただれます。

【治療】がんでないことを確認して、卵胞ホルモンや抗生物質で治療します。

外陰炎

受診科／婦人科

【原因】卵胞ホルモンの働きで炎症がおこりにくくなっている外陰部が、抵抗力の低下で菌に侵されておこります。また、膣炎や子宮がんにより、刺激性のおりものが出ておこることもあります。子供、老人、糖尿病患者、妊婦などにおこりやすいものです。

【症状】外陰部全体か一部が赤く腫れ、ほてりやかゆみや痛みを伴います。悪化すると、肛門まで広がることがあり、慢性化すると茶褐色化して湿疹ができることもあります。

【治療】刺激の少ない石鹸やお湯で患部

一言メモ　〈更年期〉卵巣機能が低下し、排卵、月経が不規則になって閉経を迎える前後の数年間をいう。閉経年齢には個人差があるため更年期も人によって異なるが、一般に45～55歳。

を洗い清潔を保ちます。

かゆみ止めや消炎剤を使い、場合によってはステロイド剤（副腎皮質ホルモン）や卵胞ホルモンの軟膏を用いて治療します。

腟炎や糖尿病などの病気がある場合は、もとを断つことが肝心です。

外陰皮膚瘙痒症（がいいんひふそうようしょう）

受診科／婦人科

【原因】外陰にかゆみがある場合の総称で、原因はさまざまです。トリコモナス腟炎やカンジダ腟炎、外陰炎などの感染症や、更年期の卵胞ホルモン減少、アレルギー性のもの、糖尿病や肝臓の疾患などに原因の多くがあります。

また、自律神経失調症などの神経性のものもあります。

【症状】かゆみは軽いものから睡眠が妨げられるほどのものまでいろいろで、かきすぎて化膿したり、神経過敏になることがあります。また、おりものが増える場合もあります。

【治療】原因を探り、疾患の治療を行います。

更年期の卵巣機能の低下の場合は、ホルモン剤や軟膏を用います。アレルギーは抗ヒスタミン剤や抗アレルギー剤などを使います。

いずれの場合もかかないよう気をつけ、刺激のない石鹼かお湯で洗い清潔を保ちます。

外陰潰瘍（がいいんかいよう）

受診科／婦人科

【原因】炎症性のもの、性病、がんによるものなどがありますが、比較的多いのはヘルペスウイルス次いでベーチェット病でこれは自己免疫疾患と考えられています。

【症状】小陰唇（しょういんしん）の内側の粘膜や大陰唇（だいいんしん）、ときには腟口や腟壁にも小豆大から大豆大の潰瘍ができます。悪化すると汚い分泌物でおおわれ、強い痛みを伴います。1～2週間で自然治癒しますが、再発を繰り返し、悪化することがあります。

【治療】ヘルペスウイルスでは抗ウイルス剤が有効です。ベーチェット病では、はっきりした治療法はなく、清潔を保ち消炎鎮痛剤や抗生物質の軟膏、重い場合はステロイド剤の軟膏や内服薬を使うこともあります。

バルトリン腺嚢胞（せんのうほう）・バルトリン腺炎（せんえん）

受診科／婦人科

【原因】バルトリン腺の開口部が閉塞して分泌物がたまったものをバルトリン腺嚢胞といいます。バルトリン腺炎は大腸菌、淋菌、化膿菌、あるいはトリコモナス菌などのバルトリン腺への感染が原因です。

【症状】左右どちらかのバルトリン腺が腫れ、痛みや灼熱感を伴います。悪化すると膿がたまり、親指大の腺が鶏卵大にまで腫れ上がります（バルトリン腺膿瘍）。

【治療】安静にして、抗生物質で治療し

ます。膿瘍は切開して膿を出します。

おりもの

受診科／婦人科

【原因】生理的（正常）なおりものは、子宮や子宮頸管からの分泌物や、はがれ落ちた細胞などです。また病的なおりものは、膣炎やがん、びらん、子宮内膜炎、骨盤腹膜炎などの疾患が原因と考えられます。

【症状】生理的なものは透明か乳白色です。量は膣の粘膜を潤す程度ですが、個人差があり、月経周期によって変化します。

量が異常に増えて色に変化がみられたり、悪臭がするとき、あるいは外陰にかゆみを伴う場合は、病的なものが考えられます。

【治療】病的な場合は原因を明らかにし、それに適した治療を行います。がんが原因の場合もありますので軽く扱わないようにすべきです。

骨盤腹膜炎（こつばんふくまくえん）

受診科／婦人科

【原因】ブドウ球菌や連鎖球菌、大腸菌、ときにクラミジアなどが原因菌で、大半は子宮内膜炎や卵巣炎、卵管炎、虫垂炎などの炎症が広がって二次的におこるものです。

【症状】激しい下腹部痛があり、高熱や寒気、ふるえ、吐き気、嘔吐、下痢、便秘などを伴います。

またいったん治まっても、慢性期には癒着などが原因で下腹部のひきつりや鈍痛、腰痛などがみられます。

【治療】入院したのちに、原因に即した抗生物質や消炎・鎮痛剤などで治療します。

■おりものの性状と原因疾患

	性状	原因疾患
白色	酒粕状、チーズ状、粥状、クリーム状	カンジダ膣炎、頸管炎、非特異性膣炎　ほか
黄色（膿性）	膿性黄白色、漿液性、泡沫性	トリコモナス膣炎、老人性膣炎、子宮膣部びらん、頸管ポリープ、子宮内膜炎　ほか
茶褐色	分泌物に血液の混入したもの。色が濃くなれば出血となる	子宮がん、老人性膣炎、頸管ポリープ、子宮膣部びらん　ほか

＊正常なおりものは白色または淡黄色です。

一言メモ　〈悪心（おしん）〉吐き気のこと。脳の嘔吐中枢が刺激されて発生する咽頭から胃にかけての不快感で、胸がムカムカする、唾液が増える、冷や汗が出るなど症状をともなう。

乳房の構造

皮膚の付属器官である乳房は、女性の場合、成熟するにつれてふくらみを持つようになります。それは乳汁（母乳）を分泌する乳腺組織が、思春期になると脳下垂体から分泌される性腺刺激ホルモンの影響で成育し、同時に周りの脂肪組織も発達してくるからです。

乳頭

乳房の先端部分をいいます。そこには乳汁の出口となる約20本の乳管（乳頭管）が集まっていて、開口しています。

乳輪

乳頭を取り囲むかたちである輪状の部分で、ここを乳輪腺と汗腺が通っています。

乳腺葉

乳房内に無数にある、乳汁を分泌する部分を乳腺葉といい、それらは乳管へとつながっています。妊娠すると乳腺葉は発達し、出産とともに抑制されていた乳汁分泌促進ホルモンが働いて、乳汁がつくられます。そしてその乳汁は乳管洞に蓄えられます。

乳腺

乳汁を分泌する乳腺葉から乳細管を経て乳管、そして乳頭にいたる部分を総称して乳腺といいます。

乳房の働き

月経期

月経が始まる前の排卵期には、乳房が張ったり、あるいは触れると軽い痛みが感じられることがありますが、これは主に黄体ホルモンの作用によるものです。

妊娠期

女性の乳房は、妊娠すると出産に備えて授乳のための準備を整えます。黄体ホルモンの分泌によって乳腺葉や乳腺が増殖され、乳房はふくらみを増します。そして出産すると、それまで抑えられていた下垂体の催乳ホルモン（プロラクチン）が作用して、乳腺葉から乳汁が分泌されます。

授乳期

乳腺葉から分泌され、乳管を経て乳管洞にためられた乳汁は、赤ちゃんの栄養源となります。赤ちゃんが乳頭に吸いつくと、間脳から下垂体後葉にその刺激が伝えられ、ホルモンのオキシトシンが分泌されますが、それによって乳腺周辺の筋肉が収縮して、乳汁が外に出されます。

乳腺炎

急性化膿性乳腺炎

受診科／外科・産婦人科

【原因】 主に産褥期に、細菌が乳頭や乳輪の小さな傷口から侵入しておこります。原因菌は主にブドウ球菌です。連鎖球菌や、まれに淋菌の場合もあります。

【症状】 急性化膿性乳腺炎は、炎症がおこる場所によってそれぞれの名前がつけられています。

・**乳管炎**　乳頭の傷口からなんらかの細菌が乳管に侵入し、炎症をおこすものです。

・**実質性乳腺炎**　乳管炎が乳管だけにとどまらずに、乳腺全体におよんだものです。

乳房の構造

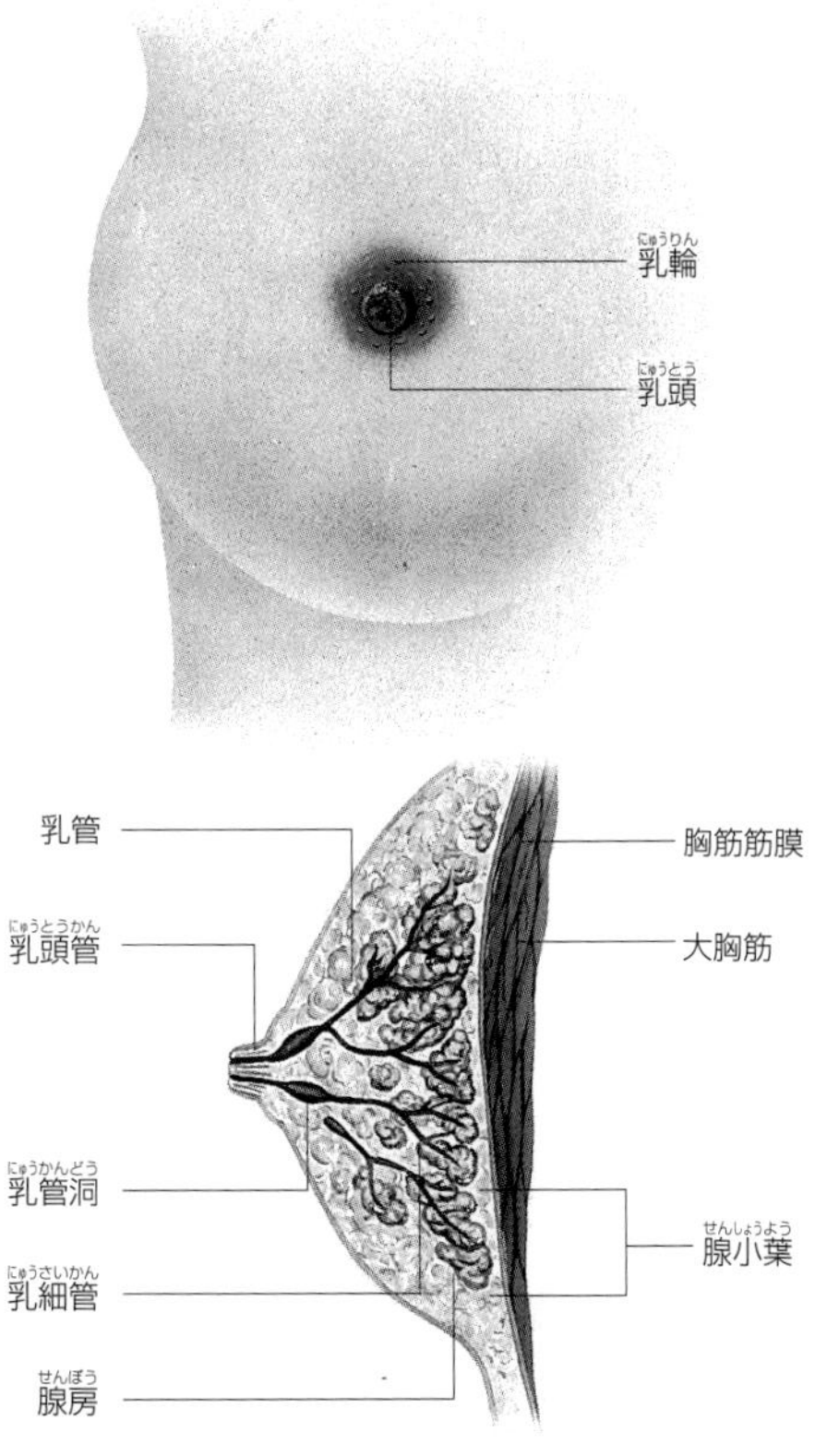

乳輪
乳頭
乳管
乳頭管
乳管洞
乳細管
腺房
胸筋筋膜
大胸筋
腺小葉

・間質性乳腺炎　炎症が乳腺だけにとどまらずに、乳腺と乳腺の間の組織にまでおよんだものです。細菌はリンパ管を通って感染します。

乳房全体が赤く腫れ、強い痛みをともないます。また、発熱や強い悪寒を感じます。炎症が悪化すると膿がたまって膿瘍ができ、乳汁に膿が混ざる場合があります。また腋の下にあるリンパ節が腫れることもしばしばあります。

【治療】まずは乳房を湿布で冷やします。炎症だけのときは抗生物質で治りますが、膿瘍ができた場合は乳房を切開して膿を出します。授乳は一時中止します。

急性うっ滞性乳腺炎

受診科／外科・産婦人科

【原因】主に初産婦の産褥期にみられる症状です。出産後はホルモンの働きにより乳汁の分泌が盛んになりますが、乳管が十分に開いていなかったり、赤ちゃんの吸う力が弱かったりすると、乳腺内に乳汁がたまっておこります。

【症状】乳の出が悪くなり、乳房全体が赤く腫れて張ったような感じになります。ほてった乳房は痛みをともないますが、全身の発熱や悪寒はありません。

【治療】まず発熱をともなう急性化膿性乳腺炎の疑いがないかどうかを見極めます。急性うっ滞性乳腺炎であれば、乳腺内にたまった乳汁を出さなければいけません。そのためには、乳管が開くように乳房マッサージをして授乳を行います。それでも不完全な場合は搾乳器などの力を借りて乳をしぼり出します。

　また、乳の出を抑えるには冷湿布が効果的です。

慢性乳腺炎

受診科／外科・産婦人科

【原因】急性化膿性乳腺炎が完治しないまま慢性化したものと、閉経期前後にお

一言メモ　〈オキシトシン〉脳の視床下部で生成され、下垂体後葉から分泌されるホルモンのひとつ。神経を介さずに子宮筋を収縮させるほか、乳腺の筋組織を収縮させて乳汁の放出を促す。

こるものがあります。

【症状】

主に産褥期におこる急性化膿性乳腺炎が慢性化したものは、急性ほどの強い症状はありませんが、乳房が赤く腫れ、ほてりや痛みをともないます。またときにはしこりがみられる場合もあります。

閉経期のころにおこる慢性乳腺炎は、痛みやほてりなどの症状はありませんが、乳房全体か一部にしこりがみられます。その影響でリンパ節が腫れる場合もあります。

【治療】急性化膿性乳腺炎が慢性化したものは、抗生物質の投与を行い、膿瘍になっている場合は切開して膿を出してしまいます。

閉経期のものはがんとの識別をきちんとすることが大切です。がんでなければとくに治療の対象にはなりません。

乳輪下膿瘍

受診科／外科

【原因】乳管に上皮細胞の老廃物やケラチンなどがたまり炎症をおこします。その後、細菌感染をおこし膿瘍となります。

乳頭が陥没している人や、授乳していない人、また乳管が広がっている人などがかかりやすいといわれています。

【症状】乳輪の下に膿がたまり、乳房全体が赤く腫れて痛みをともないます。

【治療】乳房を切開して膿を出します。症状が治まったら、膿が通る道も併せて切り取ります。

乳腺線維腺腫

受診科／外科

【原因】20歳～35歳の若い女性にみられる良性の腫瘍で、乳房の腫瘍の約1割、良性の腫瘍の大半をこの線維腺腫が占めていますが、原因は不明です。

【症状】大豆程度から大きなもので鶏卵大の、球形もしくは楕円形の硬いしこりです。周囲との境界がはっきりしており、触るとコロコロした感じがあります。1個だけの場合もあれば数個できることもあり、とくに痛みはありません。

【治療】超音波断層法によって診断を行い、手術でしこりを摘出します。線維腺腫自体はさほど心配ありませんが、乳がんと似ているので注意します。しこりの組織検査をきちんと行う必要があります。

乳腺症

受診科／外科

【原因】40歳～50歳の更年期頃の女性に多く、卵胞ホルモン（エストロゲン）の過剰分泌が原因ではないかと考えられています。

【症状】乳房の片方、あるいは両方に1個ないし数個のしこりができます。しこりの形は一定でなく、わずかにぶつぶつした感触があります。周囲の組織との境目はあまりはっきりしておらず、月経前には大きくなり、月経が終わるとまた小さくなります。排卵期には押すと痛むことがあります。

【治療】月経後にしこりが小さくなるようであれば、さほど心配はありません。定期的な検査を受けて経過を見ます。

ただし、早期乳がんと症状が似ている

ので、検査は慎重に行いましょう。

また、乳腺症であっても症状が重い場合は、ホルモン療法を行うことがあります。

乳頭の異常分泌・出血乳房

受診科／外科

【原因】乳管内乳頭腫（良性腫瘍）や乳腺症、精神安定剤など薬の副作用や、催乳ホルモン（プロラクチン）の異常分泌などが原因でおこります。

また、乳がんも原因のひとつなので細かな検査が必要です。

【症状】妊娠中や授乳中以外のときに、乳頭（一方あるいは両方）から白色または黄色の分泌物が出ます。またそれが茶褐色の分泌物の場合、とくに出血乳房と呼んでいます。

【治療】まずなにが原因なのかを調べます。薬の副作用が考えられる場合は一時的に薬の服用をやめてみます。またプロラクチンの測定や乳管内のしこりの有無も調べ、しこりがあれば良性か悪性かをきちんと検査します。

不妊症

受診科／産婦人科

【原因】夫婦の約1割は不妊症とされており、男性、女性、そして両方に何らかの原因があるといわれています。

女性側の原因としては、無排卵性月経や黄体機能不全などの卵巣障害、子宮発育不全や子宮内膜症・子宮筋腫などの子宮障害、あるいは卵管狭窄、卵管閉鎖などの卵管障害が考えられます。また、強いストレスなどが原因となることもあります。

男性側の原因で最も多いのは、精液中に精子がなかったり（無精子症）、精子が少ない場合（精子減少症）です。

また、精子が通る精管の閉鎖や、陰茎の勃起不全、早漏などの理由で精液が腟内に入らない場合も不妊の原因となります。

【症状】妊娠を望みながら避妊をせず性交し、1年を経過しても妊娠しない状態をいいます。

【治療】まず女性の場合は、基礎体温を測ります。その他にホルモン負荷試験や子宮卵管造影などの諸検査で原因をみつけ、排卵をおこすホルモン療法や手術的治療を行います。

男性の場合は、精液検査をしたのち原因によってホルモン療法などが行われます。

また、場合によっては人工授精や体外受精という手段もあります。

更年期障害

受診科／婦人科・内科・外科

【原因】女性の性成熟期（生殖期）から老年期（非生殖期）への移行過渡期のことを更年期といい、その時期におこる精神的、肉体的なさまざまな症状のことを更年期障害といいます。

更年期はだいたい40歳代半ばくらいに迎え、50歳代半ばくらいまで続くというのがふつうです。

そしてその途中で閉経を迎えますが、閉経の平均年齢は50歳くらいです。ただし早い人で40歳くらいと個人差がありま

一言メモ　〈エストロゲン（卵胞ホルモン）〉卵胞や黄体から分泌される女性ホルモン。子宮の発育、内膜の増殖、乳腺の発育、皮下脂肪の沈着など女性らしい性徴をもたらす。

す。

更年期に入ると卵巣の働きが低下し、月経不順、月経血の減少あるいは増加、ときには不正出血がおこり、やがて閉経を迎えます。

これは卵巣の老化によって、卵胞ホルモン（エストロゲン）と黄体ホルモン（プロゲステロン）の分泌が減少、消失するためで、エストロゲンの減少は視床下部の性中枢に作用し、その近くの自律神経中枢への影響によって自律神経失調症がおこります。

またこういった体の変調期に外的な要因が加わると、更年期障害の症状にいっそう拍車がかかります。外的要因とは閉経や老化に対する不安、子供の自立など家庭環境の変化、夫婦不和、体力的な衰えといった心理的なストレスで、これらはちょうど更年期のころに抱える悩みでもあります。

【症状】明らかな器質的疾患がみられないのに、さまざまな肉体的・精神的自覚症状があることを不定愁訴といい、更年期特有の不定愁訴症候群を更年期障害といっています。

不定愁訴の不快感は本人以外にはわかりづらく、それだけに周囲の理解が必要となります。また、本人自身も、更年期障害というものがだれにでも訪れる生理的なものであることを理解、納得して、割り切った気持ちで迎え、過ごすことが大切です。

更年期障害は、具体的には以下のような症状がおこります。

〈血管運動神経障害〉熱感（ほてり・のぼせ）、動悸、肩こり、頻脈、遅脈、高血圧、低血圧、冷え性など。

〈精神神経障害〉頭痛、頭重感、めまい、たちくらみ、不眠、耳鳴り、不安感、恐怖感、気力減退、集中力後退、抑うつ、むら気、記憶力の低下、圧迫感など。

〈運動器系障害〉腰痛、肩こり、関節痛、坐骨痛、筋肉痛など。

〈知覚系障害〉しびれ感、知覚鈍麻、知覚過敏、蟻走感など。

〈泌尿生殖器系障害〉頻尿、排尿痛、稀発月経、不正出血、膣の萎縮症状、性交障害など。

〈皮膚分泌系障害〉皮膚のおとろえ、発汗、口内乾燥、唾液分泌過多など。

〈消化器系障害〉吐き気、食欲不振、下痢、便秘など。

そのほか疲労感が以前よりも増したり、腹痛や膣炎といった症状が現れる場合もあります。

更年期の不定愁訴は、なんの症状も現れないまま更年期を終える人もいれば、おこっても症状の軽い人、重い人と個人差があります。

そしてこのような症状は突然おこるので、最初のうちは戸惑う人も少なくありません。

また天候や周りの状況など環境にも左右されやすく、日々症状が違う場合もあります。しかしながら、内分泌系が安定してくると次第に治まってくるので、軽い場合はさほど心配する必要はありません。

【治療】更年期に入ると卵巣の機能が衰えるために、月経不順や月経血の増減、ときには不正出血がおこりますが、この症状が本当に更年期にともなう変調なのかどうかを見極める必要があります。月経異常は子宮がんや子宮筋腫など、ほかの婦人科系の病気にもみられる症状だからです。

また、更年期障害の不定愁訴も、器質的な疾患であったり、神経症やうつ病、統合失調症など、ほかの病気の可能性もあるので、きちんと検査する必要があります。

月経不順や不定愁訴が更年期によるものであって、生活に支障を与えない程度の軽いものであれば、内分泌系の安定とともに治まるので治療の必要はありません。

症状が重く、生活や仕事に支障をきたすようであれば治療を行います。

まず、現れた症状が自律神経性によ自律神経失調症なのか、心因性のものによる神経症なのか、またはその混合型なのかを調べます。診断の方法としては、医師の問診による心理テスト、更年期指数の検査、自律神経機能検査、あるいは血中ホルモン値の測定検査などがあります。

自律神経性の失調症の場合は、漢方薬による療法やホルモン療法などを行います。

ホルモン療法には卵胞ホルモン（エストロゲン）を補充する療法と、男女混合ホルモン（エストロゲンとアンドロゲン）を補充する療法があります。これは卵巣の働きが衰え、その影響によって自律神経の機能が乱れておこる自律神経失調症を改善する治療法です。

卵胞ホルモン（エストロゲン）療法というのは、更年期前には保たれてきたエストロゲンが老化にともなって急激に減少・消失していくのを補い、血中の卵胞ホルモンの濃度が著しく低下するのを防ぐ治療法です。

また、男女混合ホルモンによる治療法は、不定愁訴の中でも特に頭痛や肩こり、腰痛、疲労といった症状に効き目があるとされています。

現在、さかんに行われているのはホルモン補充療法といわれるもので、これは少量の卵胞ホルモンと黄体ホルモンを長期間投与する方法で、かなりの効果があります。

ホルモン補充療法によって更年期障害の種々の症状の改善のほかにも、脂質異常症、動脈硬化、骨粗鬆症の予防にも役立ちます。

検査の結果、自律神経性の失調症ではなく心因性のものであるとわかった場合は、心理療法（カウンセリング）を行ったり、精神安定剤あるいは自律神経調整薬の投与などを行います。

心理療法というのは、医師との面談によって行う療法で、病気の原因となっている心理的なストレスを引き出してその原因を取り除いたり、あるいは患者本人から治癒する力を引き出したりするものです。

心因性の神経症にホルモン療法を行ってもほとんど効果がないとされていますので、心因性か自律神経性のものかを見極める必要があります。

また、規則正しい生活や栄養バランスのとれた食事など、日常の生活を健康的に保つことも、更年期を前向きに乗り越えるためには大切なことです。

一言メモ　〈プロゲステロン（黄体（おうたい）ホルモン）〉黄体（排卵後の卵胞）から分泌される女性ホルモン。子宮内膜の増殖を助け、子宮内に受精卵が着床しやすい環境を作る。

こころの病気

心と脳

人間が喜怒哀楽を感じたり、意志的あるいは知的活動をするのは、心の働きであるとされています。すなわちこの心が何かを感じて活動するのも、脳が活動することにより感じるのです。また心がうれしさや悲しみを感じると、微笑みが起きたり、涙がこぼれたりするのは、脳が喜びや悲しみを感じて、神経を通じて顔や涙腺の筋肉を動かしたりして、人は、喜怒哀楽を表現することができます。反射的な運動も、脳の指示に従って瞬時にコントロールされています。

心の病気の種類

心が病む原因はさまざまで、精神障害と総称され、本人の性格や疲労、睡眠障害など、心因性、内因性、外因性などに分類されていますが、最近は、さらに労働環境の変化や、高齢化が社会的に進み、うつ病などの精神障害や、高齢化に伴う認知症などに苦しむ患者さんが急増し、厚生労働省は、２０１２年、心の疾患を、がん・脳卒中、心筋梗塞・糖尿病の四大疾病に加え、五大疾病の一つと位置付けました。しかし四大疾病は、身体の疾病であり、その治療法が日々進歩しているのに比べ、精神障害に対する治療法は、薬剤に頼るのみで、根本的な治療法はないのが現状です。アルツハイマー型認知症に代表される外因性障害は、脳細胞の研究により新たな薬剤の開発がなされ、治療法も進みつつありますが、心因性疾病は、対症的に治療する以外に適切な治療法はなく、通院が長期化し、家族の精神的、肉体的負担も大きなものがあります。また自殺などと結びつく悲劇もあるだけに社会的、医学的にも、その治療法の開発、患者さんに対する対応、環境の整備などが大きな問題となっています。

《心因性精神障害》

神経症（ノイローゼ）や心身症のように、心の痛みや葛藤などの心理的な要因によっておきるものです。遺伝よりも環境や生き方などによることが多く、ふつうは内因性のものより症状は軽いものが多い病気です。

《内因性精神障害》

統合失調症や躁うつ病（双極性障害）などの、いわゆる精神病のことです。遺伝的な素質が原因となっているという見方もありますがはっきりした原因はよくわからない場合がほとんどです。

《外因性精神障害》

頭部外傷後遺症や脳炎後遺症のように脳が物理的あるいは化学的な障害を受けることや、身体に病気があってそれが精神障害をおこすものです。

心の病気の治療

心の病気は自覚される場合もありますが、外見や言動の変化で周囲に気づかれることもあります。病気というほどでない場合は友人や同僚が相談にのったり、家族が話を聞くことで解決しますが、そうでない場合は特に本人が心の病気であることを自覚しないときには、少しも解決に向かわないことになります。そうなると職場や家庭の中でどうにかすることは困難ですので、専門家である精神科の医師に相談するのが賢明です。

本人が診察を受けたがらない場合は家族が代わって相談に行くのがよいでしょう。精神科、神経精神科、心療内科などいろいろな科があります。よくわからない場合は保健所でたずねると教えてくれます。最終的には本人が診察を受けて医師が症状を理解したうえで、通院かあるいは入院かが決まります。

心因性精神障害

神経症（ノイローゼ）

受診科／精神科

神経症とは脳を始めとする身体に何の障害も病気もないのに心身に障害がおきるもので、典型的な心因性の精神障害といえます。不安になったり、身体が不調になったりします。直面する環境へ適応できずに精神的バランスが崩れることでおきることも多いものです。

神経症は症状によって不安神経症、強迫神経症、恐怖症、心気症、ヒステリーなどに分かれますが、いずれも不安感がその底にあります。神経症とはこのような不安な精神症状の症候群であるということになります。

統合失調症とくらべると神経症は軽いものであり、統合失調症に進行したり生命に危険をおよぼすことはありません。

不安神経症（全般性不安障害とパニック障害）

【原因】 心理的な葛藤が不安をおこすと考えられていますが、パニック障害については脳内の神経伝達物質系の異常が原因であることがわかってきています。

【症状】 多数の出来事や活動について過剰な不安が続く状態を全般性不安障害といいます。強い不安感に襲われて、激しく動悸がしたり、息が苦しくなったり、手足がしびれたり、冷や汗をかいたりと自律神経失調の症状が現れます。このような不安の発作（パニック発作）は繰り返しおきたり、また、おこりはしないかと思うだけで不安になることがあります。これを予期不安といいます。

【治療】 精神療法で環境や本人の精神的な状況を調べてストレスの原因を見つけ、それを本人が解消するようにします。症状をやわらげるために抗不安薬や抗うつ薬なども使用します。

恐怖症

【原因】 きちょうめんすぎる性格や心の底に潜む不安が、何かの対象を前にしていろいろな強迫観念となって現れるものです。

【症状】 人と会うと顔が赤くなるのではないかと心配する赤面恐怖、人と会うのが怖い対人恐怖、高いところに登ると落ちてしまうと恐れる高所恐怖、ドアの取っ手などに触ると不潔だとして何度も手を洗う不潔恐怖、狭い部屋が怖い閉所恐怖などさまざまです。

【治療】 抗不安薬や抗うつ薬を使用したり、精神療法や行動療法を行います。

一言メモ 〈精神科〉うつ病や統合失調症など心の病を治療する診療科。アルコールや薬物などの依存症も扱う。

強迫神経症

【原因】はっきりした原因はわかっていませんが、完全癖・内省的・自信欠乏などの性格が関与しているのではないかといわれています。

【症状】ささいな考えや思いが頭から離れずに、どうでもいいことをいつまでも考え続けたりします。何度、手を洗ってもばい菌がついているのではないかと思って、実際に手を洗い続けたり、外出のときにすでに確認したのに何度も戸締まりを確かめたりします。

【治療】抗不安薬や抗うつ薬を使用します。精神療法も行われますが、重症だと治療が困難になってきます。

ヒステリー

【原因】本人もよく意識していない、心の葛藤や欲求不満がいきなり人前で身体症状や精神症状として現れます。性格的には空想的な自己中心性、演技的で被暗示性が強い人に多くみられますが、原因となるような身体的な異常はまったくありません。

【症状】歩けない、立てない、目が見えない、声が出ない、耳が聞こえない、けいれんするなどの身体的症状が人前で、しかも芝居がかった感じでおきてきます。

　また、別に健忘や意識がもうろうとする、あるいは二重人格などの精神症状がおきるヒステリーもあります。

【治療】精神分析療法や、催眠によって感情を発散させる暗示療法、あるいは麻酔をかけて精神分析をする麻酔分析療法などを行います。また、抗不安薬などを使用することもあります。

離人神経症

【原因】不安や自分に対する自信のなさ、あるいは対人関係が苦手なことからおきるようです。女性に多い症状です。

【症状】現実に生活をしているにもかかわらず、現実が薄いカーテンの向こう側にあるような気がしてきます。家族や友人もそのカーテンの向こうで話し、行動しているように感じて、疎外感や孤独感に襲われて悲しみ苦しみます。

【治療】うつ病や統合失調症でも離人神経症がおきることがあるので、その場合は別に治療をすることになります。

　離人神経症の場合は、現実との接触を避けることがないようにさせて、長い時間をかけて治療をします。

抑うつ神経症

【原因】仕事や夫婦関係など、現実の環境に本人の性格がうまく適応できないことが原因でうつ状態になるものです。あくまでも神経症であって、うつ病とは違うものです。

【症状】気持ちが沈んだり、悲しくなるといった悲哀感に加えて、不安あるいは焦燥感があります。動悸や発汗など自律神経の症状があり、不眠や食欲不振などの症状もあります。

【治療】うつ状態になった原因や誘因を探ってから治療を始めます。薬物療法としては抗不安薬や抗うつ薬を使用します。精神療法も行います。

心気神経症

【原因】神経質な性格が生活環境に反応しておきるものとされています。例えば近親者の病気や死、あるいは本人の軽い病気などによって健康に対して過度に神経質となるためにおきます。

【症状】病気を恐れるあまり、少しでも体調が悪いと必要以上に心配して悩んで何度も病院へ行きます。医師が異常なしと診断しても、本人は納得せずに頭痛や動悸をひどい病気の症状だと考えてとても不安になります。

【治療】軽ければ抗不安薬を使用すれば治ることが多いものです。その他いろいろな精神療法が行われます。

神経衰弱（しんけいすいじゃく）

【原因】体質的、性格的なものが長い間の心身のストレスに影響されておきるものと考えられています。

【症状】集中力が落ちたり、もの覚えが悪くなったりというように精神的な疲労感が現れてきます。全身に倦怠感や頭痛、ふるえ、呼吸困難などが出て、不安感や抑うつ感に襲われます。

【治療】数日間、安静にすればだいたい治りますが、病気の程度によっては長期化する場合もあります。

心身症（しんしんしょう）

受診科／内科・外科・心療内科・精神科

【原因】ストレスや葛藤あるいは本人の性格など、精神的あるいは心理的なものが原因となって、自律神経系の各臓器に病気が現れるものです。職場や家庭でのストレスをためたり、無理にでも周囲に適応しようとする過剰適応型の性格をもつ人に多く、体質的に弱いところに身体症状が現れてきます。

　心身症は神経症のひとつに違いないのですが、病気の名前ではなく心理的なことでおきる身体疾患の総称です。また特徴としては、神経症の場合は神経症状が強く表に出てくるのに対し、心身症の場合は精神症状が現れずに身体症状が表に出てきます。そのため病院に行っても、しばらく原因不明の症状とされて、なかなか心身症とわからないというようなこ

カウンセリングの普及

　薬物療法とともに、心の病の治療で主流になっているのが、心理的な働きかけを中心とする精神療法やカウンセリングです。患者の過去や現在の状態を明らかにすることで、正しい診断や、治療の道しるべにします。

　一般的に行われるのが支持療法です。これは患者の話をよく聞いて、信頼関係を築いた上で患者が抱いている誤解や錯覚、過度の不安や思い込みなどを正したり、助言を与えたり、励ましたりします。

　精神分析療法は患者が自覚していない意識下の問題まで探るものです。時間をかけた面接を長期間行い、神経症や性格障害など過去の養育、とくに親子関係にその原因がある場合に行われます。

　その他、森田療法や自律訓練法がよく行われます。森田療法は神経症によく使われ、患者が必要以上に症状に「とらわれ」ている状態から、「あるがまま」に生きていくことを習得させる方法です。自律訓練法は心身症や不安神経症によく使われます。これは自己暗示や自己催眠によって、自律神経系に働きかけて、動悸、筋肉の緊張、胃腸症状などを改善します。

一言メモ　〈精神分析療法（せいしんぶんせきりょうほう）〉フロイトにより創始された深層心理学的体系にのっとり、無意識のうちに抑圧された葛藤や不安、コンプレックスなどを取り除いて心の病を解決していく治療法。

とがよくあります。

【症状】自分では精神的な問題に気づかないまま、以下のように各種の臓器や部位に病変がおきてきます。

（循環器系）本態性高血圧症、低血圧症、神経性狭心症、心臓神経症

（呼吸器系）気管支喘息、過呼吸症候群

（消化器系）胃・十二指腸潰瘍、過敏性腸症候群、神経性嘔吐症

（内分泌代謝系）糖尿病、肥満症、甲状腺機能亢進症

（神経系）筋緊張性頭痛、自律神経失調症

（泌尿器系）夜尿症、インポテンツ、過敏性膀胱

（骨筋肉系）関節リウマチ、書痙、頸肩腕症候群、チック

（皮膚系）神経性皮膚炎、慢性じんま疹、円形脱毛症、多汗症

（耳鼻咽喉科）メニエール症候群、難聴、耳鳴り

（眼科）眼瞼けいれん、眼精疲労

（産婦人科）無月経、月経困難症、更年期障害、不妊症

（小児科）起立性調節障害、心因性の発熱

こういった症状が心理的な原因でおきるのが心身症ですが、心理的なものの影響がない場合はもちろん心身症とは呼びません。また、神経症の場合は身体症状があっても、心身症のように特定の臓器や部位にはっきり病変が認められないのです。

【治療】身体症状の治療と原因となる心理面への治療を並行して行います。身体的な面だけの治療をしても、原因となる心理的な面の治療をしなければ、いつ再発しても不思議ではないからです。

身体症状は薬物療法や食事療法などで治療します。心の治療は精神療法を行いますが、とくに自律訓練法や行動療法がよく行われます。また薬物療法としては抗不安薬などを使用します。

心因反応（しんいんはんのう）

受診科／精神科

人間関係のあつれきや生活環境の変化などが心理的な面に影響しておこるもので、いろいろなものがあります。

妄想反応（もうそうはんのう）

【原因】人間関係や環境の強い衝撃に反応して妄想をおこすものです。

【症状】たとえば、近所で事件がおきて、刑事が歩いていると、それを自分を疑っているためと信じこんでしまい、尾行されているとか、盗聴されているなどという妄想を持つものです。主に被害的な内容が多いのが特徴です。

【治療】妄想をおこした原因を究明してそれを解決します。また、抗不安薬や抗精神病薬も使われます。

感応精神病（かんのうせいしんびょう）

【原因】精神障害者の家族やきわめて親しい人が、患者の精神状態に感応して同じような症状を示す状態です。。同様のものとして、集団ヒステリーがあります。

【症状】被害妄想などの妄想がもっとも多い症状です。思春期の女子生徒に発生

した集団ヒステリーなどでは、興奮や恍惚あるいは失神、けいれんなどが現れます。

【治療】発症者と、以前からの患者を隔離することでほぼ治りますが症状がひどいときには薬物療法も行います。

拘禁反応

【原因】刑務所や難民収容所などの特定の場所に拘束された状態が続くことでおきる、精神病の一種です。

【症状】置かれた状況や拘束の期間などで違ってきますが、うつ状態や幻覚あるいはさまざまな妄想、昏迷が現れてきます。最初は自律神経失調の状態になって、それが神経症や心身症の症状へ移行することが多いようです。

【治療】各種の向精神薬を使用したり精神療法やカウンセリングを行います。

内因性精神障害

躁うつ病（双極性障害）

受診科／精神科

【原因】はっきりした原因はわかっていませんが、遺伝的な要因や性格的な要因が関係していると考えられています。

【症状】はたから見てもわかるほど、気分がとても高揚するのが躁状態で、逆にひどく落ち込むのがうつ状態です。躁うつ病というのはこの躁状態とうつ状態が現れる病気ですが、その現れかたによっていくつかのものに分かれます。

　症状としてうつ状態だけが現れるものを単極型うつ病といい、躁状態だけが現れるものを単極型躁病といいます。そして躁とうつの状態が交互に現れるものを双極型躁うつ病といいます。

【治療】抗うつ薬や抗躁薬などの薬物治療が中心です。

単極型うつ病

【症状】うつ状態が繰り返すもので、躁うつ病で一番多いのがこの病気です。

　うつ状態は、なにかしらもの悲しく、不安感やむなしさなどがあり、そういう憂うつなものから始まって絶望感や悲嘆などがおきてきて、日常生活での活動もおっくうになってきます。さらにはいろいろなことで自分を責めたり、ひどい場合は自殺してしまうこともあります。こういううつ状態は一度おきるとたいていは数カ月くらい続きます。

　気分の落ちこみそのものは、もちろんふつうの人にもおきるものですが、うつ病の場合は、その苦痛の程度がひどいものになります。さらに精神的な落ちこみは身体面におよんで、朝早く目覚めてしまう（早朝覚醒）や、食欲減退、便秘などのさまざまな自律神経症状がおきてきます。またこれらの症状が午前中、とくに朝に重く、午後から夕方になるにつれ軽くなるという、1日のうちで症状が変動するのもうつ病の特徴です。

【治療】抗うつ薬によってうつ状態の期間を短くする治療が中心です。最近は副作用が少ないSSRIやSNRIがよく用いられます。

　これら薬剤の効果はだんだん現れてきますが、それでも効果がない場合や自殺の恐れがある場合は電気けいれん療法で

一言メモ　〈精神療法〉精神病や心身症の患者に対し、心理的な働きかけによって心の病を治療していく方法。説得指示療法、表現療法、洞察療法、訓練療法、集団精神療法などがある。

治療をします。重症でない場合は通院ですみます。

単極型躁病

【症状】躁状態だけが現れます。単極型うつ病や双極型躁うつ病より発症率は低いものです。

躁状態とは、気分が高揚して意欲が高まり表情は生き生きし、何でも思うとおりになるような気がしてきます。

アイデアがどんどん浮かんできてそれを実現させようという意欲が満ちてきて、睡眠不足も気にならないほどですが、他人や家族が聞いたり見たりすると、どうも飛躍が多く、実情にそぐわないように思えます。

【治療】主に炭酸リチウムが用いられますが、このほかに抗精神病薬も併用されます。家族への影響が大きいことから入院する場合が多くなります。

双極型躁うつ病

【症状】ある時期には気分が高揚する躁状態がおき、またある時期には気分が落ちこむうつ状態がおきるものです。最初から躁状態とうつ状態が交互に現れるものと、うつ状態だけが何回か現れてから躁状態が現れるもの、あるいは躁状態が何回かあってからうつ病が現れるものなどいくつかの種類があります。

【治療】躁状態のときは炭酸リチウムと抗精神病薬を使用して精神を鎮静化します。うつ状態のときは抗うつ薬を使用します。

初老期うつ病

【原因】45歳から65歳くらいまでのいわゆる初老期に初めて発症する単極型うつ病の一種です。原因がはっきりわからないものの、老化による身体的な不調や職場などの社会的環境の変化がきっかけになっておきると考えられているところがふつうのうつ病と違うところです。

また性格的にはきちょうめんで責任感の強い人が、状況の変化にもかかわらずそれまでのペースを維持しようとすることでおきることも多い病気です。

【症状】うつ状態でもとくに不安、焦燥、苦悶がひどくてじっとしていられず、部屋を歩き回ったり、ときには攻撃的となることもあります。ひどいときには衝動的に自殺を企てたりもします。

また不治の病気にかかっているなどの妄想をもちやすく、不眠、頭痛、食欲不振、便秘などの身体的な症状を訴える傾向があります。

【治療】抗うつ薬を使用しますが、不安や焦燥感が強い場合は抗精神病薬も使用します。

老年期うつ病

【原因】65歳以上の老年期の人におきるうつ病ですが、発症のきっかけは心理的な負担や脳血管などの身体的な病気などが関係すると考えられています。

【症状】初老期うつ病とよく似たもので、不安やいらいら、苦悶が強い場合が多い病気です。また被害妄想が強くなり、他人とトラブルをおこすことも多くなってきます。

また、精神活動や行動が抑制されるため、一見認知症が始まったように見えることがあります。これを「仮性認知症」といいます。しかし、それはうつ病が治ると治りますし、本当の老年認知症とは違うものです。

【治療】入院する場合が多いものです。抗うつ薬などの薬物療法が中心となります。

更年期うつ病

受診科／精神科

【原因】女性の閉経期にともなって、性機能に関係するホルモンの変化がおきたり、更年期障害で身体的な不調がおきることが原因と考えられています。

【症状】閉経期にだけうつ状態が現れます。短いものを繰り返すうちに、うつ状態が長くなることもありますので注意します。

【治療】抗うつ薬を使用します。

仮面うつ病

受診科／精神科

【原因】初老期、老年期あるいは更年期うつ病に多くみられるものです。

【症状】うつ病であるものの、うつ病の症状そのものが比較的軽くて、身体的な症状が前面に出ることが多い病気です。悲哀感や絶望感などがともなわないことが多くて、そのために内科や外科などを受診して、違う病気と診断されることが多いほどです。

身体的な症状は頭痛、腹痛、腰痛などの各種の痛みのほか、めまい、不眠、食欲不振、倦怠感、便秘、動悸などさまざまなものがあります。

【治療】基本的にはうつ病と同じ治療をし、抗うつ薬などを使用します。

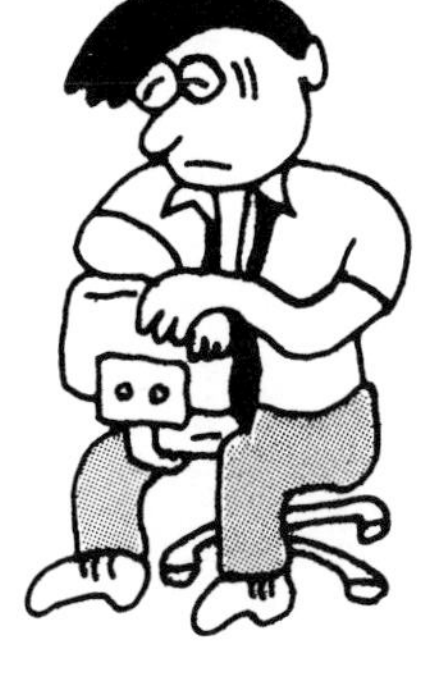

うつ病患者への家族の接し方

うつ病の治療では家族の協力がとても大事で、患者は大きく影響されます。家族は、その原因がうつ病であることをじっくり患者に説明することから始めます。そのためには家族も、うつ病に対する正確な認識が必要となります。

医師とはよくコミュニケーションをとり、患者の病状を詳しく話したり治療の段階に応じて患者の変化を観察して報告すべきです。また逆に医師からうつ病についてよく聞くことが大切です。

うつ病の患者で危険なのは、自殺の衝動があることです。それを防ぐには家族が協力して、自殺のシグナルを見落とさないようにすることです。いつも誰かがいると安心させ、孤独の世界に閉じ込めないようにします。また自信喪失などから、早まって退職、退学などをすることがあるので、病気の間は一身上の重大な決定を控えるように注意してやります。

うつ病の患者は、必死で頑張ろうとしていてもできず、またそれに悩んでいますので、安易に励ましてプレッシャーを与えるのは、逆効果となることがあります。さりげなく見守るようにします。

一言メモ 〈カウンセリング〉対話によって心の悩みを解決していく心理療法のひとつ。患者（クライアント）が自らを語ることで、次第に心のゆがみを自覚できるよう導く。

統合失調症（とうごうしっちょうしょう）

受診科／精神科

【原因】 精神病のなかでは重篤な症状を示すものですが、いわゆる内因性のものが原因で、身体的な外傷や病気あるいは心理的なものとの関係が認められず、はっきりした原因はわかっていません。

【症状】 特徴的なものを簡単にいうと、自閉的になって外へ出なくなったり、他の人との感情のコミュニケーションがとれなくなったり、周囲に無関心になったりして表情から人間的な柔らかさがなくなります。自発性や感情面での障害で知的障害はありません。

この統合失調症は症状によって以下の4つのタイプに分かれます。

破瓜型（はかがた）

思春期に発病することが多く、だんだん思考が滅裂になっていき、感情が鈍くなってしまいます。学校や職場からの精神的な隔離がおき、ひどい場合は友人や家族との交流もなくなり、一日中自分の部屋に閉じこもってしまうような生活になります。

緊張型（きんちょうがた）

強い興奮と石のような昏迷状態の間を行き来するものです。興奮して大声を出したり、走り回ったり、逆に自分の中に閉じこもって外界にまったく反応せず、家族が話しかけても返事もしないといった状態になります。幻聴や妄想もともないます。

単純型（たんじゅんがた）

はっきりした幻覚や妄想あるいは興奮といった特徴的な症状がないまま、だんだん感情が麻痺していって無気力になり、しだいに自閉状態になるものです。周囲から孤立して生活する程度であることが多く、統合失調症の症状としては一番軽いもので統合失調症に入れるかどうかはまだ論議されているほどです。

妄想型（もうそうがた）

幻聴と妄想が症状の主体です。この場合の幻聴とは、本当は誰も何も言ってないのに「何かをしろ」と命令する声や自分のことを悪く言う声が話しかけてくるのが聞こえたり、自分のことを批判している話し声が聞こえたりします。また、最近多いのは自分の会話が盗聴されていると思いこんだり、頭の中にコンピュータが埋められて、自分はそのコンピュータであやつられているなどの妄想です。

こういう4つの型の症状が進んでくるとだんだん社会から孤立して喜怒哀楽の感情がなくなってきて、無気力になってしまいます。

【治療】 抗精神病薬を使用する薬物療法が中心となります。それとあわせて生活指導や作業療法が行われます。

最近では早期発見と治療法の発達により入院を必要とせず通院だけですむことが多くなっています。

また、社会復帰ができる患者が非常に多くなっています。しかし、今なお残る社会の偏見や差別が、社会復帰の障害となっています。

＊〈統合失調症〉2002年８月以前は「精神分裂病」と呼称されていた。

外因性精神障害

外因性精神障害には、頭部外傷、脳炎、老化などによって脳の神経細胞がおかされ、認知症やけいれんなどをおこす器質性精神障害や、脳以外の身体の病気（肺炎などの高熱疾患、バセドウ病などの内分泌疾患、肝臓病などの代謝性疾患など）によって、二次的に意識障害や気分の変調などの精神症状をおこす症状性精神障害、さらにアルコールや種々の薬物による中毒性精神障害があります。

このなかでよく問題となるのが認知症と中毒です。

認知症をともなう精神障害

受診科／精神科・老人科

【原因】 認知症とはもの忘れがひどくなったり、記憶力が悪くなるものです。ふつうは老化によってそのような現象は出てくるものですが、認知症は脳になんらかの障害が発生して単なる記憶力の低下だけでなく日常生活や家庭生活に障害がおきるものをいいます。

認知症は脳に外傷がある場合もありますが、たいていの原因は脳血管性認知症と老年性認知症です。脳血管性認知症は脳の血管の動脈硬化などによって血行不全が生じておきるものですし、老年性認知症は老化によって脳が萎縮することが原因となります。

認知症は64歳以下で現れる若年性認知症と65歳以上で現れる老年性認知症に分けられています。

アルツハイマー型認知症（老年性認知症）・アルツハイマー病

ともに脳が全体的に萎縮するために認知症になります。65歳以上になって現れるものがアルツハイマー型認知症あるいは老年性認知症と呼ばれます。初老期に多く発病するのがアルツハイマー病です。

【症状】 症状はじわじわと進行します。まずもの忘れがひどくなり、何度も同じことを聞いたり、食事をしたことをすぐ忘れたり、いっしょに暮らしている家族の顔もわからなくなったりします。散歩に出ても自分がどこにいるかわからなくなって家へ帰れなくなってしまいます。この場所的な見当がつかなくなる症状が特徴的です。

また、言葉や行動の面で日常生活がうまくいかなくなり、ひどくなると部屋の中で排尿をしたりします。だんだん非活動的になってついには恍惚状態や寝たきりになってしまいます。

【治療】 根治的な治療方法はありません。脳の活動を改善するような薬物やデイサービスでの働きかけで対症療法をします。

脳血管性認知症

麻痺を残すような重い脳出血の後にもみられますが、短時間の一時的な失神や頭痛などをおこすだけの小さな出血や梗塞（血管のつまり）を繰り返しているうちに、しだいに認知症が明らかになってくることの方が多いのです。

【症状】 認知症は、脳血管障害がおきるたびに、段階的に進行します。また、障害は脳の一部だけにおきて、その他の部

一言メモ　〈自閉〉外界への関心や感情的な反応が薄れ、社会生活や日常生活から離れて自己の内界に閉じ込もってしまう病態。統合失調症に多くみられる基本症状のひとつ。

位は正常です。そのため、記憶は障害されても、計算や方向感覚は十分にできたり、あるいはその逆だったりするため、「ざるの目」、「まだら」認知症と呼ばれます。感情が以前より激しくなり、涙もろくなったり、怒りっぽくなったりすることが多くなります。

【治療】脳の代謝や循環を改善する薬が使われます。また血圧のコントロールや食生活の指導、適度の運動も大事です。

クロイツフェルト・ヤコブ病

受診科／神経内科・精神神経科

【原因】感染性タンパク質（プリオン）が原因だと考えられるようになっています。進行が極めて早く、1、2年で死に至ります。

【症状】まず記憶障害がおきて、認知症、人格変化、錯乱、運動障害、視力障害などが現れるようになります。ミオクローヌスという不随意運動が現れるようになり、身体が急にビクッと動きます。だんだん寝たきりになってしまいます。

【治療】有効な治療方法はありません。

ピック病

受診科／神経内科・精神神経科

【原因】脳の一部に萎縮がおきることで初老期に発症するもので、遺伝との関係が指摘されています。

【症状】まず人格の変化が現れ、怒りっぽくなったり、無関心になったりします。また、何を聞いても同じ答えを繰り返すようなこともあります。進行すると話さなくなり、しだいに終日何もせず茫然としている状態となってきます。

【治療】決め手となる治療方法はなく、薬物を使用する対症療法をします。

中毒性精神障害

アルコール依存症

受診科／精神科

【原因】いわゆる慢性アルコール中毒といわれるものです。失業や仕事のストレスなどの社会的要因によることが多いのですが、そのようなストレスがなくても酒を続けていくうちにしだいにやめられなくなり中毒（依存性）になることもあります。

【症状】長年のアルコール摂取によってしだいに酒量が増えていきます。そのうちに酒が切れると禁断症状がおきて、いらいらしたり、発汗、手のふるえが現れたり不眠になったりします。ひどくなると部屋にはいないネズミが見えたりする幻覚がおきてきます。その症状は患者にも苦痛のため、またアルコールを飲んで禁断症状から逃れます。しだいに精神的・身体的障害をともなうため社会的あるいは家庭で問題になります。肝臓や脳、胃腸などに深刻な合併症をおこすことがよくあります。

さらに深刻な脳の障害をおこすと、重い記憶障害がおきて、でたらめな作り話をしたり、時間や場所がわからなくなるコルサコフ症候群などにおちいることがあります。

【治療】入院して禁酒し、禁断症状をのりこえるようにします。不安には精神安定薬や幻覚には向精神薬を使用します。

場合によっては酒を嫌いになる抗酒薬を使用し、落ちついてくれれば精神療法を行います。

急性アルコール中毒

受診科／内科

【原因】 いわゆる「一気飲み」などで、短時間に大量のアルコールを摂取することで血中アルコール濃度が上がり、中枢神経の働きが鈍って酩酊状態になるものです。

【症状】 体力や体質などで個人差はありますが多弁や気分のよさに始まり、だんだん思考力などが低下して意識が薄れ、体温が低下してきて、ひどいと昏睡状態になり、呼吸障害をおこしたり呼んでも応えない状態になります。

【治療】 昏睡状態になればすぐ病院で気道確保や点滴などの治療をします。

病的酩酊

受診科／内科

【原因】 ふつうの人は泥酔すれば寝てしまいますが、体質的に少量のアルコールで酩酊し意識が薄くなる人におきるものです。

【症状】 まわりの人にけんかをしかけたり、周囲の状況がまったくわからなくなってしまいます。もうろうとして心身喪失の状態になることがあります。また、酩酊中や酔いがさめるころに興奮して激しく乱暴して暴力犯罪をおこすこともあります。

【治療】 断酒します。

薬物依存症

受診科／精神科

【原因】 好奇心、仕事の疲れをとるため、あるいはストレスなどから逃れるために薬物を使用しているうちに、使用することが快感となって、使用し続けなければ収まらなくなってしまうものです。原因となる薬物はアヘン類、コカイン、覚醒剤、睡眠薬、トルエンなどの有機溶剤などが代表的なものです。

【症状】 無気力や不活発な状態に陥ります。たいていの薬物では、使用しているうちにだんだん量を増やさないと効果が

認知症高齢者の自宅介護

一緒に暮らす家族は、認知症の兆候を見逃さないようにします。もの忘れがひどくなったのを「年だからしかたないね」と言っていては病気としての認知症に気づかなくなります。認知症も早期発見が大事ですから、おかしいと思ったらすぐに診察を受けさせます。

介護にあたっての家族の気持ちが症状の進行に大きな影響を与えます。認知症高齢者は自分への周囲の気持ちには敏感で、冷たくされていると思ったらますます症状が進行してしまいます。逆に、心をこめて介護すれば症状の進行はゆるやかになるのです。介護にあたって具体的な注意点としては、

- ●規則正しい睡眠とバランスのよい食事をさせるようにする。
- ●急に部屋をかたづけたりして環境を変えて高齢者を混乱させないこと。
- ●園芸や動物の世話、手芸など軽い作業などをしてもらい、散歩など何か身体を動かすようにする。

など、接しかたに工夫して症状の進行を遅らせるようにしたいものです。

一言メモ 〈強迫観念〉非現実的、非合理的な考えが反復的に浮かび、振り払おうとしても頭から離れないこと。高度になると妄想に移行する。

出なくなるうえ、使用を中断すれば禁断症状が現れて、その不快感から逃れるためにまた使用を続けます。

　禁断症状がおきれば、覚醒剤などでは幻覚や被害妄想によって過剰に攻撃的になり、殺人事件までもおこしてしまいます。

　アヘン類のモルヒネなどでは激しい自律神経失調状態が現れてしまいます。

【治療】入院をして薬物の使用をやめるべきです。禁断症状には向精神薬を使用し、落ちつけば精神療法を行います。

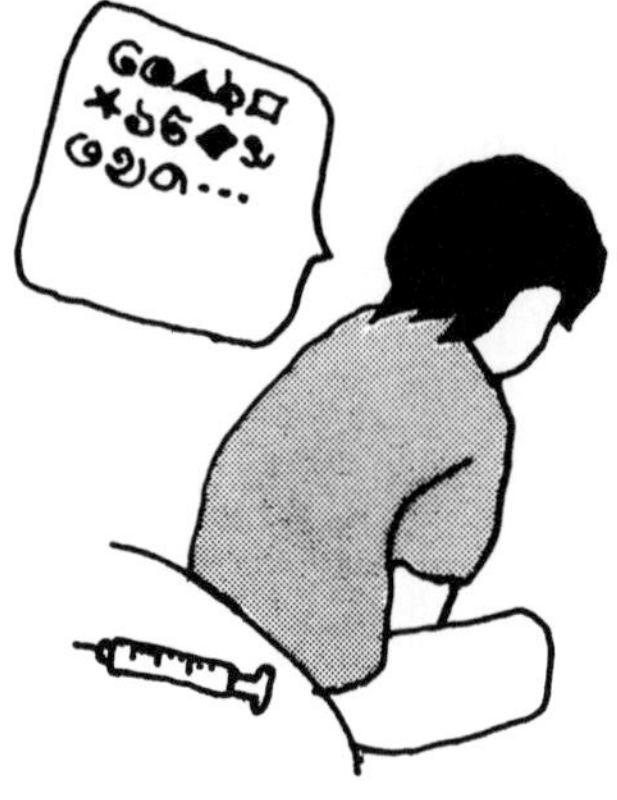

その他の精神障害

人格障害（じんかくしょうがい）

受診科／精神科

【原因】主に育った環境の要因によって、性格がひどく偏っているためにおきるものです。

【症状】社会的に適応できずに悩み、自殺を図ったり、自信を失ったりします。まれに他人との共同生活で迷惑をかけることもあります。

【治療】精神分析治療などが行われますが、根本的な治療は困難です。

性行動異常（せいこうどういじょう）

受診科／精神科

【原因】性欲の異常な亢進と、逆に減退からおきるものと、性対象の倒錯からくるものがあります。

　性欲が亢進するのは躁病、異常性格などが原因で、減退するのはうつ状態や内分泌障害などです。ただし、正常と異常の境目をどこで引くかということは難しいものです。社会的あるいは心理的な要因が大きいものです。

【症状】小児愛、老人愛、死体愛など性欲の対象が異常なものです。

　また、露出症、サディズム、マゾヒズムなど性的満足を得るための性目標が一般とは違う性行動をします。

【治療】精神分析治療やカウンセリングを行います。

摂食障害（せっしょくしょうがい）

受診科／心療内科・精神科

【原因】心身にとくに異常は認められず、太りたくないとかやせたいという強い気持ちでおきます。

　12、13歳から20歳くらいまでの女性に多くおきるもので、思春期やせ症あるいは拒食症とか神経性食欲不振と呼ばれます。しかし、多くの場合は逆に過食症を伴うことが多いので、現在では摂食障害と呼ばれます。

【症状】食欲がなくなったり、ダイエットなどよりも極端に食事をしなくなるので、激しくやせ衰えてしまいます。その結果、無月経や低血圧になってしまいます。

　しかし、身体こそやせてきますが、身体機能が保たれている間は、極端なカロリー不足にもかかわらず、体力の衰えは見せずにきわめて行動的になるのが特徴です。

　食事を拒否する時期の反動あるいは心理的な要因で逆に多食（過食症）になることもあり、その際は肥満になります。

【治療】やせて体力の低下がひどい場合は、入院して点滴などで栄養を補給することもあります。拒食症・過食症には精神療法、カウンセリングが行われます。

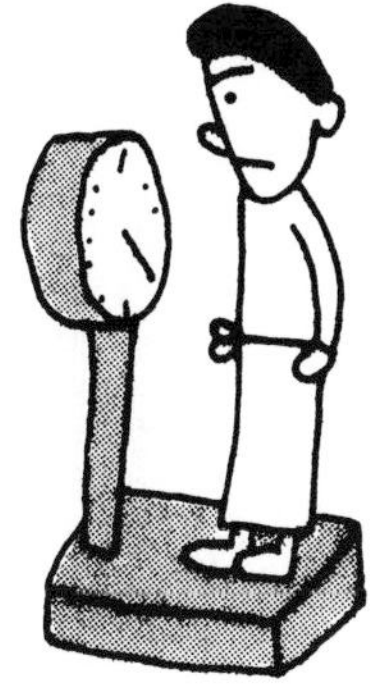

睡眠障害

不眠症

受診科／心療内科・精神科

【原因】原因のはっきりわかっているものとしては、海外との時差などに影響される睡眠時の外部環境の変化、リウマチなど痛みを伴う身体の病気、薬物によるもの、うつ病や統合失調症など精神の病気などです。

　しかし不眠症でもっとも多いのが、本当の原因らしい原因がないもので、何かのストレスがきっかけとなって眠れなかったことで、ずっと眠れなくなり、そのことで病気になるのではないかと思ったりするような心理的なものからくることが多いのです。これが不眠心気症あるいは神経質症性不眠と呼ばれているものです。

【症状】不眠の症状にはいろいろなタイプがあります。なかなか眠りに入れないが、いったん眠ってしまうと朝までぐっすり眠れるもの（入眠障害）、神経質な人や老人に多い、眠りが浅く（浅眠・熟眠障害）、夜中に何度も目が覚めるもの（途中覚醒）、躁うつ病の人や老人に多い朝とても早く目が覚めてそのまま眠れなくなるもの（早朝覚醒）などです。

　いわゆる原因のない神経質症性不眠症の人は、そのほとんどが入眠障害をおこしています。そのため日中に眠気やだるさが残ります。そして夜になると、また眠れないのではないかという不安のために、また寝つきが悪くなるという悪循環を繰り返します。

【治療】心身の病気からくるものは、まずその病気の治療をします。心理的なものからくる不眠の治療は、心理的な面に働きかける支持療法や森田療法、精神療法と、抗不安薬や睡眠薬などの薬物療法を行います。

過眠症

受診科／心療内科・精神科

【原因】時差などの外部環境の変化、睡眠不足による疲労、病気の回復期などで

一言メモ　〈インスリンショック療法〉統合失調症の治療法のひとつ。早朝の空腹時にインスリンを注射して血糖値を下げ、ブドウ糖で回復させるという方法だが、現在はほとんど行われない。

日中に眠気がおきるのは当然ですが、これ以外に、睡眠時無呼吸症候群、ナルコレプシーや周期性傾眠症などのように、病的なものが原因でおきるものがあります。

【症状】 通常より多い睡眠時間となります。日中にたえがたい眠気におそわれ、仕事中に突然眠ってしまうことがあります。

【治療】 病的な過眠はその原因となる病気をまず治療します。そのほかの過眠は治療の必要はありません。

ナルコレプシー

受診科／精神科・神経科

【原因】 睡眠障害の一種で、原因ははっきりとはわかっていませんが、遺伝的な体質が原因だという説もあります。まれな病気ですが、青年期の男性に多くおきます。

【症状】 ほとんど毎日、昼間に突然強い眠気を感じて居眠りしてしまうもので、だいたいの場合が20分以内にすっきりと目覚めます。眠気は本人の意識と関係なく、試験やスポーツの試合あるいは重要な会議などでも眠ってしまうほど強いものです。

　この症状にともなって、笑ったり怒ったりすると急に身体の力が抜けたりする脱力症状も現れることがあります。

【治療】 非常に治りにくい病気ですが、30歳を過ぎて自然に治ることもあります。眠気には精神刺激薬を使用し、脱力発作には抗うつ薬を使用します。

周期性傾眠症（しゅうきせいけいみんしょう）

受診科／精神科・神経科

【原因】 原因そのものははっきりわかっていませんが、仕事やスポーツによる過労がきっかけとなります。

　成人前の若い男性に多いものの、まれな病気です。

【症状】 1日中寝床で眠っているか起きていてもうつらうつらしている状態が数日から数週間続いて、治っても数カ月周期でこの症状を繰り返します。

　また、症状が現れているときに過食がおきるのをクライネ・レビン症候群と呼びます。

【治療】 成人すると、自然に治ってしまうこともあります。メチルフェニデイトなどの精神刺激薬を使用します。生活のリズムを整えることも大事です。

睡眠時無呼吸症候群（すいみんじむこきゅうしょうこうぐん）

受診科／精神神経科・耳鼻咽喉科

【原因】 肥満や耳鼻科の病気によって、睡眠中に喉が詰まってしまう閉塞型と、老人などで呼吸中枢の働きが低下するために呼吸が止まる中枢型、これらの混合型に分けられます。

　このうち、肥満によって閉塞性無呼吸をおこすものをピックウィック症候群といいます。

【症状】 睡眠中に頻繁に呼吸が止まり、そのたびに目覚めるので、不眠となります。そのため日中に強い眠気を訴えることがあります。

　また呼吸停止が多くなると、高血圧や心臓肥大などの重大な症状をおこしますので、注意が必要な睡眠障害です。

【治療】 原因となった肥満や耳鼻科の病

気の治療が第一です。また、呼吸を補助する装置を使うこともあります。不眠だからといって睡眠薬を使ってはいけません。それは睡眠薬の呼吸抑制作用や筋弛緩作用によってさらに症状が悪化するからです。

ネット依存症

ネットやゲームに熱中するのは低学年層にまで広がり、大きな社会問題となっています。ゲームは無料で飽きが来ないように進化し、ますます依存症に陥る傾向を深めています。この結果、視力障碍や運動不足など、身体的な影響も深刻になり、熱中のあまり、不登校や睡眠不足による欠勤など家庭問題をおこす原因にもなっています。

思春期挫折症候群

思春期の青少年が友達との関係や学校の成績によって挫折して精神症状をおこしてしまうものです。傷つきやすい少年に多く、登校拒否、非行や家庭内暴力のきっかけになることが多いものです。

ピーターパン・シンドローム

18歳くらいまでの男性に、無責任、不安、孤独などが現れ、自分に自信のもてない少年となります。さらに自己愛であるナルシズムと男尊女卑の傾向が加わった青年となるのがピーターパン・シンドロームです。自分に自信がないために空想のなかで完璧な自分をつくったり、女性に対して男っぽく振るまいます。大人になりたくなくて、現実から逃避します。

シンデレラ・コンプレックス

女性が、童話のシンデレラのように自分が安全で安らげるところにつれていってくれる男性をひたすら待っている状態です。女性の社会進出が進んでも、内面で自立に不安をもつ女性が多いのです。

アパシー・シンドローム

大学生におきる場合はとくにスチューデント・アパシーといいます。標準以上の能力をもち、輝かしい履歴をもつ若者に無関心、無気力、生きがいの喪失などの状態がおきるものです。しかし神経症のように自分では抑うつ感や焦りや不安をもたず、治療を求めることはありません。精神療法が必要です。

青い鳥症候群

成績優秀な学生が社会に出て失望を味わい、「こんなはずじゃない、自分にはもっとふさわしい場所があるはずだ」と思い、チルチルとミチルのように自分の「青い鳥」を求めて転職を繰り返すようになることです。

空の巣症候群

結婚や就職で子供が親から巣立っていったときに、とりわけ母親は守り育てる対象がいなくなって突然空虚な感じに襲われます。これでうつ状態になることがあります。

一言メモ 〈幻覚〉実際には存在しない事柄が聴こえたり（幻聴）、見えたり（幻視）、感じられたり（体感幻覚）すること。統合失調症、脳障害、薬物依存、アルコール依存などでみられる。

子供・赤ちゃんの病気

子供によくみられる症状

発育が悪い

2歳くらいまでの乳幼児で注意しなければいけないのは発育の遅れです。発育の遅れには、身長や体重あるいは外界への反応などの要素があります。個人的なものでさして問題にならないものも多いわけです。判断の具体的な目安としては母子健康手帳を参照します。母子健康手帳には、パーセンタイルという形で体重と身長を測定した結果が出ています。この数値（3～97パーセンタイル）の範囲内であればまず心配はありません。

もしこの数値をはずれていたり、はずれていなくても発育の遅れが気になるようなら栄養吸収ということが問題になってきます。乳児なら母乳のほかの哺乳は足りているか、あるいはその栄養成分は満足できるものであるかなどをチェックします。栄養の面で問題なければ、後は赤ちゃんの心理的な面に注意します。どんなに栄養のいいものを与えていても、そこに親の愛情があって、それに赤ちゃんが応えるという愛情と信頼のキャッチボールがなければ発育は遅れてしまいます。

虚弱

虚弱といってもいろいろなものがあります。熱がでやすいとか、腹をくだしやすいといったことから、やせてひ弱な感じだとか、食欲がなく元気もないなどとさまざまです。注意すべきものとしてはひんぱんな発熱や発育が悪いことなどでしょう。発熱がひんぱんなのは感染症の疑いがあり、発育が悪いのは内分泌障害の場合もあります。

病気が原因でない場合の虚弱は治療の必要はありませんが、家庭で体質改善の努力が必要です。規則正しい生活をして過度の冷暖房を止めて一日に一度は外で運動をさせるのも一法です。

元気がない

子供はふつう疲れを知らないと思えるほど元気で活動的です。でもそんな子供が顔色が悪くて疲れやすく、元気をなくして家でじっとしているようなことがあります。その場合に注意するのは、それが急性の状態か慢性的につづいているかです。急に元気がなくなって、一晩眠ってもいっこうに回復せず、熱をともなうような場合は問題です。急性の感染症などの可能性があります。

慢性的なものには友達や家族との間で問題を抱えている場合があります。身体的な問題を抱えている場合があります。話を聞いて解決するようにします。身体的な原因として考えられるのは、年長児では起立性調節障害です。その場合は顔色の悪さや立ちくらみが現れますので、貧血を除外します。また、運動不足や睡眠不足など生活リズムの乱れにも注意しましょう。慢性感染症の可能性もあります。

落ち着きがない

やたら動きまわるから、子供に落ち着きがないとはいえません。落ち着きのなさを感じても、それは環境や本人の性格からくるものもあれば、本当に病的なものからくるものもあります。病的かどうかは最終的には医師が判断しますから、どうしても気になる場合は診察を受けるべきです。

病的なものとしては脳や甲状腺をはじめとする身体あるいは神経に原因があるものと、自閉症や注意欠陥・多動性障害などの精神・心理的なものがあります。親の態度に不安を感じたりする環境でも子供はよく落ち着きを失います。

身体が軟らかい

赤ちゃんの身体が軟らかいのはふつうのことですが、ここで問題になるのは筋緊張低下児と呼ばれる病的に軟らかい赤ちゃんのことです。その軟らかさは具体的には生後3、4カ月でも首がすわらなかったり、1年たってもその場にひとりで立っていることができなかったりするなどと、年齢と月数に応じたものから判断できます。人形のようにじっとしていて、親が手を離すと身体がくたっとしてしまうことが多いのです。原因としては脳や神経や筋肉の障害などが考えられます。

太りすぎ

乳幼児が太っているのはほとんどの場合は心配がありません。ただ、幼児から学童へと成長するにつれても太ったままやさらに太っていく場合は注意が必要です。肥満にはホルモンの病気が原因の症候性肥満と、食生活などからくる単純性肥満があります。

症候性肥満はいろいろな症状を併発し、治療の必要がありますが、単純性肥満はまず家庭で改善すべきです。たいていはカロリーの摂取量が運動量より多いので、栄養バランスのよい食事を適量とらせて、適度な運動をすべきです。肥満が解消しない場合やひどい場合は、そのまま高血圧や糖尿病など、子供ながら生活習慣病がおきることもあります。

やせている

赤ちゃんのときにはまるまると太っていても、幼児期に入ると少しずつやせてきます。食欲にもむらがあって何か病気ではと心配になりますが、元気に遊んでいるようなら、まず心配いりません。やせているのは遺伝による体質や、思春期で身長の伸びに体重増加が追いつかないことが多いのです。

現在の身長に対する標準体重と比べて、20%以上少なければやせすぎといいます。とくに最近急にやせてきたというような場合は注意が必要です。元気であれば普通は大丈夫ですが、どんどんやせてくるのに非常に元気な場合は問題です。めっきり食べなくなった、しばしば吐く、脈が速い、おしっこの量が多くなった、肌がかさかさしてきたなどの場合は、医師の診察を受けましょう。

好き嫌いが激しい

偏食を続けていると栄養バランスが悪

一言メモ 〈小児科〉出生後から思春期までの小児の内科的疾患を扱う診療科。一般に15歳以下の子供が対象となる。

発育が悪い／虚弱／元気がない／落ち着きがない／身体が軟らかい／太りすぎ／やせている
好き嫌いが激しい／おねしょ／指しゃぶり／夜泣き・夜驚症／微熱／寝汗／ひきつけ

くなり、大事な成長期に障害がおきたり順調に身体が育たなくなる恐れがあります。

といっても何が偏食かということには注意が必要です。ニンジンやピーマンが嫌いといってもそれが直ちに偏食だということではありません。野菜すべてが嫌いなのかあるいはその中のいくつかが嫌いなのかで違ってきます。特定の栄養群すべてが嫌いなら問題ですが、栄養群の中にちゃんと好きなものがあればそれで栄養はとれるのです。

ピーマンが嫌いでもかぼちゃやトマトが好きならよいのです。豚肉が嫌いでも鶏肉が好きなら栄養面ではそれでよいのです。ただ、間食に甘いものばかり食べさせていると、おかずにちょっと苦いものやすっぱいものがあると受けつけなくなります。そういうことには注意しなくてはなりません。

親が食材の香りを抑える工夫をしたり、食事のときに本当においしそうに食べると子供によい影響を与えます。

おねしょ

3、4歳になっても夜におもらしをするのを夜尿症といいます。このくらいの年齢では、まだ排尿神経がちゃんと機能していないからであり、ふつうは放置していてもそのうち治ってしまいます。

しかし、たびたびのおねしょがずっと続く場合は注意が必要です。環境の変化や親のしつけなどからくる心理的な不安定さが原因となっていることが多いのです。また、腎臓、膀胱、尿道になんらかの障害があることも考えられますので、心配な場合は小児科の医師の診察を受けるべきです。また、昼間にもおもらしをする子供の場合は病気のあることが疑われますので診察を受けるべきです。

家庭では子供が緊張しないようにします。両親があまり夜尿のことを気にしたり怒ったりすると本人はそのことで心理的な圧迫を受け、よけいやまなくなってしまいます。また、夜起こして排尿させることも有害です。起こすのはやめたほうがよいでしょう。

指しゃぶり

乳児が眠気や空腹でぐずっているときや、ふだんでも指をしゃぶることがよくあります。原因としては食べ物や愛情への欲求不満のことが多く、放置しておいてもある時期までに自然に治るものなので、ふつうは心配ありません。

しかし、かなり言葉がしゃべれるようになる3歳を越してもまだ治らない場合は問題になります。家庭で治らない場合は、だんだん前歯が出て歯並びが悪くなったりすることもあるので小児科の医師に相談してみるべきです。

夜泣き・夜驚症（やきょうしょう）

赤ちゃんに夜泣きはつきものといえましょう。それは親への意思表示であり成長の過程のひとつですのでほとんど心配いりません。しかし、3歳以上になってひどく夜泣きするときには注意が必要です。空腹やのどがかわいているといった場合や、部屋が暖かすぎたり寒すぎたりするものもありますが、身体に異変がおきている可能性もあります。かゆみや鼻づまりのほかに、中耳炎や扁桃炎、腹痛など、どこかが痛い場合があるのです。

夜泣きではないものの、子供が睡眠中に急に大きな声を出して起きてしまい、おびえて泣き出したり、部屋の中をうろうろ歩いたりすることがあります。これを夜驚症といいます。昼間の興奮や緊張が睡眠中によみがえることでおきることがほとんどです。怖い夢を見ておきる「悪夢」や、急に起き上がってどこかへ歩いて行きそうになる「夢遊症」がおきることもあります。

いずれの場合も自然に治ることがほとんどですから、それほど心配することはありません。昼間ひどく興奮をさせたり恐怖を感じさせないようにすることが大切です。しかし、あまりひんぱんにあるような場合には小児科の医師に相談すべきです。

微熱

赤ちゃんなどが熱を出すと、どうしても心配になります。例えば38度の熱が出ると高熱のように思ったりすることもあります。しかし、熱の数値そのものを心配するより、機嫌がよいか、元気がよいか、ぐったりしていないかなどをみることが、一番大切です。平熱はけっこう個人差が大きいものなのです。しかも1日のうちでもお腹がすいているときと食事をしたあとなどという条件によって違ってきます。ふだんから子供の平熱を把握しておいて、それよりも高いかどうかに気をつけます。また、電子体温計は約0・3度くらい高めに出ます。

一時的なものでなく、長く微熱が続く場合はさまざまな病気が疑われます。例えば、結核症、寄生虫症、中耳炎や副鼻腔炎、血液疾患、脳障害、バセドウ病、尿路感染症、アレルギー疾患、膠原病などの場合があるので一度は診察を受けましょう。

寝汗

汗は脳が刺激を受けることで出ますが脳は汗を抑える働きもします。うたたねをすると汗をかいたりしますが、それは脳の働きが低下して発汗を抑える機能が下がるからです。乳幼児の場合は脳が発汗をコントロールする働きがまだよく機能していないので大人と比べて倍ほども汗をかきやすくなります。

ですから、暖かい部屋でふとんがかかった赤ちゃんや幼児が、頭がびっしょりするほど寝汗をかいてもそれはふつうの現象です。ただ、発熱にともなう発汗の場合は単なる汗ではなく、感染症や内分泌疾患の症状のひとつであることが多いので注意します。

ひきつけ

乳幼児から小児（6歳くらい）までの間には、ひきつけ（けいれん）をよくおこします。1歳ころに最初におきることが多いので親は驚くことが多いのですが、だいたいは熱があり5分ほどで止まります。ただ、20分を超える場合や呼吸困難や意識低下などをともなう場合はただちに診察を受けるべきです。熱がなくても同様な症状がある場合には医師に相談してみることも大切です。

一言メモ　〈夏季熱（かきねつ）〉夏季におこりやすい乳幼児の発熱。原因は乳幼児の体温調節機能がまだ未熟なためで、細菌やウイルスなどの感染によるものではない。朝方や夕方以降にみられる。

ひきつけでも、高熱を出したときのものは「熱性けいれん」と呼ばれ、全身をつっぱらせたり震わせたりします。このような状態は脳炎や髄膜炎などでもおきます。熱性けいれんがおきたら横向けに安静にします。口に指や割りばしを入れてはいけません。熱性けいれんを何度も繰り返すようでしたら、小児科医の診察を受けましょう。

また、子供が怒ってひどく泣いてひきつけをおこすものを「憤怒けいれん」といいます。息が止まって唇が紫になって意識不明になって少ししてから戻ることもあります。放置していてもたいていは自然に治りますが、何回もおこすようでしたら病気が疑われるので診察を受けるべきです。

ミオクロニー発作

生後1年から4歳ぐらいまでに、間隔をおいて群発的に繰りかえす発作（てんかん）を言います。この症状は遺伝性があると言われていますが、抗けいれん剤の服用で抑えられます。6、7歳頃に見られる症状は、小児欠神てんかんといいます。この症状は女児に多く、発作は突然おこりますが、その後の発育に影響することはありません。

かんしゃく

乳幼児は自分の思うようにならないと身もだえして泣いたり、暴れまわったりして家族を困らせます。これは子供がうまく感情を表現できないもどかしさからきています。そのことでいら立つわけですから、ものごとへの反応がはっきりしているということです。ある意味で感受性が鋭いということになります。

子供がかんしゃくをおこしたら家族は危険のない限り無理に抑えようとせず、自然に収まるまで冷静に待つことが大切です。あまりおろおろしてなだめようとするとかんしゃくをおこせば親は言いなりになると思って、ひんぱんにかんしゃくをおこすようになりかねません。

かんしゃくがおきている間は、それも成長のための一過程と心得てひたすら冷静に過ごすべきです。

咳

咳は気道の異物や分泌物を取りのぞくための生理的な現象です。ただ急に激しく咳きこんだり、長期間続く場合は注意すべきです。新生児の場合は気管食道瘻や食道閉鎖症の疑いがあり、乳児の場合はほとんどがかぜ症候群など呼吸器に障害がおきているものです。

日中はそうでもないのに夜間になると咳が出るのは百日ぜきの場合があります。また、1週間以上の長期間咳が続くものは、気管支喘息や気管支炎、肺炎の場合があります。また、かぜをひいたときなどにあおむけに寝ると、鼻汁がのどに入って咳がでることがあります。乳幼児の場合は気道がよくできていないために、咳をしてうまく鼻汁や痰を外へ出せないので、ゼーゼーという喘鳴（ぜんめい）をする場合があります。

鼻血

鼻血が出る場合に注意しなければならないのは、1回に出る血液の量と、鼻血そのものがよく出るかどうかです。鼻炎にかかっていて、よく鼻をいじる子供などは出血する量が多いものですが、すぐ止まることがほとんどで、それほど心配はありません。あまりしょっちゅう出血するようなら医師の診察を受けなければなりません。

ただ、血が止まりにくい場合は止血機能に障害があることもあるので要注意です。まれには血液関係の重大な病気が潜んでいる場合もあります。

胸痛

子供はまれに胸痛を訴えることがあります。幼い子供の場合は症状をはっきり言えないものですから、家族には筋肉の痛みなのか心臓などの痛みなのかがよくわかりません。たいていは筋肉や靭帯といった組織が無理に引っ張られておきるものです。

また、心臓障害が原因となる場合では、不整脈、心外膜炎、肺高血圧、虚血性心疾患などが考えられ、それ以外では骨、胸壁、気管支炎や肺炎などの呼吸器、あるいは消化器の病気などが原因となります。また、子供でも心理的な原因で胸痛がおきることがあります。

腹痛

子供はよく腹痛をおこしますが、さまざまな原因があります。赤ちゃんが腹痛をおこした場合は足を縮めて背中を丸くして泣きます。子供の腹痛の場合は放置しておいてよいものから、緊急手術が必要となるものまでさまざまです。医師の診断を受けるべきかどうかの目安としては、発熱や嘔吐あるいは下痢をともなうかどうかということや、本人の態度や顔色などがあります。

急に激しく痛がって、顔が青ざめて唇が紫色になる（チアノーゼ）と腸閉塞（腸重積）や腸捻転の疑いがあります。

腹痛の原因としてほかには虫垂炎、尿路感染症、消化性潰瘍、過敏性大腸、便秘などがあります。子供に多いものとしてはウイルス性胃腸炎や細菌性胃腸炎がありますが、その場合は腹痛そのものより下痢や嘔吐の症状が目立ちます。

下痢

腸が炎症をおこすと、腸の粘膜が刺激されて水分があまり吸収されないまま水っぽい便が出てしまい下痢の状態となります。母乳を飲んでいる乳児の場合は軟便がふつうですから、とりたてて下痢とはいいません。母乳からミルクへ替えたときや、ミルクの飲み過ぎで下痢をおこすことはよくあります。

下痢の原因として子供に多いものは、ウイルス性胃腸炎、細菌性胃腸炎、大腸炎、アレルギー性のものなどのほか、呼吸器感染や尿路感染などです。また、心理的なものが原因となる心因性の下痢などもあります。また、食事の栄養バランスが偏っていても下痢になることがあります。

下痢だけの症状ならあまり心配はありませんが、発熱があったり、血液の混入（血便）があったり、元気がなくなったりする場合は注意が必要です。ひどい下痢が続く場合は、身体の水分が外にたくさん出て脱水症状をおこしてしまいます。

一言メモ　〈点頭（てんとう）てんかん〉生後４カ月～１年ほどの乳幼児にみられるてんかんで、脳になんらかの障害があることを示す。瞬間的に頭を前に曲げたり、手足をピクっと曲げたりする。

それとともに身体に必要な電解質が体外に出てしまい、重症になると生命に危機をおよぼすこともあります。

便秘

便秘といっても乳幼児の場合は個人差があります。ひどい場合は5日くらいおつうじがないこともあるほどです。子供が不快感を訴えたり元気がなくなっている場合以外はそれほど心配はありません。

逆に便秘だからといって、すぐ下剤を飲ませたり浣腸をするのはよくありません。乳幼児にひどい便秘が続く場合は、重大な病気が潜んでいる可能性があり、注意が必要だからです。

例えば大腸の通過障害をおこし、腸炎を合併することがあるヒルシュスプルング病や甲状腺機能低下症などがあります。ですから、安易に下剤や浣腸を使用するとかえって病状を悪化させることがあるのです。

病気の潜んでいる心配のない便秘なら、つうじをよくする食べ物を与えたり、お腹をマッサージする、おしりの穴に綿棒を出し入れして刺激するのがよい方法です。自分で排便できる年齢の子供なら規則的に排便をする習慣をつけさせることが大切です。

嘔吐

嘔吐がおきるのは、のど、胃腸、内耳、心臓、腹膜、泌尿器などさまざまな臓器が原因です。食事中に咳をして嘔吐することもよくありますが、量が少なくて元気な場合には心配ありません。気をつけるべきなのはウイルス感染による胃の炎症での嘔吐で、よくおきます。また、髄膜炎、脳炎、脳腫瘍、脳出血など重大な病気がある場合も嘔吐しますので注意することが必要です。

嘔吐するはずみで気管に異物が入ってしまい、肺炎をおこすことがあるので注意します。

首のぐりぐり

子供の首の両側に小豆から大豆くらいの大きさのぐりぐりがいくつかできることがあります。これはリンパ管の中を流れてきた細菌やウイルスがリンパ節でとらえられてはれがおきているものです。麻疹、風疹、おたふくかぜ、扁桃炎などの感染症にともなってよくできるものです。硬くて小さい腫れだけで、痛みや発熱がなければ数週間から数カ月で治りますから、まず心配はありません。

あせもやアトピー性皮膚炎の赤ちゃんにもよくぐりぐりができますが、その部位の皮膚が赤くなって痛がるようなことさえなければやはり心配いりません。

高熱が出てさわるとても痛がるような場合は、血管や心臓へ障害をおこす川崎病の場合もあります。

食欲不振

親が子供に食べて欲しい量を食べないとか、同年代の子供より食べないといってもそれは心配すべきではありません。

食欲不振が問題になるのは思いあたる原因もないまま、だんだんふだん食べる量が減っていき、体重の増加がみられなくなったりやせてしまう場合です。身体に異常がある可能性があるので医師の診察が必要です。

頭痛

頭痛は小児期によくおきるものです。急性の頭痛の場合は、かぜ症候群や髄膜炎、脳炎、脳腫瘍、高血圧、ガス中毒、頭蓋内出血などでおきます。頭痛だけでなく食欲不振や元気がないなどの症状があるかどうかに注意します。

急性で、頭の両側に圧迫感がある痛みがだんだんひどくなり、吐き気もともなう場合は筋収縮性頭痛の可能性があります。眼精疲労や耳、鼻、歯の病変が原因となっていることが多いものです。また、神経質な小児などは心因性の頭痛をよくおこしますので、家庭生活での心理的な環境について検討することが必要です。

慢性の頭痛はだんだんひどくなっていく場合でなければ、それほど心配はありません。ずきんずきんと痛むのは血行障害によるいわゆる片頭痛の場合が多いものです。てんかんでも頭痛はおきます。

頭が大きい

乳幼児の頭は胴体と比べて大きいのがふつうに思えます。ただ、中には病的に大きくなる場合があって健康診断などで発見されます。

頭が急に大きくなるものにはその裏に重大な病気が潜んでいる場合もあります。それが水頭症、硬膜下水腫、脳腫瘍などの病気です。水頭症は脳室に水が溜まるもので、硬膜下水腫は脳と頭蓋の間に血液がたまるものです。いずれの場合も脳を圧迫して重大な障害をおこします。

顔色が悪い

子供の顔色が悪いのは、皮膚に異常がある場合と内臓や血液の疾患がある場合です。病気ではなく、体質的に悪いこともあります。子供の顔色が悪い場合に多いのは貧血で、ひどい場合は顔面蒼白となってしまいます。

また、慢性的に顔色が悪いのは慢性的な疾患が原因となります。

その他、ネフローゼ症候群、腎臓病、紫斑病、甲状腺機能低下症、尿路感染症、潰瘍性大腸炎などが考えられます。

子供・赤ちゃんの病気

脚が痛い

赤ちゃんのおむつを替えようとして、脚を動かした時に突然激しく泣いたり替えてからも苦しそうに泣く場合は、まず外傷がないかどうかチェックしてみましょう。それが見当たらない時は、脚をゆっくり動かしてみて痛そうにするかどうかを調べてみます。

乳幼児に脚の痛みがおきる場合は、骨関節、筋肉、神経などの障害が予想されます。ふつうは骨折や脱臼、捻挫などが多いのですが、中には若年性関節リウマチ、アレルギー性紫斑病、骨腫瘍といった病気がある場合があります。

最近では膠原病（こうげんびょう）などでも脚の痛みが現れることがあるので、原因を確かめることが大事です。

心雑音

聴診器で聞くと正常な心臓の拍動の音である心音と違う音がすることがあります。これが心雑音で病的なものと心配ないものがあります。心雑音が聞こえると

〈顔面蒼白（がんめんそうはく）〉顔の皮膚に流れる血液量が減り、顔面が青白くなった状態。大出血、心臓障害、血管障害など、体の状態が悪いときにおこる代表的な症状。

原因を確かめるために心電図や超音波などを使って精密検査をします。

子供の場合の心雑音はたいていの場合が無害ですが、中には心房中隔欠損や弁膜症などの心臓病や心臓周辺の血管に病変があることもあります。このような心雑音は健康診断などで発見されます。

不整脈

子供の不整脈には、洞性不整脈や洞性徐脈がよく見られます。洞性不整脈は呼吸性不整脈ともいって、息を吸うときに心拍数が増えて吐き出すときに減るというものです。洞性徐脈は1分間に50から60しか心拍数のないものです。どちらも程度のひどい場合以外は問題ないものが多いのです。

ただ、中には心臓病が原因となっている病的な不整脈もあります。脈が1分間に２００以上だったり時々とんだりするのは要注意です。また、心臓病ではないものの、甲状腺機能亢進症や高血圧などでも不整脈がみられることがあります。不整脈とわかったら原因をはっきりさせることが大事です。

血圧の異常

血圧の異常には高血圧と低血圧があります。低血圧の場合は、たちくらみといわれる起立性調節障害をおこしやすいのですが、高血圧の場合は特に障害があらわれないものがほとんどです。

血圧は体重や身長など発育や体格との関係が密接で、発育がいい子供や活発な子供などでは、よく血圧が高くなっています。血圧が高いといっても大人と違って子供の場合は、ほとんどが病気とは関係ない無害の高血圧です。無害性高血圧は原因不明の高血圧で、思春期などによくみられますが、ほとんどが成人までには正常の数値になります。

注意すべきは病的原因からくる高血圧です。小児の場合は腎臓そのものの病気や腎動脈の病気、あるいは内分泌系の病気や薬物の副作用によるものなどは治療が必要です。

低血圧の場合は、家庭生活の改善をとおして治します。

背が伸びない

背が伸びないという悩みは本人より両親が抱えることが多いものです。背が伸びないのではないかとか、背の伸びが止まったのではないかと思って医師に相談する人も多いようです。ふつうは遺伝によるものや、身長が急に伸び始める時期が来るのが遅れているだけという場合が多いのです。それでも健康で元気なのに身長だけがほかの子供より小さいというのは両親にとっても気になることに違いありません。

背が伸びないのは病気によることもあります。どうしても気になる場合は診察を受けるべきです。ただ、低身長とされるのは標準よりかなり低い場合です。例えば小学校入学時期になっても１００センチ以下だとかいう場合です。さらに病気が心配されるのは顔つきに異常があるとか、知能などにかなりはっきりと遅れがある場合です。

原因としては内分泌の疾患や染色体の異常あるいは奇形症候群、骨の病気などが考えられます。

おむつかぶれ

かぶれやすい体質の赤ちゃんは、おむつで湿疹ができることが多いものです。下肢（かし）の根元の温度が高いことと、尿に含まれるアンモニアや発生するカビがかぶれやすい皮膚を刺激したりすることによります。また、紙おむつそのものが原因のこともあります。別の種類に替えてみるのもよい方法です。

なるべく股間を清潔にしてあげるように気をつけ、かぶれたらそこを乾燥させるようにします。湿疹用の軟膏とカビに有効な軟膏を合わせて使用するのも一法ですが、医師に相談すべきです。

学業不振

学業不振の原因として、まず思考、記憶、言語などの知的能力の発達の調和がとれていないことが考えられます。落ち着きがなくて気が散りやすい性格であると学業ときちんと取り組めません。いずれも教師と相談したり、場合によってはカウンセリングを受けて家庭で改善に取り組むことが大事です。

言葉の遅れ

子供の言葉の発達には個人差がありますが、だいたい1歳くらいでママやワンワンと言えるようになり、2歳を過ぎると単語をつないである程度意味のあることが言えるようになります。このそれぞれの段階が1年程度遅れている場合は注意が必要で、医師の診察を受けるのがよいでしょう。言葉が遅れる原因としては精神発達の遅れや難聴、自閉症などが考えられます。

発音の異常

言葉の遅れも気になりますが、かなり言葉を話せるようになる3歳くらいになると発音が気になります。言葉も耳から聞いたものを発声することの繰り返しでうまく発音できるようになります。

発音が異常になるのは発声法が上達しない場合と、唇、歯、舌などに障害がある場合が考えられます。発声に関係ある器官に障害がない限りやがて発音の異常は治ります。家庭では子供にのびのびと言葉を話すようにさせるべきですが、親が子供に合わせていつまでも幼児言葉を使うのも問題です。

不器用

不器用とは細かいことができないだけでなく、広い意味ではボールを投げたり受けたりできないことなども含めます。ただ、何ができなければ不器用だという厳密な基準はありません。同じ年齢のほかの子供と比べたり、親の常識的な判断が必要になります。3歳児なのにちょっとしたリズミカルな動作ができないとか、就学年齢になっても靴のひもをちゃんと結べないとかです。

不器用は経験不足からくる場合と、集中を妨げる脳や神経の障害がある場合があります。脳や神経が原因となっている場合はもちろんのこと、そうでない場合も不器用なことでほかの子供にからかわれて傷ついたりするようでは改善する必要があります。医師の診断を受けて、身

一言メモ　〈徐脈（じょみゃく）〉安静時の脈拍数は成人では１分間に60～80回程度だが、それよりも少なく、通常は60回以下のものを指す。反対に正常より多い状態（100回以上）は頻脈と呼ばれる。

体的な病変があればそれを治療し、そうでない場合もなんらかの手を打つことが必要です。

親が子供のことを不器用だと感じた場合はよく観察して、わかる範囲で原因を探ったうえでその後の対策を考えてみるべきです。

O脚とX脚

脚をそろえて立っても膝と膝の内側がそろわずに間が開いている、いわゆるがに股がO脚です。逆に膝と膝がくっついて足の下のほうにいくにしたがって開いているのがX脚です。赤ちゃんの場合はおむつをしたりするのでたいていがO脚タイプですが、3歳くらいになるとこんどはX脚タイプに変わっていきます。X脚はそのまま成長し、5歳を越えるころからだんだん治っていって普通の形になります。

5歳を過ぎてもひどいO脚やX脚がある場合は小児科や整形外科で診察してもらったほうがよいでしょう。先天的な骨の病気や、くる病などの病気が発見されることがあります。

かぜをひきやすい

子供はよくかぜをひくような気がします。でも生後半年くらいまでの赤ちゃんは、母体から譲られた免疫作用があるのであまりかぜをひきません。

でもその時期を過ぎると免疫もなくなり、外に出てウイルスや細菌に感染してかぜをひきやすくなります。

かぜそのものはじきに治るので、それほど心配はありませんが、かぜをひいているときに別の細菌に感染するとやっかいです。中耳炎、リンパ節炎、肺炎、咽頭炎を合併することがあります。これらの合併症をくり返すようなら小児科医の診察を受けてください。

青いあざと赤いあざ

赤ちゃんのお尻などにはいわゆる蒙古斑と呼ばれる青いあざがあります。これは就学時期までにはだいたい消えますが、なかにはなかなか消えないものもあります。しかし、これは特に異常ではありません。

これと違って赤いあざは血管腫で、ふつうは単純性血管腫ですが、中には単純性のものと違って皮膚から盛り上がった状態になるものもあります。単純性血管腫は赤ちゃんのまぶたなどによくみられ、1年くらいで消失します。皮膚から盛り上がったものの中には生後すぐから大きくなっていくものもあり、その形からいちご状血管腫といいます。ただふつうはそれも生後1年たつくらいには小さくなって消失してゆきます。

たちくらみ

急に立ち上がった時に、くらくらしたり目の前が暗くなるのがたちくらみです。これは脳の血液が一時的に降りて脳が貧血をおこすことによるものです。ふつうはそうならないように血流が調整されていますが、この調節機能に障害がおきるとたちくらみになります。

子供のたちくらみの場合は血流を調節する自律神経の発達がうまくいっていなくて脳の血流がじゃまされます。子供の場合は自律神経の障害だけでなく、貧血や心理的な原因でもおきますので家庭でも原因を探る必要があります。

乗り物酔い

極端な場合は嘔吐してしまうのが乗り物酔いです。平衡感覚をつかさどる器官の機能が一時的に障害されたり、心理的なことが原因でおきたりします。たちくらみしやすい人は乗り物酔いもしやすくなります。近くの景色を見続けたりしないようにします。また、乗り物酔いの薬を使いすぎると副作用の出ることがあります。

子供によくみられる病気

結膜炎

子供がかかる目の病気でもっとも多いものです。感染性のものでは細菌性とウイルス性結膜炎があります。細菌性結膜炎ではまぶたの裏側の結膜が充血して赤くなって目やにや涙が出ます。

ウイルス性のものとしては、流行性角結膜炎（いわゆるはやり目）のように発熱して目が赤くなってうつりやすい急性出血性結膜炎や、プールなどでよく感染して発熱してのどが痛くなり目が真っ赤になる咽頭結膜熱（プール熱）などがあります。治療が遅れると視力障害を残す場合もあります。

細菌性でもウイルス性でも家族から子供にうつることが多いので家族の衛生管理が大事です。

角膜炎

角膜が損傷したところに細菌感染がおきて充血します。また空気に触れる部分が白くただれたり深くえぐれたりするものが角膜潰瘍です。失明の危険が高いもので、抗生物質で治療します。

眼瞼縁炎

いわゆるただれ目のことで、まぶたの縁が炎症をおこします。まつげの根元にブドウ球菌などの細菌が入って感染するものが多いようです。慢性になりやすいのでよく洗顔してまぶたを清潔に保つことが必要です。

睫毛内反（さかさまつげ）

赤ちゃんの白目が赤く、いつも涙を流しているときはこの病気を疑います。角膜を傷つけないうちに眼科の医師の診察を受ける必要があります。

斜視・弱視

斜視はものを見るときに両方の目で同時に見られず、1つの目の視線が対象物からはずれているものです。両方の目で見なければ対象が立体的な像となりません。子供はこのように両眼で見て立体化する能力を生まれてから徐々に身につけていくのですが、それに障害があるような場合は訓練をするか手術をする必要があります。

弱視は原因がわからないまま視力がつかないものです。新生児の視力は0台ですが、12歳くらいまでに視力は1以上に進みます。成長段階で障害があると弱視になるので早期発見が大事です。

一言メモ　〈かぜウイルス〉かぜ症候群を引きおこすウイルス。ライノウイルス、アデノウイルス、インフルエンザウイルスなど200種類以上が知られている。

屈折異常

近視、遠視、乱視などを屈折異常といいます。乳幼児は大人よりも遠視の場合が多く、成長するにしたがって近視が多くなってきます。この屈折異常があると、ものを見るときに目を細めたりして見にくそうにします。

遠視あるいは乱視が強いと、遠くのものも近くのものも見えにくく、とりわけ近くの小さいものを見えにくそうにします。乱視が強いとものを見るのに首をかしげる傾向があります。

未熟児網膜症

未熟児によくおこる目の病気で、かつては乳児の失明の大きな原因となっていました。新生児であっても毛細血管は網膜のすみずみまで張りめぐらされているものですが、未熟児の場合は末端まで行き届いていません。

網膜症をおこすと毛細血管の末端のほうが破壊されて出血や混濁が現れます。悪化すると網膜剥離がおきて極端な視力の低下がおきます。未熟児には保育器のなかで酸素を多く与えますが、それが原因となることがわかってからは酸素をひかえるようになり、病気そのものは減りました。しかし、眼底検査などをおこたると、病変そのものは早く進行しますので大事にいたります。

中耳炎

子供の耳鼻咽喉の病気の中でも非常にかかりやすいものです。細菌が喉や鼻から耳管を通って中耳に入ってから発症します。肺炎やインフルエンザあるいは猩紅熱など、子供がかかりやすい病気の原因となる細菌によるものが多いようです。

新生児や乳児の場合、耳管が発達していなくて短いので、鼻腔の炎症が感染しやすく吐いたミルクも簡単に中耳に入るので中耳炎をおこしやすいのです。そのうえ菌の感染を防ぐリンパ系の働きがまだ弱いために感染がおきやすくなります。

急性中耳炎では発熱と痛みがありますが赤ちゃんが中耳炎になると発熱のほかにぐずったり、泣いたりするほか、食欲不振、嘔吐、下痢などの症状が現れます。その痛みは、夜も眠れないほどです。鼓膜が破れると膿が出て、痛みや発熱は落ち着きますが、治ったわけではありません。抱くと痛いほうの耳をすりつけてくるので中耳炎というひとつの判断ができます。

急性中耳炎は2、3歳と7、8歳くらいに多いもので、再発を繰り返して慢性になりやすいものです。しかし適正な治療をすれば治ります。

外耳道炎

耳掃除で傷つけたり、プールの水が入ったりして、外耳道の毛穴や耳垢腺に細菌が感染して化膿するのが外耳道炎です。化膿そのものは外耳道の奥には発生しません。子供が耳が痛いと言い、触れただけで痛むのなら外耳道炎で、何もしないでも痛む中耳炎とは違います。抗生物質で治ります。

外耳道異物

外耳道に砂やおもちゃの部品あるいは

マッチ棒や蛾などさまざまな異物が入ることがあります。砂やマッチ棒の場合はあまり痛みはありませんが、花火の火花などが入ると鼓膜を焼いて激しい痛みや出血などをおこします。

家庭で取り出せるものはその場で出してもかまいませんが、傷がのこっていないかなどが心配な場合は耳鼻科の医師の診察を受けるべきです。また、生きた虫が入ったときは植物油を綿棒などでたらして殺してから処置することが大切です。

鼻炎（びえん）

かぜなどが原因で、鼻の粘膜に炎症がおきて粘膜が腫れて鼻がつまったり、くしゃみをしたり、鼻汁がたくさん出ます。赤ちゃんなどはミルクを飲みにくくなります。

乳児は鼻をかめないのでゴム球付きの吸引器で吸いとります。点鼻薬は乳幼児には使わない方がよいとされています。

鼻腔異物（びくういぶつ）

子供はおもちゃの部品や部屋の中にあるいろいろなものを鼻に入れることがあります。やがてとれることが多いのですが、鼻がつまったり炎症をおこして臭い鼻汁を出すようですと耳鼻科の医師の診察が必要となります。

アレルギー性鼻炎（せいびえん）

くしゃみや鼻づまり、水性の鼻汁などが現れます。小児では喘息やアレルギー性の皮膚炎を合併していることがあります。原因としては居住環境の変化によるハウスダストが多いのです。治療は薬物を使用します。

手足口病（てあしくちびょう）

生後半年から5歳くらいまでの乳幼児に多い病気です。ウイルスの感染で軽い発熱とともに手足や口に水疱性の発疹が現れるものです。流行性があり、飛沫感染するので保育園や幼稚園でよく夏に流行します。

手では手のひらや指の両側に、足ではかかとやひざ、親指の両側に水疱がまばらに出ます。水疱は破れないまま数日で斑点となってそのまま消滅します。口だけ見ると唇の内側やほほの内側などに水疱ができるので、口内炎のように思えますが、水疱はすぐ破れて食事のときなどに痛みます。この病気のウイルスに有効な薬はありません。

むし歯（ば）

乳歯にむし歯ができ始めるのはだいたい1歳くらいからです。離乳食だけでなくおやつに甘いものを食べ始めるのがこのころです。むし歯ができる場合は上の前歯がほとんどです。乳歯が生えはじめるころから歯磨きペーストをつけずに歯磨きをするように練習をさせることが大切です。

6歳くらいからは永久歯が生えてきます。むし歯は奥の方からでき始めますが下の臼歯（きゅうし）が多くなります。むし歯は甘いものを食べ過ぎないようにして食後に歯磨きをすればかなり予防できます。

かぜ

感冒または上気道感染症といい、ウイ

一言メモ　〈水疱（すいほう）〉水ぶくれのことで、表皮の中や下に液体がたまり、表皮が半球状に隆起した状態。ウイルス感染によるものとそれ以外のものがあり、大きさも数㎜～数㎝とさまざま。

ルスや細菌による鼻やのどの感染症です。

子供はかぜにかかりやすく、しかも何回もかかります。それはウイルスの種類が多く順番にかかるためです。また病原菌が空気によって簡単に運ばれること、ウイルスに対する免疫ができにくく、できた免疫も寿命が短いためでもあります。インフルエンザウイルスは冬に流行しやすく、反対に夏に流行するウイルスもあります。このため子供は1年中かぜをひきやすいのです。

かぜそのものよりも、中耳炎や副鼻腔炎（蓄膿）、肺炎などの合併症が起きるかどうかが問題です。かぜをひきにくいように日頃から体を動かして早寝早起きをして、栄養をとって体力をつけるようにしましょう。

扁桃炎

扁桃は外から侵入する病原菌をくい止めるためのリンパ組織です。扁桃に細菌が感染して起こり、熱、食欲不振のほか、吐いたり腹痛を訴えたりすることもあります。のどの痛みは小さい子ほど訴えません。おなかが痛いということもありますが、これはどこが痛くてもぽんぽんが痛いと表現するためのようです。口の中をのぞいてみると扁桃が赤くはれていたり、表面に白い膿のようなものがついていたりします。首のリンパ節がはれることもあります。

A群溶連菌が原因の場合には、あとでたまに急性腎炎やリウマチ熱になることがありますので、早く抗菌薬による治療を受けましょう。

扁桃がうんと大きくて息がしにくかったり、いびきが止まったりする場合には手術が必要になります。

小児気管支喘息

子供の喘息が増えています。喘息は気管支のアレルギー性の慢性炎症です。炎症のために気管支が刺激に敏感になり、空気が流れにくくなる結果、ゼーゼーや咳をして、息がしにくくなります。ひどくなると肩で息をして、苦しくて横になれず、顔色が青白くなって汗が出ます。こういう場合はすぐに救急医療機関に連れて行ってください。

治療にはタバコを吸わないなどの環境も重要です。小児喘息の7～8割は治ります。しかし、喘息発作を繰り返していると気管支がこわれて治らなくなります。発作が起きてからあわてるのではなく、発作を起こさないように予防と治療を続けることが大切です。

急性気管支炎

ウイルスによる咽頭炎や喉頭炎などの上気道の感染症に続いておきる気管支の感染症です。乾いた咳で始まり、夜間の咳でゼロゼロというようになってきます。発熱があり、濃い鼻汁がでます。咳やたんに有効な薬物で治療します。

肺炎

昔は大勢の子供が細菌性肺炎で亡くなりました。いまでは軽いものが多くなってきましたが、命にかかわることもあって油断はできません。肺炎はかぜがこじれてなることが多く、熱、咳のために夜も眠れなくなり、顔色が青白くなってぐったりしてきます。ひどくなると息が苦しくなります。

ウイルスや細菌が原因となります。赤ちゃんではRSウイルス、幼稚園からはマイコプラズマが原因として有名です。軽い場合は通院で治りますが、入院治療が必要なことも多く見られます。

気管支拡張症

先天的なものと後天的なものがありますが、どちらも気管支の一部が太く拡張してもとにもどらなくなるものです。後天的なものとしては、気管支喘息に感染を繰り返した後や、重い肺炎の場合があります。

症状としては、朝起きたときに咳とたんが出ますが、乳児ではたんを切れないためにゼロゼロといいます。拡張した部分にたんがたまるようになると、そこに菌が感染して何度も肺炎をおこします。

急性胃腸炎

突然、吐き気、嘔吐、腹痛、下痢などの消化器症状がおこるものです。ウイルスによるものが多く、サルモネラ菌やブドウ球菌による食中毒や、赤痢菌による赤痢などの細菌感染も原因となります。子供はかぜや細菌感染で急性胃腸炎の症状を現しやすいものです。

水分を補給し、消化のよい食べ物を与えるようにしながら薬を飲ませます。

急性消化不良症

激しい下痢や嘔吐、脱水症状さらには体重減少がおきるものです。消化のよくない食物を与えたりすることや、細菌やウイルスの腸への感染でおきます。水分と塩分を十分に補給したうえで医師の診察を受けます。

腸管アレルギー

胃や腸などの消化管にアレルギー症状が出たものです。卵やソバ、ミルクなどの特定の食品を食べたあとに急性の腹痛と下痢、じんま疹がおきるもので、ときには嘔吐もあります。ほかの子供は何でもないのに特定の食べ物で腹痛や下痢などをおこすのが特徴です。アレルギー専門の小児科医の診察を受けて下さい。

鼠径ヘルニア

太ももののつけ根の内側や陰嚢が、泣いたりいきんだりしたときにふくらむものです。いわゆる「脱腸」のことです。男児に多くみられますが、女児にもあります。

押すとグジュグジュと音がして簡単に引っ込んでしまう場合や、自然に出たり入ったりしている場合で、機嫌がよければさしあたって心配はありません。小児科や小児外科の医師と治療法を相談してください。しかし、簡単に引っ込まなくて痛がる場合は、腸の一部が死んでしまう「ヘルニア嵌頓」という危険な状態です。これは緊急手術が必要です。

臍ヘルニア

いわゆる出べそのことで、生後3カ月くらいがいちばんよくおきます。腹壁を構成して、腹部の上から下へ走る縦の2本の筋肉は中央でくっついているのですが、へそのところだけいわゆる臍の緒が

一言メモ 〈点滴〉点滴注射の略称。輸液セットを用いて、静脈内に輸液剤を注入する方法。脱水のときの代表的な治療法。

通っていたために離れています。この穴状のところから腸などがはみ出してくるのが臍ヘルニアです。ふつうは2歳くらいまでに治ります。治らない場合には手術をします。

ブドウ球菌感染症

化膿菌であるブドウ球菌が身体のいろいろなところに感染するものです。よくおきるのがとびひや扁桃炎で、重症となるものとしては、肺炎、膿胸、骨髄炎、敗血症、髄膜炎などです。

新生児や幼児に重症になる場合が多く、また、未熟児や免疫力の弱い状態の子供はとくに重症になりやすいです。最近ではメチシリン耐性ブドウ球菌（ＭＲＳＡ）が問題となっています。

溶連菌感染症

溶連菌は扁桃炎やのどの炎症を起こす細菌です。ウイルスによるかぜと区別しなければなりません。とびひや中耳炎、肺炎、髄膜炎などの原因にもなります。猩紅熱の原因にもなるA群溶連菌は、あとでたまに急性腎炎やリウマチ熱になることがありますので、早く抗菌薬による治療を受けましょう。

腎炎

溶連菌感染症後に起こる急性腎炎は昔に比べて減りましたが、一番有名です。発熱から1～2週間してから、おしっこが出なくなり顔や足がむくみます。コーヒーのような血尿が出て、血圧が高くなるために頭痛や吐き気がします。1～2か月間の入院治療が必要です。

症状が何もないのに幼児検診や学校検尿で血尿やタンパク尿が出ているといわれることがあります。この中にはＩｇＡ腎症など、慢性の腎臓病のことがあります。また、タンパク尿がうんとひどくなるとネフローゼ症候群になります。医師の診察を受けるようにしましょう。

尿路感染症

腎臓から尿管、膀胱、尿道までの尿の通り道が尿路ですが、この尿路のどこかで感染がおきるのが尿路感染症です。

膀胱や尿道などに感染すれば頻尿、排尿痛、残尿感が現れます。腎臓が感染すれば発熱や腰痛がおきます。幼児の場合は発熱、不機嫌、食欲不振あるいは下痢や嘔吐など、ほかの病気でよくみられる症状が現れることが多くなります。膀胱から尿管への逆流が強い場合には手術が必要なこともあります。治療としては抗生物質を使用します。

発育不全腎

腎臓、腎盂、尿管などの構造に異常はないものの、腎臓の大きさが正常のものの半分以下しかないものです。ただ、血液ろ過の作用はある程度行われます。無症状のことが多いのですが、尿路感染症などの合併症をおこすことがあります。

アトピー性皮膚炎

アレルギー疾患の一種で、増え続けています。はっきりした原因こそわかりませんが、ダニの繁殖などの住環境と、栄養価の高い食生活への変化が増加に拍車をかけています。皮膚が乾燥してフケのようなものでおおわれます。かゆみをともなって治りにくいので、何年も悩まされ続けることも少なくありません。

ぜんそくや鼻炎などの合併症をおこすことが多いものです。皮膚の清潔とスキンケアを心がけてステロイド剤や保湿クリームを使用します。

あせも

夏に大量の汗をかくと、よごれなどで汗腺がつまってできるものです。新生児ならごく小さい水疱状のものができ、乳幼児なら赤い発疹ができます。こまめに汗をふいて、皮膚を清潔にしてエアコンを使用したり入浴をすると効果があります。

とびひ

乳幼児によくみられる皮膚のブドウ球菌感染症です。虫刺されやアトピー性皮膚炎でかゆいところをかいているうちに、みずぶくれ（水疱）ができ、すぐに破れて赤肌（びらん）になります。乾くとかさぶたができます。からだのほかの部分に飛んでゆくのでとびひ（飛火）と呼ばれています。ほかの子供にもうつりますので抗菌薬による治療が必要です。

脂漏性湿疹

赤ちゃんの頭やまゆに黄色の脂っぽいかさぶたがつくことがあり、これを新生児脂漏といいます。あぶら（皮脂）がたまらないように毎日せっけんで洗います。かさぶたが厚くなったら油や軟膏で柔らかくしてから洗い流します。

この脂漏は数か月たつとよくなってきます。かさぶたの下が赤くなると炎症がある証拠で脂漏性湿疹といいます。この湿疹のひどいものはアトピー性皮膚炎の始まりのこともありますので医師の治療を勧めます。

未熟児貧血

体重2000グラム以下で出生した未熟児は、その後数週間で多くが貧血となります。これは身体の成長に造血作用が追いつかないことが原因です。最近では赤血球増殖因子（エリスロポエチン）注射が使われます。だいたい数カ月で貧血は治ってきますが、鉄欠乏性貧血をおこすこともありますのでその時は鉄剤を使用します。

先天性再生不良性貧血

生まれつき骨髄に障害があって赤血球が十分に作れないためにおきる貧血です。ステロイド剤などの薬物治療をします。また、骨髄移植が有効です。

甲状腺機能低下症

甲状腺の機能が悪く、甲状腺ホルモンが十分に分泌されないので、糖質やタンパク質の代謝がうまくいきません。生まれてすぐのころは泣いたり笑ったりの表現にとぼしく、少し大きくなっても身長の伸びが遅かったり、知能が遅れていたりします。甲状腺ホルモンを内服することで治療します。日本では、先天性代謝異常マス・スクリーニング検査（ガスリー法など）が実施されるようになり、早期診断、早期治療が行われるようになってきました。

一言メモ　〈小児ストロフルス〉春から秋にかけて幼・小児に発生する発疹。四肢に好発し、強いかゆみと赤みをともなう。虫刺されの後にできることが多い。

子供の感染症

風疹(三日はしか)

唾液による飛沫感染で2、3週間の潜伏期を経て発症します。ふつうは軽い発熱があり、鼻炎や頭痛、目の充血などとともにピンク色の発疹が全身に出てきます。発疹はまず耳の後ろに現れて、やがて顔や首、手足に出てきます。3歳から10歳くらいの小児に多い病気で、年齢が低いほど症状は軽くすみます。

とくに治療をしなくても数日で熱は下がり、発疹も消えることから「三日はしか」とも呼ばれています。特別の治療は必要ありません。

風疹は一度かかれば一生免疫ができます。ただ妊娠3カ月くらいまでの妊婦が感染すると、心臓や聴覚などに先天性の障害をもつ子供が生まれる可能性があります。予防接種を受ければかかりません。

突発性発疹

生後6カ月から1歳半くらいの乳児がよくかかるウイルス性の感染です。ひきつけがおきるほどの高熱が数日続き、耳の後ろのリンパ節が腫れますが、熱が下がると赤い発疹が全身(顔や手足は少ない)に現れます。風疹やはしかのように感染が広がって流行したりすることはありません。有効な治療法はありません。ウイルスは2種類あり、2回かかることがあります。

はしか(麻疹)

感染力の強い麻疹ウイルスによっておきる病気です。生後6カ月くらいまでは母体の免疫が残っているため、あまりかかりませんが、それ以後、5歳くらいまでの小児が多くかかります。一度かかれば免疫ができて一生かかりません。7日から10日の潜伏期を経て発症します。まず高熱とともにくしゃみや咳、鼻汁などが出てかぜのような症状が現れます。目が赤くなって目やにが出るのが特徴です。

そのような症状が数日続いてから、口の中の粘膜に白い水疱状の斑点がたくさん現れ、やがて赤い発疹が出てきます。耳の後ろや顔、首と広がり、四肢から全身におよびます。高熱が続いてから1週間足らずで発疹の色は薄くなり、熱も下がってきます。なかなか熱が下がらないときは中耳炎や肺炎あるいは脳脊髄炎を合併している可能性があり、最悪の場合は肺炎で死亡することすらあります。

有効な治療法はないので、安静にして栄養のあるものを与えます。1歳になったら予防接種を受けましょう。

おたふくかぜ(流行性耳下腺炎)

唾液に含まれるムンプスウイルスが飛沫感染して発症します。高熱を出して片側あるいは両方の耳下腺が腫れて、おたふくのような顔になる病気です。2歳から7歳くらいまでに感染することが多いのですが、一度かかれば免疫ができて一生かかりませんし、腫れなくても免疫ができる子供は発病しません。

だいたい2~3週間ほどの潜伏期を経て発症します。発熱、頭痛があり、耳たぶの下が腫れてきます。数日で腫れが大きくなって熱も40度くらいの高いものになります。腫れは押すと痛みます。その後1週間ほどで腫れも消えてしまいます。

おたふくかぜはムンプス髄膜炎や髄膜脳炎を合併することもあります。有効な治療法はないので安静にしておきます。予防接種を受ければかかりません。

水疱瘡（水痘）

水痘ウイルスが接触や飛沫などの感染によって、2歳から8歳くらいまでの小児がよくかかる病気です。2、3週間の潜伏期を経て発症します。一度かかると一生かからないことがほとんどです。

発症するとまず熱が出て、赤いぶつぶつが顔や胴体に出てきます。やがてぶつぶつは水疱に変わり、それも数日してから乾いてかさぶたになって1週間から10日ほどでとれます。かゆいからといってかきむしると化膿するため注意します。化膿したときは抗菌薬を使用します。

有効な治療として、アシクロビルが登場し、軽く治るようになりました。水疱には亜鉛華リニメント軟膏を塗って早く乾燥するようにします。予防接種を受けることにより、罹患はほぼ防げます。

りんご病（伝染性紅斑）

ウイルス性の感染で、両方のほほがりんごのように真っ赤に腫れる病気です。3歳から12歳くらいまでの子供がよくかかる軽い感染症ですが一度かかると一生かかりません。だいたい2週間の潜伏期を経て発症します。ほほの赤は1週間ほどで消えます。微熱が出たり、頭痛や関節痛、咳が出る場合もあります。ほほの次は1日か2日して首や胴体や手足に網目状の発疹が現れてきます。色が薄くなっても太陽光線に当たったりするとまた濃くなります。

治療法はとくになく、かゆみ止めを使用するくらいです。ウイルスが妊婦に感染しますと、胎児に感染し、流産、死産、胎児水腫などをひきおこします。溶血性貧血の子供では急に貧血がひどくなることがあります。登園・登校はしてもかまいません。発疹の期間はまちまちで、1カ月ほど続くこともあります。

ウイルス性胃腸炎

ロタウイルスなどのウイルス感染による病気で、乳幼児がよくかかります。発症するとまず嘔吐がおき、1日ほど続きます。その後は水様の便が出る下痢になり数日続きます。おかゆなどの消化のよい食物を与え、脱水症状にならないように水分や塩分を補給します。ワクチン接種で重症化を予防することができます。

猩紅熱

溶連菌がのどなどに感染しておきる病気で、3歳から9歳くらいの子供がよくかかります。1週間以内の潜伏期間を経て、まず高熱とのどの痛みが現れてからリンパ節が腫れます。舌が赤くなり、1日ほどで全身に赤い発疹が現れます。発疹のつぶははしかより小さく数が多いため皮膚がとても赤く見えます。発疹は1週間ほどで消えて熱も下がります。

治療には抗菌薬が使用されます。あとでまれに急性糸球体腎炎やリウマチ熱を合併することがあります。

一言メモ　〈疫痢〉赤痢菌の感染による劇症の赤痢といわれたが、最近はみられず、詳細も不明。2～6歳の幼児に発生し、突然の高熱、頻脈、意識障害、けいれんなどをともなった。

リウマチ熱

A群溶連菌がのどや扁桃に感染してから数週間ほどして続いておきる病気です。原因としては免疫異常だと考えられています。3歳から15歳くらいまでの子供がよくかかります。まず心臓や関節あるいは中枢神経や皮下組織などに炎症がおきます。発症すると発熱、関節の痛み、腹痛などが数日ほど続き、手足が意思と関係なく動いたりします。輪郭状の赤い発疹や、皮膚の下のしこりができたりします。入院治療が必要です。

A群溶連菌がのどや扁桃に感染していると、すぐにペニシリンなどの抗菌薬を使用しますので、最近ではめったにみられなくなってきました。リウマチ熱には抗生物質やステロイド剤を使用します。心臓弁膜症などの後遺症が残る場合が心配されます。

ジフテリア

ジフテリア菌による感染症で、幼児がよくかかる指定感染症のひとつです。伝染力は強く、生命にかかわることが多いのですが、予防接種の普及で減少しました。1週間以内の潜伏期間を経て発病します。感染部位で症状が異なるのが特徴です。のどなら高熱とともに扁桃やリンパ節が腫れてゼロゼロという咳が出ます。心臓の筋肉に影響が出ると死亡することもあります。鼻だと鼻がつまり、扁桃から耳にまで炎症が広がります。

肺炎や血圧低下や心不全などの合併症をおこすこともあります。治療は抗血清や抗生物質を使用します。神経麻痺などの後遺症が残ることがあります。ワクチンを接種すればかかりません。

ポリオ（急性灰白髄炎）

ポリオウイルスの感染で脊髄神経の灰白質という部分が病変をおこす指定感染症です。1、2週間の潜伏期を経て、まず数日は発熱や頭痛など、かぜをひいたような症状があって、急に手や足が麻痺してしまいます。たいていはかぜのような症状だけで治りますが麻痺がひどくなり死亡する場合もあります。

予防接種が行われるようになってからはあまり発症しなくなりましたが、海外ではまだよくみられるので、家族での海外赴任の場合はぜひとも予防接種を受けるべきです。予防接種は生ワクチンからより安全な不活化ワクチンに切り替わりました。

百日ぜき

飛沫によって感染するもので、予防接種により発症は減っています。2週間以内の潜伏期を経て、まず咳が出てきます。咳はこまかく息を吐くことを続けて、最後に苦しそうに息を吸いこみます。

咳は夜間にひどくなり、数分おきにおきて粘る痰を出したり嘔吐したりします。赤ちゃんは母親から百日ぜきの免疫はもらってないので、生後すぐにかかることがあります。その場合は咳をせずに呼吸を止めてしまうことがあり生命にかかわります。治療としては抗生物質を使用します。ワクチンを接種すればかかりません。

主なワクチンの予防接種スケジュール

（日本小児科学会推奨）

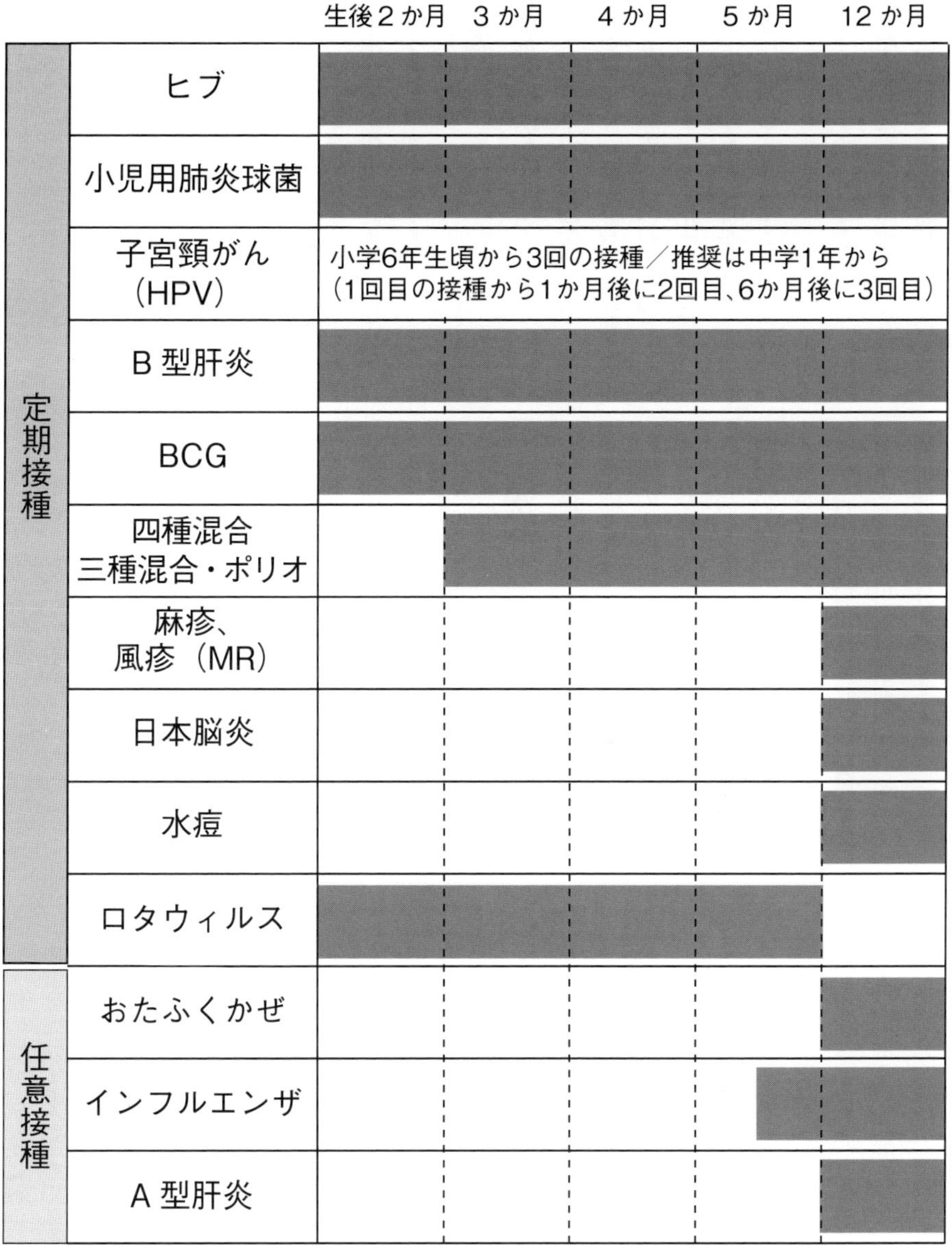

		生後2か月	3か月	4か月	5か月	12か月
定期接種	ヒブ					
定期接種	小児用肺炎球菌					
定期接種	子宮頸がん（HPV）	小学6年生頃から3回の接種／推奨は中学1年から（1回目の接種から1か月後に2回目、6か月後に3回目）				
定期接種	B型肝炎					
定期接種	BCG					
定期接種	四種混合 三種混合・ポリオ					
定期接種	麻疹、 風疹（MR）					
定期接種	日本脳炎					
定期接種	水痘					
定期接種	ロタウィルス					
任意接種	おたふくかぜ					
任意接種	インフルエンザ					
任意接種	A型肝炎					

＊子宮頸がんワクチンは副作用も指摘されていますので接種に際しては医師との相談をお勧めします。
＊接種後に痒み、注射部位の痛み、腫れ、腹痛、頭痛などの副症状があらわれたら直ちに医師に報告してください。
＊予防接種の方法と時期はかかりつけ医と相談の上で決めてください。

一言メモ 〈高熱〉体温が正常な範囲を超えて高くなった状態（発熱）のうち、とくに39度以上を指す。平熱には個人差や年齢差があり、一般に37または37.5度から37.9度を微熱という。

破傷風

土の中にいる破傷風菌による感染でおきます。子供が不衛生な場所で泥遊びをして傷を受けて感染すると、4日から20日の潜伏期間を経て発症します。

まず口が開けにくくなって、高熱を発して全身の筋肉がけいれんします。生命にかかわることが多い病気で、治療には抗血清や抗菌薬が使用されます。ワクチンを接種すればかかりません。

日本脳炎

蚊が媒介する日本脳炎ウイルスによって感染する死亡率の高い病気です。10歳以下の小児に多く、急に発熱、頭痛、嘔吐が始まり意識障害、けいれんなどがおきることもあります。悪化すれば昏睡状態になり、身体が異常な運動をし、水を飲むことはおろか、呼吸すらできずに死亡することがあります。

治療には有効な薬はありません。治っても知能障害や運動機能障害などが残ることが多い病気です。予防接種を受けていればかかりません。

寄生虫感染症

回虫、ぎょう虫、鉤虫、条虫などの寄生虫が体内に入ることでおきます。腹痛や吐き気、下痢などをおこすことがあります。鉤虫の場合は貧血をともない、乳幼児では血便の原因となります。ぎょう虫は夜中に肛門に下りてきて産卵するため肛門部に激しいかゆみがおきます。

子供の生活習慣病

肥満

子供の「太りすぎ」のところでも述べていますが、子供の肥満が解消しなければそのまま生活習慣病の原因となることがあります。肥満の子供はすでに動脈硬化や高血圧が始まっているといわれます。肥満が大人になってからの生活習慣病のきっかけになるだけでなく、子供の段階で肥満が糖尿病、脂肪肝、脂質異常症などさまざまな生活習慣病のきっかけとなる可能性は十分あります。

子供の肥満の判定は標準体重と当人の体重を比較することでできます。標準体重には、幼稚園以上の子供を対象として調査した学校保健統計の年齢別体重の全国平均値を使います。身長に見合った体重を標準体重として、当人の現在の体重から引いた数字をまた標準体重で割った数字に１００をかけます。それが肥満を判断する指数（肥満度）であり、それが20％を超すと肥満で、40％以上となるとかなり深刻な肥満となります。肥満の原因が病的なものであれば治療をし、単純性のものであれば食生活の改善や運動をします。我流でなく、一度小児科医に相談してみることです。

脂質異常症（高脂血症）

血液中のコレステロールには、善玉（ＨＤＬ）と悪玉（ＬＤＬ）があります。ＬＤＬの数値が高く、ＨＤＬの数値が低い状態を脂質異常症といいます。この脂質異常症はいくつかのものに分かれます。

まず、ある種の酵素が先天的に存在しないためにおきてしまい、肝臓や脾臓が腫れます。またLDLコレステロールが多い場合は動脈硬化を進行させます。動脈硬化の影響で心臓に障害を与えることが多くなります。

先天的なもの以外の原因としては食生活があります。近年は日本人の食生活の欧米化が著しく、とくに食事からの脂肪の摂取の割合はとても大きくなっています。脂肪の摂取は増えても逆に運動が不足することで、子供にも脂質異常症が現れているのです。また、肥満と脂質異常症は非常に関係が深く、肥満の子供は脂質異常症である確率が高いので肥満治療が必要です。食事療法や運動療法をし、場合によっては薬物療法をします。

脂肪肝

肝臓に脂肪がたくさんたまるのが脂肪肝です。フォアグラを思いうかべてみるとわかりやすいでしょう。初期には症状がでませんがひどくなると嘔吐や黄疸が出て慢性肝炎や肝硬変に移行します。食物の食べ過ぎやアルコールの飲み過ぎが原因となります。とくに重度の肥満の子供に発症が多いので、極端な肥満にならないように注意する必要があります。

成人型糖尿病

ふつうは血液中の糖分が多いと膵臓からインスリンというホルモンが分泌されて糖分が調整されます。このホルモンの分泌作用に障害があるのが糖尿病ですが放置すると血管や神経に重大な障害をおこすことになります。

糖尿病には治療にインスリンが必要か否かでインスリン依存型とインスリン非依存型に分かれます。なかでも小児の糖尿病のほとんどはインスリン依存型で、生涯をとおして毎日インスリン注射の必要があります。このインスリン依存型の糖尿病の原因としては遺伝やウイルス感染後の自己免疫などが関係しています。

インスリン注射の必要がない、インスリン非依存型の糖尿病は子供の糖尿病としては割合が少ないものですが、原因は肥満であり、着実に増えています。肥満の子供がいつものどを渇かせ、水やジュースを大量に飲むようでしたら糖尿病の初期の場合があります。その後に体重減少や腹痛などがおきたらかなり進行していると考えられます。

高血圧症

高血圧は身体のどこかに病気があることでおきる場合と、とくに病気がないのにおきる場合があります。しかし、子供の場合、病気とは関係がないのにおきることが多く、遺伝的な体質が影響しているようです。とくに病気がないのに血圧が高くなるのを本態性高血圧症といいますが、生活習慣病としての高血圧症はこの本態性高血圧症なのです。

これは、食べ過ぎによる肥満や塩分のとり過ぎ、あるいは運動不足などが原因となっています。

日常的に高血圧症が続けば動脈硬化、心臓病などをおこす率は高くなります。子供のころから塩分の多い食事に慣れてしまうとそういう食生活を続けるようになり、塩分過多による高血圧をおこします。食事療法や運動療法で治療します。

一言メモ　〈カシンベック病〉成長期の子供の軟骨が冒され、骨の成長が妨げられる病気。飲料水中に有機物の含有量が多い泥炭地帯や低湿地帯によく発生した。

動脈硬化

肥満や高血圧症、脂質異常症や糖尿病などという症状が続くと、よく動脈硬化がおきますが、この動脈硬化を放置すると心臓や脳の血管に障害がおきます。生活習慣病としては高血圧症とならぶほど多いものですが、この動脈硬化はすでに子供の時から始まっているといわれ、実際に動脈硬化の子供が増えています。食べ過ぎによるカロリー摂取の過剰や、脂肪のとりすぎによる脂質異常症あるいは高血圧などがあれば動脈硬化が徐々に進行していきます。

肥満で高血圧あるいは脂質異常症がある子供は塩分をひかえめで栄養バランスのよい食事をして、適度な運動をするように指導しましょう。

消化性潰瘍

精神的なストレスが胃に負担を与え、消化性潰瘍である胃潰瘍や十二指腸潰瘍をおこすことはよくあります。これは大人の場合だけでなく、子供にもおきることなのです。

小学生以上の子供に多く、食欲がなくて上腹部に不快感や痛みがあり、とくにお腹がすくと痛みます。この場合は消化性潰瘍の可能性があるので注意しましょう。

子供もストレスを受けることが多い現代社会ですから消化性潰瘍がおきても不思議ではありません。十二指腸潰瘍の場合は子供でも突然大出血をおこしたり、十二指腸に穴が開くこともあります。

薬物療法で多くは治りますが、緊急の場合は手術もします。

子供の難病

小児がん

がんは大人だけのものではなく、子供にもあります。ただ成人のがんと違うところは肉腫が多いことです。ですから肉腫も含めて小児の悪性腫瘍を小児がんと呼んでいます。そして小児がんでは年齢によって発症しやすいがんがほぼ決まっています。

小児がんは発病すると進行が早くて死亡することが多い病気です。小児がんの中では、血液のがんである白血病がとくに多いものですが、治療の進歩で死亡率は減少してきています。小児がんで白血病に次いで多いのが脳、副腎、腎臓、目、肝臓、睾丸、卵巣、筋肉、骨などです。

子供の身体のどこかにおできや打撲と違う腫れものができて、とくに痛みも訴えないときは注意が必要です。小児がんには以下のものがあります。

白血病

小児のがんでもっとも多いのが血液のがんであるこの白血病です。原因不明のまま血液中に白血病細胞が発生するもので、その白血病細胞の種類により、骨髄性白血病やリンパ性白血病などに分かれます。

白血病は3、4歳での発症が多く、そのほとんどが急性リンパ性白血病です。このような白血病細胞が骨髄の中で増殖すると、正常な血液細胞ができにくくなり、貧血や出血などをはじめとして身体のさまざまな臓器を障害します。

なんとなく子供が元気なく疲れやすい様子を示します。また発熱、骨や関節の痛み、あるいは皮下出血がおきることもあります。そうなると白血病の疑いがあります。現在では、治療法の進歩により、リンパ性白血病の60%以上が治癒にもちこめるようになってきました。

脳腫瘍

脳に腫瘍ができるのが脳腫瘍ですが、白血病についで多い小児がんです。脳のどの部分にできるかで多少症状は違ってきます。子供は5歳から10歳くらいまでの発症が多く、脳腫瘍には良性と悪性のものがありますが、子供の場合は悪性のものがほとんどです。脳腫瘍のできる部位としては小脳、脳幹、第四脳室などが脳腫瘍全体の半分以上の割合を占めます。

脳の内圧が高くなるため、まず頭痛や嘔吐、歩行運動障害、斜視や視力障害あるいはひきつけなどが現れます。治療としては放射線照射や抗がん剤を使用するほか、手術で除去する方法もありますが、早期発見すれば死亡率は減少します。

小児がんの発生しやすい場所

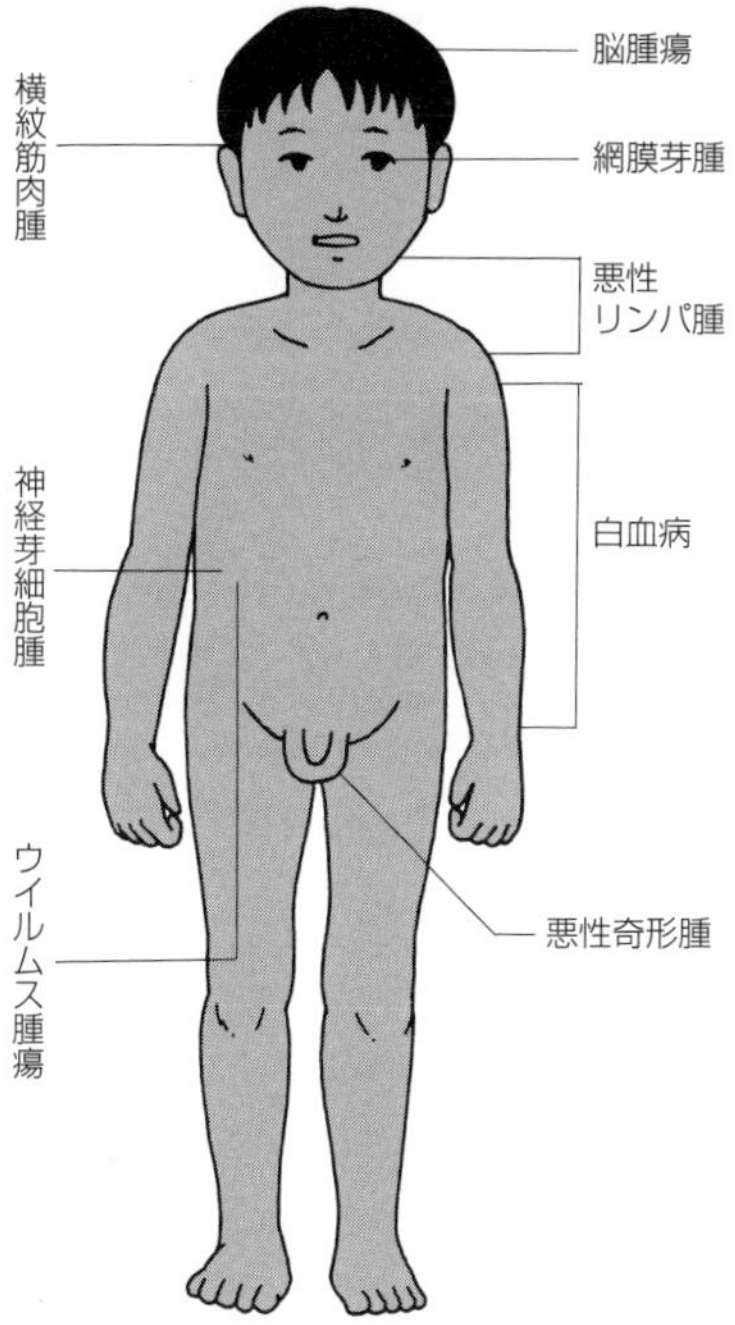

神経芽細胞腫

5歳以下の乳幼児に起こる悪性腫瘍で、神経の基になる細胞から発生します。小児がんでは5番目に多いものです。腹部にもっとも多く、首や胸部にもできます。顔色が青白くなったり、目が飛び出たり足が痛くなったりします。治療は抗がん剤による化学療法と手術で取り除くことが中心です。治療方法は進みつつあり、この病気の子供の半分くらいが治るようになってきました。

悪性リンパ腫

リンパ球系細胞が増殖する病気で、リンパ性白血病とよく似ています。白血病細胞が骨髄で増殖するように、リンパ腫はリンパ節で増殖します。小児では首や胸部のリンパ組織に発生することが多く、症状としてはリンパ節が腫れるくらいですが、そのうち白血病のように疲れやすいとか発熱というような症状が現れます。治療は抗がん剤による化学療法や放射線照射が有効です。

一言メモ 〈ガラクトース血症〉ガラクトースがうまく分解・吸収されずに血液中に蓄積してしまう先天性の糖質代謝異常。新生児期よりみられ、のちに肝硬変、白内障、知能障害などをきたす。

ウイルムス腫瘍

小児の腎臓に発生するがんで腎芽腫とも呼ばれます。ほとんどが5歳以下で発症します。症状がはっきりしないため発見が遅れることが多く、かつては死亡率80%といわれるほどでしたが、現在では外科手術、放射線療法、化学療法の進歩で死亡率は非常に低くなり、小児がんのなかでは生存率の高いもの（90%以上が長期生存）になっています。

悪性奇形腫

生殖器の細胞から発生するがんで、睾丸胎児性がんともいいます。発生する部位や臓器は、身体の縦の線に沿って、睾丸、卵巣、仙尾部、後腹膜などです。放射線治療や化学療法を行い、睾丸の場合は治療効果が高いものとなっています。

横紋筋肉腫

軟部組織に発生するがんで、四肢、胴体や鼻、のど、耳など全身の横紋筋のあるところに発生します。治療は手術によって摘出する方法がよく行われます。

なるべく組織や臓器の機能を失うことなく悪い部分だけを摘出する手術方法が進んでいます。それでも腫瘍摘出が困難だったり、目などのように残したいものは化学療法、放射線療法などをほどこし、腫瘍を小さくしてから手術する方法もとられています。死亡率は減少しています。

その他の小児がん

目にできるがんとしては網膜芽腫があり乳幼児に多く発症します。猫のように瞳孔が光ることでよく発見されます。

小学校の高学年で身長が伸び始めるとよく骨肉腫になりますが、化学療法でかなり治療できるようになっています。

脳性麻痺

母体からの感染や酸素欠乏などで胎児の時に障害が発生したり、お産のときの外傷や髄膜炎、未熟児、仮死などが原因で脳が障害されておきます。筋肉の硬さの異常と運動障害がおこるもので、新生児の0・1%くらいに発症するといわれています。

症状としては首がすわらなかったり、四肢の動きが悪かったり、生まれ月に応じたはいはいや、つたい歩きなどの動作ができません。そのほかけいれんや斜視など目の異常や知能、言語に障害が現れてきます。運動麻痺は片側の手足だけに出るものや、四肢が麻痺するものの両方があります。治療は理学療法、けいれんについては薬物療法を行います。

川崎病

原因不明の全身性の血管炎で心臓に合併症のおこることがあります。発症は4歳以下の乳幼児がほとんどです。

急に高熱が出て、それが1週間ほど続きますが、その間は目が充血したり唇や舌が赤くなったり、手の平や足の裏が赤く腫れます。首のリンパ節が腫れて、いろいろなところに発疹が現れることもあるのではしかと間違えることもあります。

心臓の合併症としては冠状動脈が膨れたり、まれに心筋梗塞がおきて生命にかかわることがあります。治療はガンマグロブリンの注射やアスピリンの服用が有効ですが、動脈瘤がひどいとバイパス手術をすることもあります。多くの場合は冠状動脈瘤を残さず治ります。

血友病

血液が固まりにくいために、出血するといつまでも止まらなくなる病気です。とくに血友病Aが多く、遺伝の関係で男児だけが発症します。凝固因子を静脈に注射すれば血は止まります。

血友病関節症

血友病の人の90%近くが5歳くらいから発症する病気です。関節内に出血して血腫ができる関節血症を繰り返しながら、しだいに関節が変形していきます。関節のけがなどで関節の腫れや痛みがおきて関節炎の症状がでたときに、多量の出血があると炎症がずっと続いてしまいます。治療は整形外科的なものを行います。

先天性心疾患

生まれつき心臓の形に異常があるものを先天性心疾患といいます。そのような赤ちゃんは全体の1%近く生まれてきます。軽いものもありますが、3分の1は重症で、出生後すぐ処置をしなければ生命にかかわることもあります。生後体重が増加しなかったり、母乳やミルクを飲む力が不足したり唇が紫色になるチアノーゼが現れます。

もっとも多いのは左右の心室の間に穴が開いている心室中隔欠損症で、次に心房中隔欠損症、動脈管開存症、肺動脈弁狭窄症、ファロー四徴症などです。その3分の1は3歳くらいまでに自然に治り、そうでないものは穴の大きさや位置によって手術をします。

先天性胆道疾患

肝臓でつくられた胆汁を十二指腸に運ぶ管を、胆道といいます。胆道の一部か大部分が生まれつき閉塞しているものが先天性胆道閉鎖症です。生後数週間で肌が黄色くなる黄疸が現れて便が白くなり、肝臓の腫れでお腹がふくらんできます。治療としては胆道と腸管をつなぐ手術を行います。

逆に生まれつき胆管が膨んでいるのが先天性胆道拡張症です。これがあると成人してから腹痛、発熱、黄疸などの症状が現れ、胆道炎、急性膵炎、がんを合併しやすくなり手術が必要になります。

先天性食道閉鎖症

食道が途中で完全に切れ、途切れている部分の胃の側の先端が気管につながっている確率が非常に高いものです。新生児に水やミルクを飲ませるとすぐに吐いたり、激しくむせたり、唾液がのどの奥に入らず、口から外に出る場合は、この病気の可能性があります。放置すると肺炎や栄養失調で1、2週間で死亡するので、早期手術が必要です。

モルキオ病

2歳ごろから骨格の変化と小人症が現れる生まれつきの骨の病気です。ムコ多糖症の一つです。首が短く、背骨がひどく曲がり、鳩胸、X脚、目の角膜がにごって視力が低下します。コルセット使用などの治療をします。

一言メモ 〈対麻痺〉左右両方の下肢が麻痺した状態で、両麻痺あるいは両側麻痺とも呼ばれる。多くは脊髄の障害によることが多く、脳の神経障害でもみられる。

子供のこころの病気

愛情遮断症（愛情剥奪症候群）

生後半年から6歳くらいまでという、もっとも母親の愛を必要とする時期に、母親の死亡や愛情そのものの欠落でそれが与えられないと、性格的な障害が残ってしまいます。これを愛情遮断症あるいは愛情剝奪症候群といいます。

感情が表に出ない子供になり、精神発達の遅れが出る場合もあります。かんしゃくをおこしたり、逆に周囲にまったく関心をしめさないこともあります。治療は心理療法が中心になります。母親に代わり愛情を注ぐ人がいれば予防できます。

チック症

身体の一部を無意識に急に目的もなく動かすので、はたから見ると目立つくせをもつ子供とか、落ち着きのない子供のように見えるものです。動かしかたとしては、一定の時間を置いて首を振る、まばたきをする、顔をゆがめる、鼻を鳴らす、手足をびくっとする、突然声を上げる、せき払いをするなどの動作のひとつあるいはいくつかを繰り返します。発症するのは7歳前後が多いとされています。

このような身体の特徴的な動作は、脳炎やマンガン中毒などが原因となっておきることもありますが、ほとんどは心因性のものでおきます。両親が過保護で口うるさくしつけをするなどという場合に子供の心が強く緊張しておきます。性格的には感受性が強く、自己主張の強い子供に多くみられます。

原因は心の緊張からくるものですが、チックが現れるのは心が集中しているときはあまりなく、心に不安や緊張が広っているときがほとんどです。また、ある程度の時間なら動作を止めることができるし、睡眠中はチックが現れないのが特徴です。チックは放置していても成長とともに治ってしまうこともありますが、強迫神経症に移行することもありますから様子をみて小児科や神経科などの専門医の診察を受けるべきです。

子供がチックになったら、両親は家庭でのありかたや教育方法を検討し、必要以上に子供の心に緊張感を与えないようにつねにリラックスさせるようにします。

また、チックだけでなく、わいせつな言葉を口にするトゥレット症候群は症状としては重いもので、この場合は抗精神病薬などで薬物治療をします。

吃音（どもり）

言語中枢や神経にはどこも異常はないのに、話すときに言葉の最初の音を繰り返したり、言葉がつかえたりするものです。ひどい場合は最初の言葉がなかなか出てきません。精神的なプレッシャーがあるとひどくなるため、例えば新入学児童などでは事情を知らないまわりの生徒の反応によって、ますます状態が悪くなることがあります。吃音そのものには問題がなくても、そのことで性格が消極的になってしまいやすいのが問題です。

女の子より男の子に多く、性格的には内向的で真面目な子供によくおきます。1歳から3歳くらいまでの幼児期には15%くらいに吃音が認められますが、これは言語中枢と発語器官の連絡システムが発育していないためのものです。これは一次性吃音と呼ばれていてほとんどは自然に治りますが、それまでに精神的な問題が発生したりあるいはすでにある問題が解決できなければ二次性吃音となって、そのままでは治らなくなります。

チック症などと同じように、両親がしつけに厳しい場合が多く、それで子供の心に強い緊張や不安がおきて吃音が定着するようです。身体や精神に異常がない場合は、自然に治ることもありますが、子供が精神的につらそうなら治療をするべきです。治療法には心理療法や理学療法あるいは呼吸トレーニングや言語療法などがあります。家庭では子供がリラックスできるような環境を作るようにします。

自閉症（じへいしょう）

発達障害のひとつとして考えられているもので、子供が自分だけの世界に埋没して他人はもちろん、家族とも意思の伝達や心の交流ができなくなるものです。原因はよくわかっていませんが、脳の障害からではないかという説が一般的です。

だいたい2歳半より前に発症し、1歳未満の赤ちゃんにもみられます。この場合は耳も目も悪くないのに、母親があやしてもまったく反応しないなどの異常が認められます。また幼児期になっても周囲の人と交わろうとせず、ずっと一人ぼっちで遊ぶようになります。家族が呼びかけてもほとんど関心を示しません。

また、生活習慣においては変化を嫌い玩具の置き場所や散歩のコースがいつも同じでなければなりません。家族などが変えようとすると泣いたり怒ったりして抵抗します。ほかの子供と遊ぶことはせず、棒きれやひもなどという、ふつうの子供が熱中することのないものを玩具として長時間ひたすら遊び続けます。さらには言語発達が遅れたり、言葉を発しないというような障害が現れます。相手が言った言葉をおうむ返しに言ったりして、初めて外国語を習う人のような状態がよくおきます。

また、このほかにも脳波の異常やてんかんの発作などが現れ、知能の遅れなどの障害がおきることもわかってきました。

治療としては、集団の中でほかの子供と触れ合わせることで人間関係を作ることによって、行動や言語の改善をはかります。症状によっては薬物で治療することもあります。成長するにつれて治ることが多いようですが、言葉や他人との接しかたに障害が残ることも多いようです。

症状精神病（しょうじょうせいしんびょう）

脳でなく身体の病気が原因で精神症状が現れるものです。原因となる病気としては、急性感染症、内分泌障害、代謝異常があります。

意識が障害されて低下する場合がほとんどです。ものごとを錯覚したり、幻覚や妄想に襲われてパニックをおこしたりすることもあります。また意識障害が現れずにうつ状態のような沈んだ様子になったり、逆にいらいらして神経質な様子になることもあります。このように家族が見て異様に思える場合は小児科などの医師に診断してもらうべきです。

一言メモ　〈妄想（もうそう）〉非現実的な事柄や間違った考えを、事実として強く信じ込んでいる状態。統合失調症など精神病にみられる症状で、被害妄想、誇大妄想、嫉妬妄想など内容はさまざま。

統合失調症

統合失調症は思春期以後の発症がほとんどですが、それより以前に発症するものが子供の統合失調症です。

症状は大人の統合失調症とかなり内容が違います。大人の統合失調症では自閉、幻覚、妄想などがあり、子供の場合もそういうものがありますが、例えば大人の妄想には一応の筋道があるのに対して、子供には筋道がありません。まったくわけのわからないものになります。

また、大人は幻聴が多く幻視は少ないのですが、子供は幻聴も幻視も同じように現れます。子供の年齢が高くなるほど症状に自閉状態がおきることが多く、学校にも行かずに一人ぼっちで部屋に閉じこもってしまうこともあるため、不登校と診断された子供の中にまれに統合失調症の場合が含まれ、問題となります。

子供の統合失調症はうつ病やほかの精神病とまぎらわしく、診断の難しい病気です。しかし、統合失調症という診断が出たら抗精神病薬で治療をします。

不登校

こころの居場所がないため学校に行かない、行けないことを指します。現代ではどの子どもにも起こり得る現象で、頭痛や腹痛、だるさなどの身体症状ではじまり、寝られない、朝起きられないといった訴えを伴うことも多いです。

「学校に行かない」という行動、あるいはこころのストレスにより表出している身体症状を通じて背後に潜む要因を家族や学校が意識することが重要です。

また、同時に医師と相談して身体症状の原因となる病気が隠されていないか確認することも必要です。不登校にならなければ気づかなかった家族関係や学校での人間関係の問題が明らかになることもあり、子どもを中心に家族や学校、カウンセラー、医師、地域がかかわりながら、学校に行くことを最終目標とするのではなく、子どもが成長することを目標に、時間をかけながら子ども自身が行動して居場所がみつけられるようにサポートすることが大切です。

家庭内暴力

小学生のころは成績がよかったような子供が中学生から高校生くらいで家庭で親に暴力をふるうものです。ほとんどは男子ですが、不登校の場合と同じように、病気というより心のあり方に問題があります。一部には心のあり方の問題でなく、統合失調症や躁うつ病が原因となっている場合もあります。

家庭内暴力としては、ちょっとした親の言葉などに対して、突然、激しく直接的な暴力をふるうだけでなく、食事中にテーブルをひっくり返したり、壁に何かをぶつけて破壊したりします。しかも暴力は、女性である母親に対してもまったく容赦のないものとなります。しかも暴力が爆発している間はアルコールに酩酊しているような状態で、平静になっても自分のしたことを覚えていないことが多いものです。

家庭で子供と話し合ったり怒りの原因を探ろうとしても、親には解決できそうにない場合は、専門家に相談する必要があります。しかし精神科を訪れることには子供が抵抗しますから、精神科の医師に診察してもらえる教育相談所あるいは保健所に出向くのも一法です。

精神遅滞（せいしんちたい）

成長に応じて知能が発達しなければ、社会生活に適応できなくなります。知能の発達の遅れが改善されることのないまま年齢を重ねていくことが精神遅滞なのです。この精神遅滞には原因がわかる場合とわからない場合の両方があります。

原因がわかるものでは、生まれつきのものと後からのものがあります。先天的なものとしてはひどい黄疸による脳障害や染色体異常、内分泌異常、無酸素脳症などがあり、後天的なものとしては脳炎や頭部の外傷などがあります。

精神遅滞があると、知能の発達が遅れるだけでなく、身体にも異常が出ます。乳幼児で首がなかなか座らなかったり、身長が伸びなかったり、全身のバランスが悪かったりして、親が見て異常な感じがあります。てんかんの発作をおこすこともよくあります。また運動は上手にできないのにいつも身体が動いていて落ち着きのない感じを与えます。

精神面では知能が遅れて言葉も遅れるなどですが、性格異常や情緒障害がおきることもあります。世界保健機関ではIQ（知能指数）が70以下の子供を精神遅滞の基準としています。

先天的なものや後天的なものが原因の場合は早期の発見治療でかなりよくなります。

原因のわからないものの場合は教育機関で治療教育を行うほか、家庭でのしつけや教育をして社会生活に適応できるようにしていきます。

多動・自閉

多動とは、集中できないため忘れ物が多い、物をなくしやすい、落ち着きがない、順序だてて行動することが難しい、順番を待つことができないといった行動を指します。注意欠如多動性障害（ＡＤＨＤ）の症状としてみられることがあります。

自閉とは、視線が合わない、感情の共有が少ない、コミュニケーションがうまく取れない、他人と一緒に遊べない、こだわりが強いといった行動が特徴的で、自閉症スペクトラム障害（ＡＳＤ）の症状としてみられることがあります。

多動・自閉ともに原因は明らかになっていませんが、家系内で同じ特徴を持つことも多く、家庭のしつけが原因ではありません。

専門の医師と相談してＡＤＨＤと診断されたら、困った行動に対して周囲が理解し、忘れ物チェックリストを作る、手順をわかりやすく示すなどの対応を行い、できたことはきちんと褒めることで、その行動が定着するよう促します。一方、ＡＳＤに対しては早期の診断と専門的な療育で社会に適応する行動を習得することが重要となります。

一言メモ　〈世界保健機関（せかいほけんきかん）〉国際協力のもとに、全人類の保健衛生向上のための活動を行う国連の専門機関のひとつ。WHO（World Health Organization）と略称される。

がん

がんとはどんな病気か

１９８０年代以降、脳血管の病気に代わって日本人の死亡原因の第1位に位置するようになったのががんです。今では日本における死亡者のおよそ3人に1人（女性は4人に1人）ががんで亡くなっているといわれているほどです。

一般的に細胞は増殖する力を秘めていますが、正常な細胞であればある程度のところで増殖を止めます。しかしがん細胞は、無秩序な自立的な増殖を起こして転移や浸潤を起こします。このような病気のことを、がんあるいは悪性新生物と呼びます。

がんは発生する臓器により3つに分類されます。血液細胞から発生したものは造血器腫瘍（白血病、悪性リンパ腫、多発性骨髄腫など）、粘膜などの上皮を構成する細胞から発生したものは上皮性腫瘍（肺がん、乳がん、胃がん、大腸がん、前立腺がんなど）、骨や筋肉などの非上皮性細胞から発生したものは肉腫（骨肉腫、平滑筋肉種、脂肪肉腫）と呼び分類します。よく◯◯がんと呼ばれる多くは上皮性腫瘍になります。これらは発生母地の違いから名づけられていますが、増殖する病態は共通しています。

人の身体には約60兆ほどの細胞があります。けがや新陳代謝などでその細胞が失われても、失った数だけ細胞が分裂して新しい細胞が作られます。その場合に失われた細胞と同じ数の細胞が作られるのは、あるところでは増殖を中止して、常に細胞の数を一定に保とうとするコントロール機能が生体と細胞に備わっているからです。

このようにして細胞は通常は秩序正しく分裂や増殖をしています。しかし、悪性腫瘍であるがん細胞にはこうした機能がなく、人の身体のバランスを破壊して、勝手に分裂して増殖し、血管やリンパ管を流れていって全身に転移してしまうのです。これに対して、良性の腫瘍は発育の速度が遅く、ある程度の大きさになると増殖が止まるため、組織を破壊したり転移したりすることはありません。ただ、脳にできた腫瘍だけは良性のものでも頭蓋の中で脳を圧迫し、生命に危機をおよぼします。

がんの本当の原因はまだよくわかっていませんが、がんがなぜ発生するかというだいたいの仕組みはわかってきています。

それは正常な細胞に、すでにがん発生の因子が内在しているというものです。その因子が外部からの誘因と結びついてがんが発生すると考えられています。内在する因子の代表的なものががん遺伝子です。

細胞には遺伝子があり、それがタンパク質を生み出して細胞を形成します。その大事な遺伝子が突然変異をおこすとがん遺伝子に変わり、そのがん遺伝子が生むタンパク質ががん細胞を形成するようになるのです。がん遺伝子は1種類だけでなく、数十種類もあることがわかっています。

がん遺伝子が活発になるのが発がんですが、発がんのためには2つの要素が必要です。それがイニシエーター（初発因子）とプロモーター（促進因子）です。イニシエーターは発がんのきっかけを作る発がん物質であり、プロモーターはがんの成長を促進させる物質です。

よくある作用としては、まずイニシエーターが正常細胞を傷つけたり突然変異をおこさせます。すると細胞ががんになりやすくなり、そこにプロモーターが作用するとがん化がおこるというものです。

イニシエーターにはアスベストなど多くの化学物質、紫外線、放射線などのほか、ウイルスがあります。紫外線や放射線などは皮膚細胞の遺伝子を傷つけて皮膚がんのきっかけとなります。身近にも環境の中や食品にイニシエーターがたくさんあります。

プロモーターにもいろいろなものがありますが、タバコはその煙の中にイニシエーターとプロモーターの両方を含んでいるといわれています。

ただ、イニシエーターやプロモーターが怖いからといって、それらを全面的に避けるのもどうかと思います。もちろんイニシエーターを避けるという姿勢は必要ですが、イニシエーターが含まれる食品だけをずっと毎日食べ続けるというような極端な食生活はふつうしませんから、ふだんからバランスの良い食事をしていればあまり神経質になる必要はないわけです。

また、タバコを吸う人だけが肺がんになるわけではありませんが、1日の喫煙本数が多く、喫煙歴が長いほど肺がんになる確率が高いことははっきりしているので、吸い続けることの危険性が高いのは事実です。

がんが発生するメカニズム

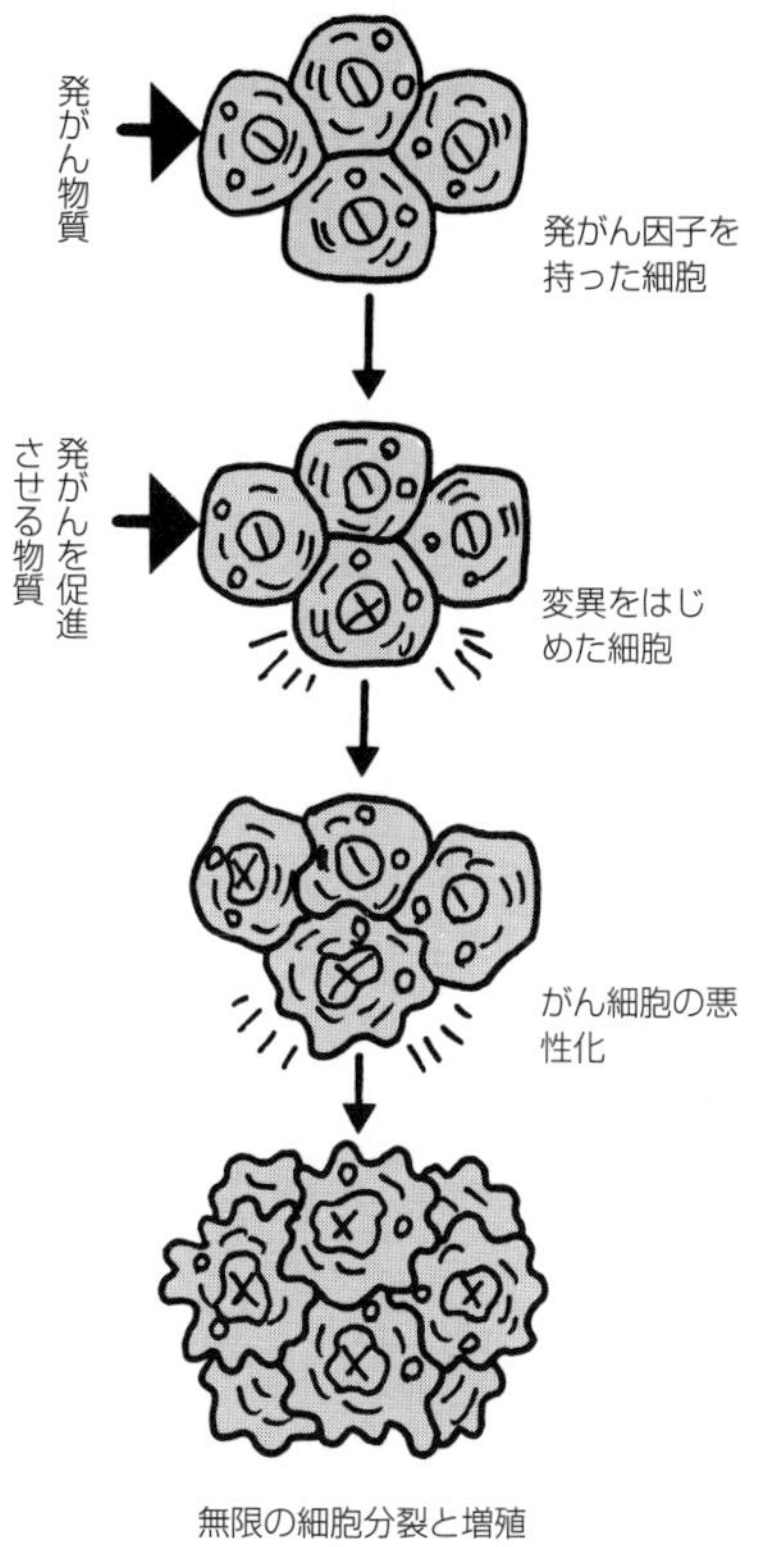

がんの予防

このように、がんは原因こそまだはっきりしないものの、その発生のメカニズムについてはかなりわかってきました。そして診断技術、治療方法、予防方法も進歩しています。

一言メモ　〈遺伝（いでん）〉生物の形や性質などが、遺伝子によって親から子へ受け継がれること。遺伝子は46個の染色体の中に収められているが、23個は父親から、23個は母親から受け継いだもの。

しかし、がんが恐ろしいのは、初期には自覚症状がないことです。ふつうの病気なら発熱や痛みなどの症状が現れてきますが、がんは発生しても、まったく症状が現れないことが多いのです。はっきりした症状が現れたときにはすでに手遅れといったケースもよくあるのです。そのためがんは発生からの時間により、治りやすい早期、治りにくい中期、ほとんど治らない末期に分けられます。

がんには治療はもとより、予防と早期発見が大事です。今は早期発見すれば、かなりの率で治り、再発もしないというところまできています。発見が早ければ早いほど治る率が高いのです。

ですからがんの予防には、日常生活での注意とがんの早期発見のための定期検診の2つが柱となります。そして日常生活での注意点の中心となるのが食生活と嗜好品と運動の3つです。

〈日常生活での予防〉

日常生活で注意すべき点をまとめたのが国立がんセンターによる「がんを防ぐための新12カ条」です。

①たばこは吸わない
②他人のたばこの煙を避ける
③お酒はほどほどに
④バランスの取れた食生活を
⑤塩辛い食品は控えめに
⑥野菜や果物は不足にならないように
⑦適度に運動
⑧適切な体重維持
⑨ウイルスや細菌の感染予防と治療
⑩定期的ながん検診を
⑪身体の異常に気がついたら、すぐに受診を
⑫正しいがん情報でがんを知ることから

これらはがんだけの予防というより、成人病や老化の予防にも通じます。がんの予防は、そのために特別に注意するというより、ふだんから健康に暮らすよう心がけるということにほかなりません。

〈早期発見〉

がんは早期に発見すればするほど、治ることの多い病気です。がんの初期は症状がないものがほとんどだからこそ、早期発見が大事です。

その早期発見で有効なのは、集団検診と定期検診です。40歳代や50歳代は「がん年齢」といわれるほど、それまでの年齢より急にがんの発生率が高くなります。ですからこの年齢になると1年に1、2回は検診を受けるべきでしょう。

胃がん、肺がん、子宮がん、乳がんなど日本人に多いがんについては、国が主体となって集団検診を行っています。胃はX線造影と内視鏡で検査をし、子宮は細胞を検査し、乳房には触診と超音波やX線検査が行われます。肺にはX線と喀痰検査が行われています。

日時や場所は、地域の保健所などに問い合わせて積極的に利用しましょう。費用もあまりかからないようになっています。

集団検診だけでは発見されないものもあるので、慎重を期すために職場や病院で定期検診を受けることも必要です。万一、がんが疑われる場合には、さらにさまざまな臓器に対して精密な検査を行い、治療方針が決定されます。

がんの治療

ほかの病気と同じように、がんにもいろいろな治療法があります。以前からがんの治療の中心は手術で、それは今も変わっていませんが、現在では手術だけでなく、化学療法（抗がん剤療法）、放射線療法、免疫療法などを症状によって組み合わせる集学的治療が行われています。

（手術療法）

手術には、小さな範囲に施す縮小手術と大きな範囲に施す拡大手術があります。かつては転移を予防して根治するようにがんの周囲の臓器やリンパ節まで切除する拡大手術が行われていましたが、今では早期のがんに対しては縮小手術を、進行したものには拡大手術をと分けるようになっています。

また、がんは全身病であるという観点から、乳がんのように縮小手術を行ってから、追加的に化学療法や放射線療法を施すというものも増えています。化学療法や放射線療法の進歩により、縮小手術との組み合わせで十分効果が得られるケースが増えています。

また、早期発見が増えるに従って、直腸がんや子宮がんの場合など、根治を目指しながらも臓器の機能が損なわれないようにする機能温存手術もよく行われるようになっています。

（化学療法）

抗がん剤の開発と、それらの多剤併用によって、治療の成果は向上してきています。特に急性リンパ性白血病や睾丸の腫瘍などには、よく効く抗がん剤が開発されていますが、副作用もあります。

（放射線療法）

がんには子宮頸がんや頭頸部がんのように放射線が有効なものと、逆に胃がんのようにそれが無効に近いものがあります。

食道がんや咽頭がんなどでは手術療法の前に放射線を照射し、乳がんや子宮がんなどでは手術後に放射線を照射して相乗効果を求めます。

子宮がんなどは放射線の照射だけで治ることもよくありますが、そのように放射線の効果を高めるには、がんの放射線に対する感受性を高めることが必要です。

そしてそのために薬剤を併せて使用するなど薬の投与法や薬剤の選択など、いろいろな工夫がなされつつあります。

また大量の放射線を照射すると危険な副作用が出るので、それを防ぐために治療技術が改善されてきており、放射線そのものもどんどん進歩しています。

（免疫療法）

生体の持つ自然治癒力である免疫力を免疫賦活剤で高めるものです。これまでは化学療法の補助として用いられていましたが、最近はいろいろな免疫賦活剤が開発され、免疫療法の効果を目覚ましく高めています。

（レーザー治療）

レーザー光線で患部の切除と止血を瞬間的に行うものです。脳腫瘍、口腔がん、子宮頸がん、胃がん、大腸がんなどに用いられるほか、食道、胃、肺などの早期がんや前がんの治療にも効果的です。

（温熱療法）

放射線療法や化学療法と組み合わせて行うものです。がん細胞は正常細胞より

一言メモ　〈超音波検査〉人の耳では聞き取れない高い周波数を持つ音波の直進する性質を利用した検査。体に害を及ぼすことなく、人体内部の構造や働きをとらえることができる。

がんの新しい治療法

がんの主な治療には、本書559ページで紹介した、内視鏡治療、内視鏡下外科手術を含む外科手術療法・化学療法（抗がん剤療法）・放射線療法やこれらを組み合わせた化学放射線療法などがあります。医師は、がんの発生部位あるいは進行度や患者さんの状態により、最善と考えられる方法を患者さんに説明し、理解を得て適応します。しかし、進行度により根治的な手術が期待できない場合や再発が予測される場合には、術中にも化学療法や放射線療法を併用することがあります。

がんの薬物療法で用いる薬剤のうち、近年その数が増えてきているものが分子標的治療薬です。人間は約2万種類の遺伝子を持っており、そのうちがんの発生に関係するがん遺伝子、がん抑制遺伝子は数百と言われています。がんは、これら遺伝子に異常が生じ、その結果として作られるタンパク質の機能に異常を生じた結果、生じることがわかってきました。そのため、これらタンパク質の異常な機能を是正することが治療につながるという考えに基づいて開発された薬剤のことを分子標的治療薬と呼び、現在は50を超える薬剤が使われるようになってきました。近年日本人のノーベル賞受賞で有名になりました免疫チェックポイント阻害剤も開発コンセプトからすると広義の分子標的薬剤になります。それまでの抗がん剤は、細胞の増殖能を押さえることを指標に開発されてきた薬剤のため、増殖している正常細胞にも副作用が生じ、脱毛や骨髄抑制などの副作用が見られましたが、分子標的薬剤の副作用はこれらとも異なることが特徴です。

内視鏡下外科手術は、胸腔や腹腔に硬性の腹（胸）腔鏡を腹（胸）腔内あるいは場合によっては皮下に挿入することにより得られる内視鏡像をスクリーン上に映し出し、病巣切除する手術法ですが、外科領域では甲状腺、乳腺ほか、食道、胃、大腸、肝臓、膵がんの手術に応用されているほか、腎、副腎などを取り扱う泌尿器科領域、さらには子宮、卵巣などを取り扱う婦人科領域や整形外科の分野でも、この方法が手術に応用されるようになりました。その特徴を手術療法と比較してみると、次のような利点があげられます。

・患者の体へのダメージが少ない。
・術後の痛みが少なく、早期離床、早期退院が可能。

最近、カプセル内視鏡（超小型デジタルカメラとモーターが内蔵されている）が開発され、今まで診断できなかった小腸病変が発見されるようになりましたが、上部消化管、下部消化管のがんの治療には、従来からの内視鏡検査による早期発見が不可欠です。そのためにも、定期健診、集団検診によって体の異常を見つけることが大変重要なことなのです。

とくにがん発生が高くなる50歳過ぎは、健診（検診）を定期的に行い（1年に1回）、安心な日常を送るよう心がけてください。

熱に弱いので、機器を使ってがんを42度くらいに熱します。

今のところ頸部や大腿部あるいは乳房にできたがんには有効ですが、身体の深部にあるがんに対してはあまり効果は期待できません。

患者の看護

がんは検診の一般化で早期発見が増え、治療方法が進歩したことで不治の病でこそなくなりつつありますが、多くの患者が苦しみながら死亡している事実は変わりません。そのような末期がんの患者の治療で重要なものとなっているのが緩和ケアです。

患者を医療面でケアするだけでなく、精神面での援助もするものです。そのためには医師、看護師のほかにケースワーカーや宗教家、そして家族や友人などが協力して、患者の社会的、経済的、心理的な状態を考慮して進めていく必要があります。

その目的は患者の尊厳を損なうことなく、残された生の質を高くすることです。そのうえで、なるべく本人が苦しむことなく安らかに死を迎えられるようにするものです。

進行したがん、とりわけ末期がんの患者の痛みは想像を超えるものがあります。それは肉体的なものだけでなく、不安や孤独などという精神的なものもあります。緩和ケアの一番大きな目的はこのような痛みをコントロールすることにほかなりません。

そしてがん患者の肉体的な痛みを取り除くには、軽重さまざまな鎮痛剤が症状に合わせて使われます。その目標はなるべく完全に痛みを取るようにすることです。

また孤独や不安といった精神的な苦痛も大きいため、家族や友人の愛情も、苦痛を軽減するために欠かせないものとなります。このように苦痛から解放されてこそ患者のクオリティーオブライフ、すなわち生活の質が向上するのです。

そのほか、緩和ケアには、がんの告知あるいは安楽死など、これからもっと考えて答えを探っていくべき問題も含まれています。

（緩和ケア）

がんの末期患者には緩和ケアが行われるようになりました。もともとはホスピスとしてヨーロッパやアメリカで始まったものですが、アメリカでは末期の患者とその家族が受ける肉体的、精神的、社会的、経済的、宗教的な苦痛を軽減し、補助することがその基本的な考えとなっています。単に患者を収容するだけでなく、一歩進んで残された生命の質を向上させることを目指しています。

具体的には、医学で病状を軽減させるとともに、精神面などのカウンセリングを幅広く行います。そのため、欧米のホスピスでは、患者が読書や散歩をしたりして充実した「生」を楽しんでいるように見えます。

現在わが国では緩和ケア病棟を付設した病院が増え、支援態勢の充実とともに患者やご家族にとって心強い存在となっています。

一言メモ 〈遺伝子診断〉遺伝子の異常を見つけることによって病気を診断する方法。病巣、分泌液、培養細菌などから遺伝子を抽出し、それに試薬を加えて病原体の遺伝子の有無を調べる。

頭頸部

上顎洞（じょうがくどう）がん

受診科／耳鼻咽喉科

【どんな病気か】鼻腔（びくう）の奥には4つの副鼻腔（ふくびくう）と呼ばれる洞があります。

この副鼻腔にできるがんが上顎洞がんと呼ばれます。

【症状】骨に囲まれた粘膜に発生するので、早期には症状が出にくいものですが、症状が現れたときにはかなり進行しています。

症状は、片方のひどい鼻づまり、鼻汁に悪臭がともない血が混じる、ほほや歯茎の腫れ、歯痛、頭痛、眼球圧迫などです。

【治療】腫瘍の広がりによっても違ってきますが、基本的には手術、放射線、化学療法の組み合わせで治療を行います。眼球や口腔の機能などを最大限維持するようにします。

現在はかつてより存命率が格段に向上しています。

舌（ぜっ）がん

受診科／耳鼻咽喉科・口腔外科

【どんな病気か】舌の脇の舌縁と舌の裏側の上皮にできるがんです。

口腔がんのなかで一番多いもので、中高年に多く、男性がかかる率は女性の2倍で、進行が早く、リンパ節に転移しやすい病気です。

合わない義歯や、とがった歯が舌を傷つけるのが誘因になると考えられています。

【症状】舌にぶつぶつや潰瘍（かいよう）ができ、痛みや出血があります。しゃべりにくいとかものを飲み込みにくいなどの症状もあります。歯磨きのときなどに自分で気づくこともあります。

【治療】小さいうちなら放射線療法でもよく治り、後遺症もありません。しかし、4センチを超えるものや進行したものなら、切除してから再建する必要があり、機能障害が残ります。

上咽頭（じょういんとう）がん

受診科／耳鼻咽喉科

【どんな病気か】鼻の奥の上咽頭部にできるがんで、中国や台湾に多く、日本での発生はあまり多くありませんが、頭蓋底へ進むと脳神経に障害をおこすこともあります。

【症状】上咽頭の症状そのものは出にくいのですが、鼻づまり、鼻汁、鼻汁に血が混じる、という鼻そのものの症状のほか、耳が詰まったり耳鳴りがしたり、聞こえにくくなる耳の症状、さらには視力障害や眼球の運動障害など眼の症状も現れます。

頸部リンパ節の腫れや片頭痛がおこることもあります。

【治療】手術療法で完全に切除するのは技術的に難しいことが多いのですが、放射線治療は有効です。また、抗がん剤による化学療法や免疫療法も行います。頸部リンパ節に転移している場合も手術で切除します。

下咽頭がん

受診科／耳鼻咽喉科

【どんな病気か】下咽頭というのは上部消化管の一部で、のどぼとけのうしろのほうに位置し、その下方は食道につながっています。この下咽頭の上皮にできるのが下咽頭がんですが、タバコや酒に誘発されることが多いようです。

中高年の男性に発生しやすい病気ですが、下の方の細くなった部分にできるものは女性にもよく発生します。

【症状】酸っぱいものや酒などの刺激物がのどにしみたり、何かを飲み込みにくかったり、飲み込むときにチクリと痛みます。

さらに進行すると気管に誤嚥がおきやすく、肺炎を合併する危険性もあります。

【治療】ある種のものには放射線が有効な場合もありますが、ほとんどのものは手術療法が必要です。

喉頭がん

受診科／耳鼻咽喉科

【どんな病気か】喉頭はのどぼとけのあたりの部分で、声門、声門上部、声門下部の3つに分かれます。喉頭がんはこの喉頭に発生する上皮がんです。なかでも声門には声帯があり、喉頭がんの7割がこの声門に発生します。

女性の10倍ほども男性に多い病気で、いつも大声を出す仕事の人や、タバコを吸う人がきわめてかかりやすいものですが、空気汚染などの環境が誘発すると考えられています。

【症状】声帯にできるがんは、数ミリときわめて小さいものでも、かすれ声になったり、声が出なくなります。

声帯より上にできれば、声のかすれよりものどの異物感のほうが多く現れます。声帯より下にできれば腫瘍の拡大で喉頭の中が狭くなり、呼吸困難がおきてきます。

できる場所によらず、がんが進行してくれば、声がれや呼吸困難などがおきてきます。

【治療】初期であれば放射線療法でほとんどのものは治ります。進行したものは手術療法で摘出しますが、喉頭全部でなく一部摘出で機能を保存する方法もあります。

扁桃がん

受診科／耳鼻咽喉科

【どんな病気か】頭頸部に発生する悪性の腫瘍の中では比較的多いもので、リンパ節に転移しやすいので、早期治療が大事です。

【症状】急に扁桃が大きくなり、異物がある感じがします。さらに潰瘍ができると、のどが痛かったりものが飲み込みにくくなったりします。

【治療】放射線療法が有効で、腫瘍が小さければどんどん縮小し、転移していれば化学療法を併用します。

一言メモ 〈アルカロイド〉植物の種子や根に存在する塩基性窒素化合物をいうが、人工的にも合成されている。強い薬理作用を持ち、アトロピン、キニジン、モルヒネなどに利用される。

呼吸器

肺がん

受診科／外科・内科

【どんな病気か】肺や気管支などの粘膜に発生するがんで、とくに中高年の男性が多くかかります。

患者は毎年増加しており、93年にはそれまでずっと1位だった胃がんを抜いて、男性の死亡者数がトップになりました。

最近では検診を受ける人が増加し、治療方法も進歩していますが、症状がなかなか現れないため、発見された時はすでに進行しているケースも多いのが現状です。

太い気管支に発生すれば、無気肺や閉塞性肺炎を合併します。

気管支の細くなったところや、肺胞に発生するものには腺がんが多いのですが、これはがんの組織型のひとつで、気管支粘膜に発生したがんです。

肺がんの組織型にはほかに数種類のものがありますが、肺がんではこの腺がんが最もよくみられます。

肺がんは周囲のリンパ節への転移が早く、また脳や骨髄へ転移しやすいので手術が困難な場合がよくあります。また、喫煙が誘発し、1日の喫煙本数が多いほど、喫煙年数が長いほどかかりやすいことがわかっています。

【症状】がんの発生場所や進行状態にもよりますが、呼吸器系に現れる症状は、咳、痰、血痰、胸痛、呼吸困難などで、そのほか発熱、食欲不振、倦怠感などをともなうこともあります。

リンパ節に転移すると声がかすれたり、また胸膜に転移すると胸水がたまったりします。

【治療】早期では手術療法が効果的ですが、患者の年齢やがんの組織型や進行の程度を考慮しながら手術療法、化学療法、放射線療法、免疫療法などを組み合わせます。

胸膜中皮腫

受診科／外科・内科

【どんな病気か】胸膜腫瘍のうち、原発性のもののほとんどを占めるもので、悪性の腫瘍すなわちがんです。

原因ははっきりしていませんが、アスベストと関係が深いことがわかっており、アスベスト工場の労働者が高齢化してかかる例が多いといわれています。

【症状】疲労、胸痛などが現れてきますが、症状がはっきりしないことが多いので、早期には発見されないことがあります。

さらに進行してくると胸水が増えて呼吸困難がおこります。

【治療】発見された時はかなり進行しているケースがほとんどです。手術は困難なうえに放射線療法や化学療法もほとんど効果を示しません。

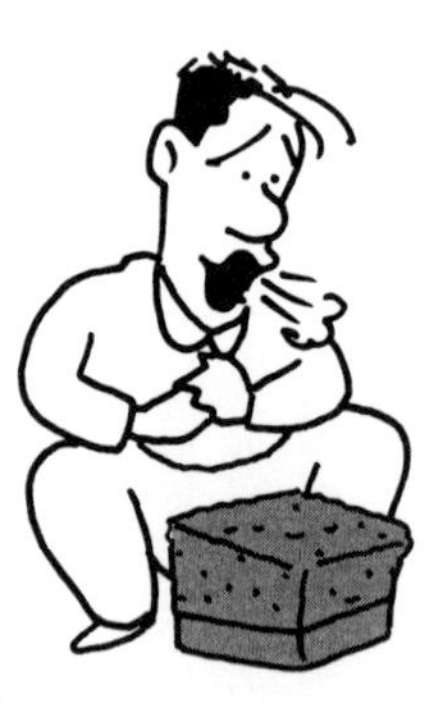

消化器

食道がん

受診科／外科

【どんな病気か】のどの下から胃の入り口までの間のどこかにできるものですが、食道がんになる8割は胸部の食道に発生します。

とくに60歳代、70歳代の男性に多い病気で、長年にわたって酒やタバコを好んでのんでいたり、また、辛いものなどをよく食べる人に多くみられるといわれています。

進行は早く、周囲の臓器やリンパ節への転移もおこります。

【症状】この病気の初期には自覚症状がないことが多いのですが、自覚症状があったとしても胸痛、食欲不振、胸やけなどです。

さらに進行するとのどがつかえている感じがひどくなり、食べ物や飲み物を飲み込みにくくなります。

【治療】食道を切除する手術療法が有効ですが、進行の状態に応じては、放射線療法や化学療法などを組み合わせて行います。最近は内視鏡治療が進歩してきているため早期がんでは障害が残ることは少なくなっています。

胃がん

受診科／外科・内科

【どんな病気か】この数年で死亡者数の多さは肺がんに抜かれたものの、いぜんとして多いがんです。中高年に発生することが多く、とくに男性は女性の倍の数となっています。

胃壁の構造は胃の内側から粘膜、粘膜下組織と成り立っており、一番外側の漿膜まで層を重ねたようになっています。胃がんが最初に発生するのも内側の粘膜からで、だんだん外側の組織へ向かって進行していきます。

胃がんには種類と進行の度合いによってさまざまなものがあります。

がんが粘膜や粘膜下層だけにある場合

胃がんの深達度

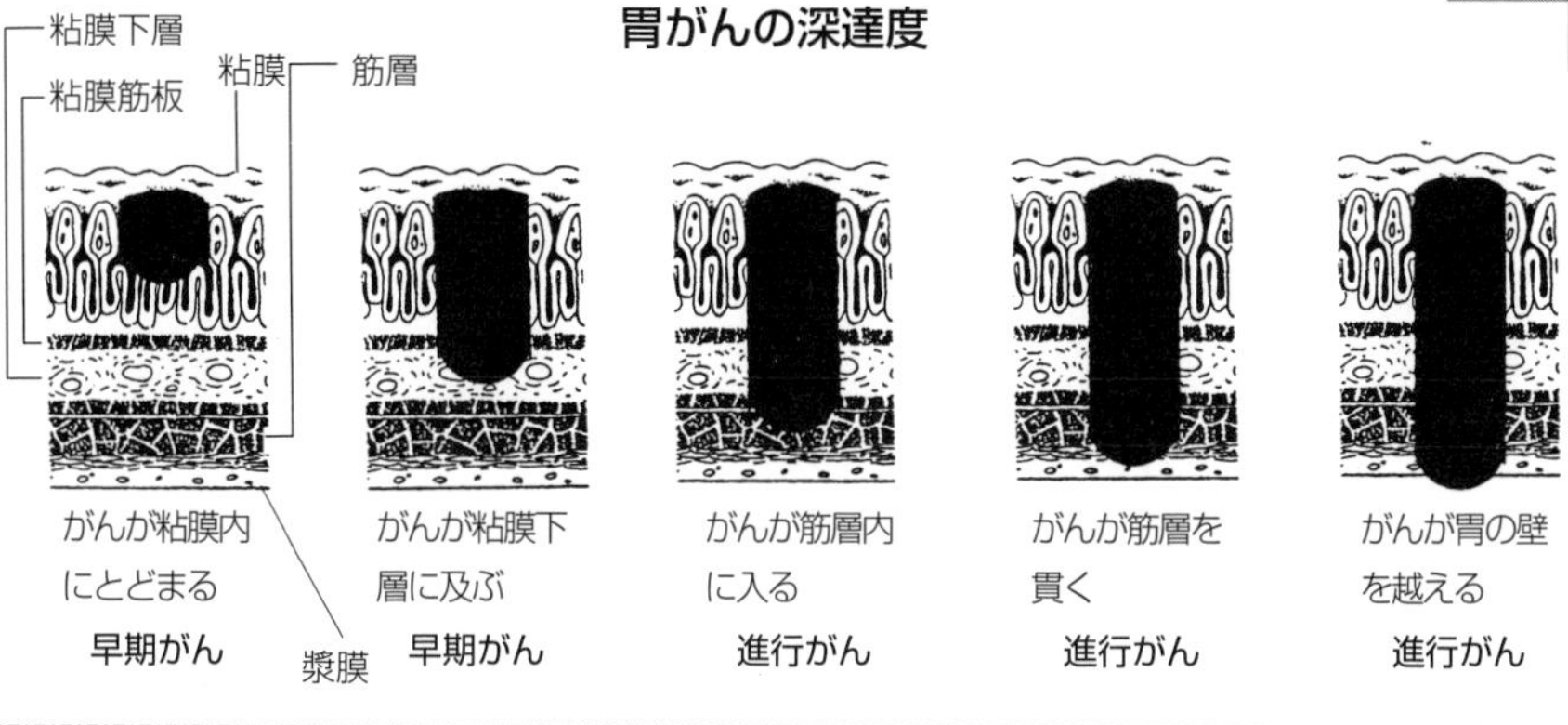

がん

一言メモ　〈胸やけ〉みぞおちや胸骨下部におこる灼熱感。逆流性食道炎、消化性潰瘍、胃炎などでみられるが、ある種の飲食物や精神的な要因によってもおこる。

が早期胃がんで、それより外側までおよんでいるのが進行胃がんです。

【症状】初期には自覚症状はありません。がんが進行していくと、腹痛、胸やけ、吐き気、嘔吐、もたれ、食欲不振などが現れますが、胃腸の病気によくある症状と特に変わりはありません。

さらに進行すると腹部の腫瘍が押さえてわかるほどになり、全身が衰弱して腹水がたまるようになります。吐血や下血もおこります。さらに血液やリンパ液で運ばれてほかの臓器に転移すれば、低タンパク血症や脱水症状が現れ、臓器に障害がおこります。

【治療】手術療法を中心に、化学療法や免疫療法をあわせて行います。早期に根治手術をすればその8、9割は治り、範囲が小さければ内視鏡を使った治療でも切除できます。

早期がんでは内視鏡で切除し、おなかを切らないで治すこともできます。

進行したがんで範囲が広ければ、胃を全部摘出すると同時に、リンパ節の郭清を行い、周囲の臓器に転移していればそれらの臓器も摘出します。

胃肉腫（いにくしゅ）

受診科／外科・内科

【どんな病気か】粘膜上皮以外の組織に発生する悪性腫瘍である肉腫が胃に発生するもので、中でも一番多いのが胃平滑筋肉腫（いへいかっきんにくしゅ）です。40歳代以上の人によく発生し、女性より男性に多い病気です。

【症状】初期には自覚症状がありませんが、やがて上腹部に痛みがおこり、吐血や下血もあります。おなかの上からしこりに触れることもあります。

【治療】肉腫が胃だけにできている場合は手術療法で胃を切除するのが一般的です。しかし、全身の疾患と関連して発生した場合には化学療法も行われます。

直腸（ちょくちょう）がん

受診科／外科

【どんな病気か】大腸のうちの直腸にできるがんです。小腸にできるがんはめずらしいのですが、大腸にできるがんは最近になって急増し、この10年で2倍となっています。

これは日本人の食事の欧米化が深く関係し、肉や脂肪を多くとるようになったことが原因とされています。

大腸も胃と同じように、組織がいくつかの層から成り立っており、がんもいくつかの種類があります。大腸の組織は内側から外へ向かって粘膜、粘膜筋板となり、一番外側の漿膜（しょうまく）にいたっています。

がんが粘膜や、そのすぐ下にある粘膜下組織にある場合は早期がんで、それより外側にできているのが進行がんです。進行がんはとくに直腸とS状結腸によくみられます。

【症状】早期がんではほとんど自覚症状はありませんが、進行すると便が黒色になったり出血があります。

痔の出血と間違われやすいのですが、痔の場合は便の表面にだけ血がついていることが多いのに対し、大腸がんでは便に血が含まれる状態が多くあります。

また、最初は下痢が続きますが、やが

て便秘と下痢を交互に繰り返したり、腸が腫瘍で狭くなってくると、便そのものが細くなったり、便秘したりします。さらに貧血や体重減少、腹部膨満などがおこることもあります。

【治療】がんの部位や進行の程度で違ってきますが、早期であれば、内視鏡を使って切除できます。

しかし、粘膜下組織に浸潤している場合は病変があるところの腸管を部分切除します。進行している場合は、周囲の組織やほかの臓器に転移しているかどうかで治療法が違ってきます。

基本的には手術療法を行い、さらに化学療法や免疫療法、放射線療法などを組み合わせます。

また、人工肛門を使用することがありますが、これは大腸がんの中でも、肛門から10センチほどのところまでにできた進行がんの場合です。

結腸（けっちょう）がん

受診科／外科

【どんな病気か】大腸は盲腸から直腸までですが、この盲腸と直腸を除いた長い部分が結腸です。

結腸では一番下のS状結腸でがんの発生率が最も高く、盲腸の方へいくほど少なくなっています。早期発見すると根治することが多い病気です。

【症状】発生した部位や進行の程度で違ってきます。

身体の右側の結腸に発生した場合は進行するまでほとんど症状が現れません。症状が現れる場合は便秘と下痢が交互におこったり、腹痛が現れます。また、だんだん食欲不振や倦怠感、体重減少がおこり、出血がひどくなると便が黒くなります。

左側の結腸にがんができた場合は、数日単位で下痢と便秘を繰り返したり、黒色便や鮮やかな動脈血が便に混じることが多くなります。また、下腹部の痛みや膨満感がおきますが、排便後には解消します。

【治療】早期のものは内視鏡を使って切除することも可能ですが、一般的には手術療法が中心です。

がん性腹膜炎（せいふくまくえん）

受診科／外科・内科

【どんな病気か】内臓を囲んでいる腹膜にがんが転移したもので、がん病巣から漏出した血性の腹水がたまってきます。消化器、肝臓、婦人科領域などの末期がんでおきますが、治療は困難です。

【症状】悪寒、発熱、嘔吐などのほか、排便や放屁がなくなり、尿が減少して腹痛がだんだんひどくなります。そのうち全身が衰弱してきます。

【治療】まず対症療法で発熱や痛みを解消します。がんに対しては化学療法を施します。

肛門（こうもん）がん

受診科／外科

【どんな病気か】肛門に発生するがんですが、このがんは発生そのものは多くありません。しかし発生するとリンパ節への

一言メモ 〈吐血（とけつ）〉消化管におこった出血が口から排出される状態。赤い血液を吐く場合と、黒褐色に変色した血液の小さなかたまりを吐く場合があり、多くは吐き気をともなう。

転移が早い病気です。

【症状】肛門に腫瘍ができます。角質化してすっかり硬くなっているものもあり、痔核（いわゆるイボ痔）と間違えやすいものもありますが、出血や悪臭をともなう分泌物が続きます。

【治療】手術で直腸と肛門を摘出して、その代わりに人工肛門を使用します。さらに化学療法や、放射線療法も行われます。

肝臓（かんぞう）がん

受診科／外科・内科

【どんな病気か】臓器の中で、一番大きな臓器である肝臓に発生するがんです。

　肝臓がんは肝臓そのものの細胞から発生する原発性のものと、ほかの臓器で発生したがんが血液とともに運ばれて肝臓で増殖してできる転移性のものの2つに大別されます。

　原発性のものは胃がんや肺がんに次いで多いがんで、発生数は毎年確実に増加しています。

　肝臓がんはウイルス性肝炎からおこる肝硬変に続いて発症することが多く、転移や肝不全がおこりやすく、再発しやすい悪性腫傷です。

【症状】初期には自覚症状はありません。進行してがんが大きくなってくると、まず身体のだるさや腹痛、腹部膨満、食欲不振が現れます。やがて黄疸（おうだん）、衰弱、嘔吐などが現れます。

【治療】手術療法、化学療法、放射線療法などを行います。手術をするかどうかは、がんの大きさや肝硬変の程度、あるいはほかの臓器へ転移しているかどうかなどで決めます。

　最近では超音波で検査しながらアルコールを注入し、がん細胞を殺してしまう治療や、肝臓を部分的に切除する技術が向上したため、手術ができる場合が増えています。

　また、手術ができなくても、腫瘍凝固療法などいろいろな外科的療法が開発されています。

胆管（たんかん）がん

受診科／外科・内科

【どんな病気か】肝臓から分泌された胆汁（たんじゅう）は十二指腸に送られますが、肝臓から十二指腸までの胆汁が通る管を胆管といいます。

　胆管がんは肝臓から十二指腸までの胆管のどこにでもできるもので、とくに中高年の男性に多く発生します。

【症状】まず症状として黄疸が現れ、右の脇腹になんとなく圧迫感が出てきます。

　次いで食欲不振、悪寒、発熱、腹痛、灰白色の便などが現れて、体重減少や倦怠感も現れてきます。

【治療】まず、黄疸を減少させてから病巣を切除します。胆管、胃、十二指腸、膵臓の一部を含めて切除する手術が行われますが、早期のものには胃を温存した方法がとられます。

　切除する手術ができない時には、黄疸を取るだけの手術が施されます。また、進行して手術できない場合には、減黄術を施したうえで放射線療法や温熱療法が適用されます。

早期に発見できる場合は根治も可能ですが、このがんの治療成績そのものは、あまりかんばしくありません。

胆嚢（たんのう）がん

受診科／外科・内科

【どんな病気か】肝臓から十二指腸へ胆汁が流れる管が胆管ですが、その途中には胆汁を蓄えるための胆嚢という袋状のものがあります。この胆嚢にできるがんが胆嚢がんです。

とくに中高年の女性に多い病気で、胆嚢がんの人に胆石がよく発見されるなど、胆石との関係が深いようです。

【症状】初期にはほとんど自覚症状がありませんが、症状が現れる場合は腹痛などの胆石に似た症状がみられます。

進行すると右上腹部に胆石とは違う鈍い痛みがおこり、食欲不振や体重減少、全身倦怠感などが現れたり、黄疸になることもあります。

【治療】早期で胆嚢がんが小さいものなら胆嚢摘出手術をします。

それより進行している場合は、進行の度合いによって胆嚢と肝臓のかなりの部分を切除します。

また、転移している場合は、黄疸を取るだけの治療に終わることもあります。そのほか、放射線療法や抗がん剤療法が行われます。

膵臓（すいぞう）がん

受診科／外科・内科

【どんな病気か】内分泌と外分泌の2つの機能を持つ膵臓は、胃と脊椎（せきつい）の間にあり、紡錘形に近い形をしています。太くなっている十二指腸側は頭部と呼ばれ、先が細くなっている脾臓側は尾部と呼ばれていますが、膵臓がんのほとんどは頭部に発生します。

膵臓の周囲には重要な臓器があり、さらに血管が多いため、周囲へ浸潤したり、ほかの臓器への転移がおこりやすくなります。手術も難しく、死亡率の高いがんです。

かつての日本ではあまり多い病気ではありませんでしたが、食生活の変化によって、膵臓がんそのものの発生数が増え、慢性肝炎や膵石症、あるいは糖尿病などと関係があるとみなされるようになっています。

【症状】腹痛、体重減少、黄疸などが特徴的な症状ですが、そのほか悪寒や嘔吐、下痢、便秘などもみられます。

また頭部や尾部など、がんが発生した部分で症状が違います。頭部の場合は黄疸がよくおこり、尾部の場合は腹痛や体重減少がよくおこります。

【治療】手術療法による治療が中心です。頭部のがんなら膵頭部や十二指腸を含めて切除し、尾部なら尾部切除が行われます。また、化学療法や放射線療法も行います。

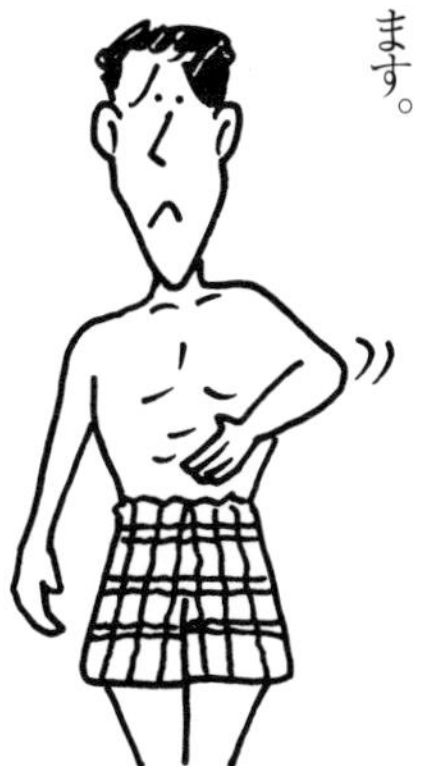

一言メモ　〈アルコール局注療法（きょくちゅうりょうほう）〉直径3㎝以下の肝細胞がんに有効とされる治療法。超音波下で細い穿刺針をがん細胞内に刺し、そこから無水アルコールを注入してがん細胞を凝固・壊死させる。

脳・脊髄・神経

脳腫瘍（のうしゅよう）

受診科／脳神経外科

【どんな病気か】頭蓋の内側に発生するすべての腫瘍のことです。

腫瘍は脳そのものにできたものだけでなく、髄膜や脳血管などの脳をとり巻く組織から発生したものも脳腫瘍といいます。

また、脳腫瘍には悪性のものと良性のものがあります。脳そのものから発生する腫瘍はほとんどが神経膠腫（しんけいこうしゅ）（グリオーマ）と呼ばれる悪性のもので、脳をとり巻く組織から発生したもののほとんどは良性のものです。

脳腫瘍は新生児から成人までの幅広い層に発生し、年齢で腫瘍の種類がかなり違ってきます。

しかし、全年代で発生率約30パーセントを占めるものは脳そのものにできる神経膠腫です。この神経膠腫こそ増殖が急激であり、他の組織へ転移しやすく摘出が困難な腫瘍です。

【症状】腫瘍のために頭蓋の内圧が上がる亢進症状と腫瘍の発生場所によって違ってくる局所症状に分かれます。

脳腫瘍の症状としてよくいわれている頭痛、嘔吐、けいれん発作などは亢進症状です。局所症状としてはけいれん発作、運動障害、知覚障害、内分泌障害、視力障害あるいはその他に脳や神経の障害からくるさまざまな症状があります。

【治療】手術による治療が中心です。良性のものは摘出すれば治ることが多いのですが、悪性のものは完全に摘出できないことが多いので放射線療法や化学療法を行います。

脊髄腫瘍（せきずいしゅよう）

受診科／脳神経外科

【どんな病気か】脊椎の中にあって髄膜に保護され、脳からの指令を伝える神経の伝達路の役割を果たすのが脊髄です。

脊髄腫瘍とは脊髄そのものや神経、髄膜、脊椎などに発生する腫瘍です。脳腫瘍と同じように良性と悪性のものがあります。

成人に多いのが神経鞘腫（しんけいしょうしゅ）と髄膜腫で、小児の場合が脊髄そのものにできる神経膠腫だといわれています。

【症状】まず四肢（しし）のしびれや痛みがおきて全身に広がっていきます。進行すると運動麻痺や排尿排便困難がおきます。

【治療】手術による治療が中心となります。摘出が困難なものは放射線療法や化学療法をします。

神経芽細胞腫（しんけいがさいぼうしゅ）

受診科／小児科

【どんな病気か】5歳以下の幼児の神経細胞に発生する悪性腫瘍です。副腎や副交感神経に発生する場合がほとんどで、急速に他の臓器へ転移するものです。

【症状】発熱、四肢の痛みです。

【治療】手術や化学療法、放射線療法で治療します。

白血病

受診科／内科・小児科

【どんな病気か】骨髄や脾臓など血液を作る器官で、未熟な白血球系細胞が無制限に増殖し、正常な白血球の増殖を阻害する、造血器のがんといえる病気です。原因ははっきりわかっていませんが、ウイルスが誘因になると考えられています。

　白血病では肝臓、脾臓、リンパ節、腎臓、脳など全身の臓器に白血病細胞が増殖します。病気自体は少ないものの、発症すると出血や細菌感染がおこり、生命の危機に陥ります。

　白血病は増殖する細胞の種類や進行状態で急性と慢性に分かれるほか、異常の発生部位によって骨髄性とリンパ性に分かれます。成人の急性の8割と慢性のほとんどが骨髄性ですが、小児では急性のリンパ性が主です。

　治療は薬による化学療法が中心ですが、HLAタイプの同じ人の造血幹細胞を輸注する造血幹細胞移植がどんどん取り入れられてきています。

急性白血病

【症状】白血病細胞が異常に増殖して正常な造血細胞が減少するために貧血がおこるほか、動悸、息切れ、発熱、寝汗などが現れます。

　また、歯肉や鼻、眼底などから出血しやすくなり、リンパ節や肝臓、脾臓に腫瘍が現れます。

【治療】数種の抗白血病薬を使用する薬物療法を行います。また最近では造血幹細胞移植もよく行われます。

慢性骨髄性白血病

【症状】発症しても5年以上は症状が現れませんが、症状が出てくると全身に倦怠感があり、疲れやすく、体重減少、寝汗、上腹部の不快感などが現れます。脾臓の腫れもよくおこります。

　末期になると急性白血病と同じ症状になりますが、これを急性転化といいます。

【治療】ブスルファンやイマチニブという薬剤や、インターフェロンを使用する化学療法を行います。末期になると急性白血病と同じような治療を施します。

　最も確実な方法は造血幹細胞移植で、急性転化がおこれば急性白血病と同じように治療します。近年、分子標的療法の第二世代の治療薬としてダサチニブ、ニロチニブが登場し劇的な効果が得られています。

　白血病の治療は非常に長期にわたるもので、よくなったと判断されても再発することも多く、この難病と闘うには家族の協力が欠かせません。

慢性リンパ性白血病

【症状】リンパ節や脾臓に腫れがおこります。進行すると貧血、血小板減少などを合併するようになり、免疫不全を合併すると、感染症や自己免疫疾患にかかりやすくなります。末期には免疫不全の症状が増強されます。

【治療】数年から数十年かけてゆっくり進行する病気なので、初期にはあまり治療の必要はありません。

　エンドキサン、ベネトクラクスなどの抗がん剤による化学療法を行いますが、

一言メモ　〈悪液質〉がんの末期に現れる病態で、身体のあらゆる機能が低下し、栄養障害とともに全身が極度に衰弱した状態。がん組織が特殊な毒物質を分泌するといわれることからこう呼ばれる。

この病気は合併する免疫不全の治療が重要になります。

多発性骨髄腫

受診科／内科

【どんな病気か】骨髄の中には白血球の一種である形質細胞があって免疫の抗体を作り出していますが、この形質細胞ががん化すると骨髄腫細胞と呼ばれるものになり、無制限に増殖します。そうなると正常な抗体を減少させて感染しやすくなり、骨髄で作る血液も減少します。

　また、骨髄腫細胞には骨を溶かす作用があるため、骨折しやすくなります。病気そのものはあまり多くありませんが、40歳代以上からの発症が目立ちます。

【症状】肋骨、背骨、腰骨が痛くなり、動悸、息切れなどの貧血症状や、体重減少、疲労、歯肉や鼻からの出血、のどの渇きなどがおこります。腎臓の働きも低下します。

【治療】痛みには鎮痛剤を使用しますが、がんには抗がん剤を使用した化学療法が行われます。

悪性リンパ腫

受診科／内科

【どんな病気か】リンパ組織は身体に入る異物を排除する働きをしますが、このリンパ組織を構成しているリンパ節、脾臓、扁桃などの細胞が悪性のものになって、無制限に増殖するものが悪性リンパ腫です。白血病と並んで代表的な血液のがんです。

　原因はよくわかっていませんが、リンパ球系細胞の増殖をおこすもので、病気としてはリンパ性白血病とよく似ています。

　白血病では細胞増殖が主に骨髄でおこるのに対し、リンパ腫の場合はリンパ節でおこり、増殖したところに腫瘍のこぶができます。

　悪性リンパ腫そのものの死亡率はそれほど高くありませんが、発病すると免疫力が低下するので、各種の感染症にかかりやすくなり、それがこの病気での死亡率を高くしています。

【症状】顎の下や腋の下、下肢のつけ根のリンパ節が腫れてこぶのようになります。単なるリンパ節炎の場合は痛みがありますが、悪性リンパ腫では押しても痛みがありません。

　また、がんのできるリンパ節の部位によって、のどや目などにいろいろな症状が現れます。

　進行すると数カ所のリンパ節が腫れて高熱が出たり、寝汗、体重減少が現れます。また、身体の表面に近いリンパ節が腫れるだけでなく、中のほうのリンパ節が腫れたり、扁桃や脾臓が腫れてくることがあります。

【治療】腫瘍が発生したところに留まり、転移などをしていない場合は、放射線療法を中心に行います。病型によっては抗体療法も有効です。

　病気が全身に広がっている場合はいろいろな抗がん剤を組み合わせて使用する化学療法を中心に行います。また、胃や腸の臓器に発生したものは手術で切除します。

甲状腺(こうじょうせん)がん

受診科／内科・内分泌代謝科・外科・内分泌外科

【どんな病気か】代謝ホルモンを分泌する甲状腺に発生するがんです。

腺がんや悪性リンパ腫など数種類のものがありますが、その中でももっとも多いものは腺がんで、甲状腺がんの8割がこの腺がんです。腺がんは、ほとんどが進行の遅いものです。

発症するのは40歳代以下の若い人が多く、男性より女性に多いものです。

【症状】まったく自覚症状がない場合もありますが、初期であってものどに圧迫感があったり声がかすれたりすることがあります。症状としては首の真ん中あたりが腫れることが多いものです。

【治療】手術で患部だけ、あるいは甲状腺そのものを摘出したり、リンパ節を摘出したりします。そのほかには放射線療法や化学療法を行います。

副甲状腺(ふくこうじょうせん)がん

受診科／内科・内分泌代謝科・外科・内分泌外科

【どんな病気か】甲状腺の裏側にあってカルシウムの代謝をする副甲状腺に発生する腺がんです。

このがんが発生すると副甲状腺の働きが必要以上に活発になり、副甲状腺ホルモンが過剰に分泌されて副甲状腺機能亢進症(ふくこうじょうせんきのうこうしんしょう)がおきて血中カルシウム濃度が高くなります。

この副甲状腺機能亢進症状は甲状腺に腫瘍が発生すればほとんどの場合におきますが、その腫瘍は悪性の場合と良性の場合に分かれます。悪性の場合は腫瘍の数%というところが現実です。

【症状】カルシウムが過剰になることでのどが渇き、尿量が増えてきます。進行すると筋力の低下や吐き気、便秘などが現れてきます。

【治療】副甲状腺摘出の治療をします。

副腎(ふくじん)がん

受診科／内科・内分泌代謝科・外科・内分泌外科

【どんな病気か】副腎に発生する腫瘍のうちで悪性のものが副腎がんです。一般には副腎に発生する腫瘍のほとんどが良性で、悪性のものは数%にすぎません。

ただ、腫瘍が良性であっても副腎では各部がいろいろなホルモンを出しているので、腫瘍が発生するとさまざまなホルモン過剰による症状が出ます。

【症状】クッシング症候群が発症すれば顔が満月のように丸くなったり、糖尿病や高血圧がおきます。

原発性アルドステロン症の症状が発症すれば高血圧になるとともに、四肢の麻痺がおきてきます。

褐色細胞腫が発症すれば高血圧、顔面紅潮、発汗、動悸などが現れます。

【治療】ふつうは手術で副腎を摘出します。

一言メモ 〈動悸(どうき)〉健康時には意識しない心臓の拍動を自覚し、不快に感じる状態。感情の高ぶりや不安など心理的なことが原因でもおこるため、必ずしも重大な病気があるとは限らない。

骨

骨肉腫

受診科／整形外科

【どんな病気か】骨に発生する腫瘍のうちで悪性の代表的なものです。四肢に発生することが多いものですが、そのうちの8割ほどが膝の関節周辺となっています。

発生そのものはそれほど多くはないのですが、四肢の切断という事態にいたることもあります。発症するのは10歳代がもっとも多いというところにも特徴があります。

【症状】最初は運動中に膝や肩が痛くなることから始まります。また病変部が腫れてきます。運動をしなければ痛みは治まります。半年くらいまでには関節が動かせないほど痛くなります。

【治療】術前化学療法でできるだけ腫瘍を小さくし、四肢は切断することなく腫瘍のみを切除する患肢温存手術が行われます。肺転移を予防するために術後も化学療法を行います。

皮膚

皮膚がん

受診科／皮膚科

【どんな病気か】表皮や真皮などの細胞に発生するがんです。40歳代以上から発生が多くなり、70歳代くらいでピークとなります。顔など外に出ている皮膚によく発生します。

皮膚がんには有棘細胞がん、基底細胞がん、悪性黒色腫（メラノーマ）、ページェット病などの種類があります。

【治療】基本的な治療は手術療法ですが、そのほかに放射線療法、化学療法、免疫療法などを単独あるいは組み合わせて行います。

有棘細胞がん

表皮を構成する有棘細胞に発生するものです。化学療法などの治療効果はいいものですが、長い間そのままにするとリンパ節や内臓に転移してしまいます。

基底細胞がん

表皮を構成する基底細胞に発生するもので、顔にほくろのようなものができたりします。

皮膚がんのなかでは一番質のいいものであり、転移することはまずありません。ただ、そのままにしておくとその部位の骨まで侵されてきます。

悪性黒色腫（メラノーマ）

転移が早くて死亡率が高いなどと、皮膚どころか人に発生する悪性腫瘍のなかでも最も質の悪いのがこれです。

ほかの皮膚がんが中年以後の発生が多いのに対して、この悪性黒色腫は青年にもしばしば発生します。

黒くてほくろのようなものが皮膚から盛り上がってきますが、足の裏によくできます。

ページェット病

乳房を中心に発生する乳房ページェット病と、外陰部や肛門の周囲に発生する乳房外ページェット病の2種類があります。

皮膚に湿疹のようなものができますが、

湿疹と違って薬を塗っても治りません。ほうっておくと乳がんになったり全身へ転移したりします。

腎臓・尿路

腎臓がん

受診科／泌尿器科

【どんな病気か】腎臓の実質に発生するがんですが、尿細管から発生すると考えられています。とくに40歳代以上の男性に多くみられます。

【症状】血尿が現れ、それは自然に止まることもよくありますが、病状は進行します。

【治療】腎臓を摘出する手術が中心です。転移した場合には、インターフェロン療法や、抗がん剤を用いた化学療法が行われます。

腎盂がん

受診科／泌尿器科

【どんな病気か】腎臓で作られた尿が最初にたまり、尿管につながる部分が腎盂ですが、ここに発生するがんで、40歳代以上に多い病気です。

【症状】血尿が現れます。

【治療】腎臓と尿管を切除する手術を行う場合が多く、化学療法や放射線療法を併用することもあります。

尿管がん

受診科／泌尿器科

【どんな病気か】腎盂から膀胱までつながっている尿管に発生するがんです。

【症状】血尿が現れ、腹部の左右どちらかが痛むこともあります。

【治療】基本的には腎盂がんと同様の治療を行います。

膀胱がん

受診科／泌尿器科

【どんな病気か】ほとんどが膀胱の内側の粘膜に発生するがんです。がん全体での発生率は低いものの、泌尿器のがんの中では最も多くみられます。

とくに40歳代以上の男性に多く、再発率の高い病気で、転移すれば生命の危機も生じます。

【症状】発熱や痛みなどの自覚症状はほとんどなく、現れるのは血尿です。この血尿も自然に止まりますが、病気の進行が止まったわけではありません。がんの発生部位によっては排尿痛や頻尿が現れることもあります。

そのままにしておくと水腎症を合併したり、転移したりします。

【治療】がんの性質や病状によっても治療方法は異なります。手術にしても、膀胱を残すことができるかどうかで違ってきます。

やむを得ず膀胱を摘出しなければならない場合は、手術が大きくなるだけでなく、新しく尿路を作らなければなりません。

放射線療法、抗がん剤による化学療法、温熱療法なども行います。

一言メモ　〈細胞診〉体内から摂取した細胞を染色し、顕微鏡で観察して悪性の腫瘍細胞を発見する方法。苦痛をともなわずに簡単に行えるため、がんの早期発見に役立つ。

男性生殖器

前立腺（ぜんりつせん）がん

受診科／泌尿器科

【どんな病気か】精液を作っている前立腺は膀胱に接するクルミ大の器官で、男性性器の一部です。前立腺がんは前立腺の外側の外腺に発生するもので、50歳代以上の男性に多く、老化が原因と考えられます。

　早期がん以外は完全な治療は困難ですが、進行が比較的ゆるやかなので、治療さえすれば、しばらくは日常生活に支障のない場合が多いものがほとんどです。

【症状】早期では無症状ですが、進行すると前立腺肥大症と同じで、夜中に何度も排尿したり、排尿の勢いが弱くなったり、排尿そのものに時間がかかるようになります。

【治療】前立腺がんは男性ホルモンが症状を悪化させ、女性ホルモンが症状を改善します。

　そのため、薬や手術によって男性ホルモンの分泌を抑えたり、女性ホルモンを長期間投与します。早期なら、前立腺を摘出する手術によって完治も期待できます。

睾丸（こうがん）（精巣）腫瘍（しゅよう）

受診科／泌尿器科

【どんな病気か】睾丸に発生する悪性腫瘍で、5歳以下の幼児と20歳代、30歳代の男性に多い病気です。転移しやすく、生命に危機をおよぼすことが多いがんです。

　睾丸摘出手術をすると、不妊症やインポテンツなどの後遺症がおこる可能性があります。

【症状】痛みなどはありませんが、片方の睾丸がだんだん大きくなってきます。やがてしこりのように硬くなったり重い感じがしてアンバランスに思えるようになります。

【治療】まず睾丸を摘出する手術を行いますが、その後は摘出した腫瘍の種類によって治療方法も違ってきます。放射線療法や化学療法、あるいはリンパ節をきれいにする再手術を行います。

女性

乳（にゅう）がん

受診科／外科・産婦人科

【どんな病気か】乳汁を分泌して乳首へ送る乳腺組織に発生するがんです。治療効果は悪くないものの、毎年発症者が増えているので、それにともなって死亡者数も増えています。

　また、がんが発生する部位は乳首より外側上の腋のあたりが最も多く、全体の約半分を占めています。腋の下のリンパ節に転移しやすく、そこから脊椎（せきつい）や骨盤などの骨や肺、脳へ転移することもあります。

　かつては欧米に多い病気でしたが、食生活の変化から日本でもよくみられるようになりました。主に30歳代や40歳代に多く、出産経験のない人がかかりやすいといわれています。

【症状】しこりができることで発見されるケースがほとんどです。しこりは一般的には痛まないことが多いので、大きくなってから気づくこともよくあります。しこりが分ったら早めの検診が必要です。

しこり以外の症状では、さまざまな乳房の変化がみられます。乳頭や乳輪がただれたり、かさぶたができたり、分泌物が出たり、乳頭ががんのある方向を向いたりします。

また、しこりをつまむとその真上にえくぼのようなへこみができることもあります。良性の腫瘍の場合にはえくぼはできません。

進行してがんが広がってくると、乳房の表面が赤く腫れてきます。さらにリンパ節に転移すると、リンパ節が腫れてきます。

【治療】乳房、大胸筋、小胸筋とリンパ節を摘出する手術が基本です。ただ、今は胸の変形や運動機能低下を防ぐために、大小胸筋を残す方式が半分以上を占めています。

ごく早期であれば、乳房を温存して腫瘍だけを切除する縮小手術が行われます。化学療法、放射線療法、免疫療法なども併用されます。

子宮（しきゅう）がん

受診科／産科・婦人科

女性の性器の典型的ながんです。子宮は腟に近い頸部と、その奥の体部の２つに大別され、子宮がんにも子宮頸がんと子宮体がんとがありますが、そのうちの８割ほどを子宮頸がんが占めています。どちらも腟や骨盤へ広がっていき、リンパ節から全身へ転移したり、近くの臓器へ浸潤していくのが怖いところです。

早期発見のチャンスが増えたので死亡率は低下していますが、毎年一定の死者

乳がんの自己検診

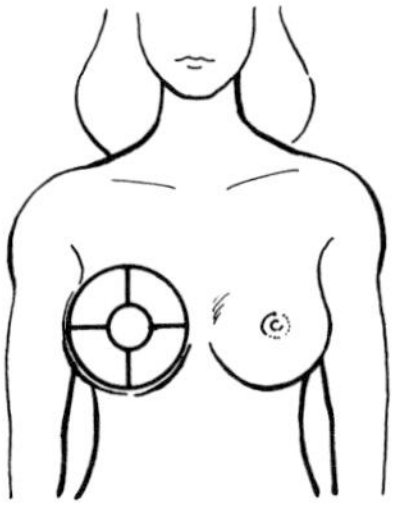

左右の乳房の形と大きさの異常を確かめる。

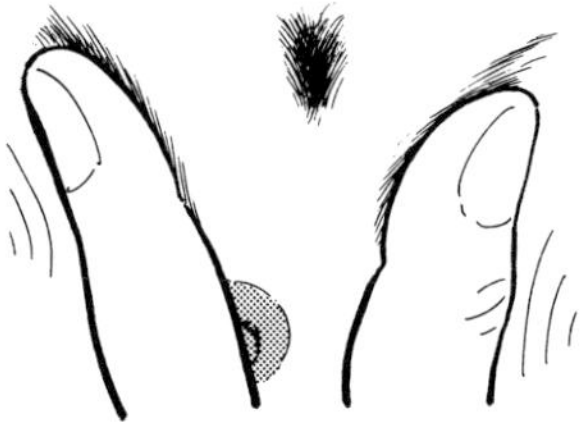

しこりをつまみ、へこみを確認する。

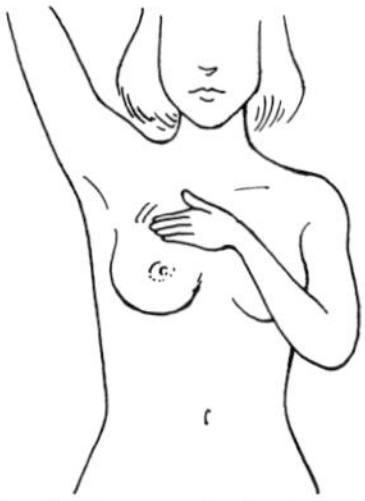

手を上げて乳房のへこみやひきつれを確認する。

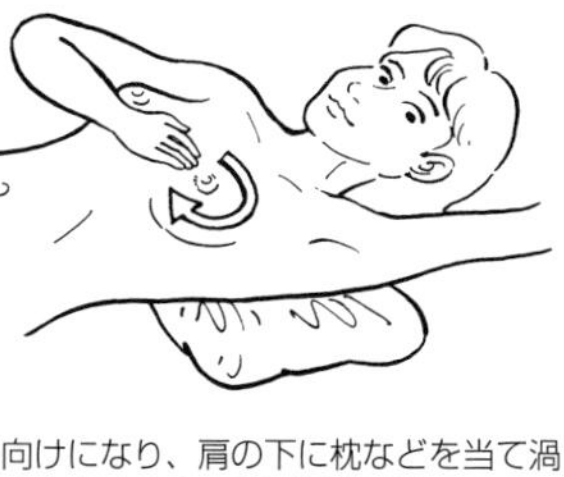

仰向けになり、肩の下に枕などを当て渦巻きをかくように乳房を調べる。

一言メモ　〈DNA〉デオキシリボ核酸。細胞の核の中にある遺伝子の本体で、生命活動を営むうえでの膨大な遺伝情報が組み込まれている。自己複製能力を持ち、細胞分裂して増殖する。

が出ています。30歳を過ぎたら少なくとも1年に1回、できれば1年に2回は検診を受けるべきです。

子宮頸がん

【どんな病気か】ヒトパピローマというウイルスの感染が原因で子宮頸部にできるがんです。その原因は性交渉に結びつけられがちですが、喫煙によるリスクも指摘され、経口避妊薬の長期間使用も原因の一つとされています。以前は40歳から60歳代が発症しやすいとされましたが、最近は20歳過ぎにも増えてきました。

【症状】初期には自覚症状はまずありませんが、そのうち月経が不順になったり、性交後の出血や、さまざまなおりものが現れてきます。

さらに進行すると、ふだんでも性器から出血するようになり、下腹部の痛みや発熱、やがては排尿困難、排便困難がおきてきます。全身に転移すると貧血、食欲不振、体重減少などが現れます。

【治療】進行の程度によって違ってきます。初期のものは子宮さらにはリンパ節を摘出する手術を行うのが一般的です。きわめて初期のものには子宮を摘出しないで済むレーザー治療を施すことも多くなっています。ほかに重大な病気があって手術が無理な場合は、放射線療法を行います。進行したものには放射線療法、化学療法、免疫療法、温熱療法などを組み合わせて行います。

ワクチンの接種は小学六年生の頃からとされていますが、副作用も指摘されているので、接種は医師と相談して下さい。

子宮体がん

【どんな病気か】子宮がんに占める割合が徐々に増えており、50歳代から60歳代の閉経後の女性に多く発生します。原因ははっきりしていませんが、かかりやすいのは妊娠、出産経験のない人、不妊症の人だとされています。また、肥満、糖尿病、高血圧の人もかかりやすいと考えられています。

【症状】閉経後であっても、病気が早い時期から出血やおりものが現れてきます。おりものは最初は水様性ですが、進行するにつれて血や膿が混じるようになります。

やがて痛みや貧血などが現れ、子宮内に血液や膿などがたまってくると、激しい下腹部痛とともにそれらが排出されます。

進行は子宮頸がんよりもゆるやかですが、全身に転移すると貧血、食欲不振、体重減少などがおこります。

【治療】子宮とリンパ節を摘出する手術が中心です。ほかに重大な病気があって手術ができない場合などは、放射線療法、化学療法、ホルモン療法などを行い治療します。

卵巣がん

受診科／産科・婦人科

【どんな病気か】卵巣に発生する悪性腫瘍で、女性性器のがんでは子宮がんに次いで多くみられます。

ホルモンを分泌する卵巣には良性や悪性あるいはその中間と、いろいろな腫瘍

子宮がん

子宮体がん

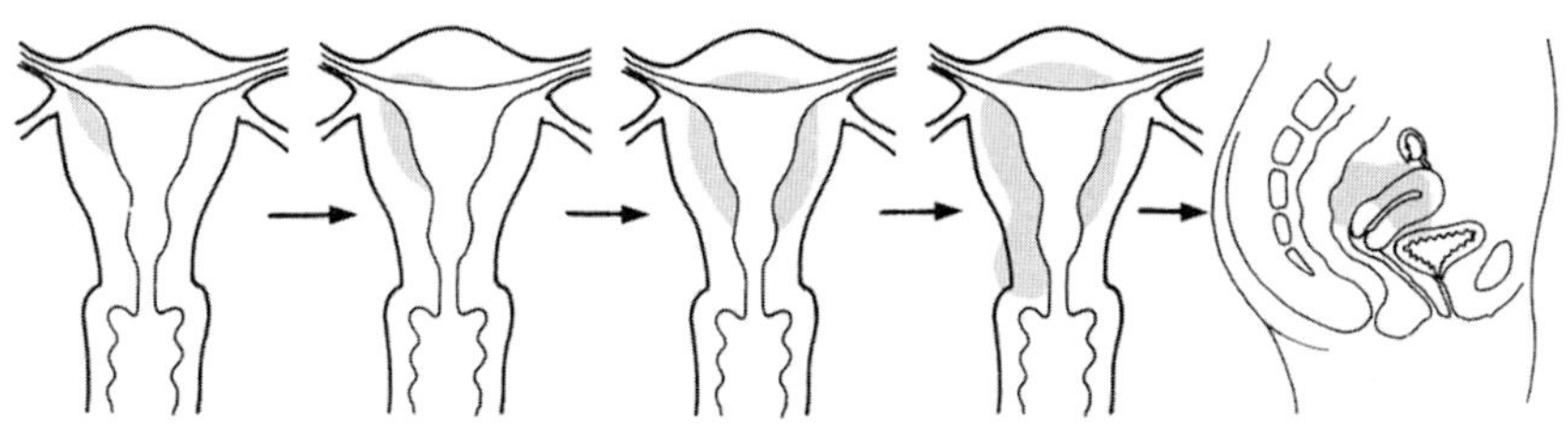

子宮体部の内部をおおっている粘膜から生じる → がんは子宮体部のみにおさまっている → がんが広がっていくが，子宮の外へは進行していない → がんが子宮頸部に広がり，子宮外へも進行する → がんが直腸などに及んだり，離れた臓器に転移する

子宮頸がん

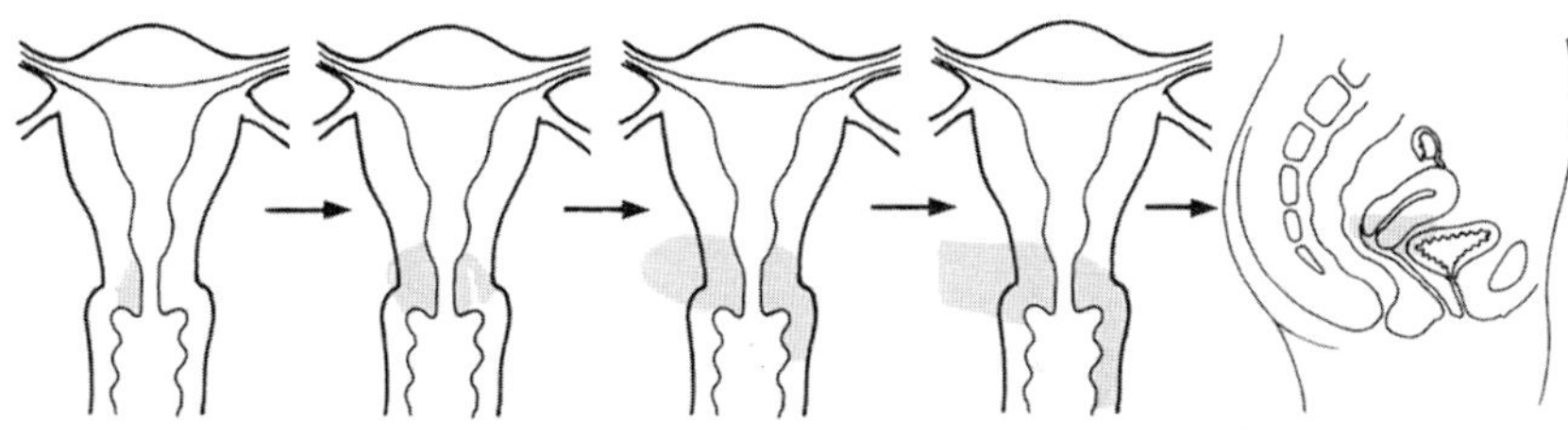

がんが子宮頸部の上皮の細胞内におさまっている → 粘膜から奥の組織に達し，子宮頸部におさまっている → 子宮頸部以外にも広がり，さらに周囲に広がる → がんが骨盤に達するか，腟の3分の2以上がおかされる → 骨盤の外に及んだり，離れた臓器に転移する

が発生します。卵巣がんの発生は更年期前後が最も多いのですが、患者は若い人から高齢者まで幅広くなっています。

卵巣がんはかなり進行しないと自覚症状が現れず、早期発見の難しい病気です。現在のところ、女性のがんの中での死亡率は低いのですが、死亡者は毎年確実に増えつつあります。

【症状】 初期には症状がないものの、かなり進行してくると腫瘍も大きくなっているので、腹部が膨隆したり吐き気などが現れます。このころになると、腹部を押さえると腫瘍に触れることもあります。

【治療】 手術療法が主体ですが、根治手術が不可能な場合には、化学療法や放射線療法などの集学的治療が行われます。

卵管(らんかん)がん

受診科／産科・婦人科

【どんな病気か】 卵管に発生するがんですが、女性のがんにおける発生率はきわめて低いものです。出産経験のない人や不妊の人に多いと考えられています。卵巣

一言メモ 〈緩和ケア〉主にがんなどの末期患者に、心身両面の専門的ケアを施す特別な施設およびプログラム。医師、看護師、宗教家、ケースワーカー、ボランティアなどがチームを組む。

や子宮、あるいはリンパ節に転移することもあります。

【症状】初期には自覚症状がなく、このがんに特有の症状もありません。進行するとやがて黄色いおりものが増え閉経後であっても血が混じったおりものが現れます。下腹部がじわじわと痛むこともあります。

【治療】子宮および卵管、卵巣を摘出する手術をし、そのうえで化学療法などを行うこともあります。

膣（ちつ）がん

受診科／産科・婦人科

【どんな病気か】膣に発生するがんですが、卵管がんと同じで女性のがんのなかではきわめて発生率の低いものです。50歳代以上の妊娠や、出産回数の多い女性によく発生し、進行は早く、子宮や外陰部への転移、あるいはリンパや血液を通ってほかの臓器への転移も早い病気です。

【症状】初期には自覚症状はありませんが、進行すると月経以外の不正出血や、血の混じったおりものが認められます。さらに進むと直腸や膀胱に不快感をともないます。

【治療】がんのできる場所によって治療法を選択します。膣の奥の方の3分の1に発生したものには手術と放射線療法を、外の方の3分の1に発生したものには一般的に、まず放射線療法を行います。

外陰（がいいん）がん

受診科／産科・婦人科

【どんな病気か】大陰唇（だいいんしん）、小陰唇（しょういんしん）、会陰（えいん）、陰核（いんかく）などの外陰部に発生し、リンパ節へ転移しやすいがんです。女性性器のがんのうちでは子宮がんや卵巣がんに次いで多く、60歳代過ぎの人によく発生します。

【症状】かゆみがあったり、しこりやできもの（潰瘍）ができたりします。排尿時に痛みに近い熱い感じがあり、進行すると潰瘍が広がってしこりが大きくなります。おりものや月経以外の不正出血も認められます。

【治療】早期なら外陰部を切除し、必要に応じて周囲のリンパ節も切除する手術を行います。進行したものなら放射線療法を行い、化学療法を併用することもあります。

絨毛（じゅうもう）がん

受診科／産科・婦人科

【どんな病気か】胎盤にある絨毛細胞ががんになるものです。かなりの早さで全身に転移し、とくに肺や脳に転移しやすいため、それが原因で数カ月ほどで生命にかかわることもあります。

異常妊娠のひとつである胞状奇胎（ほうじょうきたい）（ぶどうっ子）のあとでの発生が最も多く、40歳代以上の女性にもよく発生します。

【症状】胞状奇胎、流産、分娩などの後で不正出血が認められます。また、転移した部位によってさまざまな症状が現れてきます。

【治療】化学療法でかなり高い効果が期待できますが、化学療法が効かない場合などには、手術療法を行います。転移部位によっては放射線療法が施されます。

第3章

生活習慣病の知識と予防法

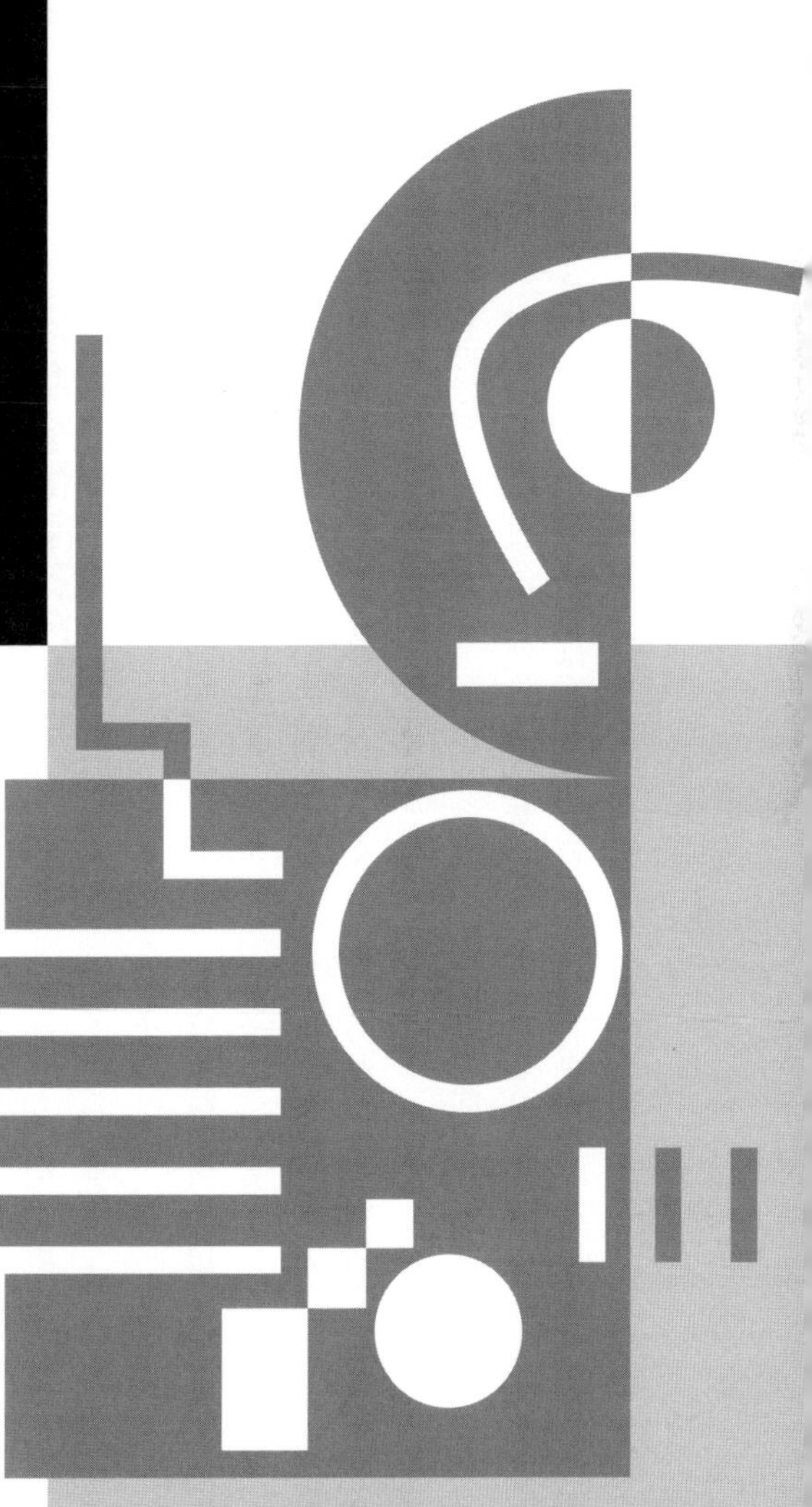

生活習慣病をもたらすのは若い時期からの不摂生

高血圧、動脈硬化からおこる心臓病、脳卒中、あるいは、糖尿病や痛風、がんなどの中年期以後にみられる病気を生活習慣病といいます。

日本では生活習慣病が死亡原因の約70％を占めるといわれていますが、この数字はさらに増える傾向にあります。

中年期以後から発病するのが生活習慣病の大きな特徴ですが、それには発病以前からの生活習慣に原因があり、そのため生活習慣病は以前は「成人病」と呼ばれていました。

戦後は日本中の食事が欧米化し、車が洪水のように増えました。動物性脂肪の摂取が増えて、運動不足になる環境が続いてきたことになります。ほうっておくと生活習慣病への道を歩いていくことになります。

個人的には、中年に至るまでに何をどう食べてきたか、どんな運動をどれだけしてきたか、ストレスはどう解消してきたか、肥満はないかなどの生活歴によって、発病率もどんな病気にかかるかも違ってきます。

生活習慣病は長い間に負の準備を積み重ねてからあるときにはっきりした形をともなってわれわれを襲います。それまで何の自覚症状もないことが生活習慣病への備えを怠ることになります。

生活の中で長い間に形成された危険因子は、生活の中で少しずつ遠ざけていくべきでしょう。

生活習慣病を予防する食事と運動

生活習慣病とは、「ある朝起きたら生活習慣病になっていた」というようなものではありません。ふだんの生活のなかで、健康に害のあるものを積み重ねていくうちに、じわじわと病気が形成されていくものです。

だからこそ、日常の生活に十分注意を払い、改善すべきところは、改善していくことが生活習慣病を予防することになるのです。

予防の観点からは、日常生活のなかで取り組めば効果が大きいのが、食事と運動の2つです。

食事

高度経済成長を推進するための活力源とばかりに、昭和30年代以降の日本人の栄養摂取は著しく改善されて欧米化が進みました。それによっておきた食生活の急激な変化は、負の面も多くもたらしました。

そのひとつが、食事は高カロリー化するのと逆に、運動不足になっておこる肥満です。

肥満は高血圧、糖尿病、心臓病などと合併することが多いことがわかっています。また肥満までいかなくても、動物性食品のとりすぎによって脂肪過多になったり、インスタント食品の普及による塩分過多も問題です。

このように肥満や脂肪・塩分過多といった食事をめぐる負の面が、長い時間の蓄積で生活習慣病を誘発しているのです。

●よく噛んでゆっくり食べる

肥満を予防するためには、ゆっくり食べることが大切です。ゆっくり食べるというのは、よく噛んで食べるということですが、それで消化がよくなるだけでなく、食べすぎを防ぐことにもなるからです。

満腹だという感じは血糖値と大きな関係があります。食事をしているとだんだん血糖値が上がり、血糖値が上がってくると満腹感を覚えてはしを置くことになります。

しかし、早く食べると血糖値が上昇するころにはかなりの量を食べていることになり、逆にゆっくり食べると、食べすぎないうちに満腹感が出てきます。

アメリカの栄養学者は、ひと口で100回噛むことを提唱していますが、そこまででなくても、30～50回くらいは噛むのがよいでしょう。

●栄養のバランスよく食べる

厚生労働省の指針では、1日30品目を食事でとるようにとなっています。

厳密に計算して30品目をとっている人はあまりいないでしょうが、バランスよく食べるということでは大変参考になる指針です。

栄養バランスとは、タンパク質、カルシウム、鉄、ビタミン、糖質、脂肪など人間の身体に必要なものをまんべんなくとることですが、そこまで考えてメニューを作ったりできませんし、勤めに出ていて外食をする人は困ってしまいます。だから、ひとつの目安として1日30品目というわけです。

どの食品にどういう栄養素が入っているかまでわからなくても、30品目の中には栄養バランスに必要なものが多く入っているはずです。

3食はしっかりしたものを食べることが大事になってきます。お昼はざるそばだけだという状態では、品目が少なすぎることになります。

●植物性脂肪を選ぶ

最初に日本人の栄養摂取の欧米化について言いましたが、その内容は肉類を中心とした動物性食品が急激に増えたということです。

動物性食品の摂取が増えると同時に、そこに含まれる脂肪の摂取が増えていま

生活習慣病予防に欠かせない食生活改善のポイント

よく噛んでゆっくり食べれば，消化をよくするだけでなく，肥満の予防にもなります

1日30品目食べましょう

家庭では紅花油やオリーブオイルを

小魚だけでなく海藻や大豆製品などでカルシウム不足を補う

一言メモ 〈五大栄養素(ごだいえいようそ)〉人間の生命維持に不可欠な5つの成分で、糖質（炭水化物）、脂肪、タンパク質、無機質、ビタミンをいう。食物として体内に摂取され、消化・吸収・代謝される。

す。そのことが心臓病の増加につながっていることは否定できません。

　そこで動物性脂肪を植物性脂肪に代えることがすすめられます。植物性脂肪に含まれる不飽和脂肪酸は皮下脂肪の代謝を高め、コレステロールや中性脂肪の排泄作用があるので、肥満や動脈硬化の予防に役立ちます。家庭では紅花油やオリーブオイルを使うとよいでしょう。

●カルシウム不足を補う

　小魚などを食べなくなったことで、近年、子供のカルシウム不足が叫ばれていますが、カルシウムは子供だけでなく、大人も不足しているのが実情です。

　65歳以上では3人に1人が骨粗鬆症といわれており、これもカルシウム不足が原因です。カルシウムが不足すると心筋の収縮作用や神経の安定に影響をおよぼします。小魚だけでなく、海藻や大豆製品などもとるように心がけることが大切です。

運動

　生活習慣病の予防には、食事とならんで運動が大切です。

　運動をすることで心臓や肺の機能を高め、筋力の衰えが防止されます。

　運動は皮下脂肪だけでなく心臓のまわりに脂肪がつくことを防ぎ、運動することで血流量が増えて一時的に血管を膨らませて余分なコレステロールを排除したり、血管を柔軟にして動脈硬化の予防にもなり、全身の器官の代謝が促進されて神経やホルモンのバランスもよくなります。

　運動をしないと血管が細くなるため、高血圧や動脈硬化を招きやすくなります。

　人は年をとるにつれ、だんだん仕事が忙しくなったり、歩くより車に乗ることが多くなってきますが、そうやって運動から遠ざかることで体力が衰えて、同時に病気に対する抵抗力も落ち、老化も早くなります。

●生活の中で運動する工夫を

　週1回はゴルフをしてるからいいと言う人もいますが、はっきりいってそれではあまり効果はありません。長時間でなくても毎日あるいは1日おきに運動することが大切です。

　ジョギングや体操あるいは歩行という手軽なもので十分です。忙しい人も生活のどこかに運動を取り入れる工夫をしましょう。

　たとえば車に乗っても目的地の少し前で降りるとか、ビルの中ではなるべく階段を使うようにしましょう。

　もし運動を始めようと思うなら、まず健康状態をチェックしてください。肥満や高血圧の人は、急な運動が身体に害をおよぼすことがあります。

生活習慣病を進行させるストレス、酒、タバコ

　生活習慣病を進行させるのも、予防するのも日常の生活習慣が重要な要素となっています。

　中でも食事と運動という2つのポイントが大きく影響していますが、日常生活と密接なストレスや酒、タバコのコントロールも、健康維持や生活習慣病の予防に欠かせない要素です。

　かつてはストレス発散のためにたくさ

ん酒を飲んで、タバコを吸う人が多くいました。しかし、それが生活習慣病にとってはきわめて危険な因子になることを自覚しなければいけません。

ストレスの解消は、運動や趣味という方法で行い、酒は適量にして、タバコはやめるのがベストです。

現代社会ではストレスは加速度をつけて増加しているため、蓄積させないようにすることは困難でしょう。しかしストレスは血圧を上昇させ、心臓病や脳卒中あるいは消化性潰瘍という病気をおこす原因となります。

とくに気が短くイライラすることの多いタイプの人は、性格的にストレスをためやすい人ですから、意識してゆったりするようにしましょう。

また酒は、ビールなら1本、日本酒なら1合、ウイスキーなら水割り2杯という適量であれば、血液循環をよくします。

しかし飲みすぎると血液中のコレステロールや中性脂肪が増えて、動脈硬化を促進してしまいます。酒を飲み続けたら、アルコール性脂肪肝や慢性膵炎、肝硬変になることを覚悟しなければいけません。週に2日くらいは休肝日をとるべきです。

タバコは身体にとって大きな危険因子のひとつです。のどをいためたり、食道をいためたりします。とくに高血圧や糖尿病、脂質異常症などの動脈硬化の危険因子を持っている人はすぐにやめるべきです。

タバコはふつうでも血管を収縮させたりコレステロールの沈着を促進したりして動脈硬化を早める作用があるので、危険因子を持っていれば、なおさらその危険度は高くなります。

喫煙者の発がん率が高いのはいうまでもありません。

現在、禁煙治療は健康保険が適用されているので、禁煙外来での治療をお勧めします。

アルコールの上手な飲み方

ビール1本か日本酒1合、ウイスキー水割2杯が適量です

血液中のコレステロールや中性脂肪が増えない食事を

今日は飲まない！

週に2日くらいは肝臓を休める日をつくりましょう

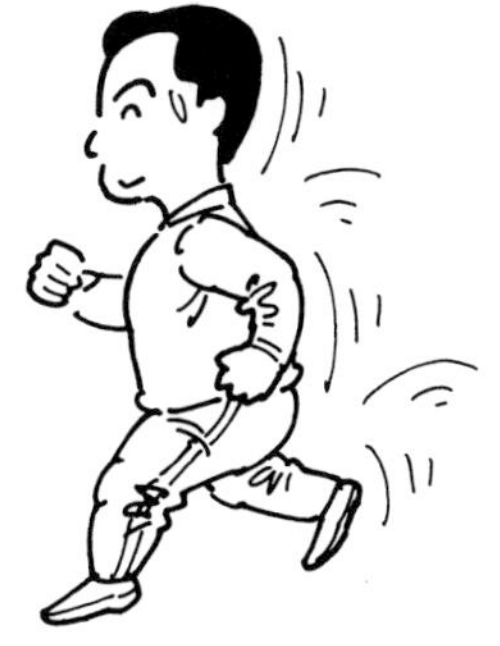

一言メモ 〈体脂肪率（たいしぼうりつ）〉体重に占める脂肪量の割合。基準値は成人男子で15〜20%、成人女子で20〜25%。女子は思春期に増加するが、男子は30歳代から増加し始める。

◉主な生活習慣病とその予防法

がん

がんはどのように発生するのか、ということは残念ながらまだ完全には解明されていません。そのため絶対的な予防方法はないわけですが、発がん作用のある物質や、がんにつながる生活習慣についてはわかってきています。

ふだん摂取している食べ物や、タバコ・酒といった嗜好品のほか、大気汚染なども発がんに関係があるとされています。つまり食生活と日常生活の中から危険因子を避けることこそ、われわれが自らできるがん予防ということになります。

食生活

●バランスよく食べる

食生活に気をつけるといっても、とりたてて難しい方法が必要なわけではありません。大事なのはバランスのよい食事をすることです。肉や魚の焼け焦げには発がん物質があることが話題になり、焼き肉や焼き魚を敬遠する人も出ましたが、それは極端です。

動物実験の結果、発がん物質のあるものを何十年も食べ続けた場合にがんがおこり得るという程度であって、実際にそういう食生活をすることはあまり考えられません。

また、発がん物質が入っていないからと、同じ食品ばかりを食べ続けていては栄養バランスを壊してしまいます。好き嫌いをせず、毎日たくさんの種類の食品を偏りなく上手に食べることが健康を維持し、がんを予防することになるのです。

とくに最近、使用量が加速度的に増えている食品添加物を使った加工食品やインスタント食品を食べすぎるのも問題です。

今後、食品添加物から新たな発がん物質が発見される可能性もあり、栄養面からも感心できません。

●塩辛いものや熱すぎるものを控える

濃い塩分は胃壁を強く刺激し、それが続くと胃の粘膜に負担を与えて弱らせてしまいます。

そういう状態になると発がん物質につけこまれやすくなり、胃がんになる可能性が大きくなります。日本人の胃がんの多さは塩分の濃い食生活と関係があると考えられています。しかし塩分そのものに発がん物質があるわけではなく、あくまでも過剰摂取が問題なのです。

塩分摂取は、1日8グラム以下が目安とされています。最近では栄養教育が発達し、かつては胃がん多発の地であった東北でも、食事が以前より減塩の傾向となって胃がんの発生率が低下しています。

また、あまり熱いものばかり食べるのもよくありません。胃や食道の粘膜を刺激し、ただれさせて、同じように発がん物質から狙われることになります。熱いものばかり食べている地域で、胃がんや食道がんの発生が多いという事例も報告されています。

日本の現状では、肉を多くとる欧米型の食生活への変化により、これまではとくに欧米に多かった大腸がんの発生率が高くなっています。これは繊維質の多い野菜や果物を多くとって、排泄をスムーズにして便秘にならないようにすることで予防できます。

●適量のビタミンA・C・Eをとる

食品の中には、発がんを促進するものと、逆に抑制するものがあります。ビタミンA・C・Eには発がん物質を抑制する働きがあることがはっきりしているので、コンスタントにとることが大切です。

嗜好品

●酒は控え、タバコはやめる

酒そのものが直接、がんに結びつくということはありませんが、飲みすぎはがん発生の原因になります。飲酒はアルコール性肝硬変からの肝臓がんの発生を促し、大量に酒を飲む人が食道がんにかかる率は高いのです。

タバコはいまさら言う必要もないほど健康には有害で、やめることはがん予防にとって大きな効果があります。タバコは肺がんだけでなく、喉頭がんや食道がんの誘因にもなります。どうしてもやめることができなければ、本数を減らすよう努めましょう。

その目安は、喫煙年数と本数が関係してきます。1日の本数と喫煙年数を掛けた数字が400を超えたら要注意で、600を超えると危険領域です。たとえば1日20本を10年吸っている人は200ですが、20年吸っている人は400となります。

生活習慣

塩辛いもののとりすぎが胃の粘膜を弱らせて発がん物質につけこまれると言いましたが、食事以外の要素では、年齢も発がんと密接な関係があります。年齢を重ねてくると、細胞の中の遺伝子がさまざまな発がん物質にさらされて変化してくるからです。

がんは子供でもなりますが、年齢が高くなるほどその発生率も高くなります。とくに30歳代から目立ち始めて、40歳代では30歳代の倍になり、50歳代、60歳代となると加速度を増します。

年をとるのは避けられませんが、努力して老化を防ぐことは可能です。新陳代謝を活発にして、できるだけ若い身体を保てば、細胞も変化しにくくなります。

発がんを促進する食物と発がんを抑える食物

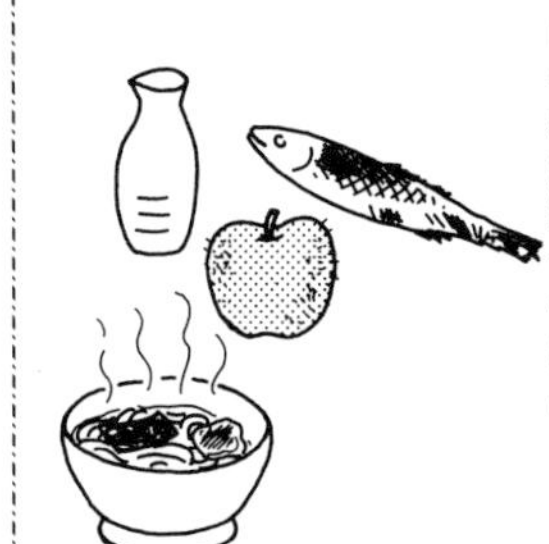

〔促進させる食物〕
←左図のように塩気の多い魚、腐りかけた果物、熱すぎる麺類など、塩辛いものや熱すぎるものを食べると、胃や食道にがんが発生しやすいと言われています。

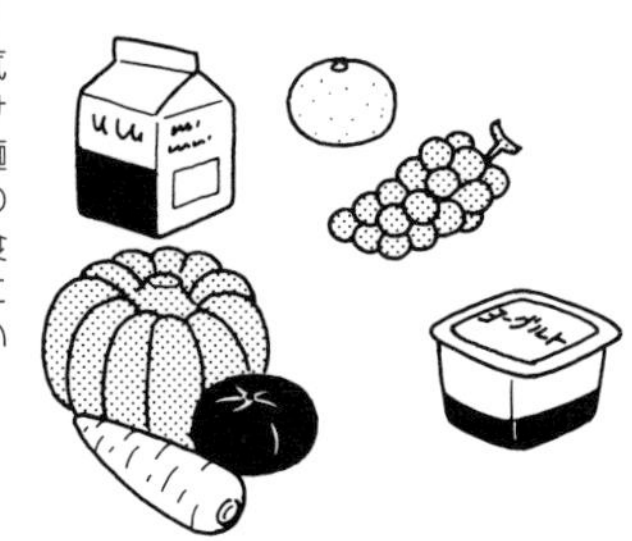

〔抑える食物〕
←左図のように緑黄色野菜や新鮮な果物に含まれるビタミンA・C・Eを乳製品とともに摂ることによって発がんを抑制すると言われています。大切なことはバランスのよい食事です。

一言メモ 〈ミネラル〉体の機能を調整するカルシウム、ヨウ素、カリウム、マグネシウム、鉄、亜鉛、胴などの鉱物性栄養素の総称。滋養強壮剤などにも含まれるが、とりすぎると中毒を招く。

肉体だけでなく、頭を使って精神も若くしておきましょう。外出のときにすぐに車に乗ろうとせず、歩けるところは歩くとか、毎日散歩するというように、身体を使うことをいやがらない生活習慣を守りたいものです。そうすることががんに限らず、各種の病気に抵抗できる身体を作るポイントとなります。

定期検診のすすめ

食生活や生活習慣に気をつけていても、がんにかからないという保証はありません。がんは早期の間は自覚症状がないので、定期的に検査をして早く発見することが大事です。

今では治療技術が進歩し、早期発見できたものの治癒率は高くなっています。男性なら40歳代、女性なら30歳代から必ず検診を受けて下さい。

高血圧（こうけつあつ）

高血圧を放っておくと、脳や心臓、腎臓といった臓器に障害を与え、動脈硬化、狭心症、心筋梗塞、脳卒中、腎不全などの病気をひきおこします。つまり、高血圧の予防をすることは、ほかの危険な病気を防ぐことにもなるわけです。

高血圧はその約9割がはっきりした原因が不明のもので、一次性（本態性）高血圧と呼ばれています。それに対して、原因のはっきりしたものは二次性高血圧と呼ばれています。二次性高血圧のほうは、はっきりした病気によってひきおこされたものですから、手術などを行えば治ります。一次性高血圧のほうははっきりした原因がないだけに、原因となっていそうな因子をとり除いていくことが必要です。

その因子というのが、食事や生活習慣といった日常生活と密接なものであることがわかっています。ですから、高血圧の予防は、食生活や生活習慣を改善していくことが最も効果的な方法です。

●なぜ血圧が高くなるのか

血圧とは、心臓が送り出した血液の流れによって動脈にかかる圧力のことです。この圧力が高いと血圧が高いということになります。

圧力を高くするのは送り手である心臓の作用で血流量が増えた場合と、受け手である血管（とくに末梢動脈）の中で血液が流れにくい場合です。このどちらかがおこったり、あるいは両方おこった場合に血圧が上昇するわけです。

たとえば年齢を重ねるに従って、動脈は硬くなり、内径が狭くなってきます。それだけでも血圧は高くなってきますが、狭くなった動脈にこれまでと同じように血液を流すために心臓は強く収縮して血流量を増やそうとするため、さらに血圧が上昇するのです。

このように、老化による血圧上昇を防ぐには、老化そのものを防ぐしかありませんが、先ほども述べたように、食事や日常生活に注意を払うことで高血圧を予防することはできます。

食事

●塩分をとりすぎない

食事については、まず気をつけるのが塩分のとりかたです。塩分にはナトリウムが含まれていますが、この量が体内で増えると、血液中にも水分が増えて血圧が上昇し、さらにナトリウムの作用で末梢血管が収縮して血圧が上がってしまいます。人間が1日に必要な量は食塩で1、2グラムでよいのですが、現在の日本人は平均10グラムほど摂取しています。ふつうの場合でも1日8グラム以下を目指すべきですが、血圧がすでに高い人は6グラム以下を守るようにしてください。

食事で塩分を減らすためには、食塩そのものだけでなく、しょうゆやみそを減らすことです。しょうゆやみそには塩分が多いのです。たとえばしょうゆは小さじ1杯で約1グラム、みそ汁は1杯で約1・5グラムの塩分が含まれています。

塩分を減らすためには、煮物の味付けを薄くしたり、減塩しょうゆを使うのがよいでしょう。みそ汁も飲む量を減らすとよいでしょう。

■日常生活で

●過労やストレスを避ける

仕事などで過労になったり睡眠不足になると血圧は上昇し、不安やイライラ、あるいは怒りなどの精神的なストレスも血圧を上昇させます。

ストレスを受けると副腎から分泌されたアドレナリンが心臓の拍動数を増やして血圧を上げ、神経末端から分泌されたノルアドレナリンが末梢血管を収縮させて血圧を上昇させるのです。ぐっすり眠って休養をとれば血圧を下げることができます。

●酒とタバコを控える

酒を飲むと血圧が上がるというのは正しくありません。むしろ適量の酒は血圧を下げます。ただし、酒をたくさん飲んでいると塩分の多いつまみをたくさん食べることになってしまうので、結果的に血圧を上げてしまうのです。また深酒をすると、血液中のコレステロールや中性脂肪が増えて動脈硬化を促進してしまいます。酒の適量はビールなら1本、日本酒なら1合、ウイスキーなら水割り2杯といったところです。

タバコにはニコチンが含まれていますが、それが血管を収縮させたり、心臓の拍動を速くしたりして血圧を上昇させます。

また、動脈硬化を促進して血管の内径を狭くしてしまいます。ですから高血圧

血圧を上昇させる危険因子

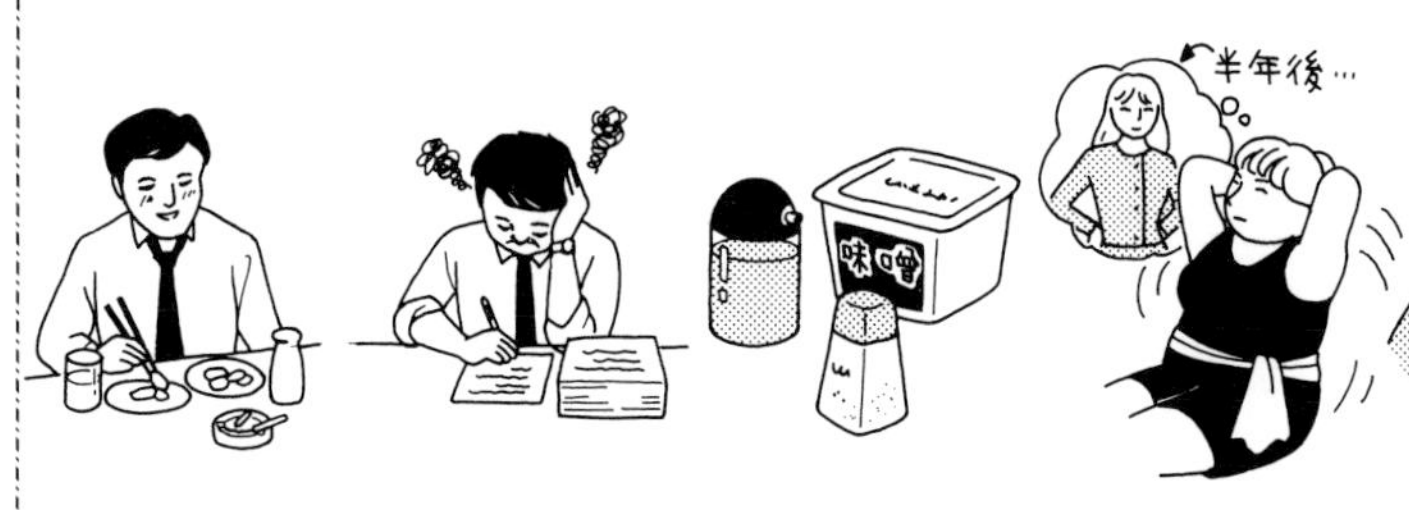

塩分に含まれるナトリウムが作用

過労，睡眠不足や精神的なストレス

しょうゆやみそは塩分が多い

肥満は血液循環量を増やす

冷たい水も血圧上昇に作用

一言メモ　〈人間ドック〉主要臓器の疾病や生活習慣病などの早期発見のために行われる総合的な健康診断。数時間で済む外来ドックや、１泊２日あるいは数日入院して行う入院ドックがある。

気味の人がタバコを吸うのは、血圧をさらに上げることになります。

●寒さや冷たさに注意

血圧の高い人は寒冷にも注意してください。冬などに戸外へ出たときに皮膚が外気の寒さを感じて、体温の発散を防ごうとして身体表面の血管は収縮します。狭くなった血管内径のせいで血液が流れにくくなって血圧は上昇します。ですから外気に直接触れる部分を減らすために、マフラーや手袋を着用して下さい。

また戸外に出るときだけでなく、家の中のトイレや台所といった、冬場は気温がほかのところより下がる場所での暖房も必要です。朝起きて顔を洗うときも、冷たい水でなくお湯を使うのがよいでしょう。血圧が高い人は冷たい水に手を入れただけでも血圧が上昇してしまうからです。

また、とくに高齢者は入浴の仕方にも気をつけなければなりません。あまり熱いお湯だと、入ったときに血圧が上がり、出たときに下がるのですが、こういう急激な血圧の変動はよくありません。40度以下のぬるいお湯にじっくりつかるのがよく、これはストレスの解消にもなり、血圧も下がります。

●肥満を避ける

肥満状態では、身体各部へ血液を送るための毛細血管も多くなり、そのすべてに血液を送るために心臓からの循環血液量が増えて血圧が高くなります。食事のバランスに注意して、適度な運動をとり入れた減量に努めましょう。

狭心症（きょうしんしょう）・心筋梗塞（しんきんこうそく）

心臓の表面をとり巻き、心臓そのものに酸素と栄養を送るのが冠状動脈ですが、この動脈からの血液が不足したり送られなくなった場合に狭心症や心筋梗塞がおこります。

突然死をもたらす原因にもなるこの狭心症と心筋梗塞は、ライフスタイルの変化とともに増加し、高い死亡率を示すようになりました。狭心症も心筋梗塞も、その大きな原因は動脈硬化です。

現代病ともいえるこれらの心臓病は、日ごろから予防することが重要です。遺伝的因子によって狭心症になりやすい人もいますが、だからといって必ず発症するわけではありませんから、それよりもほかの危険因子を排除することが大切です。そのために食事や日常生活への配慮をすることが必要となってきます。

●肥満を防ぐ

肥満の人は皮下だけでなく、血液にも脂肪が多くなっています。それで脂質異常症（悪玉コレステロールの数値が高く、善玉コレステロールの数値が低い状態）などをおこして、動脈壁の内膜に脂肪が定着して動脈硬化を促進します。肥満を防ぐためには食事と運動がポイントとなってきます。

肥満かどうかの目安はＢＭＩ（ボディ・マス・インデックス）という肥満の指標で決まります。ＢＭＩ22が統計的に最も病気にかかりにくい標準値とされています。ＢＭＩ18・5未満がやせ型、18・5以上25未満が普通体重、25以上35未満が肥満、35以上が高度肥満と分類されています。

肥満の人は何をどう食べるかを考えて

減量するように心がけてください。何を食べるかですが、まず動物性脂肪を控えます。たとえば、パンにはバターではなくトランス脂肪酸少ないマーガリンを塗るとか、豚肉は脂の多いロースを避けてヒレを食べるという心がけが必要です。逆に豆腐、豆乳、魚肉など良質のタンパク質は毎日とるようにします。

塩分のとりすぎも、ナトリウムの作用で高血圧を促進して、冠状動脈の硬化を進行させます。食塩は必ず1日7グラム以下に抑えましょう。また糖分にも気をつけるようにしないと、血液中の中性脂肪を増やすことになり、危険因子である糖尿病や糖代謝異常の原因になります。

食事による減量だけでなく、運動も同時に行うと効果的です。気が向いたときだけではなく、定期的に、できれば毎日同じ量の運動をするのがすすめられます。ただ運動といっても、急に動いたり止まったりする不規則な運動は心臓への負担を大きくします。軽いランニングや歩行、水泳など同じペースで心臓を動かすものが適しています。

肥満には食事と運動を合わせた減量が効果的ですが、いっきょに体重を減らすことより、少しずつ、しかし確実に減らすことが大切です。

●悪玉コレステロールを減らす

コレステロールそのものは人体の構成になくてはならないものですが、悪玉コレステロールが多すぎると冠状動脈に沈着して内径を狭くしたり、詰まらせたりして狭心症や心筋梗塞の原因となります。

コレステロールは食事でとるものですが、動物性の食品でとくに栄養にすぐれて美味なものに多く含まれています。鶏卵やイクラ、タラコのような卵類やレバー、イカなどです。逆に野菜を多くとると悪玉コレステロールの沈着を防ぐことができます。

●高血圧に注意

高血圧症の人は、多くの血液を大きな力で心臓から送り出しています。そのため心筋はより多くの酸素とエネルギーを必要として正常な血圧の人より負担が大きくなります。その結果、心臓が肥大してきたり、冠動脈の疲労も大きくなります。

●タバコと酒を控える

タバコは心臓にとっても大変有害なものです。タバコに含まれるニコチンには血管を収縮させる作用がありますが、それが動脈硬化をおこさせやすいうえに、タバコを吸って発生する一酸化炭素が体内に入って、血管壁に悪玉コレステロールを沈着させやすくします。

酒は、少量なら血液中の善玉コレステロールを増やして動脈硬化を予防する働きがあるのですが、多飲して塩分の多いつまみをたくさん食べると、高血圧や動脈硬化をおこしやすくします。

●ストレスをためない

心臓にとってはストレスも大敵です。心拍数や血管の収縮・拡張などは自律神経のうちの交感神経が制御しています。この交感神経はホルモンの分泌に影響されますが、ストレスを受けるとホルモンのバランスが狂い、心拍数を増やすと同時に全身の細動脈を収縮させて血液を通りにくくするので血圧が上がります。さらに血液中の悪玉コレステロールまでも

一言メモ　〈悪玉(あくだま)コレステロール〉コレステロールを肝臓から末梢へ運ぶLDL（低比重リポタンパク）の俗称。血中のLDLが過剰になると、動脈硬化を促進させることからこう呼ばれる。

増やして血液を凝固しやすくさせてしまいます。

●ストレスと性格の関係

現代社会ではさまざまなストレスを受けますが、狭心症や心筋梗塞をおこしやすい人はストレスに弱く、性格的に共通しているところがあるといわれています。それを「A型性格」と呼んでいます。逆のタイプが「B型性格」と呼ばれます。AやBといっても血液型とは関係なく、この場合は人の行動のパターンからきている呼びかたです。

A型の人は、ひと言でいうとエネルギッシュでせっかちです。話し方がとても早くて、常にせっせと動き回って、食事をするのも早く、車が渋滞するとすぐイライラして、ぼーっとしているのがたまらなくいやなタイプです。また、一度に2つ以上のことをしようとするなどの特徴があります。欧米では攻撃的とみなされるタイプであり、わが国ではまさに仕事人間といわれるタイプです。

A型性格の逆のB型の人はのんびりしているタイプです。常に緊張していてストレスを受けやすいA型性格の人は、努めて部分的にでもB型に近づくことが望まれます。

脳卒中（脳出血と脳梗塞）

脳の動脈が破れたり詰まったりすると、血液の循環に障害がおこり、脳の働きが低下したり停止したりします。それによって運動機能や言語機能が麻痺したり、呼吸中枢に障害がおこって生命の危機を招きますが、これが脳卒中です。

脳卒中のおこりかたには大きく分けて2つあります。脳の動脈が破れて脳の中に出血するものが脳出血で、脳の血管が詰まって血液が流れなくなり、脳の組織が死んでしまうのが脳梗塞です。かつては日本人の死亡原因のトップに位置していましたが、現在はがんと心臓病の次となっています。

しかしそれは救命救急医療の進歩で死亡率が低くなっただけで、発生率が低下したわけではありません。むしろ脳梗塞は増加する傾向にあります。しかも生命をとりとめても、いろいろな後遺症と、回復のための困難なリハビリが待っています。

脳卒中は高齢者の病気、というイメージがありますが、それは間違いです。脳出血は40歳代、50歳代という比較的若い世代に多くおこります。働き盛りで生命を失えば、残された家族の負担は大変なものです。

●脳卒中の原因

脳卒中の原因で一番主なものは、高血圧です。

高血圧症状があるといつも動脈に高い圧力がかかり、脳の細い動脈が疲労して突然出血します。また、脳梗塞は心筋梗塞などの心臓疾患などが原因となることもあります。心臓から血栓が血液で脳に運ばれて、脳の血管を詰まらせることがあるのです。

脳梗塞は動脈硬化による血管の狭窄や閉塞が原因でおこることが多いのですが、その動脈硬化の原因の多くは高血圧、脂質異常症、糖尿病などです。

かつては脳卒中でも脳出血が多く、脳梗塞が少ない時代が続きました。しかし最近では逆に脳出血が減少しつつあり、脳梗塞は増加しています。これは高血圧予防が進んで脳出血を減らし、心臓病が増えることで逆に脳梗塞を増やしているためだといわれています。

食事と運動で予防

●塩分を減らす

脳卒中を予防するためには、高血圧を予防するのが最良です。

そのためには食事に配慮し、運動不足にならないよう注意する必要があります。食事で一番気をつけなければならないのは塩分をとりすぎないようにすることです。食塩は1日に7グラム以下に抑えて下さい。

ふだん食べているものには意外に食塩がたくさん入っています。たとえば食パン1枚でも0・8グラム入っていますし、しょうゆは小さじ1杯に1グラム、ラーメンなどは1杯で7グラムも入っています。7グラムといっても、きっちり計測して食事をするのは大変ですから、ふだんの食事でできる減塩のための具体的な方法を紹介しましょう。

- 汁物は薄味にするか、それができなければ2杯飲んでいたところを1杯に減らす。
- 麺類は汁を全部飲まずに半分は残す。
- 漬物は浅漬けを1日小皿1杯に。
- 塩やしょうゆの代わりに、レモンや酢などで味つけする。
- 減塩食品を探して使う。

●腹八分目に食べる

たくさん食べると肥満を招きますが、肥満は高血圧や動脈硬化をおこし、生活習慣病の原因となります。太っている人がやせるだけでも血圧は下がります。

●タンパク質と植物性油をとる

タンパク質には血圧を下げて血管を強くする働きがあります。肉や魚、卵、牛乳やヨーグルトなどの乳製品、豆腐や納豆などの大豆製品をとるようにしましょう。

気をつけるのは肉や魚でも脂の多いところは避けることです。動物性脂肪は動脈硬化を促進します。油もラードを使わずに、オリーブオイルなどにします。バターは意識的に少なくしましょう。植物性脂肪なら、血液の上昇を抑えてコレステロールを減らす作用があります。

脳血栓の前兆に注意

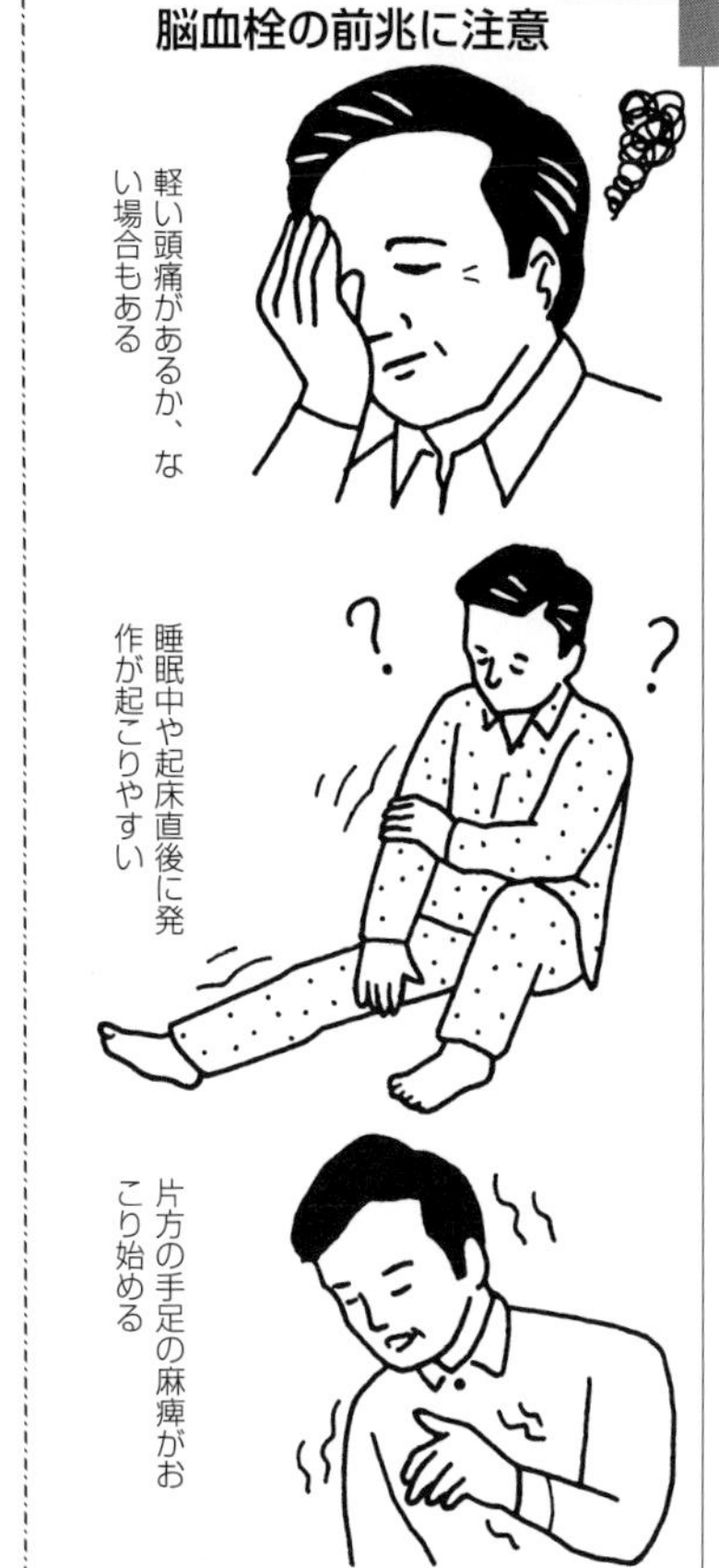

一言メモ　〈善玉（ぜんだま）コレステロール〉肝臓と小腸で合成されるHDL（高比重リポタンパク）の俗称。血管壁から過剰なコレステロールを積極的に排除するため、こう呼ばれる。

●カリウム、カルシウムをとる

野菜、海藻、果物、豆類、小魚を多くとりましょう。これらの食品には、ナトリウムを排出して血圧を下げる働きのあるカリウムやカルシウムが含まれています。

●酒を控え、タバコはやめる

酒はビール1本あるいは水割り1、2杯程度なら適度なものとして認められますが、たくさん飲むとどうしても塩分の多いつまみを多く食べることになり、塩分のとりすぎになります。タバコは血圧を上げ、コレステロールを血管に沈着させたり動脈硬化の原因になるのでやめるべきです。

●運動不足にならないように

運動すると血流量が増えて余分なコレステロールを排除したり、血管そのものを柔軟にして高血圧の予防になります。逆に運動しないと、血管が細くなって高血圧や動脈硬化がおこりやすくなります。

年とともに運動不足になる傾向がありますが、長時間でなくても毎日、あるいは1日おきに定期的に運動するよう心がけます。それもジョギングや体操あるいは歩行といった手軽なもので十分です。それでも忙しい人は、車に乗っても目的地の少し前で降りるとか、ビルの中ではなるべく階段を使うなど、生活の中に上手に運動をとり入れる工夫をして下さい。

●高齢者は脱水に注意

高齢者はのどの渇きを感じにくいものです。身体は脱水気味でも自分ではわからない場合があります。脱水がおこると、血液が濃縮されて粘り気が多くなり、脳の細い血管がつまりやすくなります。汗をかいたら水を飲むようにしましょう。

●ストレスや刺激を避ける

とくに脳出血の発作は、昼間の活動中におこりやすいものです。疲労が蓄積された状態での深刻な会議中などに、発作例がたくさんみられます。少なくとも睡眠不足や疲労を避けて、余分なストレスを受けないように、気分転換やリラックスを心がけましょう。

動脈硬化(どうみゃくこうか)

動脈は高い圧力に耐えて、酸素や栄養素の含まれる血液を全身に送るため、弾力性に富み、簡単にはつまったり破れたりしないのですが、いろいろな原因でもろくなったり内径が狭くなったり、ひどい場合は破れたりすることがあります。これが動脈硬化です。

動脈硬化になると狭心症や心筋梗塞などの心臓病、あるいは脳卒中などの合併症をおこしやすくなります。動脈硬化は体質と加齢で進行しますが、ほかにもその進行を早くする危険因子がたくさんあります。

高血圧、運動不足、肥満、糖尿病、高尿酸血症、脂質異常症、多血症、タバコ、A型性格などです。こういう危険因子が多いほど動脈硬化の進行は早く、合併症を予防するためには、この因子を減らすことが大事です。

またこの因子は先天的なものというよりは、食事習慣などの日常生活に潜んでいるものなので、日常生活を振り返ってみて、危険因子があればとり除いていくべきです。

また動脈硬化は、このほかにコレステ

ロールの影響が大きいこともわかっています。コレステロールは動物性脂肪の一種で、細胞の構成成分となったりホルモンの成分となっており、一定の量は人体に必要です。

さらにコレステロールには動脈硬化を予防する善玉コレステロール（ＨＤＬ）と、動脈硬化を促進する悪玉コレステロール（ＬＤＬ）があり、善玉コレステロールが少ないと動脈硬化になりやすいことがわかっています。

■食事

動脈硬化の予防には食事が大きく関係しています。栄養バランスのよい食事をして動脈硬化の危険因子を減らすことと、食事で肥満を解消することの両面が大事です。

●肥満を解消するための食事

肥満の人は高血圧が多く、そうでなくても高血圧になりやすい傾向にあります。しかも肥満は糖尿病や脂質異常症と密接な関係があるので、肥満を解消することでこういった症状を軽くしたり治したりすることができます。

そのために1日の摂取カロリーは男性で、１４００〜１８００キロカロリー、女性で、１２００〜１６００キロカロリーが適量となります。通常の場合の2割減が目安です。

●タンパク質と植物性脂肪をとる

タンパク質には血圧を下げて動脈硬化を予防する働きがあります。とくに大豆などの植物性タンパク質にはアルギニンという動脈硬化を予防する物質が含まれています。

また動物性脂肪は悪玉コレステロールを増やすことになるので避けて、余分なコレステロールを減らす作用のある植物性脂肪をとるようにしましょう。とくにトランス脂肪酸の少ないマーガリンやマヨネーズなどには植物性脂肪が多く含まれています。

●繊維質の多いものをとる

食品中の繊維質には、腸が悪玉コレステロールを吸収するのを抑える働きがあります。また海藻やこんにゃくに含まれる繊維質は動脈硬化を防ぐ作用が大きいとされています。

●塩分をとりすぎない

塩分のとりすぎは高血圧をひきおこし、それが動脈硬化につながります。血圧の高い人は塩分を1日7グラム以下に抑えなければいけません。

●糖分は控えめに

糖分を1日30グラム以上とると、中性脂肪が増えて動脈硬化を進める可能性があります。菓子などはひかえ、また果物は身体によくても、果糖（糖分）を多く含むものがたくさんあるので食べすぎに気をつけてください。

■嗜好品

タバコは大きな危険因子のひとつです。とくに高血圧や糖尿病、脂質異常症など動脈硬化の危険因子を持っている人はすぐにやめるべきです。

タバコはふつうでも血管を収縮させたりコレステロールの沈着を促進したりして動脈硬化を早める作用があるので、危険因子を持っていればなおさらその危険度は増します。

酒はビール1本、日本酒1合くらいの適量なら善玉コレステロール（ＨＤＬ）

一言メモ　〈エイコサペンタエン酸〉魚類、とくにイワシに多く含まれる多価不飽和脂肪酸。血液中のトリグリセリドを減らすため、血栓の予防に有効。EPAまたはIPAと略される。

を増加させるので動脈硬化の予防になるくらいですが、飲みすぎるとたちまち有害になります。

とくに高血圧が進んだ人が飲みすぎを続けていると、脳卒中をおこしやすくなります。また、糖尿病のある人にとって酒のカロリーは重要な問題です。酒をたくさん飲めばご飯をたくさん食べたのと同じくらいのカロリーになることを知っておいて下さい。

運動

運動をすると心臓の拍動が高まり、血流量が増して、一時的に血圧が高くなりますが、血管の弾力性の維持には役立ちます。しかも運動には善玉コレステロール（HDL）を増やす作用があります。

ただし運動はたまに激しくするというのではだめです。少しずつでも毎日続けることが大事です。日々の生活の中で、少し脈拍が増えるような運動をするよう心がけましょう。

ストレス

ストレスは血圧を上げたりコレステロールを増加させます。ストレスをためないように運動や趣味で発散するのが一番よいのですが、個人の性格によってはストレスを抱えこむ場合が多いので注意しましょう。

とくにA型性格の人は注意して下さい。A型といっても血液型とは関係ありません。良く言えば行動的ですが、逆に言うとイライラしやすい人です。話し方がとても早く、常にせっせと動きまわって、食事をするのも早く、ぼーっとしているのがたまらなくいやなタイプです。まさに仕事人間と見られる人です。このような人は気持ちをゆったり持つよう心がけましょう。

糖尿病（とうにょうびょう）

代謝異常の病気のひとつが糖尿病です。放っておけばさまざまな合併症をひきおこし、生命の危機さえ招きます。

糖尿病の原因はインスリンの不足やその作用不全です。食物はわれわれの身体の中で糖質に変わりますが、そのほとんどはブドウ糖（血糖）です。この血糖が血液で全身に運ばれてエネルギーとなってわれわれの生命を維持したり、活動をさせたりします。そしてこの血糖がエネルギーとして使われるためには、膵臓にあるランゲルハンス島から分泌されるインスリンというホルモンの作用が不可欠です。

糖尿病はこのインスリンの分泌量が少なかったり、量は足りても作用が十分でない場合の病気です。

糖尿病になると、インスリン不足で血糖がエネルギーとしてしっかり使われず、血液中にたくさん残ってしまいます。これを高血糖の状態といいますが、こうなると過剰な糖が尿から排出されるようになってきます。

糖尿病は軽いうちは自覚症状がありませんが、重くなってくると、のどが渇いたりやせてくるといったはっきりした症状が現れてきます。さらに進行すると糖尿病性昏睡（とうにょうびょうせいこんすい）と呼ばれる昏睡状態におちいることもあります。そこまでいかなくても、糖尿病で怖いのは合併症です。

糖尿病は細い血管へ悪影響を与えますが、目の血管が侵されれば失明のおそれがあり、腎臓に影響すれば尿として排泄されるべきものが体内に蓄積される尿毒症（にょうどくしょう）となって、生命に危険を与えます。糖尿病は中途失明の原因では第1位、人工透析の2位となっています。また、太い血管に影響を与えれば動脈硬化や狭心症、心筋梗塞、脳梗塞などの原因となります。特に心筋梗塞は一般の人の2倍の発病率となっています。

糖尿病には2つのタイプがあります。ひとつはインスリンがほとんど分泌されず、毎日注射で補給しなければならないインスリン依存型、もうひとつはインスリンの分泌が少なかったり作用が不十分だったりするインスリン非依存型です。

依存型のものは糖尿病全体の5％未満といわれ、子供と若者に多い病気です。一方、非依存型は糖尿病の90％以上を占めるといわれ、40歳以上の人に多い病気です。依存型が突然発病することが多いのに対して、非依存型は症状がゆっくり進行しますが、患者の80％は肥満者あるいは肥満歴のある人です。

インスリン依存型のほうはウイルス感染が原因だと考えられていますが、非依存型のほうは遺伝体質に加えて肥満や、バランスの悪い食生活、運動不足、あるいは精神的過労などという誘因が重なっておこります。中年から発症するほかの生活習慣病と共通して、長い間の生活習慣が原因となっています。

糖尿病は一度なると完治は無理ですが、コントロールさえしっかりできれば問題はありません。治療は病状へのマイナス因子を除くことでインスリン不足による代謝異常を治し、合併症の発生や進行を防ぎ、健康人に近い生活ができるようにします。

ほかの生活習慣病と比べると、糖尿病は予防と治療が密接な関係にあります。治療目標がそのまま発症予防にあてはまります。そして一番大事なのが食事療法です。まず食事療法があり、次に運動療法や薬物療法があります。

■食事療法

糖尿病をコントロールするための食事療法は、その人の体質に合わせて行われます。食事の総カロリーは標準体重を維持する程度にし、肥満している人はカロリーを減らして標準体重にします。そして気をつけるのは、五大栄養素がバランスよくとれる食事をするということです。

五大栄養素とはタンパク質、脂質、糖質、無機質（ミネラル）、ビタミンの5つをいいます。ひと昔前は糖尿病にはご飯よりもパンがよいとか、ウイスキーはよいがビールや日本酒はカロリーが高いからだめだとかいわれていたことがありました。

しかし現在では糖尿病によい食品と悪い食品を区別することはありません。エネルギー過剰にならないようにすればよいのですから、個々の食品のカロリーよりも総カロリーに気をつけ、とくに糖質や脂質が過剰にならないようにするのが大事です。

①糖質

穀類は雑穀や未精白のもので、いも類やかぼちゃや豆入りご飯を主食にします。果物は旬のものをとるようにしますが、バナナのような糖質の多いものは主食とみなします。

一言メモ 〈インスリン抵抗性改善剤（ていこうせいかいぜんざい）〉体内でのインスリンの作用を強める薬。インスリンの分泌は不足していないものの、それが十分に活用できないタイプの糖尿病に用いられる。

②タンパク質

新鮮な魚介類と植物性タンパク（大豆、豆腐、納豆など）を多くとります。乳製品は低脂肪牛乳やスキムミルク、プレーンヨーグルト、豆乳などをとります。

③脂質

油脂類は動脈硬化を進行させないように植物油を多くとるようにします。紅花油、ごま油、コーン油、大豆油などの新鮮なものを選んで下さい。

④ビタミン

小魚など魚類や肝臓、卵黄、牛乳のほかに、大豆、野菜、海藻などに多く含まれます。野菜、きのこ、海藻類は種類を多く、さらにたっぷりとりましょう。いも類以外の野菜や海藻はカロリーが低いので、1日４００～５００グラムほどとってもかまいません。

⑤ミネラル

ミネラルとはカルシウム、鉄、リン、ヨウ素、銅、マグネシウムなど人間の生理作用に不可欠な鉱物性栄養素の総称です。

このように栄養バランスのよい食事をすると同時に、カロリーの高くなる味つけや調味料を使いすぎないよう工夫する必要があります。酒も合併症がなければかまいませんが、1日のエネルギーの摂取量の範囲内にとどめ、カロリーをオーバーしないよう注意して下さい。

運動療法

肥満を解消するためには運動が必要ですが、糖尿病の人が毎日一定の運動をすれば血糖の状態が改善されます。ジョギング、散歩、体操などといった全身運動になるものならなんでもかまいません。生活に応じて毎日続けられるものを選びましょう。

運動はできれば食前よりも食後のほうがよく、摂取した食物を能率よく代謝させることができます。ただし、あまり激しい運動は避けてください。血糖が上昇して糖尿病が悪化することがあります。運動後の脈拍が1分間に１５０以上にならないようにして下さい。

肝臓病（アルコール性肝障害）

欧米ではアルコールの多飲による肝臓病が多いのに対し、日本では肝炎ウイルス感染が肝臓病の主な原因となっています。

しかし最近は、肝炎ウイルス感染予防および治療の進歩によってウイルス肝炎が減る一方で、食生活の欧米化にともなってアルコール摂取量も増え、アルコール性肝障害が増加しつつあります。生活習慣病としての肝臓病は、長い間大量の酒を飲み続けることによっておきるこのアルコール性肝障害が考えられます。

肝臓の主な働きは、栄養素を分解して貯蔵したり、有毒物を解毒する働きがあります。とくに、飲んだアルコールの90%は無害になるまで肝臓で分解処理されますが、飲めば飲んだだけ肝臓は休むことなく働き続けます。それで長い間の大量の飲酒が肝臓を傷め、アルコール性肝障害をおこすわけです。

慢性のアルコール性肝障害は、程度の

軽いものから順にアルコール性脂肪肝、アルコール性肝線維症、アルコール性肝硬変の3つに分けられますが、特殊なものに、急な大量飲酒によっておこるアルコール性肝炎があります。

アルコール性脂肪肝は肝臓に脂肪が沈着して大きく腫れるもので、酒を飲まない人でも肥満や糖尿病があれば発症することがあります。

アルコール性肝線維症は肝臓組織が線維化するもので、肝硬変の手前の状態です。アルコール性肝硬変は肝臓障害の進行によって肝臓組織が線維化して硬くなり、修復できなくなった状態です。アルコール性肝障害の原因の中心は酒ですから、酒とうまくつきあうことが、そのまま予防になります。

●1日に日本酒は1合以下に

肝臓が処理できるアルコールの量は時間で限度があります。日本酒1合ならば、すべて処理するのに約8時間を要するといわれているので、夜飲んでも翌日には酔いが残っていないことになります。ビールなら中ビン1本で、ウイスキーならダブル2杯程度となります。統計によれば1日3合以上を5年間飲み続けると、アルコール性脂肪肝や、肝炎になることが多く、1日5合以上を10年以上飲み続けると、アルコール性肝硬変になることが多いといわれています。

●週に2日は休肝日を

日本酒1合以下なら安全圏といってもやはり毎日飲むのは問題です。なんといってもアルコールは肝臓にとっては有毒物質ですから、肝臓そのものへの負担は大きく、毎日となると疲労してきます。肝臓そのものの回復力は大きくて、はっきりした脂肪肝になっても酒をやめれば2週間ほどで治るほどです。週2日は休肝日を設けるべきです。

●飲むときはタンパク質をとる

肝臓はアルコールを分解してアセトアルデヒドという毒性のある物質に変えます。このアセトアルデヒドをさらに分解するために、肝臓にはアルコール脱水素酵素という、タンパク質からできる酵素があります。この酵素を作ってアセトアルデヒドの分解を早めるために、飲むときには酵素の原料であるタンパク質をとることが必要です。

つまみをあまり食べずに酒ばかり飲む人は肝臓障害をおこしやすいのです。飲んでいるときにあまり食べられない人は、翌日の朝には魚や大豆製品がたっぷりある朝食をとってタンパク質を補給してください。

消化性潰瘍（胃潰瘍と十二指腸潰瘍）

胃や十二指腸の内側をおおっている粘膜の一部にただれや壊死がおき、それが粘膜下層まで達したものを潰瘍といいます。腹痛、出血、胸やけなどが代表的な症状です。原因は胃から分泌される胃液が胃や十二指腸の粘膜を消化してしまうもので、そのために消化性潰瘍と呼ばれます。

また胃潰瘍および十二指腸潰瘍は損傷の発生する部位が違うだけで、症状、原因、治療ともにあまり差はなく、本質的には同じ病気と考えられるので、まとめ

一言メモ　〈アセトアルデヒド〉エタノールやエチレンなどから得られる刺激臭のある液体。体内では飲酒によって生成されるアルコール代謝産物で、その毒性が吐き気などを引きおこす。

て消化性潰瘍と呼んでいます。進行すると大出血や穿孔という合併症をおこして生命に危険を与えます。

40歳代以上の日本人には、4人に1人の割合で胃潰瘍や十二指腸潰瘍がおきるといわれています。30歳代には十二指腸潰瘍が多く、40、50歳代には胃潰瘍が多くみられます。潰瘍発症率は年齢が上がるほど高くなります。また胃液が胃や十二指腸の粘膜を消化するというのは粘膜の抵抗が弱まることですが、これを誘発するのが精神的あるいは肉体的ストレス、タバコ、酒などなので、消化性潰瘍には生活習慣病としての予防と治療が適用されます。

消化性潰瘍はストレスを抑えたり食事療法で治りやすいのですが、逆に再発しやすい病気で、神経質な人などは再発の確率がかなり高くなっています。最近では、ヘリコバクター・ピロリという細菌の感染も発症に関係があることがわかっています。

●ストレスを避ける

胃液の分泌を調整しているのは自律神経とホルモンですが、この2つの働きが乱れると、胃や十二指腸の粘膜の抵抗力が弱くなります。

自律神経とホルモンはストレスを受けることで調子が乱れるので、胃潰瘍や十二指腸潰瘍は生活の中でストレスを減らしていくことが予防のポイントとなります。ストレスの多い職場や家庭問題で悩むことが続くようであれば、潰瘍の危険性は高くなります。運動や趣味で気晴らしをして、できるだけストレスを蓄積しないようにして下さい。

痛風

たいていの場合は、足の親指のつけ根の関節に、突然激しい痛みと炎症をもたらします。

これは血液中の尿酸という物質が異常に増えて尿酸塩という結晶となり、関節に沈着しておこるものですが、関節以外にも腎臓の尿細管に沈着すれば、腎臓の機能を低下させて腎不全をおこします。痛風が慢性化すると、蓄積した尿酸のかたまりである痛風結節というしこりが関節の近くにできます。

関節が痛くなったりしこりができたりするので、関節の病気のように思われていますが、実際は血液中の尿酸が増えておきる代謝異常の病気です。痛風はまた虚血性心疾患の危険因子とされており、脂質異常症、高血圧、糖尿病、肥満などを合併することも多いので、脳血管障害や心臓病を併発することも少なくありません。

痛風はかつては美食家に多い病気とされ「ぜいたく病」といわれていましたが、1950年代から患者が増え始め、現在では高血圧や糖尿病とならんで、40歳代や50歳代の中年に多い病気となっています。

女性患者は男性の50分の1で、圧倒的に男性が多い病気です。痛風が増えたのは日本でも食事の欧米化が進み、動物性タンパク質のとりすぎがおきてきたからです。尿酸はプリン体という核酸が身体の中で分解されていく過程で作られますが、このプリン体はレバー、エビ、貝など動物性食品に多く含まれます。それでプリン体のとりすぎが問題となってきます。

最近では30歳代くらいから発作をおこす例が増えていますが、これは忙しさによるストレスの蓄積や、そのための大量の飲酒が原因といわれています。

高尿酸血症が原因

尿酸が作られすぎたり、腎臓からの尿酸の排出がうまくいかないと、尿酸過多となり、この症状を高尿酸血症といいます。通常、血液100ミリグラム中に尿酸が6ミリグラム以下なら心配ありませんが、7・5ミリグラム以上になれば痛風の発作の可能性があるので、診察を受けるべきです。8・5ミリグラム以上になればただちに治療に入らなければなりません。

中高年の人の血液を調べると、高尿酸血症の状態になっているケースが100人中10〜20人ぐらいみつかりますが、その人たちすべてが痛風になるというわけではありません。しかしその1割くらいは確実に痛風になり、そうでなくても、放置しておけば痛風になる可能性はどんどん高くなります。

痛風や高尿酸血症は、それが遺伝的な体質の場合には確かな予防手段はありません。肥満や高血圧による高尿酸血症の場合は、その症状を治すことが痛風の予防になります。発作は治療や自然治癒でおさまりますが、尿酸のコントロールを続けない限り、発作は何度もおこります。

そのために一度発作がおきた人は尿酸値が上がらないように、薬物治療と同時に食事に注意し、肥満を解消して、ストレスをためないようにするなどして再発を予防する必要があります。痛風を悪化させないためには、高尿酸血症という状態を一生にわたってコントロールし、血液中の尿酸を適正レベルに保つしかありません。

●食事のとり方

かつて痛風には、プリン体の多いものは避けるようにといわれていましたが、プリン体を避けても、100ミリグラム当たり1ミリグラムほどしか尿酸値は下がらないため、動物性食品にのみ注意するというよりは、それも含めてカロリーのとりすぎに注意することがよいと考えられています。食べてはいけないものはありませんが、高タンパク食や高エネルギー食が多くならないよう気をつけて下さい。

●酒を控える

酒の飲みすぎも痛風になりやすい要素です。大量のアルコール分の摂取は、血液中のケトン体という物質を増やします。

ケトン体というのは、腎臓が尿酸を体外へ排出するのを阻害する物質です。また大量のアルコールは血液中の中性脂肪を増加させ、動脈硬化ももたらします。

脂質異常症にならないように

痛風と合併すると危険なのが脂質異常症です。痛風は血液中の尿酸が異常に増える状態ですが、脂質異常症は、血液中の悪玉コレステロールや中性脂肪などの脂質が異常に多い状態です。これが長く続くと、血管壁にコレステロールが沈着して動脈硬化をおこし、狭心症や心筋梗塞、脳卒中などを誘発します。

痛風の患者は脂質異常症の人が多いのですが、痛風も脂質異常症も血液中の物

一言メモ　〈プリン体〉細胞核を作る核酸の主要成分。プリン体の分解産物が尿酸で、これが体内で過剰になり、尿酸ナトリウムの結晶が関節などに沈着しておこるのが痛風。

質が異常に増えて血流が悪くなっています。脂質異常症も食事やストレスが原因で長い間かけて進行します。予防するためには食事や肥満に注意し、ストレスやタバコも悪玉コレステロール値を上昇させるので控えなければいけません。

悪玉コレステロールを抑えるためには、肉類でも脂身の多いところや、ベーコン、ハムなどはあまり食べないようにします。卵、ウニ、イクラ、レバー、ししゃも、乳製品、生クリームなどコレステロールを多く含む食品も食べすぎないよう注意して下さい。

コレステロールを抑える野菜や海藻などはたっぷりとるようにして下さい。中性脂肪を抑えるためには食べすぎに注意して、砂糖や甘い果物などをとりすぎないように注意しましょう。

悪玉コレステロールを減らし、善玉コレステロールを増やし、中性脂肪を減らすためには適度な運動が必要です。

メタボリック症候群

メタボリック症候群とは、インスリン抵抗性耐糖機能異常による脂質異常症、肥満、高血圧、食後高血糖といった、いわゆる生活習慣病を複数、発症した状態を言います。

このような方は、運動不足や過食、ストレスなどの都市型生活も関係して、糖尿病、脂質異常症、高血圧症からの心筋梗塞などの血管系疾患を起こす危険性が高いことがわかっています。こうした症状の増加は社会問題となりつつあり、一人ひとりの健康管理の大切さが問われています。

メタボリック症候群の予防—肥満の解消が先決です。

運動—ウォーキングやジョギングなど体に負担が少ない運動を継続的に行なうことが大切です。過激な運動は禁物です。

食事—過食と動物性脂肪の摂り過ぎは要注意です。中性脂肪の高い人は甘いものやアルコールを控え野菜を充分にとる食生活の改善を心がけましょう。

ストレスと喫煙—どちらも動脈硬化の原因です。禁煙と規則正しい生活が基本です。

メタボリック症候群の判断基準

（必須項目）

腹囲（へそ回り）・男性85㎝以上
・女性90㎝以上

この必須項目に次の項目のうち2つ以上が該当した場合メタボリック症候群と診断されます。

（選択項目）

中性脂肪――150㎎/dl以上

HDLコレステロール―40㎎/dl未満

血圧――130/85mmHg以上

空腹時血糖――110㎎/dl以上

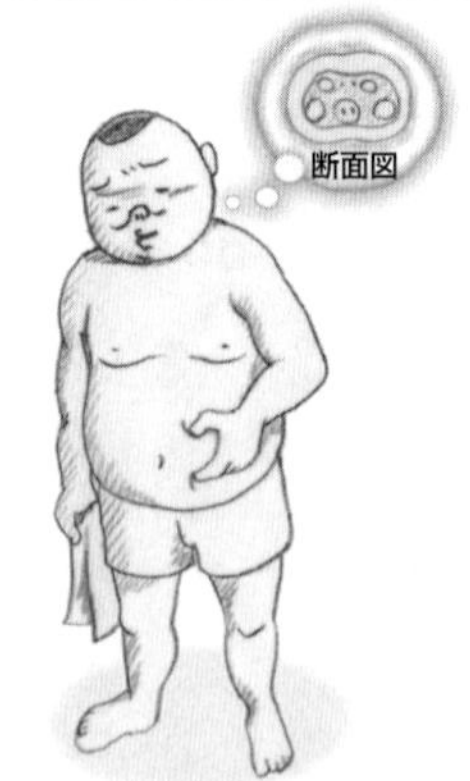

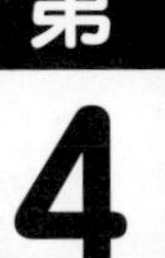

第4章 食事療法の基礎知識

自然治癒力を高めて治療を助ける食事療法

病気の予防や病気の治療は、ついつい医師の治療や薬に頼りがちです。しかし医療と同じくらいに食べるものは大事です。食事は身体をつくり、活動の源となるエネルギーを補給するだけではありません。これを「医食同源」といいます。

規則正しく、栄養バランスのよい食事をするのは重要で、食事の成分には、全身の器官の働きを調節する作用があります。食事は病気の予防だけでなく、病気の治療にもとても重要な役割を果たします。病気になっても、その病気の回復のために適切な食事をすれば、身体のもっている自然治癒のための力が増すのです。

食事療法は、病院に行かなくてすむ程度の軽いかぜ症候群から、治療が困難なものまでさまざまな病気にとても効果があるのです。とくに高血圧や、動脈硬化症、糖尿病など治療に長くかかるものも、食事のとりかた次第で予防と治療の効果が明らかに違ってきます。

◉病気別・食事療法

呼吸器　かぜ症候群（しょうこうぐん）

病気の知識

かぜはウイルスに感染しておきる場合がほとんどです。現在決定的な治療方法がなく、対症療法をするしかありません。

部屋や身体を暖かくして、栄養と睡眠を十分にとり、疲労回復につとめます。

食事療法のポイント

●カルシウムやビタミンをとる

ふだんからカルシウムやビタミンが足りないとかぜをひきやすくなります。ひいてしまったらウイルスへの抵抗力を高めるために、ビタミンAやCをとります。

●タンパク質をとる

肉や魚や大豆製品に多く含まれるタンパク質をとれば、消耗した体力が回復し、病気への抵抗力が増します。

●暖かいものや水分をとる

身体を暖かくするものをとったり、発熱で失った水分を補給するためにお茶やジュースを飲みます。

呼吸器　気管支喘息（きかんしぜんそく）

病気の知識

気管支内が狭くなって空気が通りにくくなり、呼気のたびにゼーゼー音がでて大変苦しくなります。原因として代表的なものはアレルギーだといわれています。

食事療法のポイント

●アレルゲンを含む食品を避ける

アレルギーの原因となるアレルゲンを含む食品は、発作をおこすので食べないようにします。原因となる食べ物を見きわめる必要がありますが、基本的には卵、鶏肉、牛乳、牛肉、魚介類、大豆製品などがアレルゲンとなることが多いようです。

●肉や甘いものをとりすぎない

お腹いっぱい、とくに肉や甘いものをたくさん食べたときに発作がおきます。

●カルシウムとビタミンCをとる

カルシウムやビタミンCが不足すると、気道粘膜が敏感になって発作がおきやすくなります。

肺炎（はいえん）

呼吸器

病気の知識

病原体が肺の組織に感染して炎症がおきるものです。発熱や咳のほか、重症になると呼吸困難や酸素不足で顔が紫色になるチアノーゼがおきることがあります。

食事療法のポイント

●水分をたくさんとる

発熱することで発汗量が増えるので、水分を十分に補給します。

●高カロリー、高タンパクをとる

高齢者は、体力の低下で肺炎にかかることが多いので、カロリーが高く、タンパク質の豊かな食事をとり、感染への抵抗力を高めて、体力の回復をはかります。

●症状によっては流動食にする

熱が高い間は胃腸に負担をかけないようおもゆ、牛乳、果汁などの流動食をとるようにします。

●ショウガやレンコンをとる

ショウガやレンコンをおろして汁にしたものを湯でといて飲むと、肺炎の発熱や呼吸困難に効果的です。

高血圧（こうけつあつ）

循環器

病気の知識

心臓から送り出される血液は全身を巡るために圧力がかかっています。血液は血管の中を通りますが、さまざまな原因で血管が細くなったり血液の量や濃度が変化すると、血管にかかる圧力が高くなって、高血圧になります。

高血圧の原因ははっきりしていないことが多いのですが、食物関係では塩分のとりすぎがよくないことがわかっています。生活習慣病の代表的なものですが、放置すると心臓や脳血管の病気を合併する危険な病気です。

食事療法のポイント

●食塩をひかえる

食塩摂取は1日7グラム以下にします。日常生活ではみそ汁や、そばのダシあるいは漬物などの味つけを薄くするようにします。外食で出るものやお店で買う惣菜はどうしても味つけが濃く、塩分が多くなっているので、量を食べすぎないようにします。

●食べすぎない

肥満が高血圧を誘発するのははっきりしています。ですから食べすぎて肥満にならないように注意する必要があります。

●タンパク質をしっかりとる

肉や魚あるいは乳・大豆製品などの良質のタンパク質は高血圧の予防作用があります。必要量を十分とるようにします。

●動物性脂肪をとりすぎないようにして、代わりに植物性油や魚油を増やす

肉や乳製品には、タンパク質とともに動脈硬化を促進して高血圧の原因となる動物性脂肪が多く含まれます。肉の脂身やバターなどをひかえ、代わりに植物油や魚油を使うようにしましょう。油そのもののとりすぎにも十分注意して下さい。

●カリウム、カルシウム、食物繊維をたくさんとる

野菜や海藻、いも・豆類に含まれるカリウムや食物繊維は血圧を下げる作用があるのでたっぷりとるようにします。とくにカリウムは高血圧の原因となるナトリウムの作用を弱める働きがある重要な成分です。

一言メモ 〈アレルゲン〉体内に異物（抗原）が侵入すると、体は抗体を作り出し、これを異物と結合させてその毒性を封じようとするが、このうちアレルギー反応をもたらす抗原をいう。

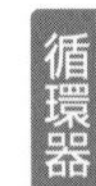

循環器 低血圧（ていけつあつ）

病気の知識

血圧が正常値より低いものが低血圧で、原因が見あたらないものの方が多いのです。正確には病気とはいえないので治療の必要はありませんが、疲労しやすいとか頭痛、めまい、耳鳴り、食欲不振などの低血圧症状が出ることが多くなります。

食事療法のポイント

●食事の時間と回数は守る

決まった時間に三度規則正しく食事をします。ダイエットのためといって朝食を抜くようなことはよくありません。

●消化のよいものをとる

低血圧の人は胃腸障害をおこしやすいので、一度に多く食べずに、胃に負担を与えないものを食べるようにします。

●高エネルギー高タンパクの食事をする

卵、肉、魚など、エネルギーが高く、タンパク質の豊富な食事をとるようにします。

●塩分を増やしてみる

塩は血圧を上げる作用があるので、少し多めにとることも効果があります。

循環器 虚血性心疾患（きょけつせいしんしっかん）

病気の知識

心臓そのものに酸素や栄養を送るための血管が冠状動脈です。虚血性心疾患というのは、冠状動脈が硬化して心臓への血行がきわめて悪くなったり、途絶えてしまい、狭心症や心筋梗塞をおこして心筋の機能が低下したり、心筋が壊死したりするものです。発作が死につながる病気です。

食事療法のポイント

●肉や卵は少なめに

肉や卵は動脈硬化の原因となるコレステロールや飽和脂肪酸を多く含むので、なるべく減らすようにします。

●ビタミン、ミネラルをたくさんとる

冠状動脈の硬化は高血圧が原因で、高血圧を抑えるのにビタミンEやCが有効です。高血圧の原因のストレスは、ビタミンやミネラルを減らすので補給します。とくにビタミンB_6は動脈硬化予防に有効です。ミネラルは果物や野菜に多く高血圧を抑制します。

●塩分を少なめにします。

循環器 うっ血性心不全（けつせいしんふぜん）

病気の知識

心臓の収縮力が落ちて血液を送り出す力がなくなり、心臓や肺や身体の静脈にうっ血がおきるものです。体液がたまるので水分を増やさないようにします。

食事療法のポイント

●塩分をひかえる

症状に応じて1日に摂取する塩分の量を少なくしていきます。

●タンパク質を多くとる

この病気ではタンパク質の消耗が激しくなるので、魚や肉、大豆製品などを食べてタンパク質を補給する必要があります。

●酒やコーヒーをひかえる

酒やコーヒーは心拍数を増加させて心臓に負担をかけます。

●タウリン、ビタミン、ミネラルを補給

タウリンは心筋の収縮力を強くし、カリウムは塩分による血圧上昇を抑えるために必要です。タウリンとカリウムは果実や緑黄色野菜、いも類に多く含まれています。

循環器

動脈硬化症（どうみゃくこうかしょう）

病気の知識

全身に酸素や養分を送る動脈がもろくなったり、内径が狭くなるもので、代表的な生活習慣病のひとつです。高血圧や肥満、糖尿病などが原因となります。

食事療法のポイント

●カロリーのとりすぎに注意

肥満は高血圧の原因となるので、肥満の人はカロリーを減らします。

●動物性脂肪の代わりに植物性脂肪を

動物性脂肪はコレステロールを増やして動脈硬化を進行させるのでひかえ、代わりにリノール酸などの植物性脂肪をとるようにします。

●糖分や酒は少なめに

糖分は1日30グラム以上とると動脈硬化を進行させます。酒は適量（ビールなら中ビン1本）以上を飲むと血圧が上昇します。

●塩分を減らす

塩分は高血圧を促進しますから、塩分をひかえるようにつとめます。

消化器

胃炎（いえん）

病気の知識

胃の粘膜に炎症が発生するもので、暴飲暴食などでおきる急性と、ふだんの食生活の欠陥からおきる慢性があります。

食事療法のポイント

（急性）

●胃を休めて流動食を

1日くらいは絶食して胃を休めます。2日目はおもゆやスープなどの流動食にしてからおかゆなどにします。

●消化のよい食事を続ける

症状がよくなっても炎症は残っていますから、薄味で消化のいいものを食べて、胃に負担を与えないようにします。

（慢性）

●香辛料や嗜好品に気をつける

胃酸の多い人は辛いものやコーヒー、炭酸飲料水などをひかえます。逆に胃酸の少ない人は食欲を増すために香辛料を使い、繊維質の少ない食品を食べるようにします。酒やタバコはいずれの場合もやめるようにします。

消化器

胃・十二指腸潰瘍（い・じゅうにしちょうかいよう）

病気の知識

胃や十二指腸の内側粘膜が炎症をおこし、ただれたりはがれたりします。

食事療法のポイント

●痛みや吐き気には絶食で

痛みや吐き気があるときは絶食して流動食から開始します。

●消化のよいものを食べる

症状が落ち着いても安心せず、消化のよいものを食べます。海藻、きのこなど食物繊維の多いものはよくありません。

●食事は規則正しく

3食を規則正しく食べるようにしましょう。間をあけて空腹にすると、粘膜が胃液に刺激されるのでよくありません。

●香辛料と嗜好品は避ける

辛いものや塩分、酒やタバコは胃液の分泌を促進するのでよくありません。

●ビタミンA、B、CとUをとる

ビタミンAとBとCは胃の粘膜の状態を良好にします。キャベツに含まれるビタミンUは潰瘍から粘膜を守ります。

一言メモ　〈梗塞（こうそく）〉動脈硬化や血栓などによって動脈の内腔が閉塞し、血流が途絶えて、その先の組織が壊死してしまった状態。これが冠状動脈におこれば心筋梗塞、脳動脈におこれば脳梗塞。

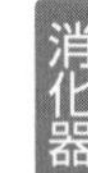

過敏性腸症候群（かびんせいちょうしょうこうぐん）

病気の知識

下痢あるいは便秘が続くものや、下痢と便秘を繰り返すものがあります。腹痛をともなうことが多いものです。

原因は不規則な食事や、不規則な排便時間によるもののほか、ストレスなど心因性のものでおこります。

食事療法のポイント

●栄養バランスのよい食事をして、整腸のために乳酸飲料をとるようにします。

●便秘の場合は繊維質の多い食品をとるようにしましょう。逆に下痢の場合は繊維質はひかえるべきです。

●下痢の場合は冷たい飲み物やアルコール飲料はよくありません。

●ビタミンCをとる

過敏性腸症候群の原因にはストレスがあります。ストレスから身体を防衛するために、体内では副腎皮質からホルモンが分泌されます。このホルモンを作るためにはビタミンCが必要となります。緑黄色野菜や果物を多くとるようにします。

消化器

潰瘍性大腸炎（かいようせいだいちょうえん）

病気の知識

大腸粘膜に潰瘍が発生するものです。腹痛をともなう粘血便や下痢がおきます。免疫やストレスに関係があるとされ、厚生労働省が難病に指定しています。

食事療法のポイント

●高タンパク、高エネルギー、高ビタミンの食事をする

症状が現れているときは、下痢によって栄養素が体外に出てしまうため、補給する必要があります。ただし、食事は胃腸に負担を与えないように、かゆや半熟卵や軟らかく料理した肉や野菜のように、消化のよいものにします。

●消化の悪いものや刺激物を避ける

症状が落ち着いているとき、栄養バランスがよければふつうの食事ができます。

しかし繊維の多い生野菜や豆類あるいは牛乳、チーズなど脂分の多い食品は避けるべきです。また、コーヒー、紅茶、アルコール類などの飲料のほか、香辛料などで腸を刺激しないように注意します。

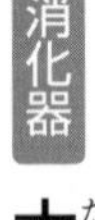

大腸ポリープ（だいちょうポリープ）

病気の知識

腸の内側の粘膜がきのこ状に突出する病気です。このポリープは良性のものと悪性のものがあります。下血があります。

食事療法のポイント

●脂肪をひかえて野菜や豆類をとる

大腸ポリープはとくに中高年者に増える傾向があります。食生活の欧米化で脂肪分をとりすぎるのが原因と考えられています。脂肪を避けるとともに、便通をよくするために繊維質の多い野菜や豆類などを多くとるようにすべきです。

●カルシウム、マグネシウム、ビタミンB_6を多くとる

骨を構成する成分の、カルシウムとマグネシウムの不足が多くみられます。海藻や小魚、青菜などからカルシウムを、玄米、そばやナッツ、じゃがいもなどからマグネシウムを補給するようにします。

また、ビタミンB_6が不足すると代謝が悪くなります。魚、果実、ナッツ、いも類などで補給して下さい。

消化器 急性肝炎（きゅうせいかんえん）

病気の知識

肝臓に発生する急性の炎症です。その原因はアルコール性やウイルス性のものです。ウイルス性のものにはA型、B型、C型、D型、E型などがあります。

食事療法のポイント

この病気では肝細胞が破壊されるので、栄養をとって細胞の修復をはかることが大事です。

●症状に合わせて、高タンパク質とエネルギーをとる

発病してしばらくすると、味つけを薄くして高タンパク質の食事をします。エネルギーをとる必要はありますが、とりすぎて肥満にならないようにします。

●ビタミンと亜鉛をたくさんとる

肝臓が正常に働くためにはビタミンAやB、Cが必要です。とくにCは肝炎からの回復を助けます。緑黄色野菜からの摂取が効率的です。亜鉛は肝細胞を再生させる働きがあります。玄米や、レバー、牡蠣、ナッツなどからとります。

消化器 慢性肝炎（まんせいかんえん）

病気の知識

肝臓に慢性の炎症があるものが慢性肝炎ですが、急性肝炎が半年以上続いているものは慢性とみなされます。慢性肝炎はB型、C型、D型、E型の各ウイルスがおこし、A型はありません。一番多いのはB型によるものです。

食事療法のポイント

●健康な人と同じように、高タンパク質と適切な量のカロリーをとる

肝細胞の回復のために肉、魚、卵、乳製品などの良質タンパク質をとります。同じ理由でカロリーも必要ですが、とりすぎると肥満になるので注意が必要です。

●アルコールや香辛料はとらない

肝臓の病気にとってアルコールや香辛料はよくないので避けるようにします。

●ビタミン類とタウリンをとる

肝臓が正常に働くためにはビタミンAやB、Cが必要です。イカ、タコ、エビ、まぐろなどの魚介類に含まれるタウリンも肝細胞再生に有効です。

消化器 アルコール性肝障害（せいかんしょうがい）

病気の知識

大量のアルコールを長い間飲み続けることにより、肝臓に障害が起きるものです。進行の程度によって、初期の脂肪肝からアルコール性肝炎、さらにアルコール性肝硬変に分けられます。

食事療法のポイント

●アルコール性脂肪肝には栄養をバランスのよい食事で十分な栄養と適切なエネルギーをとります。ただ、過食による肥満に注意します。

●アルコール性肝炎は高タンパク、高エネルギー食と、ビタミン摂取を

とくにビタミンB_1やB_{12}をとることが必要です。豚肉やイワシ、サバ、はまぐり、牡蠣などでB_1とB_{12}をとるようにします。

●アルコール性肝硬変は栄養バランスのよい食事を

栄養バランスのよい食事が基本ですが、腹水やむくみがある場合は塩分を減らしてタンパク質を多めにとることが必要です。

一言メモ 〈乳酸（にゅうさん）〉糖が分解される最終段階での生成物。激しい筋肉運動のあとでは筋肉内に乳酸が蓄積し、その一部は血液を介して肝臓に到達する。ヨーグルトなどの酸味の主成分でもある。

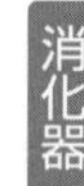

脂肪肝

病気の知識

肝細胞の中に中性脂肪が大量に蓄積して腫れてしまい、肝臓そのものが腫れて大きくなって、機能に障害が発生してしまうものです。全身倦怠感、腹部膨満感などが現れます。

食事療法のポイント

●摂取エネルギーを減らす

余分なエネルギーが脂肪となって肝臓にたまるので、エネルギーが過剰にならないように過食を避けます。

●タンパク質を十分にとる

高タンパク質は肝臓の機能を再生させる機能があります。

●甘いものはひかえる

動物性脂肪だけでなく、菓子や果物に含まれる糖分も余れば脂肪となってたまるのでひかえます。

●ビタミンBとCを補給する

肝臓の働きを助けるのがビタミンBで、解毒作用があるのがCです。肉や野菜をバランスよく食べる必要があります。

消化器

肝硬変

病気の知識

肝細胞は再生力が強いので、ふつうは肝炎などで壊れて死んでも新しい細胞ができてきます。しかし、慢性肝炎が長期になると、肝細胞は再生しても壊れた跡が線維化してきて硬くなります。この線維化が肝臓全体におよぶのが肝硬変です。

食事療法のポイント

●栄養バランスのよい食事をする

とくに高タンパク、高エネルギーの食事をして肝臓の機能を高めます。ただ、肥満はいけないので、食べすぎないようにします。

●塩分をひかえる

肝硬変では腹水がたまったりむくんだりしやすいので、利尿作用に障害がおきないよう塩分をひかえるようにします。

●ビタミンを十分補給する

肝臓の再生力は高タンパクによって支えられますが、この高タンパクの働きを助けるのがビタミンやミネラル。肉や緑黄色野菜をしっかりとることが大切です。

消化器

胆石症

病気の知識

胆汁の通り道の胆道に結石ができる病気です。結石の数は大きなものひとつや、小さいものが多数できることもあります。結石を作る成分はコレステロールやビリルビン、カルシウムなどがあります。

食事療法のポイント

●食事を規則正しくとる

食事を不規則にすると結石による痛みがおきる原因となります。三度の食事は決まった時間にとるようにします。

●コレステロールを減らしてバランスのよい食事を規則正しくとる

結石の原因としては食生活の変化によるコレステロールの過剰があります。魚介類や肉のうち、コレステロールの多いものをひかえ、甘いものもやめます。そして野菜を多くとるようにします。

●脂肪の多い食事をひかえる

脂肪は結石の原因かどうかわかりませんが、痛みの原因になります。脂肪の多い食品は避けるべきです。

消化器 胆嚢炎（たんのうえん）・胆管炎（たんかんえん）

病気の知識

胆嚢炎は胆嚢に細菌が感染するもので急性と慢性があります。悪寒や吐き気が現れて高熱が出てきます。みぞおちや右腹部に激痛があり、黄疸が現れることもあります。胆管炎は胆管内に細菌が感染するもので、胆石が胆管につまって発症することが多いものです。胆管炎といえばふつうは急性のものを意味します。症状は胆嚢炎によく似ています。

食事療法のポイント

●急性胆嚢炎、急性胆管炎がおきた場合

とても食べることなどできません。医師の指示により治療が必要となります。

●暴飲暴食を避け、栄養バランスのよい食事を規則正しくとる

三度の食事を決めた時間にとります。

●高タンパク質をとる

体力を維持するために魚や肉、豆類などの高タンパク質をとります。魚や肉でも、うなぎやカニ、卵類はコレステロールが多いのでひかえます。

消化器 急性膵炎（きゅうせいすいえん）

病気の知識

膵臓から分泌される膵液に含まれる消化酵素が、膵臓そのものや周囲の臓器を消化して炎症をおこしてしまうものです。腹部と背中に痛みが発生します。

食事療法のポイント

●急性期は絶食、絶飲水にする

膵臓を休ませるため絶食と絶飲水を守り、症状によりおもゆなどの流動食からかゆなどをとるようにします。急性期には医師の指示により入院治療が必要です。

●脂肪をひかえる

発症時には脂肪を多く含む肉や魚はもちろん、調理用の油脂も避けます。症状が回復するにつれて少しずつとります。

●タンパク質もひかえる

発症時はタンパク質を1日に10グラム以下に、回復後50グラム程にもどします。

●ビタミンC、E、ミネラルをとる

膵臓の機能回復にはビタミンCとE、そしてミネラルとしてはマグネシウムが効果があります。

消化器 慢性膵炎（まんせいすいえん）

病気の知識

急性の膵炎を何度か繰り返すうちに、膵液の消化酵素が膵臓の細胞を消化して、線維化し硬くなり、膵液の分泌機能が低下するものです。進行すると代謝に障害が現れて糖尿病になることもあります。

急性と同じように腹痛が主な症状で、食欲不振、嘔吐、黄疸なども現れます。

食事療法のポイント

●脂肪をひかえる

急性だけでなく、慢性膵炎でも脂肪が急性膵炎発作を促すためひかえる必要があります。

●高タンパク低脂肪の食事をする

タンパク質は膵臓の機能回復に有効ですから、脂肪の少ない良質なタンパクを、卵、乳製品、肉、魚、豆類からとります。

●アルコールや香辛料はやめる

アルコールや香辛料は腹痛をおこすもとですからとらないようにします。

●ビタミン、ミネラルをとる

膵臓にはビタミンとミネラルが有効です。野菜や果実を多くとるようにします。

一言メモ 〈解毒（げどく）〉体内で生産された有害物質や外から投与された有害物質を、酸化・還元して非活性化すること。または抱合して排泄させやすくすること。

消化器

痔

病気の知識

痔には肛門の粘膜が切れる裂肛、いぼのような静脈瘤ができる痔核、肛門に小さな穴が開いて膿が流出する痔瘻など、大きく分けて3種類あります。出血があったり痛みがあったりします。

食事療法のポイント

●食物繊維をとる

痔の原因で、しかも進行させる要因に便秘があります。便秘を防ぐには排便を促す作用のある食物繊維を多くとる必要があります。野菜、豆類、いも類、海藻などを毎日食べるようにします。

●アルコールや香辛料を避ける

アルコールや刺激のある食品は痔を悪化させ、痛みを増す作用があるので避けるべきです。

●ビタミンCやEを多くとる

ビタミンCには血管や肛門の皮膚を強化する作用があります。ビタミンEは粘膜や血管を強化し、血行をよくするので便秘を予防し、痔のうっ血を改善します。

腎臓・尿路

急性腎炎

病気の知識

急性上気道炎感染後に腎の糸球体に抗原抗体反応による炎症がおこったものです。余分な水分が体内に溜まってまぶたや手足にむくみが現れたり、血圧が上がったり、尿にタンパクが出ます。腎臓病の中では比較的治りやすい病気です。

食事療法のポイント

●タンパク質の摂取を制限する

急性期には血中の窒素化合物が増加することが多いので、タンパク質を制限します。目安としては体重1キロ当たりが0・5グラムほどです。腎機能が正常になれば普通どおりの量に戻します。

●エネルギー摂取はたっぷりと

エネルギーが不足すると体力が低下して、腎臓にも負担がかかります。

●塩分はひかえる

腎臓病に塩分はいけませんが、とくにむくみや高血圧をともなうときは塩分を1日7グラム以下にします。

●むくみがあるときには水分をひかえます。

腎臓・尿路

慢性腎炎

病気の知識

尿にタンパクや血が混じるといった症状が1年以上続き、高血圧をともなうものです。腎臓の糸球体にいろいろな病変がおこってきます。急性腎炎が慢性化する場合や糖尿病による場合もありますが、大部分は原因不明です。食事療法の基本は急性期の急性腎炎と同じです。

食事療法のポイント

●タンパク質の摂取を制限する

腎機能の低下があれば急性腎炎と同じようにタンパク質を制限します。腎機能が正常であれば制限する必要はありません。

●塩分はひかえる

腎機能の低下があったり、むくみや高血圧があれば、塩分は1日7グラム以下に抑えます。低下がなくてもひかえます。

●ビタミン、カルシウムはたくさんとる

ビタミンA、C、Eは腎臓と血管の壁を強化し、ビタミンB群はタンパク質の代謝を促進します。

腎臓・尿路　ネフローゼ症候群（しょうこうぐん）

病気の知識

健康な状態でも多少はタンパクは尿に入っていますが、糸球体に障害がある場合タンパク質は大量に尿へ溶けこんで、そのまま体外へ排出されることになります。尿へのタンパクの喪失が著しく多すぎるため、血液中のタンパクが不足したりむくみが現れたものをこう呼びます。

食事療法のポイント

●エネルギーはたっぷりとる

エネルギー不足は体力を低下させ腎臓に負担を与えます。ネフローゼ症候群は2000キロカロリーを目安にします。

●タンパク質は普通に補給する

血液中のタンパク質が不足しているからといって、たくさん摂取する必要はなく、普通どおりの量でよいです。

●塩分はとくにひかえる

むくみや腹水が現れているときは塩分は1日3～5グラム、そうでない場合でも1日7グラム以下を守ります。

●水分はなるべくひかえる

腎臓・尿路　腎不全（じんふぜん）

病気の知識

急性と慢性があり、急性は急速に腎機能が低下し、乏尿となって体内の老廃物が排出されなくなります。慢性は慢性腎炎からのことが多く、ほかの慢性的な腎臓病からもおきます。むくみが現れ、乏尿、さらに進行すると尿毒症となります。進行した状態では入院治療が必要です。

食事療法のポイント

●エネルギーはたっぷりと

体力の低下を予防し、腎臓の負担を減らすためにはエネルギーをたっぷりとります。目安は1日2000キロカロリーで、植物油や糖分などを利用します。

●タンパク質を制限する

血液中の窒素化合物が増加していますから、タンパク質はひかえる必要があります。中程度の人で1日に50グラム、重い人で30グラム以内に抑えます。

●塩分をひかえる

乏尿になりますから、塩分は1日に5グラム以内に抑えます。

腎臓・尿路　腎・尿管結石（じん・にょうかんけっせき）

病気の知識

腎盂や腎杯にカルシウム、リン、尿酸などの結石（石のかたまり）ができるものが腎結石で、尿管に結石があるものが尿管結石です。ふつうは腎臓からの結石が尿管に下り、どこかで留まっています。激しい痛みや血尿が出る場合もあります。急性期には入院治療が必要です。

食事療法のポイント

●栄養バランスのよい食事をする

結石の成分はカルシウムです。乳製品や肉などの動物性タンパク質の多い食事をとりすぎると、尿の中のカルシウムが増えすぎて、結石ができやすくなります。野菜や果実を多くとるように努めます。

●水分をたっぷりとる

尿の中のカルシウム濃度が高くなると結石ができやすいため、水分をとります。

●ビタミンD、マグネシウムをとる

ビタミンDやマグネシウムが不足すると腎臓にカルシウムが沈着して、結石ができやすくなります。

一言メモ　〈腹水（ふくすい）〉腹腔にたまった液体、または腹腔に液体がたまった状態。腹部が張る感じがし、症状によっては腹部が著しく膨らむ。肝硬変、ネフローゼ、心不全などでみられる。

血液　貧血

病気の知識

血液中の赤血球や血色素が減少して血液中の酸素濃度も減少するものです。鉄欠乏性貧血が最も多く、頭痛、めまい、耳鳴り、動悸、息切れ、倦怠感などが現れます。鉄分を補うことが必要です。

食事療法のポイント

●栄養バランスのよい食事をする

偏食や不規則な食事をしていると、栄養状態が悪くなり、鉄分が不足することになりますので注意してください。

●動物性食品を多くとる

植物性食品にも鉄分は含まれますが、レバーや卵、乳製品などの動物性食品にある鉄分のほうが吸収性がよいのです。

●ビタミンCとEをたくさんとる

ビタミンCは鉄分の吸収を促進する作用があり、ビタミンEには赤血球の寿命を延ばす機能があります。

●ビタミンB群を補給する

「造血のビタミン」と呼ばれるビタミンB_{12}は魚介類に多量に含まれています。

血液　出血性の病気

病気の知識

皮膚に紫斑ができたり、歯茎から出血しやすい、出血が止まりにくいなど、出血がおきやすい病気です。原因は血小板の異常や、血液凝固物質の欠乏などです。

食事療法のポイント

●ビタミンCを多くとる

壊血病のように出血しやすくなる病気では、ビタミンCをたっぷりとります。

●血液凝固作用のあるビタミンKをとる

ビタミンKは血液凝固に役立つビタミンです。いろいろな食品に入っていますが、緑黄色野菜や大豆、海藻あるいは牛乳、レバーなどにたくさん含まれます。

●ビタミンPも有効

ビタミンPは毛細血管を強くする作用があります。果物や野菜に多く含まれ、とくに果物の皮の部分に多くあります。

●ルチンを補給する

そばやトマトに含まれるルチンは、脳出血や他の出血性の病気に効果があります。

ホルモン・代謝　糖尿病

病気の知識

代表的な生活習慣病です。膵臓から分泌される、インスリンというホルモンが絶対的に不足したり、作用不全になると、糖質の代謝が阻害されて高血糖と尿糖がおこります。

また、治療の基本は、カロリーを抑えるような食事療法と運動療法です。

食事療法のポイント

●3食を規則正しくとる

食事の量や食事時間が不規則になると代謝に悪影響があるので、いつも規則正しく食べるようにします。

●タンパク質、糖質、脂質のバランスがとれた食事をする

1日に摂取するエネルギーが決まったら、それにつり合う栄養素の摂取量が決まります。

一般的にはタンパク質が総エネルギーの20%、糖質が60%、脂質が20%となります。

●食べてよいもの、悪いもの

総カロリー量内で栄養素のバランスがとれていれば、とくに食べてはいけない食品というのはありません。

●摂取エネルギーを減らす

糖尿病では摂取エネルギーが多いと、インスリンの必要量が多くなるためにおいつかなくなり、高血糖がおきます。

そのため、摂取エネルギーを減らしてインスリン不足を補います。摂取エネルギーは、標準体重を基準として1日の活動にどれほどのエネルギーが必要かなどを計算して決めます。

●食物繊維を多くとる

食物繊維は食物に含まれる糖質や脂質を体外に排出するので、インスリンの分泌量を減らす効果があります。

●ビタミン、ミネラルをたっぷりとる

ビタミン、ミネラルには糖質、タンパク質、脂肪の代謝を正常にする働きがあります。このビタミン、ミネラルをたっぷり含んだ食品とは野菜です。野菜を毎日３００グラム以上はとるようにします。

血液

脂質異常症（ししついじょうしょう）

病気の知識

血液中に悪玉コレステロールや中性脂肪などが増加した状態です。放置しておくと動脈硬化をひきおこし、脳卒中や心筋梗塞などの血管系の病気の原因となります。食事療法と運動療法を行います。

食事療法のポイント

●食事から脂肪を減らす

コレステロールや飽和脂肪酸を多く含む食品を減らします。1日の摂取エネルギーのだいたい25%程度にします。

●食物繊維と植物性タンパクをとる

食物繊維や、脂肪の代謝に効果のある植物性タンパクを多くとります。

●ビタミンE・エイコサペンタエン酸をとる

植物性油のビタミンEには血管に付着した悪玉コレステロールや中性脂肪を排出する作用があり、青身魚（アジ、サバ、サンマ）に含まれるエイコサペンタエン酸は体内の脂肪分を分解します。

ホルモン・代謝

肥満症（ひまんしょう）

病気の知識

全身に必要以上の脂肪が蓄積されているものです。原因としては食べすぎや運動不足、あるいはその両方などが圧倒的ですが、消費エネルギーより摂取エネルギーの方が多いことからおきます。

肥満そのものより、肥満を放置すると糖尿病、脂質異常症、高血圧症、動脈硬化などがおきやすくなります。

食事療法のポイント

●摂取エネルギーを減らす

肥満は消費エネルギーより摂取エネルギーが多いことからおきます。その人の消費カロリーがわかれば、食事で摂取するエネルギーをその消費カロリーより減らすようにします。

●三度の食事をゆっくり噛んで食べる

食事を1回抜くと、逆に身体が防衛本能で脂肪を蓄積してしまいます。また、急いで食べると満腹感を感じるのが遅くなるので、ゆっくり噛みます。

●栄養となるものをバランスよく食べる。

一言メモ　〈紫斑（しはん）〉皮下や粘膜に生じた点状あるいは斑状の内出血。打撲など外部から力が加わっておこるもののほかに、血管壁や血管の異常によって気づかないうちにできるものもある。

エネルギーを減らさなければいけないといっても、むやみに食事の量や特定の食品を減らしてはいけません。脂肪は減らしても、筋肉をつくるためのタンパク質は十分とる必要があります。

●食物繊維をたくさんとる

食物繊維は水分を含むと膨らんで満腹感を感じます。また食物繊維には血液中の脂肪分を体外に排出する働きがあります。緑黄色野菜や豆類、海藻類をたくさん食べるようにつとめます。

●ビタミンCやEをとる

ビタミンCはコレステロールの代謝に必要な胆汁酸を作る助けをします。肥満していてタバコを吸うような人は、ニコチンでビタミンCが壊されますから、緑黄色野菜や新鮮な果物をたくさん食べてビタミンCを補給して下さい。とくにブロッコリーやピーマンあるいはキャベツなどにビタミンCが豊富です。

ビタミンEには血管についた脂肪分を洗い流して、体外へ排出する作用があります。植物性油や緑黄色野菜あるいはナッツ類に多く含まれています。

ホルモン・代謝

やせ

病気の知識

身体の脂肪組織が非常に少ない状態です。標準体重より10％減少すればやせているといえ、20％以上だと治療が必要です。原因は体質や消化器系の疾患などです。

食事療法のポイント

●消化がよい、高エネルギーの食事をする

やせるというのは消費エネルギーと比べて摂取エネルギーが少ないわけです。その人の1日の活動で、どのくらいのエネルギーが必要かがわかれば、それよりも2割程度多いエネルギーを摂取するようにします。その場合は胃に負担を与えないように消化のよいものを食べます。

●食物繊維はひかえる

食物繊維には血液中の脂肪分を排出する作用があると同時に、消化が悪くてすぐ満腹感がするので、やせている人はますます食欲がなくなります。

●脂肪を多くとる

そのまま体脂肪として蓄積されやすいのが脂肪で、多めにとるようにします。

ホルモン・代謝

痛風（つうふう）

病気の知識

尿酸の排泄が障害されるか、尿酸が作られすぎて血液中の尿酸値が高くなると関節や腎臓などに尿酸が沈着して、痛みの発作がおきたり結石ができます。

食事療法のポイント

●過食せず、栄養バランスのよい食事を。

尿酸値の高い人は肥満している傾向があります。過食による肥満を避け、栄養バランスのよい食事をして、栄養が偏らないよう気をつけます。とくに動物性タンパク質のとりすぎにならないよう注意します。

●野菜や海藻をたっぷりとる

血液や尿が酸性に偏ると、尿酸の排出が悪くなります。野菜や海藻、豆類などのアルカリ性食品をたくさんとって、尿が酸性に傾かないように注意します。

●アルコールはひかえる

アルコールをとりすぎると尿酸の排泄が阻害されます。アルコール抜きの水分をたっぷりとるようにします。

アレルギー

食物アレルギー

病気の知識

人によっては食物がアレルギーの原因のアレルゲンとなり、腹痛、下痢や嘔吐、じんま疹などの症状をおこします。

食事療法のポイント

●アレルゲンを見つけて避ける

まず食品のうち、アレルゲンとなるものを探し、それがわかったらその食品そのものと、その食品を使った食品を避けます。アレルゲンは卵、牛乳、魚介類などが多いので、例えば牛乳がアレルゲンなら牛乳だけでなく、チーズや牛乳を使った乳製品も避けるようにします。

●加工食品は避ける

卵や牛乳がアレルゲンの場合は、市販の加工食品に卵や牛乳が入っていることが多いので食べないようにします。

●食品はなるべく加熱して食べる

生で食べたり、古いものを食べたりするとアレルギー反応がおきやすいものです。肉も野菜も新鮮なものを選び、なるべく加熱して食べるようにします。

膠原病

関節リウマチ

病気の知識

複数の関節が痛むようになり、しだいに関節が変形してきます。自己免疫が原因と考えられるものの、はっきりした原因はわかっていません。

食事療法のポイント

●タンパク質をしっかりとる

全身の慢性炎症性疾患であるので良質のタンパク質をとる必要があります。

●摂取エネルギーの調整で肥満もやせも解消する

肥満もやせも関節に負担がかかります。摂取エネルギーを調節して肥満ややせを予防します。

●ビタミン、ミネラルをたっぷりとる

関節リウマチは貧血や骨粗鬆症を合併する可能性があります。その予防にはB_{12}やC、Dなどのビタミンと、鉄やカルシウムなどのミネラルをたっぷりとる必要があります。

骨格系

骨粗鬆症

病気の知識

骨からカルシウムが溶け出し、スカスカで骨折しやすい状態になります。ほとんどの場合老化が原因ですが、若いときからの食生活の影響も大きいものです。とくに、閉経後の女性では女性ホルモンによる骨強化作用が著しく減弱しますので、よくみられるようになります。

食事療法のポイント

●カルシウムをたっぷりとる

小魚、乳製品、大豆製品、青菜などを食べます。中でも牛乳はカルシウム分やビタミンDを含む最適の食品です。

●ビタミンDをたくさんとる

ビタミンDはカルシウムの吸収を助けたり、骨からのカルシウムの溶出を防ぎます。魚やシイタケを食べることです。

●タンパク質を適切にとる

タンパク質が不足するとカルシウムの吸収が悪くなり、逆に多すぎるとカルシウムを体外へ逃がします。1日に80グラムを目安に適切にとります。

一言メモ 〈アレルギー〉体内の正常な成分と、外から侵入した成分または体内で変質した成分（異物）を区別してそれを排除する働き（免疫）の、過敏な反応によっておこる病的状態。

妊娠・出産

妊婦（にんぷ）の食事

食事療法のポイント

妊婦は体内で育つ胎児に必要十分な栄養を与えるため、ふつうの人よりも食事に気をつかわなければなりません。

●バランスのよい食事をとる

妊娠前期はともかく、胎児がどんどん発育し始める中期からはいろいろな栄養がしっかり吸収でき、肥満にならないようなバランスのよい食事をします。

●タンパク質やカルシウムをたっぷりと

母体の健康と胎児の発育には良質のタンパク質やカルシウムが必要です。肉や魚や大豆製品でタンパク質を、牛乳や小魚や青菜でカルシウムをとります。

●鉄分とビタミンCを補給する

胎児が鉄分を吸収するので、母体は貧血になりがちです。レバーや緑黄色野菜のほか、鉄分の吸収を助けるビタミンCをとるように努めます。

●ビタミンBをとる

レバー、魚、牡蠣などに含まれるビタミンB_2やB_{12}も胎児と母体に必要です。

がん

がん予防の食事

病気の知識

日本人の死亡原因の第1位を占める病気です。がん細胞が増殖して他の健康な組織を破壊します。がんの発生原因は食生活と密接に関係していると考えられています。

食事療法のポイント

食生活の欧米化で脂肪のとりすぎや食物繊維の摂取不足による乳がんや大腸がんが増えています。がんを予防するためには、栄養バランスのよい食事をして、脂肪や塩分をひかえ、緑黄色野菜をたくさんとることです。

●脂肪のとりすぎに注意

脂肪のとりすぎは大腸がんを誘発します。それを裏づけるように大腸がんが増えています。また、乳がんも脂肪のとりすぎが原因と考えられています。

●緑黄色野菜をたくさんとる

緑黄色野菜にはビタミンA、C、Eと食物繊維がたくさん含まれています。

ビタミンAには粘膜を保護しがん化した細胞を復元する作用があります。ビタミンCには食品が体内で発がん物質に合成されるのを防ぐ機能があり、白血球の活動を助けてがんの進行を阻止しようとします。ビタミンEは、体内の粘膜細胞ががん化するのを防ぎます。

ホウレン草、ニンジン、かぼちゃなどの緑黄色野菜には、レタスやキャベツなどの淡色野菜に比べ、格段に多くのビタミンAが含まれています。

●なるべく食物繊維をとる

食物繊維は余分な脂肪分を体外に排出するだけでなく、便秘を解消して便を長い間、腸にためないことで、大腸がんの予防もします。玄米、麦、いも類、豆類、野菜、海藻、きのこなどをとることが大切です。

●塩分はひかえめに

塩分の濃度が高くなると胃壁の粘膜に障害をおこし、胃がんの発生を促すと考えられます。日本人の1日の塩分摂取量は11グラムを超すといわれています。せめて8グラムに近づけるようにすべきです。

◉症状別・食事療法

かぜ症候群による発熱

原因

かぜ症候群は鼻かぜから軽い肺炎まで幅広い範囲があります。日本人は年に平均5、6回はかぜをひくといわれるほどポピュラーな病気です。微熱の出る普通感冒や高熱が出るインフルエンザも、その原因のほとんどがウイルス感染です。

食事療法のポイント

●胃に負担をかけずに、タンパク質などの栄養と水分をとる

食欲がある場合は、タンパク質をたっぷり含む魚や卵のスープやおかゆを、また食欲がない場合はスープやおもゆを飲みます。発熱や下痢で水分が不足するのをお茶やジュースで補給します。

●ふだんからカルシウムをとる

ふだんからカルシウムをとっていないと、かぜをひきやすくなり、治りにくくなります。

●ビタミンCをとる

ビタミンCにもかぜのウイルスに感染するのを予防し、治療する力があります。

全身倦怠感

原因

全身倦怠感はいろいろな病気からおきます。特定の病気ではないのに、疲れやすいというのは食事に問題があることがあります。とくに、倦怠感があっても身体を休めないままだと、慢性疲労から各種の病気になることもあります。

食事療法のポイント

●栄養バランスのよい食事をする

お腹いっぱいに食べるだけでは栄養バランスがくずれて疲れやすくなります。逆にダイエットによる無理な減食も栄養不良を招き、やはり疲れやすくなります。

●肥満にならない食事を

肥満も身体に負担がかかり、倦怠感の原因になります。バランスのよい食事をとりながらもカロリーは制限しなければなりません。

●ビタミンとミネラルをしっかりとる

疲労回復にビタミンB_1が効果的であることは知られていますが、それ以外にビタミンA、B、C、Eなどをしっかりとる必要があります。

食欲不振

原因

さまざまな原因がありますが、最も多いのは消化器系の病気で、吐き気や嘔吐がおきることが多くなります。食欲は脳が支配しますから、精神的ストレスなどの影響も大きくなります。また、胃液の分泌が衰えると食欲不振になるので、胃に適度な刺激を与える必要があります。

食事療法のポイント

●香辛料やクエン酸を使う

香辛料や酢などのクエン酸を使った料理で味覚を刺激します。

●熱いものは熱く、冷たいものは冷たく

食べ物の中途半端な温度は食欲を失わせます。それぞれの食べ物は適切な温度で食べるべきです。

●味は薄めにする

一言メモ 〈微熱(びねつ)〉一般に37.0～37.9度の体温を指す。ただし平熱には個人差があるため、自分の平熱を知っておくことが大切。微熱が続いたり頻繁におこる場合は医師に相談する必要がある。

味が濃いものや油っぽいものは胃液の分泌を抑えるのでひかえます。

●ビタミンB_1をとる

ビタミンB_1は精神活動と密接で、これが不足すると食欲不振になります。玄米、豚肉、ナッツなどに多く含まれています。

下痢

原因

下痢をおこす病気は食中毒、過敏性大腸炎、感染症、肝臓病、アレルギーなどですが、ふつうは暴飲暴食や食中毒などが原因となります。

食事療法のポイント

下痢を予防するには腸への刺激があまりなく、消化吸収のよいものを食べましょう。また、下痢になったら脱水症状がおきないように水分を補給します。

●繊維質の多いものは避ける

食物繊維のたくさん入っている食品は避けるようにします。

●油脂類は避ける

とくにオリーブ油、マーガリンなどの植物油は下痢になりやすいので気をつけます。

●刺激物を避ける

香辛料、塩分などは腸に刺激を与えます。また、炭酸飲料などもやめるべきです。逆にリンゴをおろしたものなどを食べれば刺激にならず、水分の補給にもなります。

便秘

原因

一般的に3日以上大便が出ないのが便秘で、肥満や肌荒れの原因となります。便秘の原因としては急性腹膜炎や腸閉塞などの重大な病気の場合もありますが、多くは生活習慣や食生活からきています。

食事療法のポイント

基本的にはバランスのとれた食事をすることです。

●栄養バランスのよい食事を、1日3回規則的に食べます。

●食物繊維をしっかりとる

食物繊維は腸を刺激して排便を促すので、野菜、果物、いも、豆類、海藻などをしっかり食べるようにします。ただ、食物繊維だけだと逆に便秘することがあるので、バランスよくとります。

●タンパク質を避けて糖質や脂肪をとる

肥満防止のためタンパク質中心の食事をすると、便が硬くなります。糖質は便を軟らかくし、脂肪は腸の中で食べ物のすべりをよくします。果物、蜂蜜、植物油、バターなどは効果があります。

不眠

原因

高血圧や狭心症などの病気の場合があります。とくに原因もなく不眠症になる場合は、神経症状の一種と考えられます。

食事療法のポイント

●腹八分にする

お腹がいっぱいでも、逆に空腹でも眠りにくくなります。

●安眠できる食品をとる

乳製品、肉、魚には安眠を助ける物質が含まれています。このような素材を使った夕食をするようにします。

●脂肪には気をつける

糖質やタンパク質と比べると、脂肪分

は胃の中に長くたまります。そうなると睡眠中も胃が休めなくなって胃がもたれて安眠できなくなります。夕食にあまりたくさんの脂肪をとらないようにします。

●ビタミンBをとる

ビタミンBの不足は睡眠を妨げます。

身体が冷える

原因

身体が冷えるのは発熱する前や、心不全、甲状腺機能低下などの病気の場合や、貧血や自律神経失調なども考えられます。とくに貧血になりやすい女性は、夏場でも身体が冷えることが多いものです。

食事療法のポイント

●栄養バランスのよい食事をする

貧血の場合は鉄分を多く含む食品を摂取するのがよいのですが、そうでない場合でも各種の栄養分が不足していることが多いものです。

●ビタミンEをとる

ビタミンEは毛細血管を拡張させ、手足の隅まで血行をよくします。女性ホルモンの分泌を刺激する作用もあります。小麦胚芽油や紅花油などの植物性油や野菜の葉、ナッツ類などに多く含まれます。

老化

原因

加齢によって視力が衰えたり、耳が遠くなったり、皮膚にシワやシミができたりします。これが老化です。老化がおきるのは人間の細胞が変化することが原因です。細胞そのものが小さくなり、その数が減ってくるのです。

食事療法のポイント

老化そのものは宿命といえますから誰にも避けられません。しかし、老化を遅らせて寿命を延ばすことは可能です。それが正しい食事をすることによる老化防止なのです。正しい食事とは「肉や洋風のものは避ける」などということではありません。いろいろなものを偏らず上手に食べるところに老化を防ぎ、長生きをするためのポイントがあるのです。

●栄養バランスのよい食事をする

毎日の食事では肉、魚介類、牛乳、野菜、豆類、卵をなるべく、すべて食べられるような献立を工夫します。栄養素の種類が多いほどいいのです。

●ビタミンBとCをたっぷりとる

中高年になると栄養素はともかく、ビタミンが不足してきます。なかでもビタミンBとCが不足します。レバーやうなぎ、牛乳、卵に含まれるビタミンB_2は皮膚や粘膜の新陳代謝を促進します。

緑黄色野菜や果物に含まれているビタミンCが不足すると病気に対する抵抗力が落ち、コレステロールが増えたり血圧が上がったりします。

●ビタミンEをしっかりとる

マグロ、サンマ、植物性油や野菜の葉、ナッツ類に含まれるビタミンEはコレステロールや中性脂肪を体外へ排泄する作用があり、心臓病や脳卒中の予防をします。全身の老化を防ぐ作用があります。

●カルシウムをたっぷりとる

骨粗鬆症とまでいかなくても、加齢によって骨からカルシウムが溶けて骨が弱くなりがちです。小魚、牛乳、青菜、海藻でカルシウムを十分とるように努めます。

一言メモ　〈脱水症状（だっすいしょうじょう）〉体重の約60%を占める体内の水分が正常レベル以下となり、水分・電解質のバランスが崩れた状態。尿の多量排泄、下痢、嘔吐、やけど、大量の発汗などでみられる。

各種栄養素の働き

栄養素	主な働き		多く含まれる食品
タンパク質	熱やエネルギーになる。身体組織をつくる。		牛ヒレ肉、鶏ささみ、魚介類、卵、牛乳、大豆製品
糖質	熱やエネルギーになる。		米、パン、めん類、いも類、砂糖、菓子
脂質	熱やエネルギーのもと。細胞膜、胆汁酸、ホルモンなどを作る。		牛乳、バター、チーズ、ラード、大豆油、ゴマ油、卵、牛肉、豚肉、うなぎ
ビタミン	A	発育増進、視力増強、皮膚や粘膜を健康に保つ。	緑黄色野菜、レバー、バター、卵、うなぎ
	B_1	糖質の代謝を助ける。食欲、神経を維持する。	豚肉、豆類、きのこ、うなぎ、ピーナッツ
	B_2	成長やホルモンの調整。タンパク質、脂質、糖質の代謝に関係。	牛乳、卵、レバー緑黄色野菜、うなぎ
	B_6	タンパク質の代謝を助ける。	穀類、牛乳、肉類
	B_{12}	発育促進、貧血予防。	レバー、のり、魚介類、卵
	C	結合組織生成、アミノ酸の代謝を助ける。病原菌への抵抗力をつける。	淡色野菜、緑黄色野菜、いも、柑橘類
	D	骨や歯を生成する。	レバー、卵黄、牛乳、バター、干しシイタケ
	E	脂肪の酸化を防いで老化を防止する。	胚芽、大豆、植物油、ナッツ類
	K	血液を凝固させる。	キャベツ、ホウレン草、レバー
ミネラル	カルシウム	骨や歯の主成分となる。神経系の鎮静作用。筋肉収縮機能維持。	小魚、牛乳、チーズ、緑黄色野菜、海藻類
	カリウム	心肺・筋肉機能を調節する。	果物、生野菜
	リン	骨や歯を作る。糖質代謝補助。	穀類、肉類、小魚、牛乳、卵
	鉄	骨の形成、血液の生成。	葉菜類、レバー、海藻類、魚介類
	ナトリウム	胃液を作る。血液濃度を調整する。	食塩、食塩使用の加工品

第5章 妊娠・出産・子育て

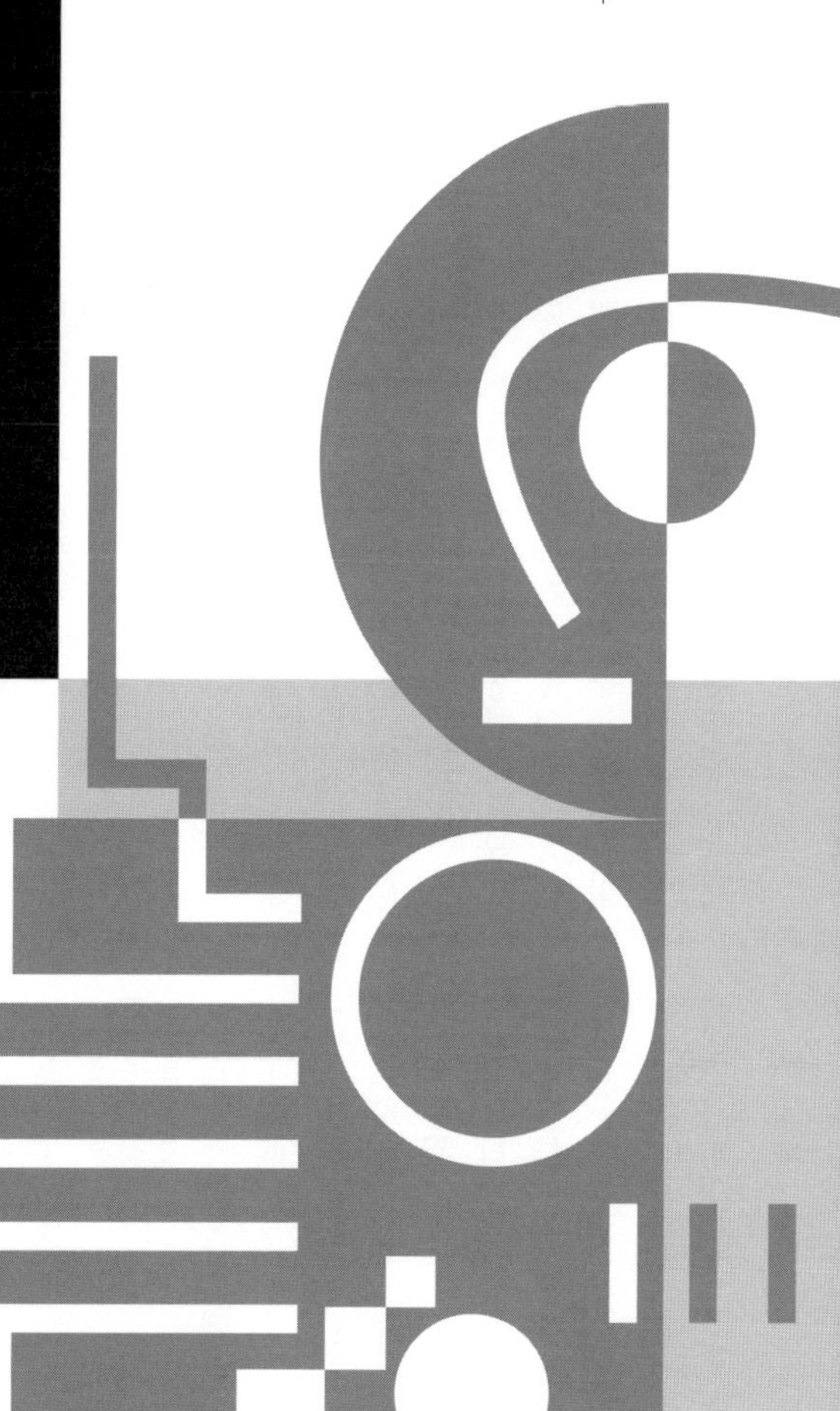

妊娠

妊娠のしくみ

妊娠とは、卵子(らんし)と精子(せいし)が結合して、それが子宮の内膜に定着することです。

妊娠すると月経が止まります。逆に妊娠をしなければ、健康な女性では閉経期になるまで、約28日周期で月経は続きます。月経は肥厚した子宮内膜(しきゅうないまく)がはがれる時に出血がおこるものです。思春期に始まる月経は、脳下垂体(のうかすいたい)と子宮と卵巣(らんそう)の密接な働きによって、周期的におこり、さらに脳下垂体と卵巣からきわめて規則的に分泌されるホルモンの働きにより、うまくコントロールされています。

排卵

卵巣は子宮の左右にある一対の器官です。妊娠するためにはまずこの卵巣から卵子が出てきて、子宮に入らなければなりません。卵巣から卵子が出ることを排卵といいますが、この排卵には一定のリズムがあり、それを調整しているのが脳下垂体から分泌されるホルモンです。

卵巣の中には原始卵胞(げんしらんぽう)という細胞が数万ほどあり、月経が始まると脳下垂体から出るホルモンに刺激されて、卵胞のうちの十数個が特に成長していきます。卵胞の中には卵子があり、同じように成熟していきます。

月経が始まってからだいたい2週間ほどで、十数個の卵胞のうちのひとつが、卵巣の表皮を内側から押すような形で特別に大きく膨れた状態になります。

そのころには脳下垂体から、黄体(おうたい)ホルモンという女性ホルモンが分泌されるようになって卵巣を刺激します。この刺激によって、卵胞から卵子が飛び出しますが、卵子はそのまま卵巣の表皮を突き破って外へ出ます。

子宮からは左右に卵管(らんかん)が伸び、卵管の先は卵管采(らんかんさい)と呼ばれて、ラッパのように開いた状態になっています。この卵管采は卵巣に接するようになっているので、卵巣を出た卵子はこの卵管采にとりこまれたのちに、卵管を子宮腔(しきゅうくう)のほうへ進みます。

受精

排卵の前後に性交により膣に入った精子は、子宮口(しきゅうこう)から子宮頸管(しきゅうけいかん)を通って子宮腔に入っていきます。さらに卵管を進んで卵子と出会います。射精で数億個出る精子のうち、卵子と会うのは十数個ほどですが、そのうちただひとつの精子が卵子の殻を破って中へ入り、精子と卵子の核が融合すれば受精の完了です。

着床

受精した卵子は細胞分裂を繰り返しながら1週間近くかけて子宮腔へ到達します。それまでに子宮内膜は、排卵後に卵巣から分泌される黄体ホルモンの作用で充血し栄養を蓄えて厚くなっています。

受精卵(じゅせいらん)はこの内膜に入りこんでしっかり子宮と結びつきます。これが着床です。受精卵が成長すると胎盤(たいばん)が形成され、臍帯(さいたい)を通じて胎児に栄養を送ったり、老廃物を受け取ったりします。

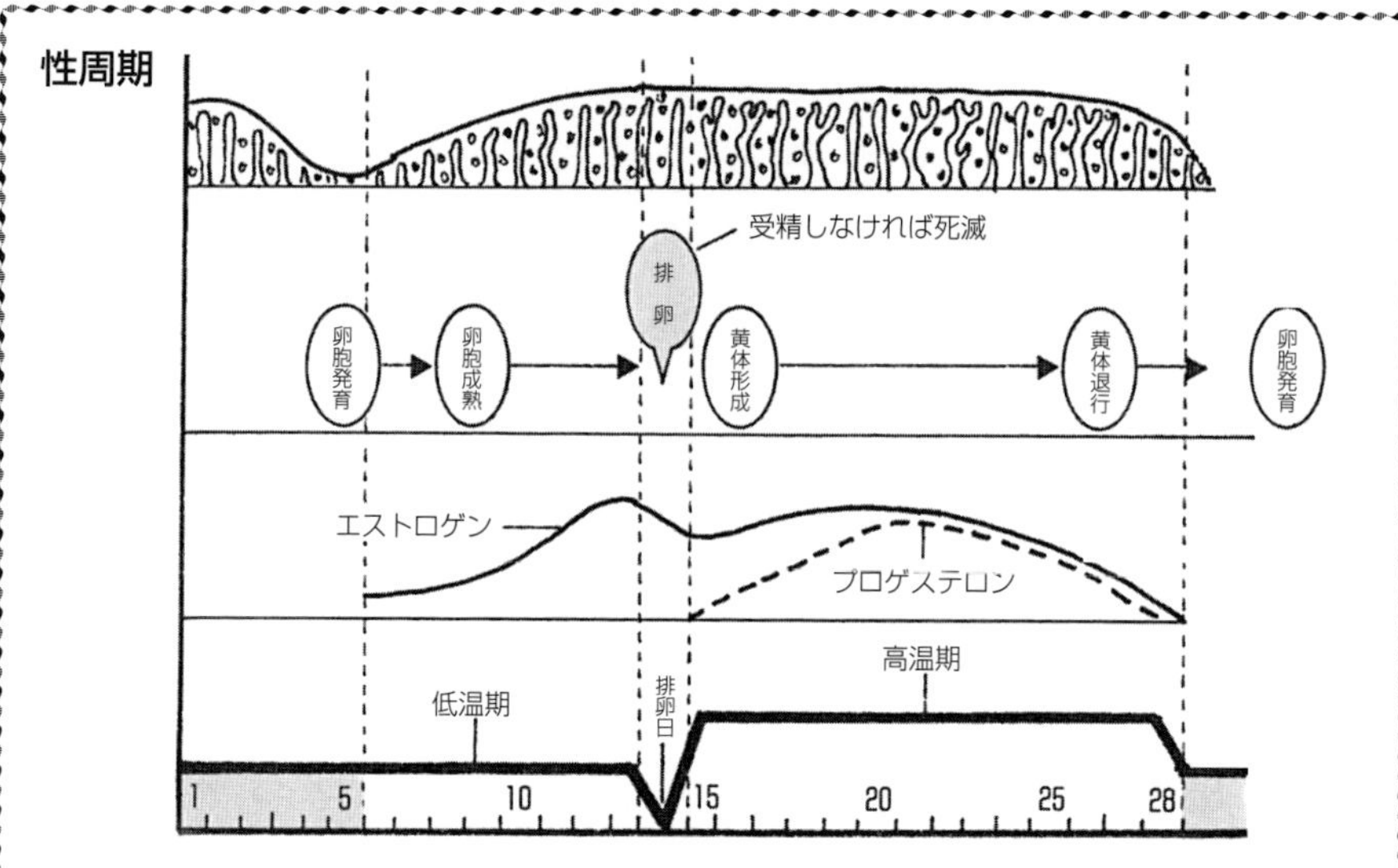

受精・着床

8細胞期
4細胞期
子宮
2細胞期
胞胚（ほうはい）
卵管
着床
桑実胚（そうじつはい）
受精成立

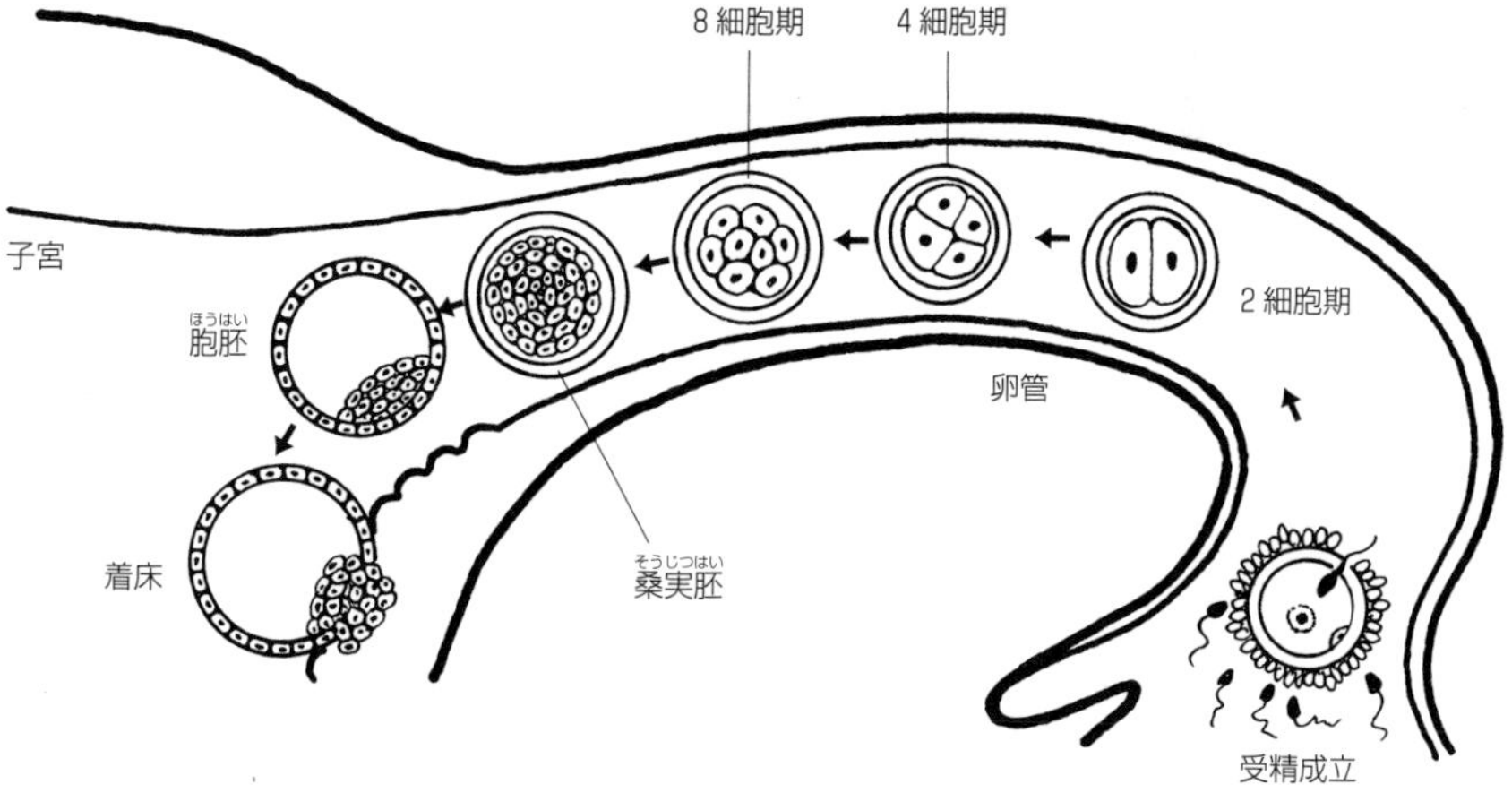

精子は数時間から十数時間で卵管膨大部に達し，卵子と受精します。受精卵は分裂を繰り返し，3～4日で子宮内膜に着床します

一言メモ 〈基礎体温（きそたいおん）〉起床前の安静時に口腔内で測定する体温。女性では卵胞期（月経から排卵まで）に低く、黄体期（排卵直後から月経直前）に高いため、排卵の有無や妊娠の目安となる。

妊娠の徴候と診断

●月経が止まる

ふだん順調に月経のある女性が、性交をしてから月経が止まれば妊娠が考えられます。個人差もありますが、それまで順調な人で10日以上予定の月経がみられなければ、妊娠を考えてみる必要があるでしょう。

●基礎体温の高温期が続く

基礎体温の変化も重要なポイントとなります。月経の周期が正常な場合は、基礎体温の変化が規則的です。月経が終わって2週間くらいは低温期となり、その後2週間ほどは高温期になります。

ふつうはその後にまた体温が下がりますが、妊娠すれば2週間たっても高温が続きます。高温期が3週間くらい続けば妊娠の可能性は高くなります。

ただし、基礎体温の高低は、36度から37度までの、わずかな幅で、ちょっとした体調の変化でもそれくらいの変動はみられます。

●つわりが始まり、乳房が変化する

妊娠すれば、予定の月経が止まってから2、3週目頃からつわりが始まり、胃がむかついたり吐き気がしたりします。軽い場合でもにおいが気になるようになったり、食べ物の好き嫌いが急に変わったりします。つわりはふつう1カ月くらい続きますが、長くても妊娠20週までにはおさまります。

また、まったく変化しない人もいますが、ふつうは妊娠すると乳房が張ったり、乳首が黒ずんできたり痛んだりします。

●医師による検査

月経が止まったり、基礎体温のサイクルが変化したりして妊娠の可能性がある場合に、医師の診断を受ければはっきりします。医学の進歩で妊娠しているかどうかが早く確実に分かるようになりました。

医師はまず、月経などについて問診を行ってから、尿検査や超音波断層法で妊娠しているかどうかを調べます。この尿検査というのは、尿を採取してホルモンが出ているかどうかを調べることで妊娠の有無を判断するものです。月経予定を

避妊法の知識

避妊の方法にはいろいろありますが、それぞれ特徴があるので、体質や性的成熟度などに合わせて使いましょう。

●低用量ピル

薬を規則的に飲む必要がありますが、現在の避妊法としては最も確実です。服用には医師の指導が必要です。

●リング（子宮内避妊具）

受精卵の着床を妨げるもので、子宮に不都合がない場合に医師が子宮内に挿入します。出血などの副作用がみられることもありますが、2、3年は取り替える必要がありません。

●コンドーム

男性の性器に被せるゴム製の避妊具です。射精後に精子が膣に入らないようにするためのものですが、装着が不十分だと失敗することもあります。

以上の避妊法は薬や器具を使用する方法ですが、基礎体温を測って妊娠の可能性の低い日を知る方法もあります。また、手術で女性の卵管を閉じたり、男性の精管を縛ってしまう方法は、ほぼ永久的な不妊法です。

数日過ぎた段階で判断できます。

超音波断層法は、超音波を使って子宮内に胎児が存在するかどうかを画像で確認する方法です。

この方法は、胎児が存在するかどうかだけでなく、妊娠したのが子宮内であるか、胎児の発育は順調か、あるいは妊娠第何週であるかなど、いろいろなことがわかります。

尿検査で妊娠が確定し、超音波で胎児の状態がわかれば、さらに血液型の検査、梅毒血清反応検査、貧血検査などいろいろな検査が行われます。

●出産予定日の計算法

出産予定日は、最後の月経の1日目を基準日として、算出します。数多くの例から導かれたのが、基準日から280日目が一番生まれやすいというものです。280日は週でいえば40週です。

妊娠期間を週で表す場合は、最後の月経の日、つまり基準日から6日までを妊娠0週、7日目からを第1週とします。妊娠1カ月目というのは妊娠0週から第3週と6日までということになります。

基準日から導かれた出産予定日は、月経周期が28日型の人の場合が基準となり、月経が遅れるタイプの人は、予定日の計算もずれてきます。排卵があってから次の月経までは28日型の人も35日型の人も同じです。違うのは、35日型の人の方が28日型の人より月経から排卵までの日数が長いということです。

28日型の人の排卵が、月経後12日から16日でおこるのに対し、35日型の人の排卵は、月経後19日から23日でおこります。本当に妊娠するのは月経の始まった時でなく、排卵がおきた時です。

つまり、35日型の人は28日型の人より月経から排卵までの日数が長いわけですから、予定日を最後の月経を基準として計算すると、少し予定日が延びることになります。

また280日というのは、あくまでも統計で出たおよそのめやすですから、実際にはズレがあります。通常は、予定日の前後2、3週間は出産日がずれることがありますが、それは正常なことなのです。

緊急避妊

緊急避妊とは、避妊に失敗した時に妊娠を回避する方法をいいます。その方法は次の緊急避妊ピルと子宮内避妊具によるものがあり、ピルは黄体ホルモン（レボノルゲストレル）を成分としています。

1．中用量ピルを2錠内服し、その12時間後に追加で2錠を内服する方法です。性交渉後から72時間以内に内服する必要があります。副作用には吐き気が約半数、嘔吐が約2割にあります。

2．レボノルゲストレルを72時間以内に1錠内服する方法です。1に比べると悪心・嘔吐の副作用が少なく、1回の内服で済みます。

3．子宮内黄体ホルモン放出システム子宮内に挿入する装具で、120時間以内に子宮内に挿入します。

避妊成功率は100％ではないため予定日より生理が遅れる場合は妊娠検査薬で調べる必要があります。

＊性暴力による緊急避妊は各都道府県の「ワンストップ支援センター」にご相談ください。

一言メモ 〈吸引分娩（きゅういんぶんべん）〉金属性またはプラスチック性の吸引カップを陰圧によって胎児の頭に吸着させ、牽引娩出する方法。鉗子分娩に比べて牽引力は弱いが、胎児を傷つける心配が少ない。

妊娠中の母胎の変化と胎児の発育

↓最終月経

分類	流産				
	初期				
妊娠月数	1カ月	2カ月	3カ月	4カ月	5カ月
妊娠週数	0週 1週 2週 3週	4週 5週 6週 7週	8週 9週 10週 11週	12週 13週 14週 15週	16週 17週 18週 19週
胎児の変化	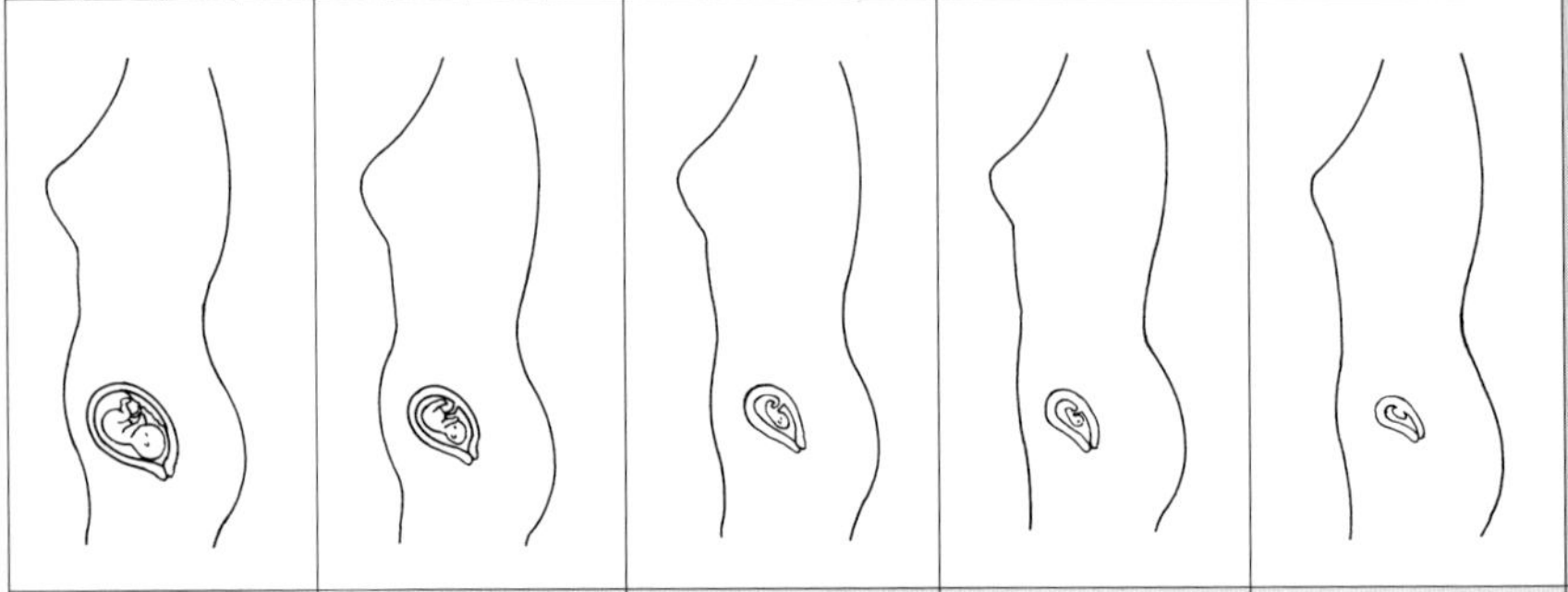				
母体の変化	子宮は鶏卵大。身体に目立った変化はなく、だるかったり熱っぽかったりする程度。ほとんどの人は、妊娠に気づかない。	子宮はガチョウの卵大。月経が遅れたり基礎体温の高温が続く。吐き気などつわりの症状が現れ、乳房が張ったり乳首が黒くなってくる。	子宮は握りこぶし大。基礎体温は高温が続いたまま。おりものが増え、乳房がはっきり大きくなる。尿の回数が増え、つわりは軽くなる。	子宮は新生児の頭大になり、胎盤が完成して安定する。おなかは出るが、外見でははっきりわからない。基礎体温は14週あたりで下がり始める。	子宮は大人の頭大に。体重が増え、下腹部の膨らみが目立ってくる。乳房はさらに大きく、食欲も増進。胎動を感じる場合もある。
胎児の発育	受精卵は受精後1週間から10日で子宮に着床し、胎芽と呼ばれるようになる。1カ月の終わり頃には、身長1cm未満、体重１g未満となる。	胎芽と呼ばれる状態ではあるが、頭、胴、手足の区別ができるようになり、内臓器官が形成されて発育が始まる。身長約2.5cm、体重約４g。	手足が発達して人間らしくなり、性器で男女の区別がつく。心臓が血液循環を始めて、腎臓で尿が作られる。身長約９cm、体重約15g。	心臓がほぼ完成。心臓の働きが活発になり、超音波検査で心音を聴くことができる。胎盤が完成し、手足が動く。身長約16cm、体重約１２０g。	手足がよく動くようになり、羊水の中で泳ぐように動く。髪の毛や爪が生え、身体表面に薄く毛が生えてくる。身長約25cm、体重約３５０g。

胎児の器官形成

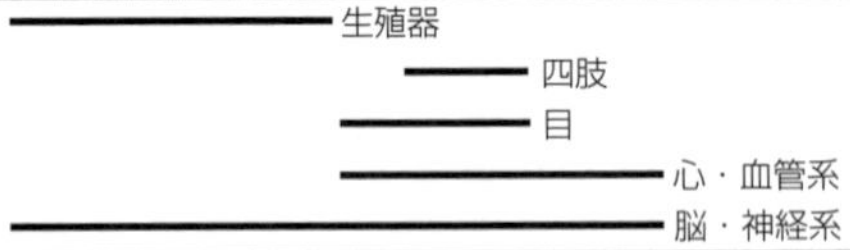

生殖器
四肢
目
心・血管系
脳・神経系

月数ごとの注意

1カ月：妊娠の可能性があれば薬の服用に注意。基礎体温を測る。
2カ月：妊娠と診断されたら、感染症に注意。流産しやすい時期。
3カ月：つわりがひどい場合は医師の診察を受ける。
4カ月：流産の危険は減るが、無理をしないようにする。

↓分娩予定日

←過期産

正期産	早産			
後期				中期
10カ月	9カ月	8カ月	7カ月	6カ月
39週 38週 37週 36週	35週 34週 33週 32週	31週 30週 29週 28週	27週 26週 25週 24週	23週 22週 21週 20週
出産が近くなって胎児が下へ降り、子宮底も下がるので、胃や心臓への圧迫が減少し、食欲も出る。膀胱への圧迫が強くなり、さらに尿が近くなる。	子宮底は妊娠期間を通じて最も高くなる。さらに胃が圧迫されて1回の食事の量が減る。心臓が圧迫されて、動悸や息切れがよくおきるようになる。	子宮が膨らみ、子宮底がさらに上に伸びて胃や肺を圧迫し、食事がつかえるような気がする。心臓も圧迫され、動悸や息切れがおこりやすくなる。	子宮底はへその上に達し、おなかに手をあてると胎児の頭が確認できる。膀胱が圧迫されて尿が近くなり、下腹部に妊娠線が出ることもある。	子宮底がへそまで伸び、下腹部の膨らみはますます大きくなる。子宮重量は約1.5kgとなり、その負担で腰や背中が痛くなる。
筋肉が発達し、皮下脂肪も増えて赤ちゃんらしい丸々とした体型になる。母体の免疫が体内に入る。身長約50㎝、体重約２９００～３４００g。	皮下脂肪が増えて皮膚がなめらかになってくる。臓器の機能もかなり発達し、新生児に近くなる。身長約47㎝、体重約２４００～２７００g。	筋肉や神経が発達し、動きに力強さが増してくる。聴覚が発達して音に反応するようになる。身長約43㎝、体重約１７００～１９００g。	顔はシワだらけだが、全身は産毛でおおわれ、活発に活動する。まぶたが上下に分かれて鼻の穴が通る。男子は腹腔から睾丸が下がってくる。	骨格も発達し、眉毛やまつげができ、皮膚の下に脂肪がつく。羊水の中で、しきりに姿勢を変化させる。身長約33㎝、体重約６００～７００g。

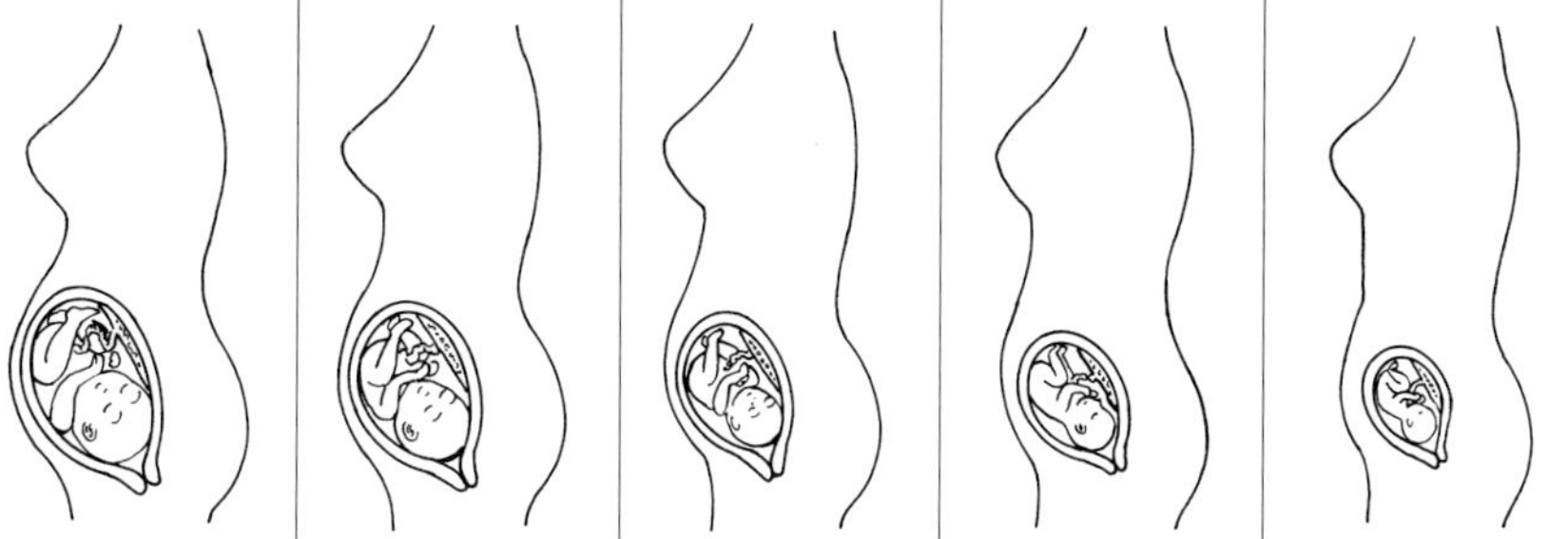

胎盤の働き

受精卵が着床すると子宮内膜に絨毛が出て、4カ月くらいでそれが胎盤となる。胎盤は母体からの酸素や栄養を胎児に送り、老廃物や炭酸ガスを母体に返す。胎盤と胎児をつなぐのが、へその緒。

5カ月：心身ともに充実する時期。バランスのよい食事をする。
6カ月：授乳の準備で乳首を手入れする。逆子でも心配なし。
7カ月：体重が増加するので疲れやすい。妊娠高血圧症候群に注意。

8カ月：おりものが増えると早産の危険があるので注意。
9カ月：胃の圧迫がひどければ、食事は分けて食べる。
10カ月：順調なら適度な運動はすること。陣痛がきたら病院へ連絡。

一言メモ 〈黄体（おうたい）〉成熟した卵胞は、排卵終了後、黄体という黄色い細胞の集まりに変化し、黄体ホルモンを分泌する。その後、受精が行われなければ黄体は退行して白体化する。

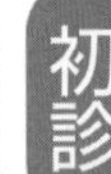

妊娠中の検査

初診

妊娠の可能性があれば、病院で問診や尿検査を受けます。それらの検査で妊娠がはっきりすれば、母体と胎児の安全や正常な出産のために、出産の直前まで定期健診やさまざまな検査を受けます。

初診では医師がまず夫婦の年齢や、結婚した時の年齢、妊婦の初めての月経がいくつの時にあったかなどを尋ねます。これは結婚から妊娠までの期間が、妊娠と出産の状態に影響することがあるからです。さらに、数回前の月経の始まりと終わりから、最終月経の始まりと終わりの日について聞きます。これは妊娠と出産の日程に大きく関係するからです。

それから夫婦の健康状態や妊婦の病歴や体質、妊娠出産歴のある人はそれについても尋ねられます。基礎体温を記録していれば、重要なデータとなります。

定期健診

問診や尿検査などで妊娠とわかれば、出産まで各種の検査が続きます。なかでも定期健診は胎児の発育の様子や、母体の健康状態を調べるもので、胎児と母体が出産まで安全に過ごしているかどうかを調べる基本的で重要な健診となります。結果は母子健康手帳に記録します。

頻度は妊娠1カ月から7カ月までが4週に1回、妊娠8カ月と9カ月が2週に1回で、10カ月からは週1回になります。

健診の内容は妊娠前半と後半で違ってきます。前半には胎児の発育状態を調べて、後半には胎児の位置や心音の有無などを調べます。母体に関しては、妊娠中におこりやすい病気があれば、その発見に努めます。

初期では内診で子宮の大きさを確かめますが、中期以後は胎児の大きさや位置を外診によって確認し、超音波断層検査で心拍を調べます。また、いつも行う検査としては、子宮底長、腹囲および体重の測定などがあります。妊娠高血圧症候群をチェックするために、尿や血圧も検査します。

妊娠の届け出と母子健康手帳

妊娠の診断が出たら、市区町村役場か保健所に行って妊娠届けをします。書類に必要な項目を記入すればよく、医師の妊娠証明書は必要ありません。

妊娠届け書を提出すると、母子健康手帳が交付されます。この母子健康手帳は母と子に大切なもので、妊娠から出産までだけでなく、生まれた子供が小学校へ入るまで重要なことがらを記録するものとなります。手帳は母親への情報となる部分と、医師や助産師が記録する部分に分かれています。

情報としては妊娠中の生活の心得や育児などについてです。医師や助産師が記録するのは診察や検査の結果です。またこれまでの病歴や、妊娠に関係することがらを母親が記入する欄、父親が記入する欄もあり、きちんと記録すれば、親子の歩みが客観的にわかります。

しかもお産が終わってからも、赤ちゃんの1カ月健診から、各段階での健診や予防接種の記録をするために手放せません。母子健康手帳は妊娠と育児のためのパスポートであり、子供の発育履歴書のようなものでもあります。

〈必ず受けたい検査〉

●**梅毒検査**　血液を採取し、感染の有無を調べます。

●**血液型検査**　母親と胎児の血液型が不適合でないかどうか、また万一、大出血をおこした際の輸血に備えるためにも血液型を調べます。

●**貧血検査**　妊娠中は貧血になりやすいため、貧血の検査を行います。

●**風疹抗体検査**　妊娠中の感染は、胎児に先天異常をひきおこすおそれがあるので、できれば妊娠前の検査がベストです。

●**乳房の検査**　乳腺の発達の状態や、乳首の形とその状態を調べます。

●**B型・C型肝炎抗原検査**　B型およびC型肝炎ウイルスの有無を調べます。陽性の場合は出産時に新生児に感染するおそれがあるので、精密検査が行われます。

●**超音波断層法**　妊娠週数、胎児の発育状態、胎児の数など、子宮内の多くの情報が得られます。

●**胎児胎盤機能検査**　胎児の状態や胎盤機能をチェックします。

●**トキソプラズマ抗体検査**　妊娠中に感染したトキソプラズマ症は胎児にも感染するため、抗体の検査を行います。

●**クラミジア検査**　母体感染により新生児肺炎や結膜炎、先天異常の原因となるため検査します。

●**胎児心拍陣痛図**　胎児の心拍と子宮収縮の関係から、胎児の状態をみる検査です。

〈必要に応じて受ける検査〉

●**X線検査**　結核が疑われる場合は胸部のX線検査を行います。また妊娠後期に出産に障害をおよぼしそうな骨盤であれば、骨盤のX線検査を行います。

●**心電図**　心臓に異常があるおそれがあれば、心電図をとります。

●**肝機能検査**　肝臓に異常があるおそれがあれば行います。

●**新型出生前診断**　胎児にダウン症などの染色体異常があるかを調べます。

●**エイズ検査**　新生児への感染率が高いために行いますが、検査には妊婦の同意が必要です。

公共機関で受けられるサービス

妊娠から出産、あるいは育児を通して母子を支援してくれる公共機関では、なんといっても保健所の存在が大きいものです。

妊娠と出産について母親に教えてくれる「母親学級」は、大学病院や公立私立の病院でも開かれていますが、病院にない場合でも保健所に行けば必ず学級があります。

母親学級だけでなく、保健所は妊娠、出産、育児を通じて頼りになる存在です。健康相談にのってくれるだけでなく、妊婦の健康診断や、赤ちゃんが生まれれば定期の健康診断や予防接種をしてくれます。赤ちゃんが生まれると、保健所が健康診断の時に通知してくれます。健康診断の時には、食事などの育児の方法や赤ちゃんの健康についてのアドバイスもしてくれます。

また、赤ちゃんと関係ある施設に保育所や養護施設や乳児院があります。こういう施設は母親が重病で育児が困難な時に、赤ちゃんを育てる手助けもしてくれます。

妊娠

一言メモ　〈心電図（しんでんず）〉心臓が収縮する際に心筋から発生する弱い電気を皮膚表面より検出し、グラフに記録したもの。心筋のさまざまな変化がわかるため、あらゆる心臓病に必須の検査。

妊娠中の日常生活の注意

睡眠と休息

健康を維持するために、妊娠中は規則正しい生活をしてリズムを保つことが大事です。睡眠はふだんより多めにし、最低でも8時間はとるべきです。休息も必要ですから、昼寝をするのもいいでしょう。

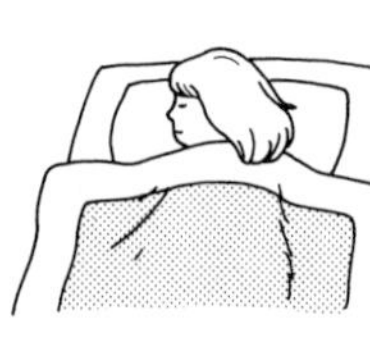

家事

ふつうに家事をしてかまいませんが、無理な姿勢を続けたり、長時間同じ姿勢のまま立っているようなことはよくありません。布団の上げ下げや、拭き掃除など、下腹部に力が入る作業もなるべく避けてください。

入浴

妊娠中は新陳代謝が盛んになり、汗や分泌物が増えるので、清潔にするために入浴は毎日してください。

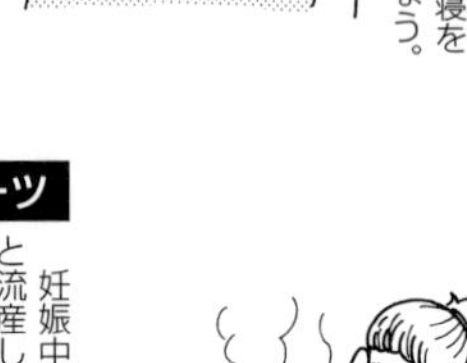

スポーツ

妊娠中に運動をすると流産しやすいといわれるのは、妊娠初期に激しい運動をする場合のことです。出産には体力が必要なので、妊娠中に何もしないというより、むしろスポーツをするほうがよいでしょう。たとえば、妊娠中に特に異常がなければ水泳などがいいでしょう。

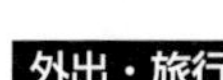

外出・旅行

妊娠初期の外出や旅行が流産の原因にはなりませんが、妊娠初期はそれ以後と比べて流産しやすいので、必要もなく外出や旅行をするのは避けましょう。気晴らしに外出や旅行をするなら、妊娠5カ月以降の安定期に入ってからするべきです。

長時間車に乗ったり、日程的にきついスケジュールも避けてください。外出するときは、万一のために健康保険証と母子健康手帳を持っていきましょう。

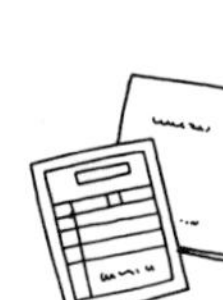

性生活

性生活そのものが妊婦に悪影響をおよぼすことはありませんから、経過が順調で母体と胎児に何のトラブルもなければ、性行為は問題ありません。

栄養

妊娠中の食事については「食事療法」の項目（P618）を参考にしてください。ポイントは規則正しく、バランスのよい食事をするということです。

つわりの時は食欲がなくなるので、ジュースや果実など水分の多いものや、あっさりしたものを食べましょう。

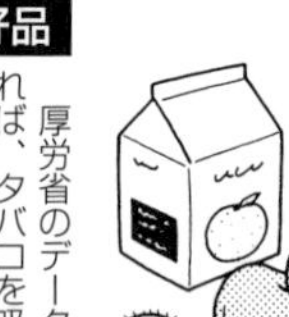

嗜好品

厚労省のデータによれば、タバコを吸っていた妊婦の異常出産は、吸わない妊婦に比べて多くなっています。タバコは母体に酸欠状態をおこしたり、血管を収縮させて胎児に栄養や酸素を送ることを阻害します。

コーヒーや紅茶はそれほど心配ありませんが、アルコールを飲みすぎると障害児を出産するおそれがあります。

薬剤

妊娠中にふつうに服用するかぜ薬や痛み止め、あるいはビタミン剤などが、胎児に悪影響をおよぼすことはまずありません。ただ、抗生物質や睡眠薬などを服用する時は必ず医師に相談してください。

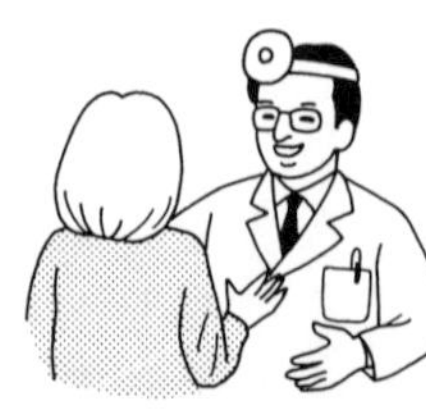

仕事をもっている人

仕事をもっている女性が妊娠したら、心配なのはラッシュ時の通勤です。できれば時差通勤にしてもらいましょう。重いものを持つ仕事や立ちっぱなしの仕事は避けてください。

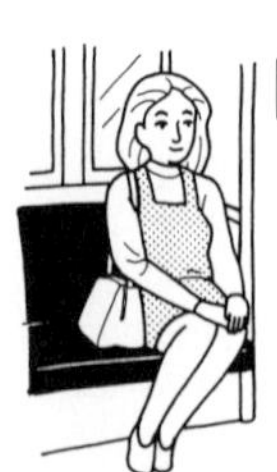

妊娠中のトラブル

熱っぽい

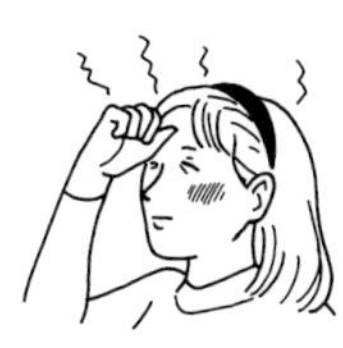

妊娠初期には基礎体温の上昇が続くのがふつうですが、これは自然の現象ですから心配ありません。しかし、かなり熱っぽく感じるようなら、かぜやほかの病気の可能性がありますから、医師の診察を受けてください。

足のむくみ

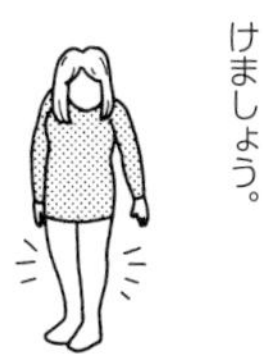

朝はなんともないのに、夕方になるとむくんでいるという状態なら、それほど問題はありません。立ち続けたりしないようにしましょう。朝からむくんでいれば、妊娠高血圧症候群や血行障害の可能性があるので、医師の診察を受けてください。塩分を減らすよう心がけましょう。

腰痛

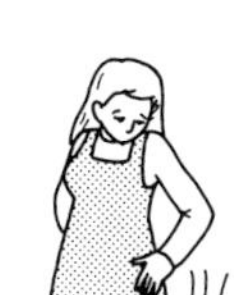

胎児が重くなってくると、妊婦は身体のバランスをとるために腰に負担のかかる姿勢になって腰痛がおこることがあります。同じ姿勢を長時間続けないよう注意しましょう。妊婦体操をしたり、コルセットをすると痛みが和らぎます。

頻尿

尿の回数が増えるのは、だんだん膨らむ子宮によって膀胱が圧迫されて自然におこることです。無理にがまんすると排尿時に痛みがあったり、残尿感が出てきたりします。その場合は膀胱炎が疑われるので、診察を受けてください。

便秘

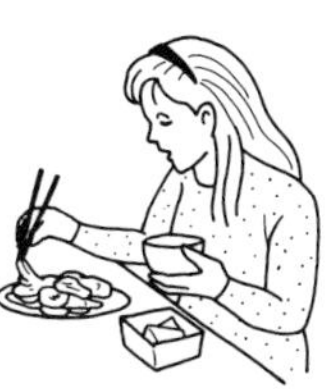

子宮が大きくなると、膀胱だけでなく直腸も圧迫されるため、便秘になりやすい傾向があります。規則正しい食事をして、野菜など繊維質の多いものを食べるようにしましょう。数日便通がなく、下腹部が張るようなら、医師に相談して薬をもらいます。

痔

子宮が直腸を圧迫すると、便秘から痔になることがあります。消化のよいものを食べて、便秘を予防してください。

足のけいれん

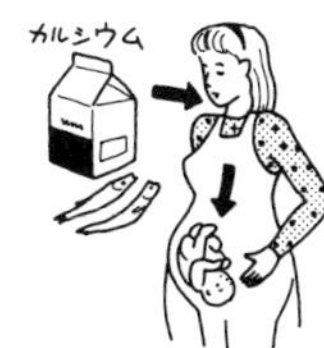

カルシウムを胎児に吸収されて、下肢にけいれんがおこることがあります。牛乳などの乳製品や小魚などでカルシウムを補給しましょう。

めまい・立ちくらみ

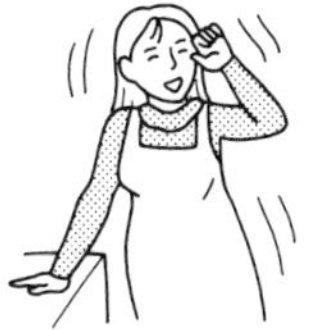

妊娠中は貧血になりやすいものです。特にふだんから貧血ぎみの人はそれがひどくなり、めまいや立ちくらみがおきやすくなります。ほかに病気がない場合は、鉄分を補給して貧血を解消します。

下腹部の軽い痛み

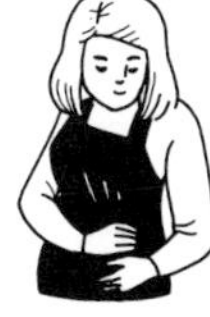

出産に向かってよくおきますが、生理的な現象で、すぐに治ります。ただ、下腹部の痛みが長く続く場合は、流産などのおそれがあるので、医師の診察を受けましょう。

乳房の手入れ

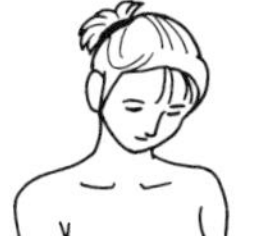

赤ちゃんが乳首を吸いやすいように、妊娠中期から定期的に乳頭をベビーオイルなどでふいて手入れをします。

おりもの

妊娠するとおりものが増えるのは、自然なことです。ただし出血や茶褐色のおりものがある場合は、流産、子宮外妊娠、胎児の異常などのおそれもあるので、ただちに医師の診察を受けましょう。

一言メモ 〈黄体形成ホルモン（おうたいけいせい）〉脳下垂体から分泌されるホルモンのひとつ。排卵を誘発し、黄体を形成し、黄体ホルモン（プロゲステロン）の分泌を促すなどの作用を持つ。

妊娠にともなう病気

妊娠悪阻（にんしんおそ）

【原因】 妊娠5週くらいから現れる身体の症状で、いわゆるつわりです。経産婦より初産婦に多くみられます。ホルモンとの関係がいわれますが、原因は不明です。

【症状】 おもに悪心や嘔吐があります。食欲不振、脱水、皮膚乾燥、動悸、めまい、不眠、倦怠感などをともなうこともあります。

【治療】 ふつうは数週間で自然に治ります。ひどい場合は医師に相談してブドウ糖やビタミン剤などを服用しますが、重症なら入院して輸液をします。

流産（りゅうざん）

【原因】 妊娠22週未満で分娩がおこってしまうのが流産です。流産がおきるのは死亡した胎児を排除しようとする場合と、胎児は生きているのに、母体や子宮に異常があって胎児を排除しようとする場合です。

子宮口がゆるんで開くことで流産するものを頸管無力症といいます。

母体の腹部に強い力が加わっておきることも多いのですが、最初から受精卵に異常がある場合も少なくありません。

【症状】 出血があり、さらに下腹部が痛むようになります。

流産の危険が迫っている状態を切迫流産といい、流産が避けられないものを進行流産といいます。

【治療】 切迫流産なら、安静にして薬物などで治療します。胎児が死亡している場合は、子宮から取り出す必要があります。

進行流産となって流産が始まれば治療は不可能で、子宮の内容物をすべて排除する処置をします。

早産（そうざん）

【原因】 妊娠満22週から37週までに分娩がおこるのが早産です。

原因は胎児が2人以上だったり、頸管無力症、羊水過多、高年妊娠、妊娠高血圧症候群、感染などのほか、過労や激しい運動などです。

早産で生まれた赤ちゃんはきわめて体重が少ないのですが、病院の保育器などで育てれば、順調に発育するケースも増えています。

【症状】 下腹部の痛みと出血があり、子宮口が開く前に破水することもあります。

【治療】 入院して安静にし、薬物療法を行います。

それでも早産が止められない時は、分娩後に子宮内容除去術で子宮内をきれいにします。

子宮外妊娠（しきゅうがいにんしん）

【原因】 子宮腔以外の場所に着床して妊娠してしまうものです。ほとんどが卵管におこりますが、卵管炎などで卵管が通りにくくなっていることが原因です。処置が適切であれば確実に助かりますが、放置して手遅れになると、死亡することもあります。

【症状】突然、強い腹痛がおき、出血して腹部が膨満してきます。

さらに重症になるとショック状態になります。

【治療】輸血、輸液をしてから手術をします。虫垂炎などとの鑑別が必要なこともあります。

妊娠高血圧症候群（妊娠中毒症）

【原因】はっきりした原因はわかっていませんが、妊娠後期を中心に、いくつかの症状が現れるものです。肺水腫や脳出血を合併することもあり、放置しておくと悪化して死亡します。妊産婦の死亡原因のトップに位置します。

【症状】タンパク尿、高血圧などのほか、手がしびれたり、ひどくなると呼吸困難に陥ります。

【治療】自宅で安静にして、食事療法を行います。食事は減塩、高タンパク、高カロリーを心がけますが、治らなければ入院します。

常位胎盤早期剥離

【原因】妊娠高血圧症候群などによって、母体と胎児をつなぐ胎盤が、分娩前に子宮の中ではがれてしまうものです。

【症状】腹部の痛みが続き、性器出血もおこりますが、子宮内の出血が多くて母体がショック状態になると非常に危険です。

【治療】帝王切開して胎児を守るようにしますが、すでに胎児が死亡していても母体を守るために手術をします。

前置胎盤

【原因】胎盤が子宮下部の方に寄って、子宮口をおおったり、おおいそうになっている状態です。原因は不明です。

【症状】妊娠後半期に出血します。痛みはありません。大量に出血すると、母体にも胎児にも危険です。

【治療】出血が少なければ入院して分娩の日まで母子を守りますが、場合によっては帝王切開をします。

多胎妊娠

【原因】2人以上の胎児を同時に妊娠するもので、いわゆる双子や三つ子などです。

遺伝が関係すると考えられ、妊娠高血圧症候群などを合併しやすく、また未熟児を出産しやすくなります。

【症状】普通の場合より腹部が大きくなり、胎動を感じる範囲が広くなります。

【治療】早産の危険があれば処置します。

合併症をともなう妊娠

合併症妊娠とは、何らかの病気を持つ人の妊娠です。近年の医学の進歩は、病気を持つ人も無事に妊娠して出産することを可能にしました。医師と相談しながら妊娠期間を過ごしましょう。

子宮筋腫

一言メモ　〈高年初産〉一般に30歳以上の初産をいい、帝王切開や鉗子分娩の率が高まるなど、ハイリスク妊娠のひとつとされる。最近では、その年齢が35歳以上に引き上げられた。

子宮の筋線維にできる良性の腫瘍が子宮筋腫です。妊娠している時に子宮筋腫があれば、できた場所などによっては流産や早産を招くおそれもあります。予定日近くに分娩となっても、筋腫の部分は硬くなっているので、陣痛の時に子宮が収縮しにくく、分娩がうまくいかないことがよくあります。

しかし、妊娠に筋腫が合併した場合は経過をみるのみで、妊娠中に筋腫を取る手術はしません。

甲状腺機能亢進症（こうじょうせんきのうこうしんしょう）

甲状腺機能亢進症のうち、抗甲状腺剤を服用している場合が問題になります。妊娠中はたびたび検査を行って甲状腺の機能を調べます。

糖尿病（とうにょうびょう）

妊娠で糖尿病を合併することはそれほど多くありません。しかし、いったん合併すれば、いろいろとやっかいな障害がおこります。障害は母体におこるものと、胎児におこるものとに分かれます。

母体におこるものは習慣性流産、早産、妊娠高血圧症候群、羊水過多症などで、胎児におこるのは子宮内胎児死亡、新生児死亡、未熟児、巨大児、奇形などです。

血液検査で血糖値の高い人は治療しましょう。

心疾患（しんしっかん）

妊娠と分娩には、順調な血液循環が重要となり、心臓にはかなりの負担を与えます。心臓病を持つ女性が妊娠分娩する場合は、流産をおこしやすく、しかも心臓病が悪化するおそれがあります。

とはいっても、心臓病の女性は妊娠をあきらめるべきだというのではありません。妊娠中に心臓手術をすることも可能です。あくまでも心臓病の程度によって妊娠と出産が可能かどうかが判断されます。

アメリカの基準によれば、日常生活にかなり制限がある場合でも、動悸、息切れなどがなければ、心臓の専門医師の協力があれば分娩は可能とみなされます。

肝臓病（かんぞうびょう）

肝臓の機能のひとつに女性ホルモンの処理があります。妊娠中にはたくさんの女性ホルモンが分泌されるため、健康な女性でも肝臓にはかなりの負担がかかります。

肝臓病の女性が妊娠すると、肝臓への負担が心配されますから、定期的に肝機能の検査をしながら、高タンパクでビタミンがたっぷりな食事をします。

腎臓病（じんぞうびょう）

妊娠中に急性腎炎（きゅうせいじんえん）になることはあまりありませんが、すでに慢性腎炎（まんせいじんえん）やネフローゼ症候群にかかっている人には、妊娠にかなりの危険がともないます。妊娠高血圧症候群になったり、尿毒症（にょうどくしょう）や常位胎盤早期剥離（じょういたいばんそうきはくり）をおこし、流産や早産を招くこともあります。分娩後に慢性の腎不全になることもあります。

血液疾患（けつえきしっかん）

分娩時には必ず出血があるので、出血

性の血液の病気があれば大出血をおこしてショック状態となり、生命の危機に陥ることもあります。血液疾患のある人は早く治療をしておきましょう。また、胎児や乳児にとっても悪い影響があるので治療が必要です。

●特発性血小板減少性紫斑病

この病気は血小板の数が少なくなるものです。通常の分娩なら問題ありませんが、頸管裂傷や会陰裂傷があると、大出血をします。妊娠中は免疫グロブリンやステロイド剤を用いて治療しますが、妊娠前の脾臓摘出術が確実な治療法です。

●貧血

妊娠している女性の多くが貧血をおこします。これは病気というより妊娠時特有のものですが、レバーや緑黄色野菜を多くとるよう心がけてください。

気管支喘息

妊娠中に気管支喘息の発作をおこすと、胎児への酸素供給が阻害され、流産や早産を招くおそれがあります。妊娠中は過労を避けて、アレルゲンを排除するようにしますが、発作をおこしやすい人は、入院して安静治療を受ける必要があります。

自己免疫疾患

代表的な自己免疫疾患には全身性エリテマトーデス、関節リウマチなどの膠原病のほか、橋本病、特発性血小板減少性紫斑病、重症筋無力症などがありますが、若い女性に多い病気だけに、妊娠時が心配されます。

●全身性エリテマトーデス

流産や子宮内胎児死亡などの原因となります。腎障害がおこれば妊娠を継続すべきかが検討されますが、胎児の発育が困難なほどの症状ならば、人工妊娠中絶が考えられます。

●重症筋無力症

妊娠中に症状が悪化したり、育児も困難になるので、妊娠前に治療しておく必要があります。

感染症

●かぜ

胎児に直接の悪影響はありませんが、高熱や激しい咳が続けば、流産や早産のきっかけになることもあります。

●風疹

流産や早産の原因となるほか、胎児の心臓、目、聴力に障害が発生することがあります。

●梅毒

妊娠中に感染すると流産や早産の原因となることがあるほか、先天性梅毒児が生まれることもあります。妊婦が梅毒に感染したことを知らずにいると胎児に悪影響があるので、妊娠中には必ず血液検査が行われます。

●外陰ヘルペス

ヘルペスは外陰部に痛みをともなう潰瘍ができるものです。胎児が子宮内にいる時は感染しませんが、分娩で外に出る時に産道で感染します。分娩までに治さないと帝王切開となります。

●エイズ

ウイルスによる性感染症の中でも特におそろしいもので、母親が感染していると5割近くの確率で胎児に感染します。妊娠初期に検査を受けましょう。

一言メモ　〈母子感染〉母親から子どもに病原菌が感染すること。胎児への胎盤感染・羊水感染・産道感染や、母乳による感染、密接な接触（食物の口移しなど）による感染などがある。

出産

分娩のしくみ

子宮の中で成長してきた胎児は、外に出てもいい時期になると、子宮に強い力が作用して外の世界に出ます。

これが分娩と呼ばれるものです。子宮に作用する力を娩出力（べんしゅつりょく）といいますが、この力は子宮の収縮による陣痛と妊婦のいきみが合わさったものです。分娩がいつ始まるかの正確な予想をすることはできません。分娩予定日はあくまでも目安なのです。

ふつう、分娩が始まる前には前ぶれがあります。それが陣痛、「しるし」、破水の3つです。

陣痛は子宮が収縮することによる痛みのことで、妊娠末期より規則的なものです。

「しるし」というのは、子宮口が一部開くことでおこる血液の混じったおりもののことです。陣痛と「しるし」のどちらが先かは決まっていません。

通常の破水というのは、子宮口が全開してから羊水が出てくるものです。

分娩の経過

前ぶれがあって分娩が始まります。分娩はまず陣痛によって子宮口が開き、産道を胎児が進んでいきます。産道は子宮頸部や子宮口が開き、同じように開いた膣と連続してできます。その際は骨盤もわずかにゆるんで広がります。

陣痛と合わせて妊婦がいきむと、胎児は産道の形に合わせながら進んでいきます。

●分娩第1期（開口期）

胎児が子宮の中で発育している時は、子宮頸部は胎児が下へ落ちていかないように狭くなったままです。

陣痛が始まると、子宮が収縮して子宮口と胎児の頭の間にある前羊水という羊水のかたまりが外に出ることによって子宮口が開きます。陣痛は最初10分以上だったものが、だんだん間隔が短くなって

分娩費用と健康保険

通常の妊娠・出産には健康保険の適用はなく、そのため入院費や分娩費はすべて自己負担となります。

とはいっても、費用のすべては自分で負担するものの、社会保険から特別に、手当の支給があります。妊婦が被保険者（自分が健康保険の加入者で保険料を払っている）の場合や、夫の被扶養者である場合、出産後に届け出ると、医療保険から各種の手当が支給されます。

「分娩費」は妊婦が被保険者の場合と被扶養者の場合の両方に支給されます。金額は医療保険によって違います。

「出産手当金」は、働いている女性が産前と産後に勤務を休み、それが無給だった場合に支給されるものです。期間は出産前6週間と出産後の8週間の合計14週間となります。支給額は標準報酬日額の6割ほどです。

「家族出産育児一時金」は、被保険者が男性で、妻が被扶養者になっている場合に一時金が支給されるものです。

5分ほどになり、さらに子宮口が広がります。

そして陣痛が数分ごとになると子宮口は全開します。そうなると破水して、こんどは子宮内部にあった羊水が外へ流れ出ます。

全開になった子宮口の大きさは胎児が通れる大きさです。第1期では陣痛の作用だけで子宮口が開くので妊婦はいきむ必要はありません。

出産に要する時間は初産でだいたい14時間かかり、経産で6、7時間かかります。このうち分娩第1期で初産なら10～12時間かかり、経産なら5、6時間かかります。

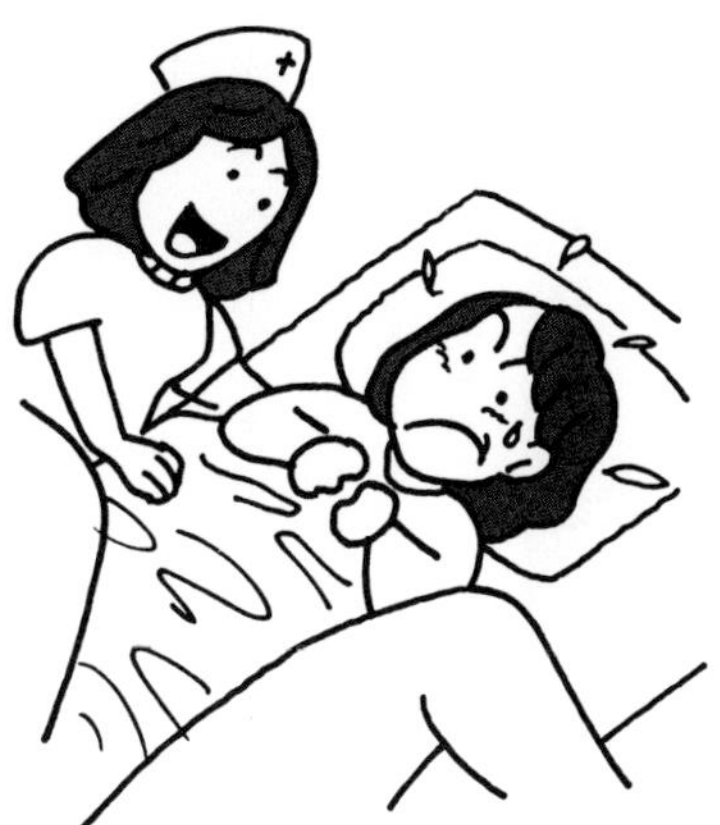

●分娩第2期（娩出期）

子宮口が全開になって赤ちゃんは産道となった頸管と膣を通って外へ出ていきます。陣痛の発作のたびに少しずつ赤ちゃんは下降します。そして頭が出てくると、あとは肩からすんなり全身が出てきます。

この第2期は初産で2、3時間かかり、経産では1時間くらいです。産道の長さは10センチ足らずですが、凹凸があって狭いので、赤ちゃんは身体の向きを変えたりしながら大変な苦労をして出てきます。

赤ちゃんの頭蓋骨はこの時まだつなぎ目がちゃんとくっついていません。この産道を通過する時につなぎ目のところが重なって、頭が長細くなっているのです。

陣痛による子宮の収縮だけでなく、妊婦のいきみも加わらなければ胎児が外へ出るのは困難です。外へ出た赤ちゃんは産声を上げます。

●分娩第3期（後産期）

第2期で赤ちゃんは出てしまいますが、

出生届と出生証明書

赤ちゃんが生まれると、14日以内に市区町村の役所の戸籍担当の窓口に、出生届を出さなければなりません。

この出生届には、出生証明書もセットになっています。出生届は自分で書くものですが、出生証明書は、出産に立ち会った医師や助産師が出生を証明するものなので、医師や助産師に記入してもらわなければいけません。ふつうは、病院に出生届の用紙がありますから、まず病院で出生証明書を記入してもらってから、出生届に記入して役所に届けるのが合理的です。

出産後14日目が日曜や祭日でも、出生届は受け付けてくれるところが増えていますし、だめな場合でも翌日受け付けてくれます。14日を過ぎてしまうと正当な理由がなければルール違反ということでお金を払って届けます。

正常な出産以外に、体重2500グラム未満の低出生体重児を出産した場合は保健所か役所に届けます。そうすれば育児指導や援助が受けられます。

一言メモ 〈鉗子分娩（かんしぶんべん）〉鉗子（金属性のへらのようなものを2つ組み合わせた器具）で胎児の頭を挟み、傷つけずに娩出させる方法。娩出力が不十分で分娩が進まない場合に行われる。

子宮の中にはまだ臍帯や胎盤が残っています。この残存物が出てくるのが第3期です。

赤ちゃんが出てしまってから15分くらい休むと、また軽い陣痛のようなものがあって子宮が収縮します。その時にいきむと胎盤が出てきます。

分娩にともなう異常と病気

陣痛異常

【原因】 陣痛が弱すぎる微弱陣痛と、強すぎる過強陣痛があります。

微弱陣痛がおこる原因には多胎妊娠、羊水過多、前置胎盤、骨盤位、胎児の頭の回旋異常、子宮筋腫、卵巣嚢腫などがあります。

過強陣痛は子宮収縮剤の使用過多や、巨大児などのために産道を通りにくくなることでおきます。

【症状】 陣痛は子宮が収縮することで胎児を外へ押し出すものですが、微弱陣痛は陣痛が弱くて出産の時間がかかりすぎます。

過強陣痛は陣痛が強くて子宮が疲労することで、ひどい時は母体の顔にチアノーゼが現れます。

【治療】 微弱陣痛は子宮収縮剤で陣痛を強くします。

過強陣痛は子宮収縮抑制剤や鎮痛剤を投与し、吸引分娩、鉗子分娩や帝王切開を行います。

骨盤位

【原因】 子宮の中の胎児は頭が子宮口に向いているのが正常ですが、逆さになって足や臀部が子宮口に向いている場合があります。いわゆる逆子です。子宮の形に異常がある場合もありますが、たいていは原因不明です。

【症状】 出血などの自覚症状はありません。

【治療】 特に治療をしなくても分娩には差し支えありませんが、帝王切開をすることもあります。

胎児の位置異常（骨盤位）

胎児の位置異常には骨盤位の他に，まれに横位，斜位をとることもあります。

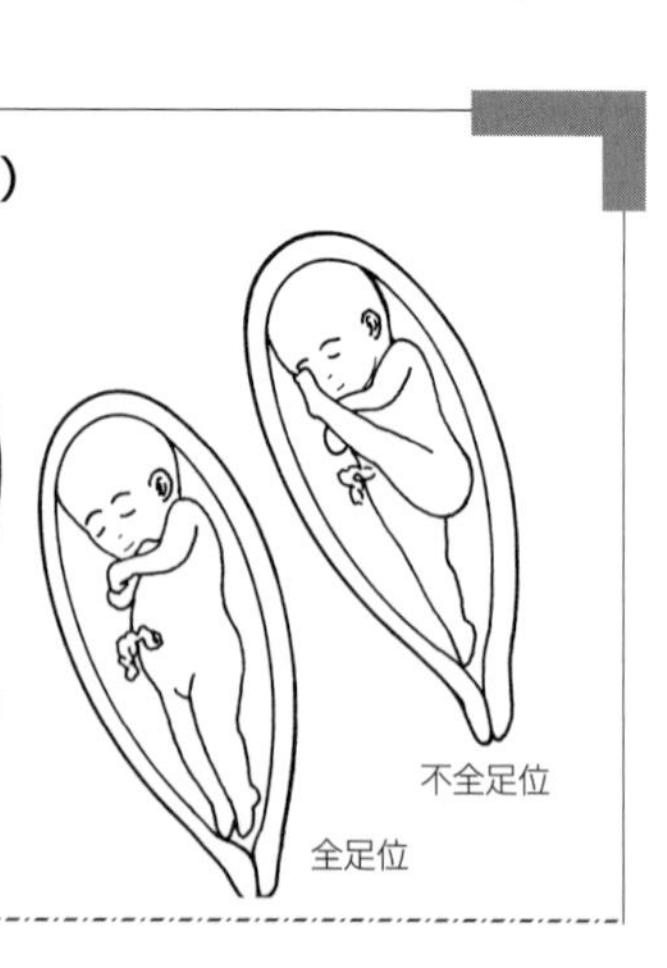

軟産道強靭（なんさんどうきょうじん）

【原因】子宮下部から膣までの、胎児が通過するところを軟産道といいますが、この部分が分娩の時に十分に広がらないことをいいます。

先天性の原因や、潰瘍で膣が狭くなっている場合におこります。

【症状】胎児が通過しにくくなり、難産の原因ともなります。

【治療】子宮頸管を軟化させるホルモン剤や頸管拡張のためバルーンを挿入したりします。会陰（えいんせっかい）切開や吸引分娩、鉗子分娩（かんしぶんべん）時には帝王切開をすることもあります。

早期破水（そうきはすい）

【原因】子宮の中の羊水が流れ出るのが破水ですが、正常な分娩であれば、子宮口が全開になってから初めておこるものです。

しかし陣痛が始まらず、子宮口も全開にならないうちに破水がおこってしまうのが早期破水で、膣や頸管の感染や、頸管がちゃんと閉じてない場合のほか、多胎妊娠、羊水過多、骨盤位などでもおこります。

【症状】透明で温かい羊水が流れて出ますが、破水して流れ出る量はまちまちです。

【治療】胎児に細菌感染をおこすおそれがあるので、薬剤を使うことで陣痛を誘発し、すみやかに分娩できるようにします。

後産期出血（こうざんきしゅっけつ）

【原因】分娩第3期と第4期のいわゆる後産の時に、大量に出血すれば危険になります。子宮頸管や膣壁に裂傷がおこることや、胎盤が剥離した子宮内壁からの出血でおこります。

【症状】分娩第3期か4期に出血が続きます。

【治療】子宮頸管や膣に裂傷があれば縫合します。子宮壁からの出血には子宮収縮剤を使用しますが、輸血や補液をすることもあります。

子宮破裂（しきゅうはれつ）

【原因】陣痛がおこると子宮内の圧力が高くなりますが、それに耐え切れず子宮の一部分が裂けてしまうものです。強すぎる陣痛や胎児が大きすぎることでおこります。

【症状】ひどい場合は胎児が子宮から腹腔内に出て死亡し、母親も大量出血のショックで危険な状態になります。

【治療】破裂の前兆があれば帝王切開をします。

出血性ショック（しゅっけつせいショック）

【原因】大量の出血がおきてショック状態に陥るものです。卵管妊娠（らんかんにんしん）、頸管妊娠（けいかんにんしん）、流産、前置胎盤、常位胎盤早期剥離（じょういたいばんそうきはくり）、子宮破裂、弛緩出血（しかんしゅっけつ）などが原因です。

【症状】出血が続くと顔面蒼白となり、嘔吐、吐き気などが現れます。

【治療】原因を探って止血します。

一言メモ 〈悪露（おろ）〉分娩後の産褥期に子宮や膣から排出される分泌物。分娩時にできた子宮内膜創傷面から血液やリンパ液が流れ出るものであるが、傷の回復とともにその量も減っていく。

難産に対する処置

分娩に時間がかかったり、分娩が困難なものが難産です。難産になるかどうかは、妊娠高血圧症候群や骨盤位、高年初産などがあれば予想でき、難産に備える処置を行うべきです。妊娠中に早期破水や出血など、予想できない場合は分娩の際に適切な処置が必要です。

●陣痛誘発

胎児が出てきてもいいのに陣痛がおきない場合は人工的に陣痛をおこします。デヒドロ・エピアンドロステロン・サルフェイトやエストロゲン剤を使用すると子宮頸管が軟化して陣痛誘発を助けます。さらにオキシトシンやプロスタグランジンという薬剤を使用すると比較的自然に子宮収縮がおこり、陣痛が誘発されます。

薬剤を使わない外科的な処置では、胎児をくるんでいる卵膜を破る方法があります。羊水を出し、人工的に破水させることで陣痛を誘発するものです。

●吸引分娩と鉗子分娩

分娩が終わらないうちに胎児が仮死状態になったり、微弱陣痛の場合には、吸引分娩が行われます。金属製の吸引カップを胎児の頭にあててから空気を利用して吸着させ、陣痛に合わせてゆっくり胎児を外へ出す方法です。

また、吸引分娩と少し違うものとして鉗子分娩があります。鉗子で胎児の頭をはさんで陣痛に合わせてゆっくり胎児を出すものです。

●帝王切開

骨盤が狭かったり産道に子宮筋腫や卵巣嚢腫があると、産道が狭くなります。胎盤が子宮口の近くにある前置胎盤だと分娩中に大出血をおこして母体が危険になります。また妊娠中毒症は胎児に危険をおよぼします。そのほかいろいろな理由で母体や胎児に危険がある場合は、子宮下部のあたりの腹部と子宮を切って胎児を取り出す帝王切開を行います。

産後の回復と身体の変化

身体の変化

高年出産と若年出産

出産において、母体や胎児の死亡率が一番少ない母体年齢は、20歳から34歳までという統計があります。逆に19歳以下の若年出産と35歳以上の高年出産では危険率が高いということになります。

これはあくまでも死亡率での比較ですが、母体が妊娠や分娩に耐えられるかということでいえば、若すぎたり高齢だったりするのはリスクがあります。

特に、出産と年齢の面でいえば、注目されるのは高年出産です。女性の社会進出が活発になり、結婚年齢も高くなって自然と高年出産が増えています。以前は30歳だった高年出産のラインが、今では35歳以上に変更されています。これは食事の栄養価が高くなったり、女性の体力が向上したことや、医学の進歩によります。

ただ、高齢出産のリスクは、流産をおこしやすかったり、子供が先天異常になる可能性が高いことです。妊娠分娩を通じて体力が保てるよう、ふだんから健康的な生活を送るよう心がけることが大切です。

母体は分娩が終了すると、だいたい1週間で見かけは妊娠前の感じまでもどります。また、身体的には子宮などがもとに戻り、母乳の分泌などの変化がみられます。

特に変化の著しいのは子宮です。分娩後の2、3日は後陣痛といって、陣痛のような痛みがあります。これは子宮が収縮して小さくなるためにおこります。分娩直後は長さ35センチほども大きくなっていたものが、1週間ほどでこぶしほどの大きさとなって、さらに5週間くらいで元通りの8センチほどの長さに戻ります。これが子宮の復古です。

子宮の復古とともに出るのが悪露です。悪露とは子宮そのものと頸管、膣、外陰部からの分泌物に老廃物が混じったもので、最初は血液が多く濃い色をしていますが、だんだん薄くなり、2カ月くらいで止まります。

産後の生活

分娩は非常に体力を消耗するものなので、産後は十分に休息をとらなければいけません。とはいっても、あまりじっとしていると逆に回復が遅れるので、2カ月くらいを目安にふつうの生活に戻りましょう。

また、退院して自宅に戻ると、以前の生活のペースをとり戻しながら育児をしなければならないので大変です。無理をしないよう、徐々に身体を慣らしていきましょう。

退院後1週目は簡単な身の回りのことをする程度にとどめ、2週目から無理な姿勢をしないような家事をしますが、疲れたら必ず休みます。3週目になれば出産前と同じ家事をしてもだいじょうぶですし、買い物や散歩もできます。

この3週目までを無事に過ごせばもうほとんど出産前と同じ生活ができます。赤ちゃんと入浴したり、以前どおりの性生活も問題ありません。しっかりと健康な赤ちゃんを育てましょう。

産後の身体とこころのトラブル

産褥熱

産後10日以内によく現れるのが産褥熱です。分娩時に細菌感染がおこることで発熱するものです。40度近くの高熱が続き、悪露が増えますが、すみやかに治療すればすぐ治ります。

乳腺炎

分娩後に授乳を始めますが、しばらくして乳房が腫れたり、痛んだりすることがあります。これが乳腺炎です。授乳で乳首が傷ついたり、乳腺がつまったりして細菌感染がおこるものです。清浄綿で清潔にして予防しますが、炎症がおきたら抗生物質などを使用します。

内分泌合併症

乳汁の分泌が長期間続き、子宮や膣が萎縮して月経がおきないものです。ホルモン剤を使用します。

こころのトラブル

産後は、分娩の疲労で精神の安定を欠いたり、育児に自信がなくてノイローゼになることがあります。分娩がきっかけで心の病気が表面化する場合と新しく病気になる場合がありますが、どちらも家族が理解したうえで医師に相談しましょう。

一言メモ 〈乳腺〉哺乳類の皮膚腺のひとつ。雄雌ともに存在するが、雄は痕跡的。雌では性的成熟とともに発達し、妊娠により著しく発達して、分娩後は乳汁を分泌し、新生児を哺育する。

授乳の開始

〈授乳の準備と乳房(にゅうぼう)の手入れ〉

妊娠すると、乳房の中にある乳腺は女性ホルモンの分泌を受けてふだんより発達し、産後の乳汁分泌の準備が始まって、乳房は大きくなり、硬く張ってきます。

分娩後に赤ちゃんがお乳を吸えるようにするためには、乳頭が軟らかく、吸いやすい形をしていなければいけません。とくに乳頭がちゃんと飛び出ていないとうまく授乳できないので、妊娠中から手入れをして乳頭が出るように軽いマッサージなどをしておきます。また、乳頭が乳汁などでつまらないように、いつも手入れが必要です。入浴後などにゆったりした気持ちで、清拭(せいしき)とマッサージを行います。清拭にはベビーオイルをつけた綿で乳首を拭き、マッサージは乳頭をつまんで乳房全体をゆっくりもみます。

〈授乳のしかた〉

分娩後は乳汁ホルモンが活発に働きだして母乳が作られるようになります。とはいっても初産婦の場合などは分娩後の1週間ほどは母乳が出ないこともあります。なるべく母乳が出るような刺激を与えることが必要です。最初は人工栄養を与えるにしても、赤ちゃんに乳首を吸ってもらうようにしましょう。そうすることで乳腺の神経が刺激され、乳汁ホルモンの分泌が活発になります。

母乳が出るようになったら、なるべく乳房を空にします。赤ちゃんがたくさん飲めなくても、乳房をしぼって乳房を空にすれば、また乳房は張ってきますし、しぼれば乳腺炎の予防にもなります。

授乳の回数と量には個人差があります。多い赤ちゃんなら1日に10回以上で、少ない赤ちゃんは3回ほどということもあります。授乳の量は最初は赤ちゃんが泣いた時に飲ませる自律授乳と、3時間ごとなどに与える規則授乳があります。自律授乳でも、だんだん赤ちゃんのほうで規則授乳になって自分の適量が決まってくるので、授乳の回数や量にあまり神経質にならないでください。

〈人工栄養〉

母乳には赤ちゃんの発育に必要なさまざまな栄養素や免疫物質が入っており、消化吸収には最適です。生後5カ月くらいまでをすべて母乳で育てられれば、それが一番いいでしょう。しかし母乳が十分に出るかどうかは体質などにもよります。また、母親が栄養バランスのよい食事をしていないと鉄分やビタミンが不足する可能性もあります。

そこで、母乳だけでは足りない場合は人工栄養を与えることになります。1回の授乳で母乳と人工栄養の両方を与えたり、1回は母乳で、2回目は人工栄養を与えるなどの方法があります。

人工栄養はとても品質がよくなっていますが、人工栄養そのものがなるべく母乳に近づけるというものなので、栄養や成分の質そのものが母乳とは違います。たとえば母乳では赤ちゃんがアレルギーをおこすことはまずありませんが、人工栄養ではタンパク質が牛乳のものですから、アレルギーをおこすこともあります。

子育て

育児の基本

赤ちゃんが生まれて、それも特に初めての赤ちゃんなら、母親は育児のことを考えて緊張するのが当然です。「こう育てよう、ああ育てよう」などとあれこれ考えて神経質になるかもしれません。そうなると授乳ひとつにしても、自分の予想と現実が違って悩むことになります。

育児は自然にするべきです。泣き声などで赤ちゃんが何を望んでいるかをよく観察し、その希望をかなえるようなものでいいのです。そこに母と子のコミュニケーションが生まれて育児は始まります。

成長していく各段階で赤ちゃんの身体と心を大切にする気持ちが素晴らしい育児となるのです。特にゼロ歳児では身体の健康が大事ですし、2歳ころは精神的離乳があります。愛情と理性の両面で育児をすることが大切です。

新生児期

新生児期というのは生後4週間くらいまでのことをいいます。新生児の平均身長は男児で50センチ、女児で49センチ、体重が男児で3・2キロ、女児で3・1キロというところです。まだ頭はいびつな形で、肌には十分に脂が回っていませんし、皮下脂肪も見た目より少ないのです。

この皮下脂肪が少ないということに加え、体重の割に皮膚の表面積が大きいため、熱の発散が多くなります。自分で体温の調節ができないので、体温が失われないようによく温めることが大事です。

新生児を育てるのに大切なことは、まず保温です。病院の新生児室の室温はだいたい25度くらいですから、退院してからもそれくらいの室温にするか、衣類や寝具で暖かくします。体温は36～37度に保ちます。

新生児には母親からもらった免疫がありますが、かぜをひくため肺炎などにならないよう気をつけなくてはなりません。

乳児期

乳児期とは新生児を経て、1歳未満の間のことをいいます。新生児は母体から出てきて肺で呼吸し、乳を飲むことで、母体にいた時と比べて身体そのものにとても大きな変化があります。そして新生児から乳児になると、環境に適応するために、今度は身体のいろいろな機能が発達していきます。

〈身体のサイズ〉 乳児の体重や身長については、母子健康手帳にある厚労省の乳幼児身体発育値が参考になります。この発育値は、測定した数値の内で一番多かった数値を中央値として表しているのです。体重や身長は個人差があるのであまり神経質になる必要はありません。平均ぴったりでなくても中央値のラインと同じようなカーブで増えていけばいいのです。

〈感覚〉 新生児でも明るさや暗さを感じ、耳も聞こえます。3カ月を越すと、ものがはっきりと見えてきます。触覚や嗅覚はかなり早くから発達しています。

一言メモ 〈吐乳(とにゅう)〉乳児が、飲んだ乳をしばらくしてから吐くこと。病的なもの以外は、乳と一緒に飲み込んだ空気が胃を刺激しておこるもので、乳を与えたあとにげっぷをさせれば防げる。

〈睡眠〉 3カ月くらいからは、夜に授乳すれば、朝まで眠るようになり、5カ月を過ぎると、午前と午後の昼寝はするものの昼間はよく起きています。それ以後はだんだん寝つきと寝起きがよくなって、昼寝は1回になっていきます。

〈便〉 生後1カ月くらいまでは大便の回数は3回から8回くらいとまちまちです。母乳と人工栄養では、母乳のほうが便の回数が多いものです。それが5カ月くらいになると、母乳で1回から3回、人工栄養で1回から2回くらいに少なくなってきます。回数が多いか少ないかは腸が敏感かどうかによりますので、あまり神経質になる必要はありません。

それよりも便の色や臭い、形などに異常がないか、もしあれば体調はどうかなどということに注意します。

〈身体の動き〉 2カ月ほどで、腹ばいにすると首を少し持ち上げます。3カ月ほどで手でガラガラを握れます。4カ月くらいで腹ばいにすると頭をしっかり上げて、顔を正面に向けます。5カ月を過ぎるころからは寝返りができるようになり、あおむけにすると足を上げてそれを自分でつかんで遊びます。手を使って何かをつかみ、それを口に入れます。7カ月を過ぎると「おすわり」ができるようになります。9カ月を過ぎると「はいはい」をしたりつかまり立ちをするようになります。11カ月を過ぎると伝い歩きができるようになり、何かを箱から出して遊べるようになります。

〈入浴〉 汗や便でよごれた状態をきれいにするために1日1回は入浴させます。1カ月くらいまでは暖かい部屋でベビーバスを使って38度くらいのお湯でガーゼを使って身体を洗います。

〈衣服〉 乳児の体重と体表面積の割合は大人の倍です。体温の発散が多いので6カ月までは大人より1枚くらい多く着せるようにします。それ以後は逆に1枚減らします。

〈おむつ〉 赤ちゃんの皮膚はデリケートなので、排尿や排便のたびに布などできれいに拭きます。生後2カ月から12カ月くらいまでは排尿の回数はだいたい1日10回くらいです。

公共機関での健康チェック

妊娠中に健康管理をしてくれるのが保健所ですが、保健所では分娩後の新生児から乳幼児になるまでの健康管理もしてくれます。具体的には定期健診で病気の発見や発育の状態をチェックしたり、育児のためのアドバイスをしてくれます。そして乳幼児にとって大事な予防接種もしてくれます。

生後1カ月の新生児は出産した病院で健康診断をしてくれますが、保健所でも行います。

以下は保健所での定期健診の時期と内容です。

3カ月では発育の状態やミルクの過不足をチェックします。このころから、四種混合ワクチン、BCGなどの予防接種が始まります。

6カ月や9カ月あるいは1歳では離乳の指導など育児についてのアドバイスをします。このころは近所の小児科でも無料健康診断をしてくれます。

1歳半では見落とした病気がないかどうか調べ、3歳では虫歯のチェックなどが行われます。

子どもの眠りの深さの割合

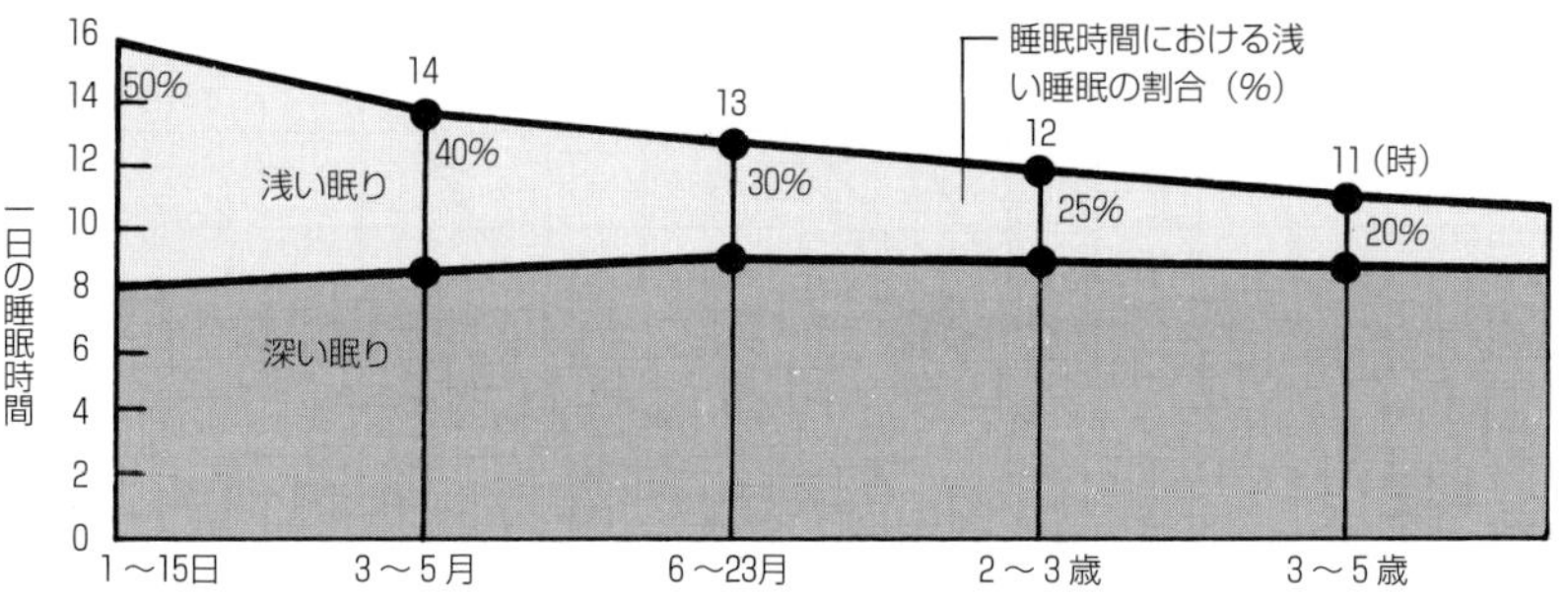

幼児期

1歳からが幼児期です。乳児期にある程度の身体機能の発達があり、幼児期になるとさらに運動能力が向上します。それに加えて知能が発達し、言葉を覚えたり意思を伝えるなどの精神活動が始まります。家族の一員らしく生活面でも進歩します。スプーンを使って何かを食べたり、コップで水を飲んだり、尿意を教えたりします。5歳くらいになれば、生活の基本的なことは自分でできます。

〈身体のサイズ〉 男児は1歳で身長75センチ、体重9・5キロというのが平均値の中の中央値です。女児は74センチ、8・5キロというところですが、個人差もあるので身体発育曲線のカーブにしたがって身長や体重が増えていくのなら心配はありません。

〈睡眠〉 1歳半までは1日の睡眠時間は約13時間です。一人で寝ることはできますから、最初は添い寝していても、だんだんと最初から一人で眠れるようにしつけます。2歳になると寝る前にひとしきり遊んでなかなか寝ません。4歳くらいになると昼間活発に遊ぶので、夜は寝つきがよくなります。

〈運動・行動〉 1歳半くらいではほとんどの幼児が一人で歩けるようになります。2歳では、手すりにつかまって階段を上り下りしたり、公園のすべり台の階段を上ったりします。3歳では上手に走れますし、両足跳びをしたり三輪車を乗り回せるようになります。4歳になるとけんけんをしたりキャッチボールのようなことができるようになります。器用にはさみを使ったり、ひもを結んだりします。

〈言葉〉 言葉は急に覚えるというのでなく、少しずつ覚えます。特に1歳半くらいまでは、真似をしながらせいぜい30から50くらいまでの単語しか覚えません。しかしそれを過ぎると急に増え、2歳くらいでは300くらいの言葉を覚えますし、「ワンワンほえてるね」など短い文章は話せるようになります。3歳になると900くらいの言葉を覚えます。

言葉を覚えるのが遅いと、知的障害を心配するかもしれませんが、もし知的障

一言メモ 〈遺尿（いにょう）〉自分では意識せずに膀胱にたまった尿を排泄してしまうこと。子供では一般に３歳を過ぎても排泄の自律ができない状態をいうが、多くは成長とともに自然に治る。

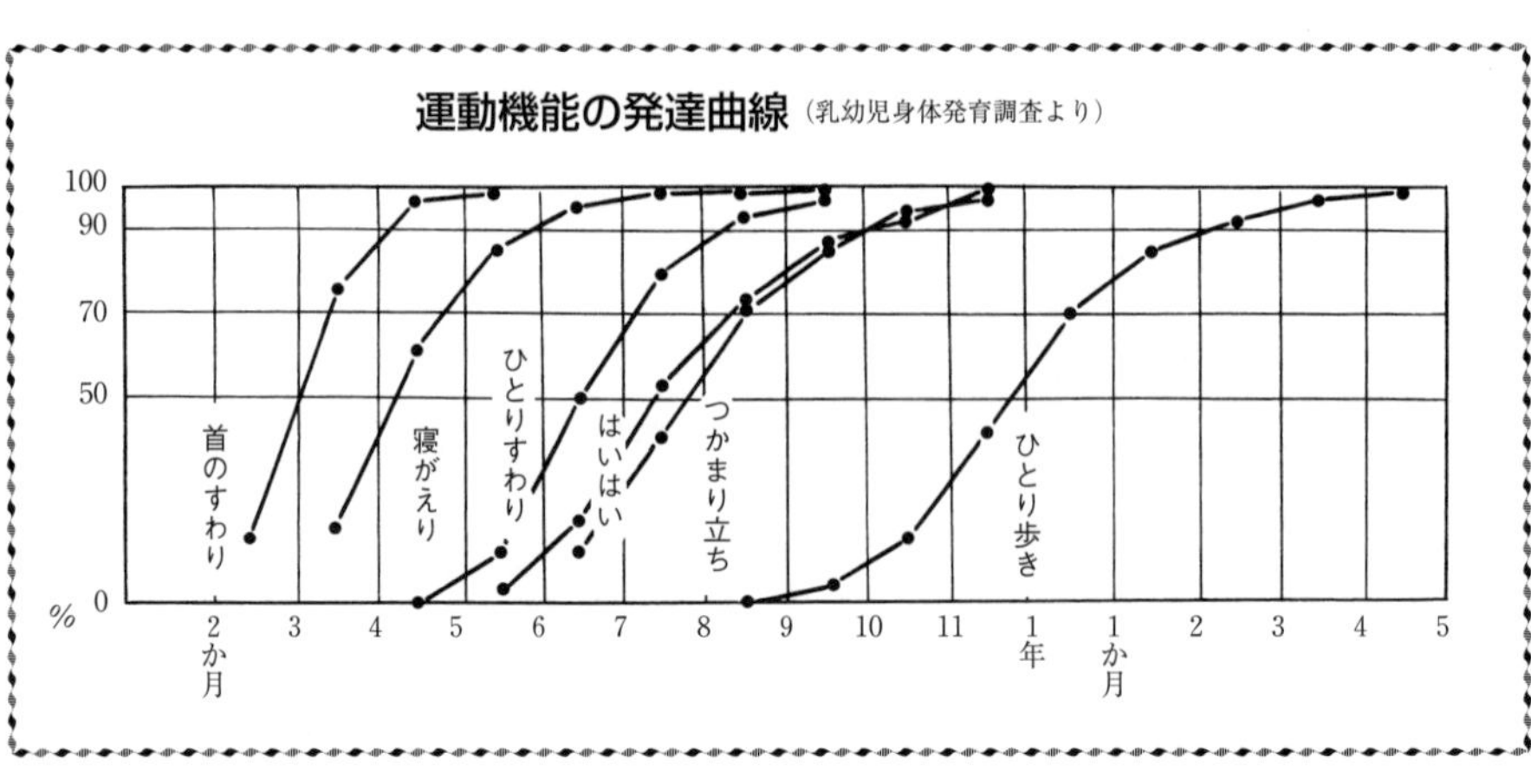

害なら歩くこともできないなど、ほかの問題も必ず出てきます。4歳くらいになると、かなり多くの質問をするようになります。

〈食事〉 初めての誕生日には離乳が完了し、食事も朝昼夜と3食になります。3食になじめない幼児には、食前に牛乳を与えないでおやつの時に与えるようにします。1歳くらいからは軟らかめのご飯を与えます。トマトケチャップご飯などは喜びます。2歳になるとだんだんスプーンが上手に使えるようになっていきます。食事の時に遊んであまり食べず、30分以上待っても残っているようなら、片づけるようにするのもしつけのひとつです。

〈感情〉 1歳くらいから、周囲の人が笑うとそれに合わせて自分も笑うようになります。2歳くらいまでには、大人の様子を見て真似をしたりします。3歳くらいからは言葉を使って感情を表現するようになります。かんしゃくをおこしたり泣いて表現していたことを、稚拙ながらも言葉で伝えるようになります。

〈便〉 排便や排尿のしつけは早くやりすぎてもうまくいきません。1歳半頃から焦らずゆっくりと始めると、2～3歳頃には完成するようになります。うまくいけば、3歳くらいまでに便や尿が出る前に教えてくれるようになり、または自分ひとりでトイレに行けるようになります。

〈生活態度〉 1歳になると入浴後の着替えがなんとなくスムーズになります。2歳くらいになると、何かを持って来たり片付けたりということができるようになり、靴やソックスを自分で脱ごうとします。2歳の終わりころには服のボタンをはめることもできます。3歳ではシャツやズボンを着たり脱いだりできるようになります。自分で水道の蛇口をひねって手を洗えるようになります。

4歳になると自分で歯を磨いたり顔を洗ったりします。幼稚園で集団生活をすると、友達と一緒に遊ぶのが上手になります。

5歳になると家庭では食事、洗面、衣服の着替えなど基本的なことが自分一人でできるようになります。

第6章

医者のかかり方と薬の知識

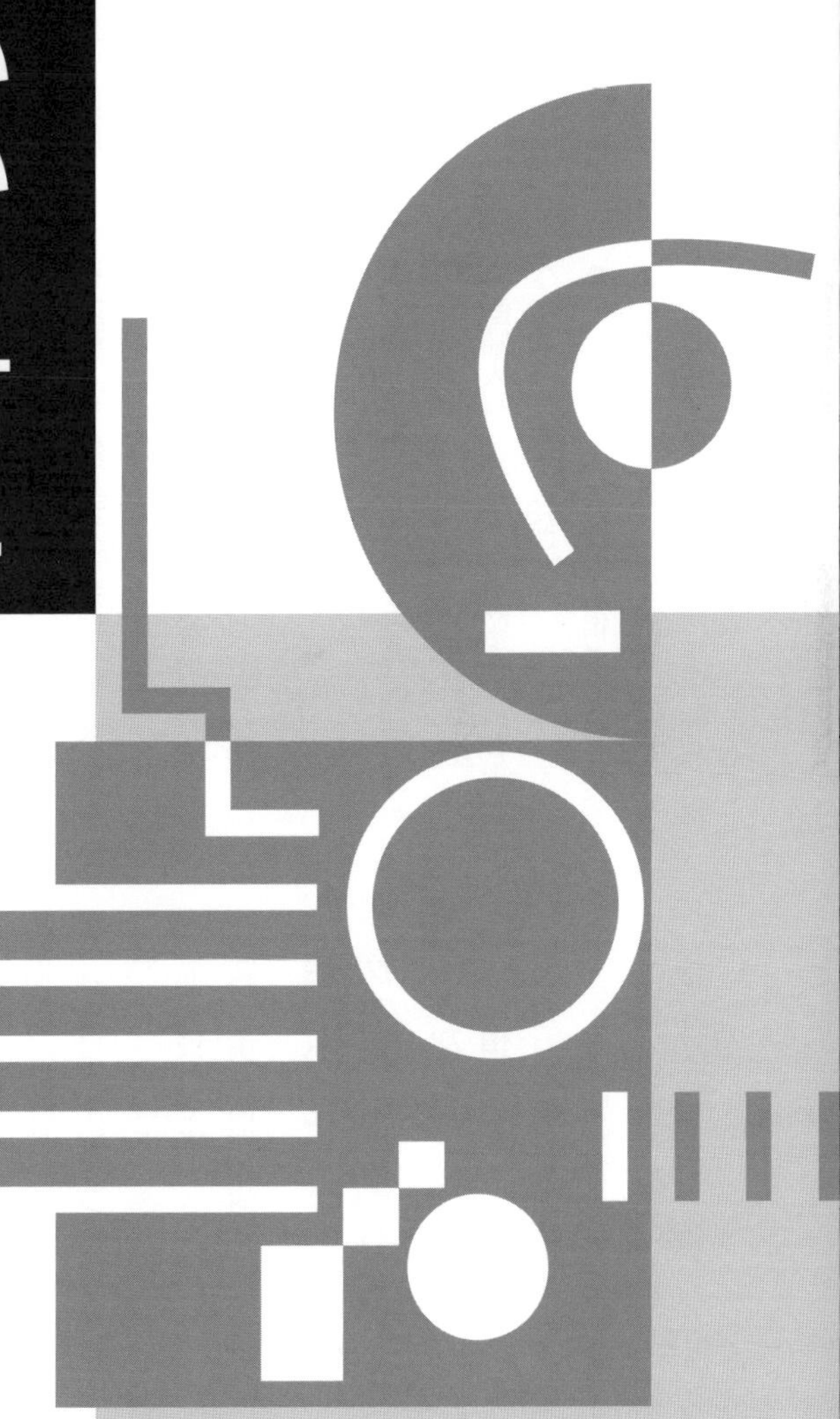

医者のかかり方

開業医と総合病院を上手に使い分ける

開業医とは、自ら診療所や病院を経営している医師のことをいいます。

診療所とは入院用のベッドをまったく備えていない医療機関、またはあるとしても19床以下の機関をいいます。病院とは20床以上の入院用ベッドを完備し、入院患者に24時間いつでも適切な医療処置ができる機関のことです。

診療所（その多くは医院、またはクリニックという名で開業しています）は、身近に利用できる医療機関でもあり、日頃からかかりつけの診療所を持っていると、万が一の場合にも安心です。

かかりつけ医は日常の健康管理のほかに、患者を診察して専門的な治療が必要と判断したときは、症状に適した診療科のある病院を紹介してくれるはずです。

総合病院とは入院用ベッドが１００床以上あり、最低でも内科、外科、産婦人科、眼科、耳鼻咽喉科の５つの診療科を標榜している病院です。

病院の診療科目

病院にはさまざまな診療科目があり、大きな病院になると同じ科でも専門によって受診先が分かれることがあります。ここでは、その代表的な科と治療領域を紹介します。

- **内科**　全身管理及び病気全般の診断と治療。
- **脳神経内科**　脳及び神経系の病気全般。
- **心療内科**　ストレスなど、心の問題により身体症状がでるもの（不登校などはこの領域の病気です）。
- **外科**　手術が必要になる可能性のある病気全般。
- **産婦人科**　妊娠から出産までの管理及び処置。女性性器全般。
- **小児科／小児外科**　子供の病気全般。手術が必要なときは小児外科で診察。思春期の異常なども小児科にまず行って相談してみます。
- **整形外科**　骨、関節、筋肉などの病気を扱います。
- **脳神経外科**　脳及び神経系の病気全般で、手術をする可能性のあるもの。
- **眼科**　目に関する病気全般。
- **耳鼻咽喉科**　耳、鼻、のど全般。
- **泌尿器科**　膀胱や尿道など泌尿器まわりの診断。
- **皮膚科**　皮膚、毛髪、爪の診断と治療。
- **精神科／神経科**　精神疾患の診断。
- **リハビリテーション科**　歩行障害者の訓練、杖・車イス・義足など補装具の作成などを扱います。
- **歯科**　歯と歯肉の病気全般。

病院の見つけ方と医者へのかかり方

●まず、かかりつけの医師に相談する

からだの不調の原因が何なのかを、一般人が正確に判断することは困難です。たとえ同じ頭痛や腹痛でも引きおこしている原因にはさまざまなものがあり、そ

れによって受診する科も違ってきます。

せっかく長い順番待ちをしても、「この病気は診療科が違うので、そちらの科を受診して下さい」と言われることがあります。そうしたことを防ぐためにも、身体に変調を感じたら、自分の判断で病院を受診する前に、まずかかりつけの医師に相談して判断を仰ぐようにします。

もしも、かかりつけの医師がおらず、自分が何科を受診したらよいのかわからないときは、病院の総合相談室や医療相談室などの相談窓口で受診先の確認をしてから診察を受けると未然にトラブルを防げます。

かかりつけの医師を作る

かかりつけの医師を選ぶ際のいくつかのポイントについて記します。

●内科の医師が最適

内科は病気全般の診療を行う診療科です。さまざまな患者が内科医の元を訪れる結果、内科は多岐にわたった病気の診療や治療を手がけています。幅広い病気に携わっているということは、それだけ病気に対する的確な診断が下しやすいということでもあります。

できるだけ自分の近所に開業している内科医を、かかりつけの医師として選ぶべきです。また小さな子供のいる家庭は、小児科のかかりつけの医師も持っておくべきです。

●評判のいい医師を探す

仮に近所に開業している内科医であっても、医師の人柄と自分がうまくかみ合わないと、病状を伝えたり質問がしづらくなり、誤解も生じやすくなります。

近隣の住民の、その医師に対する評判を聞いたり、実際に自分も病気の際は受診し、わかりやすい説明をしてくれるか否かなど、その人となりも判断します。

●かかりつけ医と病院の連携

かかりつけ医が日頃から保健・福祉サービスを組み合わせて在宅医療を推進していると、在宅療養を開始する際にも、訪問看護師やホームヘルパーなど、他の職種とともに地域で支援する体制が組みやすくなります。

また、緊急入院などのような急変時にも病診連携がよくとれていると、迅速な対応がとりやすくなります。

病院を受診する際の注意事項

●受診に際して

医師の前で緊張して何がいいたいのか要領を得なくなったり、診察後に聞き損なったことに気づくことがあります。事前に自覚症状、病歴、生活の変化などをメモしておくと、医師にも伝わりやすく、自分も即答しやすくなります。

また、精神科受診の場合などで、患者が医師に説明しづらい状態のときは、家族が同行して補足説明すると診察がしやすくなります。

治療は医師と患者の相互協力からなり立ちます。医師に説明を求めるばかりでなく、自分でもメモを取るなど病気と取り組む姿勢が大切です。もしも医師の説明内容が理解できないときは曖昧にせず、自分が納得するまで確認しましょう。

また一度かかりつけの医師を決めたら、

一言メモ 〈既往歴（きおうれき）〉これまでにかかったことのある病気の経過。診察を受けるときや薬を処方してもらう時は、医師に既往歴を正しく伝える必要がある。

むやみやたらと医師を変更しないことも大切です。医師との信頼関係を形成するには、患者側の対応も影響します。

●時間は正確に守る

病院の初診受付は、午前中が多く、予約外来制のところもあるので、あらかじめ診察時間を確認しておきます。

また、病院の初診受付は思いのほか時間をとられることが多いので、受付に手間取り予約時間に診療科に行けないこともあります。あわてないように余裕を持って出かけるようにします。

●高齢者の受診には付き添いが必要

大きな病院になるほど受診手続きや診療科を探すなど、とまどうことも多いものです。できるだけ高齢者の初めての受診の際は、家族も同伴しましょう。

●医師との接し方はマナーを守って

医師は毎日大勢の患者と接し、一人一人の患者を効率よくしかも正確に、診察して的確な処置を行う必要があります。

患者は受診のルールを守り、診察がスムーズに進むような配慮が求められます。

①事前の指示を必ず守る

検査などのため、前日のある時間以降の飲食を禁じられたりした場合は、その指示を守るようにします。

②医師に自分の症状を簡潔に説明する

自分の症状を簡潔に説明し、医師の質問に対して的確な答えができるようにします。事前にメモを用意しておくと、医師の質問に対して明確な答えができます。

③服装にも注意する

診察などのために衣服を脱ぐこともあるので、着脱に時間のかかる衣服やアクセサリーは避けるようにします。

④保険証は必ず持参

初診のときは保険証を忘れずに提示するようにします。

⑤紹介状（情報提供書）の持参

紹介状がなくても受診できる病院はありますが、２００床以上の病院を紹介状（情報提供書）を持たずに初めて受診すると、病院によっては特定療養費が請求されます。これは健康保険の給付対象外で、金額も病院ごとに異なります。

かかりつけ医に紹介状を書いてもらったら、忘れず持参しましょう。

保険制度の基礎知識

健康保険には「組合管掌健康保険（組合健保）」や「全国健康保険協会管掌健康保険（協会けんぽ）」などの被用者保険（職域保険）と、「国民健康保険」などの地域保険があります。

医療費の一部負担金は保険の種類により負担率が異なりますが、どの保険に加入していても、医療費が自己負担限度額を超えた場合は超過分が払い戻される高額療養費制度が適用されます。自己負担限度額は所得に応じて違い、70〜74歳の人と70歳未満の人では計算方法が異なりますが、同月内に同一医療機関に支払った自己負担額が一定額を超えると、その超過額が払い戻されます。ただし、医療保険が給付する範囲内の適用なので自費で支払った差額ベッド代や食事代は該当しません。また、75歳以上の人は、これらの健康保険から独立した「後期高齢者医療制度」に加入するため高額療養費制度の適用はありません。健康保険の制度は今後、変わる可能性がありますので詳細については、各保険者（保険組合、全国健康保険協会、区や市町村役所など）に確認しましょう。

薬の正しい使い方

体内での薬の作用と注意したい副作用

薬には、軟膏など患部に直接用いる「局所作用」タイプのもの（主に外用薬）と、注射や内服によって体内に吸収される「全身作用」タイプがあります。

ここでは内服薬を例に説明します。

薬には、食物の影響を受け、効き目が悪くなったり、効きすぎたりすることがありますので、飲む時間を守ることが大切です。また、飲み忘れに気がついたときにはすぐに飲んだ方がよいのですが、次の飲む時間に近い場合は飲まないで、次のときから決められた正しい方法にもどします。

まず口へ服用した薬は食道を通過し胃もしくは小腸で溶け、その大半は小腸から吸収されます。その後、肝臓で一部は分解されたり、薬の役目を持たせたりしながら代謝され、血管を経由して全身に送られ、目的の場所で薬としての効力を発揮します。役目を終えた薬は肝臓、腎臓を経て主に尿や便などとともに体外に排泄されます。

薬には期待される作用と好ましくない作用があり、好ましくない作用を副作用といいます。副作用はその薬を飲んだすべての人に現れるとは限りません。医師の指示どおりに服用していれば、とくに神経質になる必要はありません。

万一、自分の身体に変調が現れた場合

体内での薬の動き

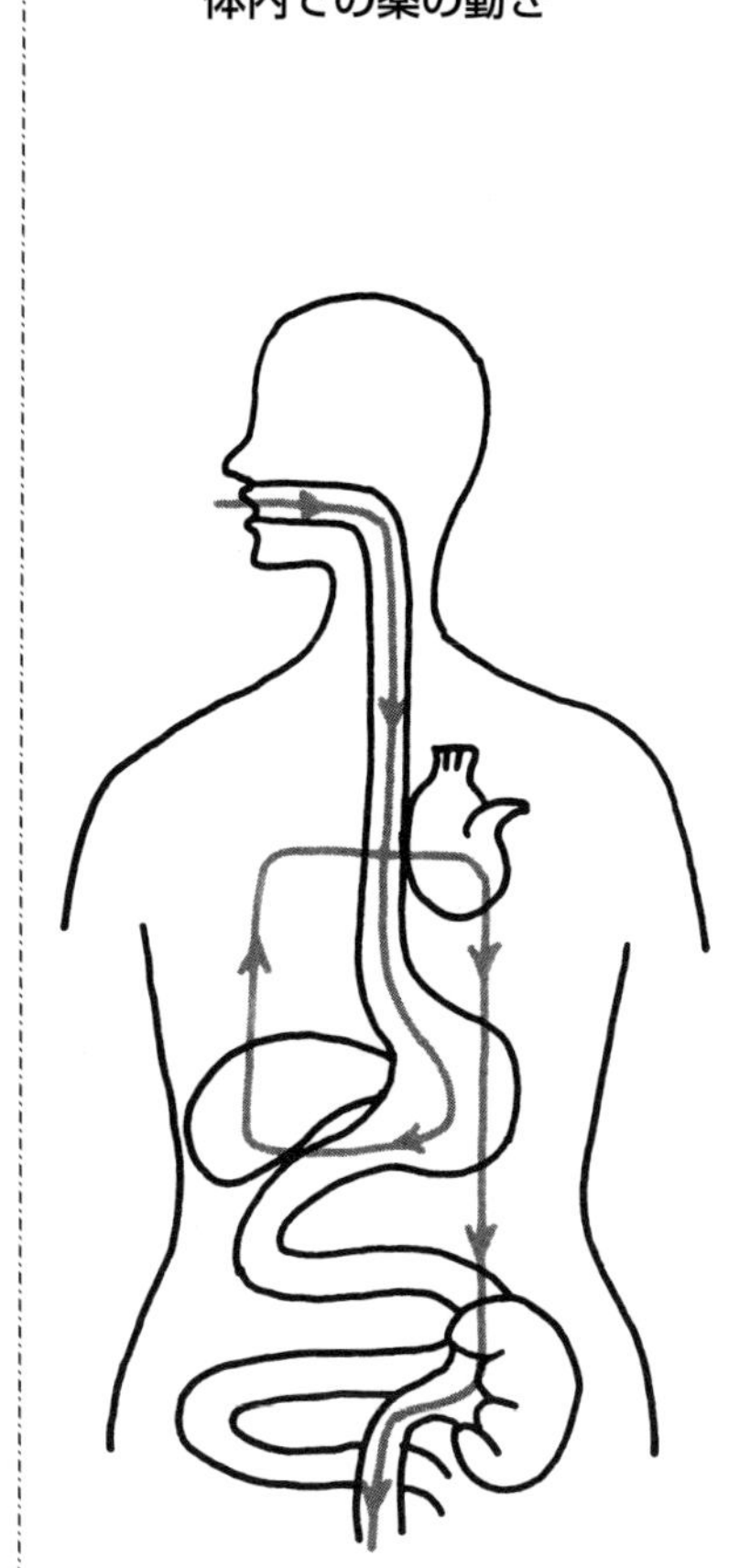

飲み込んだ薬は，まず胃や小腸から血管の中に吸収され，肝臓に達します。その後肝静脈で心臓に運ばれ，血液に入って全身にいきわたります。その途中に作用部位（薬が効きめをあらわす体の部分で，薬の効能を発揮させるためには，必要十分な量の濃度でこの部位に達しなければならない）に到達します。やがて，薬は肝臓で代謝されたり，腎臓から尿中や糞中に出ていき，体内から消えていきます

一言メモ 〈外来（がいらい）〉入院せずに通院してくる患者を診る診察室。通院で診察を受ける患者を外来患者という。

は、自分勝手な判断をせずに医師または薬剤師に相談し、その指示に従うようにします。

市販薬の使用は3～4日が限度

大別して、薬には「一般用医薬品」と「医療用医薬品」の2種類があります。

「一般用医薬品」とは、いわゆる市販薬です。薬局などで買える薬のことで、医療用医薬品に比べて効力が緩やかなのが特徴です。

市販薬の多くは、症状を抑えることを目的としています。

食べ過ぎや二日酔い、かぜの初期症状、軽いヤケドやすり傷程度であれば、市販薬を正しく使用することで症状を緩和させることができます。

しかし、3～4日使用しても症状の改善がみられないようであれば、市販薬の使用を中止し、医師の診断を受けるべきです。

医師の処方のもとに使用される薬は「医療用医薬品」といいます。

医療用医薬品は市販薬に比べて強い効力があり、一部をのぞき、医師の処方箋がなければ入手することはできません。

薬が処方される前に医師に伝えておきたいこと

●あらかじめ症状などをメモしておく

限られた診察時間の間に、自分の症状や体調などを正確に伝えるのは思いのほか難しいものです。病状を過不足なく医師に伝えるためには、前もって症状や体質、体調などを記したメモを用意しておき、それを医師に渡すようにするのも一法です。

せっかく薬を処方してもらっても、それが症状や体質に合っていなければ何の意味もありません。

医師にとっても、患者からの情報は病気を診断するための貴重な情報源のひとつです。正確な情報を渡すようにしたいものです。

●初診のときに確認しておきたいこと

はじめての診察のときに、もし服用中の薬があればそれを持参するようにして下さい。

とくに複数の医師から診断を受けている場合は、処方内容が重複してしまう場合があります。

薬同士、相性がよくない場合は体内で相互に作用しあい、体に悪影響を与える場合もありますので、必ず使用している薬を持っていき、医師に確認してもらうようにします。

薬を受け取るときに確認しておきたいこと

可能な限り、医師や薬剤師からきちんと説明を受け、自分が飲む薬がどんなものなのかを確認するようにします。

薬への正確な理解は、病気の早期治癒に必要不可欠なことです。

とくに何種類もの錠剤やカプセルを同時に服用するような場合は、各薬の効目や注意事項を的確に把握し、過不足なく服用することがすみやかに治療を進めるための必須事項なのです。

薬の服用に注意が必要な人

●薬物アレルギーのある人

薬物アレルギーとは、ある特定の薬に対して、体が過敏に反応することです。

使用する薬の量がたとえごくわずかでも、必ず何かしらの症状が現れてしまうという特徴があります。また、アレルギー反応をおこす薬は、その人によって違います。

一般的な症状としては、発疹や発赤、発熱、肝臓障害などがあります。

●ほかに病気のある人

複数の病気にかかっている場合も注意が必要です。

一方の病気の治療のために処方された薬が、もう一方の病気の症状を悪化させてしまったり、副作用が現れやすくなってしまったりすることがあります。

また現在進行形の病気ばかりでなく、過去に治療を受けた病気についても医師に詳しく説明するようにして下さい。

また、持病やけがによる後遺症なども、すべて医師に話すようにします。

●車の運転、危険な作業をする人

薬の種類によっては、眠気やめまい、倦怠感、ふらつきなどの症状が現れることがあります。

車の運転をする人は、事前に必ず医師に相談するようにして下さい。具体的には、かぜ薬、鎮痛剤などで眠気や倦怠感が、降圧剤でめまいがおこりやすくなることがあります。

また高所での仕事など、危険がともなう作業に従事している人も車の運転の場合と同様、医師に事前にお話をするべきです。

●妊娠している人

薬によっては早産、流産の原因となったり、母胎や胎児に影響を及ぼす可能性があります。妊娠している人や可能性のある人は必ず医師に伝えます。その上で医師から処方される薬に関しては、神経質になる必要はありません。

妊娠中は、くれぐれも病気にかからないように注意し、健やかな毎日を送るよう心がけたいものです。

●高齢の人

高齢者に薬の処方をするときは、通常の2分の1から3分の1の量から始め、症状を観察しながら少しずつ量をふやしていく、という方法がとられることがあります。

これは、高齢者の肝臓や腎臓の機能の低下を考慮してのことです。

これらの機能が低下すると体内での薬の処理が迅速に行われなくなり、薬の作用が強く現れたり、副作用がおこりやすくなったりします。

●子供

子供は薬に対する内臓の感受性が強く、細菌などへの抵抗力も弱いため、薬の使用には注意が必要です。

指示された用法や用量を守り、服用した後も子供の様子をしっかりと観察します。また、下痢や嘔吐、発疹、過度の体温下降などの異常がないかも注意深く観察します。

状態に異常がでた場合には速やかに連絡し、医師にしっかりと相談して使用するようにしましょう。

一言メモ 〈処方箋(しょほうせん)〉患者さんに薬を与えるにあたり、医師がその薬品名、用法、用量、調剤法、患者名などを記入した書類。医療用医薬品は一部をのぞき処方箋がなければ使用できない。

薬は指示通りに服用してこそ効果を現す

●決められた量を決められた時間に

薬は医師の指示通りに使用しなければ、効果が上がりません。正しい量を間違えずに服用するのはもちろんのこと、「1日3回毎食後に」と指示されたなら、必ず指示通りに服用すべきです。中には1日2食しかとらないという人もいるかもしれませんが、1日3回という指示には理由があり、これには薬の作用が関係しています。

「毎食後30分以内に」とか、「毎食前30分以内に」という指示にもきちんとした理由があります。薬によっては、胃に影響を与え胃炎などをおこす原因となることがあるからです。また、薬の溶解や吸収にまで関係することもあります。

仕事などで忙しく、食事の時間が満足にとれない場合には、少しでもよいので食べ物を摂取するようにしてください。処方箋は通常の日常生活を送ることを前提に作られているからです。

なお、薬の飲み忘れに気がついたらすぐに飲むべきです。しかし次回に服用するまでの時間的な間隔がない場合には飲まなくてよいのです。一度に2回分を服用することはよくありません。

日常生活において正しく服用し続けるのが難しい場合は、医師に相談して指示を受けるべきです。

薬を水なしで飲んでしまう人がいますが、あまり好ましいことではありません。なぜなら、食道などに散剤が付着したり、ときには錠剤・カプセルがはりつき、炎症や潰瘍になることがあるからです。

薬は、必ずコップ1杯以上の水か、できればお湯（沸騰させて人肌にしたもの）で服用します。薬が速やかに胃までたどり着くことで効果も上がりやすくなるからです。また、お湯で薬を服用したほうが薬をより溶かしやすくしますし、体によけいな刺激を与えなくてすむのでよいと考えられています。

一方、薬によっては水やお湯以外の飲み物と相性がよくないものもありますので注意が必要です。

たとえば、日本茶（またはコーヒー、紅茶など）で薬を服用した場合には、日本茶（またはコーヒー、紅茶など）に含まれているカフェインやタンニン酸が薬と影響し合い効き目が弱くなったり、想像以上に強くなったりすることがあります。

牛乳や炭酸の強い清涼飲料水も影響が出ることがあります。とくに抗生物質では効き目が弱くなることがあるので注意することが必要です。アルコールも、薬との相性がよくないことが多いので、できるだけ避けるべきです。

薬と飲み物の相性がわからないときは、医師（薬剤師）に相談して指示を仰ぎます。

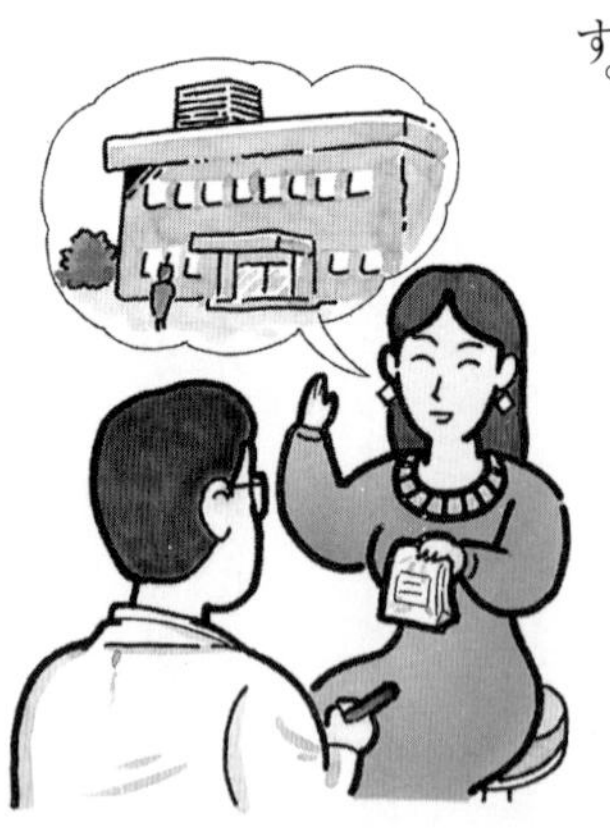

薬の形による効き方と使い方

内服薬

●錠剤

一口に錠剤といっても種類はさまざまですが、薬剤を圧縮し、主として円形などに加工したものをいいます。錠剤は圧縮した薬剤の成分を人体に効率よく吸収するように、内部構造にはさまざまな工夫がなされています。

たとえば「腸溶錠」は胃酸ではなくアルカリ性の腸液で溶け、「多層錠」は胃で溶解する成分と腸で溶解する成分を組み合わせて作られています。なるべく薬の作用を持続させるために時間をかけて溶けていく「徐放錠」もあります。

使用上の注意としては噛み砕いたりせず、十分な量の水やお湯で服用するようにすることです。噛み砕くと、薬剤の効果が変わってしまうこともあります。

●カプセル剤

カプセルの原料は主にゼラチンです。カプセル剤は、液体、粉末、顆粒などの薬品をカプセルの中に詰めたもので、人体のもっとも効果的な場所で薬が溶け出すように、カプセルで調整されています。

使用上の注意としては、カプセルを勝手に外して、中の薬剤を取り出して飲んだりしてはいけません。副作用が現れたり、効き目が悪くなったりします。

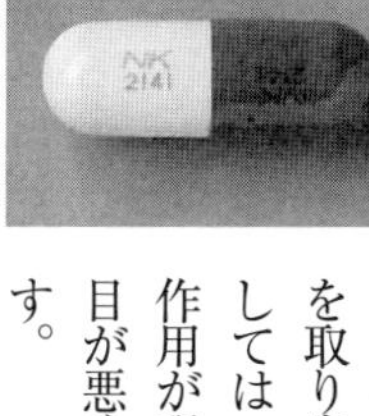

●散剤・細粒剤・顆粒剤

散剤は症状に合わせ、服用量の微調整ができるのが大きな特長です。しかも錠剤やカプセル剤にくらべて、薬剤の吸収が速いというメリットがあります。

細粒剤や顆粒剤は、散剤の欠点（飛散しやすく、薬剤によっては苦みがあって大変飲みにくいなど）をカバーするために考えられた薬です。散剤と比べて保存性に優れ、薬に甘みなどをつけることに

薬の保管方法

薬にはさまざまなタイプのものがありますが、その効果を理想的に発揮させるためには、その保管方法にも注意を払わなければなりません。

たとえば、散剤、細粒剤、顆粒剤などは、錠剤やカプセルなどに比べてとても変質しやすいという特徴があります。元凶となるのは高温や多湿といった保存環境です。これらによって、固まったり変色したりします。そのようになった薬は、絶対服用してはいけません。液剤・シロップ剤なども変質しやすいので使用期限に注意し、冷蔵庫などできちんと保管する必要があります。

また、注意が必要なのは、外用薬も同じです。

点眼剤、点鼻剤、点耳剤も直射日光や高温によって成分が変わりやすいため、保管にも注意が必要です。

噴霧剤、エアゾール剤にはアルコール成分の含まれているものもあるので、火気にはくれぐれも気をつけるようにします。もちろん直射日光も大敵です。

一言メモ 〈初期症状（しょきしょうじょう）〉ある病気にみられる特有の症状のうち、最初に現れるもの。例えば普通感冒の初期症状は、くしゃみ、鼻水、鼻づまり、のどの痛み、微熱など。

よって飲みにくさを和らげています。

使用上の注意は、いずれも高温多湿の環境を避けて保管するようにすることです。また、薬剤に工夫してある場合がありますので、細粒剤・顆粒剤を噛み砕いてはいけません。

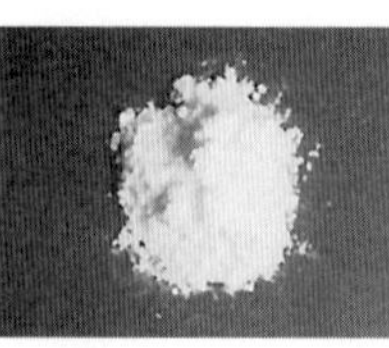

●液剤・シロップ剤

薬剤を水やシロップなどで溶かしたものが、液剤・シロップ剤です。

錠剤、カプセル剤などに比べ、1回ごとの計量が面倒という欠点はありますが、人体への吸収が早く、とくに子供などが飲みやすいよう甘味処理がほどこされているのが大きな利点です。

使用上の注意は、1回ごとの服用量を間違えないようにすることです。目盛り通りに正しく服用するべきです。また、液剤・シロップ剤はカビや細菌に汚染されやすいので、環境を考慮して保存するようにします。

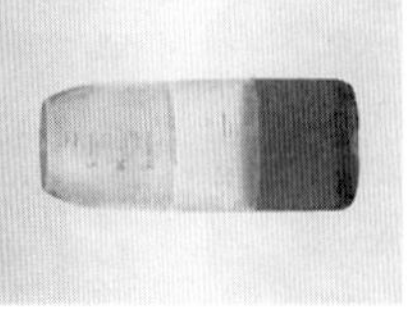

●ドライシロップ

抗生物質の製剤の多くが、この形になっています。シロップ剤から水分を除去して粒状にしたもので、薬剤と糖分が混じったものです。使用方法はそのまま飲んでもよいのですが、一般には水を加えて懸濁（けんだく）状にして服用されます。変質しやすいので、温度、湿度の低いところに保管します。

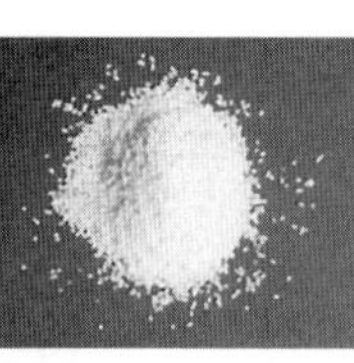

●軟膏・クリーム

薬剤とワセリンなどを練り合わせた半固形のものです。通常は、皮膚表面部の疾患に利用されていますが、筋肉組織まで浸透し効果があるのもあります。しかし吸収された薬剤が全身に悪い影響を与えることがあるため、最近は皮膚表面または筋肉組織のみに作用し、全身には影響を与えない軟膏・クリームもあります。ぬり薬としては、軟膏やクリームのほかにローション、パウダー、ゼリーなどがあります。

使用上の注意としては、薬によって使用方法が違う（患部に直接塗布するものや、ガーゼを必要とするものなど）ので、医師または薬剤師の指示に従って正しい方法で使用するようにしなければなりません。

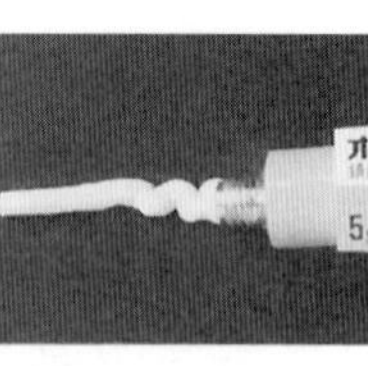

●噴霧剤・エアゾール剤

鼻、口、喉などに直接薬剤を吹き付けます。主に呼吸器系の病気に利用されますが、皮膚軟膏が塗布しにくい場所にも利用されることがあります。

使用上の注意としては、よく振ってから使用することです。また薬が目に入らないように注意し、直射日光や火気などを避けて清潔に保管する必要もあります。

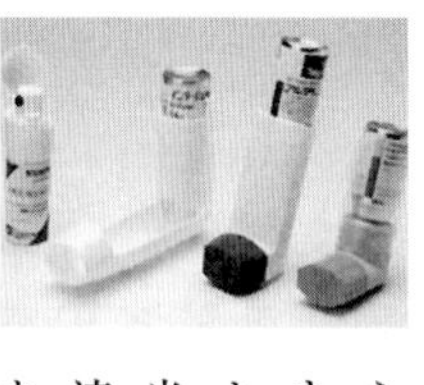

●貼付剤（ちょうふざい）

フィルムや布に薬が塗ってあり、主に筋肉痛や打撲に用いられる貼り薬です。

使用するのは入浴後が最も効果がよいとされています。シワにならないよう注意して貼ります。また、肌が弱くかぶれやすい人は、皮膚にガーゼをあて、その上から貼付剤を貼り付けます。

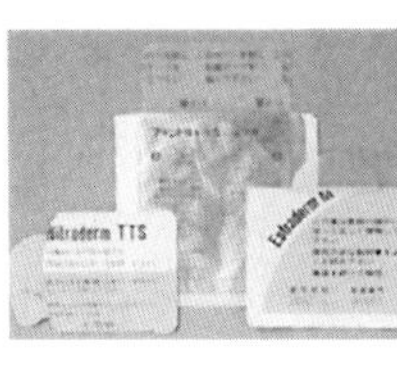

近年は、薬が長時間にわたって全身的に効く貼り薬も開発されています。

●点眼剤・点鼻剤・点耳剤

目、鼻、あるいは耳の病気に使います。使用上の注意点としては、容器の先が患部に触れると細菌に汚染されることがありますので注意します。

また、使用方法は、医師または薬剤師の指示にしたがって使用します。使用後は、きちんと蓋を閉めて直射日光や高温を避け、できるだけ冷蔵庫に保管します。

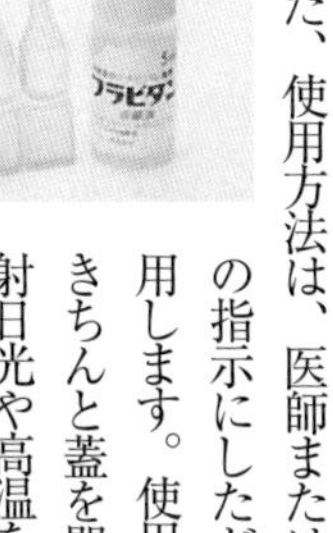

●うがい薬

口中（またはのど）の殺菌・消毒のために使用します。水に溶かして使用するタイプのものや、すでに一定の濃度に薄めてあるものなど、さまざまなタイプがあります。水に溶かすタイプのものは、決められた濃度を守って使用しなければなりません。

またうがい薬は、使用後、きちんと吐き出すことが必要です。飲み込まないよう使用の際は注意します。

●坐剤・腟用剤

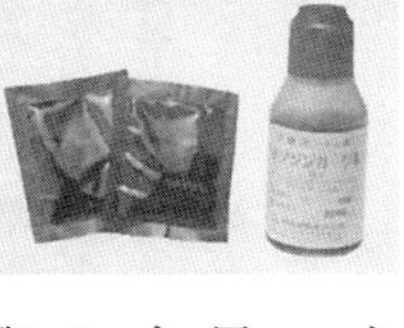

坐剤は解熱鎮痛、痔などの病気の治療の際に、内服薬の代わりに用いられます。坐剤には患部の消炎や殺菌をするものと、直腸から成分を吸収させる全身作用を目的とするものがあります。また腟用剤は、腟で溶けて効果を発揮する薬です。どちらも高温多湿を避け、涼しい所に保管します。

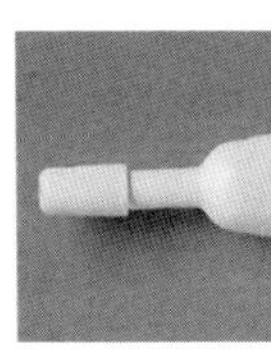

●トローチ剤

薬剤を一定の形状にしたもので、口中で徐々に溶解または崩壊させます。口内炎、咽頭炎、口臭などに用います。噛んだり、飲み込んだりしてはいけません。

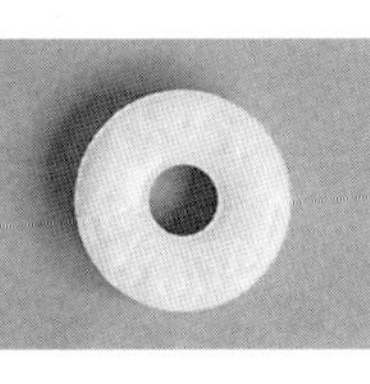

そろえておきたい家庭用常備薬

家庭用常備薬として最低限必要な薬は、解熱鎮痛薬、感冒薬、健胃消化薬、下痢止め、目薬、消毒剤、湿布、外用薬などです。家庭用常備薬を使うときは、必ず使用上の注意をよく読んだ上で使用するようにします。またこれらの薬は使われずに長期間保管されていることが多いものです。定期的に薬の使用期限などをチェックし、新しいものと取り替えるようにします。使用期限内のものでも、変色していたり、沈殿症状がみられたりした場合は、決して使ってはいけません。

子供のいる家庭では、大人用の常備薬とは別に、小児用の薬も備えておきたいものですが、家庭用常備薬は子供の手の届かないところに保管すべきです。

一言メモ 〈外用薬（がいようやく）〉体の外の皮膚や粘膜に用いる薬。軟膏、点眼剤、点鼻剤、吸入剤、貼付剤、坐剤、腟剤、消毒薬などがあり、近年は心疾患に用いられる外用薬も多く開発されている。

漢方薬と民間薬の基礎知識

漢方薬と民間薬の違い

漢方薬の素材は天然の葉、茎、根、草、種子、花、菌類、昆虫、動物、鉱物などです。このような天然の原料は「生薬」と呼ばれ、複数の生薬を「傷寒論」「金匱要略」など古典由来の成書に基づいて組み合わせたものを「漢方薬」と呼んでいます。たとえば、葛根湯では、カッコン、タイソウ、ケイヒ、マオウなど七種類の生薬で構成されています。このように、患者の状態に合わせていくつかの生薬を組み合わせたのが漢方薬です。

これに対し、ながい間、人々の間で天然の葉、草などを利用し、引き継がれてきているものを民間薬といいます。ゲンノショウコ、ドクダミ、オオバコなどがそれにあたります。

実際に使われている代表的な生薬で約160種類あり、漢方薬としては約200種の処方があります。

漢方薬と西洋薬の違い

「第12章　東洋医学と漢方薬の知識」の漢方薬の部でも述べていますように、東洋医学は患者の体力や病気の進行状況（いわゆる「証」）を判断し、数多い組み合わせの中から巧みに漢方薬を選択して自然の治癒力をうまく利用します。したがって作用は比較的穏やかなものが多いのが特徴です。

西洋医学は、患者の性別、年齢に関係なく各種の検査結果と症状から病名がつけられ、それに応じた治療が行われます。選択された薬（西洋薬）の、有効成分は化学合成されたものが多く直接的な高い効果が期待できます。ここに西洋薬は病気を治し、漢方薬は病人を治すといわれるゆえんがあるわけです。

これからは西洋薬・漢方薬の区別より、よりよい治療をする上でお互いの長所をうまく取り入れていくことが大切だと考えられています。

漢方薬の効果的な服用法

病態に応じて、医師が複数の生薬を患者に渡し、患者が自分で煎じて飲むのが漢方薬の本来の服用法です。

しかし、漢方薬はカビが出ないように湿度など保存に気を使います。また、煎じるには手間がかかり大変ですし、煎じているときは強烈な匂いがします。

そこで考案されたのが、煎じ薬を乾燥させて粉末や顆粒などの形にしたエキス顆粒剤です。いつでも手軽に服用でき、比較的長期間の保存が可能で飲みやすいなどの多くのメリットから、エキス顆粒剤はことのほか重宝がられる存在になりました。

しかし当然のことながらエキス顆粒剤では、漢方医学本来の長所である、患者の証に応じた微妙な配合の調整をすることはできません。本来の漢方治療をするのであれば、やはり専門医に漢方薬を処方してもらい、自分で煎じて飲むようにすべきです。

第7章 病院で受ける検査と結果の見方

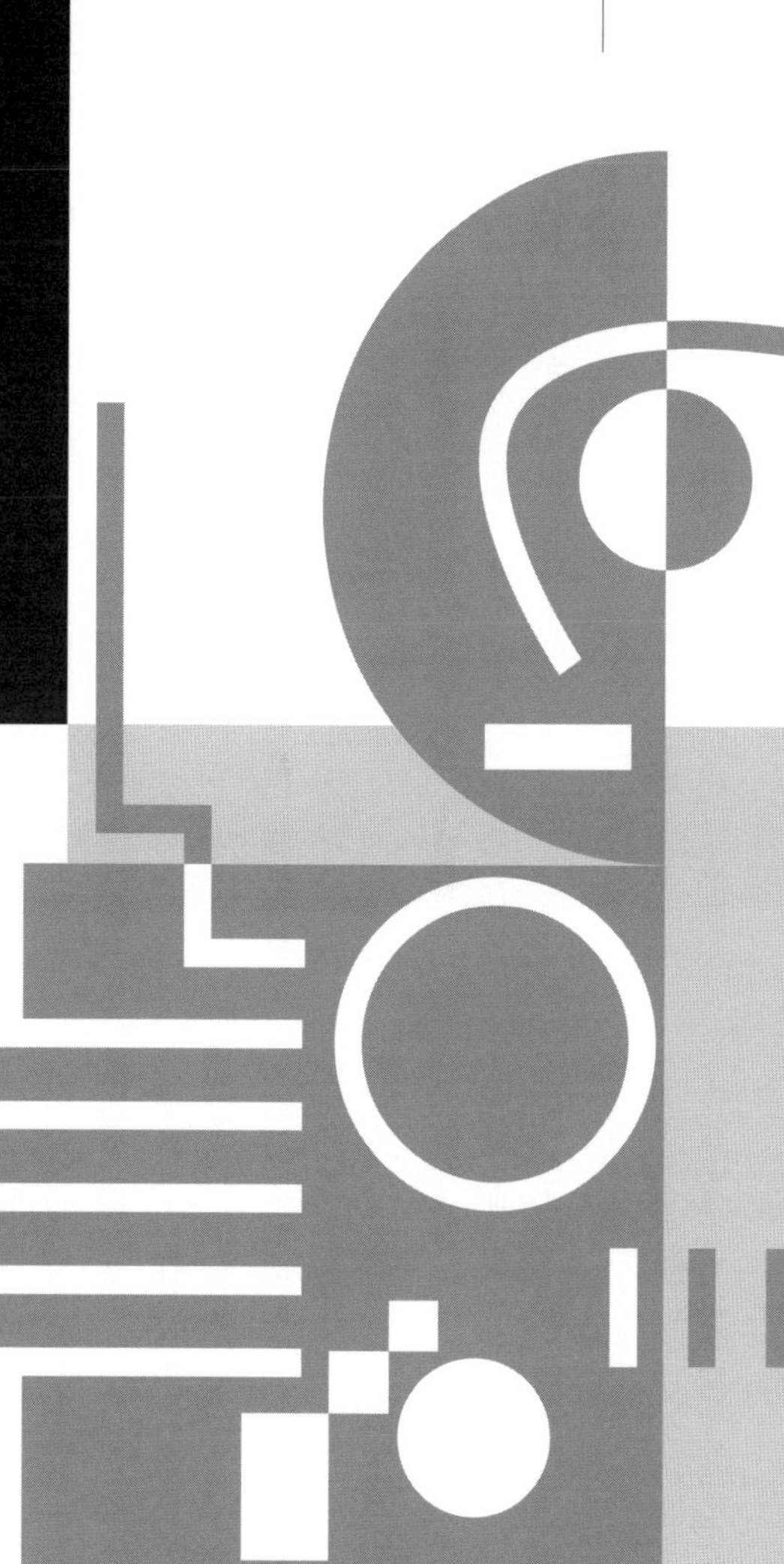

◉検査を上手に受けるための予備知識

検査の進め方

一般外来受診の際の診察は、まず「問診」から始まります。これまでにかかった病気、現在の身体の状態、家族の病歴などを医師がたずねてきますので、正確にわかりやすく答えて下さい。医師にとっては重要な基本情報の収集になります。

続いて顔色や目、口の状態などの身体の異常を目で診る視診、患者の身体に直接触れて異常を調べる触診、患者の身体をたたいて音の反響の仕方から異常を調べる打診、聴診器を患者の身体に当て呼吸音や心臓の音の状態を聞く聴診、などが行われます。

このような診察だけでは診断の確定が困難な場合、医師は検査の実施を決定します。

検査は「スクリーニング（ふるいわけ）検査」から始まります。これは、尿検査、血液検査、心電図などの簡単な検査を組み合わせて行うもので、病変部の確定のために実施されます。スクリーニング検査での病気のふるい分けが済むと、いよいよ治療に入ったり、病気によってはさらに詳しい検査に進みます。

検査の種類

検査の種類は2つあります。生体検査と検体検査です。

●生体検査

受診者の身体を直接調べる検査です。生体検査は、医師、看護師、臨床検査技師によって行われます。

①生理学的検査

血圧、脈拍、心電図、脳波、肺活量検査などで受診者の身体の生理的反応を調べます。

②負荷機能検査

受診者に一定の負荷を与え、その反応から病気の状態を調べます。

③内視鏡検査

内視鏡を用いて、気管支、食道、胃、大腸などの状態を調べ、疾患部を診断します。

④画像診断

X線、超音波などを利用して疾患を調べます。

●検体検査

検体とは、受診者から採取した材料のことをいいます。受診者の尿、血液、便、からだの組織などのことです。

検体検査は、臨床検査技師によって行われます。

①尿・便検査

尿や便の性質や成分を分析します。

②血液一般検査

赤血球、白血球、血小板などを調べます。

③血液生化学検査

血液を血球成分（赤血球、白血球、血小板など）と血清に分離し、血清中の酵素やタンパク質、糖、コレステロールなどを調べます。

④免疫・血清学的検査

血清中の種々の抗体や腫瘍マーカーなどを検索します。

⑤病理学検査

肉眼あるいは顕微鏡によって、臓器や

その一部の組織、細胞の状態を観察する検査です。

⑥培養検査

血液・尿・便などの材料中の細菌を検査します。

基準値と異常値のとらえ方

医師は検査データを見て、正常か異常かを判断します。基準値は不特定多数の健康な人の測定値から、上限と下限の部分を除いた残り95％の値です。

正常と診断されれば、誰でもほっとしますが、しかしそれは、あくまでもその時点での結果にすぎません。決して今後も大丈夫という保証がされたわけではないのです。

しかも検査値は受診者の身体のコンディションや精神状態、検査当日の気温や環境などで違ってしまうこともあります。一度だけの検査で安心せず、定期的に検査を受けた方がよいでしょう。

また、もし異常と診断された場合は、医師の指示に従う必要があります。検査結果にいたずらにおびえたり不安がったりせずに、納得のいくまで医師に説明を求めて下さい。受診者へのきちんとした説明は、医師にとっても大切な義務のひとつなのです。

なお、一口に検査といっても、いろいろな種類が存在します。なかには受診者にとって決して安全とはいえない検査もあります。少しでも危険を伴う検査の場合は、事前に医師や臨床検査技師などから、説明と受診者への意思確認があり、検査は、本人の承諾の下に実施されます。

検査を受けるときの注意

●検査の前日

まず、検査前日の飲酒はやめて下さい。アルコールは検査結果に大きな影響を与えます。また、「夜9時以降は飲食しないように」などという指示が出されている場合は、検査結果が正確に得られなくなるため、守るようにして下さい。ただし、「夜9時」と指定されているのは、絶対にそれ以降飲食してはいけないということではありません。1時間程度のズレは問題ないと考えてよいでしょう。

原則的には薬の服用も禁止ですが、持病などで主治医から薬の服用を指示されている場合は、事前に主治医と相談するようにして下さい。

●検査当日

検査当日は、リラックスした状態でいることが大切です。不要な緊張は血圧、心電図などの検査結果に影響を与えます。

一般外来受診の検査は問診から始まります。受診者には問診表が渡されますので、既往歴などを正確に記入して下さい。

また、医師は問診表をもとに受診者に質問をしますが、それにも明確な答えができ、自分の身体の状態を正しく伝えられるよう、事前に病歴や症状などをメモしておくことも大切です。

●検査後

検査が終わると、担当者から注意事項の説明がありますので、必ずそれを聞き、注意を守るようにして下さい。

そして検査結果に応じ、医師の説明を受けます。異常が発見されたり、再検査が必要という場合には、医師から説明がありますので、その指示に従って下さい。

一言メモ　〈問診(もんしん)〉患者の自覚症状、経過、体質、病歴をはじめ、日常生活、嗜好品、家族の病歴に至るまで、診断に必要な情報を患者自身あるいは患者をよく知る人から聞く診察法。

●検査ガイド●生体検査

血圧測定

●検査の目的

心臓が血液を押し出すとき血管にかかる圧力が血圧です。高血圧の人ほど、心臓病、脳出血などの生活習慣病にかかりやすいものです。血圧測定は、生活習慣病の予防のために行われます。

血圧基準値は、最高血圧が１３０mmHg以下、最低血圧が85mmHg以下です。

●判明する病気

本態性高血圧、低血圧症などです。

●アドバイス

測定は運動や食事の後を避け、なるべく安静にした状態で行います。

性別や年齢、季節によっても結果は変わるため、10mmHg程度の差であれば問題ありません。

心電図検査

●検査の目的

心臓の働きを調べ、不整脈、狭心症の発見、心肥大の診断などに使われます。

心臓は収縮と拡張を繰り返していますが、これらの活動のたびに微量の電流を発生させます。心電図検査はこの活動電流の変化を波形に記録します。

●判明する病気

不整脈、狭心症、心肥大、心筋梗塞などがあります。

●アドバイス

検査の数十分前からは安静にして、排便、排尿も前もってしておきます。検査は上半身裸の状態で行われます。靴下やストッキングも脱ぐことになります。

胸部単純Ｘ線撮影検査

●検査の目的

肺、心臓、縦隔などの器官について、病気の有無を調べます。

検査はレントゲン検査室（Ｘ線撮影室）で行われます。胸部Ｘ線診断装置のフィルム部分に胸部を押し当て、息を止めた状態で背後あるいは側面からＸ線を照射します。

●判明する病気

肺炎、肺がん、胸膜炎、縦隔腫瘍などです。

●アドバイス

金属製のネックレスをはずし、金具のついた衣服も脱いで検査を行って下さい。

異常な影が認められた場合は、可能性の考えられる病気にあわせ、心電図、気管支造影などの検査が行われます。

腹部単純Ｘ線撮影検査

●検査の目的

腹部の臓器の異常あるいは腹水の有無などを調べます。

検査は立位と臥位で行われます。

●判明する病気

腸閉塞、胆石、尿管結石、腹水、肝腫大、脾腫大などがあります。

●アドバイス

妊娠の可能性がある場合は検査はできませんので、必ず医師に申し出ます。

上部消化管Ｘ線造影検査

●検査の目的
食道、胃、十二指腸などの臓器異常を検査します。

検査は造影剤（バリウム）を飲み、上部消化管をX線で造影して、いろいろな角度から撮影します。
●判明する病気
食道炎、食道がん、胃炎、胃潰瘍、胃がん、十二指腸潰瘍などです。
●アドバイス
検査前日の夜9時以降は絶食とします。水やお茶も控えます。

また、妊娠中は検査できませんので、必ず医師に申し出る必要があります。

X線撮影をするときは、必ず息をしっかりと止めます。検査後は白いバリウム便が出ますが、心配はいりません。

下部消化管X線造影検査

●検査の目的
バリウム液と空気を肛門から注入し、大腸（直腸・結腸）のX線撮影をします。

便潜血反応検査で陽性と診断された場合に行われるほか、大腸がんの早期発見のためにも行われます。
●判明する病気
大腸がん、大腸ポリープ、大腸結核、潰瘍性大腸炎などです。
●アドバイス
便秘がちの人は、検査数日前から下剤を用いるなどして排便のコントロールをします。検査前日は市販の低残渣食をとり、夜9時からは絶食、また就寝前に下剤を服用します。検査当日には浣腸を行います。

検査後には白いバリウム便が出ますが、心配はいりません。

腹部超音波検査（腹部エコー）

●検査の目的
腹部の臓器に超音波を当てることで臓器画像を得て、それを元に病変部の診断をします。検査は超音波検査室であお向けになって行われます（部位によって違う）。腹部にプローブ（超音波発振器）を当て、診断装置のモニター画面に臓器の断層画像を映し出します。
●判明する病気
肝腫瘍、肝硬変、急性胆嚢炎、膵炎、腎嚢胞、卵巣嚢腫などの腹部の病変があげられます。
●アドバイス
午前中の検査の場合、検査前日の夜9時からは飲食できません（水、お茶は可能）。また、便秘をしている人は腸にガスがたまり、画像がとらえにくくなるため、前日に下剤を飲む必要があります。

心臓超音波検査（心エコー）

●検査の目的
心臓の異常を知るための基本的検査です。

超音波を当てることにより、心臓の機能の異常、弁膜疾患、心筋梗塞の程度などがわかります。
●判明する病気
心筋梗塞、心臓弁膜症、心嚢水貯留などです。
●アドバイス
超音波検査は人体には無害です。体表から超音波を当てても心臓の状態がよくわからないときは内視鏡を食道まで挿入

一言メモ　〈医原病（いげんびょう）〉検査、治療、投薬、手術など医療行為の結果引きおこされたと推測される障害で、医療ミス（医療過誤）とは異なる。抗生物質起因性腸炎やバリウム・イレウスなど。

し、食道壁を通して超音波による観察を行うことがあります。

CTスキャン(コンピュータ断層撮影検査)

●検査の目的

X線撮影では不可能だった人体の断層画像を撮影することで体内の臓器の状態を立体的に検査します。

検査はX線CT装置が設置された検査室で行われます。ベッドに横たわった状態で検査部位にX線を照射し、検出結果をコンピュータで解析します。

●判明する病気

脳出血、くも膜下出血、肺がん、肝臓がん、リンパ腫などの臓器腫瘍などです。

●アドバイス

妊娠している可能性のある人は検査を避けて下さい。検査時は、X線を照射するときに数秒間息を止めます。

MRI(磁気共鳴診断装置)

●検査の目的

X線を使わない断層撮影法の研究成果のひとつ。MRIは骨の影響を受けないという特徴があるため、頭蓋骨で囲まれた頭部、脊髄、腰椎などのほか、血液の流れも調べることができます。

検査は、MRIを設置した検査室で行われます。ベッドに横たわった姿勢のまま、検査部位に磁気を照射します。

●判明する病気

脳腫瘍、椎間板ヘルニア、子宮がん、早期肝臓がん、胆道疾患があげられます。

●アドバイス

MRIは1回の検査に30~50分かかります。検査に電磁波を使うため、心臓ペースメーカーなどをつけている人は検査を受けられません。時計その他の金属はすべてはずす必要があります。

上部内視鏡検査(胃カメラ)

●検査の目的

口からファイバースコープを挿入し、食道、胃、十二指腸を観察する検査です。とくに、潰瘍や腫瘍などを直接見ることができるため診断に役立ちます。さらに、ファイバースコープを通して細い鉗子を挿入し病変部を採り、組織の検査を行います。この検査は、病変が悪性か良性かを調べるうえで有用です。

●判明する病気

食道静脈瘤、食道潰瘍、食道がん、胃潰瘍、胃がん、胃炎、十二指腸潰瘍など。

●アドバイス

検査を受ける人は、前日の夕食以後、食べ物を食べてはいけません。

のどに麻酔をしますので違和感がありますが、ファイバースコープを通過しやすくするためです。麻酔にアレルギーのある人、心臓病、前立腺肥大、緑内障のある人は検査前に知らせて下さい。検査後ものどの麻酔が効いているのですぐに食事はとれません。検査後1時間半以降から食事はとれます。

大腸内視鏡検査(大腸ファイバー)

●検査の目的

肛門より大腸ファイバースコープを挿入し、直腸、S状結腸、下行結腸、横行結腸、上行結腸、回盲部を肉眼で観察する検査です。便潜血反応が陽性の人、注腸検査で異常なところが認められた人はこの検査が必要です。大腸内の炎症や腫瘍などを直接見ることができるため診断に役立ちます。さらに、ファイバースコープより細い鉗子を挿入し組織を採り、検査を行います。この検査は、病変が悪性か良性か調べるうえで有効です。

●判明する病気

大腸がん、大腸ポリープ、潰瘍性大腸炎、クローン病などの診断に役立ちます。

●アドバイス

検査の当日の朝、下剤と大腸洗浄液を飲みます。排便し大腸をきれいにしてから検査となります。麻酔にアレルギーのある人、心疾患、前立腺肥大、緑内障のある人は検査前に申し出ます。

腎盂造影検査

●検査の目的

腎盂、尿管、膀胱などに造影剤を入れ、それらの異常を発見するための検査です。

検査方法には、ヨード系造影剤を静脈に注入し、単位時間ごとにX線撮影していく静脈性腎盂造影（IVP）と、膀胱内視鏡を使って造影する逆行性腎盂造影（RP）の2つがあります。

●判明する病気

腎盂腫瘍、尿管結石症、膀胱腫瘍などです。

●アドバイス

X線で撮影するので、金属のついた衣類は脱ぐようにします。造影剤の点滴中に気分が悪くなったら、すぐに伝えなければなりません。撮影時はしっかりと息を止めるようにします。

眼底検査

●検査の目的

眼底には静脈や動脈が浮かび上がっていますが、血管の走り方には一定の規則性があります。病気にかかるとその規則性に乱れが生じるため、眼底カメラや眼底鏡で状態を調べることで、眼の病気ばかりではなく脳卒中などの進行状況を把握することができます。

●判明する病気

高血圧、脳腫瘍、くも膜下出血、網膜炎、糖尿病などです。

●アドバイス

検査前には散瞳薬を点眼します。点眼すると瞳孔が開くので、周囲がまぶしく感じられるようになります。検査後は、少し休憩をし、眼が元の状態に戻るのを待ち帰宅します。検査後すぐの車の運転は危険です。

眼圧検査

●検査の目的

眼球内の圧力の変化を調べます。緑内障の診断のためには欠かすことのできない検査です。

検査は麻酔薬を点眼し、真上をじっと見つめた状態で、シェッツ眼圧計を用いて行われます。

●判明する病気

緑内障です。

●アドバイス

検査後は、麻酔のために角膜が麻痺した状態が続きます。正常眼圧は10～21㎜Hgなので、この数値を上回るようであればさらに精密な検査が行われます。

一言メモ　〈ファイバースコープ〉光を通すガラス繊維を束ね、その先端にレンズを取り付けた検査装置。管腔のある臓器に容易に挿入でき、接眼部から臓器の中が直接観察できる。

呼吸機能検査

●検査の目的

思いきり息を吸って吐き出したときの呼気量を測定し肺活量などを検査します。検査はスパイロメーターという装置を使って行われます。

●判明する病気

肺結核、肺線維症、気管支喘息、肺気腫などです。

●アドバイス

十分呼吸をしないと、検査結果は正確に出ません。検査時は医師の指示に従い、思いきり息を吐き出します。

脳波検査

●検査の目的

脳は、人間には感知できない微弱な電流を出し続けています。これが脳波で、この脳波を波形として記録するのが脳波検査です。脳の病気にかかると特有の波形を示すようになるため、脳疾患の有無を診断するときにこの検査が行われます。

頭皮に十数個の電極をとりつけて記録する表面脳波検査が一般的です。

●判明する病気

てんかん、脳腫瘍、脳血管障害などです。

●アドバイス

検査には時間がかかります。トイレなどは事前にすませておくようにします。また、検査の前には洗髪をし、頭皮の電気抵抗を少なくしておきます。

頭部血管造影検査

●検査の目的

頭部の病気を診断する際に行われます。検査は、脳の血管にヨード系造影剤を入れ、連続的にX線撮影を行います。

●判明する病気

脳腫瘍、脳塞栓、脳血栓、くも膜下出血、脳動脈瘤などがあります。

●アドバイス

検査前にはアレルギーテストをする必要があります。また検査当日は、朝から何も食べてはいけません。

検査中はカテーテルが血管内に挿入されているため、動くのは危険です。撮影時にはしっかりと息をとめます。

検査後、翌朝までは安静が必要です。

心臓カテーテル検査(心カテ)

●検査の目的

さまざまな心臓病の診断のため行われます。心臓の中にカテーテルという細い管を入れ、造影剤を注入して心臓の内圧測定、心室や弁の動きなどを測定します。

●判明する病気

心臓弁膜症、心筋症、大動脈瘤などです。

●アドバイス

検査前日までに入院します。検査当日は朝から絶食状態になります。検査後しばらくは安静が必要になります。

腹部血管造影検査

●検査の目的

腹部臓器(肝臓、膵臓、副腎、腎臓など)の異常について調べる検査です。とくに肝臓がんなど血管が豊富な腫瘍の診断に有効です。

●判明する病気

肝臓がん、膵臓がん、腎腫瘍などです。

●アドバイス

足の付け根の大腿動脈からカテーテルを挿入して検査をします。太い動脈に針を刺すので、検査終了後、10分近くの穿刺部の圧迫が必要であり、また検査翌朝まで安静が必要となります。

ＲＩ（核医学）検査

●検査の目的

ＲＩ検査はＲＩ（ラジオアイソトープ＝放射性同位元素）を注射し、放射性物質が臓器に集まってきた様子を撮影するものです。ある特定の臓器に放射性同位元素が異常に多く集まったり、逆に集まらなかったりすることから病気を診断します。放射性物質を扱うので、検査はＲＩ検査室という部屋で行われます。

●判明する病気

甲状腺腫瘍、肝硬変、肝臓がんなど腫瘍の診断ができます。

●アドバイス

妊娠中、または妊娠の可能性がある人は、医師に申告しなければなりません。

●検査ガイド●尿の検査・便の検査

尿タンパク検査

●検査の目的

腎臓や尿管に異常があると尿中に多量のタンパク質が出ることがあります。検査はこの尿中のタンパクを調べるため行われます。尿タンパクの検査方法には、タンパク質が出ているかどうかを調べる定性検査（陽性なら異常値）と、出ているタンパクの量を調べる定量検査（１日１００mgを超えたら異常値）があります。

●判明する病気

腎炎、ネフローゼ症候群、骨髄腫などです。

●アドバイス

尿タンパクの異常は1回の検査では診断できません。高タンパクの食事後や、入浴後、生理前後などには陽性になることもあります。陽性と出たら必ず再検査を受け、診断を確定することが大切です。

尿糖検査

●検査の目的

尿に含まれている糖の量を検査することで、糖の代謝異常の病気がないかどうかを検査します。検査は、ほとんどの場合試験紙を用いて行われます。尿糖が陰性であれば正常、陽性なら異常です。

●判明する病気

糖尿病、腎性糖尿などです。

●アドバイス

空腹か食後なのかといった、検査時の状態によって判定が違うため、正確に申告することが大切です。陽性であっても必ずしも糖尿病というわけではありませんが、診断確定のため、血糖検査、ブドウ糖負荷試験などの検査が必要です。

尿潜血検査

●検査の目的

尿中に赤血球が混じっているかどうかを調べ、腎臓の病気を見つけます。

検査は、尿の中に試験紙を入れて行います。陰性なら正常、陽性なら腎臓や膀

一言メモ　〈カテーテル熱〉検査や治療でカテーテルを挿入したあとに出現する発熱。原因はカテーテルによる粘膜の損傷や感染と考えられている。

胱などの病気の疑いがもたれます。

●判明する病気

糸球体腎炎、尿管結石、膀胱炎、前立腺炎、腎がんなどです。

●アドバイス

1回の検査では病気の確定はできません。また女性の場合、生理中だと正確な検査ができませんので、生理が終わってから検査を受けるようにします。

尿沈渣検査

●検査の目的

尿タンパク検査、尿潜血検査などで異常が判明したときに、診断の確定のために行われます。検査は尿を試験管にとり、遠心分離器で液体成分と固形成分に分けて、固形成分の状態を調べます。

●判明する病気

（赤血球が多い場合）腎炎、腎結石、心不全、白血病、血友病などです。

（白血球が多い場合）腎盂腎炎、膀胱炎、尿道炎などです。

（円柱が見られる場合）腎炎、腎盂腎炎、高血圧、心不全などです。

（上皮細胞が見られる場合）尿路系炎症です。

●アドバイス

生理中の女性は赤血球、白血球が多くなるため、検査をしても正常な結果が得られません。また薬剤を使用している場合も正確な診断は困難なので、服用した薬剤名を申告するようにします。

尿ウロビリノーゲン検査

●検査の目的

主に肝臓の状態を調べます。ウロビリノーゲンとは、ビリルビン（胆汁に含まれる色素）が肝臓から腸へ流れ出て腸内細菌に代謝され、生じるものです。肝機能障害や溶血などがおきると、尿中のウロビリノーゲンが多くなります。

検査は尿に試験紙を入れて行われます。弱陽性、疑陽性なら正常、陽性、陰性の場合は病気の疑いがあります。

●判明する病気

肝機能障害、胆道閉塞、溶血などです。

●アドバイス

検査には新鮮な尿が必要です。また1回だけの検査では診断は難しいでしょう。

陽性の場合は重病の疑いもあるので、専門医に診察してもらいます。

尿ビリルビン検査

●検査の目的

黄疸の早期発見に効果的な検査で、肝疾患診断のために行われます。また、肝炎の経過を観察するときにも有効です。

●判明する病気

急性肝炎、肝硬変、胆石、胆管がんなど。

●アドバイス

異常が発見された場合は、さらに血液検査、超音波診断などが行われます。

便潜血反応検査

●検査の目的

便の中に血液が混じっているかどうかを調べ消化管の出血の有無を判定します。人間ドックでも必ず行われる検査です。

検査は試験紙を使い、色の変化がなければ陰性（正常）、青色に変れば陽性（病気の可能性あり）です。

●判明する病気
食道がん、大腸がん、胃がん、胃潰瘍、十二指腸潰瘍、白血病など。
●アドバイス
便潜血反応検査は食事の影響を受けることもあります。検査前に肉類、魚類、卵黄、海藻、ホウレン草、ピーマンなどのとりすぎで出血がないのに陽性反応が出ることがあるため、４日前ぐらいから、これらの食事は控えめにします。

虫卵

●検査の目的
寄生虫に感染しているかどうかを調べます。検便によって便中の虫卵の有無を調べ、早期発見の場合は駆虫剤で治療します。陰性なら正常、陽性は異常です。
●判明する病気
鞭虫症、ぎょう虫症、回虫症、東洋毛様線虫症、条虫症などです。
●アドバイス
衛生環境の向上で感染は減りましたが、海外旅行先で感染したり、生野菜に寄生虫の卵が付着していることもあります。

●検査ガイド●血液一般検査

赤血球数

●検査の目的
赤血球は身体の組織細胞に酸素を運び、二酸化炭素を運び去る役目をしています。赤血球の数が減ると酸素を運ぶ能力が衰えて貧血になったり、命の危険が出てきます。

血液検査は自動分析機で行うため、ヘモグロビン、白血球、血小板などと同時に測定されます。男性なら、４５０万～５１０万、女性は４００万～４５０万個ぐらいが正常です。また、赤血球の寿命は１２０日とされています。
●判明する病気
貧血、胃潰瘍、白血病、多血症などです。
●アドバイス
正確な診断のため何度か検査します。

ヘモグロビン

●検査の目的
貧血は、ヘモグロビン（赤血球中の血色素）の減少が原因です。貧血の程度は血液中のヘモグロビンの量で判断します。基準値は成人男子で13～18 g／dℓ、成人女子で12～16 g／dℓぐらいです。
●判明する病気
貧血、多血症です。
●アドバイス
貧血と診断されたら、貧血の種類を調べるための精密検査が行われます。

白血球数

●検査の目的
白血球は体内に細菌やウイルスが侵入したとき、それと闘うために数を増やし、細菌たちを無毒化する働きをします。白血球の異常な増加は、体が細菌感染や炎症をおこしているというサインなのです。また何らかの原因で白血球数が減少すると、細菌やウイルスに侵されやすくなり、治療が必要となります。

血液１立方ミリあたりの白血球数を調べて病気の診断をします。成人の男女と

一言メモ　〈ウロビリノーゲン〉ビリルビン（胆汁色素）が腸内で還元されてできる物質で、大部分は便とともに排泄される。尿中のビリルビンの量で肝機能の状態がわかる。

もに4000～8000個が基準値です。

●判明する病気

白血病、再生不良性貧血、肺炎、胆嚢炎、腹膜炎など炎症性疾患や血液疾患の診断が可能です。

●アドバイス

白血球数が基準値より少し多い程度ならそれほど心配はありません。しかし2万個以上などと大変多い場合や2000個以下と少ない場合は危険な病気（白血病など）の疑いもあるため、入院して骨髄検査などを受ける必要があります。

血液像検査

●検査の目的

白血球のうち重要なものには、好中球、リンパ球、単球、好酸球、好塩基球などがあります。病気にかかると、疾患の種類でパーセンテージや、いずれかの形が変化したりします。血液像検査ではこれらの増減を調べ、診断の参考にします。

●判明する病気

（好中球増加）肺炎、心筋梗塞、火傷などです。

（好酸球増加）寄生虫病、喘息などです。

（好塩基球増加）白血病などです。

（リンパ球増加）伝染性単核球症、結核、百日ぜきなどです。

（単球増加）ホジキン病、肺結核などです。

●アドバイス

血小板数検査、赤沈検査などと組み合わせて診断します。

血小板数検査

●検査の目的

血小板の数が正常かどうか診断します。血小板は出血時に血を止める働きをしているため、数が不足すると出血が止まらなくなったりします。血液1立方ミリあたり、13万～40万個ぐらいが正常値です。

●判明する病気

血小板減少性紫斑病、白血病、再生不良性貧血、敗血症、播種(はしゅ)性血管内血液凝固症候群（ＤＩＣ）などです。

●アドバイス

受診の季節や病院の違いによって検査結果がかなり違うこともあります。

赤沈（血沈）検査

●検査の目的

健康診断などでのスクリーニング検査に使われています。いろいろな疾患の程度や状況を知るうえで効果的です。

試験管の中に抗凝固剤を混ぜた血液を入れ、それを立てると赤血球が下に沈んでいきます。赤血球が1時間に何ミリ沈むかで病気の状態が判断できます。

●判明する病気

感染症、多血症、貧血、肺結核などです。

●アドバイス

この検査だけで診断を決定せず、異常値のときは精密検査を受けましょう。

出血時間検査

●検査の目的

出血した血液が止まるまでの時間を測定し、血小板などの異常を調べます。一般的にデューク法を用いて行われます。

耳たぶに小さな傷をつけ少量の血を出し、30秒おきに出血部分に紙をあて、紙に血が完全につかなくなるまで続け、その時間を計ります。１分から3分が正常範囲です。

●判明する病気

血友病、血小板無力症、尿毒症などです。

●アドバイス

8分以上出血が続くと何らかの疾患が考えられます。

プロトロンビン時間検査

●検査の目的

血液凝固の異常や肝機能障害の重症度を判定します。血液凝固の中心的働きをするプロトロンビンと、他の凝固因子が正しく働いているかをチェックします。通常80～１００％が正常です。

●判明する病気

劇症肝炎、肝硬変、ビタミンK欠乏症、播種性血管内血液凝固症候群（ＤＩＣ）などです。

●アドバイス

プロトロンビン時間が延長する場合、その病気は重いことが多いです。血栓溶解剤の服薬のしすぎで延長することがあります。

●検査ガイド●血液生化学検査

血清ビリルビン検査

●検査の目的

ビリルビン検査は肝臓の機能を調べる検査のひとつです。

ビリルビンとは血液中のヘモグロビン（血色素）から作られる黄色い色素です。ビリルビンが血液の中に増加すると、身体が黄色くなり、黄疸になります。これはビリルビン色素が原因です。

ビリルビンには間接ビリルビンと直接ビリルビンの2つがあります。検査では必ずこの両方の値を測定して、どちらのビリルビンが増加しているのかを確認します。

黄疸のほとんどは肝臓疾患が原因ですが、どちらのビリルビンが増加しているかで黄疸の種類が判別できます。

ビリルビンの基準値は総ビリルビン（間接ビリルビンと直接ビリルビンを合計したもの）が０・２～１・０㎎／dℓです。

●判明する病気

急性肝炎、慢性肝炎、肝硬変、肺梗塞、胆石、閉塞性黄疸、溶血性黄疸などです。

●アドバイス

ミカンなどの大量摂取は、カロチンのせいで検査数値に影響を与えるので、検査前には、あまり食べすぎないように注意します。

GOT（AST）検査

●検査の目的

ＧＯＴ（グルタミン酸オキザロ酢酸トランスアミナーゼ。最近は、ASTという呼ばれ方に変わってきています）はアミノ酸を作る酵素のひとつです。

血清中のＧＯＴを調べることで、心臓、肝臓などの障害を発見することができます。基準値は、10～40ＩＵ／ℓです。

●判明する病気

心筋梗塞、肝炎、肝硬変、肝臓がん、筋ジストロフィーなどです。

●アドバイス

一言メモ　〈血球〉血液は形のある細胞成分と、血漿とよばれる液体成分からなるが、このうち細胞成分をいう。赤血球、白血球、血小板の３種類がある。

運動後、または飲酒後は数値が高くなります。

また、検査方法により基準値は多少異なります。

GPT(ALT)検査

●検査の目的

GPT（グルタミン酸ピルビン酸トランスアミナーゼ。最近は、ALTに名称変更されつつあります）もアミノ酸を作る酵素のひとつです。血清を調べ、GPT値が高ければ、肝臓・胆道系の病気を疑う必要があります。基準値は5～45IU／ℓです。

●判明する病気

急性肝炎、慢性肝炎、肝硬変などです。

●アドバイス

運動後、または飲酒後は数値が高くなります。

LDH検査

●検査の目的

LDH（ラクテート・デヒドロゲナーゼ。乳酸脱水素酵素）は糖が分解されるときに働く酵素のひとつです。肝臓、腎臓、肺などに多く含まれ、肝臓病、心臓病、悪性腫瘍などで数値がはね上がることの多い酵素です。

LDHには5つのアイソザイム（形や性質の異なる酵素群）があり、臓器によって持っているアイソザイムが違ってきます。

したがってどの臓器が疾患を持つかにより、増えるアイソザイムも変わってきます。

●判明する病気

悪性リンパ腫、ウイルス感染、肝臓がん、心筋梗塞、貧血などです。

●アドバイス

LDHの値に異常が認められる場合は、GOT検査、GPT検査など他の血液生化学データとあわせて鑑別診断をすすめます。

ALP検査

●検査の目的

ALP（アルカリホスファターゼ）は身体の大部分の臓器や細胞に含まれているリン酸酵素ですが、血液中に認められるのは、正常では肝臓と骨が本来持つALPです。

ALPを調べると、胆汁の流出経路（肝内胆管、総胆管）の異常を測定できます。また骨の病気でも異常値となります。疾患によっては胎盤、小腸が本来もつALPが認められます。基準値は検査方法によりかなり異なります。

●判明する病気

閉塞性黄疸、総胆管結石、胆汁うっ滞型肝炎、肝硬変、骨転移がん、くる病、妊娠などです。

●アドバイス

ALP、γ-GTP、LAPなどの値がそろって異常値を示すときは、胆道系の疾患が考えられます。ALPだけが異常で、γ-GTPが正常だと、それ以外の病気が考えられます。

γ-GTP検査

●検査の目的

γ-GTP（ガンマ・グルタミール・トランスペプチダーゼ）は、腎臓に多く含まれるほか、膵臓、肝臓などにも見られる、タンパク質を分解する酵素です。

γ-GTPはアルコールに敏感に反応し、肝臓や胆道に疾患があると異常値を示します。成人の場合、男性では50IU／ℓ、女性では30IU／ℓ以下が基準値です。

● 判明する病気

アルコール性肝障害、胆道がん、総胆管結石、肝内胆汁うっ滞などです。

● アドバイス

いつも酒を飲んでいる人のγ-GTP値は少し高めの数値を示します。

他の肝機能検査では異常が見当たらないのに、γ-GTP値だけが高い値を示す場合の大部分はアルコールの多飲が原因です。

LAP検査

● 検査の目的

LAP（ロイシン・アミノペプチダーゼ）は、肝臓、膵臓などに多く含まれる酵素で、ロイシンなどのタンパク質を分解します。LAP値は肝臓や胆道の病気の診断に役立てられています。

基準値は、30～70IU／ℓです。

● 判明する病気

肝炎、胆道閉塞、妊娠などです。

● アドバイス

肝臓・胆道疾患で異常を示しやすく、あまり特異性はありません。

血清総タンパク検査（TP検査）

● 検査の目的

血清中に含まれるタンパクを総称し、血清総タンパクといいます。

血清タンパクは体の働きによって常に一定に保たれていますが、肝臓や腎臓に障害が発生すると変動がおこります。血清タンパクの状態を調べることで、疾患の原因を検討します。基準値は6・5～8・5g／dℓです。

● 判明する病気

高タンパク血症、肝硬変、低タンパク血症、栄養不良、ネフローゼ症候群、急性腎炎、脱水症などです。

● アドバイス

低タンパクになると、むくみがおこり、胸水や腹水がたまる症状がみられるようになります。

アルブミン検査（ALB検査）

● 検査の目的

血清中のタンパクは、アルブミンとグロブリンに分けられます。通常この2つは、アルブミン7、グロブリン3程度が正常な比率です。

アルブミンは肝臓で作られるため、高度の肝機能障害で減少し、また腎障害で尿中へ漏出しても、低アルブミンとなります。

● 判明する病気

肝硬変、ネフローゼ症候群、関節リウマチ、多発性骨髄腫などです。

● アドバイス

検査前日の食事内容によって検査結果は微妙に変わってきます。検査前は、医師の指示に従った生活をすることが大切です。

一言メモ　〈血漿（けっしょう）〉血液は形のある細胞成分（血球）と液体成分からなるが、このうち液体成分をいう。アルブミン、グロブリン、フィブリノーゲンなど各種の血液凝固因子が溶け込んでいる。

総コレステロール検査(T-Cho検査)

●検査の目的

動脈硬化や心臓病などの診断、および病気の進み具合のチェックのために欠かせない検査です。

コレステロールは細胞膜の成分として大変重要な脂質です。また、性ホルモンや胆汁酸、副腎皮質ホルモンを作る材料にもなります。

しかしコレステロールが多すぎると、動脈硬化などをおこしやすくなります。また、肝機能が悪いと低値になります。

総コレステロール（エステル型、遊離型の２つを合わせたもの）の基準値は、１３０～２２０㎎／dℓです。

●判明する病気

動脈硬化、ネフローゼ症候群、糖尿病、肝硬変などです。高値はまた動脈硬化の危険因子として重要です。

●アドバイス

日本人のコレステロール値は年々高くなっています。コレステロール値は、バター、牛しもふり肉、豚ロース肉などの動物性食物を食べすぎると高くなります。

逆に、きのこ、大豆製品、イワシ、サバ、海藻類、果物などは血中のコレステロール値を低くする効果があります。

HDL-コレステロール検査

●検査の目的

コレステロールのうち、ＨＤＬ-コレステロールは善玉のコレステロールといわれ、数値が高いほど動脈硬化になりにくく、一方、ＬＤＬ-コレステロールは悪玉のコレステロールといわれ、動脈硬化の原因となるといわれています。

ＬＤＬ-コレステロール＝（総コレステロール）－（ＨＤＬ-コレステロール）－（１／５トリグリセライド）で55～１３０㎎／dℓが基準範囲です。

ＨＤＬ-コレステロールの基準値は、男性で30～80㎎／dℓ、女性で35～85㎎／dℓです。

●判明する病気

動脈硬化、脂質異常症などです。

●アドバイス

総コレステロールの数値が高値であっても、このＨＤＬ-コレステロールの数値が高ければ、治療の必要がないことがあります。

中性脂肪検査(TG検査)

●検査の目的

中性脂肪はトリグリセライド（ＴＧ）ともいわれます。

血液中の中性脂肪が増えすぎると、コレステロールと同様、動脈硬化を引きおこす原因になります。

中性脂肪検査は、動脈硬化の防止のためには必要不可欠な検査です。

中性脂肪の正常値は、50～１５０㎎／dℓ、食後は２２０㎎／dℓ以下です。

●判明する病気

動脈硬化、肥満症、糖尿病、アルコール性肝障害、クッシング症候群などです。

●アドバイス

検査前日の食べすぎや飲酒は、検査値に大きな影響を与えます。食後には必ず高値となります。

Ch-E(コリンエステラーゼ)検査

●検査の目的

Ch-E(コリンエステラーゼ)はコリンエステルという物質をコリンと酢酸に分解する酵素です。

Ch-Eには神経、筋肉に含まれるものと、血清、肝臓、膵臓などに含まれるものの2種類があります。

この検査では後者のCh-Eを調べます。基準値は測定法によってかなり違います。

●判明する病気

肝硬変、脂肪肝、糖尿病、ネフローゼ症候群などです。

●アドバイス

Ch-E値の特徴は、個人差が大変大きいことです。また、測定法の違いによって基準値も変わってくるので、検査の際は注意が必要になります。

尿素窒素検査(BUN検査)

●検査の目的

尿素窒素は血中の尿素に含まれる窒素分を示し、主として腎臓の機能を調べる検査です。

腎機能が悪化したり、脱水になると数値が上昇します。基準値は、9～20mg/dℓです。

●判明する病気

急性腎炎、腎不全、尿毒症、脱水、消化管出血などです。

●アドバイス

クレアチニンとともに腎機能を反映する重要な検査で腎臓病が疑われるときは必ず検査します。

クレアチニン検査(CRE検査)

●検査の目的

クレアチニンは、身体の老廃物のひとつで、エネルギーとして使われたタンパクの老廃物をいいます。

腎臓が正常に活動していれば、クレアチニンは尿から体外に排出され、正常に活動していなければ血液中に残ります。

血液中のクレアチニンを調べることで、腎機能の状態を知ることができます。基準値は0・4～1・1mg/dℓです。

●判明する病気

尿毒症、腎不全、心不全などです。

●アドバイス

異常が発見された場合は、クレアチニン・クリアランスなどの検査を行います。

尿酸検査(UA検査)

●検査の目的

尿酸は痛風の原因となる物質です。尿酸は、核酸(DNA、RNAなど)の代謝によってできます。激しい運動やストレスなどのほか、プリン体を多く含む物質(ナッツ、かまぼこ、貝類、ビールなど)の過剰摂取も尿酸値を高める原因となります。

この検査では血清中の尿酸濃度を測り、病気の可能性を調べます。基準値は、男性が3～8mg/dℓ、女性が2～6mg/dℓです。

●判明する病気

痛風、白血病、溶血性貧血、前立腺肥

一言メモ 〈禁忌(きんき)〉特定の疾患に対して用いてはいけない薬物や、検査法、治療法のこと。その薬物の使用や施した処置により、重い副作用が出現したり症状が悪化するおそれがある。

大、腎炎、妊娠高血圧症候群などです。

●アドバイス

高尿酸は脳卒中や心筋梗塞のひきがねにもなります。

治療と予防には食事療法が大切です。プリン体の少ない食品（豆腐、きのこ、にんじん、牛乳、チーズなど）や野菜を尿酸排泄のためバランスよくとるように心がけることが大切です。

ＣＫ検査

●検査の目的

ＣＫ（クレアチンキナーゼ）は筋肉に含まれる酵素で、検査をすることにより筋肉の病気を知ることができます。ＣＰＫ（クレアチンホスフォキナーゼ）ともいいます。

ＣＫには心筋、骨格筋由来などいくつかの種類があり、ＣＫＭＢは心筋由来のもので、心筋梗塞をおこした場合に高値となります。

ＣＫの基準値は、男で40～２００ＩＵ／ℓ、女で30～１７０ＩＵ／ℓです。

●アドバイス

ＣＫは、皮膚をたたいたり、注射をしたりするだけで数値が上昇します。筋肉運動後には高値となりますので、検査の前には安静が必要です。一部の薬剤でも上昇することがあります。

血糖検査

●検査の目的

血液中のブドウ糖を血糖といいます。

血糖は、健康なときは常に正常な濃度を保っているのですが、糖尿病になるとインスリン（膵臓から出るホルモン）が不足して値が高くなります。血糖検査をすることは、糖尿病診断に必要不可欠です。

基準値は、空腹時で70～１０９mg／dℓです。

確定診断には糖分75gを含んだ水を飲んだ後、30分、60分、90分、１２０分に血糖を測定するブドウ糖負荷試験（ＯＧＴＴ）を行います。

●判明する病気

糖尿病、膵臓がん、肝臓病などです。

●アドバイス

食後の血糖値を測る方法もありますが、食後の血糖には、かなりの個人差があります。

ヘモグロビンＡ１ｃ検査

●検査の目的

糖尿病の検査として、欠かすことのできない重要な検査です。

この検査では、グリコヘモグロビン（ブドウ糖とヘモグロビンが結合したもの）の状態を調べることで、長期にわたる（過去平均1カ月）血糖の状態が診断できます。基準値は、４・３～５・９％程度です。

●判明する病気

糖尿病です。

●アドバイス

この検査は空腹時でなくても、測定可能で、外来でも糖尿病の経過観察に役立ちます。

ＩＣＧ負荷試験

●検査の目的

ＩＣＧ（インドシアニングリーン）は、

肝機能負荷試験に用いる緑色の色素です。この色素を静脈から注射し、排泄状態を調べることで肝臓の解毒機能を分析します。

ＩＣＧ検査はＩＣＧを溶かした溶液を静脈に注入して、15分後に採血して血清中の残量をチェックします。

肝機能に障害があると、色素残量は増加します。15分後の色素残量が10％以下であれば基準値です。残量が30％以上になる場合は、肝硬変の疑いが濃厚となります。

以前は、ＢＳＰ（ブロムサルファレイン）も負荷試験に、同じような目的で用いられていましたが、アレルギー反応をおこす人が多いため、現在ではほとんど行われていません。

●判明する病気

肝硬変、うっ血肝です。

●アドバイス

アレルギー体質の人は、事前に医師に申告するようにして下さい。

●検査ガイド●内分泌学的検査

甲状腺ホルモン検査

●検査の目的

甲状腺ホルモンは身体のエネルギー代謝を調節しているホルモンです。甲状腺ホルモンの過剰分泌は、バセドウ病の原因となり、橋本病はホルモン分泌が低下したものです。

この検査は血中甲状腺ホルモンの値を調べることで、甲状腺の病気を診断します。

遊離型の甲状腺ホルモンである遊離トリヨードサイロニン（FT_3）は２・５～４・３pg／mℓ、同じく遊離サイロキシン（FT_4）は１・０～１・８ng／dℓが基準値です。

●判明する病気

バセドウ病、橋本病などです。

●アドバイス

薬を服用している場合や、妊娠している場合は検査数値に影響が出ますので、事前に医師に申告をするようにして下さい。

インスリン検査

●検査の目的

インスリンは膵臓から分泌されるホルモンで血糖値を下降させる働きがあります。不足すると糖尿病の原因になります。インスリンの量を測定することで、糖尿病診断のより正確な判定が可能になります。基準値は12μＵ／mℓ以下です。

●判明する病気

糖尿病、膵炎、肥満症などです。

●アドバイス

糖尿病以外の病気でも、ステロイド剤を服用しているとブドウ糖負荷試験で異常値を示すことがあります。

肝臓病やある種の腫瘍でも異常値を示します。

コルチゾール検査

●検査の目的

コルチゾールは副腎から分泌されるホルモンで、下垂体の副腎皮質刺激ホルモ

一言メモ　〈負荷試験（ふかしけん）〉色素や薬剤を加えたり運動を行うなどして負担をかけた状況下で、臓器の機能や処理能力を調べる検査法。心臓、肝臓、腎臓や、糖尿病などの検査に応用される。

ンの影響で分泌されるグルココルチコイドの代表的なものです。コルチゾールはタンパクや脂肪の分解、血糖を上昇させる働きなどがあり、副腎に病気が発生した場合に異常値を示すようになります。基準値は、血清で5～15μg／dℓ、尿で30～150μg／日です。

●判明する病気

クッシング症候群、アジソン病、続発性副腎皮質機能低下症、急性副腎不全、先天性副腎酵素欠損症などです。

●アドバイス

コルチゾールは1日のうちでも測定する時間帯によって数値が変わってきます。コルチゾールの値は早朝がピークになります。

血漿レニン活性

●検査の目的

レニンは腎臓から分泌され、血圧の調整をしたり、体内の水や電解質のバランスが崩れないように調節しているホルモンです。

レニン活性検査は血漿中のレニン量などを測定して、電解質代謝異常症、高血圧などの病気を診断します。基準値は、2・0ng／mℓ・hr以下です。

●判明する病気

原発性アルドステロン症、電解質代謝異常症、高血圧などです。

●アドバイス

副腎から分泌されるアルドステロンの値とともに測定されることで、双方の値からさまざまな副腎疾患を診断することができます。

●検査ガイド●免疫・血清学的検査

血液型検査

●検査の目的

主に輸血での事故を事前に回避するために行われます。

血液型にはいろいろな型があり、輸血者と被輸血者間で血液型が適合するかどうかを判断するための検査です。

血液型判定法にはいくつかの方式がありますが、輸血の場合はＡＢＯ式、Ｒｈ式が用いられます。

●血液型が合わないときの疾患

輸血、出産時の免疫反応による副作用です。

●アドバイス

輸血時は血液型検査のほかに、不規則抗体のスクリーニング検査など、いろいろな検査が行われます。

梅毒血清反応

●検査の目的

梅毒はトレポネーマ・パリダム（スピロヘータ・パリダ）と呼ばれる微生物によっておこる、代表的な性病のひとつです。

ペニシリンの登場以来、患者数は減りましたが、潜在的な感染者は増えているといわれています。早期発見、早期治療が大切です。

また、妊婦や手術患者の検査、健康診

断にも欠かせない必須の検査となっています。

梅毒血清反応にはSTS、TPHAなどの方法があり、陰性なら正常です。

●判明する病気

梅毒、膠原病、ハンセン病などです。

●アドバイス

梅毒の治療にはペニシリンの長期投与が必要です。薬による副作用が考えられますので、医師の指示によく従うことが大切になります。

陽性となっても、必ずしも梅毒ではありません。医師とよく相談してみることが大切です。

RAテスト

●検査の目的

関節リウマチをチェックするために欠かせない検査です。

検査はγ-グロブリンという血清タンパクを吸着させた試薬を受診者の血清に混ぜ、その凝集反応で血清中のリウマトイド因子を調べるものです。

検査結果は陰性、弱陽性、陽性の3つに分けられ、陰性であれば正常となります。

●判明する病気

関節リウマチ、膠原病、自己免疫性肝炎などです。

●アドバイス

陽性反応が出たら、どこかに免疫異常があるということです。ただし、陰性だからといって100%大丈夫というわけではありません。

リウマトイド因子は定量法でも調べられるようになっており、ほかの検査結果と総合して病気を判断することになります。

CRP検査

●検査の目的

CRPは体内に急性の炎症や組織の損傷をおこす病気があるときに血清中に増加するタンパクの一種です。

CRPは特定の病気の診断ではなく、炎症性疾患の活動性や重症度、病気の予後などを知るために大切な検査となっています。

検査方法としては毛細管法が一般的で、陰性なら正常です。

●判明する病気

関節リウマチ、細菌感染症、心筋梗塞、がん、白血病、肺炎、結核など多数の疾患で異常値を示します。

●アドバイス

血液検査、X線検査なども同時に行い、正確な診断が下されます。

抗核抗体検査

●検査の目的

膠原病、自己免疫性肝炎などの自己免疫性疾患の多くは抗核抗体が陽性であり、診断および治療経過を知るうえで重要な検査です。

定性検査では陰性、定量検査では20未満が正常です。

●判明する病気

全身性エリテマトーデス、関節リウマチ、自己免疫性肝炎などです。

●アドバイス

抗核抗体はたくさんある自己抗体のひとつです。

一言メモ 〈Rh式血液型(しきけつえきがた)〉赤血球の血液型のひとつで、赤血球の膜上に抗原Rh因子を持つのがRh（＋）、持たないのがRh（－）。日本人ではRh（－）の人は全体の約0.5%ほど。

自己免疫性疾患が疑われる時には、抗核抗体のほかに抗DNA抗体、抗RNP抗体などいくつかの抗体が同時に測定されます。

HBs抗原・抗体検査

●検査の目的

肝炎ウイルスの一種B型肝炎ウイルスに感染しているかどうかを調べるための検査です。HBs抗原陽性者はB型肝炎ウイルスに感染しています。しかし必ずしも病気ではありません。

HBs抗体陽性者はB型肝炎ウイルスには感染しません。

●判明する病気

急性肝炎、慢性肝炎、肝硬変、肝臓がんなどです。

●アドバイス

GOT（AST）、GPT（ALT）などの肝機能検査の結果は正常数値なのにHBs抗原は陽性ということもあります。その場合には肝臓専門の医師とよく相談してみることが大切です。

HCV抗体検査

●検査の目的

C型肝炎ウイルスに感染しているかどうかを診断します。

C型肝炎ウイルス（HCV）に感染しているか、もしくは以前に感染したことがある場合には陽性になります。血液中にウイルスがいるかどうかはHCV-RNA検査をして判定します。

●判明する病気

急性肝炎、慢性肝炎、肝硬変、肝臓がんなどです。

●アドバイス

C型肝炎は慢性化しやすいので、感染が疑われたら、早期に治療を受けるべきです。

HIV抗体検査(エイズ検査)

●検査の目的

エイズ（後天性免疫不全症候群）に感染しているかどうかを調べるための検査です。

エイズは病原体に対する人間の免疫機能を破壊し、やがて死に至らしめるという恐ろしい病気です。

エイズウイルスは血液や精液、尿などを通じて体内に侵入します。そして、2～7年の潜伏期間を経て発病することがあります。

検査法には酵素抗体法（ELISA）、間接蛍光抗体法（IFA）、ウエスタンブロット法（WB）などがあります。

各検査とも、結果が陰性と出れば正常です。

ELISAで2回以上、さらにIFA、WBでも陽性と出ればエイズウイルス感染者となります。

●判明する病気

エイズです。

●アドバイス

エイズへの感染防止のため、かみそりや歯ブラシの共用を避け、血液や体液が付着した場合は石鹸でよく洗うようにします。性交渉にもコンドームを使うようにしましょう。

また、陽性と診断された場合は不摂生を避け、むやみに体力を低下させないようにすることが大切です。

●検査ガイド●腫瘍マーカーの検査

〈腫瘍マーカーとは〉

がんは身体の細胞の一部が異常分裂をおこして次々と増殖する病気です。

体内にがんができると、腫瘍マーカーという特殊な物質が現れます。腫瘍マーカーとは、がん細胞によって血液中に出された特殊なタンパク、酵素、ホルモンのことです。現在、すでに数多くの腫瘍マーカーが発見され、がん診断のためのスクリーニング検査に用いられています。

腫瘍マーカーは、がん治療後の経過観察などにも利用されます。

CEA

●検査の目的

CEA（がん胎児性抗原）は本来胎児で作られるタンパクですが、大腸がん、胃がん、膵臓がん、胆嚢がん患者などの血液中にも多くみられます。CEAはこれらのがんのスクリーニング検査に用いられます。基準値はRIA二抗体法で5・0ng／mℓ以下、RIA固相法で2・5ng／mℓ以下です。

●判明する病気

大腸がん、肺がん、胆管がん、膵臓がん、胃がん、甲状腺がんなどです。

●アドバイス

CEAが高値というだけではどの部位のがんかまでは特定できません。

消化器系を中心に、別の検査を受ける必要があります。

SCC

●検査の目的

SCC（扁平上皮がん抗原）は扁平上皮がんで陽性となりますが、特に子宮頸部がん、肺がんで高い陽性率を示します。

基準値は1・5ng／mℓ以下です。

●判明する病気

子宮頸がん、肺がん、皮膚がん、食道がんなどです。

●アドバイス

肺の扁平上皮がんの腫瘍マーカーとしてはシフラ（CYFRA）のほうが陽性率がやや高く有用です。

CA19-9

●検査の目的

膵臓がんや胆管がんなどのがんで高値になります。CA19-9（糖鎖抗原19-9）はそれらのがんの発見のほか、がんの経過観察、手術後の再発防止チェックなどに使われています。基準値は、RIA法で20ng／mℓ以下です。

●判明する病気

膵臓がん、胆管がん、胆嚢がんなどです。

●アドバイス

10歳代〜20歳代の女性は平均より高値になりますが、40歳以上になると、性別・年齢による数値の変動はありません。胆石による閉塞性黄疸でも一過性に高値となることがあります。

TPA

●検査の目的

TPA（組織ポリペプチド抗原）はほとんどの臓器がんで増加する特殊なタンパクです。そのため特定のがんの診断で

一言メモ　〈生検（せいけん）〉病理組織学的検査のために、体のある部分から組織の一部を採取し、顕微鏡などで調べる方法。内視鏡などの観察では診断が不確定な病変を調べる際に行われる。

はなく、スクリーニングや経過観察などに用いられます。

がんのほか、胃潰瘍、肝炎など、腫瘍以外のさまざまな病気でも高値を示します。基準値は、ＲＩＡ法で１２５Ｕ／mℓ以下です。

●判明する病気

胃がん、膵臓がん、乳がん、肝臓がん、膀胱がん、胃潰瘍、肝炎、肝硬変など。

●アドバイス

ＴＰＡだけでは、がんかそれ以外の病気かの区別はつきません。

他の腫瘍マーカー、血液検査と組み合わせて病気の診断を行います。

ＡＦＰ(α-フェトプロテイン)

●検査の目的

α-フェトプロテイン（α-胎児性タンパク。元来は妊娠早期の胎児にみられる血清タンパクです）は肝臓がんにかかったときに増加する腫瘍マーカーで、肝臓がんの早期発見、経過観察などに利用されています。またα-フェトプロテインは肝炎、肝硬変、妊娠などでも測定値が一過性に上がります。基準値はＲＩＡ法で20ng／mℓ以下です。

●判明する病気

肝臓がん、肝炎、肝硬変などです。

●アドバイス

肝硬変の患者でα-フェトプロテインが１００～５００ng／mℓの人は、肝臓がんにかかる可能性が極めて高くなります。α-フェトプロテイン、超音波の検査を月1回程度の割合で継続して行った方がよいでしょう。また最近ではＡＦＰのレクチン分画が測定できるようになり、Ⅲ分画（ＡＦＰ-Ｌ３）が多ければ、肝臓がんの疑いがあります。

ＰＩＶＫＡ-Ⅱ

●検査の目的

ＰＩＶＫＡ-Ⅱ（ビタミンＫ欠乏により生じる異常凝固系タンパク）は、肝臓の病気やビタミンＫの欠乏時に血液中に出てくるタンパクで、とくに肝臓がんで異常な高値を示します。

基準値は、０・１ＡＵ／mℓ以下です（高感度法では40ＡＵ／mℓ以下）。

●判明する病気

肝臓がん、ビタミンＫ欠乏などです。

●アドバイス

肝臓系腫瘍のスクリーニング検査に用いられるほか、放射線療法、化学療法の経過を見るのにも利用されます。

ＰＡＰ

●検査の目的

前立腺がんの診断、経過観察はＰＡＰ（前立腺性酸性ホスファターゼ）が欠かせません。とくに50歳以上の男性の前立腺がんスクリーニング検査に役立ちます。基準値は、ＲＩＡ法で３・０ng／mℓ以下です。

●判明する病気

前立腺がん、前立腺肥大です

●アドバイス

がんの疑いがある場合は、Ｘ線検査や内視鏡検査などにより、病気の診断を行います。前立腺がんの腫瘍マーカーには、ほかにＰＡ（前立腺特異抗原）、γセミノプロテインがあります。

●検査ガイド●その他の主な検査

アレルギー反応検査

●検査の目的

人間の身体には、体内に異物が侵入してくると、抵抗物質を作って身体を守り、異物（抗原）を体外に排出しようとする働きがあります。

この仕組みを免疫といい、抵抗物質を抗体といいます。

アレルギー反応とはこの抗体が必要以上に抗原に強く反応したり、必要もないのに抗体ができてしまったりすることです。アレルギー反応検査は、アレルギー反応が病気の原因になっているのか、もしそうだとしたらその抗原は何かということを調べるために行われます。

主な検査は次の通りです。

（血液像検査）

白血球中の好酸球の割合を調べます。アレルギー疾患があると好酸球が増加します。正常値は、好酸球５％以下です。

（皮膚反応検査）

疑いのある抗原を直接患者の皮膚に入れてその反応をチェックし、抗原の特定を行います。検査方法には、皮内反応、貼付試験があります。陰性なら正常です。

（ＲＡＳＴ法）

特異的ＩｇＥ抗体（免疫グロブリンＥ。免疫反応に関係するタンパク）測定法で、血清中の抗原量を測定することができます。

●判明する病気

ダニ、アレルギーに起因する気管支喘息、花粉症、薬剤アレルギーなどです。

●アドバイス

アレルギー反応検査は、アレルギー専門医のいる病院で受ける方が望ましいでしょう。健康診断、人間ドックでのアレルギー検査は通常、血液像検査のみです。

骨量検査

●検査の目的

骨量が減少し、骨がスカスカになる病気を骨粗鬆症といいます。骨粗鬆症は初期にはほとんど自覚症状がないため、早期の診断には特殊な装置を用いたこの検査が必要になります。

検査方法には、超音波法、ＤＥＸＡ法（二重エネルギーＸ線吸収法）などがあります。

超音波法はひざやかかとの骨に超音波を送り、その反応をチェックする検査で、正常値は82以上です。

ＤＥＸＡ法ではＸ線撮影を行い、コンピュータでデータを数値化します。骨量の基本数値は年齢によって決まっているため、その数値とデータを比較することで、骨量の測定を行います。基準値は、０・９２３ｇ／平方センチ以上です。

●判明する病気

骨粗鬆症です。

●アドバイス

骨粗鬆症にかからないためには、若い頃からの生活が大切になります。

適度な運動、タバコやアルコールの節制、ストレスや疲労をためず、バランスのとれた食事をとる（とくにカルシウム）などといった点がポイントになります。

一言メモ　〈スクラッチテスト〉アレルギー検査法のひとつで、前腕内にひっかき傷を付け、そこに調べたい抗原エキスをたらして反応をみる。アレルギー反応をおこせば皮膚は赤く腫れる。

◉検診の受け方と種類

定期検診

定期検診は、会社、居住地域などで行われる健康チェック・システムです。

実施される内容は、尿・血液検査、胸部X線検査などの基本的な検査とがん検診がセットになったものです。

定期検診では、生活習慣病の発見を主な目的としています。検査結果に異常が認められた場合はかかりつけの病院などで受診し、より詳しい検査や治療をする必要があります。

人間ドック

人間ドックは定期検診よりもさらに検査項目を増やし、医師による診療まで含めて総合的に健康チェックを行うシステムです。生活習慣病の発見、生活指導、必要に応じた専門医の紹介などを大きな柱としています。

人間ドックは、健康保険の契約による場合と自費とでは検査項目が違います。前もって検査項目をよく理解し、再検査、追加検査が必要な場合はどうするのかなどといったことについても確認しておいた方がよいでしょう。

人間ドックは一般的に、次の3つに分けられます。

〈短時間ドック〉

日帰りで行える検査です。

コンピュータによる検査の迅速化で、すべての検査を3時間ほどで終了させることができます。検査は重要なポイントを押さえたものだけが実施されます。

〈短期ドック〉

1泊2日で行われ、生活習慣病の早期発見に的をしぼって実施されます。

内容的には、長期ドックの検査内容を一部だけ省略したもので、生活習慣病の早期発見という意味では長期ドックと同等の成果を得ることができます。

〈長期ドック〉

6日～1週間程度、たっぷりと検査を行うものです。さまざまな検査が実施され、数多くの専門医に診察してもらうことができます。追加検査や再検査にも対応してくれますが、期間が長い分、かかる費用も割高です。

特定の生活習慣病が心配な場合は、専門ドック（特殊ドック）を受けた方がよいでしょう。疾患に応じた専門的な検査を受けることができます。

がん検診

家系的にがん患者の多い人は、人間ドックなどの検診の際に自己申告し、がん検診のための追加検査を受けましょう。

がん検診は、がんの早期発見を目的として行われます。定期検診、人間ドックなどでもがんの検査は行われますが、それらは生活習慣病発見検査の一環として実施されるもので、決して完全なものではありません。

がんは早期発見、早期治療さえ徹底できれば、現代医学ではそれほど怖い病気ではありません。

怖がらずに進んでがん検診を受け、早期に疾患を発見することが大切です。

第8章 手術・輸血・臓器移植の知識

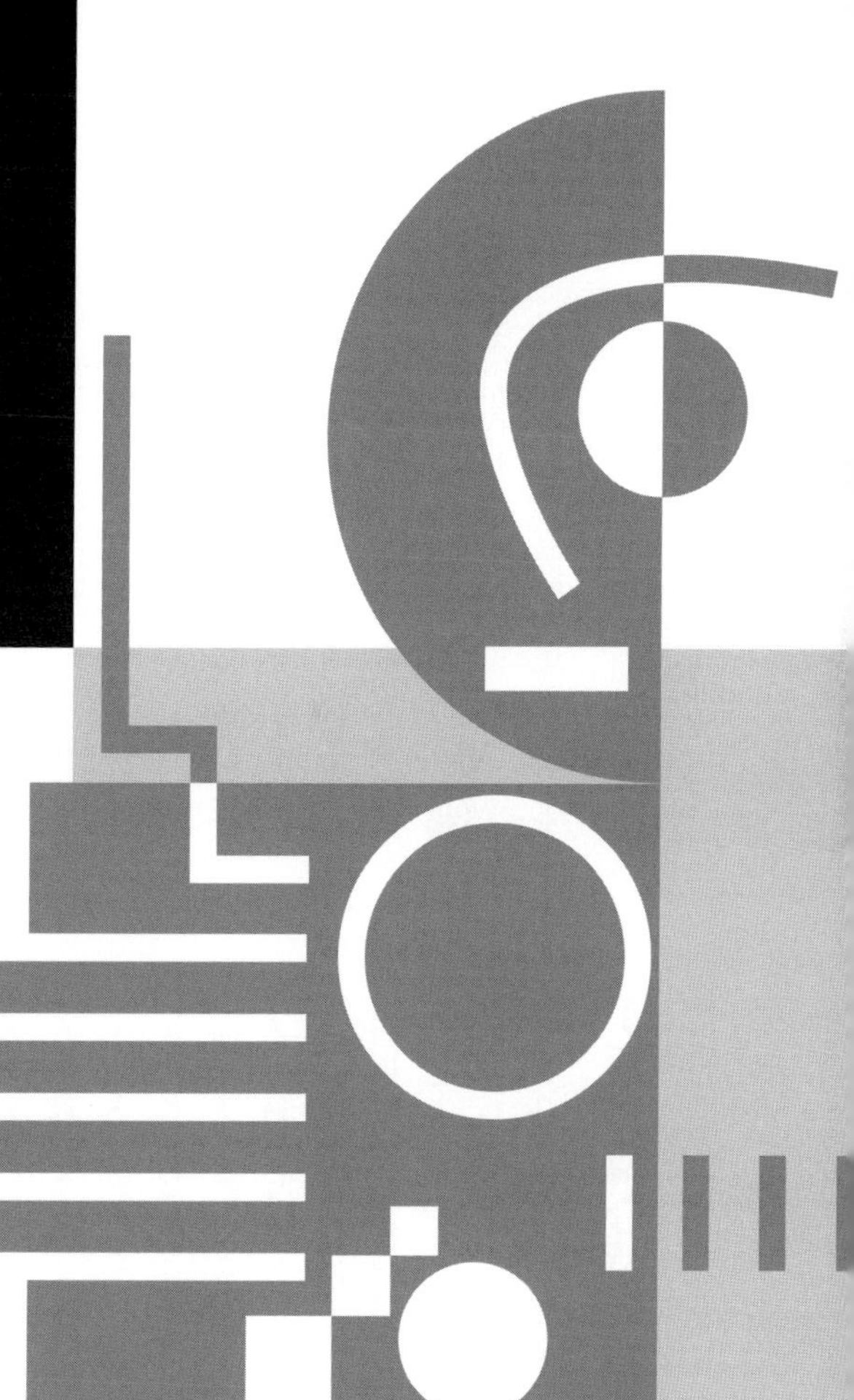

手術

緊急手術と待機手術

病気の治療は、薬物を使う内科的治療と、手術による外科治療の2つに大きく分けられます。さらに手術は緊急手術と待機手術に分けられます。

緊急手術の場合は少しの猶予も与えられない、まさに危機が差し迫った場合に行われます。外傷などによって大量出血をしていたり、体内の臓器が傷ついたり内臓や骨が露出あるいは体外に出ているような時がそうです。外部からの力でなくても、心臓の冠状動脈閉塞などで生命に危険な状態が発生した時の危険回避のために行われるものもあります。

また、緊急手術と違って時間的な余裕があるのが待機手術です。手術が必要ということで入院してから、本人の体調や病状を考えて医師が本当に手術が必要かどうか、するならいつがよいかという様子をみてから行うものです。

手術はどんな場合に行われるか

緊急手術も待機手術も、手術をすることが前提です。そしてそのほかに、内科的治療をしていてその途中で外科治療が必要になる場合があります。

よくあるのは薬物などで内科的治療をしていてもそれがはかばかしくない場合とか、効果がある程度以上は現れない場合です。このような場合に、手術をすればかならず効果があって、病状の改善あるいは完治がみこまれる時に行われます。

また、いつまでも入院して内科的治療をするよりも、手術をすることで自宅に帰って肉体的にも精神的にも早期に社会復帰ができる場合も手術をします。

それに、ちょっと消極的に思えるかもしれませんが、手術をすることで術前よりも内科的治療の効果が期待できる場合も手術が行われます。

いずれにしても医師が患者の安全を念頭に置いて判断します。

手術同意書の知識

手術はけがや病気を治すための手段ですが、肉体だけでなく患者やその家族にかなりの精神的な負担を与えます。

ですから手術を受ける場合は、まず患者や家族がなぜその手術が必要なのか、手術をしないとどうなるのかを聞くべきです。そしていつ手術をするのか、入院に必要な日数あるいは費用などを知るべきなのです。そして医師も誠意をもってそれに応じて、手術の意義と発生する危険性などをていねいに説明するべきです。

それが最近よく聞くようになったインフォームド・コンセント（説明と同意）ということなのです。治療に納得したうえで同意するということです。

とくに脳や心臓など、生命と身体にとって重大な影響を及ぼす臓器の手術などでは、患者が「手術同意書」に署名捺印をすることが求められます。納得して手術に同意し、医師が最善を尽くした結果を受け入れるというものです。

手術に臨む時の注意

納得して手術を受けることに同意した

ら後は医師にまかせましょう。技術的な細かいことであれこれ考えたり医師に聞くことはつつしみましょう。自分や医師への余分なプレッシャーになります。

手術の安全性は年齢や体力によって違ってきます。とくに臓器に対する手術でその臓器の機能の低下がある場合には、そのことをよく理解したうえで手術内容などを判断します。そのためにいくつかのチェックポイントがあります。

まず栄養状態が良好かどうかをみますし、貧血ではないかどうかも調べられます。問題があれば輸液や輸血をします。さらに手術の安全を保つために体液の量や質について検査が行われて、問題があれば輸液で改善します。さらに手術に備えて、臓器や血液に異常がないかどうかの検査も行われます。

そして手術が終わったら医師の指示をよく守って、術後の回復に努めて退院までを過ごしましょう。

輸血

輸血とは

病気や大けがで大量出血がおきたり、大手術で身体内の血液が多量に不足するなど、身体に生命の危機が迫っている場合に輸血が行われます。

ただ、常に輸血が行われるというのではありません。生命に差し迫った危機があるような場合の緊急手術では状況に応じてただちに輸血しますが、手術まで時間的に余裕のある待機手術の場合などは出血量が６００cc以内では輸血せずに点滴などで補います。

全血輸血と成分輸血

輸血は血液そのものを身体に入れる全血輸血と、血液を血液成分に分けて必要なものだけを入れる成分輸血に分かれます。従来の輸血としては全面的に全血輸血が行われていましたが、１９７０年代の終わりころから成分輸血が行われるようになりました。成分輸血とは血液そのものを輸血するのでなく、血液を各成分に分けて輸血するものです。

血液を分離すると、液体部分である血漿と固形部分である血球成分に分かれます。そして血球成分はさらに赤血球、白血球、血小板に分かれます。成分輸血ではこのように分けた成分を使って、赤血球が必要なら赤血球だけ、白血球が必要なら白血球だけというように行います。

この成分輸血なら、例えば濃厚赤血球（血球成分だけの血液製剤）だけを大量に使うなどして治療効果を上げることができます。また、血漿などは成分を凍結すれば安全に長期保存ができるというメリットがあります。

血液型と適合

成分輸血のメリットとしてはさらに大きなものがあります。それは副作用の予防です。輸血というのは一種の臓器移植ですから、免疫反応による副作用の恐れがあります。そこで成分輸血を行えば、不必要な成分は除かれているので副作用がおきる可能性が少なくなります。

この免疫反応ということでは、非常に重要な事柄があります。それが血液型と

一言メモ 〈成分輸血〉血液の全成分を輸血する全血輸血に対し、必要な血液成分のみを輸血すること。副作用が少ないうえ、不足しがちな輸血血液の合理的な利用方法としてニーズが高い。

適合ということです。血液型はふつうABO式で表します。輸血する場合は、A型の血液の人にはA型血液を、B型の血液の人にはB型の血液を入れます。そうでなければいろいろな免疫反応をおこして、発熱、呼吸困難、頻脈、血圧低下などから、急性腎不全などの危険な状態がおきます。これが血液型不適合輸血です。また、輸血にあたってはこのABO式の血液型を検査するだけではありません。血液型にはさらにRh式やMN式などもあります。Rhではプラスとマイナスが違えば不適合をおこします。

　そしてさらに多くの血液型がありますから、慎重を期して交差適合試験というものを行います。これは、輸血を受ける人の血液と、提供される血液が混じった場合の反応をあらかじめ検査し不都合がないかどうか確認するものです。

輸血での問題点

　輸血で重要な問題は血液型と適合だけではありません。ほかにも細菌やウイルスの感染という危険もあります。といっても、輸血を受ける人のために提供される血液は慎重に検査され管理されているのです。梅毒やマラリア、ウイルス性肝炎などが輸血用血液として使用されないように厳重にチェックされています。ただ、いまのところ問題があるのは、C型肝炎の場合です。輸血後に非A非B型肝炎が発生することがまれにあります。しかし最近では新しい検査方法が開発・実用化され、C型肝炎やエイズウイルスもチェックされるようになったため、さらに安全性は増しています。しかし、これらの病気の潜伏期の問題や他のウイルスについては、今後の研究を待たなければなりません。

　最近、輸血についてのさまざまな問題を解決するために行われ始めたのが自己血輸血です。副作用の心配がない自分の血液を輸血する方法です。手術前に採血貯蔵したり、手術中に出血したものを処理してそれを輸血するなどの方法があります。副作用がきわめて少ないという点ではすばらしいものですが、準備や貯蔵などの面ではまだ解決すべきことが残っ

献血とその注意点

　必要なときに輸血を受けられるための制度として、献血があります。献血をする人はヒューマニズムの立場から無償で血液を提供します。この献血制度があるので手術などで大量の血液を必要とする人は大変助かります。

　都会の大きな駅などには、献血のための設備のある車がよく停まっていますので、献血をしたいと思う人は申し込めます。そういうチャンスがない場合は、保健所などに聞けば献血ができるところを教えてくれます。

　献血の場合は２００ccか４００ccの血液が採取され、血液型から肝機能、梅毒、B型、C型の肝炎ウイルスの検査を行って問題がなければ血液製剤にされて保存されます。献血をすると、肝機能やコレステロールの数値などが後ほど本人に通知されます。

　献血する人は健康な状態が前提で、血液比重や血色素の数値が低かったり、最高血圧が90以下の場合は献血できません。また妊婦や、心臓病あるいは血液の病気がある人なども献血はできません。

ています。

臓器移植

臓器移植とは

　病気や事故などを原因として、正常に機能しなくなった臓器で、薬やふつうの外科手術でもよくならない場合、その臓器を取り去って、その代わりとなるものを移植しもと通り機能させようという治療方法が、臓器移植です。

　臓器移植には、火傷した部位に他の部位からとってきた自分の皮膚片を植える皮膚（自家）移植や、他の人や動物から同じ臓器を移植したり、機械をつないで臓器の代わりとさせる人工臓器などがあります。自家移植の場合、免疫反応がおこらず、必ず生着させることができますが、他の人や動物の臓器を移植する場合、臓器によっては免疫反応がおこって、移植臓器が生着しない場合があります。

　人工臓器も近年は小型化し、機能も高くなっています。しかし長期間の使用には耐えられない場合があります。

臓器移植の現状と限界

　目の角膜や骨、心臓弁などの場合は、他の人や動物などからの移植も比較的容易に生着しますが、複雑な機能を持つ臓器の場合、免疫反応により、なかなか生着しませんでした。しかし、１９６４年の腎臓移植の成功をきっかけとして研究が進み、次第に他の臓器も移植できるようになりました。とくに１９７８年に、シクロスポリンという免疫抑制剤が使われるようになって以来、臓器移植の成功率は、飛躍的に高まりました。

　欧米では現在、臓器移植は医療のなかに完全に定着し、善意の臓器提供者（ドナー）も数多くあり、それらの臓器を、必要とする患者（レシピエント）が効果的に利用できるシステムもできています。

　欧米では年に４０００名に近い方が心臓移植を受けています。日本の場合、１９７９年に「臓器移植に関する法律」が施行され、１９９９年には心臓移植が実施されました。しかし臓器移植提供者が少ないのが現状です。

臓器移植ネットワーク

　臓器移植を成功させるためには、臓器提供者がいなければなりません。そして提供された臓器をむだなく利用できるシステムが必要です。最近では、骨髄バンクがクローズアップされ、若い人たちのドナーが増えてきています。

　ところが生体からの移植が可能な骨髄移植と違い、死体からの臓器移植が必要となる場合、脳死問題なども絡み、さまざまな問題があります。

　日本での死亡時臓器提供は、現在、本人が生前に「死亡時に臓器を提供します」という意思表示をし、それを証明するドナーカード（臓器提供意思表示カード）をもっており、遺族の反対がない場合にのみ、移植されることになっています。

　本人意思が不明でも家族の承諾によって脳死の人から臓器提供も可能になりました。15歳未満も対象となります。

　ドナーカードによる代表的な死亡時における臓器提供システムには、アイバン

臓器移植

一言メモ　〈人工臓器（じんこうぞうき）〉機能を失った臓器の代役を果たす装置。ただし臓器とまったく同じ機能を持つものはほとんどなく、とくに生化学的な働きを代行するものはまだ実用化に至っていない。

クと腎臓普及会などがあります。

またドナーとレシピエントを効果的に仲介する臓器移植コーディネーター活動や、臓器を希望する患者の登録システムなどもあります。

人工臓器の種類

人工心臓

機能不全に陥った心臓を代行するもので、患者の心臓は摘出され、その部位に挿入する完全人工心臓と、体外に装着し左室を補助する補助人工心臓があります。ポリウレタンゴムなどで作った血液を送り出すポンプと血液の逆流を防ぐ人工弁から成り立っています。ポンプは空気圧や電気により駆動されます。現在のところ、人工心臓では短期間しか生存できないので、心臓移植までのつなぎが主な役割ですが、長期生存への研究が続けられています。人工心臓にはその他に人工弁や心臓の拍動を規則正しく保たせるためのペースメーカーがあります。人工弁にはボール弁など器械弁とブタなどの生体弁があります。ペースメーカーの電池の寿命は約10年です。

人工腎臓

人工腎臓には血液透析、腹膜透析、血液ろ過、血液吸着などの方法があります。血液透析は患者の血液を、透析膜を通して洗浄する装置で、透析膜は細い中空糸を無数に並べた小型のものが主に使われています。腎不全患者では週に2~3回、1回に4~5時間の透析が行われています。透析は老廃物の排泄、水分調節、電解質や酸塩基平衡などの生体腎機能を代行します。血液吸着は吸着剤や吸着膜のカラムに血液を通して毒素や薬物を吸着させます。

人工肝臓

肝臓補助療法として、血漿交換と血液浄化療法との併用が広く普及しています。これは一時的な肝機能の部分的代償と有害物質の除去を行います。しかし肝臓の持っている多くの機能を果たすことができません。患者の肝の再生力が必要です。この欠点を克服すべく、中空糸外部空間に増殖肝細胞を充填し血液を循環させるハイブリッド型人工肝臓の研究が行われています。

人工膵臓

難治性糖尿病の治療に使われます。2種類の器械があります。1つは血糖値測定部分と血糖値に応じてインスリンが投与される部分からなる人工膵臓です。患者のベッドのそばで使用できる器械が応用されています。もう1つは膵島細胞を免疫隔離膜に封入したバイオ人工膵臓で、まだ実験段階です。膵島の移植場所は門脈から注入し肝臓に生着させるか皮下が考えられています。

人工血管

人工材料であるダクロン、ポリテトラフルオロエチレンなどを編んだり織ったりして作った管を、血管の代用として利用するものを人工血管といいます。大動脈置換術や血液透析用のシャントなど多数の症例で用いられています。人工血管は抗血栓性を持つこと、感染を起こしにくいこと、血管内皮細胞が付着しやすいこと、体に合わせ成長することが望まれ、研究が進められています。

人工血液

献血に依存した輸血は多くの問題点を抱えています。肝炎など感染の危険、異なった血液型による輸血ミス、宗教上の輸血拒否患者、採血後21日までしか使用できないこと、大量使用ができないことなどが問題点の例です。人工血液はこの問題点を克服することを目的として開発研究がされています。現在研究されているのは主に2種類で、酸素運搬体と人工血小板です。酸素運搬体は酸素を運搬できる合成化合物（パーフルオロカーボン）とヘモグロビンを膜で包んだものなど、人工赤血球の研究が行われています。しかし現在のところまだ実用化に至った製品はできていませんが、近い将来に可能といわれています。

人工皮膚

やけどやけがで皮膚が失われると、血液や水分が漏出し、細菌感染が起こります。これを防ぐため創傷部位を被うのが人工皮膚です。人工皮膚は一時的に創傷を被う、あるいは創傷の治癒を促進させる被覆材と、それ自体が永久に生着し創を閉鎖するものとに区別されます。前者は生体被覆材であるブタ真皮、合成材料であるポリウレタンフィルム、抗菌性材料、生体と合成の複合材料であるアテロコラーゲンとシリコン膜などがあります。後者に属するのは、患者皮膚細胞を増殖させた培養皮膚です。現在実用段階に入っています。また死体皮膚を採取し、必要に応じて皮膚移植のために供給するスキンバンクが設立されています。

人工骨

骨欠損部に充填し、骨の代わりを半永久的にさせるのが人工骨です。材料にはステンレスやチタンなどの金属が、ほかに高密度ポリエチレンなどのプラスチックや、バイオセラミクスが使われています。体内で劣化したり分解されたりしない生体不活性セラミクスと体内で吸収されて骨組織の再生を促進するアパタイト、リン酸カルシウム骨セメントのような生体活性のあるセラミクスがあります。

人工関節

関節炎などで関節の激しい痛みや運動制限を起こしたときに、治療の1つとして人工関節置換術が行われます。股関節や膝関節の人工関節はすでに多数使用されています。その他、肩、肘、足、手指の人工関節があります。人工関節は金属やプラスチックでできていて、人工関節は骨の中にセメントを使い固定する方法とポーラス人工関節を用いる方法があります。

人工水晶体

白内障などで濁った水晶体を手術で除去し、代わりに人工水晶体（眼内レンズ）を挿入します。人工水晶体は旧くはポリメチルメタクリレート製が、１９９０年代からはアクリル樹脂やシリコン樹脂、ハイドロジェルで作られています。現在

一言メモ　〈拒絶反応（きょぜつはんのう）〉臓器移植の際にみられる免疫反応。移植組織を非自己と認識して拒絶する免疫の働きにより、移植臓器の機能が低下して生着できない現象。

も多くの種類の新しいレンズが開発され市販されつつあります。基本構成は光学部と水晶体嚢（カプセル）に固定するプラスチックの腕（支持部）からなります。眼内レンズは折りたたんで挿入することができ、４㎜前後の傷口で済むようになっています。

人工耳

耳に入った音は鼓膜に振動として伝わり耳小骨を経て、蝸牛に伝わります。蝸牛の中の有毛細胞が振動を電気信号に変え脳に伝わります。その経路のどこかで故障を生じると難聴になります。中耳までの障害で難聴になるのが伝音性難聴で、蝸牛から奥の難聴が感音性難聴です。人工耳は人工中耳と人工内耳が実用化されています。人工中耳は中耳に埋め込んだセラミクス片が鼓膜や耳小骨の代わりに振動する高性能補聴器です。人工内耳は感音性難聴患者のためのもので、蝸牛部分に電極が植え込まれ神経が刺激されることで、音が聞こえるようになります。しかしすぐには正常な聴力が回復できません。聴能訓練が必要です。

臓器移植の種類

心臓移植

心臓移植は従来の治療では救命や延命ができない重症心疾患で、心筋症、虚血性心疾患、その他に対して行われています。１９６７年に南アフリカで最初の移植が行われて以来、２００１年までに全世界で6万例以上の手術が行われています。現在日本の1年生存率は97%で、5年生存率は92%です。成功率の改善は適応患者と提供患者の選択、免疫抑制剤の開発、感染の早期診断と治療薬の開発が大きな役目を果たしています。日本では提供者が少ないため、まだ少数例しか手術が行われていません。術後は免疫抑制薬の服用が必要で、感染しやすいので注意します。

肺移植

慢性閉塞性肺疾患、肺線維症、原発性肺高血圧症などで、他の方法では治療できない終末呼吸器疾患に対して、患者の肺を取り除き健康な肺に置換する手術です。脳死からの片肺移植、両肺移植、心肺移植、血縁家族からの生体部分肺移植があります。臓器の中で生着率が低い特徴があります。

腎臓移植

腎臓移植は日本では1年生存率が96%を越え、5年生存率が90%と、すでに定着した医療といえます。しかし移植10年では透析の再導入症例が多い問題点もあります。腎臓は1人に2つずつあるため、患者の肉親などの健康人から臓器提供を受けることが可能です。そのため腎移植には生体腎移植と脳死後の臓器提供を受ける腎移植があります。欧米での腎移植は脳死後の移植が大部分を占めますが、日本では生体腎移植が主流です。１９９５年に腎移植ネットワークが設立され、情報の管理調整がされています。

心肺移植

心臓と肺を同時に摘出して移植するの

が心肺移植です。

これは1968年にアメリカで始められ、現在欧米を中心に、一般的な医療水準にまで達していますが、1989年の240例をピークに減少傾向にあります。

これは、心臓や肺の単体移植管理が向上したことと同時にこれらの移植手術より困難なことによるといわれています。また、ドナーの不足も一因しています。

ただ、術後の経過は、心臓移植や肺移植より良好で生存率が高いことから再び見直されています。

移植手術の適応条件としては、進行した肺疾患により、肺移植の適応が考えられる症例において、外科的修復がむずかしい先天性心疾患や高度心機能低下をともない、最大限の内科的治療によってもＮＹＨＡⅢからⅣに相当する臨床症状が改善しない場合や、心不全の症状が重くなり心臓移植が考えられるが、薬剤抵抗性の不可逆的高血圧をともなう場合などがあげられます。

また、55歳以上はこの移植にたえることがむずかしいとされていますが、医師から心肺移植にたいする知識と理解を、本人と家族が十分得たうえで手術にのぞむことが大切です。

わが国でも心臓移植および肺移植が開始され、徐々にこの手術が定着しつつあり、登録例も増えてきました。今後の治療課題として、いままでは有効な手段がないままに経過を追うのみだった肺病変をともなった先天性心疾患例を救命する移植手術として確立されることが期待されています。

臓器移植

肝臓移植

先天性胆道閉鎖、肝硬変症、劇症肝炎など、再生不全となった末期肝疾患の根本治療として手術が行われます。1963年にアメリカで最初に行われました。手術は臓器移植中もっとも難しい部類に入ります。治療成績は近年向上し、5年生存率は80％にまでなっています。日本では脳死から臓器提供者を得ることが難しく、家族や親族の肝臓の一部を切除し移植する生体肝移植が多く行われています。1年生存率は85％に達しています。

臓器移植と脳死について

現在、日本で実際に移植されている臓器は、血液、骨髄、骨、角膜、腎臓、肝臓、膵臓、心臓、小腸および肺です。

このうち血液、骨髄、腎臓、膵臓は生体から、角膜は心停止後の遺体から摘出され、移植されています。

しかし腎臓、肝臓、膵臓、心臓および心肺同時移植では、心停止を待っての摘出では、臓器移植できない場合があります。

また、臓器を脳死時点で摘出し移植することで、移植直後から機能を発現させ、合併症を減らすことができます。

これには腎移植、膵移植が当てはまります。

このような理由から、医学的には臓器の摘出は心臓死よりも脳死での方が効果的であることがわかります。

現在の日本では、ドナーカード保持者が増えており、脳死を容認する人が増えつつあります。

一言メモ 〈ドナー〉提供者のこと。例えば臓器提供者とは、根治が望めない患者に移植するための臓器（骨髄、角膜、心臓、肺、肝臓、膵臓、腎臓など）を摘除して提供する人。

膵臓移植

これには膵臓を移植するもの、内分泌機能を司る膵島細胞のみを移植する膵島移植、人工膵臓の移植が含まれます。膵島移植はすでに患者に対し行われていて、移植手術が簡便、患者への負担が軽い、くり返し移植が可能などの利点があります。膵臓が生着し機能を始めればインスリン注射をする必要がなくなります。多くの場合、膵臓と腎臓の同時移植が行われます。

骨髄移植

白血病の再発、再生不良性貧血、先天性免疫不全症などにおいて、致命的な異常に陥った造血機能を、健康な提供者から得た正常造血幹細胞によって再生するのが目的です。骨髄移植は手術室で麻酔下に骨髄から造血幹細胞を採取し患者に移植します。造血幹細胞は骨髄以外にも末梢血と臍帯血から得る事ができます。

血縁でない血液が適合した提供者を見つけ、骨髄移植を推進することを目的として骨髄バンクと臍帯血バンクが各地に設立されています。

角膜移植

角膜は光の入口で、黒目を被う厚さ0・5㎜の透明な膜です。病気やけがで濁ると光が通らなくなり視力が低下します。濁った角膜をドナーから得た透明なものと取り替える手術を角膜移植といいます。心臓死および脳死した提供者から移植が行われています。移植成功率が97％と高いのが特徴です。

脳への移植

患者の脳の一部に、本人、あるいは第三者の組織を移植して、脳あるいは他の臓器から失われた機能を取り戻そうとするための治療方法です。

現在ではパーキンソン病や糖尿病、アルツハイマー病などに対して研究が進められていますが、いずれも始められたばかりであり、確立した治療方法として認められたものはありません。

パーキンソン病は、神経伝達物質であるドーパミンが不足していることから手足が震えたり、歩行が困難になったりする病気です。その治療として、患者本人の副腎組織を移植したり、流産した胎児の副腎や中脳下部の黒質を移植しています。現在各国で、有効な治療法かどうか、検討中です。糖尿病患者への移植手術は、インスリン依存型糖尿病の患者の脳に、膵臓のランゲルハンス島を移植するというものです。これは、脳の血糖値をコントロールする中枢に、インスリンを感じさせやすくするものです。

第9章

リハビリテーションと在宅介護

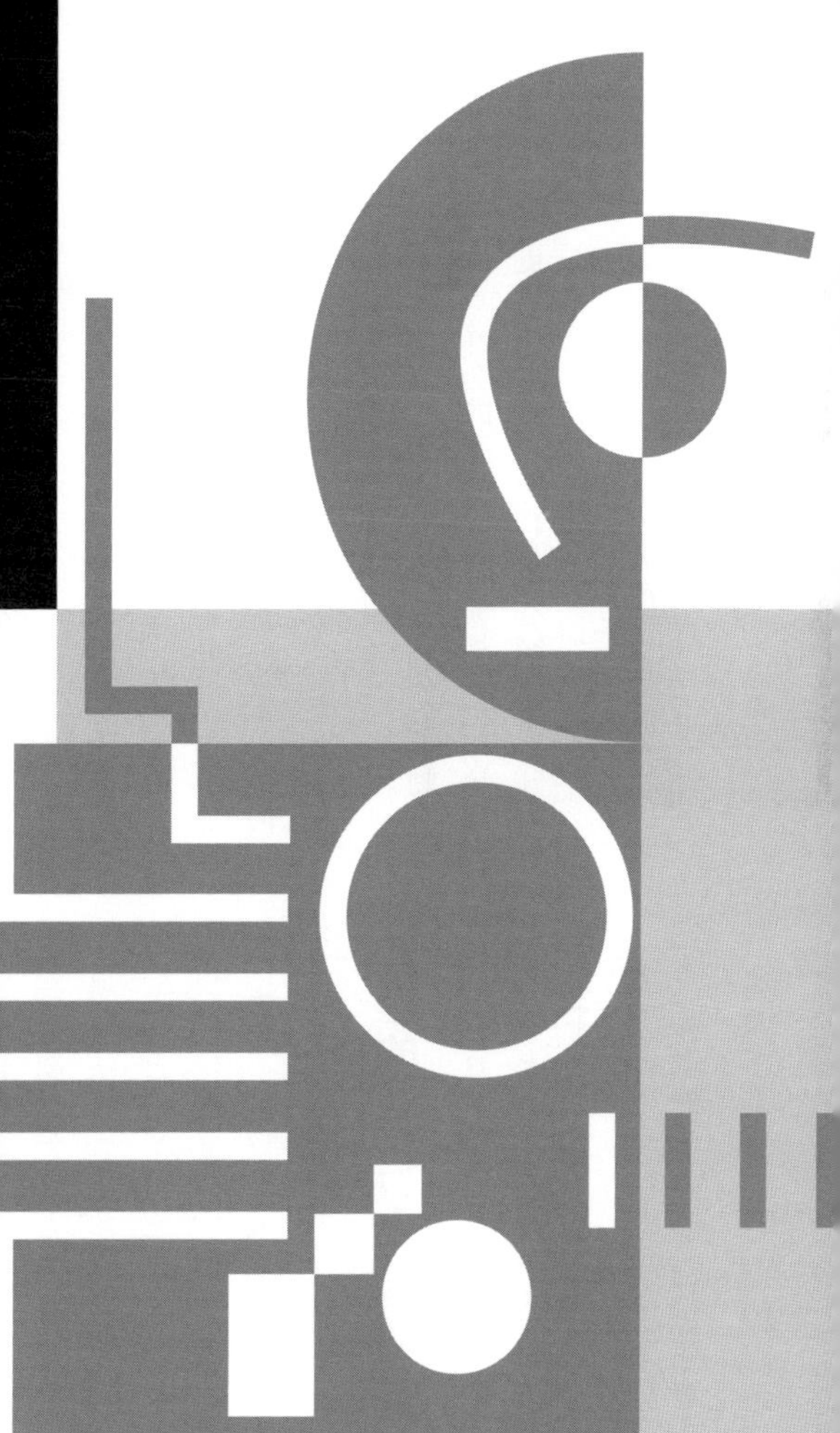

リハビリテーションとは人間らしく生きる権利を回復すること

患者の社会復帰をサポート

病気や事故で何らかの障害が生じた人に対し、身体面だけでなく、精神面や社会面においても、その人にとって最大の能力を可能な限り引き出し、回復をはかる過程のことをリハビリテーションといいます。

リハビリテーションの目的は、疾患の治癒というよりも、障害を持つ人が社会で生活していくうえでの権利の回復にあります。

WHO（世界保健機関）の定義では、障害は機能形態障害、能力障害、社会的不利の3つのレベルに分けられています。例えば、脳卒中で右半身の麻痺が生じた場合、右片麻痺が機能形態障害です。それにより歩きにくくなったり字が書きにくくなったりすると、能力障害、さらに、そのため仕事を続けることが困難になることなどが社会的不利です。

リハビリテーションでは、この3つのレベルの各々におけるその人の問題点と対策を検討し、その時点における最大の能力を引き出すために働きかけます。そしてその目的で医師、理学療法士、作業療法士、言語療法士、義肢装具士、ソーシャルワーカーなどの専門家が必要に応じてチームを組み、個々の患者に対応していきます。

ただし、現在WHOから国際障害分類改正案が提案されています。障害を持つ人々に不利になることが十分に表現をされていないところに問題があります。何ができないかではなく何ができるかを問う姿勢と受け取れます。

具体的には、〝能力障害〟が〝活動〟に、〝社会的不利〟が〝参加〟に用語変更され、また、それらの分類がより詳細になっています。

理学療法など、各種訓練の実際

理学療法士（PT）は、身体の障害に対し、運動療法と物理療法で回復を促します。具体的には、関節の拘縮（こうしゅく）を防ぐための訓練や筋力を強くする訓練などを行ったり、温熱療法や牽引などを通じて患者の機能を強化していきます。

作業療法士（OT）は、さまざまな作業・活動（日常生活動作、手芸、仕事など）を用いて患者の回復を促します。例えば、主婦の場合などは必要に応じて、料理その他の家事動作を実際に行うなどの訓練を組み込むこともします。

言語療法士（ST）は、話すことや聞くことなどのコミュニケーションに障害を持つ人に働きかけ、その回復を促します。また、食物の飲み込みなどに問題のあるときにも訓練を行います。

医学的リハビリと社会的リハビリ

リハビリテーションには、「医学的リハビリ」と「社会的リハビリ」の側面があります。

「医学的リハビリ」は、医師、理学療法士、作業療法士、ケースワーカーなどが一丸となり、何らかの障害を抱えた患者の機能回復をはかっていきます。その時点での患者の諸機能を正確に評価し、残された機能のフル活用や破壊された機能の回復訓練をサポートしていくのです。

「社会的リハビリ」は、患者が退院後の日常生活、社会生活を健全に送れることができるよう患者の精神面をケアし、教育的指導、職業的指導を行っていきます。

体に麻痺を抱えた患者の入院生活は長期にわたることが多く、健常な社会生活から隔離された病院での暮らしは、患者の精神状態に大きな影響を与えます。

両方のリハビリテーションがうまく進められてこそ、健全な社会生活への再出発が果たせるといえます。

安静によっておこる「廃用症候群」

体を動かさず、安静にしていることによって引きおこされるさまざまな症状を廃用症候群といいます。

リハビリテーション医療の観点から見ると過度な安静は逆効果で、廃用症候群を発症しやすい危険な状態といえます。

リハビリテーションの基本は、早期離床、早期歩行訓練によって身体機能の回復をはかることです。安静第一主義という誤った固定観念を捨て、廃用症候群を予防しなければなりません。

●起立性低血圧

立ち上がったとき、急に立ちくらみやめまいをおこすのが起立性低血圧です。

長い間寝たきりの状態でいると、血圧の調節機構が正常に働かなくなります。本来なら寝ている状態から立ち上がったときには血管が収縮して、脳にも十分な血液が行きわたるよう自動調節しますが、長期間寝たままでいるとこの働きが弱まり、その結果、立ちくらみやめまいなどをおこすようになるのです。

高齢者の場合、1カ月以上寝たきりの状態が続くと、間違いなく起立性低血圧をおこします。

●筋萎縮

筋肉をまったく使わないと、1日に約3%（1週間で約20%）も筋力は低下し

寝たきりを防ぐためには早期リハビリのスタートが肝心

病人を寝たきりにさせないためには、発病直後の対応が鍵になります。

リハビリテーションは、安静が必要とされる時期を過ぎてから始めるのではなく、発病と同時に、内科的、外科的な一般医療と並行しながらスタートすべきものだという認識を持つ必要があります。

リハビリ開始のタイミングさえ遅らせなければ約8割もの確率で、病人が寝たきりのままになるのを防ぐことができます。

長い間、寝たままの状態が続くと、体に拘縮（筋肉、関節が硬くなること）や萎縮（筋肉が縮むこと）がおこり、体を動かそうとしても思うようにいかなくなってしまうものです。

介護をする人は医師とよく相談し、病状に見合った方法で、関節運動などのリハビリテーションを早期にスタートさせて病人の体の拘縮・萎縮を防ぎます。早めのリハビリは廃用症候群撃退のための必須事項です。

一言メモ 〈作業療法〉身体障害者や精神障害者に、肉体作業を通して体の機能や意欲の回復を促す治療法。国家認定された専門の技術者（作業療法士）の指導のもとで行われる。

てしまいます。つまり寝たきりでいればいるほど、どんどん筋肉は萎縮してしまうわけです。

しかも低下した筋力を回復させるためには、筋萎縮にかかった期間の3倍もの時間が必要になり、高齢者の場合は完全に回復しないこともあります。

●骨萎縮（骨粗鬆症）

寝たきりになったり、脳卒中で片麻痺になったりすると、骨粗鬆症がおきやすくなります。これはなぜかというと、体重を支えたり、筋肉をサポートしたりといった骨本来の働きが乏しくなるためにおこるものです。

適度な運動によって骨に刺激を与えないと、骨に含まれているカルシウムはどんどん減少してしまいます。カルシウムがなくなると、骨はまるで軽石のようにスカスカになってしまい、転倒しただけで簡単に骨折するようになります。

●関節拘縮

関節を動かさないと、数日で拘縮が始まります。拘縮し始めた関節は1カ月もすると動きにくくなり、日常生活に支障をきたします。

膝、足首の関節の拘縮は歩行に影響を与え、手指の拘縮は手の働きを大幅に制限します。

●消化・排泄機能の低下

寝たきりの状態では内臓にも重力がかからないため、消化機能や排泄機能を大幅に低下させます。

●心肺機能の低下

人間が起き上がった状態でいると、心臓は自分よりも高い位置にある脳などに血液を送り込むため、心臓のポンプを元気いっぱいに動かしています。寝たきりになってしまうと心臓は体の高い位置に血液を送る必要がなくなり、次第にポンプの力は弱まってしまいます。

長いこと寝ていた人が上体を起こしたときに立ちくらみや疲れなどの症状を訴えるのは、弱くなってしまった心臓ポンプにも原因があるのです。

また寝たきりの状態は、肺機能も衰えさせます。肺機能が衰弱すると、肺炎をおこしやすくなります。

●床ずれ（褥瘡）

長い間、寝たきりになるということは、皮膚に対する圧迫が継続されるということです。皮膚に圧力がかかりすぎると血液の循環が悪化し、壊死状態になってしまいます。これが床ずれ（褥瘡）です。

床ずれになってしまうと患部から細菌が侵入して感染症を患い、とても苦しい思いをすることになります。

●便秘、尿便失禁

身体機能の活動が低下した状態が長く続くと腸の運動能力が低下し便秘がおきやすくなります。また括約筋の障害から尿や便を失禁してしまうこともあります。

失禁はお年寄りにとっても大変なショックであり、それが原因となってますます廃用症候群に陥ってしまうという悪循環を招きます。

●精神的合併症

身体に障害を負い、寝たきりの状態になってしまうことでお年寄りの社会生活は著しい制限を受けることになります。

こういった生活の変化は、やがてお年寄りの心を蝕み、荒廃させ、ついには人格の変化をもたらすことがあります。

食事をとるのを拒否したり、言語能力が低下したりしたら、精神的合併症を患っている可能性が高いので、注意する必要があります。

この病気は認知症とは違うのだという認識も必要です。

リハビリテーションの受け方

どんなときに必要か

リハビリテーションが必要になるのは、脳卒中や事故などからだけでなく、さまざまな原因によって何らかの障害が生じたときです。先天的な障害を持つ場合など、乳幼児も当然リハビリテーションを必要とします。

また、とくに高齢者では、前に述べた廃用症候群から日常生活上の不自由が生じやすいので、長期の安静を要する疾患では早期からリハビリテーションが必要とされます。

その他、心筋梗塞などの心疾患や、呼吸障害、慢性の痛みなどに対するリハビリテーションも行われています。このように、現在のリハビリテーションは広範囲な領域を含んでいるのです。

入院でのリハビリテーション

入院してリハビリテーションを受けるには、次のような病院などがあります。

①リハビリテーションスタッフと設備の整ったリハビリテーション科のある一般病院。

②リハビリテーション専門病院。入院患者の大半がリハビリテーションを目的としており、公立の場合はその地域のリハビリテーションセンターとしての機能も持つことが多い。

③長期入院・入所可能な療養型の病院・施設でリハビリテーション設備のあるところ。

また、リハビリテーションは退院したときで終わるわけではありません。さまざまな訓練を継続する必要がある場合もありますし、廃用症候群がおきる可能性もあります。

退院後も外来リハビリテーションのため通院し、定期的なチェックを受けることが大切です。

外来でのリハビリテーション

通院・通所でリハビリテーションを受けるには、①、②に通院する他、地域のリハビリテーションセンターや、障害者福祉センター、保健所などの機能訓練事業を利用する方法などがあります。

いずれにしても、社会復帰後もその時点における自分自身の最大の機能・能力を引き出せるよう、リハビリテーションを続ける必要があります。通院終了後も自主訓練を行い、できれば、半年に1回程度のチェックを通院していた病院で受けたいものです。

症状が悪くなり、廃用症候群などが現れてしまった場合は、集中的な外来でのもしくは入院してのリハビリテーション（2～3週間）を行い、機能レベルを維持します。

一言メモ 〈失禁（しっきん）〉尿や便の排泄を意識的に行うことができず、もらしてしまうこと。老衰のほか、排泄を支配する脳や脊髄の神経障害や、てんかんの発作時などでもみられる。

リハビリテーションの実践

プログラム

リハビリテーションの訓練を行えば、誰もが同じレベルまで回復するわけではありません。脳卒中を例にとれば、脳の損傷部位とそのレベル、一定時点までの回復程度の違いによって、障害の回復程度も人によって大きく変わってきます。

つまり患者一人一人の回復レベルは、ある程度予測のつくものなのです。

リハビリテーションは、患者個々の障害の予後をあらかじめ診断し、会社への復帰などが可能であればそれに合わせ、家の中において身の回りのこと（食事、排泄、洗面、入浴など）ぐらいは自分でできるようになれる、と診断されればその予測に基づいて、長期的な視点に立ったプログラムが組まれます。

リハビリテーションによる機能回復は、決して短期間で達成できるものではありません。専門家の指導のもと気長に、そして確実に実践していく必要があります。

家族の対応

いくら病院でリハビリをし、ある程度の機能回復を果たしても安心はできません。リハビリテーションの成否は、退院後の生活態度にかかっています。身体に麻痺がある場合は、リハビリで身体を動かしていないと、関節の拘縮（こうしゅく）が進行して、せっかく病院で訓練してもまた状態が悪化してしまう恐れがあります。

本人の努力はもちろんですが、きちんとリハビリテーションを実践していくためには、どうしても家族の、正しい知識に基づいた協力が必要になります。

病人扱いして何から何まで手助けをしたり、おろおろと見守るばかりでは本人の進歩は期待できません。

いたずらに焦らせたり、落胆させたりすることなく、患者と歩調を合わせ、一歩一歩段階的なリハビリを実践していきます。動けなくてつらいのは、何よりも患者自身なのです。

こころの立ち直り

たとえ家族がどんなにがんばっても、障害を抱えた患者自身にやる気がなければ、どうしようもありません。

障害をもった身からすれば、ようやく家に帰っても、生活の中身は一変します。基本的なＡＤＬ（日常生活動作＝食事、排泄、洗面、入浴など）に時間をとられ、しかも周囲はみな健康な家族ばかり。思うように体を動かせず、周囲とペースの合わない自分に孤独感を感じるようになっても決して不思議ではありません。

患者がぼーっとテレビを見たり、何事も受け身的な生活態度をとるようになったら危険信号です。そのような場合にはリハビリの意欲がもてなくなった原因を考え、自分の世界に閉じこもってしまった患者の心に刺激を与えるようにします。

基本動作と動作訓練

正しい姿勢

寝たきりになりやすい障害として脳卒

中による身体の麻痺があげられます。実際のリハビリテーションの訓練について、脳卒中による半身麻痺を中心に述べていきたいと思います。

長い間、寝たきりになってしまうと、褥瘡（じょくそう）や関節の拘縮の心配が出てきます。

いったん褥瘡が生じると完治させるのはとても困難なので、治療よりも予防を心がける必要があります。また、関節の拘縮についても同様のことが言えます。

褥瘡、関節の拘縮を未然に防ぐためには、正しい姿勢で床につき、手指も正しい姿勢に保ちます。

臥床（がしょう）時の正しい姿勢は、背臥位（はいがい）の場合は尖足を予防するために砂袋などを足の裏に当て、足首が直角になるように固定します。腋（わき）の下にはクッションを置き、手にはタオルなどで作ったハンドロールを握らせるようにします。

側臥位（そくがい）では、麻痺のあるときは身体の下に巻き込まないよう麻痺のある手足の位置に気をつけて、膝の間にはクッションを挟みます。足首にはやはり直角に固定するよう砂袋などを置きます。

マットレスの硬すぎ、軟らかすぎは褥瘡や関節拘縮の元凶なので、適度なものを選ぶようにしなくてはなりません。

体位変換

片麻痺などになると、自力での体位変換が困難になります。原則として2～3時間に一度は、背臥位→側臥位、側臥位→背臥位などに体位変換をします。

体位変換の際には、褥瘡の前兆である発赤ができていないかを必ずチェックするようにします。毎回は大変であれば、せめて1日に1～2回、褥瘡のできやすい部分のチェックを中心に、全身の皮膚状態を確認するように努めます。

正しい姿勢

背臥位

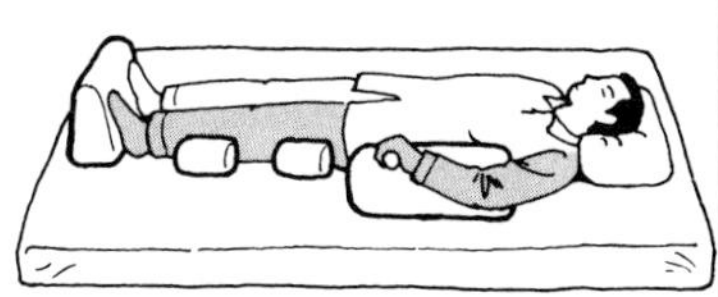

高くない枕を使い、腋の下には二つ折りにした座布団やクッションなどを当てる。尖足予防のため、足の裏には砂袋をあてがう

側臥位

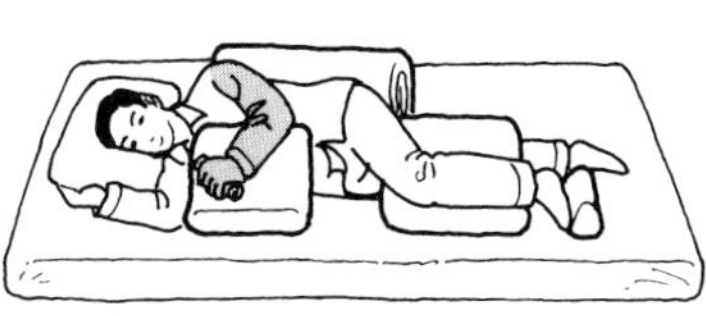

毛布をロール状に硬くまとめたものなどで背中を支え、膝の間には座布団やクッションを挟む。麻痺側の手指にはハンドロールを握らせる

手指の正しい姿勢

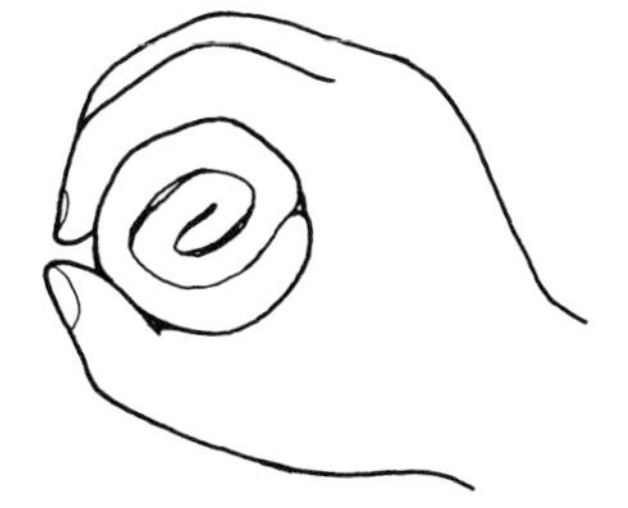

タオルや包帯を巻いて作ったハンドロールを握らせるようにする。親指の位置に注意し、きちんと握った形をとらせること

一言メモ 〈内旋（ないせん）〉肩関節や股関節の運動のうち、手足の前面を内方へねじる運動をいう。外方へねじる運動は外旋と呼ばれる。

関節可動域訓練

正しい姿勢をとらせるだけでは関節の拘縮（こうしゅく）を予防することはできません。

少しでも早い時期から（救命の見通しが立てば、即刻）リハビリテーションの専門家による関節可動域訓練を行う必要があります。関節可動域訓練は、正しい方法で行えば、患者にとってほとんど負担になりません。

1日に最低1回、肩関節や手指、腕、股関節などを動かす動作を（メニューに従って）1動作10回程度繰り返すようにします。脳卒中をはじめとして足関節の拘縮が進行しやすいので、まずはその部位の訓練から始めます。

可動域訓練が適切に行われないと、肩関節痛などの症状が出てきます。片麻痺になってしまうと、腕の重さだけでも肩の関節を痛めやすく、そこに不適切な運動が加わることで、さらに肩関節を傷つけやすくなるのです。

痛みをおしてまで無理してやらず、1日1回規則的にやることが肝心です。

肩関節

①腕を前方に上げる

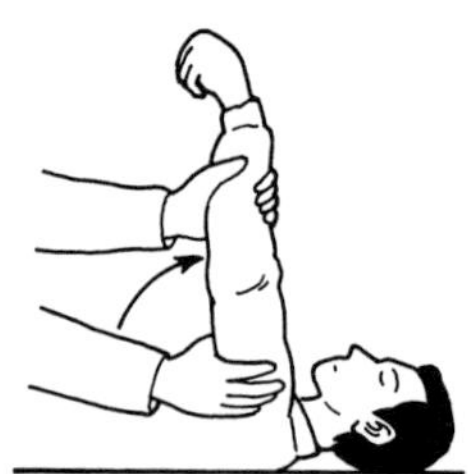

片手で肩甲骨を支え、前上方に持ち上げるようにして90度ぐらいまで腕を上げる

②腕を側方に上げる

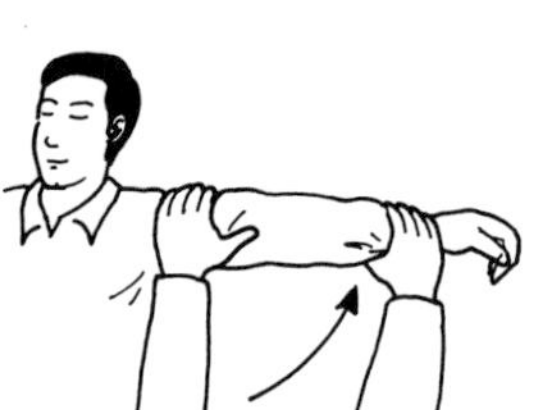

片手で肩甲骨をつかみ、上側方に動かしながら90度ぐらいまで

③肩関節の回旋

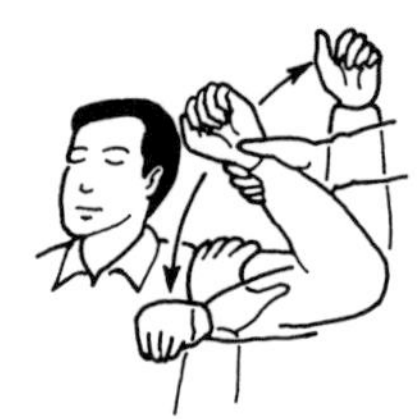

②の姿勢から肘を垂直に曲げ、肩関節を片手で押さえ、上向き、下向きに各45度ぐらいずつ

手指

第一関節を曲げる

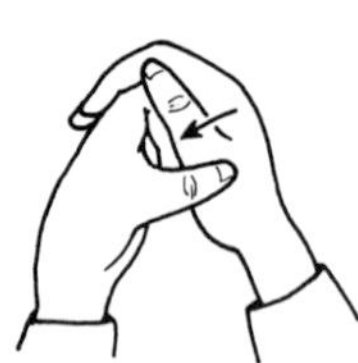

第一関節は拘縮をおこすと大変治りにくいので、十分な屈曲を

第二、第三関節を伸ばす

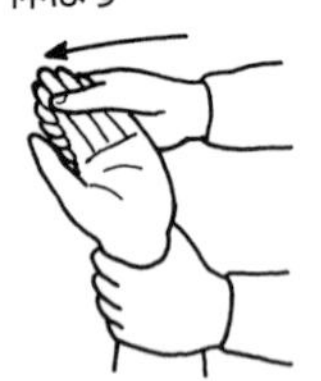

指は曲がった状態で硬くなりがちなので、十分に伸ばしてやる

前腕

前腕を回す

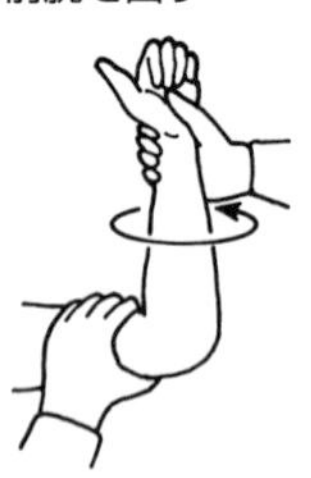

肘の近くを片手でしっかり支え、約90度の範囲でゆっくり回転

股関節

股関節を伸ばす

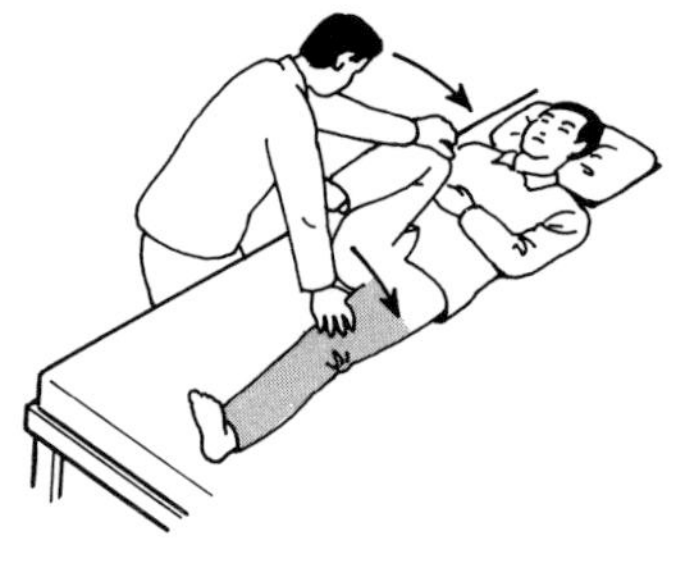

麻痺していない方の足を十分に屈曲させ、麻痺側の大腿部を押す

股関節・太ももを内側に回す

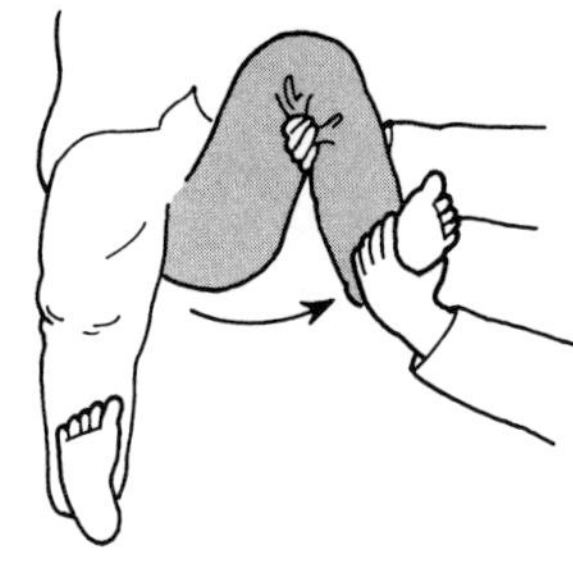

股関節を屈曲した体位で、下腿をゆっくりと外側に回すことによって、股関節、太ももを内側に回す

下肢を外に開く

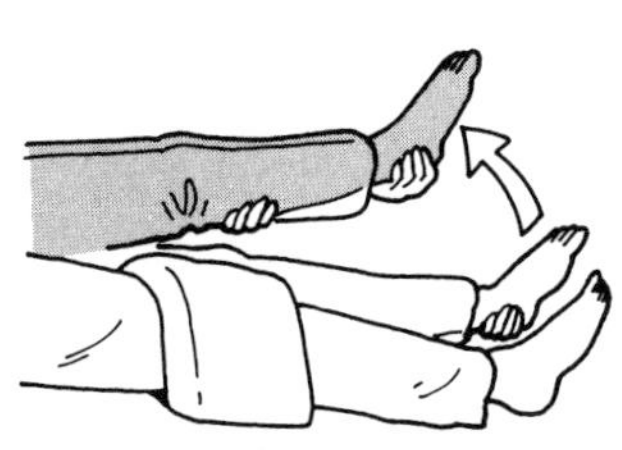

麻痺側の足を両手でしっかりと持ち、股関節を開く

膝を伸ばす

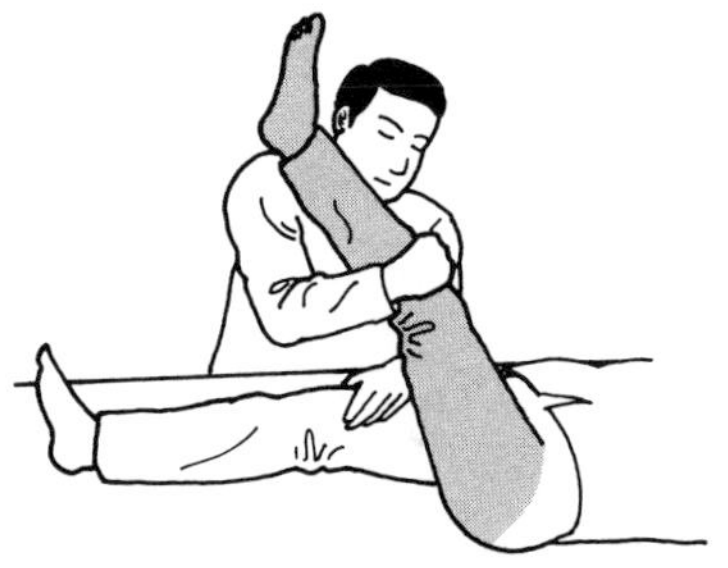

大腿部を手で固定し、足を肩に乗せて押し上げるようにする

足指

屈伸

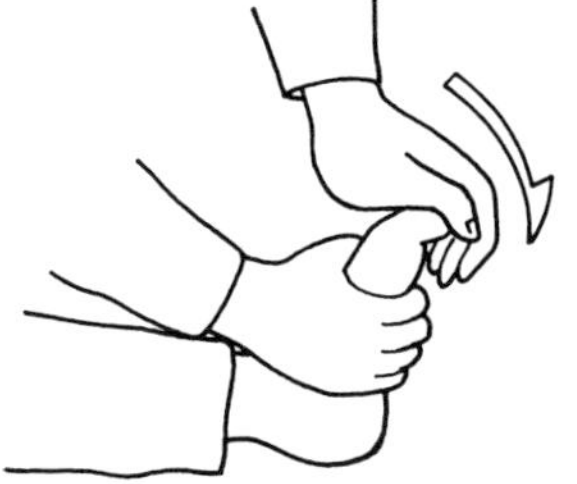

足指は麻痺の末端部でもあり、とても屈曲しやすいので念入りに屈伸

足関節

背屈

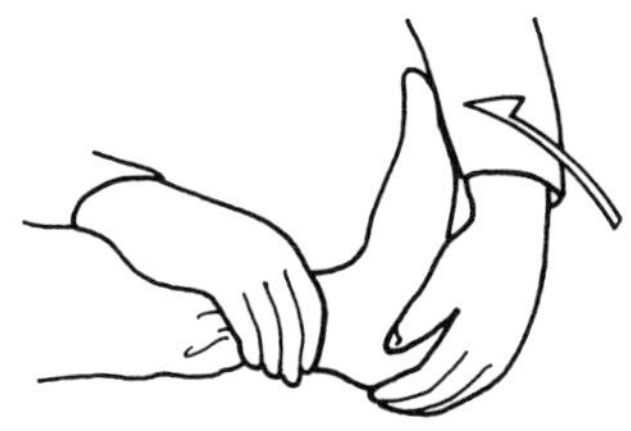

片手でかかとをしっかりとつかみ、つまさきの部分を上方に押す

一言メモ 〈外旋(がいせん)〉肩関節や股間節の運動のうち、手足の前面を外方へねじる運動をいう。逆に内方へねじる運動は内旋とよばれる。

座位耐性訓練

長いこと寝たきりになってしまうと、体内の血圧を調節する働きが緩慢になり、座った状態でめまいや立ちくらみをおこしやすくなります。「廃用症候群」の項で述べたように、これを起立性低血圧といいますが、座位耐性訓練は起立性低血圧をおこさないように訓練するものです。

患者がギャッジベッドに寝ている場合はベッドの上半身部を起こします。まずは角度にして30度、長くても5分ぐらいをメドに起こします。その際は必ず患者の顔色のチェック、脈拍の異常などを観察し、患者の気分が悪くならないように注意します。もし起立性低血圧の症状が現れたら、訓練を中止します。

ただし、その後一切訓練をしないというのではなく、角度や1回にかける時間を減らし、毎日ゆっくりと、少しずつ上半身を起こしていくようにします。

ギャッジベッドのない場合は、介助者がうしろ、ないしは横から支え、人為的に患者を座位の姿勢にさせます。介助者の負担の軽減、患者の安全のためには複数の人間の手で行うべきです。

座位耐性訓練

ギャッジベッドの場合

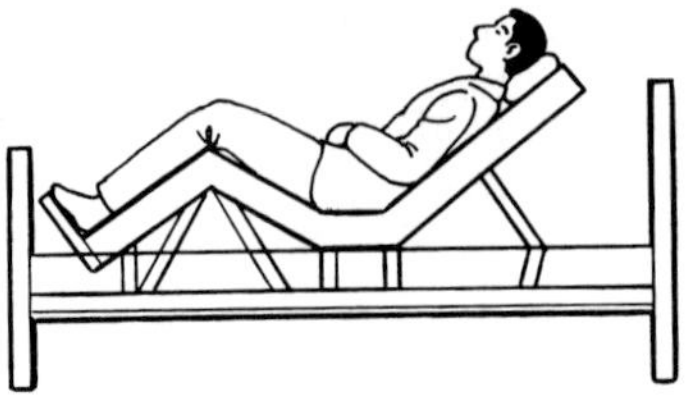

上半身部だけ上げると体が滑り落ちてしまうので膝下部分も上げる

バックレストを用いる場合

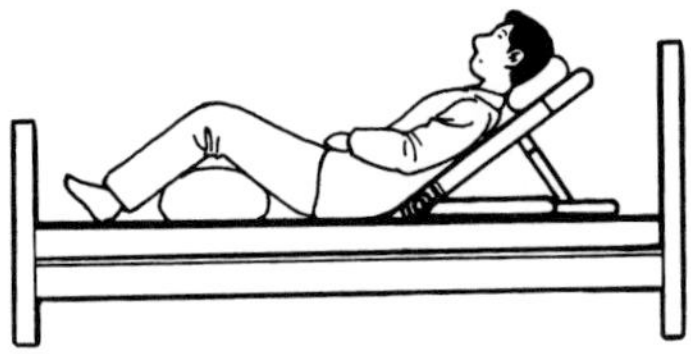

体が滑り落ちてしまわないよう、膝下に折り曲げた座布団などをはさむ

座位バランス訓練

座位バランス訓練は、座位耐性訓練の次段階として行うものです。

座位耐性訓練はギャッジベッドや人の手などを使い、患者の背中を何かにもたせかける形で行うものですが、この段階ではそれらを利用することなく、自力でバランスよく座る訓練をします。

●静的座位バランス訓練

ギャッジベッドの上半身部を起こし、そこから背中を離して自力で座位の姿勢を保ちます。麻痺していない方の手でベッドの手すりにつかまったり、介助者がしっかりとサポートして左右に倒れないように気をつけます。

●動的座位バランス訓練

静的座位バランス訓練である程度の成果をおさめることができたら、次のステップに進みます。それが前後左右にわざと体のバランスを崩し、倒れないように自力で体勢を立て直す訓練です。片麻痺によって衰えてしまったバランス感覚や筋力の増強をはかります。

動的座位バランス訓練

自力で体を左右にひねる

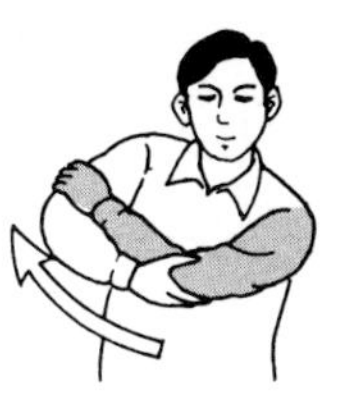

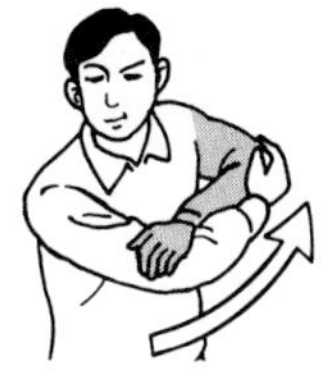

顔は真正面を向き、麻痺側の手をしっかり持って腕と上体を回す

静的座位バランス訓練

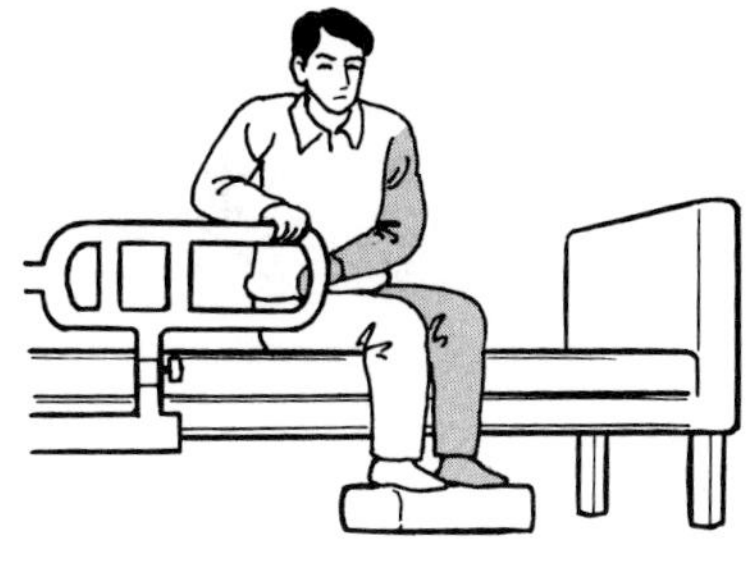

ギャッジベッド上のほか、ベッドの縁やイスでも訓練可能

介助者による回旋と横方向

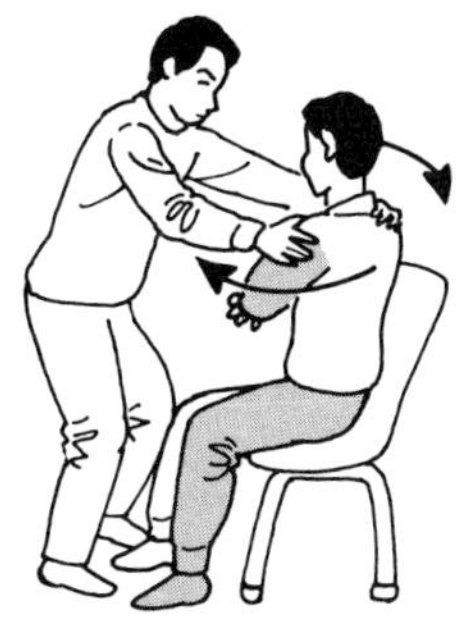

介助者がそっと力を加え、患者の上半身を左右両方向に回す

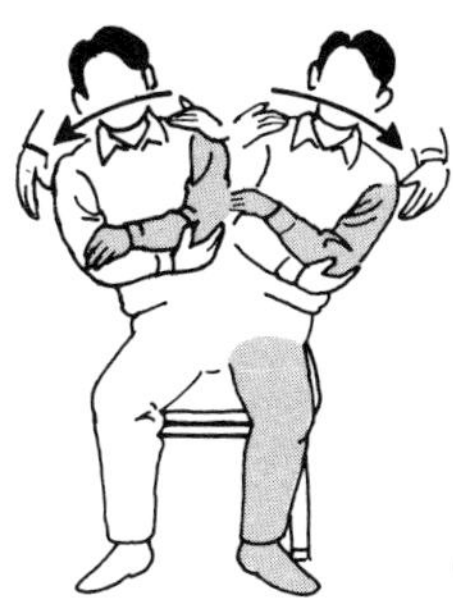

上体を左右に揺らし、患者に体のバランスをとらせるようにする

介助者による前後の動作

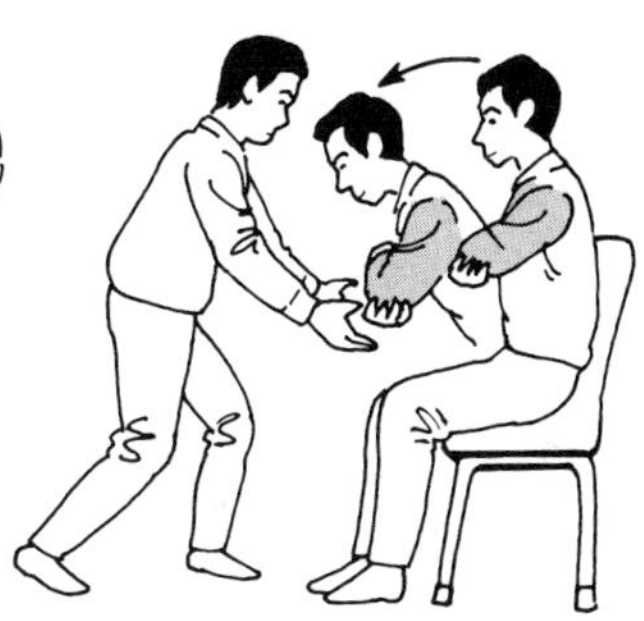

患者の前に立ち、前に屈んだ患者の体を受け止め、もとに戻す

ベッド上動作訓練

寝返りや横位置への移動、ブリッジなど、ベッド上の動作訓練は、病気によって低下してしまった全身の体力を回復させるのに効果があります。

またベッド上での動きがある程度自分の意思通り行えるようになると、患者の精神面や衛生面（ブリッジによって排尿・排便時の便器の差し込みが楽になり、また、褥瘡（じょくそう）の心配も大幅に軽減します）にもとても好影響を与えます。

しかしベッド上での動作訓練とはいえ、患者の体にはそれなりの負担がかかるものです。訓練をスタートさせる前に脈拍、血圧のチェックを行い、訓練後にも再度それぞれの数値をチェックするようにします。数値の変化が極端な場合は、主治医と相談しながら、それ以降の訓練メニューを考えなくてはなりません。

訓練の初期段階では、必ず介助者が適切なサポートをして訓練を行います。患者の回復の状態を見ながら、少しずつ単独で動作できるようにしていきます。

一言メモ 〈内転（ないてん）〉肩関節や股関節の運動または眼球運動のうち、手足や眼球を体幹の中心軸に向けて動かす運動をいう。逆に手足を体幹から遠ざけるように動かす運動は外転と呼ばれる。

ベッド上動作訓練

寝返り（麻痺側を下にする場合）

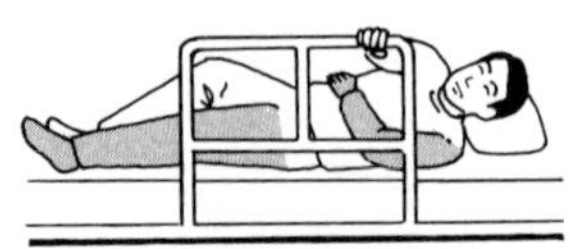

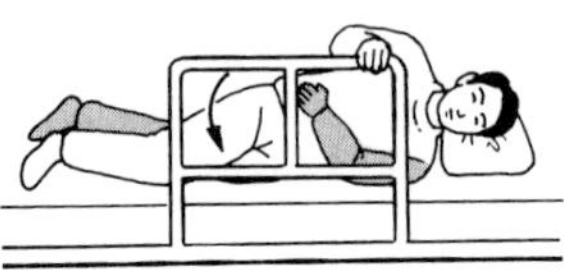

麻痺している側を下にして寝るのはあまり好ましくないが、健常側の手で柵を握り、まず足を回し、ついで上半身を回転する

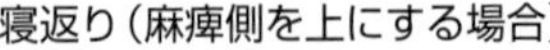

寝返り（麻痺側を上にする場合）

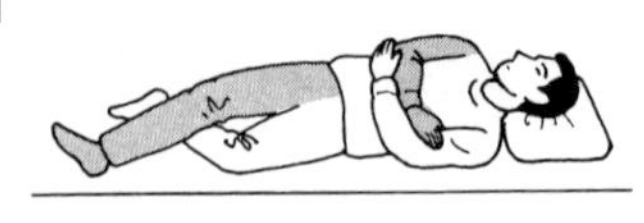

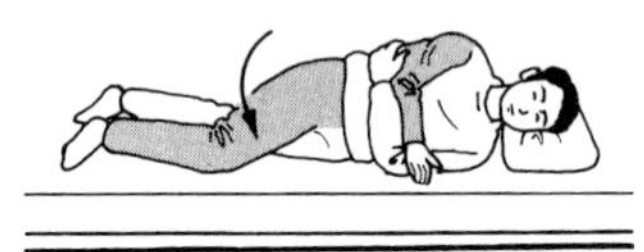

麻痺していない手で反対側の肘を持ち、勢いをつけてひねる

起き上がり（柵がある場合）

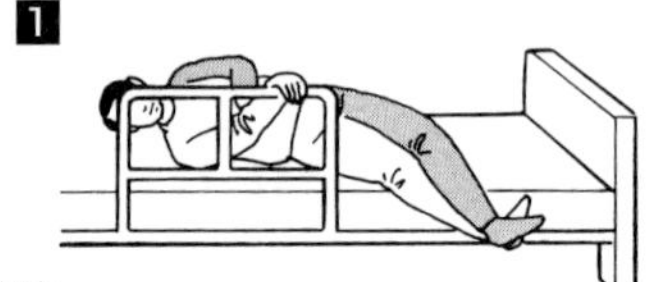

1 健常側の手で柵を握り、麻痺した足を健常足で支えながらベッド脇へ

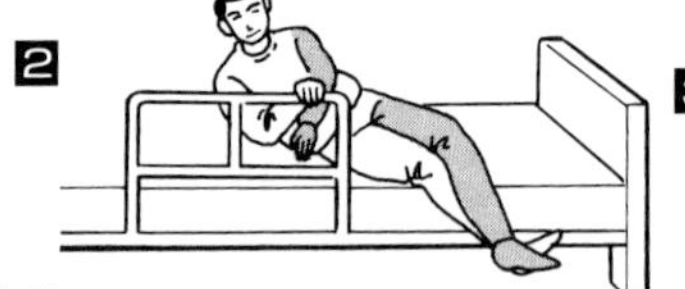

2 患者自身の力を利用し、勢いをつけてベッド上に上半身を起こす

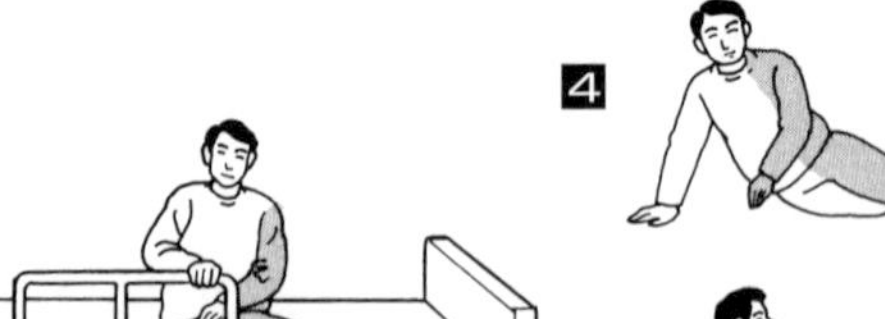

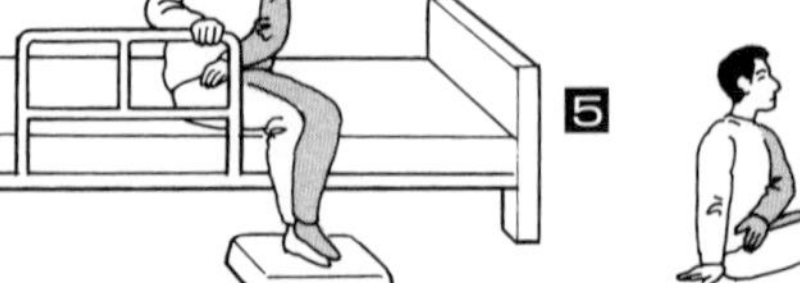

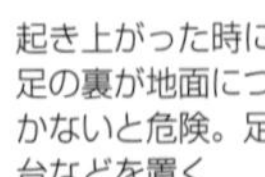

3 起き上がった時に足の裏が地面につかないと危険。足台などを置く

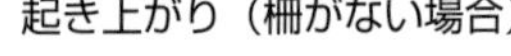

起き上がり（柵がない場合）

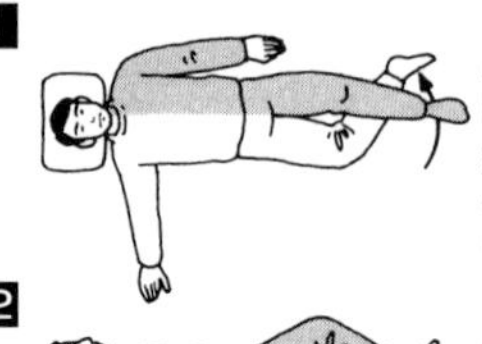

1 麻痺していない方の足を麻痺側の足の下へ入れる。手は水平に

2 麻痺足を健常側にひねりながら、上体も健常側に回転する

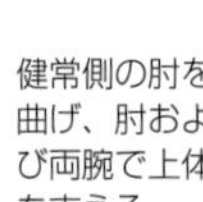

3 健常側の肘を曲げ、肘および両腕で上体を支える

4 上体を起こし、手の位置を体側に少しずつずらして完全に起きる

5 麻痺していない手で体を支えながら体をひねり、正面向きに

立位訓練

立位訓練とは、立ったままの姿勢を長時間保てるようにする訓練です。

訓練はまず、平行棒、手すりなどを使って立位の姿勢をキープすることからスタートします。座位耐性訓練がクリアできたら、早期にこの訓練に移行する必要があります。

平行棒などを使っての立位保持が問題なくできるようになったら、次は手放しでの立位訓練に進みます。

次の段階としては、イスや台を利用した立ち上がり訓練があります。最初はイスを高めにして立位への体位変更がスムーズにいくようにし、それを難なくこなせるようになったらイスの高さをだんだん低くして、より筋力を必要とする体勢からの立位訓練を行います。

イスからの立ち上がりがクリアできたら、今度は床からの立ち上がり訓練をします。退院後、畳での生活が主になる場合、床からの立ち上がりが困難だと生活に支障をきたします。

床からの立ち上がり訓練

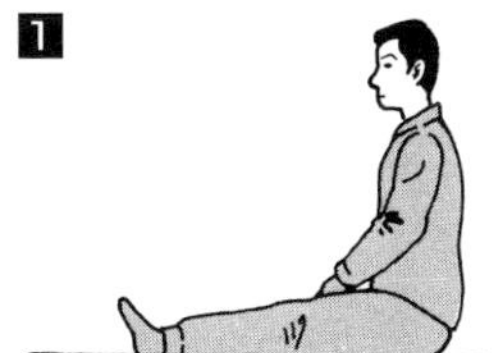

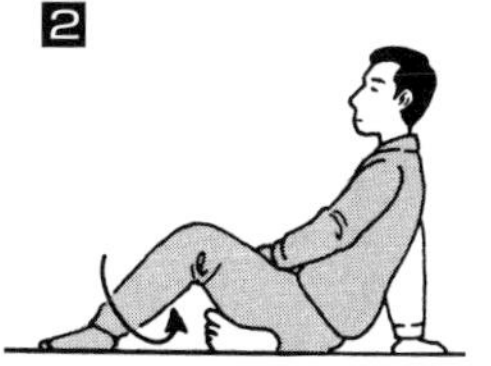

健常な足を麻痺した足の下に入れる

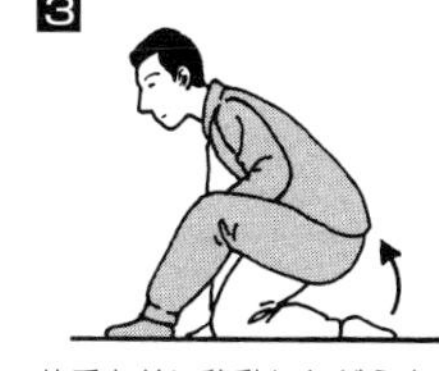

体重を前に移動しながら麻痺した足を後ろに回し膝をつく

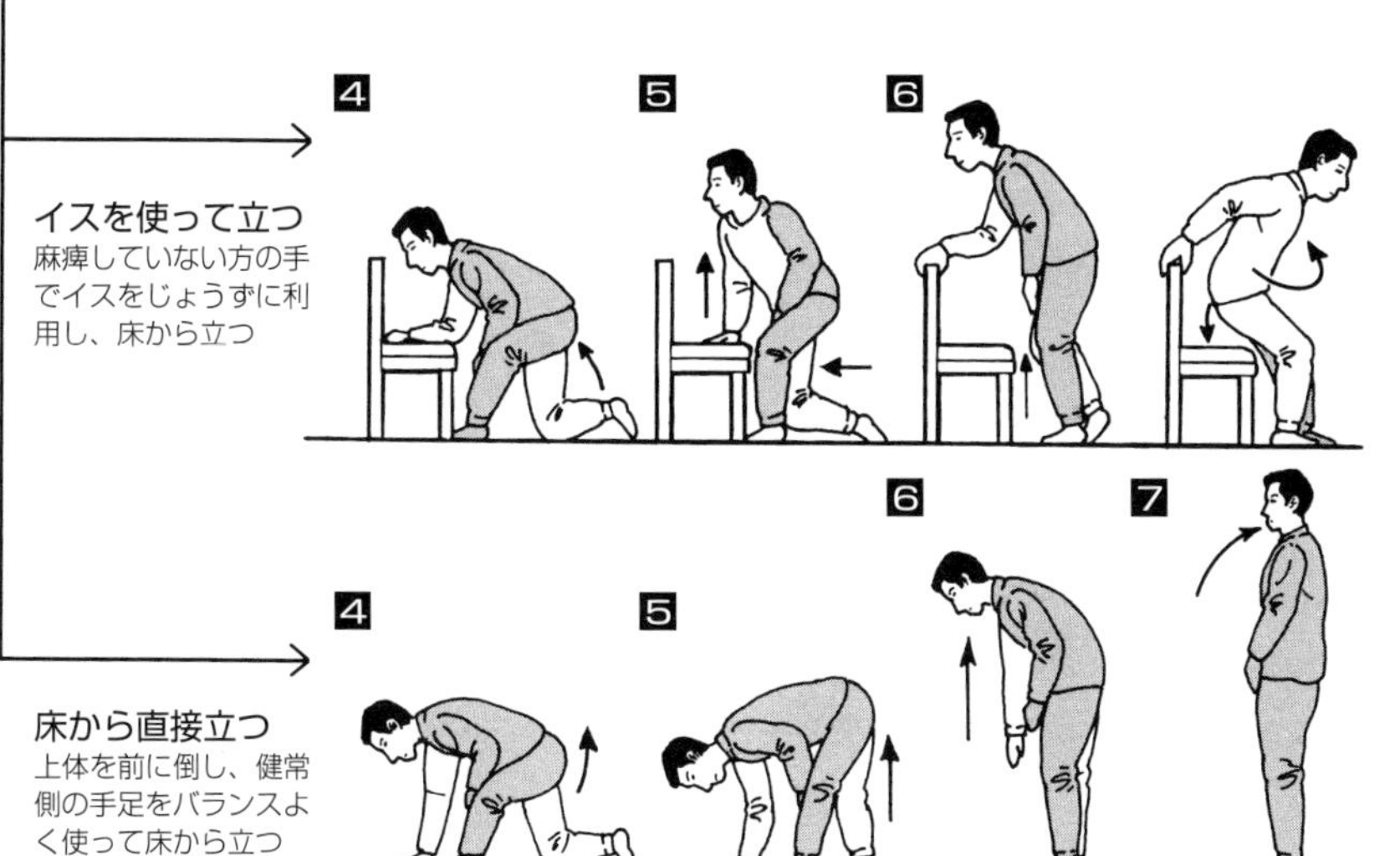

一言メモ 〈外転（がいてん）〉肩関節や股関節の運動のうち、手足を体幹から遠ざけるように動かす運動をいう。逆に体幹の中心軸に向かう運動は内転と呼ばれる。

歩行訓練

立位の維持ができたら、理学療法士などの専門家の適切な指導のもと、歩行訓練を行います。まずは平行棒を使っての歩行訓練です。

平行棒の高さは患者の身長や手足の長さによっても違いますので、正しい高さ（平行棒に手のひらをつけたとき、肘の角度が150度ぐらいになるのが理想）に調節して歩行訓練をします。

平行棒を使っての歩行がクリアできたら、次は杖を使っての歩行です。平行棒に比べると、杖はかなり不安定になりますので、訓練には慎重を要します。

訓練はまず三点確保による歩行から開始します。健常側の手で杖を持ち、杖を一歩分前についた後、麻痺側の足を前に出し、続いて健常側の足を前に出して麻痺側の足と揃えます。

最初は、杖から麻痺側の足、そして健常側の足、という順番がうまくいかないことが多いので、介護者が「1、2、3」などとリズムをとって正しい歩き方をマスターします。

三点確保による歩行がスムーズにできるようになったら、次は二点確保の歩行です。健常側の手で杖を持って杖と麻痺側の手を同時に前へ出し、続いて健常側の足を出して麻痺側の足と揃えるというものですが、最初は何よりも安定と安全を重視し、転ばないように注意しなければなりません。訓練を重ね、安定度が高まったら、スピードや歩行距離へと徐々に訓練の比重を移していきます。

平地での歩行が危なげなく行えるようになったら、階段の上り下りの訓練をします。最初は手すりを使っての訓練です。

ほんのわずかな段差でも、体に障害のある人には大変危険なものです。

また階段を歩く、ということで緊張が高まり、歩行が思うようにできないということもありますので、介助者はくれぐれも用心が必要です（介助者は上るときも下りるときも、必ず下の段に立ってサポートします）。

手すりでの昇降が問題ないようなら、杖を使っての訓練へと移行していきます。

平行棒歩行　歩行は慎重に、三点確保の歩き方で

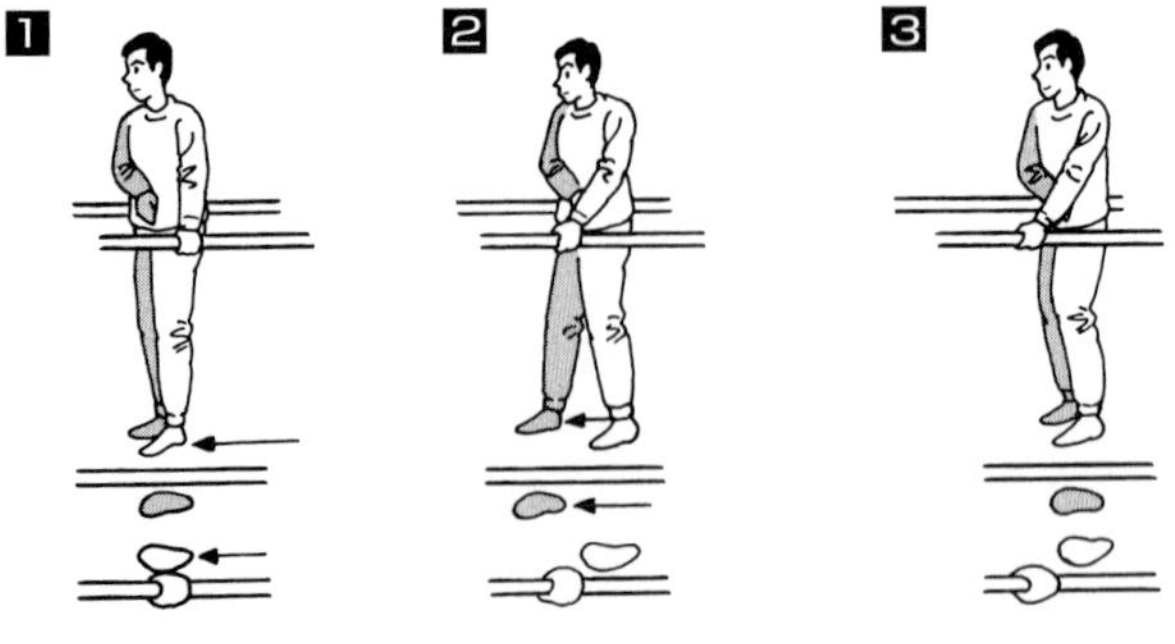

1　2　3

健常側の手、麻痺側の足、健常側の足、という3ステップで歩行する。最初は麻痺側の足で十分な体重保持ができず、バランスを失いやすいので注意

杖歩行

杖→麻痺側の足→健常側の足

健常側の足が麻痺側の足より前に出て、バランスを崩さないように注意。介助者が声をかけ、リズムに合わせて訓練する

1
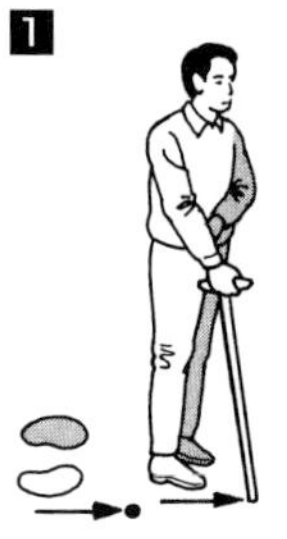

2
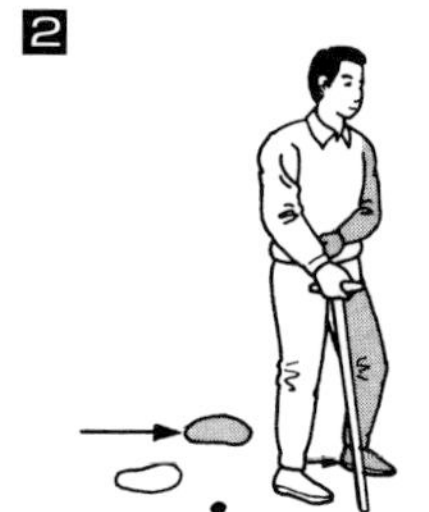

3
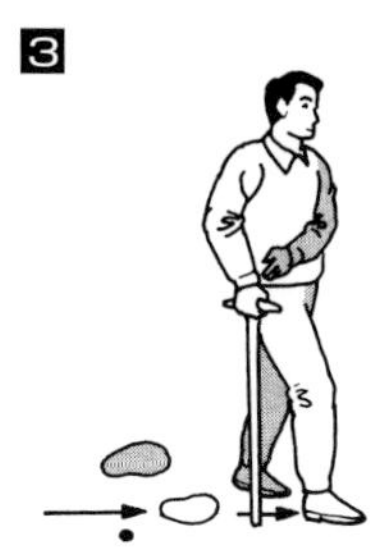

杖と麻痺側の足→健常側の足

健常側の足で立ったときのバランスの取り方が向上すると、二点確保の歩行が可能になる

1
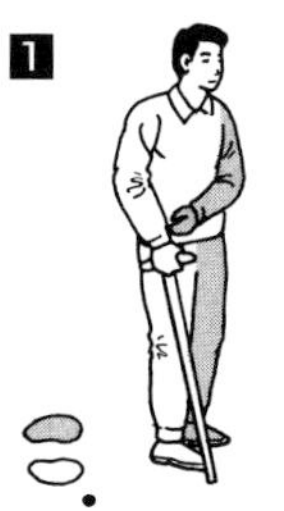

2
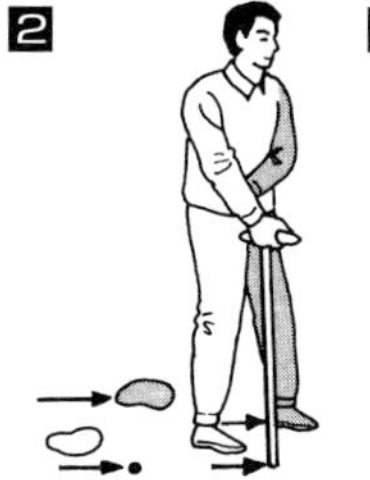

3
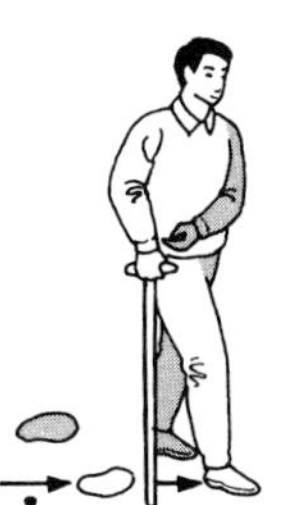

杖の選び方

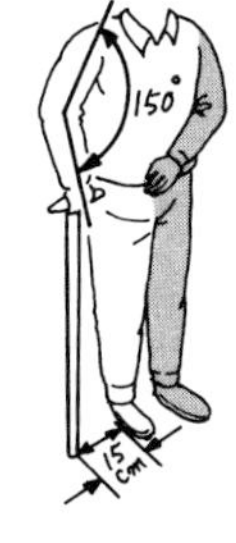

足の横から15cm程度のところに先端をつき、手首までの長さが杖の長さの目安。柄を握ったときに肘の角度が150度ぐらいになるように

階段昇降

上る
必ず健常側の足から先に上る

1
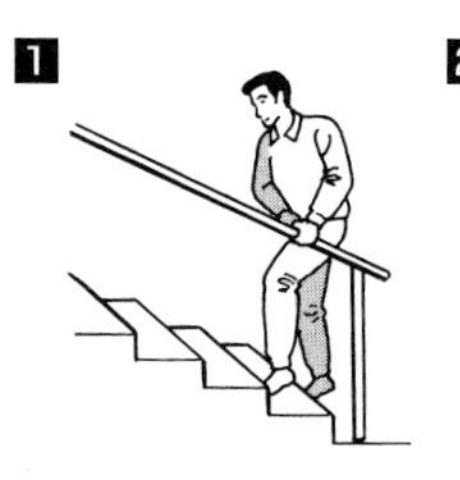

2
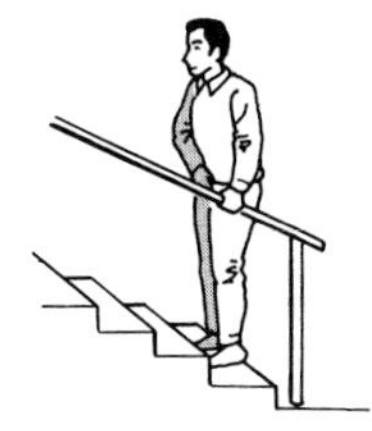

下りる
下りるときは麻痺側の足から先に下ろす。続いて健常側の足を下ろし、両足がしっかりと乗ったかを確認して、次の段へ。手すりが麻痺側にしかないときは、体を後ろ向きにして下りる方法もある。介助者は、常に患者の一段下に

1
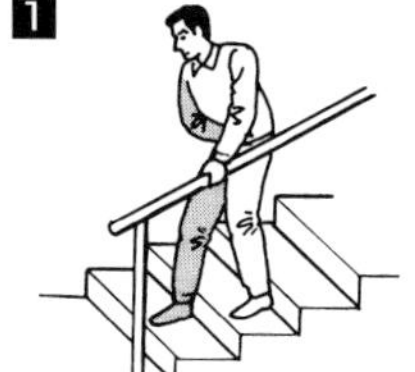

2
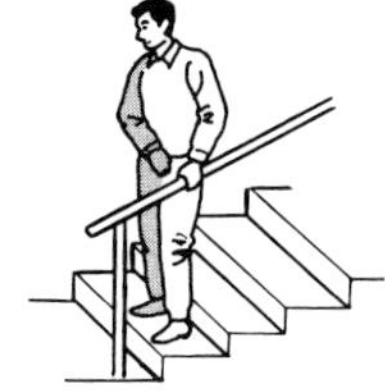

一言メモ 〈記憶障害(きおくしょうがい)〉記憶の機能が正常でないこと。新しいことが覚えられない、自分の行為を忘れてしまう、これまで蓄積された記憶が新しいものから次々と失われていくなどがある。

リハビリテーションの実践

日常生活動作（ＡＤＬ）訓練

私たちが日常生活を営むうえで、毎日繰り返し行っている基本的な動作がいくつもあります。例えば、食事をする、排泄を行う、服を着替える……。これらは「日常生活動作（ＡＤＬ）」と呼ばれ、健康な状態ではさして意識することもなく普通に行われていますが、ひとたび体に麻痺などの障害を抱えると大きなダメージを受け、健常者にとってはどうということのない動作でも、多大な労力を要するようになります。

体に障害を抱えた患者が退院後に不自由な生活を送らなくてすむよう、基本的な動作ができるように指導するのがＡＤＬ訓練です。ＡＤＬ訓練をしっかりと行うことで、介護者となる家族の負担も軽減されます。

以下、ＡＤＬ訓練を行う際に必要な、注意のポイントを列記していきます。

●早期からスタートさせる

前述した座位訓練や立位訓練などの動作訓練を開始させると同時にＡＤＬ訓練もスタートさせる必要があります。

●訓練をスムーズにするための環境整備

はしやスプーンなどが握れない場合は患者の麻痺の状態に合わせ、手掌（しゅしょう）ホルダーなどの自助具を用意します。

またベッドから車イスへの移動なども、あらかじめベッドや車イスの高さを立ち上がりやすい高さに調節することで比較的に動作がやりやすくなります。

●各動作の要領をわかりやすく教える

麻痺の状態や程度によって動作のやり方も変わってきます。やみくもに動作を行わせるのではなく、専門家の指導にもとづく的確な動作訓練をさせることで、患者は動作のコツを習得していきます。

動作の要領を具体的に説明し、指導していくことが大切になります。

●訓練を継続させる

ある動作ができるようになっても、安心は禁物です。毎日訓練を続けることによって、同じ動作でもより効率的に行うことが可能になっていきます。

訓練の継続は、患者の自立生活をより安全な状態に高めてくれます。

在宅療養を支えるサービス

在宅介護の支援を一つの目的として、平成十二年度から介護保険制度が施行されました。40歳から64歳の特定疾病の人もしくは65歳以上の人で、要介護者・要支援者の認定を受けていると、次のサービスが利用できます。

訪問看護

- 訪問介護（ホームヘルプサービス：買い物や食事の用意、身体の介護、身辺の掃除などを行ってくれます）。
- 通所介護（デイサービス：入浴サービス・食事の提供など）。
- 通所リハビリテーション（デイケア）。
- 福祉用具の貸与（車イスやベッド等）。
- 福祉用具の購入費支給。
- 住宅改修費の支給。

利用に際しては、希望する介護サービスをケアマネージャーとケアプランを作成する時に組み入れて、市区町村の福祉担当窓口に申請する必要があります。費用は認定された要介護度に応じて異なります。利用者が寝たきりの場合は、訪問によってサービスが提供されます。市区町村の福祉担当窓口までお問い合わせ下さい。

ベッドから車イスへの移動

1

車イスをベッドに座る患者の健常側斜め前に置く。患者が立ち上がって手を伸ばしたときにアームレストに触れられるぐらいの距離へ

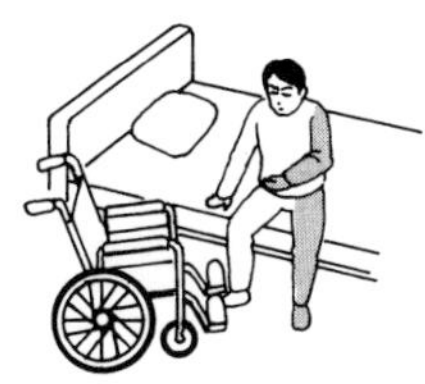

1 （逆方向）

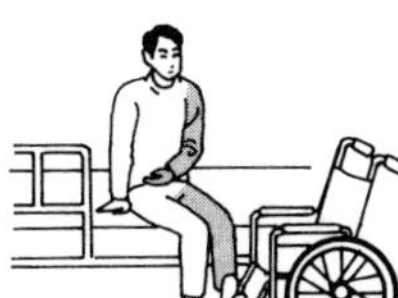

健常側のすぐ横に柵がある位置に腰かけ、健常側方向へ斜め向きになるよう座る

2

ベッドに手をついて立位になり、ベッドについていた手を車イスのアームレスト（自分から見て遠い方）に移動させる

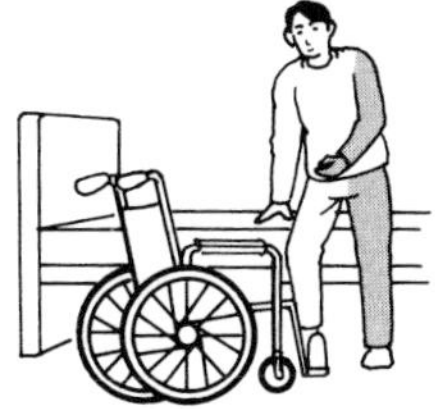

2

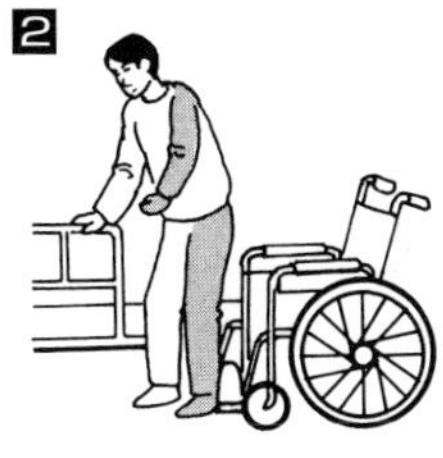

柵を持って立ち上がり、健常側の足を中心に回転する

3

体を半回転させて車イスに腰を下ろす

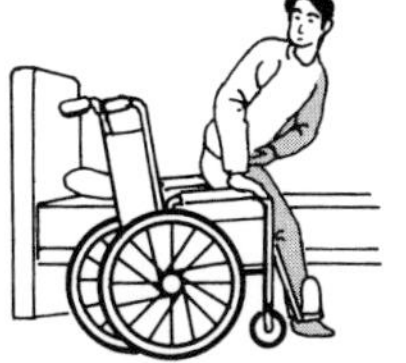

3

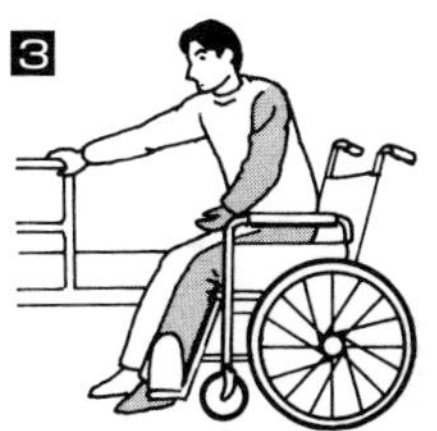

車イスに腰を下ろす

車イスからベッドへの移動

1

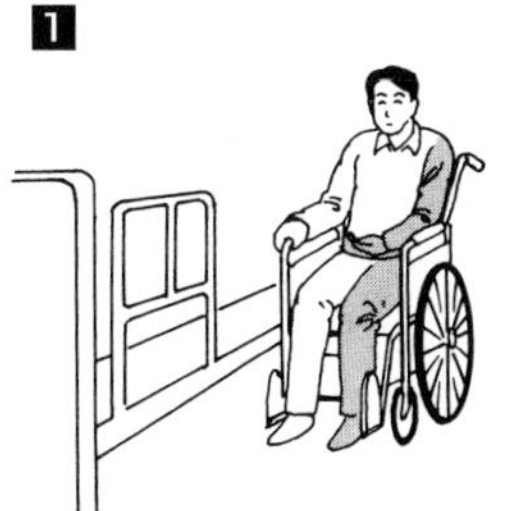

ベッドが健常側にくるようにし、車イスの前方に腰をずらす

2

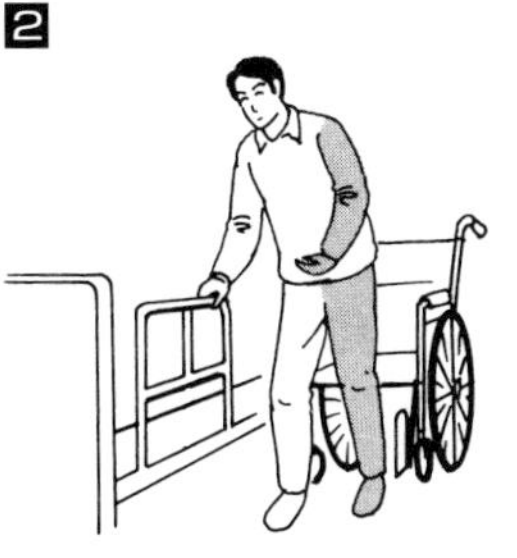

ベッドの柵を持って立ち上がり（柵がない場合はベッドの上）、健常側の足を中心に回転

3

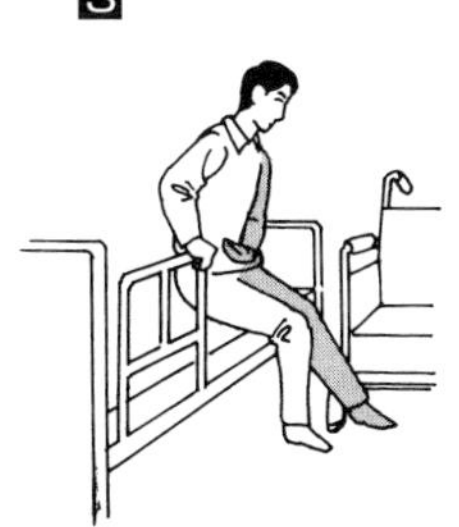

ゆっくりとベッドに腰を下ろす

一言メモ 〈脳貧血（のうひんけつ）〉脳の血液循環が一時的に悪くなり、めまい、顔面蒼白、吐き気、冷や汗などが生じること。起立していられなくなり、座り込んだり、突然意識を失うこともある。

食事

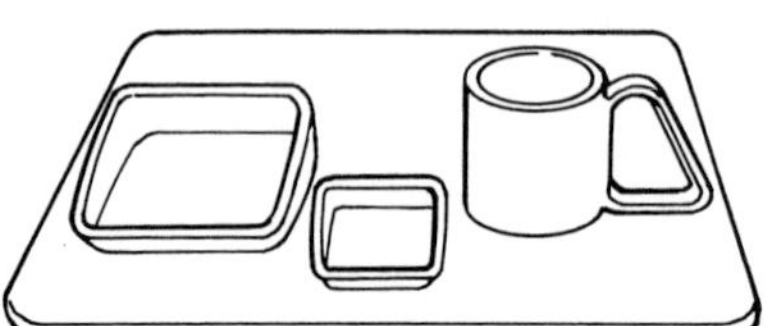

食器はすべりにくいように、滑り止めのマットを敷いたりする。皿はなるべく深皿のものを

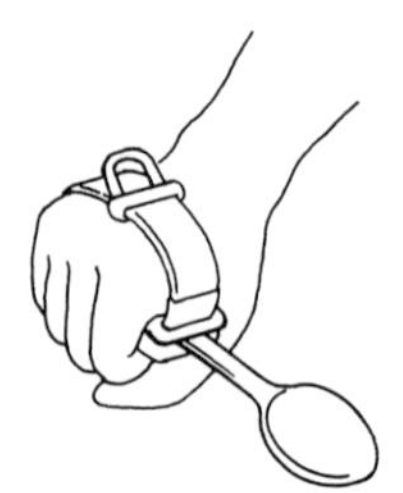

はしやスプーンが持てない場合は手掌ホルダーなどの自助具を使う。麻痺は個人差があるため、特別注文して作ってもらう場合もある

入浴

多くの家庭では浴室との間に段差があり、装具をはずして滑りやすい床を歩くことになるので、適切な手すりの設置が重要です。

浴槽への出入り

浴漕の出入りは、障害の種類によって異なりますが、浴漕の上にしっかりとした動かない板を置くか、浴漕の脇に高さを合わせた台を置き、そこに腰掛けての出入りが楽な場合が多いようです。

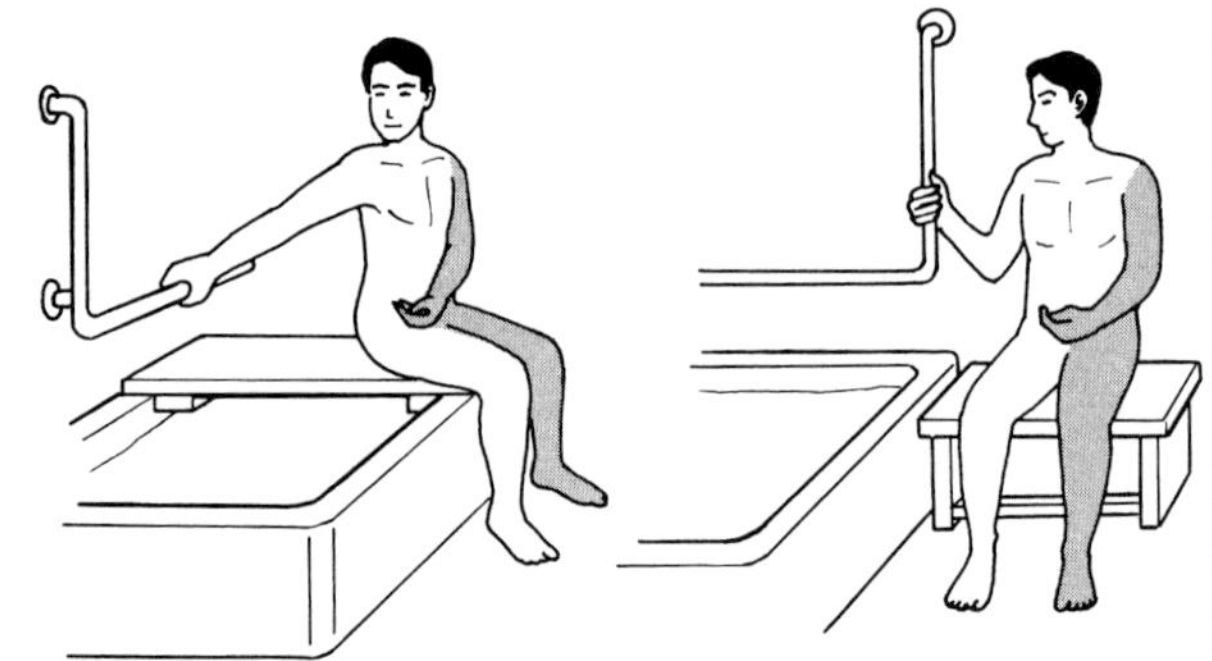

浴槽のフタはなるべく大きく頑丈なものを

台は浴槽のフタと同じ高さがベスト

体を洗う

体を洗う場合、低い腰掛けを使うのは危険です。シャワーチェアーを使うと動作も容易で、より安全です。

片麻痺のある場合は体を洗うのにも工夫がいります。スポンジなら片手でも簡単にしぼれますが、タオルの場合は蛇口をじょうずに使ってしぼったり、背中を洗うときには長柄のブラシを使ったりします。

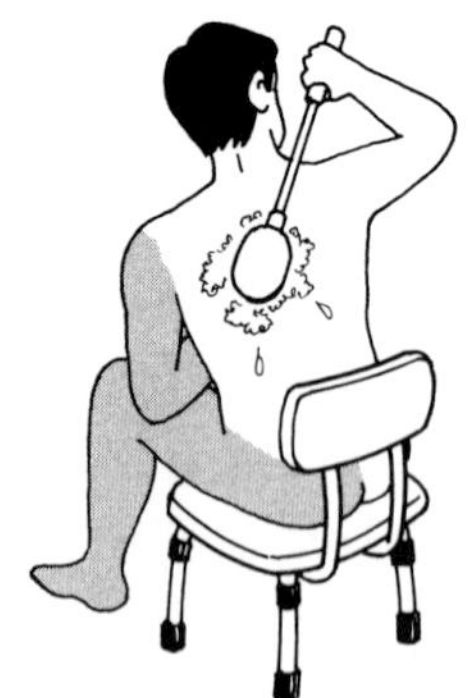

背中を洗うときは長柄のブラシを使う

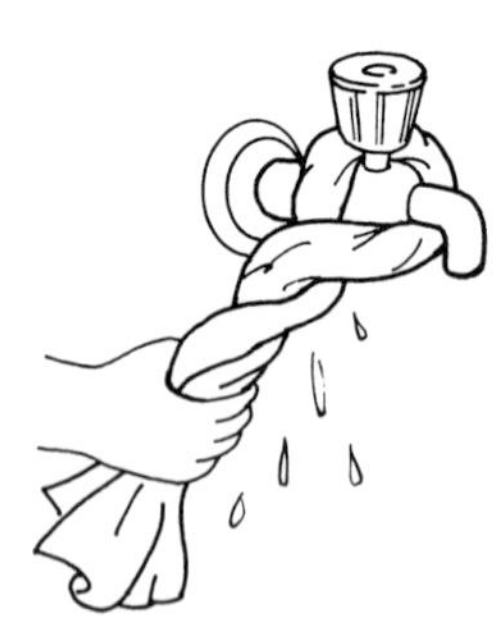

蛇口を使ってタオルをしぼる

トイレ

ポータブル便器を使う場合

　座位耐性訓練ができるような段階になったら、ベッドの脇にポータブルトイレを置き自力でトイレに移れるように訓練します。トイレットペーパーは便器の近くに置いておきます。

1
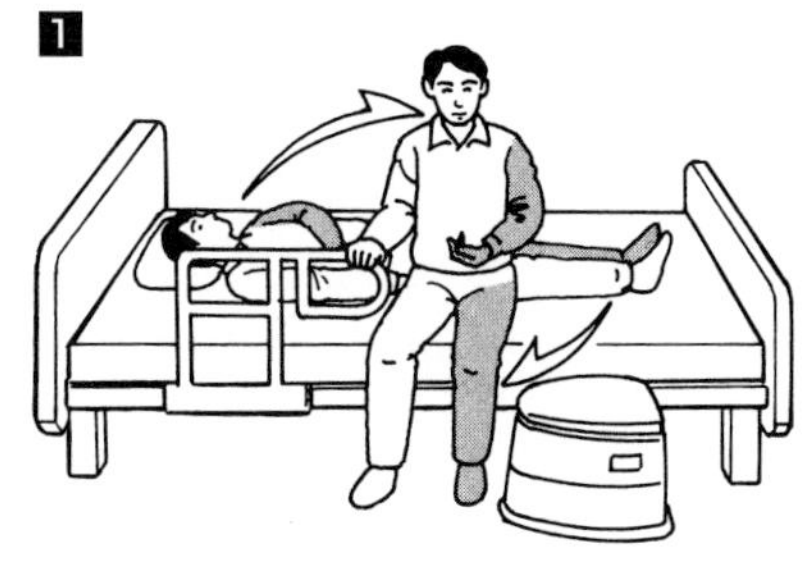
ベッド柵の脇に起き上がる

2
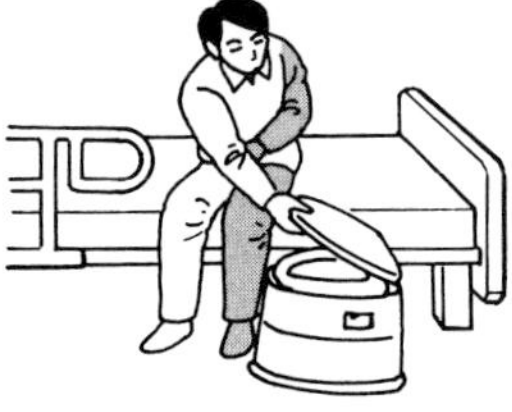
便器のフタを開け、下着を下ろす

3
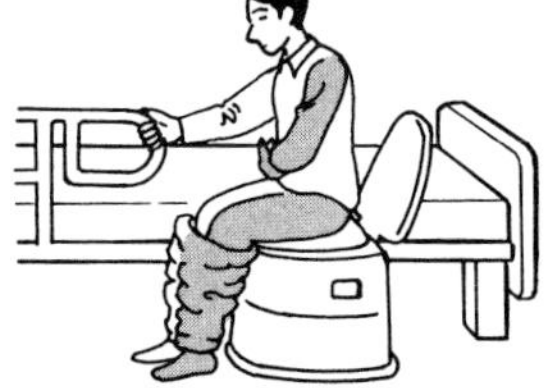
柵につかまって立ち、体を回転させて便器に腰かける

4
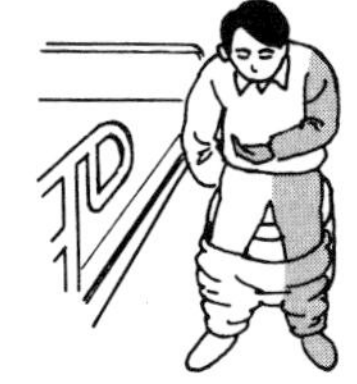
排泄がすんだらお尻をずらしてよく拭く

トイレでの排泄

　ポータブルトイレが難なく使えるようになったら、普通のトイレでの排泄へとステップアップします。ズボンの上げ下ろしは手すりに腕をからませて行います。

1
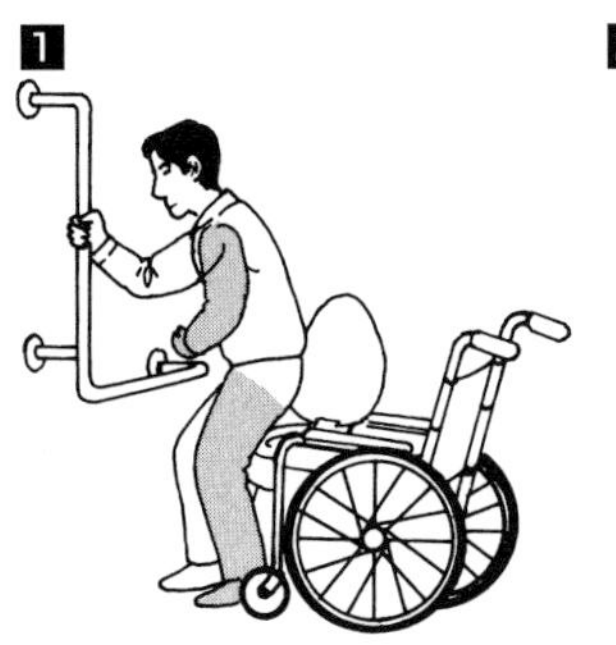
便器への移動は、手すりにつかまって立ち上がってから

2
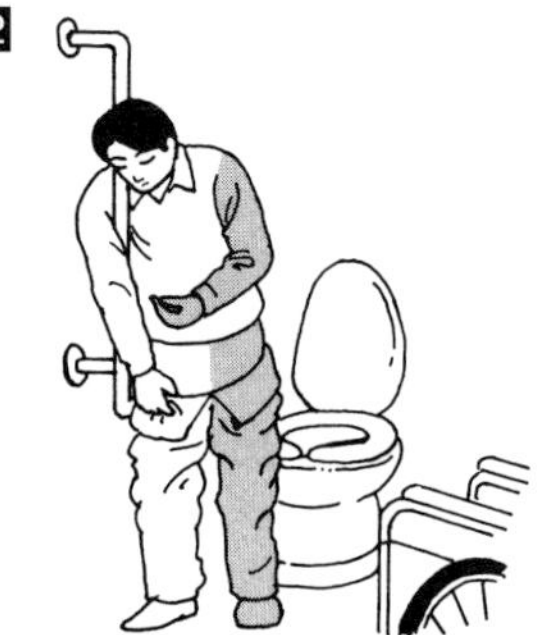
手すりに腕をからませてズボンを上げる。立位姿勢を保持

一言メモ　〈移行椎（いこうつい）〉脊椎の先天的な形成異常。胎児期に脊柱原基が完全に分離しなかった癒合椎、形が整わなかった蝶形椎や半椎体、脊柱管がうまく癒合しなかった二分脊椎などがある。

着替え

上着の着方

上着は脱いだり着たりしやすいものがベスト。前開きタイプでゆったりサイズのものを選びます。

1 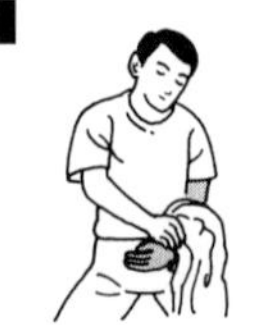

麻痺側の腕に袖を通す

2 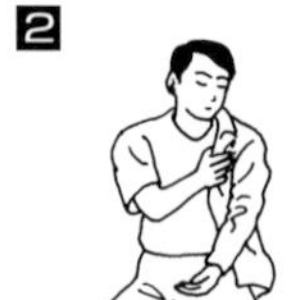

服を肩まで引き上げる

3 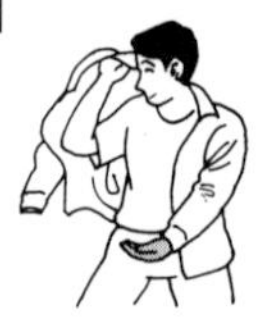

健常側の手を後ろに回し、袖を通す

上着の脱ぎ方

袖口がじゃまになったりすることもあるので、衣服の購入時はできるだけゆったりしたものを選びます。

1 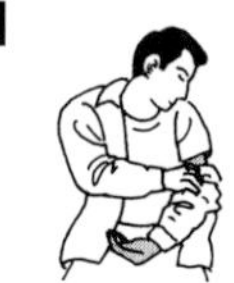

患部側の衣服を肩からはずす

2 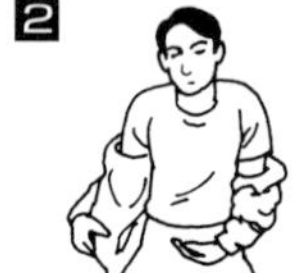

健常側の衣服も肩からはずす

3 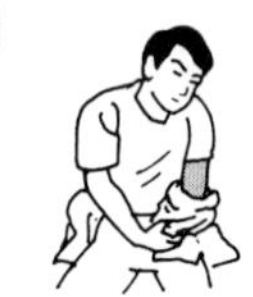

健常側の手を袖からはずし、続いて麻痺側を

ズボンのはき方

短い時間でも安定した立位が保持できるようになれば、ズボンの着替えは楽になります。

1 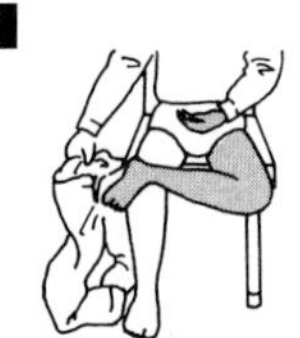
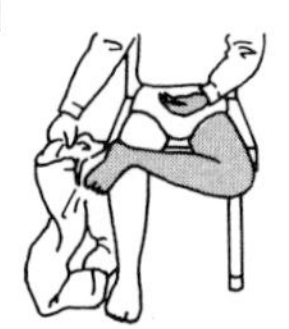

麻痺側の足を健常側の足の上に置く

2 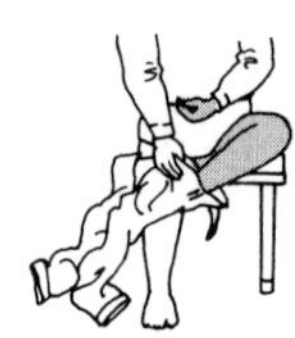

ズボンに麻痺側の足を通す

3 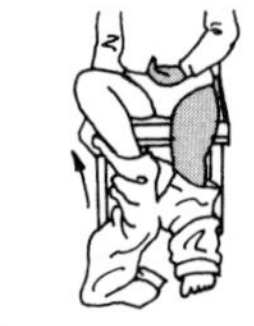

健常側の足を通す

4 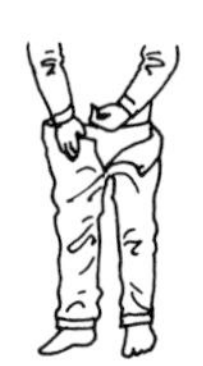

立位になってズボンを引き上げる

立位の保持が不安定なときには、ベッド上で着替えを行います。

1 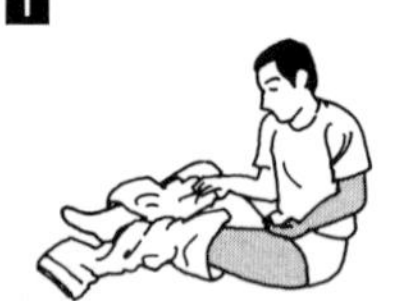

座位の姿勢で麻痺側の足を、続いて健常側の足を通す

2 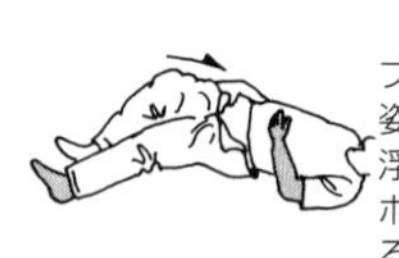

ブリッジの姿勢で腰を浮かしてズボンを上げる

靴下のはき方

足を組むような形で麻痺側の足首を健常側の大腿部に乗せると、安定した動作で靴下を履くことができる。

1 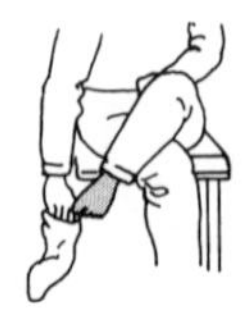

靴下の入口を手で広げ、麻痺側の足のつま先を入れる

2 
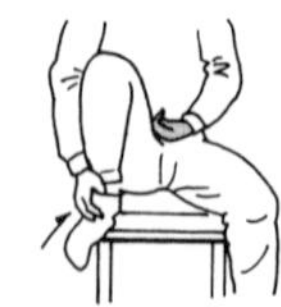

健常側の足は、足の裏をイスの座面に乗せて行う

第10章

高齢者の健康と在宅介護

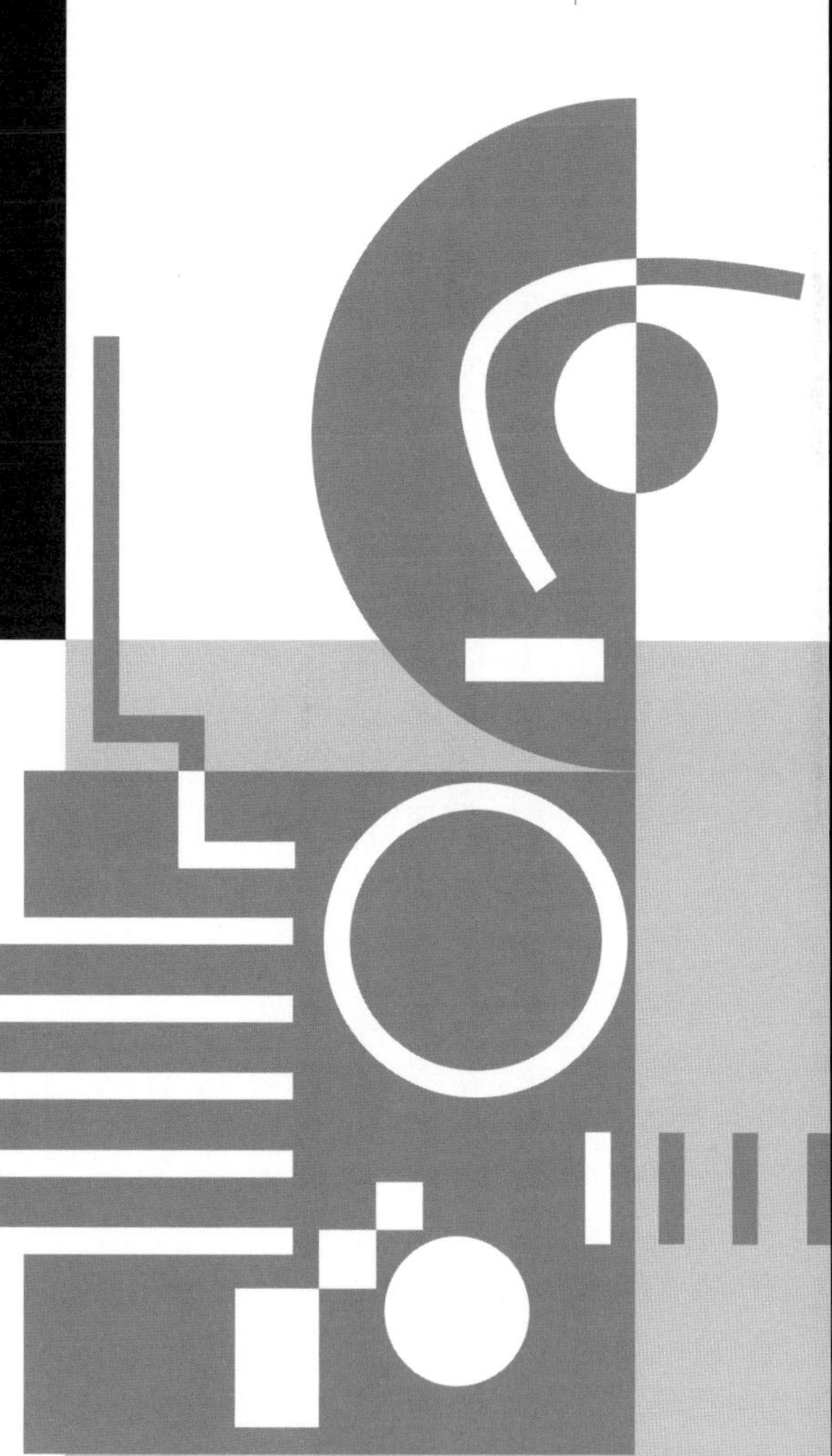

老化現象は誰にでもやってきます ただし、平等にではありません

老化現象とは、年齢とともに脳神経や臓器の機能、筋肉、骨などが衰えを見せることをいいます。老化現象は、どんな人にでも必ずやってくるものです。

ただし、老化現象には個人差があります。脳の老化度も臓器機能の衰えも、どの年代になれば必ずこうなるというものではなく、個人によってまったく異なるものであり、年より若く見える人もいれば、反対に老けて見える人もいます。

高齢者が快適に暮らしていくためには、自分自身の老化現象とうまくつきあっていくことが重要になります。それには老化の進行を少しでも遅らせるような生活を心がけることです。病気に気をつけ、生きがいを持って、心身共に充実した日日を送るよう心がけることが大切です。

ちなみに、老化現象はすでに40歳の時点から始まります。臓器の老化が40歳代から始まり、脳神経は60歳ぐらいから徐徐に老化を始めます。

高齢者の健康管理

食事

高齢者は若い人に比べ、栄養素を体内に摂取し、エネルギー化する効率がよくありません。代謝機能、臓器の機能が衰えているためです。そのため十分に栄養が得られず、病気を引きおこしやすくなります。健康管理のためには、バランスのとれた十分な食事を欠かすことはできません。いくつかのポイントをしっかりと把握し、よりよい食生活を心がけるようにすることが大切です。

●甘いものも塩分も控えめに

糖分のとりすぎは動脈硬化や肥満の、そして塩分のとりすぎは高血圧の原因になります。インスタント食品には糖分が、調味料（みそ、しょうゆ、ソース、マヨネーズなど）や加工品には塩分が含まれていますので、これらにも注意が必要です。

●食品の数を増やしたメニューを

できるだけ数多くの食品をバランスよく食べることが大切です。若い人に比べると、高齢者の栄養摂取量は限られています。その範囲の中で、特定の食品に偏ってしまわないよう、数を増やした多彩なメニューを心がけることが大切です。

●高タンパク、高カルシウム

タンパク質の不足は血管の強度と関係してきます。血管がもろくなると、脳血管の病気を引きおこしやすくなります。

また、タンパク質が不足すると細菌などの外敵に対する抵抗力も弱まりますので、肺炎などにかかりやすくなります。

カルシウムの不足は骨粗鬆症を招きます。骨粗鬆症にかかると骨折しやすくなってしまいますので、とくに女性の方は十分な注意が必要です。

●食事はなるべく家族といっしょに

高齢者は若い人が思っている以上に孤独を感じストレスを抱えやすいものです。

せめて食事の時だけでも家族揃ってのひとときを作ってあげることで、よい気分転換にもなり、食欲も出たりします。

寝たきりなどで外に出られない高齢者なら、なおさらです。

運動

臓器機能、骨や筋肉の低下といった老化現象は、体力の消耗と直結しています。

体力を強化するためではなく、現在の体力を維持するためにも、適度な運動が必要です。

●歩くのはとてもいい健康法

65歳以上の高齢者の場合、老化は足腰が弱まることから始まります。歩くことは、足から下の筋肉を中心に、全身の約80%を使うとても効果的な運動です。

また歩くことは、心機能や肺機能にもよい影響を与え、動脈硬化を予防します。

●決して無理をしないように

高齢者の運動はマイペースで楽しみながらできるものが基本です。健康のために始めたはずの運動で、逆に体調を崩したり、けがをしてしまっては何の意味もありません。

自分に適切な運動や運動量を、かかりつけの医師に相談するなどして事前にきちんと把握し、定期的に継続して運動することが大切です。

睡眠

高齢者は若い人に比べると、一般に眠りが浅いという傾向があります。

これには老化による脳機能の低下も関係がありますが、生活習慣やその人の精神状態も、眠りの質にかなりの違いをおよぼします。

●規則正しい生活を心がける

毎朝決まった時間に起き、きちんと食事をし、適度な運動をする、といったリズムのある生活をしていると、よい睡眠が得られます。夜更かしや寝坊は翌日の睡眠に悪い影響を与えやすいものです。

●さっぱりとして床に就く

床に就くときには、きちんと歯を磨き、入浴やトイレもすませてすっきりとした気分で床に就きます。自分で入浴ができないような状態の場合は、介助の人がタオルで体を拭いてやるだけでも、心身の状態が違うものです。

●他の家族の協力も必要

他の家族の生活騒音が、高齢者の睡眠の妨げになっている場合もあります。

入れ歯とうまくつきあっていく

入れ歯は失った歯の数の違いによって、ブリッジや総入れ歯など、いくつかの種類があります。失った歯が少ない場合はブリッジや部分入れ歯で対応できますが、すべての歯を失ってしまった場合は、総入れ歯にするのが一般的です。

しかし総入れ歯は、嚙むと歯ぐきが痛む、手入れ不足から口内炎などをおこすなどといったさまざまなトラブルも発生しやすいものです。

入れ歯と上手につきあうには、まず毎日のチェックをきちんとすることが大切です。最初はぴったりと合っていた入れ歯も、老化の進行によって合わなくなることがあります。歯科医に相談して自分に合った入れ歯をするようにします。

また、入れ歯の手入れを十分にすることも必要です。

食後は入れ歯をはずし、口をすすぎます。入れ歯は入れ歯専用の洗浄液を利用するなどして大切に扱って下さい。入れ歯のケアや口腔内のチェックのため、定期検診を受けるのも大切です。

一言メモ　〈睡眠（すいみん）〉疲労を回復させるための身体と心の休息期間。意思作用や意識が休止し、身体機能も部分的に一時停止して、体の働きは生命維持に必要最小限の状態となる。

社会参加

人は誰でも、社会の一員として存在し、社会と何らかのつながりを持って生きています。社会的な活動に身を置いていることが知らず知らずの間に生きがいのひとつとなっているのです。

ところが高齢者の場合は、定年で会社を辞めたり、体調を崩して家にこもりっぱなしになったりして社会とのつながりが希薄になり、不安感や無力感を感じやすくなるものです。積極的な社会参加で、そういったストレスから心身を守り、張り合いや生きがいのある毎日を送るように心がけることが大切です。

●スポーツに参加する

ゴルフやゲートボールなどを楽しみます。特にゲートボールはチームプレーを通して他者とのコミュニケーションをはかることもでき多くの友人と出会えます。

●趣味を持つ

何かひとつ趣味を持ち、それを通して地域のサークルやカルチャースクールに参加します。

住環境

日本の住宅事情や生活様式は、高齢者からすれば必ずしも便利なことばかりではありません。健康な人には何の問題もないちょっとした段差や階段、トイレなども、高齢者には危険なこともあります。

高齢者の身体状態に合わせた住環境を整えてあげることも大切です。

●なるべく日当たりのよい部屋を

1階にあり、トイレになるべく近い、日当たりのよい部屋が最適です。家族が集まってくる居間などからあまり離れていないことも大切です。

●住宅内の段差をなくす

高齢者はどうしてもすり足気味に歩きます。住宅内でつまずいたりしないよう、部屋の出入り口、浴室と脱衣場などの段差をなくし、スロープをつけるようにして下さい。

●通り道に危険なものを置かない

壁に差し込んだ電気コードや置きっぱなしにした新聞紙、座布団などにつまずいて転倒してしまうこともあります。

●手すりをつける

階段やトイレ、浴室など、高齢者が体のバランスを崩しそうな場所には手すりをつけるようにします。

●トイレの改造

トイレは手すりをつける以外にも、いくつか改造した方がいい点があります。

和式トイレの場合は、足腰への負担を軽減するため、洋式トイレへの改造をおすすめします。和式の便器の上に載せる腰掛け型便座も便利です。

また、保温便座、保温マットなどでトイレ内を暖かくすることも大切です。

●照明に気を使う

高齢になると視力が衰え、暗いところではかなり物が見にくくなります。

段差がある暗い場所などの照明には特に注意が必要です。

●ベッド・寝具

ベッドを使う場合、壁にぴったりとつけずに、人が一人立てるぐらいのスペースを空けておきます。また、介護のしやすさからすればベッドがよいのですが、本人の希望を尊重することも重要です。

気をつけたい病気と症状

かぜ

高齢者の場合、ひとたびかぜ特有の症状（くしゃみ、鼻水など）が現れると重症になりやすい傾向があります。

子供や成人なら数日の安静で治るようなかぜでも、高齢者の場合は肺機能や免疫力の低下から、肺炎などの合併症を引きおこしやすいので注意して下さい。

心臓病

65歳を過ぎると、心臓病の割合が非常に高くなり、死亡原因ががんについで二番目に高くなっています。

ちょっとした動作で息が切れたり疲れたりした場合は「年だから」などと気安く考えずに医師に相談して下さい。息切れ、動悸などといった症状は、心臓機能の衰えはもちろん、何らかの病気が原因になっていることも少なくありません。

脳卒中

高齢者は血管がもろくなり、動脈硬化をおこしやすくなります。動脈硬化は脳卒中の原因となります。

脳卒中は、仮に命が助かっても手足の麻痺や言語障害などの後遺症を残すことの多い大変な病気であり、80歳以上の死亡原因の第2位を占めています。脳卒中の症状としては、突然倒れたり、手足が麻痺したりします。

パーキンソン病

脳神経に障害が発生し、運動失調のおこる病気です。正確な原因はいまだに解明されていません。パーキンソン病の症状には、手足のふるえ、筋肉のこわばり、動作の鈍化などがあります。

アルツハイマー型認知症

脳細胞が多量に、しかも急激に減少し、その結果、脳萎縮がおこって認知症症状が現れる病気です。

症状としては知能や動作の低下、不眠、妄想、人格変化などがあげられます。

胃腸の病気

年をとると胃腸の粘膜も老化します。そのため、胃炎、胃潰瘍、腸炎などの病気が多く見られるようになります。いずれの病気の場合も、病気がかなり進行してから大きな症状が現れます。

（胃炎の症状）食欲不振、吐き気など。

（胃潰瘍の症状）吐血、下血など。

（腸炎の症状）下痢、腹痛、発熱など。

肺炎

高齢者にとって肺炎は死に直結する大変な病気です。

高齢者の場合、早期の発見が困難であるということもその理由のひとつです。呼吸があえぐ、発熱、咳、色のついた痰が出る、などの症状が出たら医師の診察を受けます。

肺結核

結核菌を持っている人が咳をすると、菌が空中に飛び散って他の人に感染します。高齢者ほど抵抗力が衰えているため、感染した結核菌に対する免疫が弱く、肺結核の発病率は高くなります。

感染率は減少したとはいえ、結核は決して過去の病気ではないのです。

結核の症状としては、発熱、咳、血痰、急な体重減少、寝汗、胸痛などがあります。

一言メモ 〈卒中（そっちゅう）〉突然、意識を失って倒れること。脳卒中は脳の血管が詰まったり（脳梗塞）、破れたり（脳出血、くも膜下出血）して、意識障害、麻痺、言語障害などの発作がおこる。

骨粗鬆症

骨を構成するカルシウムなどの成分が減少して骨が萎縮してしまい、骨が弱くなってしまう病気です。

70歳以降の高齢者の場合は老人性骨粗鬆症といいます。背が低くなる、背中、腰に痛みが出る、背中、腰が丸くなり曲がって見えるなどの症状が出ます。

老人性瘙痒症

発疹も出ていないのに全身がかゆいというのが老人性瘙痒症の特徴です。

かゆい部位は、背中、腰、足などです。これらは高齢者特有の皮膚の老化が原因です。皮膚が老化すると脂肪膜が減少し、皮膚が乾燥してちょっとした刺激にも敏感に反応するようになります。

皮膚の水分や脂肪分を保つため、入浴回数を減らしたりタオルなどでからだを洗いすぎないなど、日常生活のケアが大切です。

老人性難聴

どんな人でも高齢になると聴力が衰えます。はじめは高い音が聞こえにくくなり、やがて会話も聞き取りにくくなります。老人性難聴は老化現象の一種なので、薬物による治療は困難です。会話に不自由を感じるようになったら、補聴器をつけるべきです。医療機関で検査を受け、医師の指示に従います。

老眼

水晶体（目の中でカメラのレンズの働きをしている部分）は、厚くなったり薄くなったりしてピントを合わせる役目を持っています。この水晶体の弾性が衰えることからおこるのが老眼です。老眼は45歳頃から始まります。

老眼の初期症状としては、薄暗い場所などで小さな文字が読みにくくなり、目が疲れやすくなります。そのときは、目に合った眼鏡をすすめます。

排尿障害

高齢になると尿が出にくくなり、もっと症状が進むと尿が出なくなってしまうこともあります。男性の場合、その原因としては、前立腺肥大症、前立腺がんなどの病気が考えられます。

尿の出が悪くなり、トイレに行く回数が増えたら要注意です。

薬の使用には細心の注意を

薬には副作用を伴うものがあります。とくに高齢者の場合は1人でいくつもの病気を抱え込んでいる場合が多く、何種類もの薬を同時に服用しているケースも少なくありません。

これらの薬が互いに作用しあって副作用を引きおこす可能性があるため、薬の使用には細心の注意が必要になります。

薬を飲む際に気をつけたい点としては、

①**複数の病院をかけもちしない**……各病院間で薬の調整ができず、同じ薬を飲んでいたり、相互作用で副作用をおこしやすくなります。複数の病院を受診する場合は、自分が現在服用している薬をきちんと申告するようにします。調剤された薬の内容を記載する「お薬手帳」は、調剤薬局で無料でもらえます。調剤薬局は一ヵ所に決め、「お薬手帳」に一冊にまとめましょう。

②**正しい量を正しい時間に飲む**……1回に飲む量を前もって分けておき、服用時間もきちんと守るようにします。

③**水、ぬるま湯で飲む**……薬によっては、お酒や牛乳などで服用すると、成分が正しく吸収されないことがあります。

気をつけたい病気と症状

便秘

便秘も一種の老化現象です。腸が老化のために伸びてしまい、力が弱くなって腸の中のものをうまく先に送れなくなったりするのも理由のひとつです。

食物繊維の多い食品を食べたり、毎日、決まった時間にトイレに行くようにしたり、ちょっとした運動をするなど、日頃から便秘にならないよう気をつけます。

歩行困難

高齢になると、背中や腰などが曲がることが多いため、よい姿勢がとれなくなり、これが歩行を困難にします。

つまずきやすい、足が出にくいなどの症状が出たら注意が必要です。

また老化による歩行障害以外にも、動脈硬化、骨粗鬆症、脳卒中などが原因となって歩行が困難になる場合もあります。

手足のしびれ

高齢者の「しびれ」は、重要な危険信号です。

手足が動かない、ビリビリしびれる、感覚が麻痺した感じがするなどの自覚症状が現れたら、医師の診断を受けるようすすめます。脳や脊椎、末梢神経などに疾患がおきている可能性があります。

不眠

高齢になると脳が老化するために、脳の働きで睡眠状態を作る、ということが難しくなります。不眠も一種の老化現象なのです。

しかしこれとは別に、ストレス、ノイローゼや、かゆみ、咳、冷えなどの病気が原因となって不眠に陥る場合もあります。不眠ぐらいと軽く考えず、早めに医師の診察を受けるべきです。

うつ病

人間関係や環境の変化などに伴う諸々のストレスが原因となって、うつ病にかかることがあります。

高齢者の場合は慢性的なうつ病を患いやすいので、注意する必要があります。

また、精神的な原因によるもののほか、病気からうつ病にかかる場合もあります。

動脈硬化、高血圧、糖尿病などを患うと、体の代謝機能が正常に機能しなくなったり血行障害がおこったりして、憂うつな状態に陥るようになります。

認知症を理解し、上手に対応する

高齢者が認知症になった場合、同居する家族は高齢者をしかったり、どう対応していいのかわからずに途方に暮れたりすることがしばしばです。

認知症と上手につきあうためには、認知症そのものに対する正しい知識を持つことが大切です。

ここでは「認知症」の症状のいくつかのポイントをご紹介します。

①**ひとつのことに極度に集中する**……周囲がいくら否定したり説明したりしても、ひとつのことにこだわるようになります。

②**認知症の症状は身近な人に強く出る**……たまにしか会わない人に対しては症状が軽く出ることがあります。

③**認知症は「まだら」である**……正常な部分と認知症の部分が常に同居します。

④**記憶に障害がおきる**……物忘れがひどくなり新しい記憶ほど失われていきます。

⑤**他の病気が原因で認知症になる場合も**……うつ病などの症状は、認知症とよく似ています。病気が原因の場合は、認知症が改善する可能性もあります。

一言メモ　〈利尿剤（りにょうざい）〉尿の量を増やして、体内の余分な水分や塩分の排泄を促す薬。むくみの治療をはじめ、血圧や脳圧を下げる必要のある場合などにも用いられる。

在宅介護の方法

在宅介護は長期戦です 家族全員で協力し、よりよい環境作りを

誰かの介護なしには生活できない高齢者を抱えた家族は、全員で協力し合って介護態勢を整える必要があります。

病院では調子のよかった高齢者の状態が家庭に戻ったとたんに悪くなり、ついには寝たきりになってしまうという例も、決して少なくありません。

誰か1人に任せっきりにしてしまわず、互いにたすけ合いながら、長期戦に備えた介護環境を作って下さい。

●介護の計画を立てる

1日にやらなければならない行動を整理し、極力ムダな手間を省きます。

●責任を分担する

1人ですべてをかかえようと思ったら、介護者自身の生活が破綻をきたしてしまいます。役割分担をし、家族全員で高齢者の介護をするようにします。

●介護に必要な知識と技術を習得する

訪問看護師などに依頼し、直接介護指導を受けて下さい。そのうえで、書物などによって介護知識を補充していきます。

●積極的に専門家を利用する

家族の手だけで在宅介護を続けるのはとても難しいことです。医師や看護師、ホームヘルパー、医療ソーシャルワーカーなど、在宅介護をサポートしてくれるさまざまな専門家たちに積極的に相談し、よりよい介護環境をめざすべきです。

介護を長続きさせるためには、介護者本人の精神・身体的ケアも必要

介護のコツは、がんばりすぎないことです。在宅介護はあくまでも長期戦。介護者は、あくまでも心身にゆとりを持って介護生活を送るよう努めて下さい。

●自分の時間を作る

必ず自分の趣味の時間を作り、ストレスをため込まないようにします。

●自分の健康状態に注意する

介護は心身を疲労させます。高齢者のためにと無理をし、介護者自身が倒れないよう、体調の異変に気づいたら、早めに医師の診断を受けるべきです。

●食事、睡眠、入浴はしっかりと

介護やその他の雑事に時間をとられ、どうしても食事や睡眠の時間を削りがちですが、健康や心身のリフレッシュのためにもこれらを犠牲にしてはいけません。

●毎日適度な運動を

介護者自身の体力維持とストレス解消のため、5～10分程度、必ず柔軟体操や背筋、腹筋などの運動をします。

高齢者とのコミュニケーションは、相手のことを理解し、誠意を持って

多くの高齢者はたとえ家族といても深い孤独感を抱いています。そのうえ病気や、寝たきりの状態になったりすれば、その疎外感ははかりしれません。

介護者は高齢者の心の状態とその変化に気を配り、誠意を持って接するようにして下さい。また脳卒中の後遺症などで失語症を患うと言葉が自由に使えなくなりますが、これは認知症とは違います。

高齢者を激励し、少しでも症状が改善するよう応援してあげます。

在宅介護の方法

体温・脈拍・呼吸・血圧の測り方

●体温の測り方

体温は、体調を測る大切な手がかりです。安静時に腋(わき)の下に入れて測定するのが一般的です。測定時には腋の下の汗を拭き、体温計の水銀部分が腋の下にきちんと密着するようにします。毎日なるべく決まった時間に測り、計測時間も正確に守るようにします。

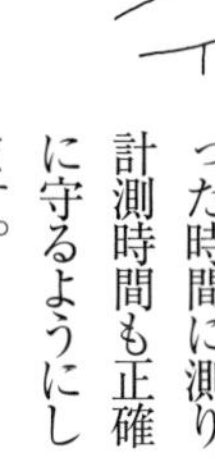

●脈拍の測り方

食後や体を動かした後を避け、測定時は手首の内側に軽く指を当てます。その際、測定者の指は清潔な状態にしておきます。脈拍数がいつもと大幅に違ったり乱れがあれば、要注意です。

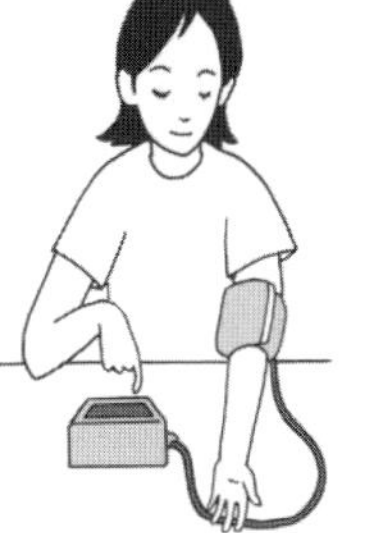

●呼吸の測り方

呼吸の測定は、みぞおちの上下運動で測る方法が一般的です。安静時の正常な呼吸数は成人で16～20回／分ですが、高齢者の場合はそれよりもやや少なめになります。測定するときは、呼吸数のほか、リズムの乱れや呼吸音の異常などについてもチェックします。

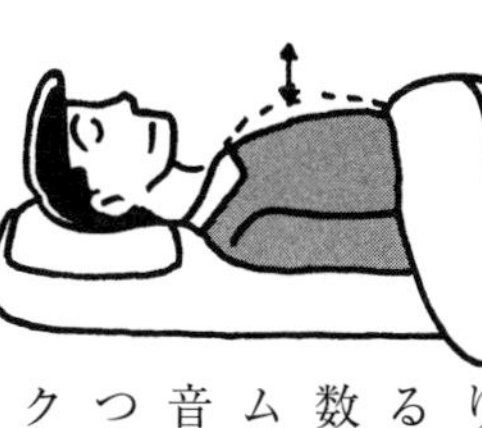

●血圧の測り方

血圧を測定するときは、安静な状態で毎日定期的に測ることが大切です。上腕部を心臓の高さくらいに保ち、マンシェット（カフ）の下のへりが肘より2～3センチ上にくるように巻いて下さい。血圧計の使い方は装置の種類によって違います。正しい使用法を習得しておきます。

介護者の負担を軽くする介護サービスの利用

高齢者介護をサポートする福祉サービスには公的なものと民間のものがあります。民間のものは介護内容は充実していますが、その分、費用も割高です。

ここでは誰もが安く利用できる公的サービスのいくつかをご紹介します。これらのサービスを受けるには介護保険の申請を市区町村の保健福祉センターで行い、要介護認定を受けることが必要です。利用できるサービスや自己負担額は、この介護度によって異なります。

①**ホームヘルプサービス**…ホームヘルパーが家族に代わって高齢者の介護を引き受けたり、正しい介護法などのレクチャーをしてくれます。

②**訪問看護**…「訪問看護ステーション」に常駐する看護師が各家庭に訪問看護に出向くほか、理学療法士などによるリハビリテーションも行われます。また医師の指示で床ずれ（褥瘡）の処置なども行われます。

③**ショートステイ**…家族が高齢者の介護をすることが一時的に困難になった場合、施設で預かってもらえます。

一言メモ 〈平熱(へいねつ)〉正常な状態での体温で、一般に36～37度の間。ただし個人差があり、時間によっても多少異なる。また子供の平熱は成人より高く、高齢者の平熱は成人より低い。

寝室の整え方

寝たきりの高齢者にとって、寝室環境はとても大切です。家族が集まる居間などからなるべく近い部屋で、高齢者が孤立感を抱かないよう配慮して下さい。

部屋の広さは介護のしやすさからも、6畳以上は欲しいところです。

また、日当たりと風通し、室温管理も重要です。適度な日光浴は身体的にはもちろんのこと、精神衛生的な意味でも寝たきりの高齢者にとても効果があります。

安眠のための環境作り

室温は20℃前後にし、部屋は暗くして手元にスタンドを置く。家族はラジオ音などに注意

カーテンなどで日差しを調節し、1日1回は部屋の換気をして下さい。

室温は、夏が24度、冬が20度を目安に管理するのが理想的です。

寝床は高齢者が気持ちよく寝られるよう、常に清潔にします。介護のしやすさ、高齢者自身の立ったり座ったりといった利便性を考えるとベッドの方が楽でしょう。硬めのマットを用意し、シーツや布団は週1回など定期的に換えるようにします。背中の曲がった高齢者には枕を少し高くすることも効果的です。

またシーツ上のごみは床ずれ（褥瘡(じょくそう)）の原因になります。毎日必ずシーツを点検し、ごみを取り除くようにします。

ねまきは、脱いだり着たりが便利で肌触りのよいものがベストです。素材は木綿、ネル、ガーゼなどが理想的です。あまり窮屈なサイズではなく、ゆったりとしたものを選びます。大きな縫い目や飾りは、床ずれ（褥瘡）の原因になる場合もあるので注意が必要です。

朝起きたらねまきから普段着に着替え、生活にメリハリをつけることも大切です。

「寝たきり老人ゼロ作戦」10カ条

厚労省が1991年にスタートさせた運動で、寝たきりを防ぐためのポイントが簡潔な標語にまとめられています。

①脳卒中と骨折予防　寝たきりゼロへの第一歩
②寝たきりは寝かせきりからつくられる　過度の安静は逆効果
③リハビリは早期開始が効果的　始めよう　ベッドの上から訓練を
④暮らしの中でのリハビリは　食事と排泄、着替えから
⑤朝起きて　まずは着替えて身だしなみ　寝・食分けて生活にメリとハリ
⑥「手は出しすぎず　目は離さず」が介護の基本　自立の気持ちをたいせつに
⑦ベッドから　移ろう移そう車いす　行動広げる機器の活用
⑧手すり付け　段差をなくし住みやすく　アイデア生かした住まいの改善
⑨家庭(うち)でも社会(そと)でも喜び見つけ　みんなで防ごう閉じこもり
⑩進んで利用　機能訓練　デイ・サービス　寝たきりなくす人の和　地域の輪

シーツの交換方法

寝たきりの高齢者の寝床を手入れするにはコツがあります。手順に従ってスムーズなシーツ交換をし、トラブルを防ぎましょう。

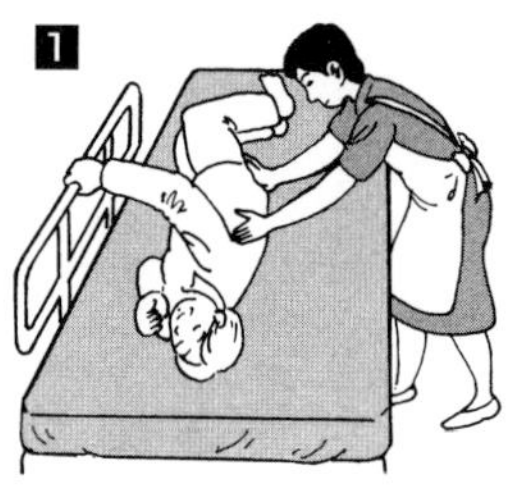

ベッド柵を立て、高齢者を横向きにさせる

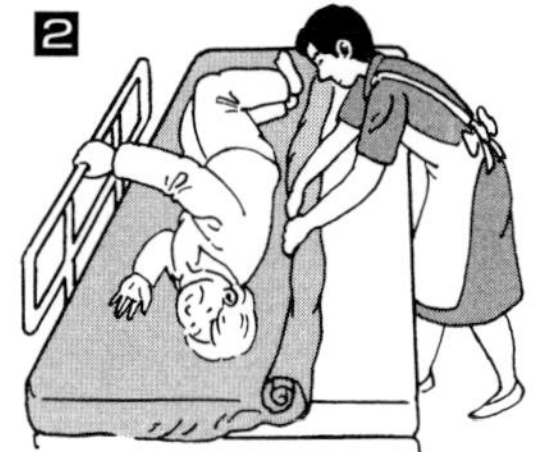

シーツをはがし、中央まで丸める

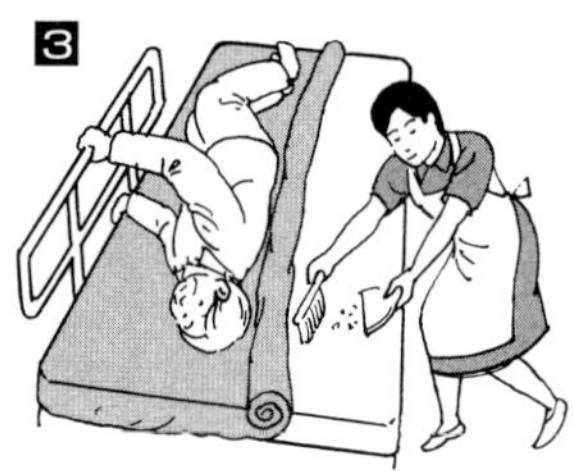

床ずれ防止のため、マットレス上のごみを掃除する

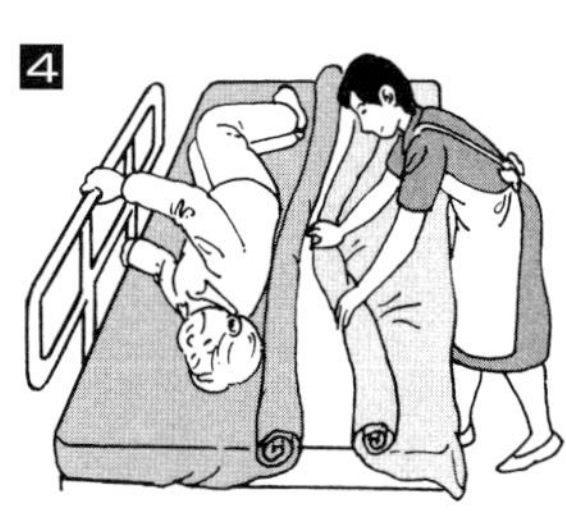

新しいシーツを中央部分まで広げる

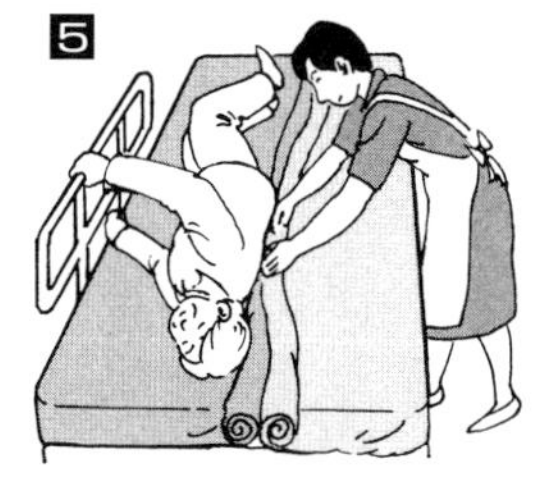

古いシーツと新しいシーツをくっつけ、背中に差し込む

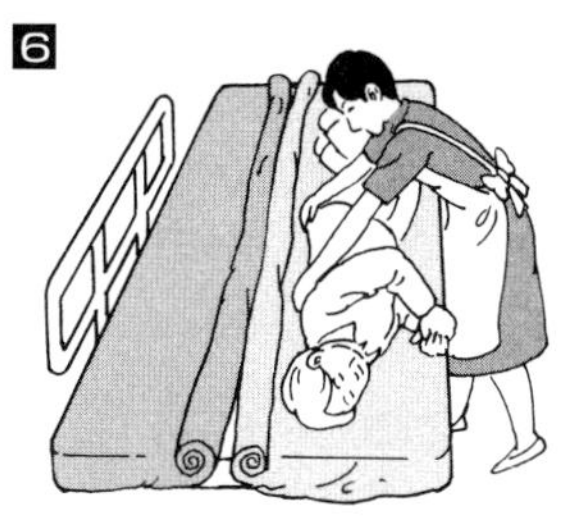

高齢者を新しいシーツ側に移動させ、ベッド柵を立てる

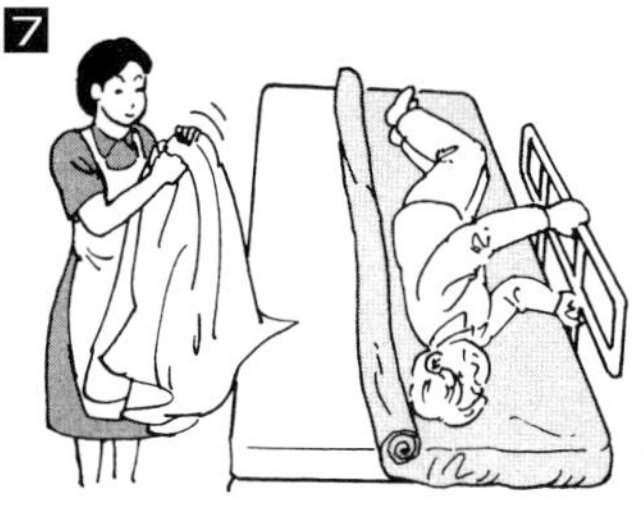

古いシーツを剝がし、マットレスのごみを掃除する

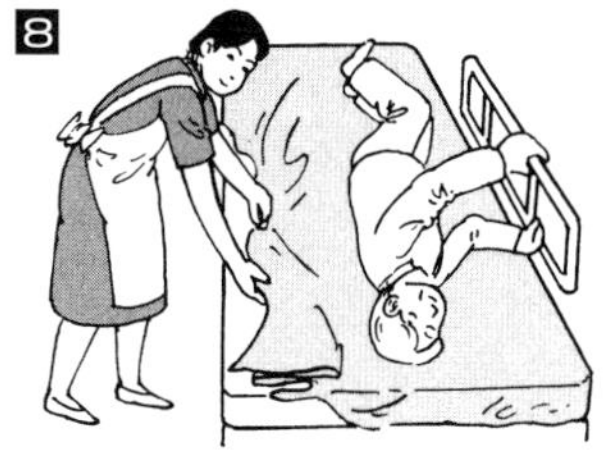

新しいシーツをマットレス全体に伸ばす

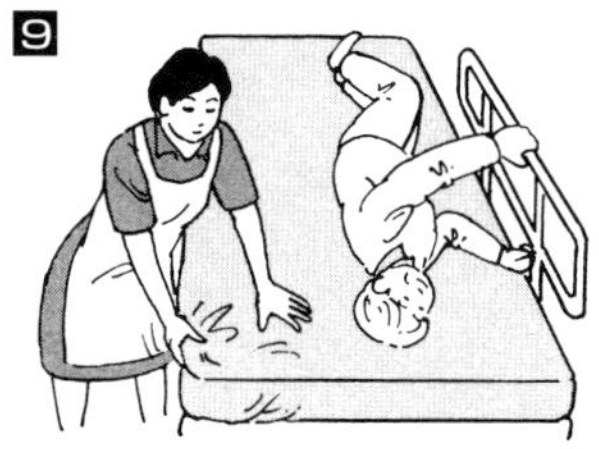

四隅のシーツをしっかりとマットレスに差し込み、皺をなくす

在宅介護の方法

一言メモ 〈ペースメーカー〉重症の徐脈性不整脈の患者が胸に埋め込む小さな装置。ペースメーカーから心筋に規則正しく送られる電気信号によって、心臓の働きが一定に保たれる。

床ずれの予防と対策

病気などで動けない高齢者は、寝返りひとつ打つのも困難です。じっと同じ体位で寝ていると、骨ばった部分などの皮膚が圧迫されて血液の循環が悪くなり、栄養不足に陥って皮膚が破れてきます。これが、床ずれ（褥瘡）です。

床ずれは骨が突出している部分にできやすく、なかでも腰から下はもっとも床ずれのできやすい場所として注意が必要です。床ずれが進むと疾患部の肉がえぐれて穴があき、骨にまで悪影響を与えます。介護者は常に高齢者の身体の状態を観察し、床ずれを未然に防いで下さい。

床ずれは、予防こそが最善の治療です。床ずれの予防法としては、

①体の向きをまめに変えてやる

昼間は2、3時間に1回、夜はそれより回数を減らして。クッションなどを使い、床ずれのできやすい箇所に重みがかからないようにするのもよいことです。

②体を清潔に保つ

床ずれのできやすいところをマッサージしたり、蒸しタオルで拭いてやります。

③衣類、寝具の汚れに注意する

ねまきのボタンや縫い目に十分に注意。シーツは綿素材の柔らかいものを用い、糊のききすぎには気をつけます。

万一床ずれができてしまった場合は、早めの手当が必要です。発赤ができた場所をマッサージしたり、可能であれば高齢者をベッド上に座らせたりして、できるだけ身体を動かすようにします。

症状がひどいようであれば医師に相談し、指示に従うべきです。

床ずれのできやすい場所

上向きに寝ていて当りやすい場所

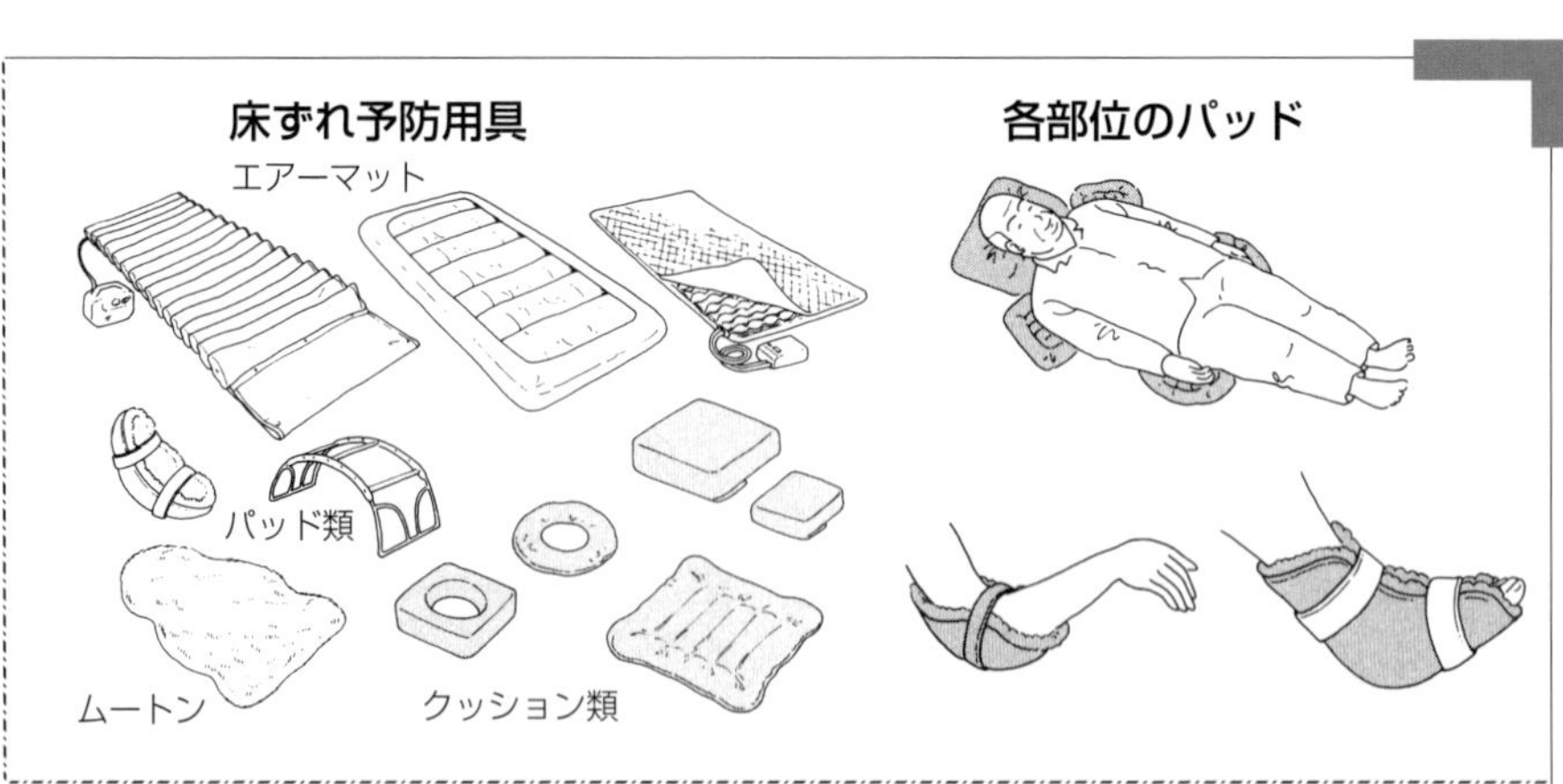

動作の介護

身体の不自由な高齢者が少しでも身体を動かすことができれば、シーツ交換やトイレなどの際、介護者もずっと楽になります。また、身体を動かすことは機能低下を防ぐ意味でも、とても重要です。

正しい動作介護の方法を覚え、高齢者、介護者双方の負担を軽減する工夫も必要です。

●**人手があれば、2人で**

介護される高齢者も、1人ではなく2人の方が安心して身体を任せられます。

●**動作の前には必ず声をかける**

いきなり身体を動かすのではなく、これから行おうとする動作をあらかじめ高齢者に伝えるようにします。不意に身体を動かされると、高齢者も心の準備がないため逆に動かしづらくなります。

●**介護者は腰に重点を置く**

動くときは高齢者の体に体を密着させ、重心を腰に置いて介護します。腕だけで動かすと動作が不安定で危険なうえ、介護者にも負担がかかります。

正しい姿勢をとるための工夫

半座位

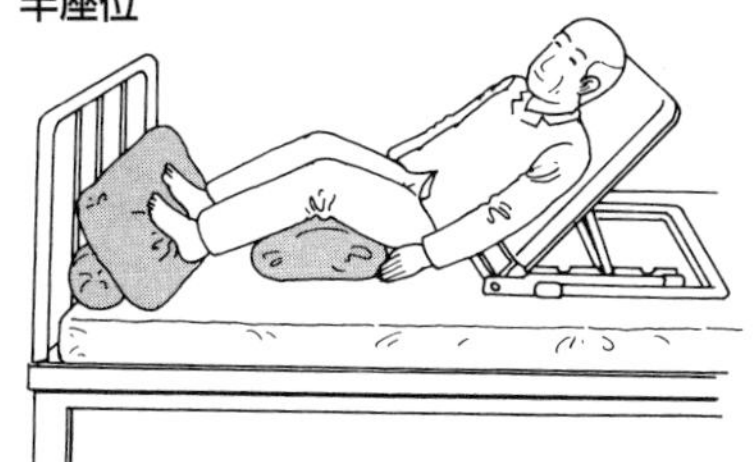

しっかりとした背もたれで体を支える。背もたれが柔らかいと体が沈んで苦しいので適度な硬さのものを。ひざを静かに持ち上げ、その下に丸めた毛布や座布団を差し込む。足の裏にも枕などを置き、体の位置がずれないようにしてやる

あお向け

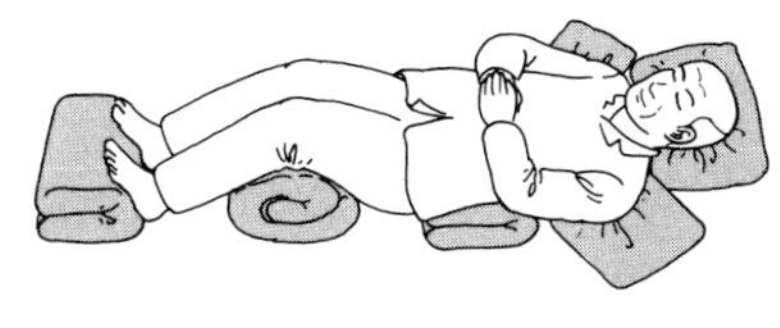

座布団やクッションを背中から両腕の下にかけて差し込み、ひじを支える。腰や膝の下にも座布団や、巻いたバスタオルなどを差し込んでやる。足の先は布団の重みや筋肉マヒなどが原因で伸びたままになってしまいやすいので、そこにも座布団や足板を置く

横向き

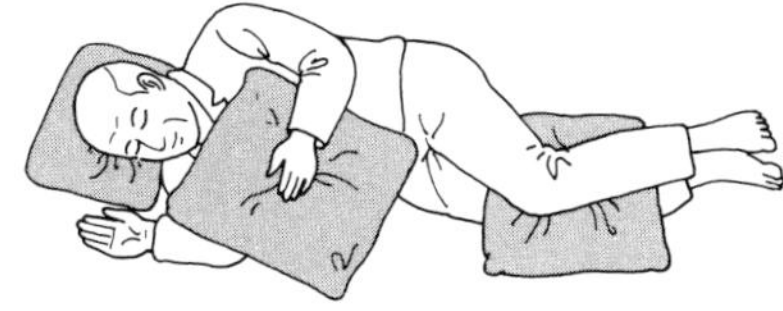

枕はなるべく高いものに変え、毛布や座布団を両足の間に挟む。毛布やクッション、またはぬいぐるみなどを抱き枕として使うと、姿勢が楽になる。固く巻いた毛布などを背中に当ててやり、そこに軽く寄りかかれるようにしてあげるとよい

半うつぶせ

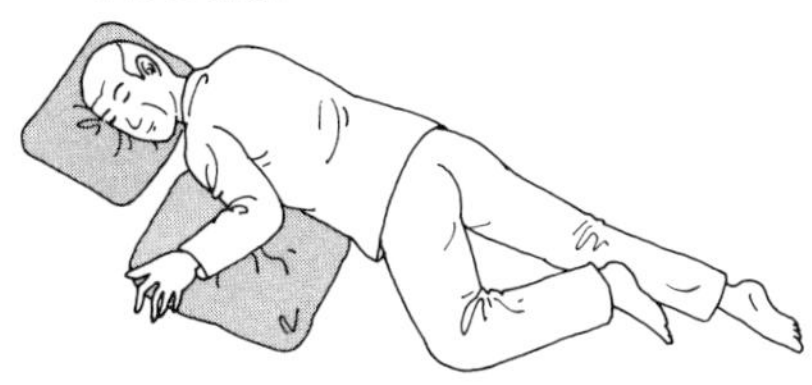

お腹から腕の部分にかけて座布団やクッションを敷く。片麻痺がある場合は、麻痺のある方を下にしないこと。指の屈曲を防止するため、麻痺のある手にタオルを握らせるのもよい。また、足の下に座布団などの当てものを敷くのも効果的

一言メモ　〈悪寒（おかん）〉寒気のこと。感染などによって脳の体温調節中枢が刺激され、そのレベルが上昇すると、それまで正常と受け取られていた体温が低く感じられ、ゾクゾクした寒けがおこる。

体位変換

寝たきりの高齢者の体は、思いのほか重量感がありますが、無理に引っぱったりするのは床ずれの原因にもなり、とても危険です。基本を忠実に守って動かすようにしましょう

左右に動かす

1

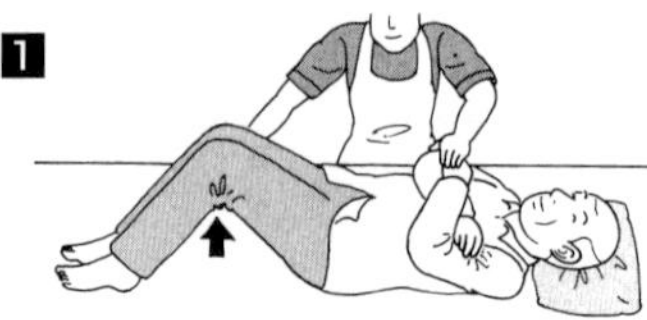

高齢者に声をかけ、手を当てて膝を立てさせる

2

膝の下に片手を入れて腰を持ち、もう一方の手は腰の下に入れて静かに引き寄せる

3

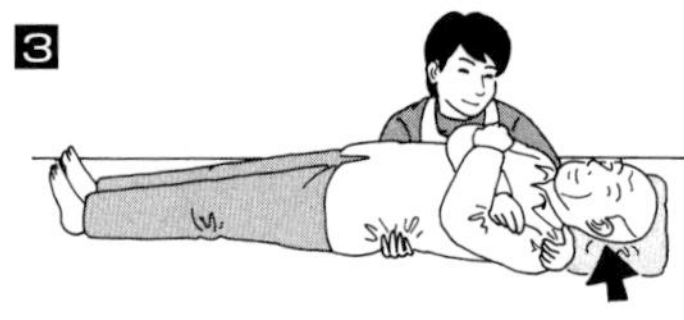

首の下に片手を入れて肩を持ち、もう一方の手は背中の下に入れて静かに引き寄せる

上下に動かす

一人で行う場合

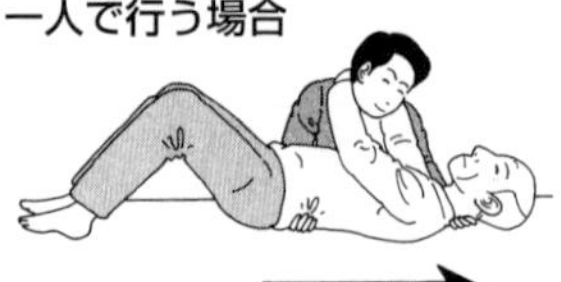

膝を曲げさせ、腰の下と首の下から手を入れる。高齢者の両腕を介護者の首に組ませ、上に引き上げる

二人で行う場合

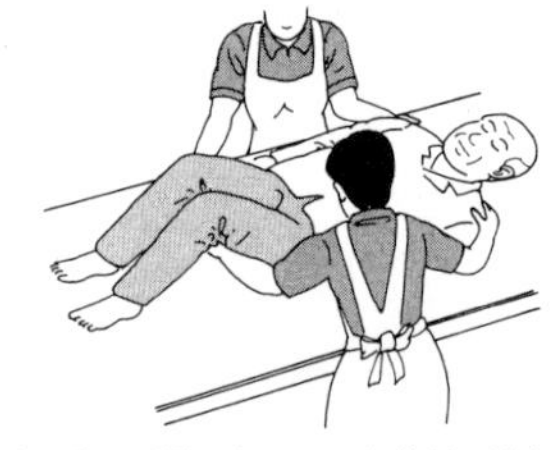

ベッドの両側に立って、高齢者に膝を立てさせる。肩と膝の下に両側から手を入れ、呼吸を合わせて静かに移動させる

あお向けから横向きにする

1

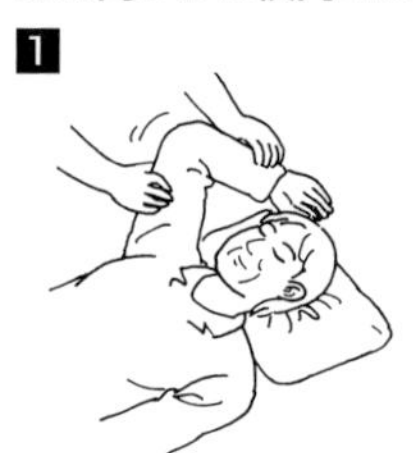

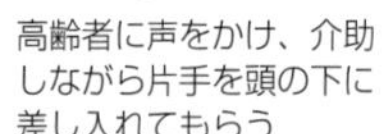

高齢者に声をかけ、介助しながら片手を頭の下に差し入れてもらう

2

介護者は高齢者が横向きになった時に顔を向ける側に座り、手前の足を斜めに開かせ、もう一方の足は軽く膝を立てさせる

3

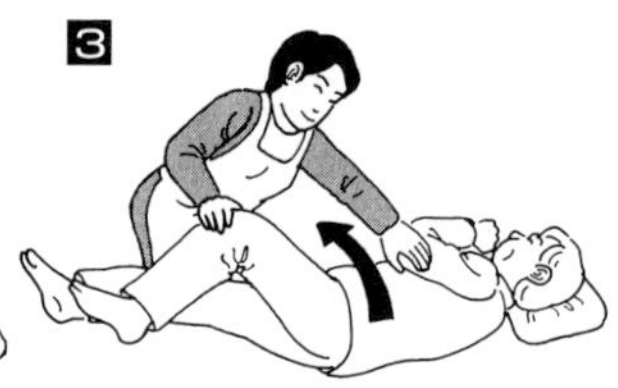

向こう側の肩と膝に手をかけ、静かに手前に起こす

4

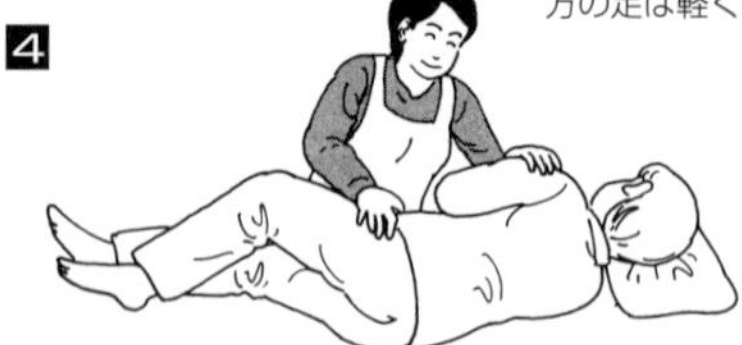

高齢者の具合のいい角度にからだの位置を調整する

5

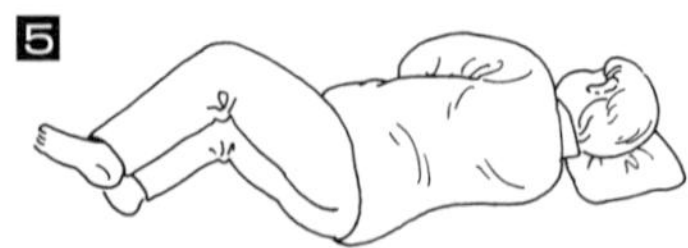

上になった方の手は手前にし、足もきちんと揃えて再びあお向けに転がらないようにする

起き上がるときの介助

高齢者の体を起こすときに気をつけたいのは、介護者自身が腰を痛めないように注意するということです。上体をテコのように使い、高齢者の動作を慎重に介護します

ベッドの上で起こす場合

1

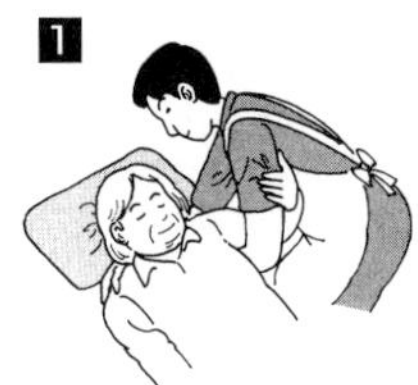

高齢者と向かい合い、近い方の手を組む。もう一方の手は首の下から入れ、肩を支える

2

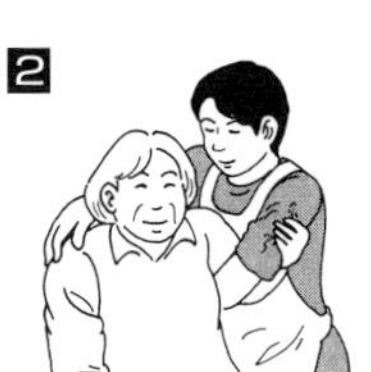

静かに高齢者の上体を起こす。急に起こすとめまいを感じることもあるので、軽く目を閉じさせて起こすとよい

畳に敷いた布団から起こす場合

高齢者の膝を立てさせ、両手を介護者の首にかけて指を組ませる。高齢者の体に近い方の膝をつき、反対の足は病人の体と平行に出す

1

2

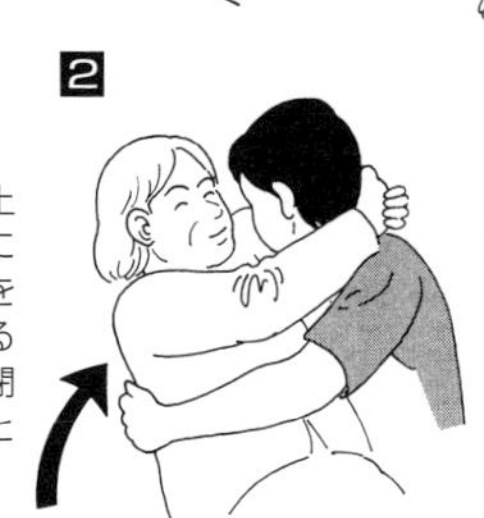

片手を高齢者の首から後頭部に差し入れ、もう片方の手は高齢者の背中に回す

介護者は腰を下ろす要領で上体をテコのように使って、高齢者の上体を起こす

寝かせるときの介助

高齢者をベッドに寝かせるときのコツは、高齢者の体を自然に横たわれる状態にもっていくことです。頭から先に寝かそうとしても、決してうまく行きません

1

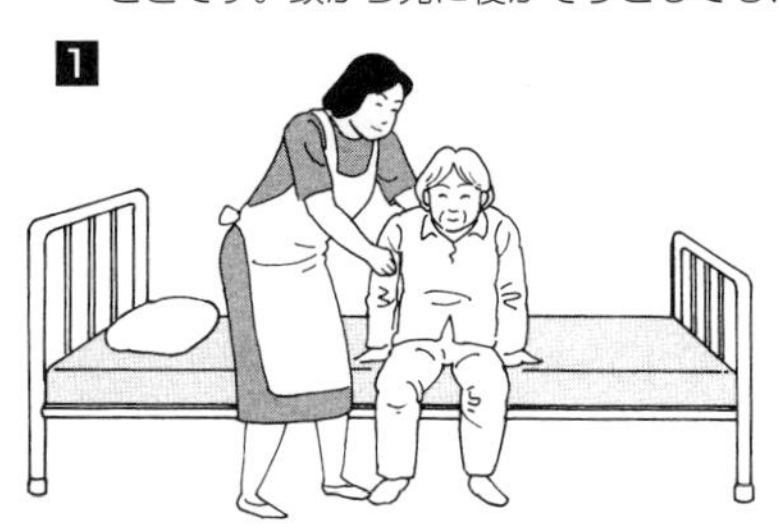

高齢者をベッドに腰かけさせ、倒れないように体を安定させる

2

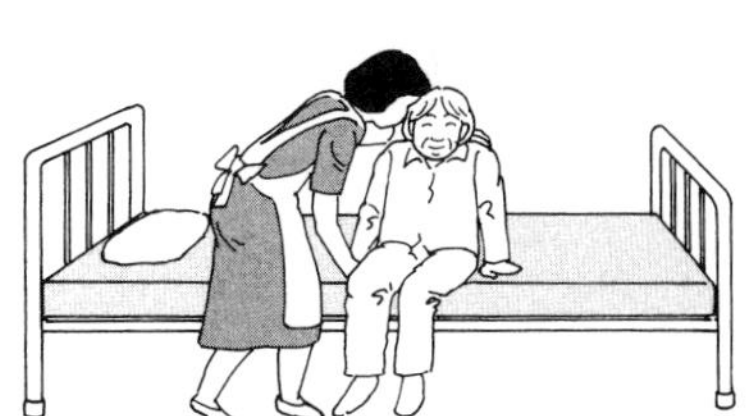

片腕を高齢者の向こう側の肩に回し、もう一方の手で高齢者の膝の下を抱え上げる

3

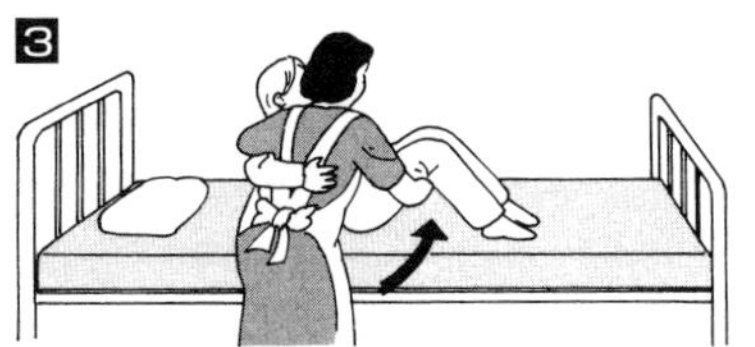

高齢者の手を自分の背中に回させ、腰を回転させて高齢者の足をベッドにあげる

4

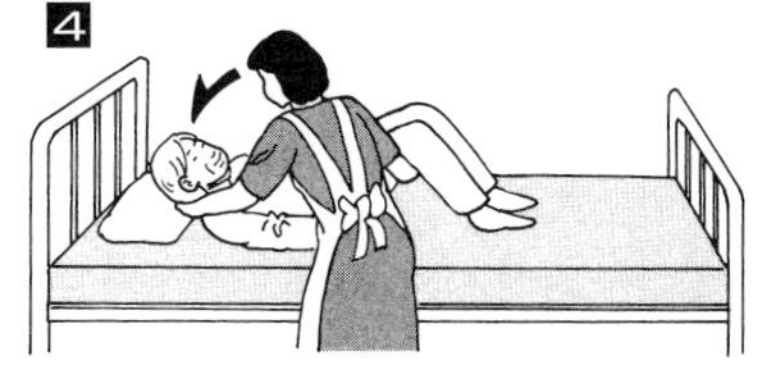

高齢者の上体を静かに寝かせ、膝の下から手を離す

在宅介護の方法

一言メモ 〈解熱（げねつ）〉平熱より体温の高い発熱状態から、正常な体温に下がること。解熱剤は脳の体温調節中枢に働いて発熱を抑える薬だが、生理的体温以下には作用しない。

ベッドから車イスへ移す

体の不自由な高齢者の体を数歩でも移動させるには、介護者自身がそのコツをよく修得することが大切です。一つ間違えば体のバランスを崩して倒れてしまう危険な動作です

1

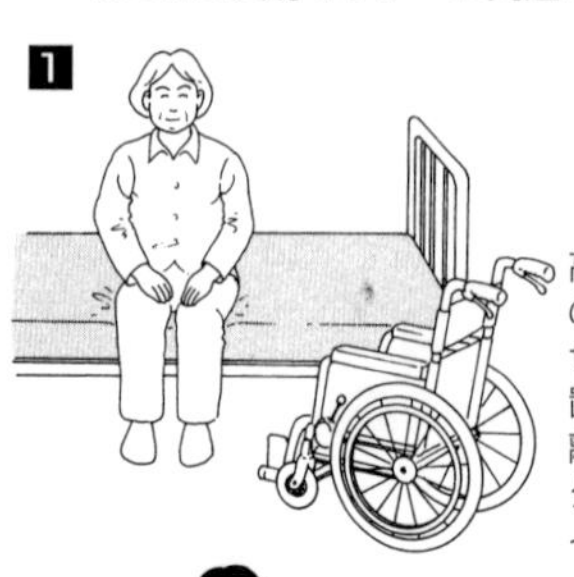

高齢者をベッドの縁に腰かけさせ、高齢者の位置から数歩の距離に車輪をロックした状態の車イスを置く

2

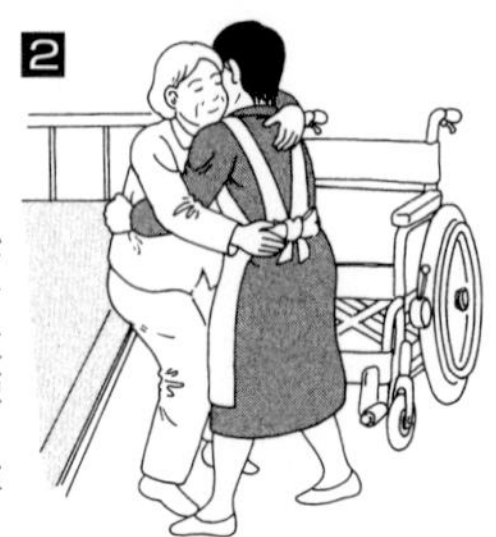

高齢者の両手を介護者の肩と腰に回してもらい、介護者は高齢者の両足の間に足を差し入れて、膝の屈伸を利用し、高齢者をベッドから立たせる

3

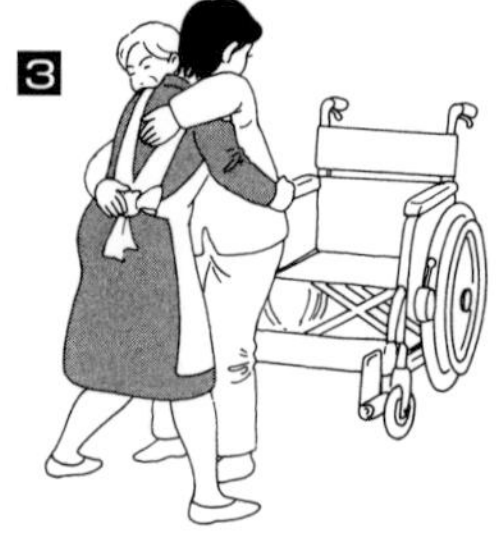

車イスの方向に片足を回転させ、高齢者が腰を下ろせる位置まで移動する。高齢者に声をかけ、歩調を合わせるように慎重に移動する

4

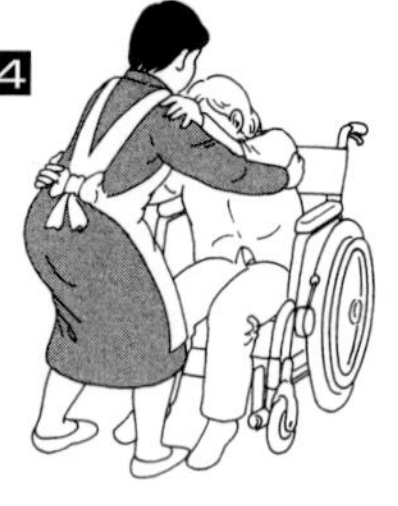

イスの上にそっと腰を下ろさせる。腰を屈め、高齢者の背中に回した手に力を入れてゆっくりと下ろしていく

車イスからベッドへ移す

車イスからベッドへの移動も、車イスとベッドの距離をあまりあけすぎないようにすることが大切です。距離が長いと移動が大変になり、体のバランスを崩しやすくなります

1

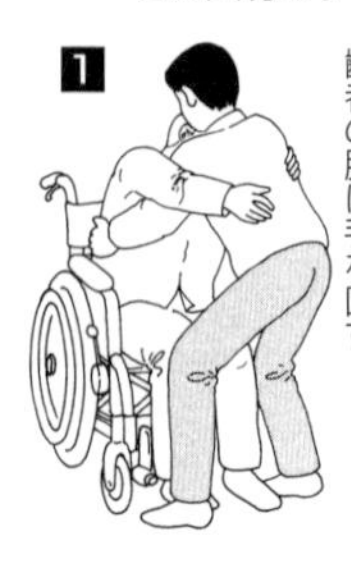

車イスの車輪をロック。高齢者の両手を介護者の背中に回してもらい、介護者は腰を屈めて高齢者の腰に手を回す

2

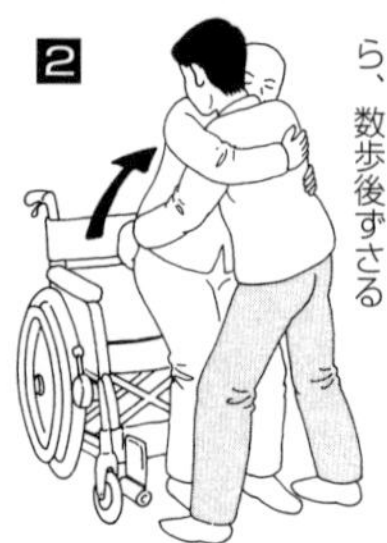

「1、2の3！」などと声をかけ、膝の屈伸を利用して高齢者を車イスから立ち上がらせる。バランスを崩さないよう注意しながら、数歩後ずさる

3

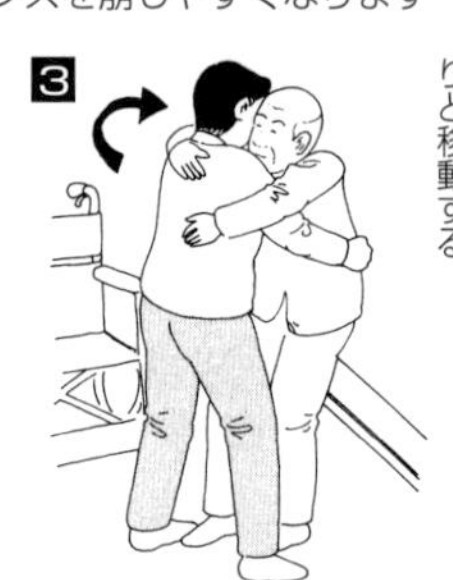

ベッドの方向に片足を回転させ、高齢者が座れる位置までゆっくりと移動する

4

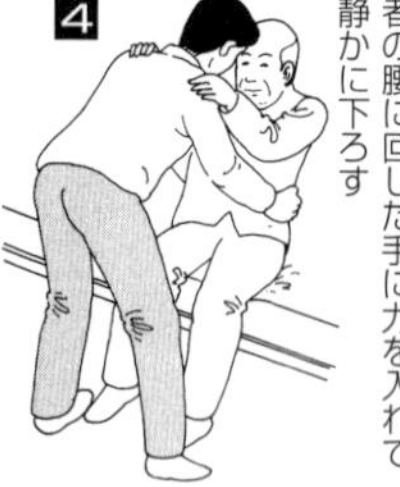

ベッドにそっと腰を下ろさせる。足を踏んばって腰を屈め、高齢者の腰に回した手に力を入れて静かに下ろす

5

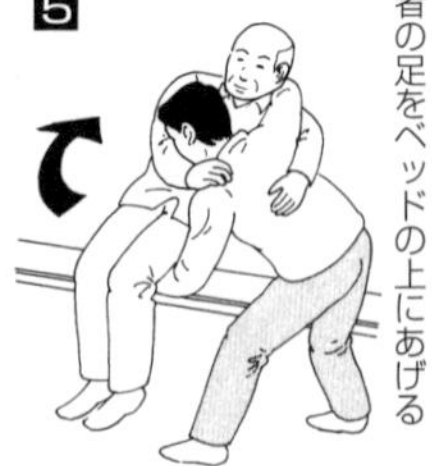

麻痺していない側にまわり、片手を高齢者の首の後ろに、もう一方の手を膝の下に回して高齢者の足をベッドの上にあげる

6

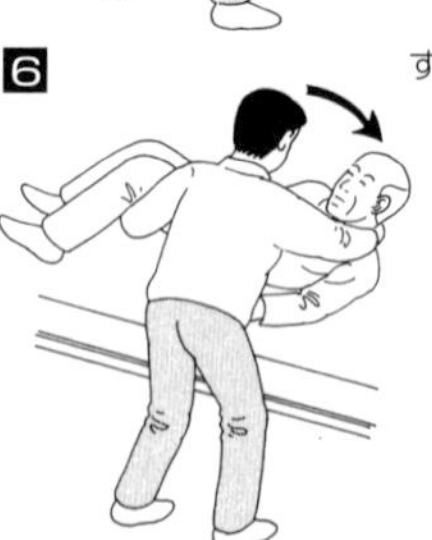

高齢者の上体を静かに寝かせ、膝の下からゆっくりと手をはずす

床や畳の上から立ち上がるときの介助

1

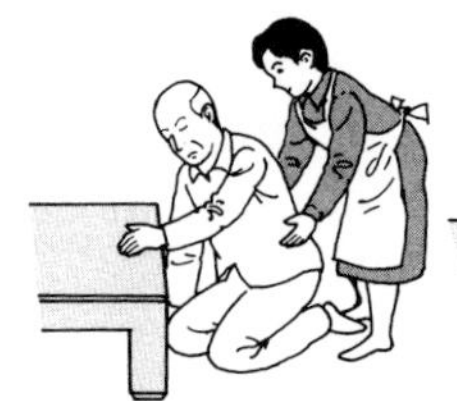

高齢者に横座りに座ってもらい、介護者は背後に立って腰を支える。高齢者には、片手をテーブルについてもらう

2

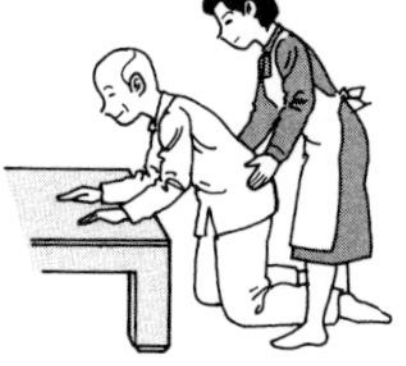

介護者が背後から介助して、高齢者を膝立ちの姿勢にする。介護者は高齢者の腰をしっかりと支える

3

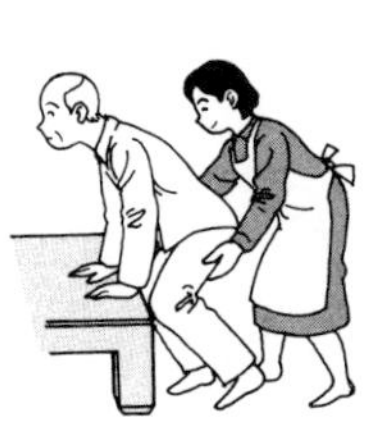

高齢者に両手をテーブルについてもらい、介護者は高齢者の太股を持って片膝立ちの姿勢になるよう手助けをする

4

「1、2の3！」などとかけ声をかけ、高齢者の動きに合わせてその腰を上に持ち上げる。立った後もバランスが崩れないよう、腰から手を離さないようにする

歩くときの介助

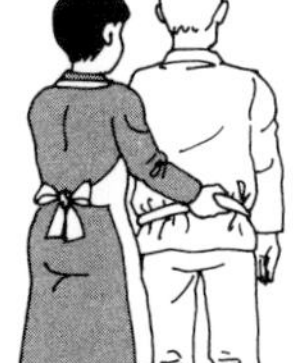

片麻痺の場合、介護者は麻痺のある側に立って歩く。高齢者の腰には介助ひもを巻き、介護者はそれから手を離さないようにする。高齢者の歩行の邪魔にならない要注意

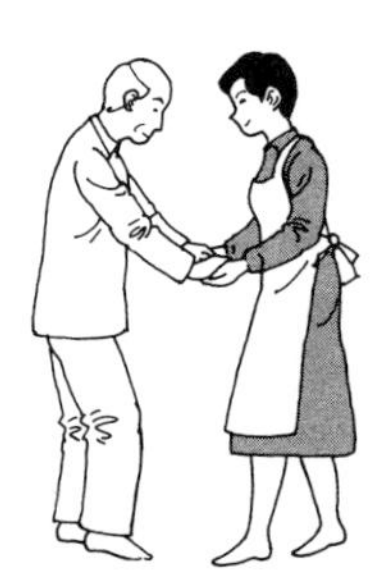

短距離の移動には、向かい合った姿勢で介護者が高齢者を先導する方が高齢者にとって楽なケースもある。高齢者と意思の疎通をはかり、高齢者の手を握って慎重に歩く

階段の上り下りの介助

昇るとき

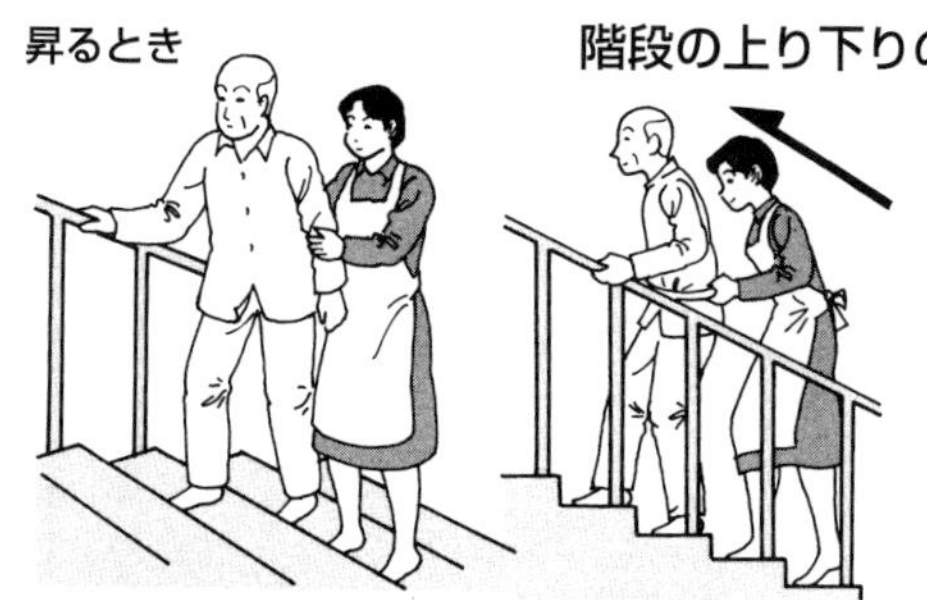

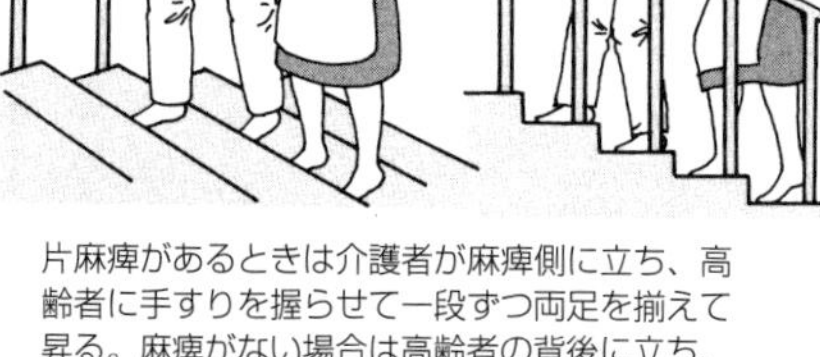

片麻痺があるときは介護者が麻痺側に立ち、高齢者に手すりを握らせて一段ずつ両足を揃えて昇る。麻痺がない場合は高齢者の背後に立ち、腰に巻いた介助ひもをしっかりと握る。

降りるとき

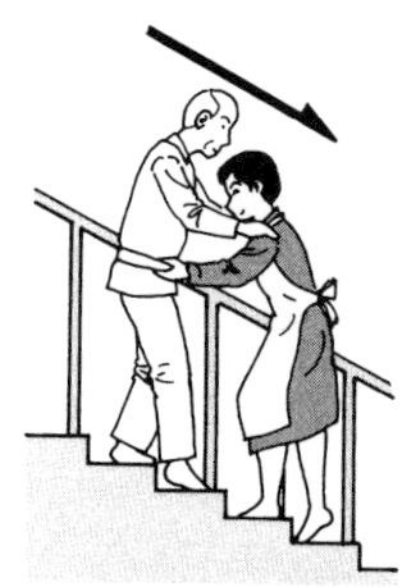

介護者は高齢者と一段下で向かい合い、両手で腰の介助ひもをしっかりと握って高齢者の動作を介助しながらゆっくりと後ろ向きに階段を降りる

一言メモ 〈解熱鎮痛剤〉脳の体温調節中枢に作用して発熱を抑えたり、皮膚の血管を拡張させて熱の放散を促すとともに、痛覚中枢にも作用してその興奮を抑え、痛みを鎮める薬。

食事の介護

食事は単調な生活に陥りがちな高齢者にとって、大きな楽しみのひとつです。歩行が困難な場合でもできるだけ介助をし、家族全員の食卓にいっしょになって参加できるようにしてあげて下さい。

食事の前には排泄をすませ、手もきれいに洗います。たとえ麻痺があっても自助具を使い、自力で食べるよう、見守ってあげて下さい。食べ物をうまく口に運べずにこぼしたりしても、しかったりせず高齢者自身の手で好きなものを食べさせてあげることが大切です。

食事をするときは、いつもは寝たきりの高齢者でも、なるべく上半身をおこして食卓に向かうようにします。

背筋を伸ばし、飲み込みやすい姿勢で食事をとらせます。そうすることで消化を助け、食べ物が気管に入ったりするトラブルを防ぐことができます。

寝たまま食べる場合は、麻痺のない方を下にし、背中に座布団などをあてがって上半身をなるべく高くします。

飲み込む力が弱まっている人にはゼリー状にした食品が安全です。食品やスープをミキサーにかけて固めておきます。

また、むせやすい人のために、介護用具店から吸引器を購入（またはレンタル）しておくのもよい方法です。使用には医師の指導を必要とするので、使用方法についてあらかじめかかりつけの医師などに確認しておくべきです。

食事をするときは高齢者のペースに合わせ、楽しい雰囲気作りをするようにします。

食事は正しい姿勢で

×　○

イスに座れる場合は、なるべく深く腰かけるように。そうすることで、食べ物にむせたり、食べ物が気管に入ったりといったトラブルを防止することができ、消化も促進できる

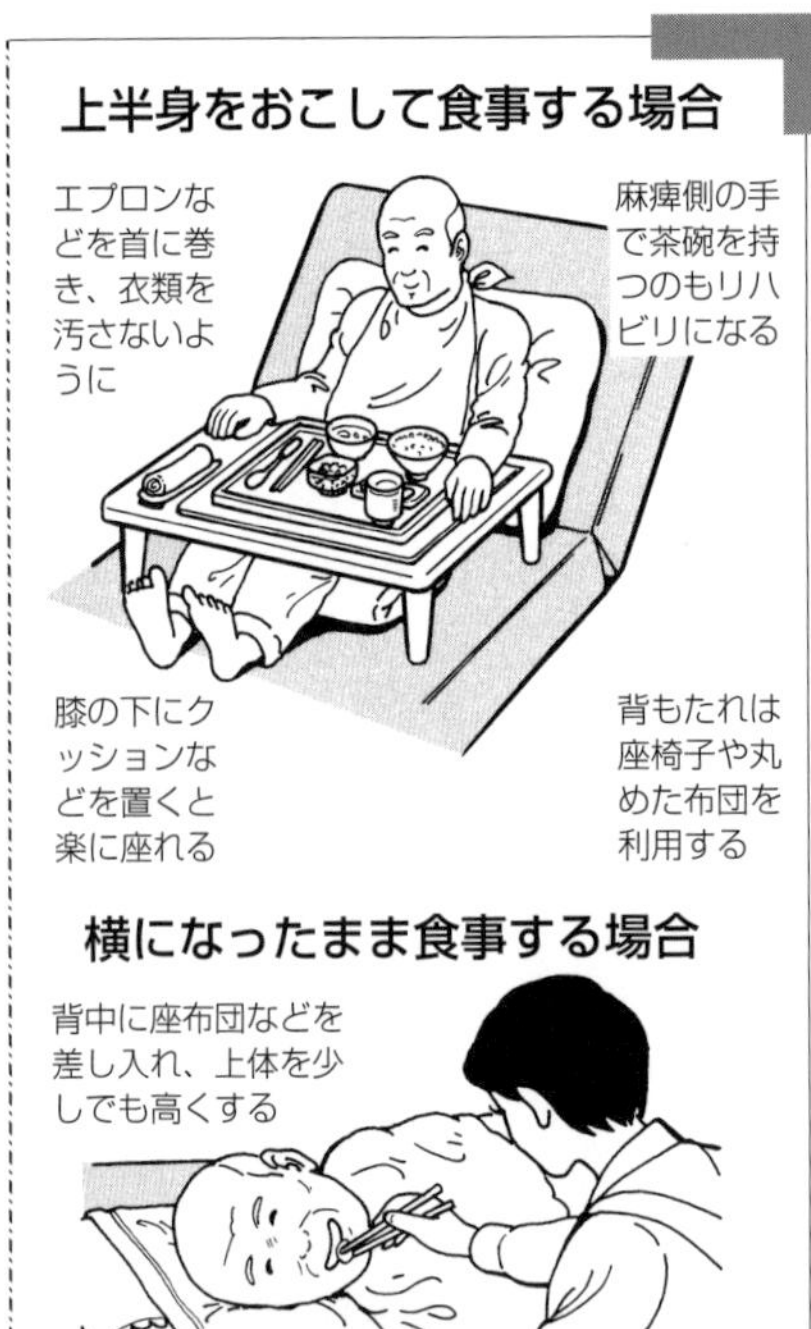

着替えの介護

着替えをするということは、高齢者の生活に規則正しいリズムを与えるという意味からも、とても重要です。ねまきと普段着をきちんと区別し、来客時にはそれに合わせた服装に着替えるなど着替えによるメリハリを徹底し、高齢者の積極的な社会生活を支援して下さい。

衣服の選び方にはいくつかのポイントがあります。普段着は軽くて、ややゆったりとしたサイズのものを選びます。ウエストはゴム式のものが便利です。

ねまきは、洗濯しやすい素材で、吸湿性の高いものがベストです。また着脱が便利で、前開きのものがおすすめです。

着替えの介護をするときは、

①声をかけ、高齢者の協力を得ながら着替えを手伝う。

②片麻痺の場合、着るときは麻痺のある方、脱ぐときは麻痺のない方から。

③着替えを手伝いながら、高齢者の皮膚の状態を確認し、床ずれを予防する。

――などといった点に注意します。

在宅介護の方法

パジャマの場合

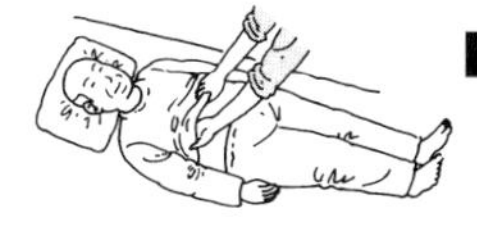

1 パジャマが丸首の場合、上着を腋の下までたぐりあげる

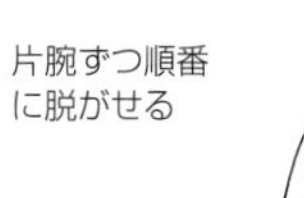

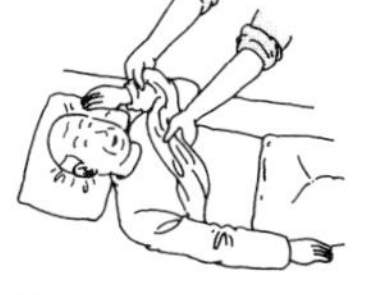

2 片腕ずつ順番に脱がせる

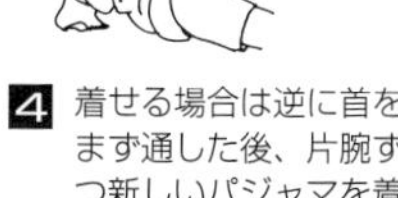

3 頭を持ち上げ、首の後ろからまとめて脱がす

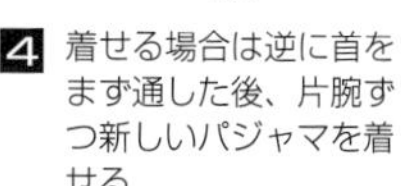

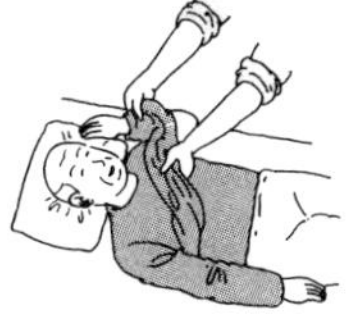

4 着せる場合は逆に首をまず通した後、片腕ずつ新しいパジャマを着せる

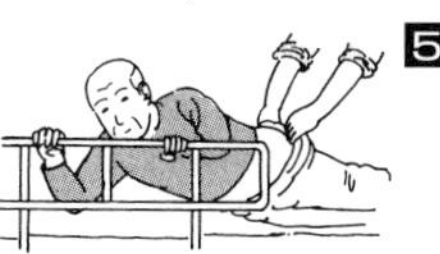

5 ベッド柵などにつかまらせ、横向きにしておしりの部分からズボンを脱がせる

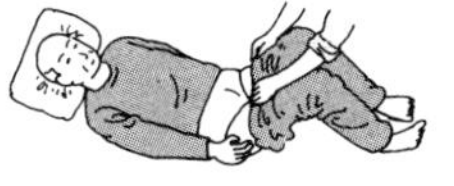

6 仰向けにし、足の方まで下ろす

ゆかたの場合

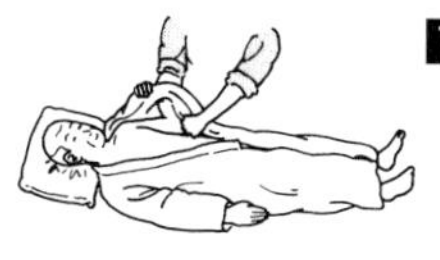

1 肩から手を入れて袖を脱がせる。片麻痺のある場合は、まずそちらの腕から

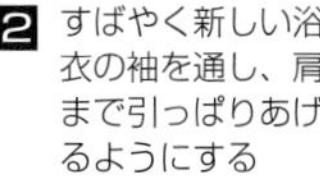

2 すばやく新しい浴衣の袖を通し、肩まで引っぱりあげるようにする

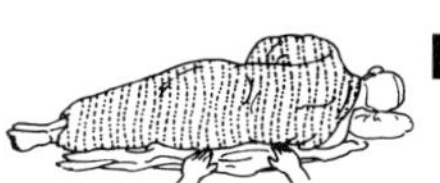

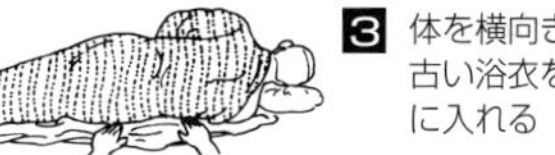

3 体を横向きにさせ、古い浴衣を体の下に入れる

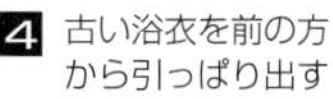

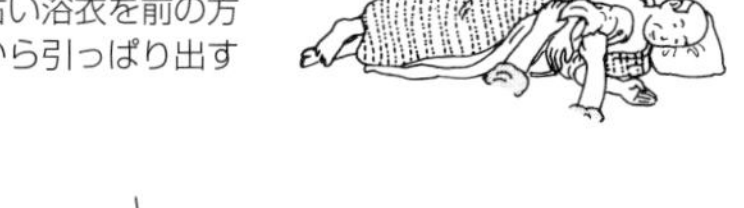

4 古い浴衣を前の方から引っぱり出す

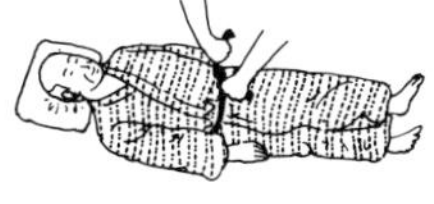

5 もう一方の袖を通し、浴衣の前を合わせて紐を結ぶ

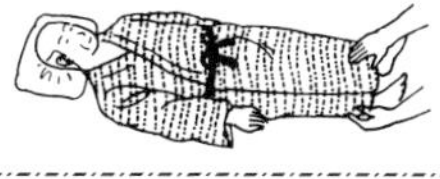

6 もう一度すそを引っぱって形を整え、しわなどがないようにする

一言メモ 〈顔面紅潮（がんめんこうちょう）〉顔の皮膚に流れる血液量が増え、顔面が赤くなった状態。発熱時や運動時のほか、精神的に興奮したときなどにもみられる。

入浴の介護

入浴は体ばかりではなく、心のリラックスのためにもとても大切なものです。

介護なしにはお風呂に入れない高齢者にとって、たまの入浴は数少ない楽しみのひとつです。介護者にとっても負担の少ない工夫をしながら、事故のない、楽しい入浴時間を高齢者に与えて下さい。

最低でも、週に1回は入浴の時間を設けてあげるべきです。

入浴介護時の注意点としては、

①入浴前に高齢者の健康状態を確認しておきます。顔色が悪いときや調子の悪そうなときは無理に入浴させてはいけません。また入浴時は高齢者の皮膚の状態を観察し、床ずれの兆候をチェックするよい機会です。

②高齢者がヒートショックにならないよう、入浴前には浴室を湯気で温め、冬期には脱衣室にも暖房を入れておきます。

③介護者はお湯にぬれてもかまわないような、動きやすい服装で介護します。

浴槽に入れる場合

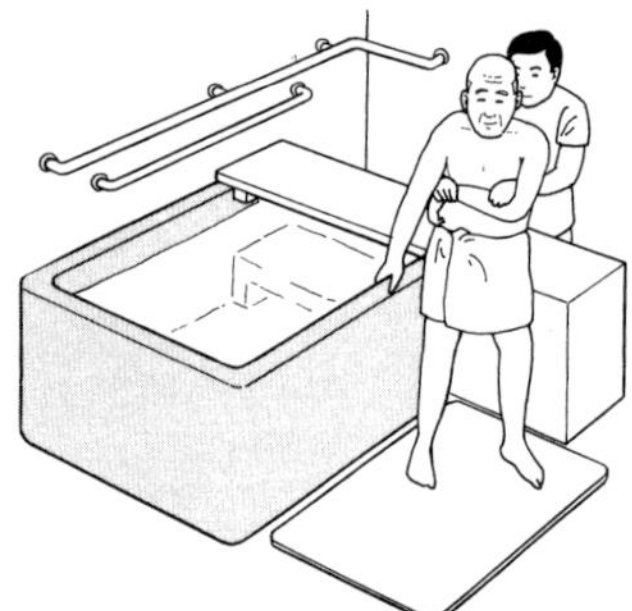
浴槽の上にはしっかりとした板を置き、浴槽に入るときはいったんそこに腰かけてから、体の向きを変えてお湯に入る

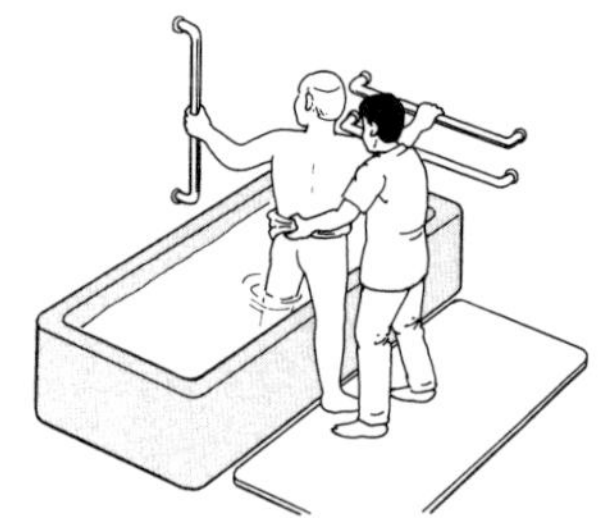
浴室には必ず手すりをつけ、洗い場と浴槽の中には滑り止めの吸盤マットを敷く。ぬれた体は滑りやすいので、介助ひもを腰につける

浴槽に入れない場合

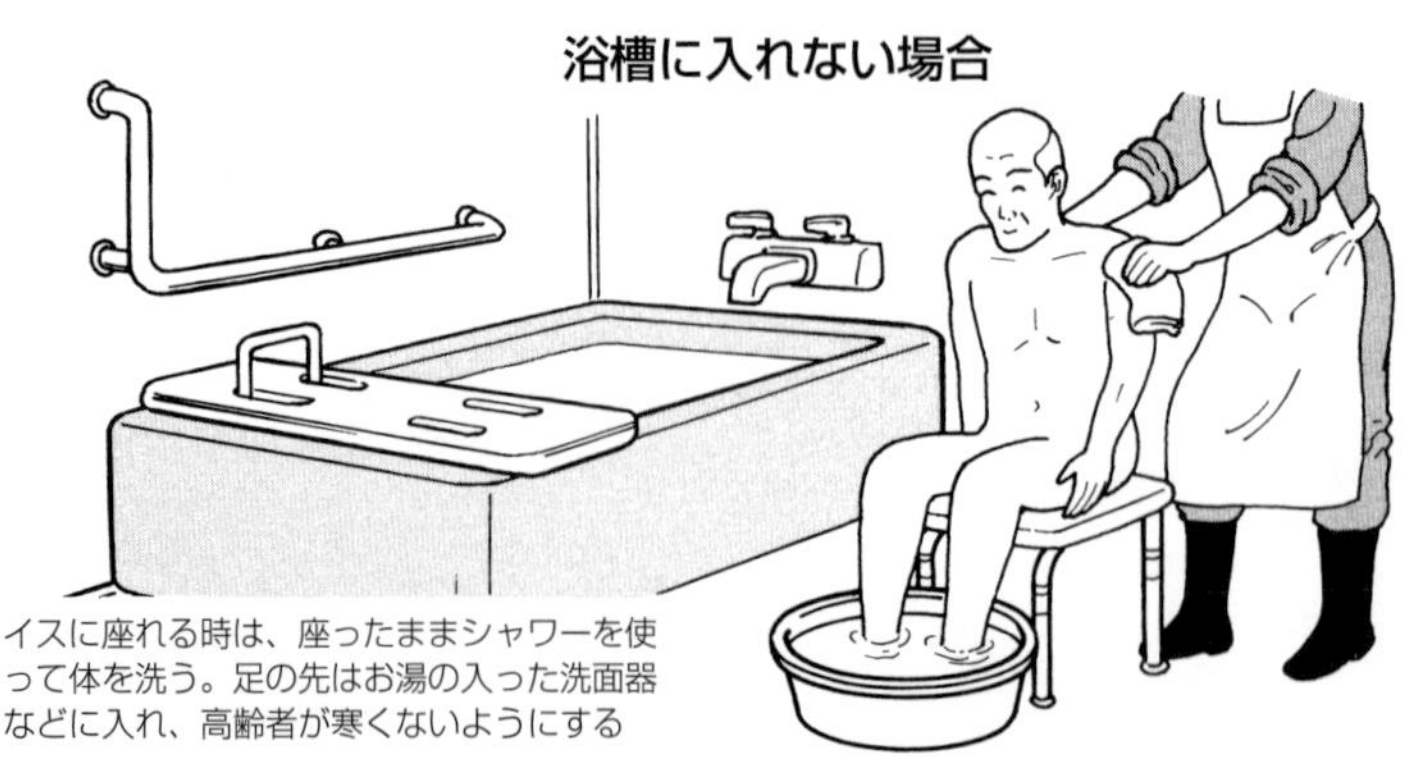
イスに座れる時は、座ったままシャワーを使って体を洗う。足の先はお湯の入った洗面器などに入れ、高齢者が寒くないようにする

また、自助具を使えば1人で入浴できる高齢者の場合は、1人で入浴させて時々様子を見に行くようにします。

④湯加減は40度前後を目安にします。高齢者の場合、熱すぎるお風呂は厳禁です。できれば温度計を使って正確に計るようにして下さい。

⑤入浴時間は10～20分程度にして下さい。お湯の中に入っている時間は、どんなに長くても10分が限度です。

⑥前もって着替えの準備をしておき、入浴後はすぐに服が着られるようにしておきます。湯冷めに注意し、高齢者の発汗状態に気をつけます。

⑦入浴後は1時間程度十分に休息をさせ、適度な水分もとらせるようにします。

また浴槽へ入るのが困難な人の場合は、浴室でシャワー浴をします。

高齢者がバランスを崩して倒れてしまわないようなイスを用意し、適温のお湯をかけてあげます。浴室へ入ることもできない人の場合は、寝室などで部分浴をさせてあげます。手や足だけでもお湯につけてあげると、気分転換になります。

部分浴の方法

手浴

上体を起こし、洗面器に張ったお湯を使って洗う

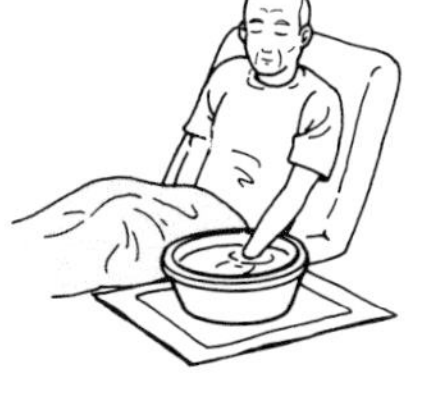

自分で洗えない時は介護者に洗ってもらう

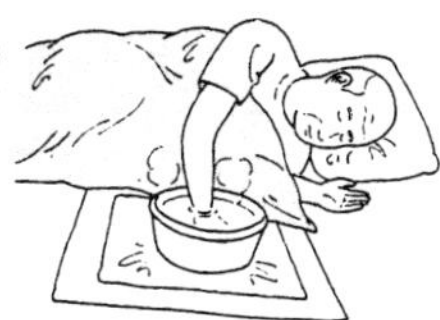

足浴

起きあがれる場合はベッドなどに座って洗う

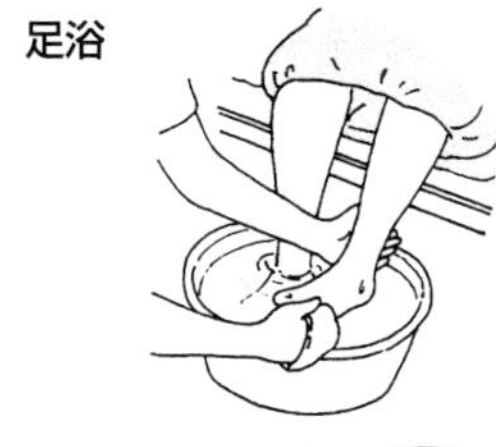

起きあがれない時は足元にシーツを敷いて洗う

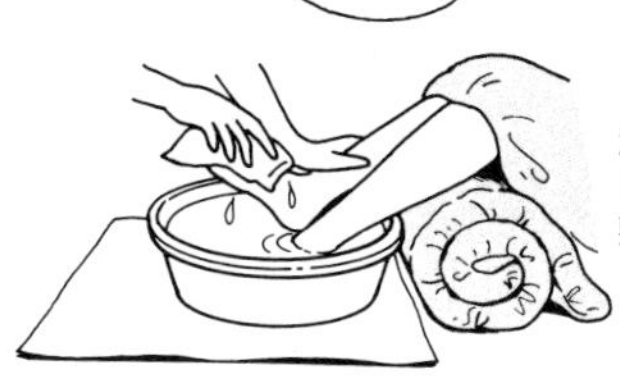

陰部

男性は亀頭部と陰嚢が汚れやすい。ガーゼを湿らせ、石鹼をつけてそっと洗う。女性は前の方から後ろに向けて洗うようにし、肛門周辺の雑菌を膣に感染させないように注意する

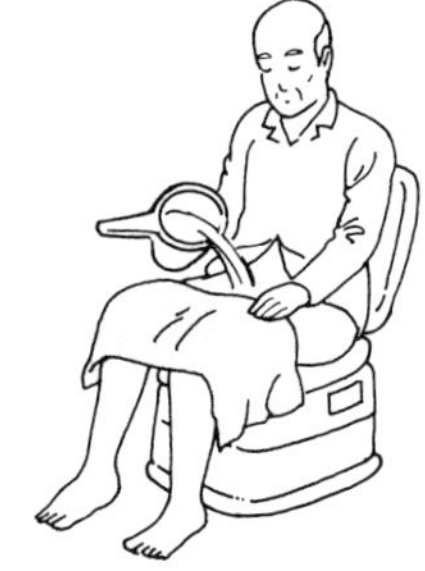

座って自分で洗える時は足を開いてトイレに深く腰かけ、お湯をかけてもらう

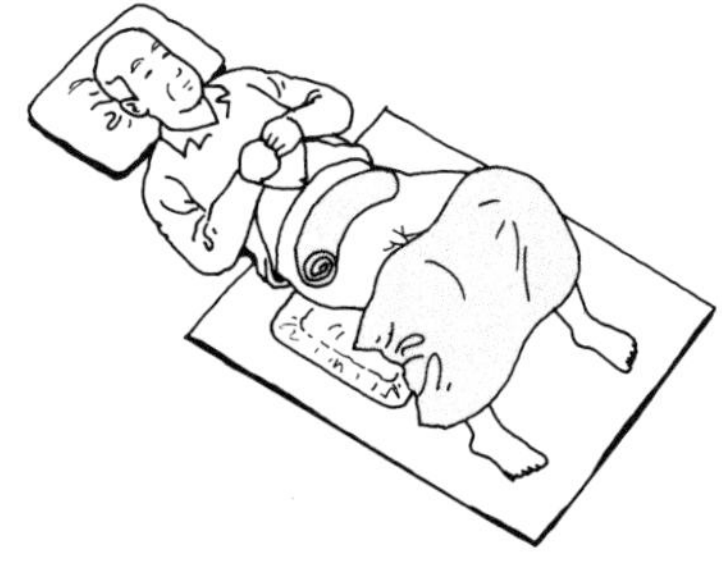

自分で洗えない時は下におむつを敷き、お湯で洗い流してもらう

一言メモ 〈日和見感染（ひよりみかんせん）〉体力の低下や薬物の使用などによって体の防衛能力が衰えているために、健康な状態では感染しないような常在菌に感染してしまうこと。

洗髪の方法

準備しておくもの

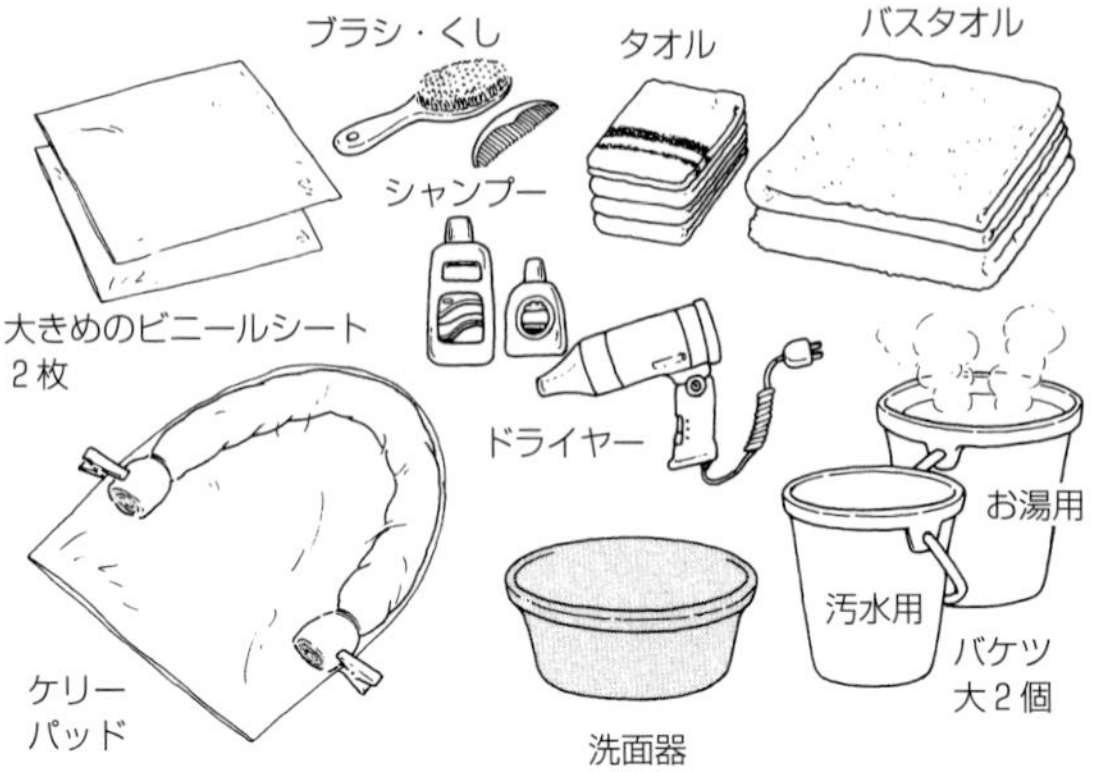

ブラシ・くし
タオル
バスタオル
シャンプー
大きめのビニールシート
2枚
ドライヤー
お湯用
汚水用
バケツ
大2個
ケリー
パッド
洗面器

ケリーパッドの作り方

寝たまま、布団をぬらさないようにシャンプーするための必需品。高齢者の頭部のサイズを考え、新聞紙とビニール袋、洗濯バサミで自作のパッドを作ってみましょう

1 新聞紙を筒形に巻きこむ

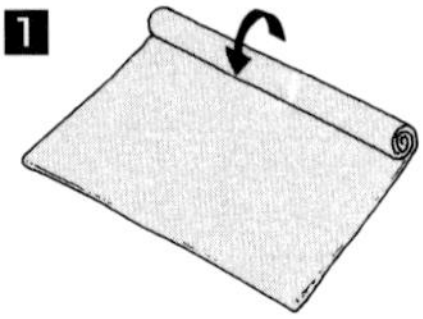

2 筒状に丸めた新聞紙をビニール袋で覆う

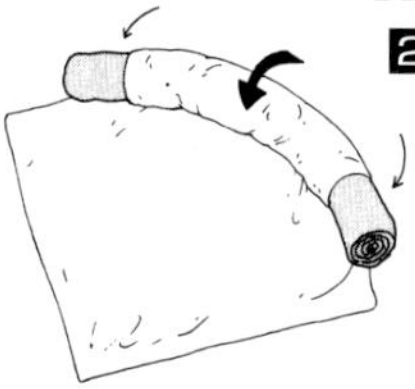

3 新聞紙の形を半円形に整え、両端を洗濯バサミでとめる。形を整えたら、できあがり

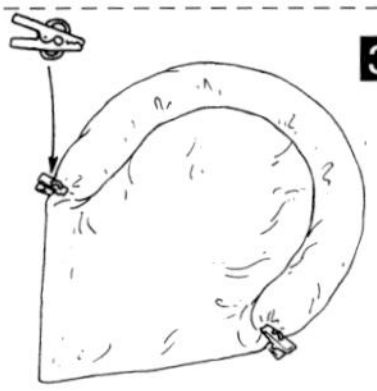

洗髪の手順

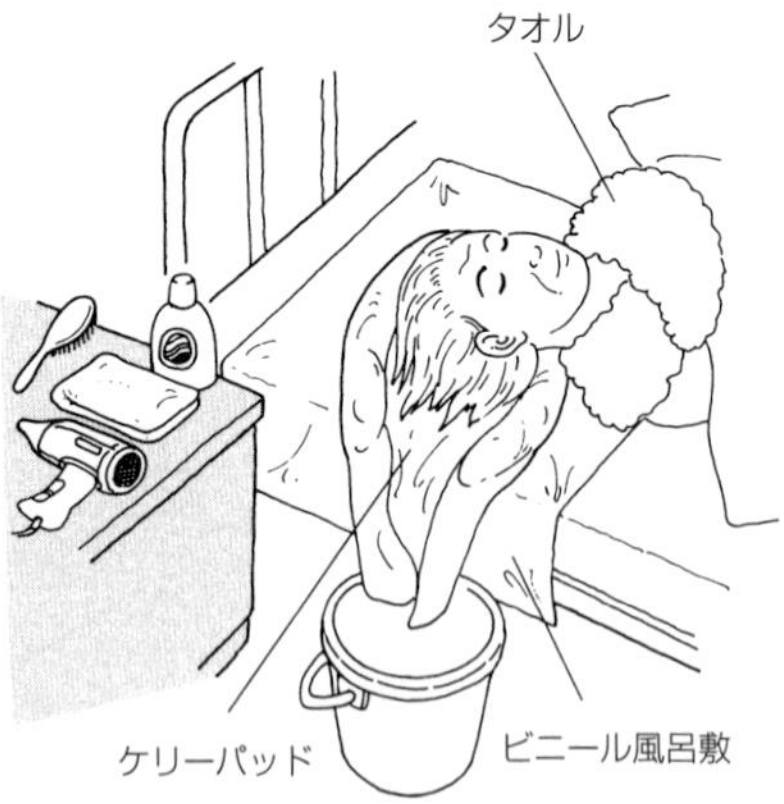

タオル
ケリーパッド
ビニール風呂敷

頭の下にビニールシートとケリーパッドを敷き、首にはタオルを巻いてお湯が体の方へ流れ込まないようにする。ベッド脇には必要な用具をそろえ、床にはバケツを用意

1 頭をケリーパッドに乗せたら、ガーゼを顔に当て、髪の毛にお湯をかける

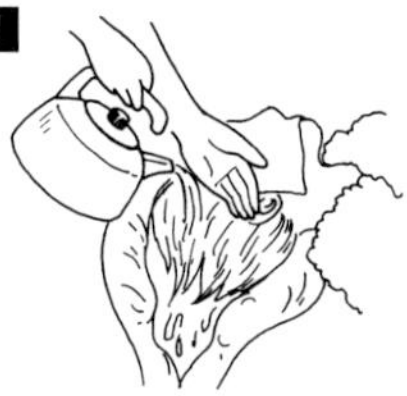

2 適度のシャンプーで洗髪。かゆいところがないか確認し、丁寧にすすぐ

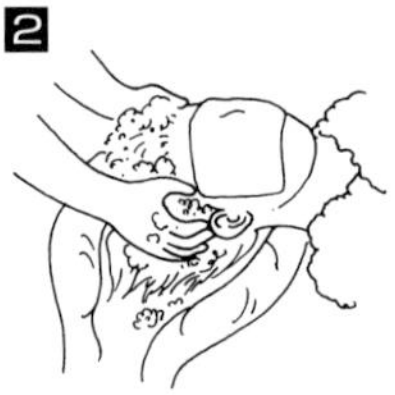

3 タオルで頭を包み込むように水気をとる

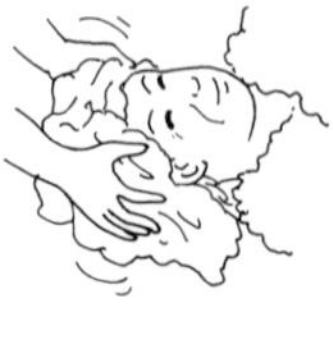

4 ブラシで髪を整えながら、ドライヤーを使って髪を乾かす

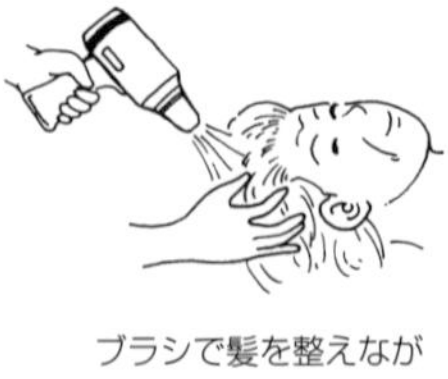

清拭の方法

清拭用タオルの巻き方

1

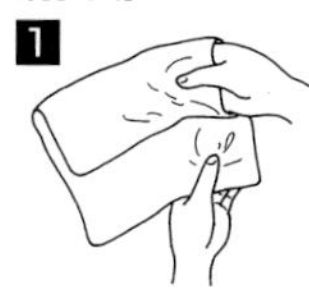

手のひらを芯にして、小タオルを巻く

2

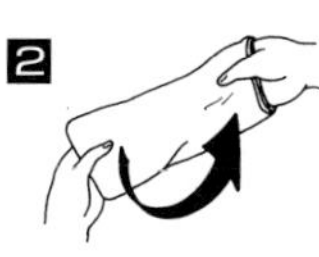

タオルの端を手前に折り、逆の端の中に織り込む

3

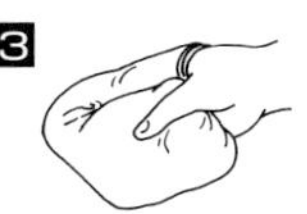

タオルを親指で押え石鹸をつけて、できあがり

清拭の注意

入浴できない時に体を拭く「清拭」は家庭でも簡単に実行できます。清拭で高齢者の体の血行を促進し、床ずれや細菌感染を予防して、心身をリラックスさせてあげましょう

清拭の手順

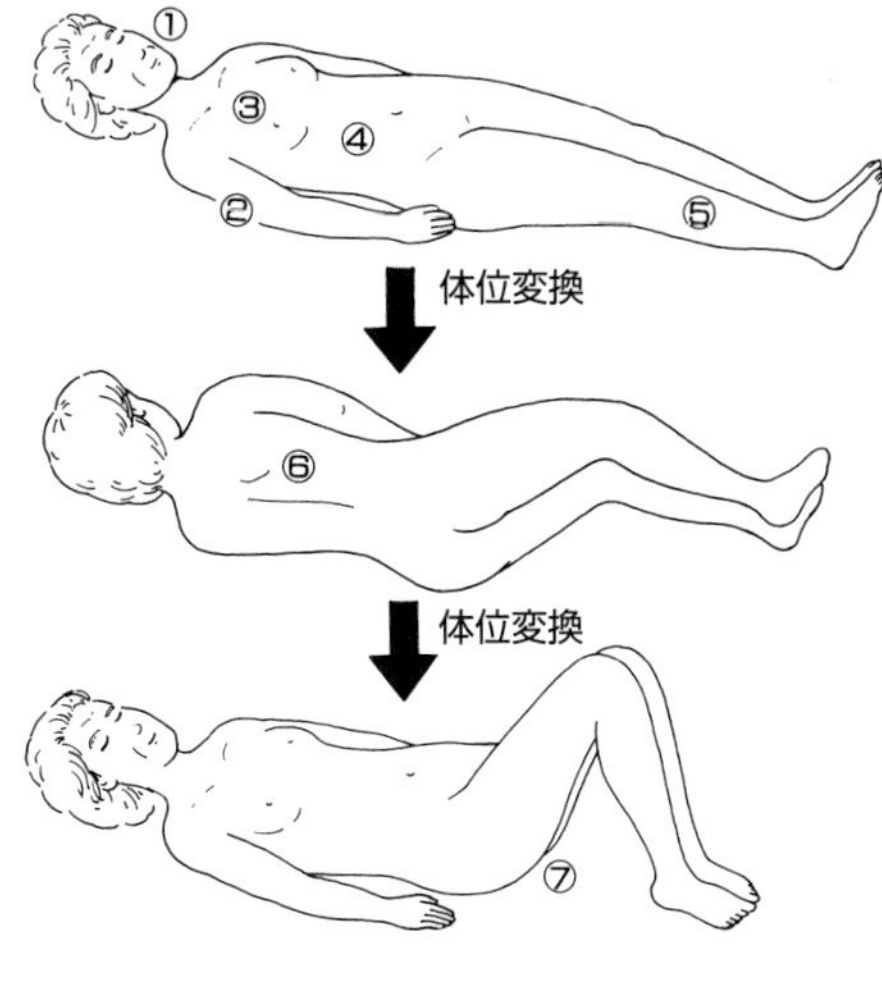

①顔の拭き方

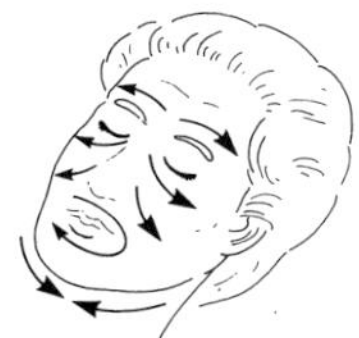

目頭から目尻、唇の上から円を描くように顎へ、など、矢印の方向に拭く

②上肢の拭き方

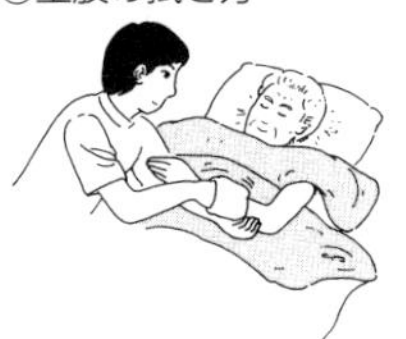

肌を出しっぱなしにすると寒いのでタオルで覆い、小タオルで強く長く拭く

④腹部の拭き方

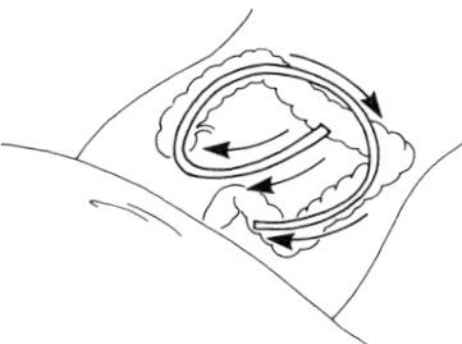

腸の働きをうながすために、「の」の字を書くようにしながら拭く

⑥背中の拭き方

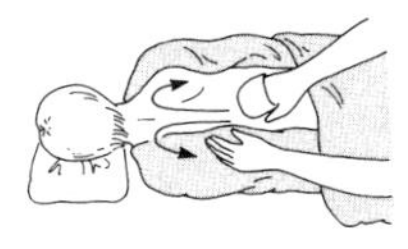

横向きにし、適度に背中を圧迫しながらスピーディに拭く

③胸部の拭き方

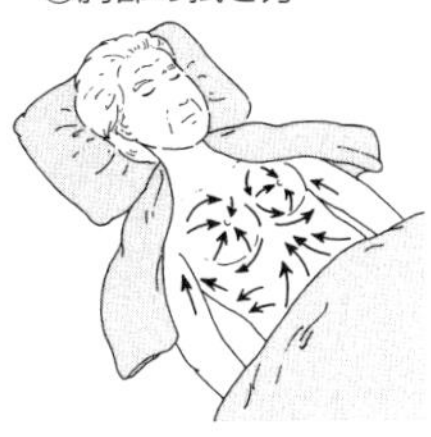

乳房の回りを中心に、矢印の方向へ拭く

⑤下肢の拭き方

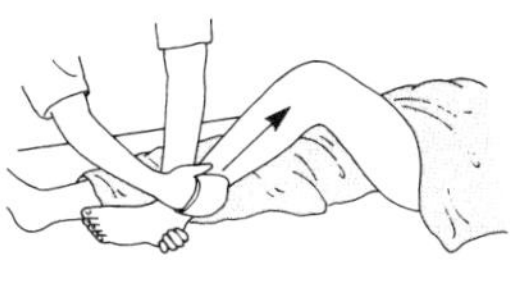

膝を立てさせ、片手で足首を持って太股のつけ根まで拭く

⑦陰部の拭き方

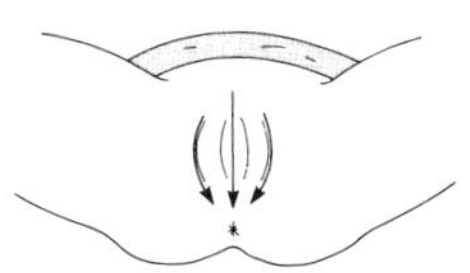

陰部専用のタオルと洗面器を用意し、矢印の方向に丁寧に拭く

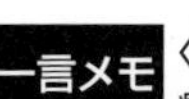
一言メモ

〈診療所(しんりょうじょ)〉入院用のベッド数が0～19床までの医院を指し、原則的に48時間以上の入院は困難。病院というのはベッド数が20床以上あり、当直医・宿直医の常駐が条件とされる。

歯磨きの方法

口の中を不潔にすると悪臭を放ち、食欲低下の原因になります。介護者が磨く時は前歯にはつまようじの綿棒、奥歯には割り箸の端に綿を巻いた綿棒を使い、重塩水で磨きます

スクラッビング法

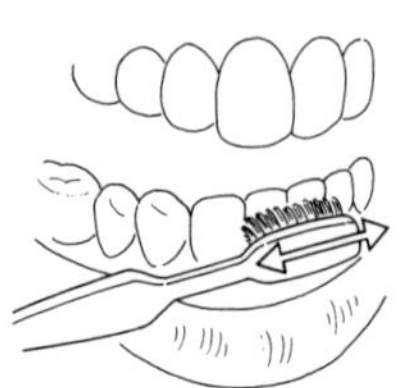

歯と歯の間に歯ブラシの毛先を入れ、汚れをかきだす磨き方。歯ブラシの先端を歯の面に直角に当てる

入れ歯の手入れ

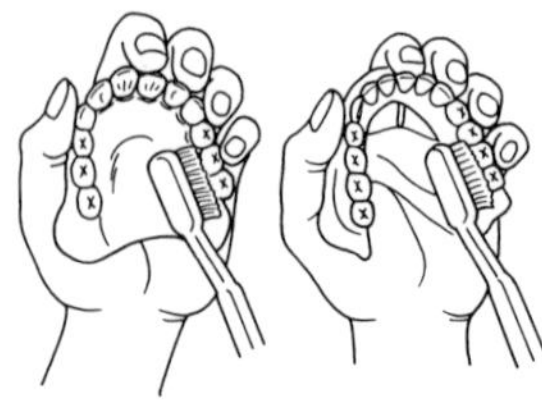

朝夕、毎食後、歯ブラシを使ってよく洗い、歯と歯の間の汚れを丁寧に取り除く。週一回は入れ歯洗浄剤に入れる

介護者が磨く場合

布団の場合は衿もとにタオルを当て、頭部から屈み込むようにして綿棒で何度も拭く

ベッドの場合は脇に座って顔を横向きにさせる。吸い飲みで口をすすがせ容器にはかせる

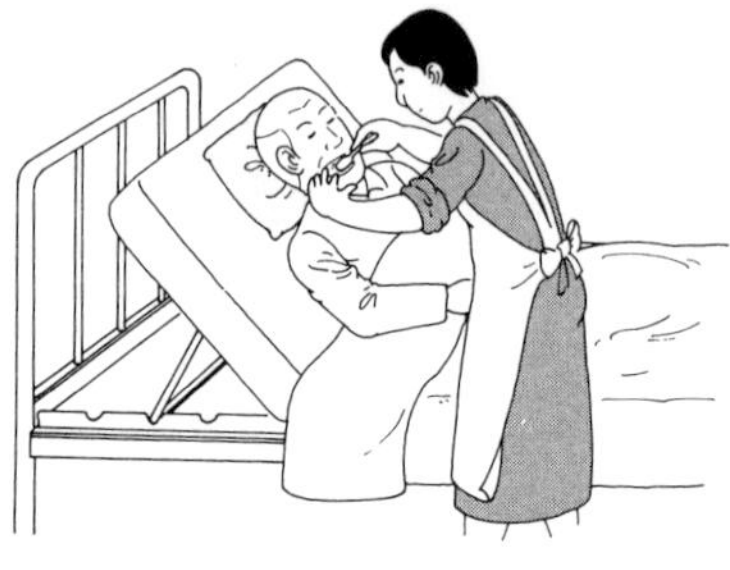

上体を起こせる時は、ベッドを調節して高齢者、介護者双方にとって磨きやすい位置で

身だしなみ

ひげそり

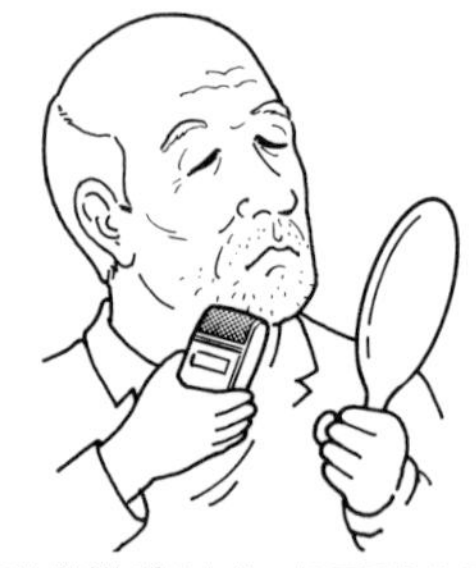

ひげが伸びるとやつれて見えるので、手鏡と電池式かみそりを使って毎日必ずそる

つめきり

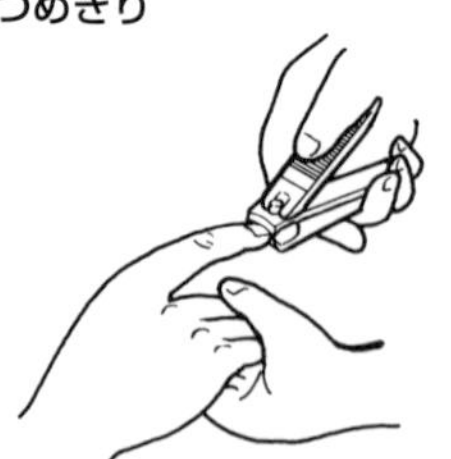

たとえ寝たきりでも、爪は意外とよく伸びる。伸びすぎないよう、週１回は爪切りを

耳そうじ

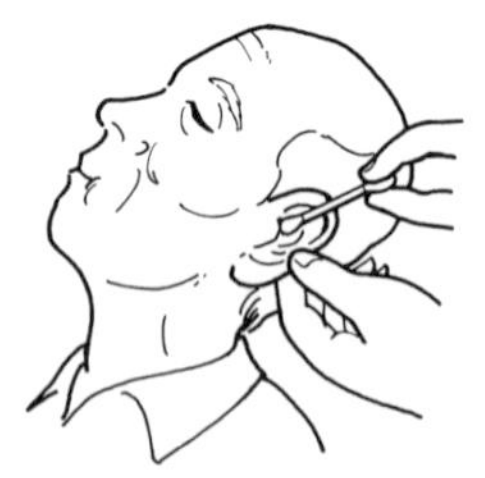

高齢者の顔を横に向け、耳を軽くつまんで綿棒で掃除する。耳の中を傷つけないように

排泄の介護

排泄は誰にでもある生理的なものですが、その世話を人にしてもらわなければならないということは、高齢者にとってかなりの精神的苦痛になります。

羞恥心と同時に老いの自覚を痛感させることになり、そのストレスから体にも悪い影響を与えかねません。

高齢者には可能なかぎり自力排泄をうながし、介護者はいやな顔をせずにあたたかい気持ちで見守るようにします。

●トイレまで歩いて行ける場合

介護があればトイレまで歩いていける場合は、なるべくトイレで排泄をします。車イスに乗らなくてはいけない、というときは車イスで移動させます。

トイレは、立ったり座ったりが便利な点から、洋式トイレがすぐれています。家庭のトイレが和式の場合は、とりつけ式の洋式便座をセットすることで洋式トイレと同じ効果を得ることができます。

●歩けないが、座ることはできる場合

ポータブルトイレを使います。ポータブルトイレにはいろいろな種類がありますが、(742ページ参照)、高齢者の状態に合わせ、医師や専門家と相談して最適なものを用意して下さい。

ポータブルトイレを使う場合は部屋の換気に十分に注意し、カーテンで仕切りをするなど、高齢者の羞恥心を少しでも取り除くような配慮が必要です。

消臭剤などの匂い消しも忘れずに用意しておくべきものです。

●ベッドから起き上がれない場合

差し込み便器、尿器を使います。これらを用いることで、寝たままでも排泄することが可能になります。尿器や便器は清潔なものを使用するようにし、自力で便器をあてがって排泄できるときは、介護者はその場を離れてあげます。

なお尿器の場合、男性は比較的簡単に使えますが、女性は性器の構造の違いから、その扱いにはちょっとした慣れが必要になります(743ページ参照)。

介護が必要なときはねまきを腰まであげ、シーツなどを汚さないように気をつけながら尿器にあてるようにします。

高齢者のためのトイレ改造プラン

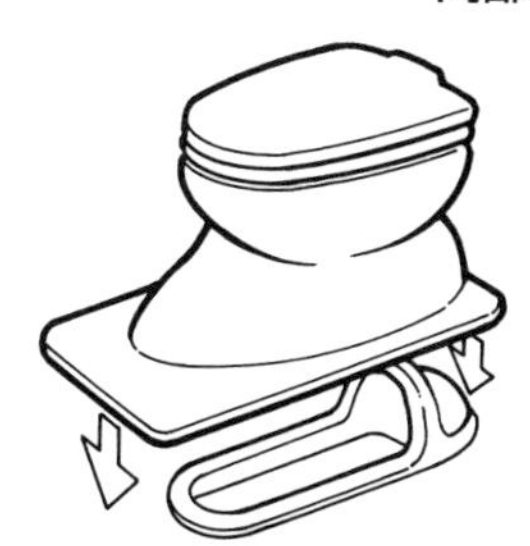

トイレが和式の場合は便器に簡易式の洋式便座を取りつける。寒い日には便座にヒーターを入れ、防寒に気をつける

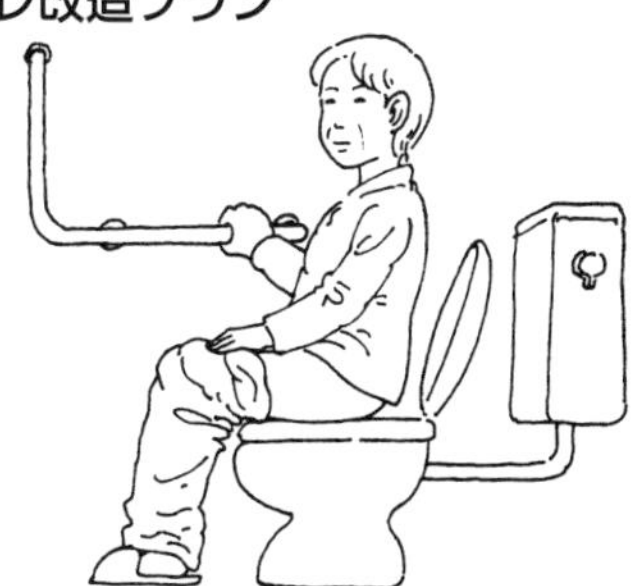

トイレまでの廊下には手すりをつける。またトイレ内にも手すりをつけ、不慮の事故に備えて呼び鈴も置いておく

一言メモ 〈熱傷(ねっしょう)〉やけどのことで、火傷とも呼ばれる。症状の程度はその深さにより、Ⅰ度(表皮熱傷)、Ⅱ度(真皮熱傷)、Ⅲ度(皮下熱傷)に分けられる。

高齢者の排尿は若い人に比べて時間がかかるので、せかさないで待つようにして下さい。

尿器、便器ともにひんやりとした感触を与えるため、冬などの寒い時期には前もって温めてあげるようにします。

●排泄の感覚が失われている場合

下半身麻痺などで排泄の感覚がなくなってしまっているときは、おむつを使用します。おむつには、布のおむつと紙おむつがあります。紙おむつは洗う手間もはぶけ、大変便利ですが、布おむつよりも値段が高く、どちらを使うかは介護者の経済力や体力と関係してきます。

おむつの交換は、清潔な手で行って下さい。体を動かすことで、おむつを交換している途中に排泄してしまうこともあるので、交換中は常に陰部におむつをあてておく必要があります。

おむつは大変便利なようにも思えますが、かぶれや床ずれの原因にもなり、また、高齢者を精神的に苦しめることにもなります。おむつは最後の手段と考え、できるだけ自力排泄を試みて下さい。

ポータブルトイレの利用法

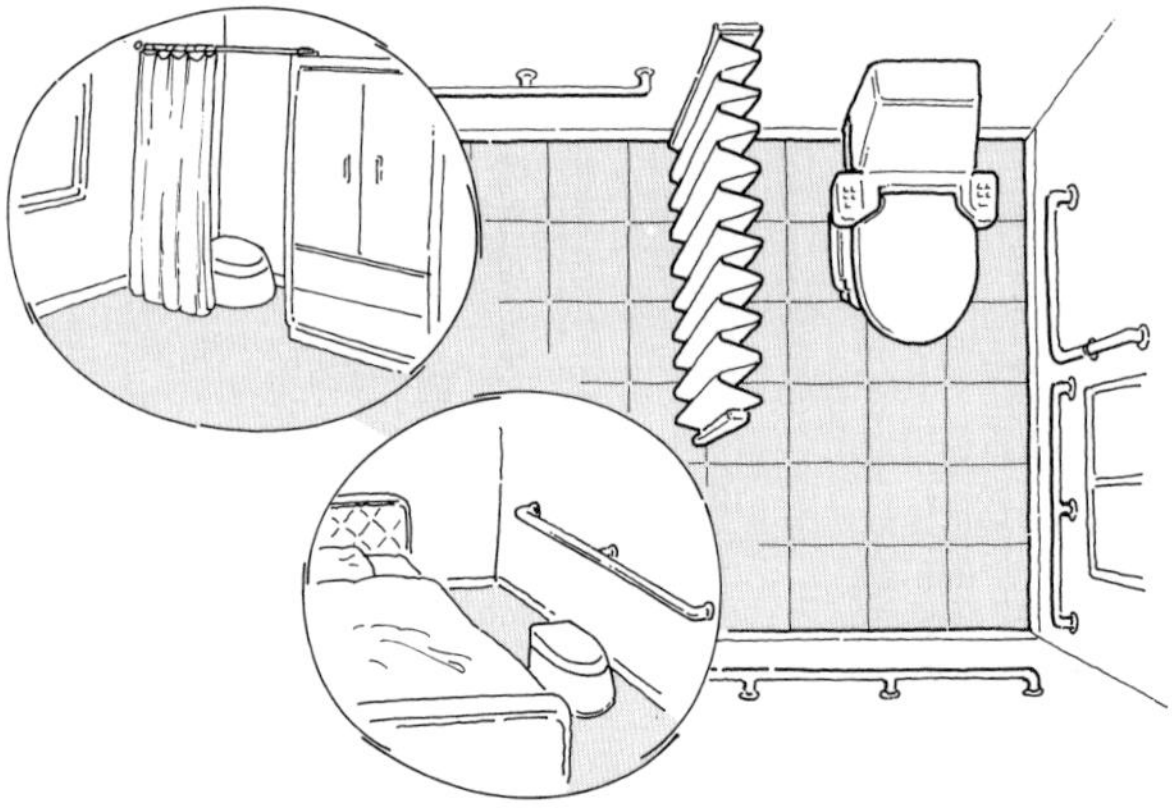

室内で排泄するため、アコーデオン・カーテンで仕切ったり、ついたてをおくなど、高齢者の身になった配慮が必要です。また手すりの設置も必要となります

ポータブルトイレの種類

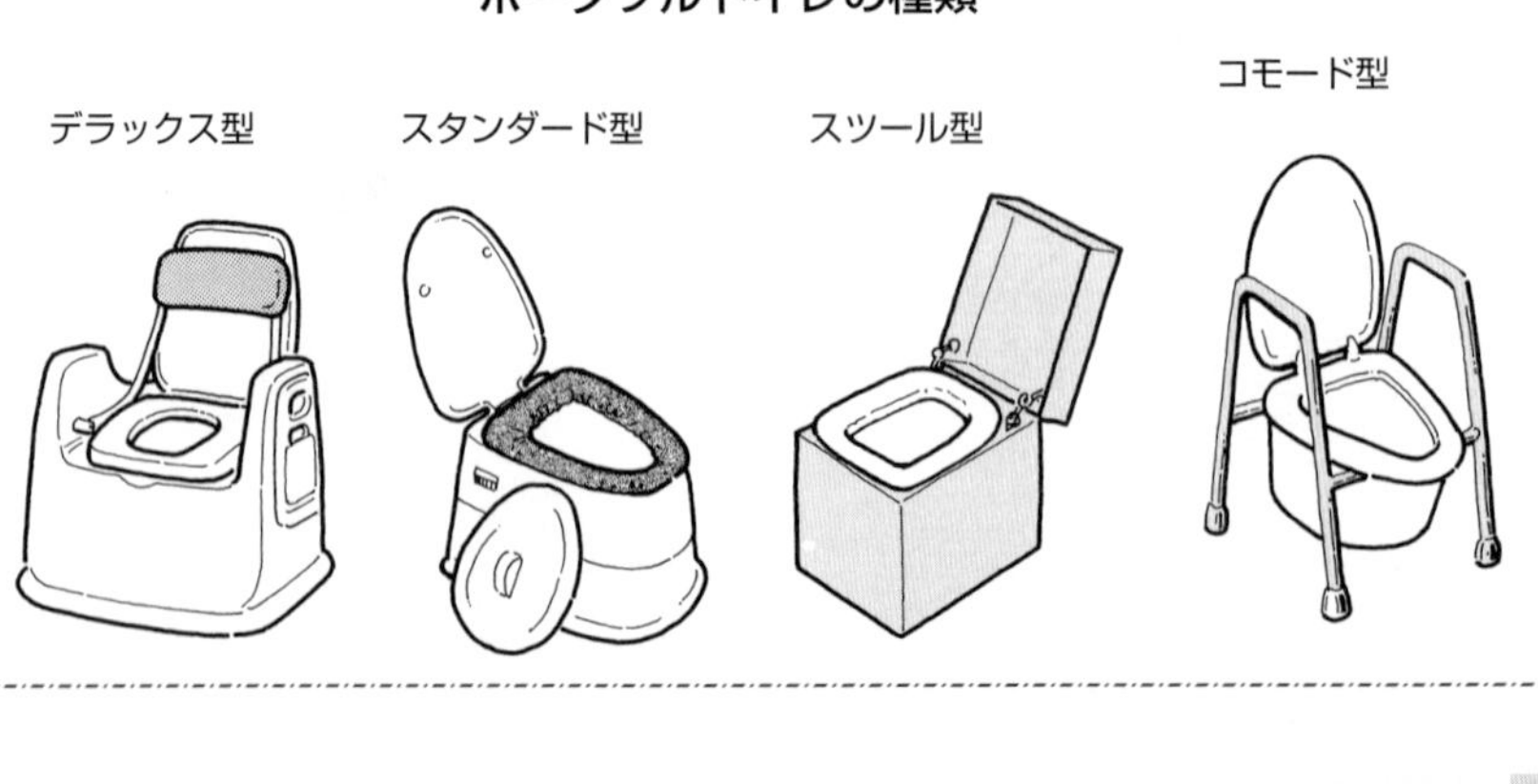

デラックス型

スタンダード型

スツール型

コモード型

尿器・便器の種類

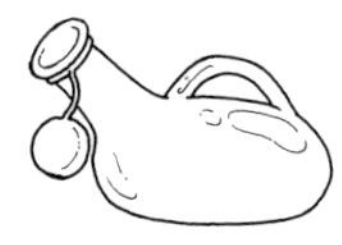
男性用尿器

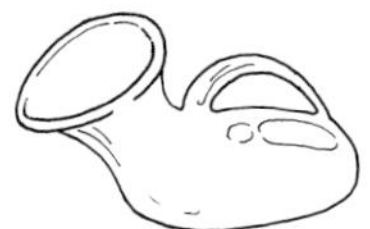
女性用尿器

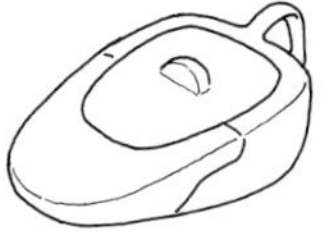
ステンレス製ベットパン

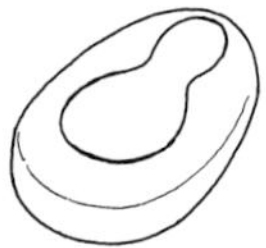
差し込み便器

尿器のあて方

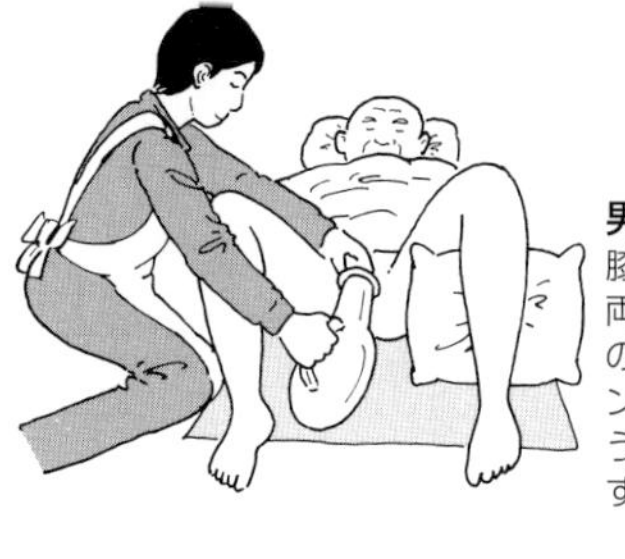
男性の場合
膝立ちの姿勢で両足を開く。膝の下にクッションや枕をあてがうと安定度が増す

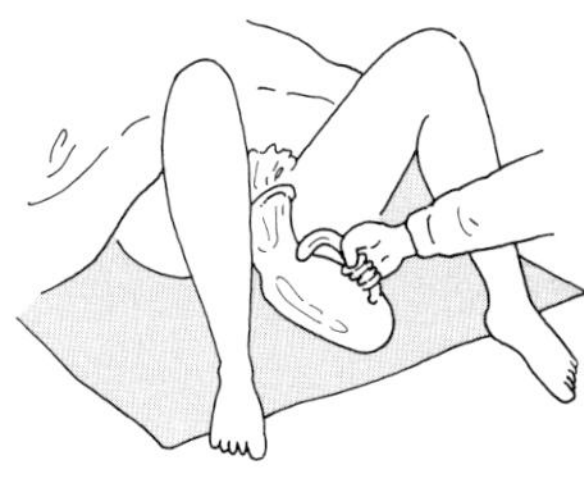
女性の場合
膝立ちの姿勢で両足を開く。尿道口と肛門の間に押し上げるように尿器を密着させる。テッシュを当てると、尿が尿器から散らなくなる

便器のあて方

あおむけであてる

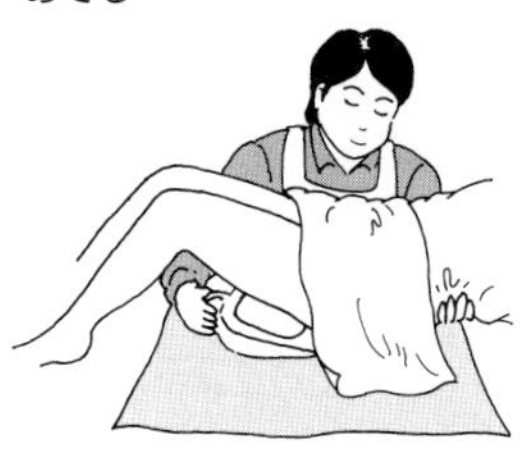
ねまきをたくしあげ、両膝立ちにさせて腰の下に差し込み便器を入れる。便器の丸い縁が尾てい骨のあたりに来るように置く

横向きにしてあてる

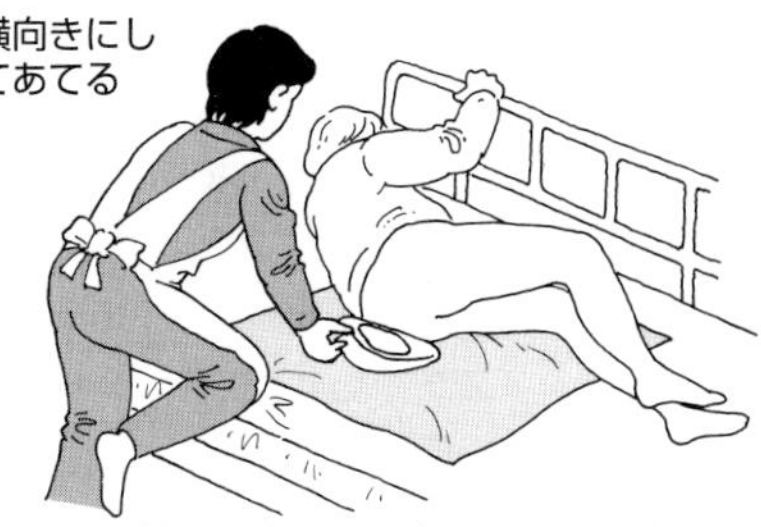
腰が持ち上がらない場合はベッド柵を立て、高齢者を横向きにして、腰の下に差し込み便器を入れる

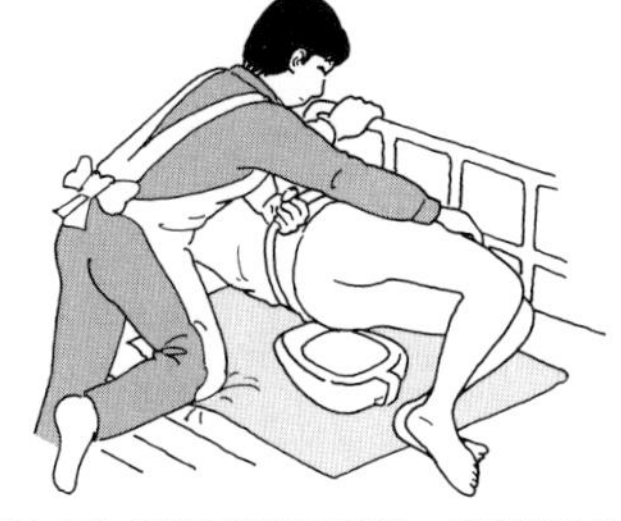
差し込み便器の位置を調整し、高齢者の腰に巻いた介助ひもを握ってゆっくりと体をあおむけの状態に戻す

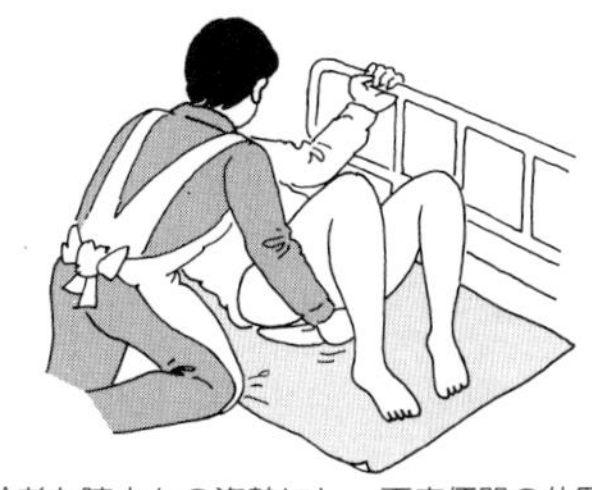
高齢者を膝立ちの姿勢にし、再度便器の位置を再調整する

一言メモ　〈酒渣（しゅさ）〉顔面の皮膚の毛細血管が拡張し、赤ら顔になって脂っぽくなった状態。体の内外、各種の原因がからみ合って生じるもので、ひどい場合は鼻の頭が赤く盛り上がる。

１人での自動車の乗り降り

乗　る

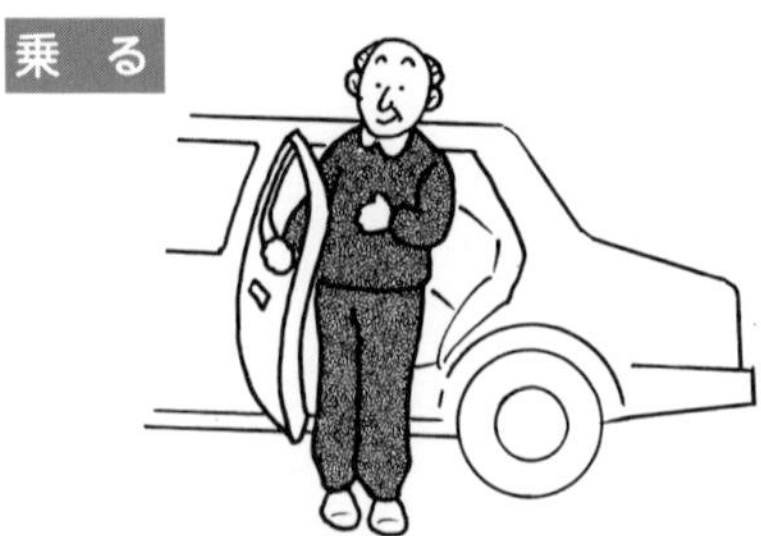

①麻痺のない側の手でドアをしっかり持つ

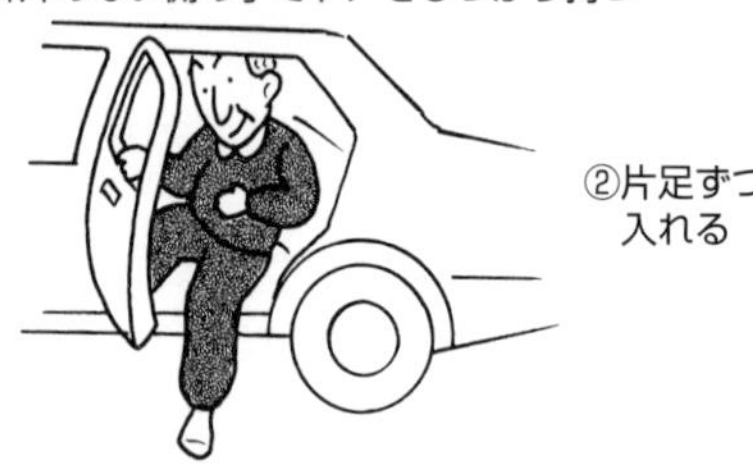

②片足ずつ入れる

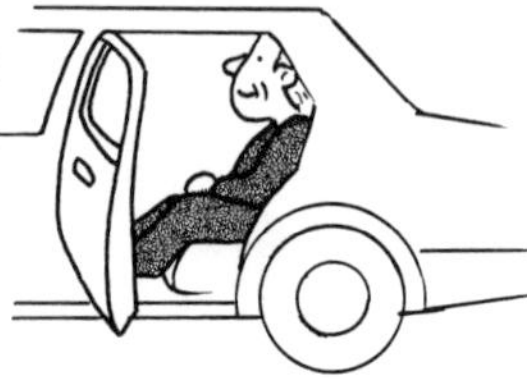

③麻痺の足が入りにくい場合は麻痺のない手で足を持って入れる

降りる

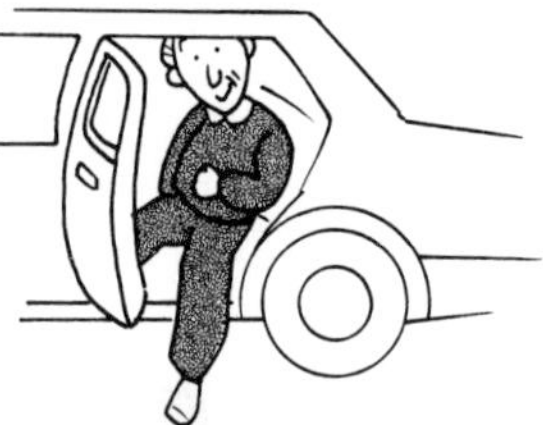

①降りる方向へ身体を向ける

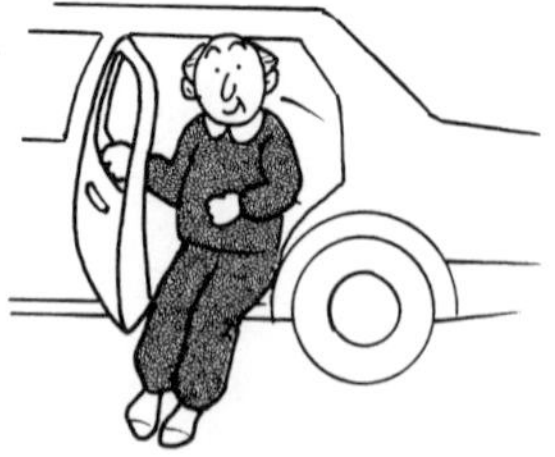

②ドアをつかみ、前かがみになり、足を降ろす

車椅子から介助によって自動車に乗る

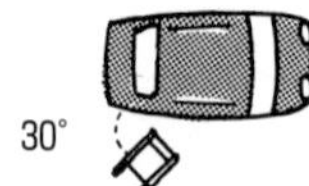

①車から30度の角度に車椅子を置く

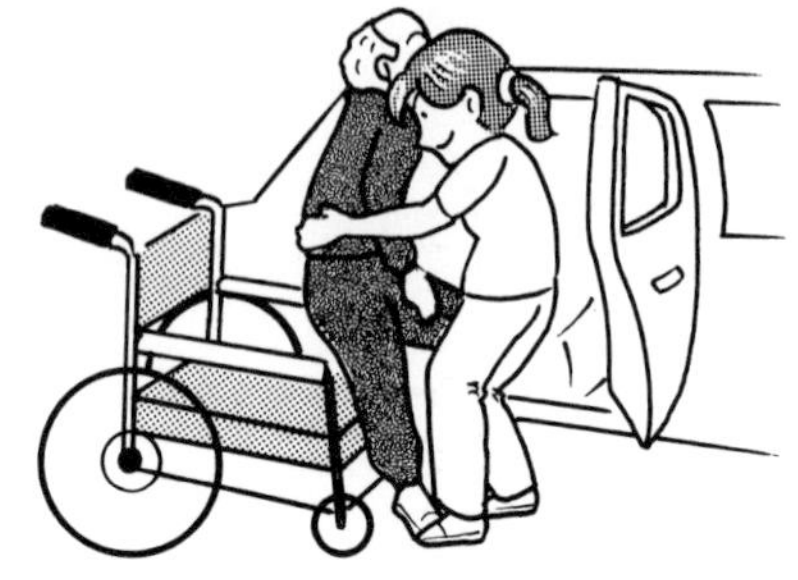

②介護者の肩に腕をまわしてつかまり、介護者は腰を支え、麻痺側のひざを両足ではさんで立たせる

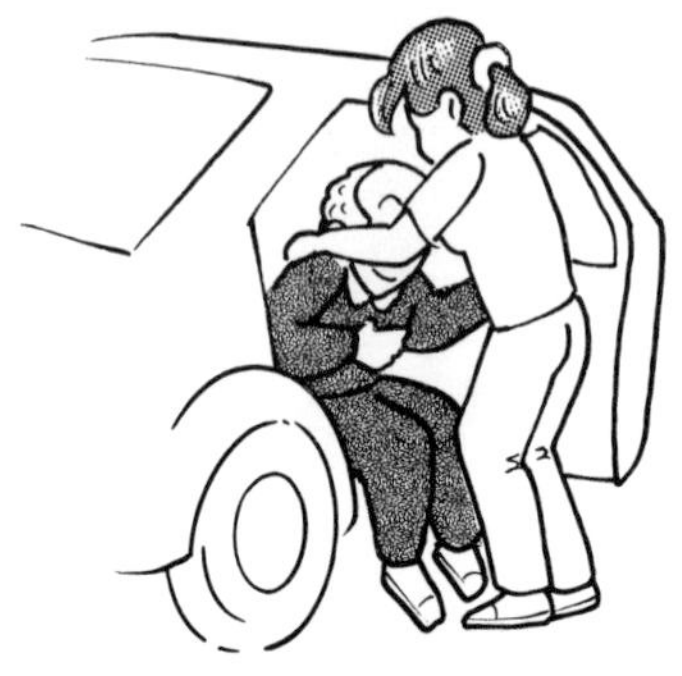

③頭をぶつけないように注意して、高齢者を座らせる

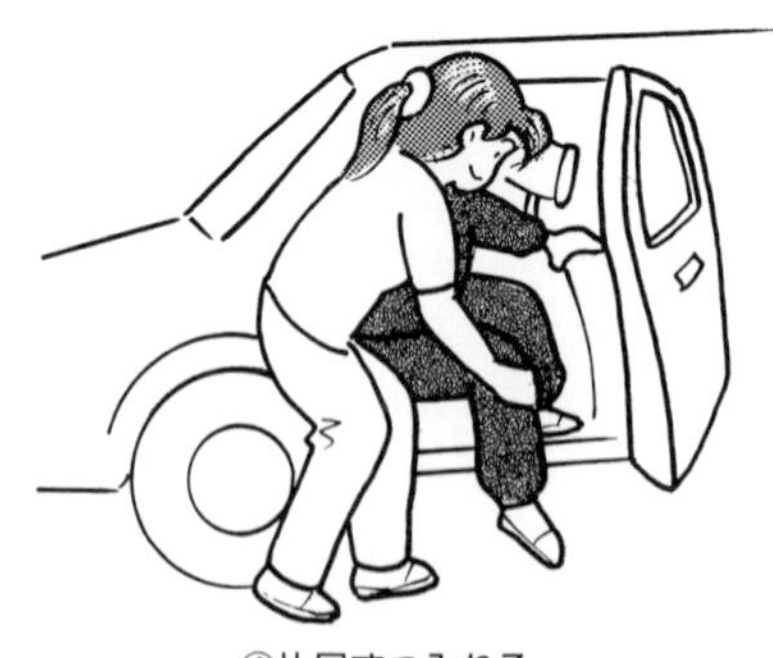

④片足ずつ入れる

第11章 健康を守る暮しの基本

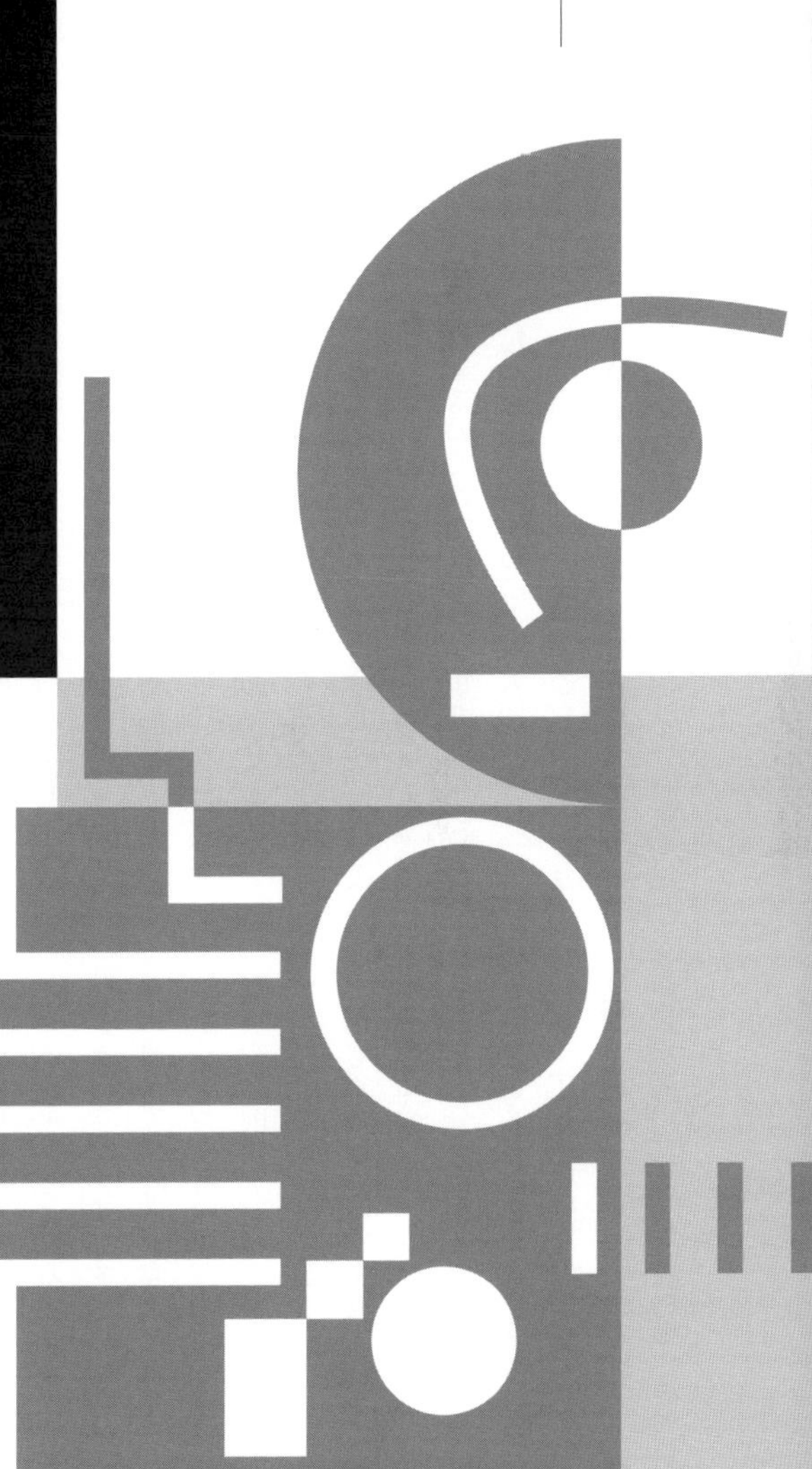

食生活

バランスのよいカロリー摂取を

人間は毎日成長しています。さらには運動したり、体内では、組織の修復をしたり、血液を循環させて新陳代謝を行ったりしています。そのためにはエネルギーが必要です。

人間のエネルギーは、すべて食物から補給されています。もし食事がとれなくなった場合、新陳代謝を維持するために必要な最低限のエネルギーは、身体の中に脂肪という形で蓄積されているエネルギーから補います。その結果、脂肪が減り、身体はやせることになります。過度の栄養不足は死につながります。また栄養状態が悪い場合は、病気にかかったとき重症になりやすく、なかなか治りません。

ところがわが国を含めた先進国では、栄養失調よりも、食事のとりすぎや栄養の偏りによる肥満、糖尿病、脂質異常症などが問題となっています。これらは動脈硬化や高血圧などの生活習慣病の原因となり、さらには心臓病や脳血管障害などの病気を引き起こす原因ともなります。したがってそれはまさに生活習慣病ということができるのです。

このように、食事と健康の間には密接な関係があります。普段からバランスのよい食事をして体力をつけるとともに、栄養のとりすぎによる生活習慣病の予防にも気をつけた食事が必要です。そのためには、ファストフードやお菓子などが主体となった偏った食事や、大食に注意することです。カロリーのとりすぎによる肥満は、生活習慣病の大きな原因です。

コレステロールのとりすぎに注意していろいろな食品群を組み合わせ、栄養バランスのとれた食事を、規則正しい時間にとるようにすることが大切です。

そのためには、ふだんから塩分のとりすぎに気をつける、動物性脂肪や糖質を控える、タンパク質やカルシウムを不足させない、などの注意が必要です。

五大栄養素の特徴と働き

私たちは、何もしないで寝ているだけでも体重1kgあたり1時間に約1キロカロリーのエネルギーを消費しています。生命を維持するために最低限必要なこのエネルギーを「基礎代謝」といいます。体を動かすときには、基礎代謝以上のエネルギーが必要となります。普通は1日に2000キロカロリー程度が必要です。

エネルギー源となる栄養素は、糖質と脂質とタンパク質です。そのため、何らかの事情で長時間、食物をとることができなくなった場合は、身体の成分である脂質や筋肉のタンパク質を分解して、エネルギーとして使います。

何も食べないと、やせて弱っていくのはそのためです。逆に、食事をとりすぎると、余分なエネルギーは脂質（脂肪）として蓄えられます。肥満は、身体の脂質が多すぎる状態なのです。

脂質　脂質は1gあたりのエネルギー生産量が高いため、脂質の多い食事は、量

生活活動強度別エネルギー所要量

強度	1（低い）		2（やや低い）		3（適度）		4（高い）	
年齢	男	女	男	女	男	女	男	女
15～17	2100	1700	2300	1950	2750	2200	3050	2500
18～29	2000	1550	2300	1800	2650	2050	2950	2300
30～49	1950	1500	2250	1750	2550	2000	2850	2200
50～69	1750	1450	2000	1650	2300	1950	2550	2100
70以上	1600	1300	1850	1500	2050	1700	―	―

（厚生労働省「日本人の栄養所要量」より）　　（単位kcal／日）

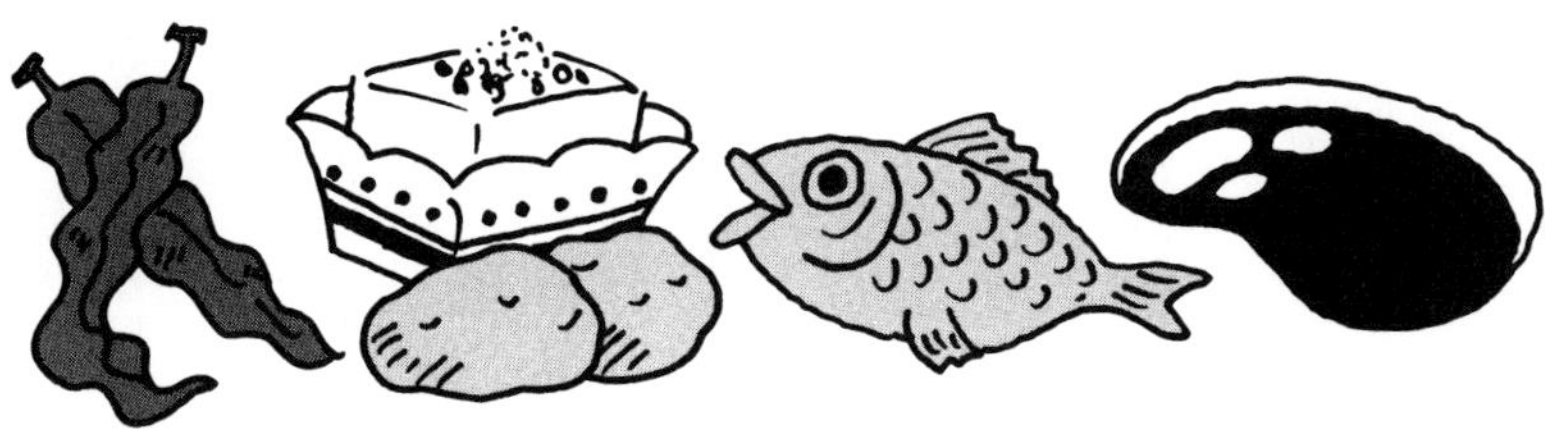

が少ないにもかかわらず、高エネルギーとなり、肥満の原因となります。

糖質　砂糖もでんぷんもすべて糖質です。なかでも砂糖や蜂蜜などの甘い糖は吸収が早く、疲れたときなどには、素早く元気を回復させることができます。しかし、必要のないときにとりすぎると、肥満や糖尿病の原因となります。

タンパク質　タンパク質はエネルギー源ともなりますが、身体の主要な構成成分であり、毎日その一部が分解されています。そのため、タンパク質は毎日補わなくてはいけません。

無機質　ミネラルともいわれています。人間に必要な無機質は、約15種類です。なかでも日常の食生活上、注意してとらなくてはならないのは、カルシウムと食塩、それに鉄分です。

ビタミン　ビタミンは人間の身体の中で、潤滑油のような役割を果たしています。ビタミンには多くの種類があります。その中で欠乏症をきたしやすいのは、A、B_1、B_2、Cの4種類です。他にビタミンDや、Eなども注目されています。

一言メモ　〈栄養失調（えいようしっちょう）〉食物摂取の不足によって、体重減少、皮下脂肪の萎縮、筋肉の萎縮、浮腫、皮膚の乾燥などをきたした状態。

年代別・健康を維持する食事のポイントと注意

必要なエネルギーや栄養素は、年齢、職業、運動量、妊娠の有無などの条件によって異なります。青年期は、一般に食べる量も比較的多くなります。運動量が多いからです。壮年期以降は、運動量が減るため、必要エネルギーも減ります。ところが若い頃からの食習慣がなかなか改まらず、往々にして食べすぎが発生します。その結果、必要以上のエネルギーが皮下脂肪となり、肥満になってしまうのです。

乳幼児期

主食などは、大人の半分強程度の量でよいのですが、乳製品は大人の2倍必要です。一度に量をたくさん食べられないので、間食もふくめて、1日4～5食と考え、少量で栄養価の高いものを与えます。

食欲や気分にむらの多い時期なので、見た目に楽しく、食べやすい形にして与えます。ただし小食の子に無理強いは禁物です。間食は次の食事に影響しない程度に与えます。

学童期

成長期では乳製品は大人の1・5倍、肉や魚なども高学年になると大人以上に必要となります。朝から卵、乳製品、色の濃い野菜などをしっかりとらせます。欠食は身体の発育にも学業にも悪影響をおよぼします。

給食は、比較的高エネルギーです。給食のある日は、他の二食のエネルギーを控えめにします。外出して夕食が遅くなるときには、その前に軽い食事をさせておくと身体にもよく、買い食いの防止にもなります。

思春期・青年期

身体の成長にあわせ、エネルギーだけでなく、タンパク質やカルシウムなども大人以上に摂取する必要のある時期です。ことに男の子やよく運動する子供は、十分な栄養が必要です。穀物や肉類に偏らないよう、野菜、大豆製品や乳製品などもバランスよく取り入れることが大切です。夕食が遅めのときは、あらかじめ軽食をとらせておき、その分、夕食を軽くします。

女の子には、必要な栄養は必ずとらせ、無理な減量をさせないようにします。生理機能を損ねるからです。

成人期

働き盛りの成人期は、外食の機会も多く、栄養の偏りやすい時期です。

この時期はまた、生活習慣病にもっとも注意すべき時期です。穀物や脂肪、糖分、アルコールのとりすぎに注意して、野菜や海藻、大豆製品、乳製品など、外食では不足しやすい食物を十分とるように心がけます。そのためには朝食は重要です。朝食を抜いた生活は肥満や糖尿病になりやすく、注意が必要です。

老年期

成人期に比べて運動量が減るため、必

要なエネルギー量は少なくなります。しかしタンパク質やビタミン、ミネラルは同等に必要です。

なかでもカルシウムやタンパク質は、骨の老化防止に不可欠で乳製品などで十分に補うことが大切です。

料理やデザートの中にうまく組み込むと効果的です。

また、高齢になるほど歯や胃腸が弱まります。噛みやすく、消化がよくなるよう調理しますが、見た目にも気をつけます。食欲や生活の張りを失わせる原因ともなりかねないからです。

野菜は加熱した方がたくさんとれ、便秘の予防にも有効です。塩分は控えめにします。

高齢者でとくに注意しなければならないのは、水分の補給です。脱水により全身的に急に弱って食欲をなくしがちですが、高齢者は脱水状態になっても渇感が弱いため、気づかないうちに血液が濃縮し、倒れたり、脳梗塞をおこしたりします。

妊産婦・授乳期

胎児の発育はすべて母体の状態に依存しています。胎児は母体からすべての栄養を吸収します。妊産婦ではその分を、十分に補う必要があります。

妊産婦の栄養状態がよくないと、胎児にもさまざまな障害が生じます（最近では逆に、栄養過多の弊害も出ていますが…）。肥満は、糖尿病、妊娠高血圧症候群、難産など多くの危険をもたらします。

タンパク質やカルシウムなど、必要な栄養素は十分に確保しながら、エネルギーや塩分をとりすぎないようにします。

産後の体力回復と、母乳の分泌促進のため、エネルギーは1日2500キロカロリー、タンパク質は80ｇは確保します。栄養バランスのとれた食事が何より大切です。レトルト食品やスナック風軽食、甘いお菓子など、糖質や脂質に偏った食事ばかりとっていると、母乳の質にも影響します。

また、母乳の出をよくするため、汁物や牛乳などで水分をたっぷりとることも大切です。酒やタバコ、刺激の強い食品は禁物です。

生活習慣病予防のための食生活指針の概要（厚生労働省「健康づくりのための食生活指針」より）

色々食べて、生活習慣病を予防する。
→1日30品目。

日常生活は、食事と運動をバランスよく。
→食事は腹八分目。

減塩で、高血圧と胃がんを予防する。
→食塩摂取は1日10g以下。

脂肪を減らして心臓病を予防する。
→脂肪摂取量は摂取エネルギーの20〜25%にする。

生野菜、緑黄色野菜でがんを予防する。食物繊維で便秘・大腸がんを予防する。
→毎回の食事に、食物繊維は1日20〜30gが目安。

カルシウムを十分摂って、丈夫な骨づくりを。

甘いものはほどほどに。

禁煙禁酒で健康長寿。
→1日、日本酒1合、週2日は休肝日。

一言メモ 〈脚気（かっけ）〉ビタミンB_1の欠乏によって生じる多発性神経炎と浮腫。糖質の分解産物であるピルビン酸や乳酸が蓄積しておこるもので、筋力の低下、衰弱感、腱反射消失などをともなう。

運動

運動の効果

運動をすると、心臓や肺、筋肉などの器官を激しく使うことから、各器官の能力が高まります。その結果、さまざまな器官が、自然治癒力という病気に対して耐える力を備えることになります。

たとえば運動不足になると、心臓に脂肪がたまり、心臓が肥大します。心臓にかかる負担も大きくなって、運動をしたり、階段を上がったりするたびに、動悸や息切れをすることになります。中年以降の人は、こうしたときにはよく、年齢のせいと考えがちですが、そうではありません。運動不足は、さまざまな生活習慣病の発生と密接に関係しています。

また、運動をすると、筋肉の血流量が増加します。運動不足になると、筋肉内の血管は細くなり、筋肉は硬く、弱くなります。とくに上半身の筋肉群が衰え、腹部では、筋肉の代わりに脂肪がつきやすくなります。

身体全体のバランスがよく保たれるようになることも運動の利点です。運動をすると器官の血流量が増えるので、各器官の働きがよく維持され、神経やホルモンのバランスもよくなるからです。

日常生活のさまざまな動きを維持するのは、その人の運動能力です。運動能力が衰えると、日常生活にも支障をきたすことになり、それが原因でさらに動かなくなるという悪循環となって老化が進み、長生きできなくなってしまいます。

また運動不足になると、病気の原因となる微生物やウイルスなどに対する抵抗力、つまり免疫の働きも低下します。その結果、環境の変化に対する抵抗力も弱くなってしまいます。

運動のあとの爽快さは、精神的ストレスの解消に有効です。また忍耐強さ、判断力もスポーツによって鍛えられます。

栄養過剰気味の現代では、余分に摂取したエネルギーを放出し、肥満を防止する意味でも運動は大変重要です。

どのような運動をどれくらいすればよいか

幼児期から思春期まで

幼児期から思春期までは、身体の発育がとてもさかんな時期です。さまざまな運動を活発に行うようにさせることが大切です。ただしこの頃は、同じ年齢でも、発育発達に個人差が大きいので、十分注意することが必要です。激しい運動をやりすぎて、いろいろな障害がおきがちでもあるからです。

とくに特定のスポーツを強制的に行わせることはよくありません。少年野球や少年サッカーをやりすぎて、骨や関節を痛めたというケースもよくあります。

高校生から20歳代

身体の充実する時期です。身体に故障のない限り大いに運動し、体力向上を目指して、身体を鍛えることが大切です。この時期に作り上げた体力や健康が、その人の一生に大きく影響をおよぼします。

30歳代から中高年

30歳代、40歳代になると、体力や健康が低下し始めます。

またこの年代には、太りすぎ、脂質異常症、高血糖、高尿酸血症、高血圧など、さまざまな生活習慣病の症状に悩む人が増加します。

これを放置しておくと、動脈硬化やそれによる心臓病、糖尿病、痛風などになる人もいます。運動は、生活習慣病の予防のためにも効果的です。ただし、無理な運動をしないよう、始める前には必ず健康診断を受け、自分の健康状態にあった種目ややり方を選ぶようにします。

運動は、仲間と一緒に行った方が脱落せずにがんばれるとも考えられますが、競争心が芽生えて逆効果だったりします。

大切なのは自分のペースを守ることです。そのためには、ジョギングよりもむしろウォーキングの方が効果的です。時速5～6キロで歩けばジョギングよりも疲労度が小さく、しかもエネルギー消費量はジョギングとほぼ同程度です。

高齢者

高齢者の運動のコツは、最大酸素摂取量の50％を目安とする中等度の運動を毎日30分程度行うことです。激しい運動を短時間行うよりも、この方が効果的です。なかでも、最適なのがウォーキングです。

まずラジオ体操や筋肉のストレッチングなどの準備体操を行って筋温を高めておき、背筋を伸ばして歩幅を広げ、リズムをつけて歩きます。歩幅は、身長の45％程度に。その際の脈拍数は、

（２２０－年齢）×３／４

が上限です。つまり、60歳なら１２０、70歳なら１１０を超えないようにします。ムキになって歩かず、楽しく、マイペースで歩くのが基本です。他にゴルフやゲートボールなど、運動量が少なくゲームとして楽しい運動も好適です。

ただし、狭心症がある人や心筋梗塞にかかったことのある人など、心臓を始めとする内臓に障害のある人は、必ず事前に健康診断を受け、自分にあった運動を、適量行うようにします。

生活習慣病のある人

生活習慣病の運動療法の基本は、有酸素運動による肥満の解消です。肥満対策としての運動では、運動の強さよりも、消費カロリーの方が重要になります。このため、比較的軽い運動を長時間（最低20分）、週4日以上行うことが大切です。

糖尿病の治療などのための運動には、散歩やウォーキング、ジョギング、ラジオ体操、テレビ体操、水泳、サイクリング、山歩きなどがあります。主治医にご相談下さい。

わざわざスポーツをしなくても、エレベーターやエスカレーターを使わずに階段を上り下りしたり、バスや地下鉄の一駅分を歩いたりするだけでも効果は上げられます。高血圧症の運動としては、血圧を下げ、肥満を解消し、合併症を予防するための運動をします。

具体的にはウォーキング、とくに意識的に大量の酸素を取り入れながら歩くエアー・ウォーキングが最適です。他に水泳、体操なども効果的です。

一言メモ 〈心悸亢進（しんきこうしん）〉心拍数が増加することで、動悸とほぼ同じ意味。心臓病や貧血などでおこるが、健康な人でも、感情が高ぶったとき、緊張したとき、肉体疲労時などにみられる。

各種スポーツの効果と注意点

適度な運動は、多くの病気、中でも生活習慣病に大変効果的です。しかし、運動にはさまざまな弊害を引きおこす可能性もあります。

運動中の突然死や、運動中の事故死などは、運動の持つリスクのひとつです。運動により、内科的な障害や整形外科的な障害が生じる可能性もあります。

運動をするに当たってはこれらに注意し、決して無理をしないよう心がけることが必要です。

ストレッチング

ストレッチングには、筋肉の緊張を和らげ、柔軟性を増し、関節の可動域を大きくする効果があります。

そのため運動後の整理体操として、あるいは準備体操として広く取り入れられています。

●ストレッチングの注意点

1. あらかじめ軽いウォーミングアップを行い、筋温を高めておくこと。
2. 反動をつけて行わない。
3. 軽いストレッチから始めること。
4. 同じ筋肉だけを続けて行わず、他の筋肉群と代わるがわる行っていくこと。

ウォーキング

ウォーキングには、血圧を基準値まで下げたり、血糖値を下げ、糖尿病や動脈硬化を予防する効果が期待できます。

また、気分転換によるストレス解消の効果もあります。

●ウォーキングの注意点

1. まっすぐ前方を見て腕を大きく振り、リズムに合わせて呼吸する。
2. 膝を伸ばし、やや広めの歩調で、やや早足で一直線に歩く。
3. 目標距離は毎日1万歩。約1時間、距離にして5～6キロを目安に歩く。

ジョギング

ジョギングは、短時間に無理なく多量のエネルギーを消費するため、肥満解消や生活習慣病への予防効果があります。走行中の一種の瞑想状態が、精神的なストレスも解消します。

●ジョギングの注意点

1. 始める前に健康診断を。
2. マイペースで走る。
3. 1回に5分以上、できれば20～30分続ける。それを週3～5回行うこと。
4. 準備運動と整理運動を十分に。
5. 走りやすい服装や靴を身につける。
6. 夏は水分の補給を十分に行う。
7. 自覚症状に注意し、体調のよくない日は中止すること。

水泳

水泳は、全身の筋肉をまんべんなく鍛えることができる全身運動です。また、ジョギングなどの1・5倍のエネルギーが消費されます。

屋外での水泳は、日差しを浴びて皮膚が鍛えられるとともに、紫外線によってビタミンDが作られます。

●水泳の注意点

1. 準備体操はしっかりと。
2. 水中にいる時間を制限し、10分程度の休みを取る。
3. 夏は、熱中症に気をつける。

エアロビクス体操

各種スポーツの効果と注意点

エアロビクス体操は、エアロビクス（有酸素運動）的要素を体操の構成の中に取り入れたものです。そのためシェイプアップ効果が期待でき、代謝を活発にすることから生活習慣病の予防にも効果が望めます。また正しい姿勢を保持し、きびきびした動作を習慣づけられます。

●エアロビクス体操での注意点

1. 少しずつ運動量を増やしていくこと。
2. 週に2～3回は反復し、続けること。
3. 最適な運動強度を守る。

テニス

テニスは、戸外のよい環境の下で行うため、心身のリフレッシュに最適です。また男女同じルールで行えることから、適度の社交性も楽しめます。

しかしテニスの運動強度は意外に高く、以下のような注意点があります。

1. 水分の補給に気をつける。ただし、一度に大量の水を飲むとかえって体温が奪われ、疲労の原因となる。
2. テニス肘は、日頃から予防するようにし、肘に痛みを感じたら、すぐに運動をやめて治療する。

ゴルフ

ゴルフが体力維持や健康促進に有効なのは、主に打球を追ってコースの中を歩き回るためです。そのため運動不足の解消や運動不足による病気の予防効果が期待できます。とくに足腰の衰えが気になる中高年には有効です。

●ゴルフの注意点

1. 安全のためにマナーを守ること。
2. ゴルフ肘など、関節障害に注意する。
3. 高齢者は、精神的緊張を高めない。
4. 猛暑、炎天下では、熱中症にかからないよう気をつけること。落雷による感電事故も注意すること。

太極拳・ヨガ

太極拳は、緩やかな動き、意識、呼吸が一体となった運動です。新陳代謝を促進することから、病気の治療や予防にも効果が期待できます。

ヨガ体操は、全身を引きしめ、弾力性に富んだ身体を作ります。新陳代謝を活発にすることで、内臓や自律神経の働きを促進し、骨格のねじれやゆがみを直します。

ウォーミングアップとクーリングダウン

ウォーミングアップ

ウォーミングアップとは、身体の温度、とくに筋肉の温度を高めることを中心として行われる準備運動です。

ウォーミングアップによって温められ、適度に伸ばされた筋肉は、運動時の筋収縮、あるいは筋伸張をスムーズにして、より効率よくパワーを発揮し、障害も少なくなります。とくに素早い動作を伴う競技では、神経と筋肉の協調性を高めるための動き作りをウォーミングアップの中に取り入れると効果的です。

クーリングダウン

運動後、疲労して硬くなった筋肉を回復させるには、すぐに休んでしまうよりも、数分間、軽い運動を継続して行う方が効果的です。この軽い運動のことを、クーリングダウンあるいは整理運動と呼びます。これによって身体の血液循環を促進し、その後の筋肉痛などを軽減します。

また、運動後の吐き気やめまいを防ぐ効果があるともいわれています。

一言メモ 〈反射（はんしゃ）〉ある刺激に対して無意識のうちにおこる生理的な反応。熱いものを触ったときに手をひっこめるなど、とっさの場合に即時に対応する機能は脊髄に備わっている。

睡眠

睡眠と覚醒のメカニズム

疲労回復のためには、睡眠は絶対に必要です。人間は、眠ることで心身ともに完全な休養状態に入るからです。

睡眠によって疲労が回復できるのは、睡眠中に身体の働きが休息状態になるからです。脈拍や呼吸はゆっくりとなり、血管はゆるみ、血圧は下がります。筋肉も緊張から解放されて、エネルギー消費も低下します。また、体温も低くなります。

睡眠中は身体が、生きるために必要な最小限度のエネルギーを消費するだけの状態になります。とくに脳は、その活動をほとんど休ませます。

身体の各器官を休ませて、疲労を回復させるのが睡眠なのです。

レム睡眠とノンレム睡眠

睡眠には2つの型があります。レム睡眠とノンレム睡眠です。その違いは脳波や眼球の動きを見ることでわかります。

一般に、寝入ってから1～1・5時間ほど経つと、完全に深い睡眠状態に入ります。これがノンレム睡眠です。その後、脳波や眼球運動が、目覚めているときと同じような状態を示す睡眠に移行します。この睡眠のことをレム（REM）睡眠（「目が速く動く」の意味であるRapid Eye Movementの頭文字のREM）といいます。この2つの型の睡眠が、一晩で2、3回交代します。

ノンレム睡眠は、疲労回復に必須な睡眠状態です。とくに激しい運動を行った日の夜には、この睡眠が長時間必要になります。

レム睡眠は、心の働きに関係が深い睡眠です。1日の間に受けた印象を心の中に定着させたり、情緒や欲求を正しく表すために不可欠な睡眠です。

つまり、1日の間に受けた心へのプレッシャー（ストレス）を回復させるための睡眠といえます。

夢は、このレム睡眠の間に見ます。

日曜日の寝だめは逆効果

寝だめは本当に
睡眠不足の解消になる?

かつては多くのサラリーマンが毎日深夜まで残業し、その分の睡眠不足を土日に寝だめして解消するという生活を送っていました。最近でこそ長引く不況のせいであまり残業もなく、健康的な生活を（不本意にも）送っている人も多いようですが……。

ところでこの寝だめをすることは、本当に睡眠不足の効果的な解消法なのでしょうか?

結論からいえば、それはノーです。

土日にたっぷり寝たからといって、翌月曜から眠らずに働けるかといえば、決してそんなことはありません。ウイークデーに睡眠不足が続くと、土日にはその反動でどうしても長時間寝てしまうというだけのことです。

これは、疲れきった脳や身体が、眠りを要求するからです。こうやって1週間分の睡眠不足を補うことで、ある程度までの活力を回復させているにすぎません。

（左ページに続く）

質のよい睡眠をとるために

眠りが浅いと完全な休息が得られない

睡眠は長ければよいというものではありません。長く寝たのに疲労が十分にとれなかったり、寝すぎたために、疲れてしまったということもよくあります。これは、眠りが浅いためにおきる現象なのです。

眠りの浅いときには、身体や脳の働きがまだ活動状態にあるため、完全な休息が得られません。眠りの深浅は、脳波や眼球の動きによって調べることができます。

睡眠による疲労回復の効果は、全睡眠時間に占める深い睡眠時間の率（睡眠効率）で示されます。

成人の標準睡眠時間は、8時間

一般に必要な睡眠時間は、年齢で異なっています。若い人ほど長く、年をとるにつれてだんだん短くなっていきます。成人の標準睡眠時間は、8時間といわれています。

しかし、その人の必要な睡眠時間は、必ずしも平均的な睡眠時間と同じではありません。その人の体質的なものや、性格なども関係があり、個人差の大きいものだからです。

その人の睡眠時間は、レム睡眠の長さによって決まるともいわれています。ノンレム睡眠は誰もがほぼ同じです。

睡眠が十分かどうかを知るためには、朝起きたときの気分でわかります。朝、自然に目が覚めて、快適な気分で起床でき、朝食に食欲があれば睡眠は十分とされています。

快眠を得る方法

快眠を妨げる一番の原因はストレスです。快眠を得るには、ストレスによる睡眠リズムの乱れを防ぐことです。

リラクゼーション

筋肉や内臓から緊張を取り除き、心身ともにリラックスした状態を作りだすことで、快眠をもたらす療法です。ベッドに横たわって筋肉を緊張させたり弛めたりして、次第に筋弛緩の深い状態に持っ

しかし、土日の寝だめの一番の問題点は、「活力が完全に回復しない」ことではありません。毎日のペースを崩す睡眠をとることで、睡眠と覚醒のリズムが崩れてしまう、ということです。

快眠の条件は、なんといっても起床時間を一定にすること。ところが寝だめをすると起床時間が大幅にずれ、身体のリズムが完全に狂ってしまいます。

また寝だめをした日の前の夜は、たいてい遅くまで起きているものです。仕事の場合もありますが、仕事でない場合もお酒を飲んだりテレビを観たりして、いつも以上に遅くまで起きている場合があります。

効果的に寝だめをしたいなら、まず、寝だめをした日の夜は早寝をし、生活のリズムをなるべく元に戻すようにします。こうすれば長時間寝ても、次の日にあまり寝坊せずに済み、リズムを崩さずにいられます。

どうしても眠いなら、昼食後に昼寝をします。こうすることで生活のリズムを崩すことなく、効果を上げる「寝だめ」ができるようになります。

一言メモ 〈α波〉後頭部の脳皮質より発生する脳波で、１秒間に７～13回振動する調和振動波を指す。「リラックスの脳波」とも呼ばれ、主に心身の安静時に認められる。

ていきます。

慣れれば20～30秒で入眠できるようになります。

騒音対策

眠っている間も周囲の音は聞こえ、それは眠りを浅くしたりする原因となっています。そのため快眠するには、寝室の防音効果に配慮します。住居の関係でそれができない場合は、耳栓をして眠るのも手です。

騒音を少なくするために、音楽を聴くという方法もあります。その場合、できるだけ平穏で単調なメロディのものが適当です。

あるいは波の打ち寄せる音や雨垂れの音なども効果があります。

寝室の適温

寝室の温度が高すぎても低すぎても睡眠は阻害されます。室温が26度以上、あるいは12度以下だと睡眠時間が減少したり、不快な夢を見たりするといわれています。

室温は一般的に就床時が夏で25度、冬は13度。湿度は60％程度が目安です。もちろん、自分が快適と感じる温度が自分にとっての適温であることはいうまでもありません。

理想のベッド

1回の睡眠でも、いくつかの睡眠段階を踏んでいます。そのため、硬すぎても軟らかすぎても快眠を阻害する可能性があります。

少し硬めの感触で、寝返りが十分打てるようなセミダブルサイズのベッドが最適だといわれています。

カフェイン

カフェインに覚醒作用があることは、よく知られています。

コーヒーや紅茶、お茶、コーラなどには大量のカフェインが含まれているので、快眠したいならば、就寝前数時間内には、これらの飲み物を飲まないようにすべきです。

食事

食事のあとで眠くなるのは、トリプトファンなどの睡眠物質が作用するからです。しかし食事によっては、食べたために逆に眠れなくなることもあります。

食べ物は身体の代謝を高めます。とくに肉類は消化に時間がかかり、代謝も非常に高くします。そのため、就寝直前の食事としては快眠の邪魔になってしまいます。

肉類は就寝3時間前、でんぷんや脂肪なら1時間以上前に食べ終わることが必要です。

寝酒

寝酒を飲むと寝つきはよくなりますが、摂取したアルコールを燃焼するために肝臓が休眠できなくなります。

また、アルコールはレム睡眠を抑制します。その結果、睡眠の質が適正ではなくなります。

さらにアルコールの利尿作用で、夜半に目覚めてしまうこともあります。寝る前にお酒を飲む場合は、多量に飲まない方がいいでしょう。

睡眠の異常を解消する

一口に睡眠異常といっても、その背後にはさまざまな原因があります。しかし睡眠と覚醒はコインの裏と表のようなものです。

よく眠れれば翌日は身体機能と活動性が高まり、それがまた、その夜の快眠につながるからです。

ここでは、代表的な睡眠異常と、その対応策を紹介します。

不眠

不眠の原因のひとつに、眠る場所の変化によって引きおこされる場合があります。これは明るさ、騒音、温度などが原因です。しかしこれらの不眠は一過性のものであり、常習的ではありません。

慢性的な不眠の一番の原因は、神経性不眠です。これは、不眠に対しての不安と過度のこだわりを持ってしまい、眠れなくなってしまう状態です。これらは実際には眠っており、眠っていないと思いこんでいる場合が多いものです。

その他、双極性障害や統合失調症の症状であったり、睡眠薬の中断によるもの、睡眠時呼吸障害によるものなどがあります。

過眠

過眠症の代表的なものは、ナルコレプシーです。これはところかまわず突然、何度も睡魔の発作に襲われるというもので、その眠りを我慢することはできません。中枢神経刺激剤などによる薬物療法が行われています。

また、眠っている途中で何度も呼吸が止まってしまう睡眠時無呼吸症の結果、眠りが深くならず、睡眠不足となって翌日の日中に過眠を引きおこすこともあります。

専門医による睡眠薬の投与が薬物療法として行われていますが、原因によって効果が異なるため、早急な投与には注意が必要です。

いびき

あまりにもひどいいびきの場合、睡眠時無呼吸症の可能性があります。これは、眠っている間に周期的に呼吸が止まるというもので、1回に10～100秒程度の無呼吸があり、それが7時間に30回以上発生します。

無呼吸をおこしやすい身体的特徴には、肥満、短頭、小下顎症、扁桃肥大やアデノイド肥大などがあります。

睡眠薬との正しいつきあい方

不眠症になったときにもっとも簡単に眠れる方法は、睡眠薬を服用することです。

しかしほとんどの睡眠薬は、飲み始めて2週間ぐらいで効果がなくなってしまいます。使用者の体内に、その薬に対する耐性ができてしまうからです。

その結果だんだん薬の量が増え、習慣化するという事態を招きます。

そのため、睡眠薬は必ず医師の処方に従って入手するようにします。そうすることで服用量が医師によって監視され、常習者への道をくい止めることができるからです。

また、もしすでに睡眠薬を飲み始めていて、しかも1回の服用量が最初より増えていたとしても、すぐに中断してしまうのは危険です。禁断症状が出る可能性があるからです。

この場合、1週間に1回ずつ服用を中止し、しだいに習慣性から抜け出るようにします。

ただしこれも専門の医師に相談し、医師の指導の下で行うことが大切です。

睡眠

一言メモ　〈脳波（のうは）〉脳から発生する微小の電位の変化で、頭皮に電極を付け、増幅させて記録する。精神活動、感覚刺激、意識水準により変化し、病的な状態では異常な脳波が現れる。

ストレス

ストレスの正体

人間は、自分を取り巻く外部環境と、肉体的な内部環境との調和によって、安定した活動ができるようになっています。そのどちらかの環境の安定が破壊されると、精神的あるいは肉体的な異常を引き起こします。その内部環境を破壊する外部からの刺激を「ストレッサー」といい、これを一般にはストレスと呼んでいます。ストレスは、精神的因子によるものと、物理的因子によるものの2つに大別されます。

精神的因子によるストレスに対する感じ方は、その人によって大きく異なります。しかし通常、もっとも大きなストレスとなるのは、家庭の不和や職場でのいざこざ、精神面での緊張、いらいら、悩み、興奮など、社会生活における人間関係です。

ストレスを感じたときの体内の変化

身体を脅かすさまざまな物理的因子によるストレスには、暑さや寒さや騒音などの他に、外傷、出血、あるいは吸い込んだ空気や食べ物、飲み物、血液などから入り込む細菌やウイルスなどといった、目に見えないものもあります。このうち病原微生物と闘い、異物を身体の外に排除するのが、免疫系を中心とする身体の防衛機構です。この防衛機構の中核を担うのが、神経系と内分泌系です。

粘膜の粘液や繊毛運動、涙、唾液、胃酸、常在腸内細菌、皮膚の角質層などが第一の防衛機構です。これらを乗り越え体内に入り込んだ病原微生物を攻撃するのが、血液中の白血球や抗体など免疫機構です。

ストレスが加わった直後、身体はストレスに対して身構え、交感神経が緊張して、各器官に合図を送ります。これによって血圧が上昇し、脈が速くなり、副腎からはアドレナリンや副腎皮質ホルモンが分泌されます。これらの反応によって体内が正常な状態に戻ります。

しかしあまりにもストレスが強すぎると、調整機構が疲れてしまい、体にさまざまな障害が現れます。そのため、物理的なストレスに対しては速やかにストレスの原因を除去することが必要となります。また精神的なストレスに対してもできればストレスの原因となるものをなくすべきなのですが、それが不可能な場合は、気分転換をしてストレスを発散させなくてはなりません。

上手なストレスの対処法

ストレスにうまく対処していくためには、ふだんからストレス刺激を受けても、それに抵抗する力であるストレス能力を高めておく必要があります。できるだけストレスを受けないようにするのではなく、ストレス刺激を受け、ストレス能力を高めておくのです。

日常的に遭遇する精神的なストレスに対しては、心身状態の自己コントロールを行い、ストレスに対処するのも一つの方法です。これは自分の行動を意識的にコントロールすることです。

具体的には、気分や身体の緊張感、内臓の活動状態をコントロールすることによって不安や緊張を取り除いたり、肩こりを取り除いたり、寝つきをよくしたり、肩こりを取り除いたりするもので、これを「ストレス・リラクゼーション」といいます。リラクゼーションとは、筋肉を弛緩させる方法のことです。これによって血圧が下がり、精神的な健康度もよくなります。その結果、ストレスから発症する病気の予防にもなります。

日常的な注意としては、十分な睡眠、規則正しくバランスのとれた食生活が大切であり、心身ともに健康な生活を送るうえで最低限必要です。心身に不安を感じたときは、まず現在のライフスタイルに対する反省を行い、できるだけ早く、そのスタイルの変更を行うことが重要です。

また気晴らしも有効です。旅行やハイキングに出かける、楽器を演奏したり、カラオケを歌う、適量の飲酒をする、絵を描く、野菜や花を栽培するなど、ストレスのもととなる日常生活を少しの間でも忘れられる時間を作ることが大切です。

スポーツは、循環器系、呼吸器系、運動器系や代謝などの、身体の機能を保つうえでとても有効で、ストレス解消のためにも重要です。身体を動かし、汗をかくことで、別のストレスの刺激を受けることになりますが、新しいストレッサーを受けることで、それまでのストレスを乗り越えることも大変有効です。

胃潰瘍は典型的なストレス病です。この他に、不整脈や心臓神経症などの心臓病、円形脱毛症やアトピー性皮膚炎などの皮膚疾患、肥満や糖尿病などの内分泌疾患といったさまざまな病気が、ストレスに関連して発症、あるいは悪化します。

ストレスで発症したり増悪しやすい疾患

- **呼吸器系**…過換気症候群、気管支喘息など
- **消化器系**…胃・十二指腸潰瘍、過敏性腸症候群、神経性嘔吐など
- **循環器系**…心臓神経症、不整脈、高血圧など
- **内分泌系**…単純性肥満症、糖尿病など
- **神経系**…片頭痛、筋緊張性頭痛、起立性調節障害、神経性食欲不振、ヒステリー、吃音など
- **皮膚科系**…アトピー性皮膚炎、円形脱毛症、慢性じんま疹、湿疹など
- **耳鼻科系**…アレルギー性鼻炎、メニエール症候群など
- **眼科系**…眼精疲労、眼瞼けいれんなど
- **産婦人科系**…月経困難症、無月経など
- **泌尿器科系**…夜尿症、神経性頻尿など

ストレス病の予防

ストレス病は、本来健康を守るべき防衛反応が過剰となった状態です。ストレス刺激に長くさらされていると、それだけストレス病を発病しやすくなります。

そのため、できるだけ早く発病の兆候を発見し、原因となるストレッサーを取り除いたり、減らします。ただし、原因がわかっても、それを取り除くことは容易でない場合がよくあります。そのため、できるだけストレッサーに対する受け止め方（考え方）を変えて、その影響を小さくすることが大切です。

ストレス

一言メモ 〈のぼせ〉頭や顔に熱感を覚える状態。発熱、高血圧、熱中症などはっきりした原因がない場合は自律神経の失調によるものが多く、精神的な緊張など心理的な原因でもおこる。

医療保険の知識と利用法

医療保険の種類と対象者

わが国の医療保険制度は、下に示した構成（制度）に基いて運用されています。

健康保険は、民間企業に勤務するサラリーマンとその家族を対象として、全国民のほぼ半数が加入しています。これは、国民健康保険とともに医療保険制度の中核です。さらに健康保険は、企業ごと、あるいは企業同士が寄り集まって、その従業員で組織する健康保険組合が運営する組合管掌健康保険と、それ以外の従業員を対象として全国健康保険協会が運営する全国健康保険協会管掌健康保険の2つに分けられます。

一方、国民健康保険は、上記いずれの被用者保険にも加入できない自営業者、農業従事者などを対象としており、市区町村がその区域内に居住する住民を対象に運営しています。また、後期高齢者医療制度は75歳以上の人、65歳以上の一定の障害がある人を対象としており、各都道府県ごとの全市町村で構成される広域連合で運営されています。

保険で医療を受けるための条件

保険で医療（診療）を受けるには、3つの条件があり、次の3つの条件を満たしていない場合、全額自己負担となってしまいます。

1．業務上、あるいは通勤途上で起こった病気やけがではないこと。業務上や通勤途上で発生した病気やけがの診療の場合は、労災保険の対象となっているからです。

2．保険医にかかること。全国のほとんどの病院や診療所が保険医に指定されていますが、まれに、そうではない（自由診療）病院も存在します。そういった病院では、保険診療を受けることはできません。

3．必ず保険証を提示すること。健康保険の指定医療機関であっても、窓口で保

医療保険の構成

医療保険
- 自営保険者（地域保険）
- 被用者（職域保険）

自営保険者（地域保険）

後期高齢者医療制度	国民健康保険	
後期高齢者医療広域連合	国民健康保険	市区町村
75歳以上の人、65歳以上、75歳未満の一定の障害を持った人	職域被用者保険の加入者以外の自営業者	被用者保険の退職者

被用者（職域保険）

私立学校教職員共済組合	地方公務員共済組合	国家公務員共済組合	健康保険	
			組合管掌健康保険	政府管掌健康保険
私立学校教職員およびその扶養家族	公立学校教職員およびその扶養家族	国家公務員およびその家族・JR・JT・NTT等の役職員およびその扶養家族	健康組合の設立されている大企業の被用者およびその扶養家族	中小企業の被用者およびその扶養家族

険証を提示しなければ、保険による診療は受けられません。このように、健康保険で病気やけがをして治療を受けるには、一定の基準が定められています。一部負担金さえ支払えば、あとはどのような医療でも受けられるというものではありません。

保険で受けられる医療と受けられない医療

保険で受けられる医療

健康保険の被保険者になると、業務外の事由による疾病や負傷、死亡および分娩に関して、給付を受けることができます。その家族も同様です。

療養の給付としては、

1. 診療・検査
2. 薬剤または治療材料の支給
3. 処置
4. 手術その他の治療
5. 病院または診療所への収容
6. 看護
7. 移送

などで、病気やけがを治療するために必要な医療はすべて保険で診療を受けることができます。また、次のような場合には、その基礎的部分について特定療養費が支給されます。

保険外併用療養費とは、厚生労働大臣の承認を受けている高度先進医療を受けた場合、その治療に要した費用のうち、診療・検査・投薬・入院料など一般の保険診療と共通する部分は、すべて保険で給付されるというものです。ただし、それを超えた先進医療技術部分は患者負担となります。

この高度先進医療として扱われる技術としては、美容形成を目的としない重症肥満の外科的治療や、熱をがんの治療に応用する電磁波温熱療法などがあげられます。

保険で受けられない医療

医療行為であっても原因や症状、あるいは治療方法などによっては、健康保険が適応されない場合があります。

1. 病気と見なされない場合

・予防注射（ただし発病を予防するための破傷風、麻疹の血清注射、百日ぜき、狂犬病ワクチンなどは除かれます）。
・健康診断、結核検診、人間ドックなど。
・正常な妊娠、分娩（正常な妊娠、分娩は病気と見なされず、医療給付の対象からはずされています）。
・経済的理由による妊娠中絶。

などがあります。ただし、例外的に保険診療の対象となることもありますので、その都度、医療機関に確かめることが大切です。

2. 治療のためでないもの

・症状固定後の義手などの装具やメガネ、補聴器。
・隆鼻術、二重瞼などの美容整形を目的とした手術。

などがあります。しかし、斜視などで労務に支障をきたすもの、生まれつきの口唇裂、けがをした跡の処置のための整形手術などは、保険の対象として治療を受けることができます。

3. 保険給付の対象とならないもの

ほくろ、あざ、そばかす、子宮発育不全（無月経などの自覚症状があり、医師が認めたとき以外）、疲労などに対する

一言メモ
〈狂犬病（きょうけんびょう）〉狂犬病ウイルスを保有する狂犬に咬まれて発生する疾患。侵入したウイルスが中枢神経に達し、筋けいれん、筋麻痺を経て死に至るが、現在、日本ではほとんどみられない。

投薬・注射などです。

4. 給付に手続きが必要なもの

交通事故を起こしたとき、けんかなど、本人の不行跡や第三者が関与した事故の場合には、第三者行為届を提出する必要があります。

お産をしたときの手当金

健康保険の被保険者（本人）やその配偶者（家族）などが出産したときは、出産にかかった費用を補助するための分娩費と、子供を育てるための費用の一部として、出産育児一時金・出産手当金などが支給されます。

傷病手当金

健康保険の被保険者が、病気やけがのために働けないときは、給料の代わりに傷病手当が支給されます。

差額徴収と自己負担

医療保険には、差額を自己負担して受けられる医療があります。

代表的なものは、特定療養費です。これは、医療機関に療養費を全額自己負担してから、保険者に請求して支給を受けるものです。

保険外併用療養費制度とは、がんの温熱療法、レーザーによる白内障の治療、人工腸管、人工水晶体など、大学病院などで研究中の高度の治療法を使って診療を受ける場合の入院料や検査料のことで、新しい医療技術を受ける際の先進技術料の部分を自己負担するものです。

ただし、治療上必要と認められた患者や、集中治療室（ＩＣＵ）に収容されている患者は差額を負担する必要はありません。

高額療養費制度について

長期入院など、医療費の負担が高額になった場合のため、医療保険には、高額療養費制度が設けられています。

70歳未満の方の入院は、「健康保険限度額適用認定証」を提示することによって、一医療機関ごとの入院費用の窓口負担額が、自己負担限度額までとなります。外来受診の場合でも使用できることになりました。各保険者に交付申請の手続きを行います。

ただし、自分の希望した室料などは、高額療養費支給の対象にはなりません。

医療費の払い戻し

なんらかの理由で保険診療が受けられなかった場合、治療に要した費用を患者が一時的に立て替え払いをして、あとで健康保険などの保険者から払い戻しを受けることができます。

退職後に受けられる給付

健康保険では、被保険者の期間が2ヶ月以上ある場合は、退職後も引き続いて2年間は保険給付を受けられます。これを任意継続の制度といいます。手続は会社をやめてから20日以内に、勤めていた会社を通しておこないます。

保険料の自己負担は約2倍になりますが、保険給付として受けられるのは、病気やけがの医療についての給付、出産手当金、傷病手当金等、これまで入っていた保険と同じです。

退職後の医療（退職者医療制度）

健康保険の被保険者が退職した場合、その後の医療は、国民健康保険から受けることになります。

しかし、次の要件に該当する人（退職被保険者）とその扶養家族は、退職者医療制度から医療の給付を受けることになります。ただし、満75歳（寝たきり等の場合は65歳）になると、後期高齢者医療制度に切り替わります。

1. 国民健康保険の加入者であること。

2. 厚生年金の老齢厚生年金・老齢年金（共済組合では、退職共済年金）または、通算老齢（退職）年金の受給権者であること。それに、被用者年金の加入者期間が20年以上あるか、もしくは40歳以降の厚生年金などの被保険者期間が10年以上であること。

3. 75歳未満で、後期高齢者医療制度の対象になっていないこと。

75歳からの医療（後期高齢者医療制度）

高齢者の医療は、後期高齢者医療制度によって受けることになっています。高齢者保健の医療を受けることのできる要件は、次の通りです。

1. 年齢要件　75歳以上の者、または65歳以上75歳未満の一定の障害がある者などの認定を受けている者。

2. 加入者要件　医療保険の加入者であること。

3. 居住地要件　該当市町村に居住地を有すること。

これらの要件を満たす高齢者には、75歳になった日、または認定を受けた日の属する月の翌月から（1日生まれの人はその月から）後期高齢者医療制度の医療を受けることができます。

そしてこれらの要件に該当する高齢者には、市町村から健康手帳が交付されています。

診療を受けられる医療機関は、今までと同じ健康保険を取り扱う保険医療機関、保険薬局、国民健康保険を取り扱う療養取扱機関です。その場合、後期高齢者医療制度による健康手帳と保険証（被保険者証、組合員証）を合わせて提示する必要があります。

海外で病気にかかったとき(海外療養費)

海外の病院などで診療を受けたときの費用は、本人がいったん立て替え払いをして、あとで国民健康保険や協会けんぽ、健康保険組合や、加入している保険者に、療養費支給申請書に診察内容明細書、領収明細書を添えて、事業主を通じて申請します。

給付を受けるためには、外国の病院などで発行する治療内容証明書と、領収書が必要で、これを所定の療養費支給申請書に添えて、それぞれ加入する保険者（国民健康保険や健康保険組合など）に申請します。

その場合、外国語による書類には、日本語による翻訳文を添付して、それには訳者の住所、氏名を記載することとされています。

支給される金額は、現地でどのような治療が行われ、費用がいくらかかったかに関係なく、日本国内で保険診療を受けた場合の費用を基準として、その範囲内で支給されます。

治療費だけでなく、その他の給付についても、日本国内にいる被保険者と同じ扱いとなります。

公的保健医療福祉サービスとその利用法

行政によるサービスは、自治体によって異なり、費用についても違いがありま

一言メモ　〈自家中毒(じかちゅうどく)〉体内で生産された毒素や腸の3つの分解物質、壊死組織の産物の吸収による障害をいう。小児のアセトン血性嘔吐症を指すこともある。

す。そのため、各地域の役所の担当課などへ問い合わせて確認することが必要です。

また、公的サービスは、待っているだけでは受けることはできません。援助が必要であることを担当窓口に申請し、手続きを踏むことで初めて利用することができます。

地域包括支援センター

在宅介護の総合的な支援の核になる施設です。家庭で介護をしている家族が、気軽に専門家に相談したり、指導を受けることができ、その内容によって必要な介護保険サービスが受けられるよう、関係機関と連絡を取り、24時間体制でサポート（地域によって異なる）しています。

高齢者福祉センター

おおむね60歳以上の高齢者を対象にして、健康で明るい生活を送ることができるよう、地方自治体が運営している施設です。ソーシャルワーカーなどの福祉の専門家が常駐して、地域の高齢者の健康・生活・就労などの、さまざまな相談に応じています。その他、教養講座や、健康増進のための講座、レクリエーション、老人クラブなどへの援助も行っています。

精神保健福祉センター

都道府県単位で設置されている、精神保健全般に関する相談窓口です。「心の電話」を設けたり、アルコール問題や、思春期の精神保健に関する相談・指導、認知症の人についての相談を受けたりしています。

ことに、認知症高齢者の増加にともなって、介護をしている家族からの相談の受付や、情報提供の役割が大きくなっています。

保健福祉センター

各市区町村に設けられている、保健・医療・福祉の総合的な窓口です。保健所と福祉事務所が統合したもので、医師、保健師、ソーシャルワーカー、社会福祉主事、などの専門家が常駐しています。

ここでは、健康診断や健康相談など、地域住民の健康を守る保健衛生活動や生活相談を受けています。

介護保険の申請窓口もここです。保健師やソーシャルワーカーの訪問指導、相談、デイサービス、ショートステイ、ホームヘルパー派遣などの公的介護サービスについての問い合わせも行っています。

この他にも、特定疾患などの公費負担制度や、身体障害者手帳、生活保護の申請を受け付けています。障害者、子ども、高齢者について、福祉施設や地域にあるサービスを紹介するなど、情報が得られます。

市区役所・町村役場

国民健康保険、国民年金、高齢者医療、福祉に関する手続きなどについての相談窓口です。公的介護サービスの申込窓口にもなります。また、どの施設へ問い合わせていいかわからない場合にも、とりあえず福祉担当へ問い合わせれば、教えてもらえます。

児童相談所

児童福祉を専門にしているソーシャルワーカーなどが、保健相談や、障害児や教育困難な児童の相談など、児童に関するあらゆる相談に応じています。福祉施設への入所決定や、一時保護などにも当たります。

第12章

東洋医学と漢方薬の知識

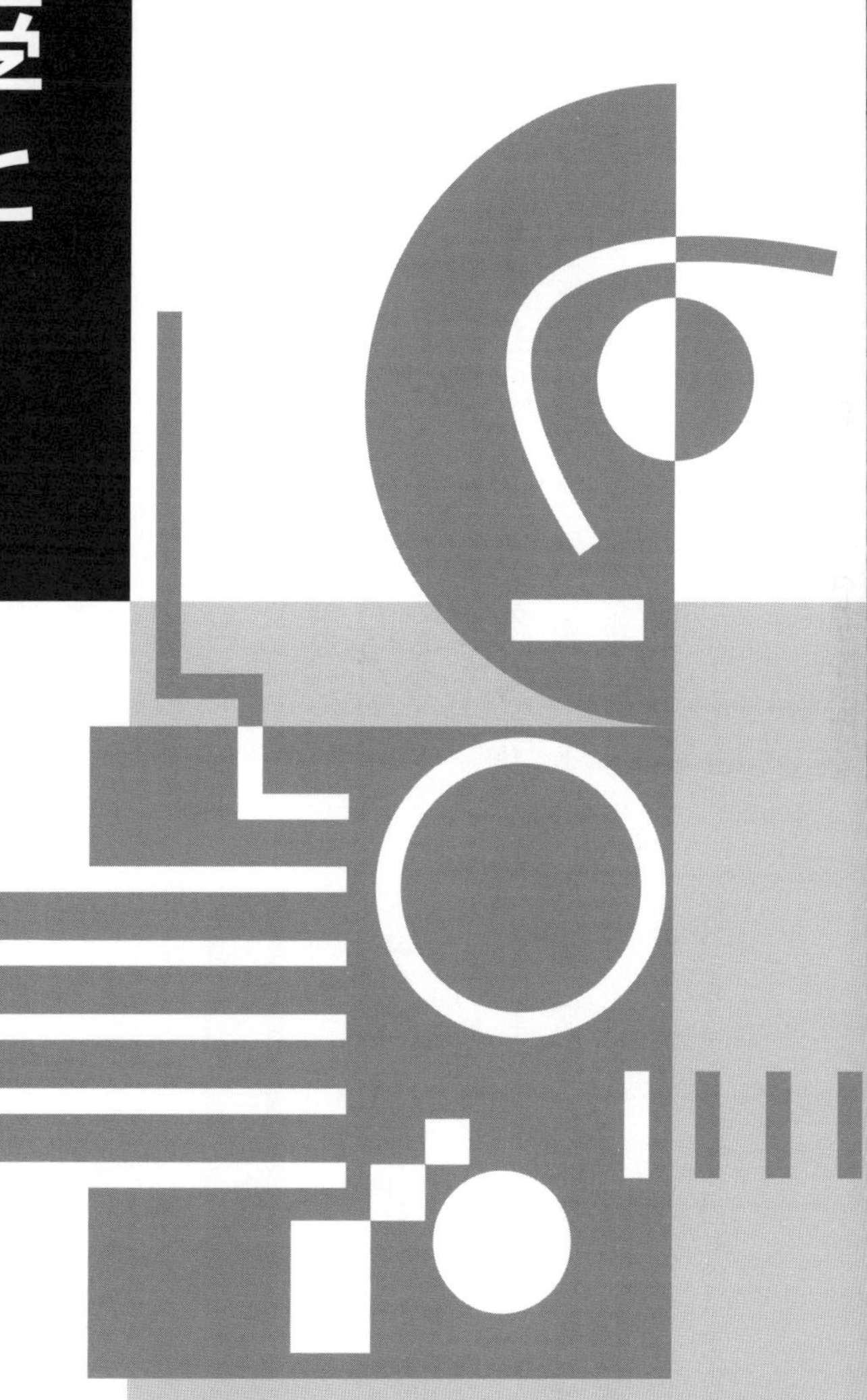

漢方薬

生薬がゆっくりと作用して、体のもつ自然治癒力を高める

西洋医学で使う薬は有効成分を精製したもので、身体の病んだ部分に直接かつ強力に効くようになっています。それに対し、東洋医学で使われる漢方薬は「生薬」といわれる動植物や鉱物を組み合わせて作ります。漢方薬は西洋医学が強い効き目を指向して使われることと比べると、その作用は比較的おだやかなものになっています。その背景には西洋医学と東洋医学の病気に対する思想の違いが色濃く出ているからです。

西洋医学はどちらかというと病人の性別や年齢に関係なく、「どんな病気か」ということを中心にして治療します。ですから、ある症状から薬を選択すると、病名が異なっても基本的に同じ薬を与えることになります。しかし東洋医学では同じ症状でも、その人の体力や病気の進行の程度に合わせて薬を決めます。

その背景には、病毒は生命を外から脅かすもので、それに対して人間には誰でも自然の治癒力があるという思想があります。その自然の治癒力を体力を充実させることで補っていけば、病魔にも勝てるという考え方があります。いわば西洋医学が病気を治すものとするなら、東洋医学は病人を治すものであるということになります。

東洋医学は病人の体力や病気の進行程度を重要な判断基準にしますが、これをその人の「証（ショウ）」と呼び、その人の証（あか）しとなります。その人の証を判断するためには、身体ががっちりしているのか、虚弱なのか、体力は充実しているか、衰えているか、などの判断が欠かせません。そのうえで病気と体力のバランスを考え、「証」にあった薬を処方します。ですから、漢方で同じ薬が違う症状に効くのは不思議なことではありません。本章では「証」を基準にした薬を紹介するようにします。

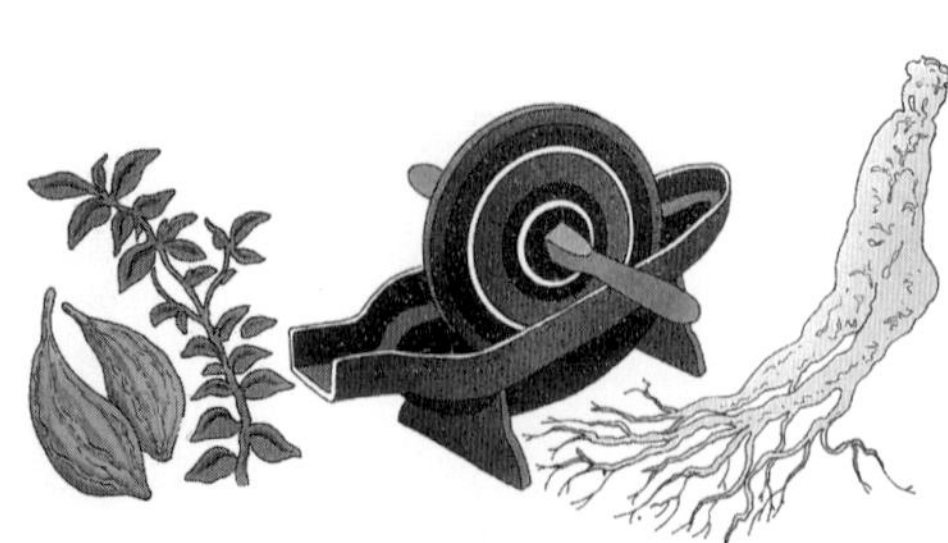

呼吸器の病気

かぜ症候群（しょうこうぐん）

かぜの原因はウイルス、細菌、寒冷などさまざまです。

かぜは頭痛、悪寒、発熱が基本症状で、これにくしゃみ、咳、鼻水、のどの痛み、筋肉痛、関節痛、発汗などの症状が組み合わさります。かぜそのものは年に数回

はひくありふれた病気ですが、こじれると気管支炎や肺炎、急性腎炎などをおこします。かぜへの漢方薬は、体力があるかないか、ひきはじめか、こじらせているかなどを考慮しながら症状に合わせて決めます。

体力のある人

葛根湯（かっこんとう）ひきはじめに効果を発揮します。頭痛、悪寒、発熱、首から肩にかけての凝り、のどの痛い場合などで、これを飲んで暖かくして寝れば発汗が活発となり、その後症状が軽くなります。常備薬として家庭に置いておくのがいいでしょう。

麻黄湯（まおうとう）ひきはじめで頭痛、発熱、関節痛があるときに有効です。葛根湯を飲む場合と違うのは、手足の関節や身体のあちこちが痛むような場合です。インフルエンザの初期にこの症状がよく出ますが、子供や赤ちゃんの鼻づまりのひどいかぜにもよく効きます。

大青竜湯（だいせいりゅうとう）頭痛、発熱、悪寒とともに相当激しく、身体の節々が痛み、のどが渇く場合に服用します。

体力のあまりない人

小青竜湯（しょうせいりゅうとう）虚弱な人向きです。頭痛、悪寒、発熱があり、最初から咳や痰が出る場合に用います。水様性のくしゃみや鼻水が多く出る場合にも用います。

桂枝湯（けいしとう）ふだんから体力がなかったり、病後で弱っている人向きです。頭痛、悪寒、発熱、さらにじわっとした発汗がある場合に用います。

香蘇散（こうそさん）ふだんから胃腸が弱く、ふつうのかぜ薬を飲むと、すぐ胃が悪くなるような人に効果的です。

高齢者や弱っている人

麻黄附子細辛湯（まおうぶしさいしんとう）高齢者や病みあがりで体力が弱っている人などに用います。顔色が悪く、頭痛、発熱があり、また背中から激しい悪寒があって、初めから咳が出る状態の人に有効です。

こじれたかぜに

小柴胡湯（しょうさいことう）かぜがこじれて食欲不振や微熱があり、口が苦くて咳が止まず、みぞおちや胸の周辺が痛いときに用います。発熱と悪寒が交互にある場合も効果的です。

参蘇飲（じんそいん）胃腸が弱く、頭痛、発熱、濃い痰を伴うこじれたかぜに対してよく用います。

竹茹温胆湯（ちくじょうんたんとう）微熱が長びき、痰が多く、咳がとれず、不眠になっている場合に用います。

気管支炎（きかんしえん）

かぜの症状はおさまったのに、咳と痰がいつまでも続くことがあります。咳がひどい場合は寝つかれなかったり、夜中に起きたりします。

麦門冬湯（ばくもんどうとう）体力がやや劣り、激しい咳で、顔が赤くなるほど苦しく、また痰が切れにくい場合に用います。

一言メモ　〈生薬（しょうやく）〉化学合成した薬ではなく、植物、動物、昆虫、菌類、鉱物などを天然のまま、あるいは多少、手を加えた程度で用いる薬。これら生薬を２種類以上組み合わせたものが漢方薬。

小青竜湯（しょうせいりゅうとう）体力は中程度で咳が激しく、うすい痰が多く出る場合に用います。

麻杏甘石湯（まきょうかんせきとう）体力はあっても症状が進んでおり、急性気管支炎では発熱、発汗、咳があって息苦しい場合や、慢性気管支炎では発熱がなく、咳があって息苦しい場合に用います。

麻黄附子細辛湯（まおうぶしさいしんとう）高齢者や体力の弱い人で血色がすぐれず、背中が常に寒く、咳と痰が出る場合に用います。

桂枝麻黄各半湯（けいしまおうかくはんとう）体力が中程度の人で、かぜがこじれかけて咳は出るが痰が出ない、身体が熱くて汗ばむ人に用います。

華蓋散（かがいさん）上気して汗ばみやすく、咳が激しい場合に用います。

気管支喘息

喘息の発作は、気道の粘膜がむくむことによって気管支が狭くなることでおこります。とくに秋口や梅雨などの季節の変わり目、低気圧が通過するときにおこりやすいのです。夜中にゼイゼイと発作をおこし、激しい咳で呼吸困難になります。

原因としては、遺伝体質やアレルギー、あるいは自律神経失調などいろいろな説があります。

漢方では、体質とのかかわりを大きく見て、体質を改善する方向で薬を用います。

小青竜湯（しょうせいりゅうとう）季節の変わり目になると決まって発作をおこす人に用います。

体力は中程度の人で咳があってゼイゼイとのどが鳴り、呼吸が困難で、水状の痰や鼻汁が出る場合に用います。

麻杏甘石湯（まきょうかんせきとう）乳幼児の喘息によく用います。発作の時に汗が多く出てのどが渇き、強い呼吸困難をともなうような場合に用います。

越婢加半夏湯（えっぴかはんげとう）体力中程度の人で、ふだん汗の出やすい人、激しく咳きこんで顔を真っ赤にして、最後に吐くような場合に用います。痰が出やすい人にも用います。

甘草麻黄湯（かんぞうまおうとう）体力が中程度で、激しい呼吸困難を一時的に抑えるのに効きます。

柴朴湯（さいぼくとう）体力は中程度で、みぞおちから両腋にかけて重苦しい感じがある喘息体質の人に用います。

とくにふだんから服用していると、季節の変わり目にも発作が少なくなります。

循環器の病気

高血圧症

わが国では９００万人以上の患者がいると推定されている病気ですが、とくに40歳以上の人に多い典型的な生活習慣病です。

この症状は身体ががっちりしていて、活動的、積極的なタイプの人に多くみられます。西洋医学では血圧降下剤を投与しますが、漢方では体力がある人とない人に分けて薬を選びます。また、漢方薬は高血圧の症状である肩こり、頭痛、のぼせ、めまい、イライラ、不眠などにも効果があります。

体力のある人

大柴胡湯（だいさいことう）体格のがっちりした人で、みぞおちからその左右にかけて抵抗、圧痛があり、口の中が粘つき苦く、肩こりや便秘がある場合に用います。

柴胡加竜骨牡蛎湯（さいこかりゅうこつぼれいとう）体力があり、症状は大柴胡湯を用いる場合と同じですが、動悸がしたりイライラや不眠などの精神的症状がある場合に用います。

三黄瀉心湯（さんおうしゃしんとう）体力が中程度以上の人で、顔が赤く、のぼせやイライラ、不眠などがあり、胃の不快感と便秘のある場合に用います。

黄連解毒湯（おうれんげどくとう）体力は中程度の人で、顔が赤く、イライラや不眠、頭痛、のぼせなどの症状があり、ときには鼻血が出るような場合に用います。また、三黄瀉心湯と違う点は、便秘がない人に用いられることです。

防風通聖散（ぼうふうつうしょうさん）いわゆる太鼓腹で腹が張って便秘があり、顔が赤くてのぼせ、イライラ、不眠などがある場合に用います。

釣藤散（ちょうとうさん）体力は中程度かそれ以下の人に用います。

午前中に頭痛や肩こり、あるいは目の充血があり、イライラやめまいや不眠がある場合に効果的です。

体力のあまりない人

七物降下湯（しちもつこうかとう）体力がやや劣り、肌が荒れやすく顔色が悪く、疲れやすいタイプの人に用います。

とくに下半身の冷える人、尿の回数が増したり、最低血圧の高い場合に用います。

八味丸／八味地黄湯（はちみがん／はちみじおうとう）とくに高齢者に用いられます。

ひざがガクガクするなど腰から下に脱力感があり、夜間の尿の回数が多くなり、全身的に体力の衰えを感じ、上腹部に比べて下腹部に明らかに力が少ない場合に用いると効果があります。

真武湯（しんぶとう）体力が劣り、倦怠感が強く、手足が冷えて元気がなくなり、食欲低下やめまい、のどの渇き、下痢のある場合に用います。

半夏白朮天麻湯（はんげびゃくじゅつてんまとう）胃腸虚弱気味で、頭痛やめまいのある冷え症の人に用います。

低血圧症（ていけつあつしょう）

高血圧の人と比べると、低血圧の人は冷え症で身体が弱いという特徴があります。性格もどちらかといえば非活動的で、消極的な傾向があります。

また、漢方による治療も高血圧の場合と同じように、血圧を上昇させるのでなく、低血圧によっておきる症状を改善する方向で行います。

さらにめまい、倦怠感、冷えなどの症状を取り去るようにします。数カ月以上の長期にわたって服用する必要があります。

苓桂朮甘湯（りょうけいじゅつかんと

漢方薬

一言メモ 〈陰証（いんしょう）〉東洋医学独自の診察方法で、病気が進行して体力の衰えている状態をいう。病状は消極的、潜伏的、静的で、発熱や炎症がなく、悪寒や手足の冷えをともなうのが特徴。

う）体力は中程度の人で、寝起きが悪く、立ちくらみ、めまい、身体がゆれる感じで歩行しづらい、動悸、息切れ、頭痛、胃弱などのある場合に用いると効果的です。

半夏白朮天麻湯（はんげびゃくじゅつてんまとう）体力があまりなく、胃腸虚弱、食欲不振、胃がもたれたり食後に倦怠感がする、動悸、息切れ、めまい、頭痛、冷え症、血色不良、胃弱などがある場合に用います。

当帰芍薬散（とうきしゃくやくさん）体力が弱まり、胃腸虚弱で冷え症、疲れやすく倦怠感があり、下腹痛、腰痛、頭痛、めまい、肩こり、耳鳴り、動悸、むくみ、妊娠高血圧症候群、月経不順、膀胱炎、分娩後障害などに用います。

当帰四逆加呉茱萸生姜湯（とうきしぎゃくかごしゅゆしょうきょうとう）体力がなく、冷え症、しもやけ、冷えたときの下腹、腰、背のつっぱり痛みや発作性の頭痛、全身のだるさや疲れやすさ、立ちくらみ、めまいなどがある場合に用います。

真武湯（しんぶとう）体力が弱く顔色が悪い、全身の倦怠感、手足が冷える、めまい、歩くと身体がゆれるような感じがする、腹痛、下痢などがある場合に用います。

八味丸／八味地黄丸（はちみがん／はちみじおうがん）体力が中程度以下の人で、下半身の疲労脱力、脚力の衰え、手足の冷えあるいは熱感、のどが渇くなどで、夜中に尿の回数が増えた人に用います。

この薬は高血圧に用いるものですが、身体のバランスを保たせる目的で低血圧にも用いられます。

補中益気湯（ほちゅうえっきとう）体力がなく疲れやすく、胃腸機能低下、食欲不振、軟便、吐き気、手足のだるさ、息切れ、かぜをひきやすい、イライラ、腰痛、寝汗などの場合に用います。

六君子湯（りっくんしとう）体力がやや低下し、胃腸虚弱で食欲不振、疲れやすく、胃がぽちゃぽちゃする、胸やけやげっぷが多く、胃がもたれる、貧血気味で手足も冷えやすい、つわりなどの場合に用います。

十全大補湯（じゅうぜんたいほとう）全身衰弱、だるさ、疲れやすい、顔色が悪い、食欲不振、口内乾燥、手足の冷えなどがある場合に用います。

消化器の病気

胃炎（いえん）

食べ過ぎや飲み過ぎ、あるいはストレスなどで胃の粘膜に炎症がおきるのが急性胃炎で、長い期間かかって胃液を分泌する胃腺が萎縮した状態になるのが慢性胃炎です。胃炎には胃腸の機能を高めて消化をよくするとともに、自律神経を安定させる薬を組み合わせたものを漢方では用います。

大柴胡湯（だいさいことう）体格ががっちりしている人で、上腹部が張って苦しく、右上腹部を押すと苦しい、不眠、便秘、吐き気、肩こりなどがある場合に用います。

半夏瀉心湯（はんげしゃしんとう）体

力が中程度で、急性、慢性いずれにも使われ、食後にみぞおちがつかえて苦しく、腹がゴロゴロ鳴り、吐き気や胸やけがある、下痢はない場合もあるが、ガスの排出が多い場合に用います。

黄連湯（おうれんとう）体力は中程度以下で、急性に使われ、腹痛が強くみぞおちに圧迫感があり、頭痛やのぼせ、吐き気がある場合に用います。

安中散（あんちゅうさん）体力は中程度で、慢性に使われ、ふだんから胃腸が弱くストレスで胃痛をおこしやすい、胸やけや吐き気がある場合に用います。

胃潰瘍（いかいよう）

胃の粘膜は粘液によって食物を消化する胃酸から守られていますが、強いストレスがかかったり自律神経のバランスがくずれたり、刺激の強いものが胃に入ったりすると、胃酸が胃壁を傷つけて潰瘍ができます。血管が通っている部分に潰瘍ができると大出血することもあります。漢方薬は心身のひずみを是正して胃の部分にも修復作用をもたらします。

柴胡桂枝湯（さいこけいしとう）体力は中程度で、頭痛、悪寒、発汗があり、上腹部が痛く、口の中が粘つく感じがある場合に用います。

四逆散（しぎゃくさん）体力が中程度以上の人向きです。ストレス性の潰瘍によく使われます。強い胃痛や手足の冷えがあり、イライラなどがある場合に用います。

黄連解毒湯（おうれんげどくとう）体力は中程度以上の人で、のぼせや、赤ら顔のことが多く、みぞおちが苦しい、便通がなく不眠やイライラをともないやすい、ときには吐血や下血がある場合に用います。

小建中湯（しょうけんちゅうとう）体力が中程度かそれ以下で、疲れやすく貧血気味の人です。腹痛と鼻出血がみられ、冷えるとよけい痛くなるような人に用います。

十全大補湯（じゅうぜんたいほとう）出血が続いたり、栄養不良で顔色が悪く、倦怠感が強い、腹痛はあっても強くないが、治りにくい潰瘍に効果的です。

当帰湯（とうきとう）体力がやや弱く、胃痛がひどく、胸から背にかけて痛むときに用います。

四君子湯（しくんしとう）体力が衰え、食欲がかなり不振で、胃潰瘍手術後の衰弱時に用います。

下痢（げり）

急性の下痢で、脱水の危険がある場合には病院で検査をしなければなりません。危険性がなければ漢方の治療が有効です。その人の体質に合わせて身体全体の体調を整えることにより、胃腸の働きを調整し、下痢を治癒させます。

葛根湯（かっこんとう）体力のある人で、かぜのひき始めなどの場合で、頭痛、発熱、悪寒があって、首の後ろがこり、発汗がない場合に用います。

五苓散（ごれいさん）体力が中程度の人で、口が渇き、水を飲むのに尿が少なく、吐いてしまう場合に用います。子供が寝冷えをして下痢をしたときなどにも

一言メモ　〈虚証（きょしょう）〉東洋医学独自の診察方法で、体力がなく、抵抗力の弱まっている人をいう。痩せ型、顔が青白い、筋肉に弾力がない、脈が弱々しい、胃腸が弱いなどがこのタイプの特徴。

よく用います。

●**胃苓湯**（いれいとう）不摂生や冷たいものの飲みすぎで、お腹がゴロゴロ鳴って口が渇き、吐き気や嘔吐がある場合に用います。

●**半夏瀉心湯**（はんげしゃしんとう）体力が少し落ちた人で、お腹がグルグル鳴るが、下痢はあまり激しくなく、みぞおちがつかえて、吐き気や嘔吐がある場合に用います。

●**甘草瀉心湯**（かんぞうしゃしんとう）体力が落ちた人で、食欲がなく、不眠、イライラしており、お腹がグルグル鳴り下痢が激しい人に用います。

●**真武湯**（しんぶとう）体力のない人の慢性の下痢によく使われます。冷え症で口が渇き、疲れやすく、腹は軟らかく、腹痛は軽い場合に用います。

便秘（べんぴ）

原因がみあたらずに便秘が続く状態を常習便秘と呼びます。気分がすぐれず、頭痛がし、肩こりや不眠になり、吹き出物ができたりします。

●**大黄甘草湯**（だいおうかんぞうとう）体力の強弱にあまり関係なく、常習便秘に幅広く用います。丸薬にして売られているものが使いやすいようです。

●**大承気湯**（だいじょうきとう）体力があって汗がよく出て、肥満体質気味で便秘のある人に向きます。

●**桃核承気湯**（とうかくじょうきとう）比較的体力があり、便秘が強く、のぼせ、頭痛、肩こり、不眠などがある場合に用います。この場合、生理不順や足の冷えなどもよくあります。

●**三黄瀉心湯**（さんおうしゃしんとう）体力は中程度で、のぼせ気味で、イライラし、高血圧気味の人に向きます。高血圧の治療にもなります。

●**潤腸湯**（じゅんちょうとう）高齢者、体力がやや低下した人で、手足がほてり、皮膚がカサカサし、コロコロした硬い便の人に用います。

●**麻子仁丸**（ましにんがん）高齢者や病後で、体力の衰えている人が常用すると効果があります。ふつうの下剤では腹痛をおこしたり、コロコロした便の人にも向きます。

●**小建中湯**（しょうけんちゅうとう）胃腸虚弱な人や小児に効果的で、夜尿症や腹痛をおこす子供にも向きます。

神経の病気

頭痛（ずつう）

急におこる激しい頭痛は脳出血、脳腫瘍など重大な病気の可能性があり、すぐ検査する必要があります。ふつう頭が痛いときはかぜのひき始めであることがほとんどで、葛根湯などを用いるとたいていは治ってしまいます。

それでも頭痛が治らない場合は、身体のどこかに異常があるのです。身体の異常が治れば頭痛もとれますから、間接的に頭痛に効く漢方を用いることになります。原因がわからず慢性的におこる片頭痛なども漢方で治療できます。

●**桃核承気湯**（とうかくじょうきとう）体格がよく、体力があり、のぼせて顔が赤く、便秘がちで、女性なら月経障害があり、下腹部が張っている人に用います。

五苓散（ごれいさん）頭痛がするときにのぼせもあるという人によく効きます。人混みに入ると頭痛になるという人が多いようです。ふだんはのどが渇き、水を飲んでも尿の出が悪く、汗をかきやすい人に向きます。

　また、熱中症、日射病、二日酔い、食中毒や寝冷えなどでおこる頭痛にもよく効きます。

釣藤散（ちょうとうさん）中年以後の高血圧気味の人で、起床時に痛み、午前中は肩こりもあるが、午後までには治ってしまうような場合で、のぼせ、めまい、慢性胃炎などのある人に効きます。

加味逍遥散（かみしょうようさん）頭痛があり、頭が重く、上半身の熱感、突発性の発汗や動悸、めまい、イライラ、怒りっぽい、便秘、不眠、生理不順など多くの症状に効きます。自律神経失調症や神経衰弱の人にも有効です。

桂枝人参湯（けいしにんじんとう）体力が中程度かそれ以下の人で、胃腸が弱く下痢しやすく、手足が冷えやすいのに多少のぼせやすく、動悸もするし疲れやすいという頭痛もちに向きます。長年の片頭痛が数カ月で治ることもあります。

苓桂朮甘湯（りょうけいじゅつかんとう）体力が中程度かやや弱く、動悸、めまい、いつもなんとなく頭が重く、立ちくらみを訴える人に用います。

三物黄芩湯（さんもつおうごんとう）手足がほてって気持ちが悪く、冷たいものに触れると爽快になるような場合に用います。

半夏白朮天麻湯（はんげびゃくじゅつてんまとう）体力がやや弱く、ふだんからめまいや動悸がおこりやすく、食後にだるくなって眠気がおこるような胃腸の弱い人に効きます。冷え症、肩こり、便秘などがあるときに用います。

五積散（ごしゃくさん）貧血気味で顔色が悪い、顔がほてるが、胃腸が不調で下腹部や下肢が冷えて痛むような人に用います。高齢者で神経痛、関節リウマチ、脳血管障害などがある場合の頭痛に用います。

呉茱萸湯（ごしゅゆとう）体力がややや落ち、足の冷えがあり、胃腸の弱い人向きです。発作的に激しい頭痛、片頭痛、吐き気、嘔吐あるいは腹が張り、胃が詰まった感じのある場合に用います。

神経痛（しんけいつう）

首、肩、上腕、前腕あるいは腰、臀部、大腿、下腿と神経にそってピリピリした痛みやチクッとする痛みが走ります。

神経痛は神経の圧迫、炎症、虚血によっておこると考えられていますが、その原因は糖尿病、がん、椎間板ヘルニアなど、ほかの病気からくるものや、原因のよくわからないものに分かれます。

夜間に激しく痛むのは体力のある人に多く、昼間のほうが痛いというのは症状が進み、体力的に弱い人が多いようです。

葛根湯（かっこんとう）うなじから肩にかけてこり、運動しても汗が出にくい人に用います。

初期の顔面の三叉神経痛や、後頭部から前頭部にかけての大後頭神経痛にとく

一言メモ　〈実証〉東洋医学独自の患者の病気の状態のことで、体力があり、生体反応が強く病気に対抗できる状態の人をいう。筋肉質、がっしりしている、血色がよい、脈が強い、胃腸が丈夫などがこのタイプの特徴。

に効きます。

桃核承気湯（とうかくじょうきとう）体力がしっかりあり、便秘がちで顔が赤く、下腹部に圧痛があり、女性では生理不順のある人に用います。

桂枝茯苓丸（けいしぶくりょうがん）交通事故やスポーツなどでの外傷が原因の坐骨神経痛に効果があります。

芍薬甘草湯（しゃくやくかんぞうとう）体力の強弱に関係なく、痛みが激しく、左右の筋肉が張っている場合に用います。痛みが強いほどよく鎮める効果があります。

二朮湯（にじゅつとう）体力が中程度の人の、肩から上腕の神経痛に用います。いわゆる四十肩、五十肩といわれる人に有効です。

桂枝加朮附湯（けいしかじゅつぶとう）体力が中程度か、それよりやや落ちる人で、手足が冷え、汗ばみやすく、尿が少ないという、水分代謝異常の場合に用いる薬ですが、いろいろなタイプの神経痛、関節痛にも用いられて、効果を上げています。また、胃腸の弱い人に向いています。

当帰四逆加呉茱萸生姜湯（とうきしぎゃくかごしゅゆしょうきょうとう）手足が冷えやすい人が、寒さや冷たさから坐骨神経痛や腰痛になる場合に用いられます。また、椎間板ヘルニアや、婦人科の手術後におきた坐骨神経痛にも用いられます。

疎経活血湯（そけいかっけつとう）主に下半身の痛みや麻痺に用いますが、坐骨神経痛、関節痛にはとても効果があります。夜明けから朝にかけて痛みが激しくなる場合や、あるいは酒飲みの人によく効きます。

立効散（りっこうさん）体力が弱く三叉神経痛で、食べ物を噛むことができないような人の長年の痛みを治すのに用いられます。

五苓散（ごれいさん）口が渇き、尿の出の悪い人の三叉神経痛に用います。

五積散（ごしゃくさん）下半身がきわめて冷えているのに、上半身、とくに顔がのぼせているような人に用います。胃腸が弱ければさらに効果があります。

八味丸（はちみがん）糖尿病や老人の坐骨神経痛に用います。

血液の病気

貧血（ひんけつ）

貧血とは酸素を運ぶ赤血球の数が減ったり、赤血球の中で酸素と結合する血色素が減った状態をいいます。そうなると酸素を運ぶ能力が低下するので各臓器は酸欠状態となり、それを補うために心臓や肺がふだんよりよけいに活動し、動悸や息切れがしたり、顔色が悪くなったり、微熱や耳鳴り、立ちくらみなどがおこります。貧血が進んでくると、朝起きられなくなったりします。貧血の原因は、造血能力の低下や内臓からの出血、鉄分の不足、あるいは赤血球寿命が短いことなどです。漢方では体力低下の回復と、胃腸機能を助けて食欲を増進させることで、自然治癒力を高めるようにします。

苓桂朮甘湯（りょうけいじゅつかんとう）体力が弱く、のぼせ、めまい、動悸、頭痛、イライラなどがあり、立ちくらみしやすい人で軽症の場合によく効きます。

炙甘草湯（しゃかんぞうとう）体力がやや衰え、疲れやすく皮膚が乾燥し、手足の不快なほてり、口の乾燥感などがあり、便はやや硬めの場合に用います。

人参湯（にんじんとう）虚弱体質、手足が冷え、疲れやすく、みぞおちが硬い感じで、食欲不振や胃のもたれ、嘔吐、尿の回数が多い、消化器手術後の下痢などがある場合に用います。

十全大補湯（じゅうぜんたいほとう）体力が衰えて、だるく疲れやすく、やせて顔色が悪く、皮膚が荒れ、食欲不振や口の中が渇き、寝汗が出る場合によく効きます。

当帰芍薬散（とうきしゃくやくさん）体力がなく、顔色が悪く、冷え症で筋肉弛緩があり、下腹部の痛みや腰痛があり、頭痛、めまい、肩こり、耳鳴り、動悸、生理不順、妊娠高血圧症候群、膀胱炎などがある場合に用います。

四君子湯（しくんしとう）体力が弱く疲れやすい、顔色が悪く食欲不振、胃腸虚弱、嘔吐、下痢などがあり、昼食後にひどく眠くなるようなタイプに向いています。胃や十二指腸潰瘍、慢性腹膜炎、手術後の胃腸障害などがある場合に用います。

小建中湯（しょうけんちゅうとう）体力が弱く、疲れやすく、腹痛や鼻血、寝汗、手足の不快なほてり、口の渇きなどに用います。とくに乳幼児の突発性嘔吐症などに効きます。

四物湯（しもつとう）体力があまりなく、貧血気味で顔色が悪く、皮膚がかさついて色つやが悪く、胃腸に異常はないものの、冷え症、生理不順、更年期障害、しみ、そばかす、しもやけなどがある場合に用います。

四逆加人参湯（しぎゃくかにんじんとう）病気が長引いて貧血がおこり、手足が極端に冷えてたまらない、食欲もなく、みぞおちを押すと抵抗がある人に用います。

加味帰脾湯（かみきひとう）体力がなく、倦怠感が強くて眠れず、精神的に不安定で食欲もない場合によく効くことがあります。

ホルモン代謝の病気

糖尿病（とうにょうびょう）

糖尿病は膵臓から出るインスリンの分泌が少なくなり、血液中にブドウ糖が残り、尿とともに排泄される病気です。漢方では血糖値を下げるというよりも、疲労感や、のどが渇くといった糖尿病の自覚症状を軽減することを目的とします。

白虎加人参湯（びゃっこかにんじんとう）体力のある人の糖尿病の初期によく用いられます。汗をかきやすく、のどが渇いて水をたくさん飲むという人に用います。

大柴胡湯加地黄（だいさいことうかじおう）体力があり、肥満傾向で肩こりのある人で、比較的初期に用います。

五苓散（ごれいさん）体力は中程度で、汗が多く、口が渇き、尿は少なく、浮腫がある人に用い、広く使われています。

八味地黄丸（はちみじおうがん）体力

一言メモ 〈切診（せっしん）〉東洋医学の診察法のひとつで、患者の脈拍、腹壁の緊張度、圧痛点などを患者に直接触れて診ること。この切診に望診、聞診、問診を加えた四診が診察の柱。

のやや弱い人で、手足が重く、しびれ、ときにはほてり、冬には冷えて痛みも加わり夜間尿の多い人に向きます。

四君子湯（しくんしとう）病気が進み、衰弱した人に使います。このような人は八味丸を使うと胃にもたれてしまう場合がありますが、四君子湯は胃腸の虚弱な人が用いると消化機能を整えます。

桂枝加朮附湯（けいしかじゅつぶとう）八味丸を用いるべき症状の人で、とくにしびれが強く、ときにはひきつったり下肢に神経痛のような症状がある場合に用います。

肥満症

肥満はそれ自体よりも、放っておくとさまざまな病気を誘発することが危険です。例えば肩こりや頭痛をともなっていれば、高血圧症が知らない間におこっていることがあります。

肥満は基本的には食事療法と運動療法で治療します。漢方でも食事療法をおろそかにすれば、その効果を発揮しにくくなります。漢方薬を用いていても過食には注意が必要です。

大柴胡湯（だいさいことう）体格がよくて骨も太く、がっしりした筋肉質の人に向いています。この薬は高血圧や糖尿病や脂質異常症に対して改善効果があるとされています。この薬による治療は複数の病気をもっている人に有効で、便秘も治療します。

防風通聖散（ぼうふうつうしょうさん）肥満症の中でもいわゆる脂肪太りで、筋肉質ではなく、肌もやや色白で軟質、血色はよいほうで太鼓腹の人に用います。大柴胡湯のように高血圧や脂質異常症などの改善作用があり、便通もよくします。胃腸の虚弱な人には向きません。

防已黄耆湯（ぼういおうぎとう）体力がやや低下し色白の汗かきで、水太りの肥満者で、浮腫があり、尿が少なく、関節痛のある人に用います。

桃核承気湯（とうかくじょうきとう）体力のある人で赤ら顔、のぼせやすく、肩こり、耳鳴り、便秘傾向にあり、女性なら月経異常がある場合に用います。

運動器の病気

首・肩の痛みとこり

いわゆる四十肩や五十肩のように肩から上腕にかけて痛んだり、ひじが痛んで手をあげることもできないという関節周囲の疼痛には、漢方では関節リウマチに対する用法がそのまま適用されます。肩こりの場合には、こる場所によって処方が違ってきます。肩のこり方や腹部の兆候、肩こりとともにおきる症状などを参考に、より適した薬を選びます。

肩・ひじ・腕の痛み

麻杏薏甘湯（まきょうよっかんとう）体力が中程度以上で、関節の腫れや痛みは軽いが長期間治りにくいものに用います。

二朮湯（にじゅつとう）体力中程度で、肩や上腕が痛むいわゆる五十肩に用います。

桂枝二越婢一湯（けいしにえっぴいっ

とう）体力は中程度で、多少のどが渇き、汗が出やすく、肩からひじにかけて痛む場合に用います。

桂枝加朮附湯（けいしかじゅつぶとう）首から肩にかけてうずくように痛み、手足が冷え、尿の出も少ないという場合に用います。

首や肩のこり

葛根湯（かっこんとう）うなじから肩にかけてのこりがある場合に用います。脈がしっかりしていて、運動しても汗が出ない場合に効果があります。かぜの初期症状としての肩こりにも有効です。

大柴胡湯（だいさいことう）体力が充実していて、みぞおちからその左右にかけて張っている人で、首の両側から肩にかけてこる場合に有効です。

小柴胡湯（しょうさいことう）大柴胡湯を用いる場合と同じ症状ですが、体力が中程度で便秘でない人に用います。

葛根加半夏湯（かっこんかはんげとう）体力は中程度以上で、首の後ろから脊椎にかけてこり、吐き気をともなう場合に用います。葛根湯で胃腸の具合が悪くなる場合にはこの薬に変更します。

五苓散（ごれいさん）のどが渇いて水を欲しがり、ガブガブ飲んでも渇きの止まらないときの頭痛や肩こりに有効です。汗かきで尿の出がよくないことも重要な目安です。水分の代謝が失調したときの代表的な漢方薬です。

桃核承気湯（とうかくじょうきとう）体力は中程度以上で、女性では月経障害があり、便秘やのぼせのある人に用います。

柴胡桂枝湯（さいこけいしとう）小柴胡湯の場合とほぼ同じ状態のときに使いますが、へその上部で腹直筋の緊張があり、のぼせ気味で汗が出やすい場合に用います。

当帰芍薬散（とうきしゃくやくさん）血色が悪く手足が冷えやすい、体力の劣った人に用います。疲れやすく、めまいや動悸がある場合にも効果的です。女性の場合は生理不順などがあるときに効きます。

半夏白朮天麻湯（はんげびゃくじゅつてんまとう）ふだんから胃腸が虚弱で、食欲不振、もたれなどがあり、全体に虚弱体質の人に用います。

腰痛（ようつう）

腰痛の原因はいろいろあります。

一般的には、筋肉、骨、神経などの異常がおこすと考えられますが、外科的なものだけではなく、婦人科、泌尿器科的な病気にともなっておこる場合もあります。

漢方では腰痛に用いる薬が約40種類あり、原因や症状によって使い分けることになります。

桃核承気湯（とうかくじょうきとう）体力は中程度で、目のまわりが黒く、唇や歯肉が紫色を帯びる、下腹部に圧痛がある場合などに用います。とくに腹圧が強い場合にこの薬が有効です。

桂枝茯苓丸（けいしぶくりょうがん）桃核承気湯の場合とほぼ同じ症状ですが、腹圧がそれほどでもない場合に用います。

疎経活血湯（そけいかっけつとう）体力は中程度で、腰から下にかけて関節な

一言メモ　〈聞診（ぶんしん）〉東洋医学の診察法のひとつで、患者の声、呼吸、胃の振水音、腹鳴、体臭、口臭などを聴覚と嗅覚を使って診ること。この聞診に望診、問診、切診を加えた四診が診察の柱。

どが痛み、とくに腰が痛む場合に用います。

●**芍薬甘草湯**（しゃくやくかんぞうとう）左右の筋肉が上から下まで全体に緊張して、こっている場合の激しい疼痛に大変効果があります。腰痛に限らず、尿路結石や、胆嚢結石などの激痛にも効果があります。

●**五積散**（ごしゃくさん）体力は中程度で上半身はほてるのに、腰から下は冷えるという場合に用いて効くことがあります。

●**大黄附子湯**（だいおうぶしとう）体力は中程度か、それより少し弱い人で、便秘がちで、下半身が冷える場合に用いると、便秘も腰痛もなくなることがあります。

●**桂枝加朮附湯**（けいしかじゅつぶとう）体力があまりなく、胃腸が弱く、顔色が悪くて、冷えるタイプで、身体を動かすと汗の出やすい人に用います。

　とくに1日の尿の量が少なく、はねると上腹部でポチャポチャと音のするような人によく効きます。急性の腰痛によく用います。

●**八味丸**（はちみがん）老化によっておこる疾患に有効とされています。この薬は昔、漢の武帝の糖尿病を治したといわれ、今日でも高齢者だけでなく、40歳以上ならよく用いられます。

　疲労がたまっており、朝やっとの思いでおきるような人で、腰痛があり、夜間頻尿の人に有効です。

　ただ、胃腸の弱い人は他の胃腸の薬といっしょに飲みます。

●**苓姜朮甘湯**（りょうきょうじゅつかんとう）体力があまりなく、まるで水の中につかっているように腰から下が重く冷え、尿が多量にひんぱんに出るという場合に用います。

●**当帰芍薬散**（とうきしゃくやくさん）手足の冷え、顔色が悪く、下腹部に圧痛があったり、女性なら生理異常がある場合に用います。

　一般には胃腸が弱くやせ型で、しばしば腹痛、頭痛、めまい、肩こりなどをともないますが、ぽっちゃりした人も少なくありません。

皮膚の病気

湿疹・じんましん

　皮膚にかゆみをともなうできものができるのが湿疹です。湿疹のなかにはアトピー性皮膚炎や接触性皮膚炎、おむつ皮膚炎などの皮膚病が含まれます。

　漢方では湿疹をおこしやすい体質的な面を考えて治療を行います。虚弱体質であるか、頑強な体質の人かということで、異なった治療薬が選択されます。

　また皮膚の状態によっても治療法は違ってきます。患部がジュクジュクしているかあるいは乾いているか、赤みは強いかそれほどでもないか、などを観察する必要があります。

　じんま疹は特定の薬品や食品の摂取、特定の動植物との接触などにより、皮膚に赤いみみずばれのような発疹ができるもので、非常にかゆいものです。じんま疹には急性のものと慢性のものがありますが、漢方の得意とするところです。

湿疹

越婢加朮附湯（えっぴかじゅつぶとう）

さまざまな湿疹に広く用いられます。体力は中程度で、のどが渇きやすく、汗は多少出やすいが、尿の出かたが悪い場合です。ふつうは分泌物の多い湿疹によいとされていますが、乾燥した湿疹にも効くことがあります。

清上防風湯（せいじょうぼうふうとう）赤ら顔で、首から上に湿疹ができやすく、発赤のつよい場合、たとえばニキビに用います。

当帰飲子（とうきいんし）体力は中程度以下の人で、皮膚が乾燥して分泌物がなく、かゆみの強い場合に用います。

十味敗毒湯（じゅうみはいどくとう）体力が充実しており、患部からの分泌液が多い場合に用います。

温清飲（うんせいいん）体力は中程度か、それ以下の人で、肌の色が浅黒く、みぞおちに軽い抵抗と圧痛があり、患部は乾燥性で、少し隆起して赤くなっていることもあり、かゆみが比較的強い場合に用います。

消風散（しょうふうさん）分泌物が多く、発赤とかさぶたがみられ、かゆみの強い場合に用います。

じんま疹

葛根湯（かっこんとう）初期の症状に用います。発赤、腫脹、かゆみの強い場合、急性のじんま疹に用います。

小柴胡湯（しょうさいことう）首や肩はこるものの、便秘はしていない場合に用います。

桂枝茯苓丸（けいしぶくりょうがん）多少のぼせやすく、ときに下腹が痛み、へその左斜め下のところに抵抗と圧痛がある場合に用います。

肌荒れ（はだあれ）

肌荒れは肝臓、腎臓、卵巣などの機能が不調になったときに現れますが、睡眠不足や過労などでもおこります。

温清飲（うんせいいん）体力が中程度で、皮膚がかさついているような人に用います。

四物湯（しもつとう）貧血気味の女性のいろいろな病気を治す薬で、皮膚が乾きやすく、疲れやすい人に用いると効果があります。

当帰芍薬散（とうきしゃくやくさん）体力が弱く、顔色がすぐれず、めまい、動悸、貧血気味の人に用います。

円形脱毛症（えんけいだつもうしょう）

前兆もなく、自覚症状もなく、ある日突然に脱毛するのがこの病気です。大きさは、十円玉ほどの大きさのものから頭全体にまでおよぶものまで、いろいろです。

原因としては栄養障害や自律神経失調症などがあげられますが、はっきりした原因はわかっていません。

四物湯（しもつとう）毛髪の生えている頭皮に栄養を与える漢方薬による全身療法が必要です。貧血と組織の水分不足を治す基本的な効果のあるこの薬を使います。

一言メモ　〈望診（ぼうしん）〉東洋医学の診察法のひとつで、患者の骨格、顔色、皮膚、粘膜、目、爪、毛髪、口唇、舌などを視覚を使って診ること。この望診に聞診、問診、切診を加えた四診が診察の柱。

●**桂枝加竜骨牡蛎湯**（けいしかりゅうこつぼれいとう）円形脱毛症が自律神経の異常とかかわりがあるということを、漢方では、「気の異常」があると考えます。

つまり、この薬で気の異常を回復させて、症状を改善させるというのがねらいです。

●**桂枝茯苓丸**（けいしぶくりょうがん）長い間、「気の異常」が続いて、頭皮の血行循環不良が続くと、血液のうっ滞がおき、脱毛の治療を妨げます。その場合には血液のうっ滞を除くこの薬を使います。

鼻・口・目の病気

鼻（び）アレルギー

くしゃみ、鼻水、その後の鼻づまりが鼻アレルギーの特徴です。これに加えてのど、耳の奥あるいは目がかゆくなります。

原因は、自律神経系の乱れや花粉、ハウスダストなどです。

●**葛根湯**（かっこんとう）体力があり、首すじにこりや頭痛がある人で、汗かきでない人に向いています。

くしゃみ、鼻水、鼻づまりを繰り返す場合に用います。

●**小青竜湯**（しょうせいりゅうとう）鼻アレルギー治療としては代表的な薬です。突然、激しいくしゃみと鼻水が出始めて、背中にかすかな悪寒を感じることがある場合に用います。胃アトニーのある人にもよく効きます。

●**四逆散**（しぎゃくさん）体力が中程度以上で、濃い鼻汁とくしゃみ、手足が冷え、神経質な人に用います。

●**葛根湯加川芎辛夷**（かっこんとうかせんきゅうしんい）体力が中程度以上で、頭痛、頭重、肩こりを伴い、鼻閉、鼻漏などの症状がある場合に用います。

●**荊芥連翹湯**（けいがいれんぎょうとう）手のひらや、足の裏に汗をかき、皮膚が浅黒く、鼻が詰まっている場合に用います。

●**麻黄附子細辛湯**（まおうぶしさいしんとう）顔色が悪く、身体がだるく、突然のくしゃみと鼻水が出て、背中に悪寒がする場合に用います。

●**麦門冬湯**（ばくもんどうとう）体力がない人で、くしゃみは激しいが、鼻水はあまり出ず、切れにくい痰や粘りのある鼻汁が出る場合に用います。

●**柴胡桂枝乾姜湯**（さいこけいしかんきょうとう）体力があまりなく、ふだんは首から上に汗をかきやすく、朝起きたときに口が粘り、疲れやすい人が発作性の激しいくしゃみと鼻水に悩んでいる場合に用います。

慢性副鼻腔炎（まんせいふくびくうえん）（蓄膿症（ちくのうしょう））

鼻が炎症をおこすと、粘り気のある黄色い鼻汁や緑色がかった鼻汁などが出ることがあります。そういう状態が、かぜや鼻炎がおさまっても治らず、いつまでも続くと慢性副鼻腔炎、つまり蓄膿症になっているのです。

●**辛夷清肺湯**（しんいせいはいとう）体力があり、鼻を中心にやや熱っぽく、鼻づまりがひどく、濃いウミのような鼻汁が出る場合によく用います。

防風通聖散（ぼうふうつうしょうさん）体力が中程度以上で、太っており、便秘しやすく、のぼせやすい人で、濃い鼻汁がたくさん出る場合に用います。

十味敗毒湯（じゅうみはいどくとう）アレルギー体質の人の蓄膿症によく使いますが、一般にも用いられます。

半夏白朮天麻湯（はんげびゃくじゅつてんまとう）顔色が悪く、疲れやすく、頭痛がし、胃アトニーのある人に用います。

口内炎（こうないえん）

ただれが口の中にできるのが口内炎です。口の中の粘膜を歯で噛んだときや、睡眠不足や胃の調子が悪いときにもできます。入れ歯や歯石、あるいは血液疾患、ビタミン欠乏症など他の病気が原因でおきる場合もあります。子供の場合は熱が出て口の中の痛みが強く、食べ物を口に入れただけでも痛みが激しくなります。

三黄瀉心湯（さんおうしゃしんとう）体力は中程度以上で、口内炎の再発傾向があり、口臭があり、顔がほてり気味でのぼせやすく、便秘がち、みぞおちが張っている人に用います。

涼膈散（りょうかくさん）体力は充実しており、口臭があり、口が渇き、粘膜が赤く腫れて、痛みが強く、便秘のある人に用います。

黄連解毒湯（おうれんげどくとう）体力がやや落ち、口内炎の再発傾向があり、のぼせやすく、イライラしやすい人に用います。

温清飲（うんせいいん）皮膚の荒れがあり、顔が浅黒い人に用います。

甘草湯（かんぞうとう）幅広く用いられている薬です。痛みがひどくて食事をしにくいときは、口の中にしばらく含んでから飲み込むと痛みがとれます。

半夏瀉心湯（はんげしゃしんとう）体力が中程度の人の標準的な薬で、口内炎であればまず最初に用います。

四物湯（しもつとう）産後に口内炎ができて食事しにくいという女性に効くことがよくあります。

眼精疲労（がんせいひろう）

物がぼやけて見える程度ならいいのですが、重症になると、目が痛み、充血して涙が出たりするようになります。原因は近視、乱視や遠視などが考えられます。

苓桂朮甘湯（りょうけいじゅつかんとう）体力が中程度以下で、めまい、頭痛、立ちくらみがある場合で仮性近視に用います。

五苓散（ごれいさん）体力中程度で、喉が渇いてよく水を飲むが、尿が少なく、汗をよくかく場合で仮性近視に用います。

釣藤散（ちょうとうさん）頭痛や肩こりのある人で、ストレスがあると目が疲れる人に用います。

八味地黄丸（はちみじおうがん）一般に高齢の人に用います。

白内障（はくないしょう）

目の水晶体（すいしょうたい）が白く濁り、視力が低下します。先天性、外傷性、糖尿病性などい

一言メモ　〈陽証（ようしょう）〉東洋医学独自の診察方法で、病気より体力のほうが優位にある状態をいう。病状は積極的、開放的、動的で、炎症、充血、発熱などをともなうのが特徴。

ろいろな要因がありますが、一番多いのは老化によっておきる「老人性白内障」です。手術が必要な人以外は漢方で治る場合がある病気です。

●**八味地黄丸**（はちみじおうがん）高齢者に最も多く用いられ、夜間の尿が多く、疲れやすく、下半身に力強さがない場合に向いています。

●**六味丸**（ろくみがん）八味地黄丸とほぼ同様ですが、八味地黄丸を飲むとのぼせる人に向いてます。

●**牛車腎気丸**（ごしゃじんきがん）体力中程度以下で、尿の出が悪く、口が渇き、下半身にむくみがあり、力強さがない人に用います。

●**大柴胡湯**（だいさいことう）体格がしっかりしていて、八味地黄丸の適応症状がない場合に用います。

腎臓・泌尿器の病気

残尿感・排尿痛

尿道炎や膀胱炎になると、排尿のときに痛んだり、排尿後にまだ膀胱に尿が残っている感じがします。漢方では比較的炎症が強く症状が顕著な場合と、慢性期に入ってさほど症状は強くないが、痛みやしぶりが続いて不快な場合とに分けて治療します。

●**竜胆瀉肝湯**（りゅうたんしゃかんとう）脈力、腹力がともにあるのに、便秘傾向があり、尿の出が悪く、下腹部が張ったり疼痛がある場合に用います。さらに顔や皮膚が浅黒く、手のひらや足の裏に汗をかきやすいなどの症状も目安になります。

●**防風通聖散**（ぼうふうつうしょうさん）皮下脂肪が厚く、太鼓腹で便秘する人に用います。大便や尿の排泄や発汗を促し、新陳代謝を促進します。

●**猪苓湯**（ちょれいとう）膀胱炎の代表的な薬です。尿の出が少ない、のどが渇く、汗が出ないなどの症状があります。血尿をともなうものに用いても効果があります。不眠、イライラなどの精神状態をともなうこともあります。

●**猪苓湯合四物湯**（ちょれいとうごうしもつとう）猪苓湯の症状に加えて貧血気味で顔色が悪く、皮膚がカサカサする人には、貧血を改善するこの薬を用います。

●**五淋散**（ごりんさん）頻繁に尿意のある場合に用います。猪苓湯の場合のように口の渇きがなく、竜胆瀉肝湯の場合のように便秘もありません。頻尿や排尿痛、残尿感、血尿など、尿道炎や膀胱炎の症状のみがあって、ほかの症状がない場合に用います。

●**清心蓮子飲**（せいしんれんしいん）膀胱炎、尿道炎がある人で、イライラ、不眠などがあり、胃腸虚弱や食欲不振がある場合に用います。

女性の病気

冷え症

西洋医学では病気とはされず、とくに薬もありませんが、漢方ではたくさんの有効な薬があります。症状としてはふつうの温度でも全身が冷えたり、背中や腰が冷たくなったりします。ことに手足が冷えるものが多くみられます。イメージとしては体力のない人だけのようですが、実際には体力があって、ガッチリした人でも、冷え症になります。原因としては貧血、低血圧、性ホルモンの異常や自律神経失調などですが、血液や水分が関係しています。

桃核承気湯（とうかくじょうきとう）体力のあるガッチリした人の冷え症に使われるものとしては代表的な薬です。赤い顔か浅黒い顔色で、便秘があり、月経障害もある冷え症の人に用います。

苓姜朮甘湯（りょうきょうじゅつかんとう）体力は中程度で腰から下がとても冷え、多尿頻尿になり、腰痛があり、立ちくらみがある場合に用います。

桂枝茯苓丸（けいしぶくりょうがん）体力は中程度で、手足は冷えるが顔はのぼせ気味で、うっ血や月経障害のある女性に用います。

当帰芍薬散（とうきしゃくやくさん）体力がなく、貧血気味で頭痛やめまい、あるいは動悸がし、月経異常や下腹痛のある女性に用います。

五積散（ごしゃくさん）腰から下や下腹部が冷えて痛み、胃腸障害がある場合に用います。また、関節痛、神経痛がある、いわゆる冷房病に効果があります。

月経異常（げっけいいじょう）

月経異常は無月経、稀発月経（まれにしか月経がない）、頻発月経（月に2回程度月経がある）、過多月経など周期や出血量に異常がある状態をいいます。これを西洋医学では内分泌機能や自律神経異常ととらえて、ホルモン療法を行います。漢方ではこれを「血の異常」ととらえて血液を補ったり血流を促進したりする薬を使用します。

桃核承気湯（とうかくじょうきとう）体力のある人で、肩こりや便秘があり、月経直前に激しく痛むが、始まるとおさまってしまう場合に用います。

桂枝茯苓丸（けいしぶくりょうがん）赤ら顔で体力があり、下腹部に圧痛があり、肌荒れやのぼせなどのある人の無月経や稀発月経によく使います。

温清飲（うんせいいん）のぼせ気味で皮膚が荒れやすい人の、月経過多や月経過長に用います。

当帰芍薬散（とうきしゃくやくさん）やせ型で冷え症、貧血気味の人で、それほどの激痛でない場合に用います。

帰脾湯（きひとう）虚弱体質で貧血、不眠、精神不安などがある人が稀発月経や無月経になったときに使います。

加味逍遥散（かみしょうようさん）症状としては帰脾湯を用いる場合と同じですが、背中が急に熱くなり、汗が出たあとに寒さを感じ、のぼせ、肩こりのある人に用います。

子供の病気

虚弱体質（きょじゃくたいしつ）

かぜをひきやすく、扁桃腺や気管支を痛めやすく、すぐ熱を出し、食が細くて下痢や便秘になりやすい子供です。病気にかかりやすく治りにくく、身体発育が遅れ気味です。

一言メモ　〈多尿（たにょう）〉1日に排泄される尿量が正常な量（約1500～2000mℓ）より多い状態で、通常は2500mℓ以上をいう。泌尿器系の異常をはじめ、全身的な病気の可能性もある。

●**柴胡桂枝湯**（さいこけいしとう）のぼせやすく、朝、口がネバネバしたり、肩こりや腹痛を訴える場合に用います。

●**小柴胡湯**（しょうさいことう）皮膚や粘膜の抵抗力が弱く、すぐにリンパ腺や扁桃腺が腫れて発熱するような子供に長く用いると、虚弱体質が改善されて、丈夫になります。

●**小建中湯**（しょうけんちゅうとう）胃腸が弱く、よくおなかをこわして食が細い子供に用います。やせ気味で疲れやすくて鼻血が出やすく、腹に力がなく、しばしば腹痛を訴える子供に用います。これはおだやかな漢方で、子供向きの体質改善薬です。飴の入ったものは服用しやすくなっています。

●**苓桂朮甘湯**（りょうけいじゅつかんとう）立ちくらみがして朝礼で倒れるような子供に向いています。すぐ車に酔う子供にも用います。

●**柴胡桂枝乾姜湯**（さいこけいしかんきょうとう）柴胡桂枝湯とほぼ同様ですが、頭部に汗をかきやすく、寝汗をかく子供に用います。

小児気管支喘息（しょうにきかんしぜんそく）

自律神経系、あるいはホコリやダニなどが原因でひきおこされるアレルギー性の疾患です。咳が止まらず、ときには呼吸困難におちいります。男児に多く、年齢が低いほどかかりやすくなっています。

漢方で発作の回数を減らし、根治させることもできます。薬は、おきている発作を治めるものと、発作がなくても体質改善をはかるタイプの2種類です。

●**麻杏甘石湯**（まきょうかんせきとう）力がある子供の発作を鎮めるのによく用いられます。発作中に汗をかいてのどが渇きやすい場合です。

●**柴朴湯**（さいぼくとう）麻杏甘石湯を用いるような子供に、発作がないときに体質改善の目的で用います。

●**小青竜湯**（しょうせいりゅうとう）発作の前にくしゃみや水洟（みずばな）が出るような子供に向いています。呼吸が苦しくて寝ていられずに座ってしまうような場合に効果があります。体質改善も期待できます。

夜尿症（やにょうしょう）

一般的には5歳になっても夜尿がある場合は治療が必要とされます。自律神経や精神的な要素などがからみあっておきるのが夜尿症です。

●**白虎加人参湯**（びゃっこかにんじんとう）体力があってよく水を飲み、昼夜とも尿が多くて汗かきの子供に用います。

●**柴胡加竜骨牡蛎湯**（さいこかりゅうこつぼれいとう）体力があってのぼせやすく、神経質で、寝ぼけやすく、便秘しやすい子供に用います。

●**柴胡桂枝湯**（さいこけいしとう）体力が中程度かそれ以下で腹痛があり、みぞおちのあたりがつかえている感じがあり、上半身に汗をかきやすく、口の中が粘つく場合に、半年から1年くらいは続けるつもりで用います。

●**小建中湯**（しょうけんちゅうとう）体力がなく、血色が悪くて疲れやすく、鼻血が出やすいタイプに向いています。効果が出るまでに時間がかかります。

鍼灸治療（しんきゅうちりょう）

ツボを刺激することでエネルギーの流れを正常にする

漢方と鍼灸はともに古代中国で生まれた医学で、どちらもずいぶん昔に日本に入り、西洋医学が伝わるまでの長い間、日本の医療の主流となっていました。しかし明治になってから政府の方針で西洋医学が医療の正当なものと認定され、それ以後、東洋医学と西洋医学の地位が逆転したのです。

人体の刺激反応点（ツボ）

しかしながら、漢方も鍼灸も人々がその価値を支持し、細々ながらも民間での治療は続いていました。その実績もあり、1965年には日本で世界初の鍼灸学会が開催され、その後、WHO（世界保健機関）がツボの位置や名前を国際統一するための会議を開きました。

このような東洋医学を再評価する流れのなかで、かつてはその古いイメージから敬遠されていた漢方や鍼灸も、今では安全で有効だということが広く知れわたり、大学病院や診療所でも鍼灸治療を行ったり、臨床に応用したりするようになり、東洋医学のいい面を積極的に取り入れようとする姿勢がみられます。

鍼灸というと、経験がない人にとっては針を身体に刺して「痛い」のではないかというイメージがありますが、実際にはごく細い針を使い、上手な治療者が行えばほとんど痛みは感じません。また灸もイメージほど熱くありませんし、皮膚にいつまでも跡が残ることもまずありません。

鍼も灸もいわゆるツボを刺激して治療します。このツボは東洋医学では「経穴（けいけつ）」といい、これは「経絡（けいらく）」と呼ばれる線に沿って人体に規則的に配置されています。主な経絡は、人体を縦に14本走り、経穴にはそれぞれ名称があって、その合計は361となっています。東洋医学では身体を流れるエネルギーが滞ると病気になり、どこかの経穴にそれが現れるので、その経穴に刺激を与えて再びエネルギーの流れを正常にすることで治療すると考えます。経穴への鍼灸のわずかな刺激が

- 血液循環をよくする
- 消化器、呼吸器、泌尿器などの器官を調整する
- 神経系に影響を与えて痛みを抑える
- ホルモンの調整をする

などの有益な働きをおこします。もちろん、鍼灸が万能でないことはいうまでもありません。しかし、鼻、のど、目、口、胃腸、神経骨格などの病気にはかなり有効だとWHOも認めていますし、実際に腰痛や神経痛などへ効果があることはよく知られています。

一言メモ　〈起坐呼吸（きざこきゅう）〉寝たままでは呼吸が困難なため、上半身をおこした前かがみの姿勢で呼吸している病的状態。気管支喘息、うっ血性心不全、アルカローシス、髄膜炎などでみられる。

医学 基礎用語解説

診察、検査、治療の際によく耳にする医学用語を、まとめてわかりやすく解説しました。各ページ欄外の「一言メモ」と合わせて、基礎用語の正しい意味を知り、家族の健康管理や病気の治療に役立ててください。

あ

ICU…集中治療室のこと。外科手術後の重症患者などを対象に、24時間態勢で呼吸、循環状態などを監視しながら集中的な治療をほどこす施設。

亜急性（あきゅうせい）…急性と慢性の中間。急性ではないが、急性に近い病気や症状のおこりかたをいう。

アシドーシス…血液のpH（水素イオン濃度。7・0が中性で、それ以上がアルカリ性、以下が酸性）が下がり、酸性側に傾いた状態。正常な血液のpHは7・35～7・45の弱アルカリ性。逆にアルカリ性側に上がった状態はアルカローシスという。

圧痛（あっつう）…外から強く圧迫したときに覚える痛み。押された部分の筋肉や組織に炎症、腫瘤（こぶ）があったり、その下の臓器に異常がある場合などに感じる。

アテトーゼ…意思とは関係なく、不規則でゆっくりとした運動が、同じようなパターンで繰り返しおこる状態。四肢末梢部に多くみられ、脳性麻痺や脳炎後遺症などをともなうこともある。

アトニー…筋肉の緊張が弱くなったり消失してしまった状態。

アドレナリン…副腎髄質から分泌されるホルモン。交感神経系を刺激し、心拍数増加、血圧上昇、血糖増加などの作用を示す。エピネフリンとも呼ばれる。

アフタ…口の中の粘膜や舌などにできる円形の潰瘍病変。表面は白っぽい苔状の付着物におおわれ、充血した粘膜がまわりを囲む。10日前後で自然治癒することが多いが、再発を繰り返す場合もある。

アミノ酸（さん）…タンパク質の構成要素。タンパク質は約20種類のアミノ酸からなるが、このうち8種類は体内で合成できないため、食品から補わなければならない。

アルカローシス…血液のpH（水素イオン濃度）が上がり、アルカリ性側に傾いた状態。逆に酸性側に下がった状態はアシドーシスという。

アルドステロン…血液中のナトリウムやカリウムの濃度を調節する副腎皮質ホルモン。これが過剰に分泌されると、血液中のナトリウムが増え、血圧が上がる。

萎縮（いしゅく）…正常に発達していた臓器や組織の体積が減少し、その機能が低下した状態。多くはゆるやかな経過をたどるが、急激におこるものもある。

移植（いしょく）…生きた臓器や組織を体から切り離し、体の他の場所、または他の体に移しかえること。現在は皮膚、角膜、心臓、肺、肝臓、腎臓、膵臓、骨髄などの移植が行われている。

依存症（いぞんしょう）…薬の連続服用などによって、その薬がないと耐えられなくなり、通常量またはそれ以上を必要とする精神身体的状態。精神用剤、アルコール、ニコチン、麻薬などの常用でみられる。

遺伝子治療（いでんしちりょう）…遺伝子の異常によって現れた病気に対し、体外から正常な遺伝子を導入することで病気を治療または改善しようとする最先端の医学。先天的な遺伝性疾患、がん、エイズなどへの応用に期待が集まっている。

因子（いんし）…あることの原因となったり、他に影響を与えるなどしてことがらをなり立たせるもの。危険因子、遺伝因子といったように使われる。

インスリン…膵臓のランゲルハンス島と呼ばれる内分泌細胞群から血液中に分泌されるタンパク質ホルモン。インスリンが不足したりその作用が妨げられると、血糖が異常に増加する。

インターフェロン…ウイルスなどが体内に侵入した際に生産される糖タンパク。α型、β型、γ型の3種類があり、ウイルスの増殖を抑えるとともに、身体の防衛機能を高める作用を持つ。C型肝炎にかなり有効であることがわかり、がん治療への応用も研究されている。

院内感染（いんないかんせん）…入院治療中の患者が、他の患者、医師、看護師、医療器具などを通じて病院内で感染症にかかること。薬剤耐性を持つため治療が困難なＭＲＳＡ感染症などが問題となっている。

インフォームド・コンセント…「医療提供側による説明」と「患者の同意」を意味する語。医師等は医療内容を正しく説明し、患者の同意のもとに医療を進めるべきであるとする考え方。

ウイルス…病気をひきおこす微生物の中で最も小さな存在。発育・増殖に必要な物質を独力で作り出すことができないため、細菌、動物、人間の細胞に寄生する。

うっ血（けつ）…血液を心臓へ戻す静脈の血流が妨げられ、局所の静脈または毛細血管内の静脈血が停滞して増加した状態。心臓の機能低下や、静脈の圧迫・狭窄・閉塞などでおこる。

うっ滞（たい）…血液、リンパ液、胆汁などの体液が正常に循環したり流れたりせず、ある部分に滞ってしまう状態。炎症や血液循環障害などでおこる。

運動失調（うんどうしっちょう）…麻痺や筋力の低下がみられないのに、意志に基づく運動がバランスよく行われない状態。物がうまくつかめない、思うように字が書けない、足の動きが協調せずうまく歩けないなど。

壊死（えし）…体のある部分の細胞や組織が死んでしまった状態。血液などの循環障害、代謝障害、微生物の感染、化学物質の作用、物理的な力などその原因はさまざま。

壊疽（えそ）…壊死した細胞や組織が細菌感染などによって腐敗し、褐色または黒色を帯びて悪臭を放つ状態。

炎症（えんしょう）…細菌汚染や化学的・物理的作用などによって体の組織が障害を受けたときにおこる発赤、痛み、発熱、腫れなど。体内に異物が侵入するのを防ごうとする体の防衛反応のひとつ。

黄疸（おうだん）…血液中にビリルビン（ヘモグロビンなどが分解してできる老廃物）が異常に増えることによって、全身の皮膚や粘膜が黄色くなった状態。肝臓や胆道などの病気にともなう特徴的な症状。

か

外分泌（がいぶんぴつ）…特定の分泌物が、腺組織から導管を経て皮膚、気管、消化管などに分泌されること。汗、涙、唾液、胃液、腸液など。

潰瘍…皮膚や粘膜が深部まで欠損した状態。物理的・化学的刺激、炎症、ストレス、循環障害などが原因で生じ、治っても瘢痕が残る。欠損が浅いものはびらん（ただれ）と呼ばれる。

化学療法…化学物質（薬剤）を用いて細菌やウイルスなどの病原微生物を攻撃したり、がん細胞などの増殖を抑える療法。

過酸化脂質…脂肪中の不飽和脂肪酸が空気中の酸素を吸収し、過酸化物を生成した状態。体内に過酸化脂質が増えると、老化現象を促したり、動脈硬化や肝臓病を進行させるといわれる。

仮死…意識がなく、呼吸や心臓の拍動も停止して、外見からは生きている徴候が認められないが、実際は生存している状態。人工呼吸や心臓マッサージなどで蘇生することもある。

下垂体…間脳の視床下部の先にあり、内分泌系の中枢的役割を担う。各内分泌器官はここからの指令を受けて、それぞれの組織に作用させるホルモンを分泌する。

家族性…特定の病気がある家系に集中しておこる状態で、遺伝性とほぼ同じ意味。

合併症…ある病気にかかっているときに、それが原因でさらに他の病気が重なり生じること、または同時に存在するもう一方の病気を指す。例えば糖尿病では腎症、網膜症、神経障害が三大合併症として有名。また、手術後におこる肺尖や縫合不全など、手術に起因する病態も合併症という。

痂皮…かさぶたのこと。真皮（表皮の下の部分）内の出血や炎症が皮膚の表面に波及したもので、血液成分の血漿、白血球、赤血球などが皮膚の表面に固着してできる。

間欠性…症状がときどき発生するもの。例えば動脈硬化症などにみられる間欠性跛行は、歩いているうちに足が痛んで歩行困難になるが、しばらく休むと痛みがとれて歩けるようになる。

感作…特定の抗原（アレルギー反応をおこす原因物質）に対して、免疫反応をおこす態勢が体内にできあがった状態。この状態で同一の抗原が再び体内に侵入すると、アレルギー反応が生じる。

感受性…病原体や薬物などに対する生体反応の強弱。病原体に対する薬の効果を表す場合にも使われ、ある薬によって死滅したり発育が阻害される細菌を、その薬の感受性菌という。

感染経路…感染体が感染源から生体に侵入する道すじ。病原体に汚染された飲食物による経口感染、保菌者の咳などによる飛沫感染、患部の皮膚や粘膜に触れておこる接触感染などがある。

関連痛…患部からかけ離れた部位に感じる痛み。例えば狭心症では、発作時にみられる左肩から左手内側に沿って指先に放散する痛みのことをいう。痛みの源の刺激があまりにも強いと、その刺激が近くの神経にも影響をおよぼしておこる。

器質的疾患…内臓、器官、神経、筋肉などの組織に、解剖学的・病理学的な変化や異常がおこって生じる疾患。機能的疾患に対比する言葉。

基礎疾患…もとになる病気のこと。例えば高血圧の状態が長く続いて脳卒中、狭心症、心筋梗塞などをおこした場合、高血圧症がこれらの病気の基礎疾患となる。

機能的疾患…組織に解剖学的・病理学的

な変化や異常が見あたらないのに、その臓器や器官の働きが低下あるいは亢進し、それが原因となって生じる疾患。器質的疾患に対比する言葉。

急性（きゅうせい）…病気や症状が短期間のうちに進行するもので、慢性に対比する言葉。

狭窄（きょうさく）…血管、気管、食道など、管状あるいは嚢状（袋状）の器官の内腔が狭くなり、血液や食べ物などが通過しにくくなった状態。

強直（きょうちょく）…関節を構成している骨や軟骨などの障害によって、関節が動かなくなったり、筋肉が急速に収縮して突っ張ったようになった状態。

禁断症状（きんだんしょうじょう）…依存性のある薬物の慢性中毒者が、その薬物の使用をやめたときにおこすさまざまな精神的・身体的症状。アルコール、ニコチン、モルヒネ、コカインなどでみられる。

憩室（けいしつ）…食道、胃、腸などにできるポケット状の外側への膨らみ。内腔は粘膜におおわれている。

傾眠（けいみん）…放っておくと眠り込んでしまうが、たたいたり声をかけたりすれば目を覚ます状態。これより障害が重く、刺激してもなかなか目覚めない状態は嗜眠（しみん）と呼ばれる。

結合組織（けつごうそしき）…細胞と細胞、または組織と組織の間を埋める組織で、体を構成する細胞同士をつないだり、臓器を支えたり、クッションの役目を果たしたりする。

血腫（けっしゅ）…体内におこった出血が一部分にたまったもの。脳出血の外科的治療として、血腫に針を刺して血腫を吸い取る血腫吸引除去手術が行われている。

血清（けっせい）…血液は血球（赤血球、白血球、血小板の3種類）と呼ばれる形のある細胞成分と、血漿と呼ばれる液体成分からなるが、このうち血漿から血液凝固因子の大部分を除いたものをいう。

血栓（けっせん）…血管内で血液が固まったもの。血栓ができるとそこから先の血行が妨げられ、それが冠状動脈に発生すれば心筋梗塞、脳の血管に発生すれば脳梗塞といったように、生命の危機をもたらす。

ケトアシドーシス…インスリン依存型糖尿病の発病時などにみられる、インスリン作用の欠乏による代謝異常。多尿、のどの渇き、体重の減少、食欲異常、意識障害などが特徴的な症状。

原因療法（げんいんりょうほう）…病気の原因そのものを直接取り除いたり、なんらかの身体の機能欠損を埋めたりすることを目的とした治療法。病気にともなう症状や苦痛を軽減する対症療法に対比する言葉。

検疫（けんえき）…国内に常在しない感染症の病原体の侵入を防ぐため、空港や港で旅客や貨物などを検査すること。日本ではコレラ、ペスト、痘瘡、黄熱病などが検疫感染症に指定されている。

限局性（げんきょくせい）…病変が局所に限られている状態で、びまん性に対比する言葉。

見当識障害（けんとうしきしょうがい）…時間、場所、人、自分がおかれている状況などが正しく認識できない状態。脳血管障害、アルツハイマー病、統合失調症などにみられる精神的機能障害のひとつ。

原発性（げんぱつせい）…「最初の」あるいは「第一の」といった意味を持ち、二次性または続発性に対比する言葉。他の病気の結果としておこる病気ではなく、その病気自体が源となるもの。

後遺症…病気やけがが治ったあとも残っている症状。例えば脳卒中では、片麻痺（片側の手足が同時に麻痺する）、失語症（言葉の障害）、失行（日常の簡単な動作ができない）などがその代表。

交感神経…副交感神経系とともに自律神経系をつくる。この働きが優位になると、心臓拍動促進、血圧上昇、内臓血管収縮、胃液の分泌抑制などの働きを示す。

抗原…異物の侵入から体を守る免疫反応を引きおこす性質を持つ物質。体内に抗原が入ってくると、体は抗体をつくり、抗体を抗原に結合させることでその毒性を封じようとする。

拘縮…関節周囲の皮膚、関節包、靭帯など、関節をおおっている軟らかい組織が収縮し、関節の動きが悪くなること。進行すると強直と呼ばれる状態になる。

抗生物質…カビなどの微生物からつくられる薬で、病原微生物に作用し、その増殖を抑えたり死滅させたりする作用を持つ。ペニシリンがその代表。

抗体…体内に侵入した抗原の刺激により、自己防衛のために体が作り出す物質（タンパク質）。抗原と結合することによって、その毒性を封じようとする。

硬直…筋肉が硬くなり、こわばって動かなくなった状態。外から力を加えようとすると初めから終わりまで抵抗を感じる。

コレステロール…体内の脂質のひとつで、動脈硬化を予防する善玉（ＨＤＬ）と、動脈硬化を進行させる悪玉（ＬＤＬ）とがある。血液中の脂肪が多い脂質異常症で注目される。

昏睡…意識を失って覚めない状態で、脳が重い障害を受けていることを示す症状のひとつ。強い刺激には反応を示す半昏睡と、どんな刺激にも反応しない深昏睡とがある。

さ

細胞…体の組織の最小構成単位。核となるＤＮＡ（染色体遺伝子）と、それを囲む細胞質からなり、分裂を繰り返して増殖する。人間の体は数十兆個もの細胞によって構成されている。

刺激伝導路…心筋の拍動のもととなる刺激を発生させ、それを心房から心室に伝えて調和のある心臓の収縮・拡張を生じさせる特別な神経組織。

自己免疫…本来は非自己（異物）に対する防衛反応としておこる免疫の働きが、自己（自分の体の細胞や組織など）に対しても示され、それを排除するために抗体を作り出してしまうこと。

ジスキネジー…「運動が異常になる」という意味。胆道ジスキネジーは胆道とオッジ筋部の機能的な運動障害によっておこるもので、結石も炎症も見あたらないのに、胆石症のような痛みがおこる。

失行…麻痺などの運動障害がなく、行動の内容も理解していながら、ある動作ができない状態。動作の順序を間違える、絵や図を描くと形が崩れてしまうなど。

嗜眠…放っておくと眠り込んでしまい、刺激しても鈍い反応しか示さず、なかなか目覚めない状態。これより程度が軽く、たたいたり声をかけたりすれば目覚める状態は傾眠という。

腫瘍…細胞が異常増殖して固まりを形成したもの。このうち血液などを介して転移し、組織の働きに障害をおよぼすものを悪性腫瘍、致命的な性質を持たないものを良性腫瘍という。

腫瘤…病的な細胞や組織が集団となってできた比較的大きな半球状の盛り上がり（こぶ）。一般に、直径2センチ以上の大きさのものを指し、これより小さなものは結節と呼ばれる。

症候群…いくつかの症状が集まってひとつの病的状態を形成するもの。例えばかぜはかぜ症候群が正式な病名で、呼吸器におこるさまざまな感染症が含まれる。

自律神経…交感神経系と副交感神経系からなり、代謝、循環、分泌、消化吸収、生殖など生命維持に不可欠な機能をつかさどる神経系。自分の意思ではコントロールできない。

心因性疾患…心理的・精神的な原因で生じる疾患。例えば心因性頭痛には欲求不満や心の葛藤などが関係しており、検査しても原因となる病気は認められない。

振戦…体の一部または全体が、一定のリズムあるいはいろいろな形で無意識に震えること。注意深く観察しなければそれとわからないものから、1秒間に数回ははっきり揺れ動くものまでさまざま。

新陳代謝…絶えず一定の物質を構成したり、ある働きを維持するために、外から必要な栄養素を取り入れ、老廃物など不要物を排泄していく現象。

穿孔…胃、腸、胆嚢、膀胱など、袋状または管状の臓器の壁に穴が開いた状態。そこから内容物が漏れ出すため、重大な症状をひきおこす。

疝痛…周期的に繰り返しておこる、腹部の激しい痛み。胃、腸など腹部臓器の緊張やけいれんのほか、胆石症、潰瘍による穿孔などでもおこる。

潜伏期…病原体が体内に侵入してから発病するまでの期間。

素因…はじめから備わっている原因という意味で、病気になりやすい素質（遺伝的体質）のことを指す。ある病気に遺伝的にかかりやすいことを、その病気の素因があるという。

塞栓…血管や心臓など、他の場所から流れ込んできた血液の固まりによって血管が詰まること（栓塞ともいう）、または血管を詰まらせる物質のこと（栓子または塞栓子ともいう）。

続発性…ある病気にかかっているときに、その病気に関連して発生する疾患や症状のこと。二次性とほぼ同じ意味で、原発性に対比する言葉。

た

対症療法…病気の原因を取り除くのではなく、病気にともなう症状や苦痛を軽減させることを目的とした治療法。原因療法に対比する言葉。

多発性…同時期に2カ所以上の部位に病変が現れること。単発性に対比する言葉。

チアノーゼ…皮膚、唇、指先、爪などが暗紫色になった状態で、血液中に酸素が不足していることを示す。肺や心臓の疾患、血行障害、血液中のヘモグロビンの異常、ショックなどでみられる。

知覚神経…皮膚、内臓、血管など体の各部からの情報を中枢に伝える神経。このなかで視覚、聴覚、味覚、嗅覚、平衡覚などからの信号を伝える神経は感覚神経とも呼ばれる。

中枢神経…脳と脊髄をいう。脳は精神活動、感覚、運動、情緒、反射機能などをコントロールし、脊髄は脳から末梢神経へ、また末梢神経から脳へと相互の情報を連絡・中継する。

転移…がんなどの悪性腫瘍の細胞が、リンパ液や血液に乗って身体の他の器官に移動し、そこで細胞分裂を繰り返して増殖すること。

電解質…体液中で解離してイオンとなる物質。体液にはさまざまなイオンがバランスよく溶け込んでおり、これらが反発あるいは共同して、体内を一定の環境に保っている。

透析…液や低分子は通過させ、高分子は通過させない膜を使って物質を分けること。腎臓の働きを代行する血液透析は、血液中の毒素を透析液中に拡散させて取り除くもの。

特発性…病気の原因がはっきりしないことで、本態性とほぼ同じ意味。

な

内因性…病気をひきおこす原因が、外的なもの（外因性）ではなく、体の内部の異常に起因するもの。アレルギー、ホルモンの異常、遺伝子の異常などがある。

内分泌…体内で作り出されたホルモンが血液中に放出されること。ホルモンを作る臓器は内分泌腺と呼ばれ、そこから分泌されたホルモンは血液に乗って目標の臓器に到達し、作用する。

二次感染…ある病原体の感染によって体の抵抗力が低下したところに、新たな病原体が侵入し、別の疾患が続発すること。

尿酸…遺伝子をつくる核酸が代謝されるその最終段階にできる分解産物で、腎臓から尿中に排泄される。血中の尿酸量が一定以上になると、痛風、腎障害、血液障害などの原因となる。

尿タンパク…尿中に含まれるタンパク質のこと。健康な人からはごく少量しか検出されないが、腎臓や尿路系に異常がある場合は、その排出量が多くなる。

尿糖…尿中に含まれる糖（ブドウ糖）のことで、健康な人からはほとんど検出されない。尿糖値が高いことは血糖（血液中の糖）もかなり高いことを意味し、糖尿病の疑いが強くなる。

粘膜…気管支、食道、胃、腸管、子宮など管状または嚢（袋）状の臓器の内側をおおっている湿潤した組織。

嚢胞…体内に発生した袋状の病的な組織。中には液体や、まれに気体が入っている。

膿瘍…細菌感染などによって臓器や組織の一部が壊死し、膿がたまった状態。皮膚、肺、肝臓、腎臓、脳などに生じることが多い。

は

瘢痕…傷跡のこと。潰瘍や皮膚の創傷が治ったあとに、線維化（正常な組織がコラーゲン線維などに変わり、機能を失うこと）した組織が残った状態。

びまん性…病変がはっきりと限定できず、広範囲に広がっている状態。限局性に対比する言葉。

副交感神経…交感神経系とともに自律神経系をつくり、交感神経系とは反対の作用を持つ。その働きが優位になると、心臓の拍動が抑制されたり、胃腸の運動が活発になるほか、気管支収縮、瞳孔縮小、発汗、排尿などの働きを示す。

副作用…体内に取り込まれた薬が示すさまざまな作用のうち、本来の薬効とは違う、体にとって好ましくない作用をいう。

浮腫…血管の内側と外側の体液の出入りのバランスが崩れ、組織の間に水分と塩分がたまって外部からも脹れてみえる状態。一般にむくみと呼ばれ、さまざまな病気でおこる。

物理療法…温熱療法、凍結療法、電気療法、光線療法、運動療法など、薬物以外の物理的手段を用いた治療法。

不定愁訴…症状に見合うような病気（器質的障害）は見あたらないのに、漠然とした体の不調を訴えるもの。症状は多彩で、その多くが自律神経の不調や心理的な原因による。

不飽和脂肪酸…植物に多く含まれるリノール酸やリノレン酸など。皮下脂肪の代謝を高め、コレステロールや中性脂肪の運搬・排泄を促すため、減量や動脈硬化の予防に役立つ。

ペインクリニック…主に麻酔薬を用いた神経ブロック法（神経の働きを軽減または停止させる）により、痛みそのものを取り除く治療を専門に行う診療部門。多くは麻酔科が担当する。

変性…なんらかの原因で細胞の構造が変化し、細胞内に異常物質が発生して、本来の機能を失った状態。

発疹…皮膚に生じる、目に見えるさまざまな変化の総称。皮膚病は発疹の分布、配列、形、色、かゆみなどの症状を総合的に観察して診断される。

発赤…皮膚の一部が赤くなった状態。炎症の代表的な症状のひとつで、その部分の毛細血管が拡張しておこる。

ポリープ…皮膚や粘膜の表面に生じる、半球状あるいはきのこ状の腫瘤（こぶ）。胃や大腸などに発生しやすく、多くは無症状だが、がん化する可能性のあるものもある。

ホルモン…内分泌腺から血液中に分泌され、身体の諸器官に作用して各器官の働きを微妙にコントロールする物質。主な内分泌腺は脳下垂体、甲状腺、副甲状腺、副腎、膵臓、腎臓、精巣、卵巣など。

本態性…疾患の原因がはっきりしないもので、特発性とほぼ同じ意味。

ま

末梢神経…中枢神経系（脳と脊髄）と、皮膚、目、鼻などの感覚器官や筋肉などを連絡する神経。機能的には運動神経、知覚神経、自律神経の3つに分類される。

慢性…病気が数カ月や数年といった長い期間をかけて徐々に進行するもので、急性に対比する言葉。

ミオパチー…筋肉（骨格筋）が冒され、萎縮して力が入らなくなる症状を示す病気の総称。進行すると呼吸筋の筋力も低下することがある。

毛細血管…動脈から静脈へ変わる部分の極めて細い血管。血液中の成分や酸素を末端の組織に運び、引き替えに二酸化炭素や老廃物を受け取る。

や

癒着…本来は離れているはずの組織や臓器などが接着すること。炎症後、外傷後、手術後などにみられる。

予後…病気の先行きについての見通し、または病気の推移。生命に関すること、回復の時期、後遺症などが含まれる。

ら

理学療法…リハビリテーションの治療法のひとつで、その中心は運動療法。

リポタンパク…脂質成分の中性脂肪、リン脂肪、コレステロールなどとタンパク質との複合体。脂質は血液に溶けないため、タンパク質と結合することで血液中に溶け込み、移動する。

良性…一般に病変が局所に限定され、他の部位に悪影響をおよぼさないものをいう。逆に転移して全身的に悪影響をおよぼし、致命的な性質を持つものは悪性と呼ばれる。

疑われる病気の症状［巻末一覧］

本書の90頁から188頁では、自己診断による疑われる病名とその主な症状を掲げ、原因・症状・治療法を解説する頁を示しましたが、ここでは本文で詳述していない病気についての症状を一覧にしました。

慢性硬膜下血腫…頭部打撲後、3週間から数カ月して症状が現れる硬膜下血腫のこと。外傷を忘れたころに頭痛、吐き気、嘔吐、麻痺、物忘れ、性格の変化、記憶障害、頭重感などの症状が現れる。

低酸素血症…呼吸機能障害のために動脈血中の酸素分圧が低下している状態で、治療法としては、空気よりも濃い酸素を吸入させて改善をはかる酸素療法がある。

移動盲腸…盲腸が右下腹部の一定の位置にしっかり固定されず、支持組織がゆるいため移動しやすい状態。右下腹部痛の原因になるとは考えられず、その存在には否定的な意見が多い。

棘上筋腱炎…肩関節を支える4つの腱のひとつである棘上筋腱の損傷により、上腕が上がらなくなり、肩の部分が強く痛む。腱に変性がおこっていると、軽い動作で損傷することもある。

筋収縮性頭痛…頭蓋から頸部の筋肉の持続的収縮によるもので、後頭部、こめかみ、額などを中心にしめつけられるような頭痛がおこり、肩や首がこる。肉体的な緊張が続いたときにおこりやすい。

乳様突起炎…耳介の後方の骨である乳様突起に細菌が感染し、炎症をおこしたもの。発熱、頭痛、多量の耳だれなどがみられ、中耳炎に続いておこることが多いが、最近では少なくなった病気である。

聴神経腫瘍…聴神経にできる良性の腫瘍。腫瘍が小さいときは難聴や耳鳴りだけのことが多いが、進行すると顔のしびれなどがみられる。さらに悪化すると、平衡障害などの症状が現れる。

良性発作性頭位めまい症…頭をある位置に動かしたり、寝返りをうったときなどに激しい回転性のめまいが十数秒おき、吐き気をもよおすこともある。意外と多くみられる病気である。

前庭神経炎…末梢神経炎に属する疾患の一つで、ウイルス感染や血管障害などの原因が考えられる。前庭神経が冒されると突発的にめまいがおこり、ふらふらする。反復することはない。

上大静脈症候群…肺がんなどが原因で上大静脈が圧迫・閉塞され、心臓への静脈還流に障害がおきた状態。顔や腕が赤く腫れ、頭痛、失神、発作などがおこる。

WPW症候群…多くが先天的なもので、洞結節から発生した電気が心房の筋肉を刺激後、心房と心室の間をつなぐ特殊なバイパス路を通って心室に伝わるため、頻拍発作をおこす。

びまん性汎細気管支炎…気管支を肺胞に

つなぐ部分で、最も細い呼吸細気管支に慢性の炎症がおきる病気。初期症状には、せきや痰、息切れがみられ、やがて膿性の痰が多量に出る。

赤痢…細菌性赤痢とアメーバ性赤痢があり、いずれも指定感染症に指定されている。発熱、下腹部の強い痛み、下痢などがみられる。下痢はしだいに水様便となり、膿や血が混じるようになる。

肺動静脈瘻…先天的に肺の中の動脈と静脈が直接つながっている血管の形態異常の一種で、比較的まれな病気。短絡される血液量によって疲労感や呼吸困難などの症状が現れる。

グッドパスチャー症候群…肺と腎臓に共通した抗体ができて、肺と腎臓に病変をみる原因不明の病気。血痰、喀血、呼吸困難などの初期症状があり、その後血尿やタンパク尿が出る。

先端巨大症…成長期以降に成長ホルモンを分泌する腺腫が下垂体にできると、前額部、下あごの骨、手足の骨の末端部に異常な発育がおこる。また、軟骨や皮膚、皮下組織などの過剰な発育もおこる。

涙腺炎…涙をつくる涙腺に化膿菌がつき、炎症をおこしたために腫れて痛む。抗生剤を投与し、ひどい場合は手術を施して治療する。

虹彩毛様体炎…角膜のまわりの白目に充血がみられ、目がかすんだり、まぶしくて涙が出たり、視力も低下する。そのままにしておくと合併症をおこしたり、緑内障の危険性もある。

光視症…目をつぶっていても視野の中を光がちかちか走る現象で、網膜が変性をおこしてもろくなり、そこが自然に破れて孔があいたためにおこる。この時点で網膜剥離はほとんどない。

眼球振盪症…自分の意思では止めることができない、眼球が左右に細かく振動する往復運動で、眼振ともいう。先天的には目が原因でおこることが多く、後天的には耳や脳の病気でおこる。

眼窩腫瘍…眼球の周囲や後方に腫瘍ができて、片目が異常に前方へ飛び出したり、視力低下、複視（ものが二つに見える）、眼球運動障害などをおこす病気。

耳管狭窄症…耳管の中が狭くなって、空気が通りにくくなる病気。耳が詰まった感じ（耳閉感）や、ささやき声が聞こえにくい軽い難聴から普通の話し声が聞こえにくい中度の難聴がある。

耳硬化症…耳小骨と内耳が接している部分の周辺が硬くなるために、耳小骨が振動しなくなり、耳鳴りや難聴の症状がみられる。難聴の進行は左右同時でない場合がしばしばある。

血管運動性鼻炎…自律神経の異常によるもので、ちり、ほこり、冷たい空気、飲酒、精神的ストレスなどが刺激となって、くしゃみ、鼻水、鼻づまりなどの症状をおこす。

慢性肥厚性鼻炎…急性鼻炎の繰り返しが原因で、粘膜全体が腫れていたり、下鼻甲介の粘膜が分葉状に腫れている状態。鼻づまり、鼻水、頭痛、嗅覚異常などの症状がある。

慢性萎縮性鼻炎…鼻腔内の粘膜が萎縮し、鼻の中にひどい悪臭のする多量のかさぶたができる。臭鼻症ともいう。思春期の女子に多くみられたが、最近はあまりみられない。

アフタ性口内炎…アフタとは粘膜に発生する小さな潰瘍のことで、痛みのために全くものを食べられなくなる。潰瘍の表面は黄色または白色の膜におおわれていて、周囲は赤くただれている。

唾液腺炎…唾液の分泌が少なくなる病気で、原因によって細菌性、アレルギー性、ウイルス性、自己免疫性に分類される。顎下腺炎では下あごの下、舌下腺炎では舌の裏が腫れる。

プランマー・ビンソン症候群…鉄欠乏性貧血で、ものが飲みにくい、舌炎、口内炎などの症状をともなう。内視鏡検査で調べると食道の筋肉の退行性変化がみられるが、鉄剤を服用すれば治る。

自臭症…実際は臭くないのに、臭いと思いこんでしまう心因性のもの。精神的な原因で起こることから、精神性口臭、心因性口臭ともいう。

壊血病…ビタミンC欠乏症ともいい、細胞間の結合が弱いために倦怠感、皮膚蒼白、皮膚の点状出血がおこる。進行すると毛細血管からも出血するが、ビタミンCの摂取で治る。

小脳失調症…小脳は運動命令を全身に伝達するため、障害があると起立や歩行の維持が困難になる。上気道炎、流行性耳小腺炎、水痘、麻疹から移行する場合があり、これを急性小脳失調症という。

口角炎…唇の端にただれや亀裂が生じ、ときにかさぶたができるといった炎症が口の端にだけできたものをいう。頻度の高い疾患である。

口唇ヘルペス…高熱が出たあとなどに唇にかゆみや異物感がおこり、しばらくすると赤く腫れて水疱ができる。抗生物質軟膏をぬれば自然とかさぶたになり、7~10日で治る。

食道アトニー…食道は、管の壁にある輪状筋と縦走筋が波のように蠕動運動をしているため、たとえ横になっていても食物は胃に送られるが、この運動が低下したため食物が飲み込みにくくなる。

喉頭ポリープ…声帯にできる水疱のような良性の腫瘍で、成人の男性に多くみられる。声がしわがれてかすれ、のどに異物を感じたり咳ばらいが多くなる。ポリープが大きくなると息苦しくなる。

膝内障…膝関節は靭帯、半月板、筋肉などの組織がバランスよくはたらいている。外傷によってこれらの組織が損傷し、関節の機能障害をおこしたもので、痛む、水がたまるなどの症状が現れる。

解離性骨軟骨炎…激しいスポーツなどで関節に力がかかり、軟骨の一部が離れる炎症のこと。剥離した米粒大から小豆大ぐらいの骨を関節鼠という。若年男子に多く、膝、とくに大腿骨内顆内側におこりやすい。

閉塞性動脈硬化症…下肢の比較的太い動脈が慢性的に閉塞し、足が冷たく感じたり、歩くとおしりや太ももの外側などが痛む。ほとんどが40歳以上の男性に発症する病気。

急性化膿性筋炎…突然、悪寒・ふるえ・高熱で始まり、腰筋部や股関節など炎症のおこった部位が腫れ、しこりや圧痛を訴える。しだいに股関節は曲げたり伸ばしたりできなくなる。

胸椎椎間板ヘルニア…胸椎に椎間板へ

ルニア（髄核の脱出）がおこり、肋間神経痛、足のしびれや痛み、排尿異常、便通異常などの症状が現れる。20～30歳代の男性に多い病気。

尿道カルンケル…尿道口に乳頭状の腫瘤（カルンケル）ができて、異物感や圧痛があり、触れると出血する。慢性の炎症が原因で、更年期以降の女性に多い。

変形性脊椎症…椎体の老化現象で骨棘というとげ状の突起が生じ、この骨棘が神経を刺激しておこる。首や腰の痛み・しびれ、疲労感、運動障害などの症状が現れる。

類宦官症…下垂体前葉からのゴナドトロピン（性腺刺激ホルモン）の分泌が低下するため、精巣の発育不全がおこる。前立腺、精嚢腺の機能は幼弱のままで、精子製造の障害となる。

原発性無月経…18歳を過ぎても初潮がみられない症状で、原因として子宮発育不全、子宮内膜の異常、卵巣機能不全、下垂体の異常、視床下部の異常、肥満、やせすぎなどが考えられる。

続発性無月経…ある時期までは順調にあった月経が突然なくなる症状で、原因として子宮発育不全、子宮内膜の異常、卵巣機能不全、下垂体の異常、肥満、やせすぎなどが考えられる。

胞状奇胎…妊娠2～4ヵ月ごろに暗赤色の出血が断続的におこり、むくみや高血圧などの妊娠中毒症のような症状が妊娠初期から現れる。後に絨毛がんが発病することもある。

下垂体腺腫…下垂体にできる良性腫瘍で、ホルモンを分泌するものとしないものがある。両方とも、腺腫が大きくなると視力障害、視野障害、頭痛などの症状がおこる。

咽頭結膜熱…アデノウイルス感染症でいちばんよくみられるもので、38～39度の発熱、目の充血、のどやリンパ節の腫れなどの症状がある。プールで感染することが多く、プール熱とも呼ばれる。

ブドウ球菌性熱傷様皮膚症候群…とびひの全身型で、皮膚が突然真っ赤になり、触ると痛み、やけどの痕のようになる。新生児はその上に水疱ができ、放っておくと生命に関わることもある。

レックリングハウゼン病…常染色体性優性遺伝を示す神経線維腫症で、皮膚のあちこちに茶褐色の色素沈着が現れる。日本人に比較的多くみられる神経皮膚症候群の代表的なもの。

急性声門下喉頭炎…仮性クループとも呼ばれる病気で、突然犬が吠えるような咳をしたり、呼吸のたびにのどがゼーゼーとなって呼吸困難になる。夜、床についてひと眠りしたあとにおこりやすい。

腸捻転症…腸がいろいろな原因でねじれてつまり、食物の通過が妨げられている状態。排便は停止し、腹部の激しい痛み、吐き気、嘔吐などの症状をともなう。

反復性臍疝症…食前や食事中などに一過性の腹痛がおへそ周辺に限って突然おこり、自然に治ってはまた再発を繰り返す病気。精神的・肉体的ストレスが原因と考えられている。

亜急性硬化性全脳炎…はしか（麻疹）に感染して数年後に性格変化、行動異常、学力低下、運動能力低下などがおこる。その後、けいれん、発作が現れて無表情、無言となり、これらの障害が進行する。

ゆ

よ

ら

り

る

れ

ろ

わ

み

む

め

も

や

へ

ほ

ま

ひ

ふ

ね

の

は

と

な

に

ち

つ

て

そ

た

す

せ

さ

し

こ

く

け

き

お

か

い

う

え

家庭の医学 **さくいん** 病気がわかる事典

◆本索引はイラストや欄外の一口メモをふくめ主要な項目を網羅しました。
◆索引項目の配列は50音順になっています。
◆長音府（ー）は無視してください。
〈例〉アパシー・シンドローム→アパシ・シンドロム
◆欧文も同じく無視してください。
〈例〉RI検査→アルアイ検査
◆子供の病気は「こ」の欄、「子供の‥‥」で検索してください。

あ

■監修者紹介

■山川達郎（やまかわ・たつお）

帝京大学医学部名誉教授

1961年、日本医科大学卒業後、研修医を経て、東京大学第三外科学教室に所属。1969年、学位受領後、3年間、米国シーダースサイナイ病院外科に留学。1972年、帝京大学第一外科学教室の講師に任命されて帰国。助教授、教授を経て、名誉教授として現在に至る。1975年、オリンパス製胆道ファイバスコープを開発し、遺残結石や肝内結石の摘出術を確立。1990年、日本で第一例となる腹腔鏡下胆嚢摘出術に成功。日本内視鏡外科学会名誉会員として活動中。

■林田康男（はやしだ・やすお）

順天堂大学医学部客員教授

1968年、順天堂大学卒業。同大学医学部外科学講座に入局。外科学、内視鏡学を研鑽。1999年同外科学講座教授。2001年経て、現在に至る。内視鏡医学研究振興財団（理事、理事長を経て）顧問、日本臨床外科学会特別会員、日本消化器内視鏡学会名誉会員。

装丁/菊谷美緒（スーパーシステム）
編集/西田書店
企画・編集/成美堂出版編集部

家庭の医学 病気がわかる事典

2021年1月10日発行

監 修 山川達郎 林田康男

発行者 深見公子

発行所 成美堂出版
〒162-8445 東京都新宿区新小川町1-7
電話(03)5206-8151 FAX(03)5206-8159

印 刷 株式会社東京印書館

ISBN978-4-415-32909-3
落丁･乱丁などの不良本はお取り替えします
定価は表紙に表示してあります